U0233389

胎儿与妊娠期母体疾病磁共振成像

MRI of Fetal and Maternal Diseases in Pregnancy

原　著　Gabriele Masselli

主　审　王　健

主　译　尹训涛　陈　伟　蔡　萍　王荣品

副主译　杜明珊　李志超

北京大学医学出版社

TAIER YU RENSHENQI MUTI JIBING CIGONGZHEN CHENGXIANG

图书在版编目（CIP）数据

　　胎儿与妊娠期母体疾病磁共振成像 /（意）加布里尔·
马瑟里（Gabriele Masselli）原著；尹训涛等主译.
－北京：北京大学医学出版社，2020.5

　　书名原文：MRI of Fetal and Maternal Diseases in Pregnancy
ISBN 978-7-5659-2200-8

　　Ⅰ. ①胎… Ⅱ. ①加… ②尹… Ⅲ. ①妊娠期－胎儿
－磁共振成象 Ⅳ. ① R714.504

　　中国版本图书馆 CIP 数据核字 (2020) 第 079795 号

北京市版权局著作权合同登记号：图字：01-2018-9044

First published in English under the title
MRI of Fetal and Maternal Diseases in Pregnancy
edited by Gabriele Masselli

Copyright © Springer International Publishing Switzerland, 2016
This edition has been translated and published under licence from
Springer Nature Switzerland AG.

Simplified Chinese translation Copyright © 2020 by Peking
University Medical Press.
All Rights Reserved.

胎儿与妊娠期母体疾病磁共振成像

主　　译：尹训涛　陈　伟　蔡　萍　王荣品
出版发行：北京大学医学出版社
地　　址：（100191）北京市海淀区学院路 38 号　北京大学医学部院内
电　　话：发行部 010-82802230；图书邮购 010-82802495
网　　址：http://www.pumpress.com.cn
E － mail：booksale@bjmu.edu.cn
印　　刷：北京信彩瑞禾印刷厂
经　　销：新华书店
责任编辑：冯智勇　　责任校对：靳新强　　责任印制：李　啸
开　　本：889 mm × 1194 mm　1/16　印张：30.25　　字数：937 千字
版　　次：2020 年 5 月第 1 版　2020 年 5 月第 1 次印刷
书　　号：ISBN 978-7-5659-2200-8
定　　价：198.00 元

版权所有，违者必究
（凡属质量问题请与本社发行部联系退换）

译者名单
（按姓名汉语拼音排序）

蔡登华　　　贵州省人民医院
蔡　萍　　　陆军军医大学第一附属医院
陈　辉　　　陆军军医大学第一附属医院
陈　伟　　　陆军军医大学第一附属医院
杜明珊　　　陆军军医大学第一附属医院
和小兵　　　泰安市妇幼保健院
侯文静　　　陆军军医大学第一附属医院
胡先玲　　　陆军军医大学第一附属医院
胡晓飞　　　陆军军医大学第一附属医院
李　可　　　陆军军医大学第一附属医院
李志超　　　重庆市九龙坡区第二人民医院
梁红琴　　　陆军军医大学第一附属医院
刘　晨　　　陆军军医大学第一附属医院
刘倩倩　　　陆军军医大学第一附属医院
刘　燕　　　陆军军医大学第一附属医院
罗　为　　　陆军军医大学第一附属医院
孟　珊　　　陆军军医大学第一附属医院
欧　园　　　陆军军医大学第一附属医院
冉淑华　　　陆军军医大学第一附属医院
尚永宁　　　陆军军医大学第一附属医院
王　健　　　陆军军医大学第一附属医院
王荣品　　　贵州省人民医院
武文婧　　　陆军军医大学第一附属医院
薛　源　　　陆军军医大学第一附属医院
尹训涛　　　贵州省人民医院
曾宪春　　　贵州省人民医院
张笑春　　　武汉大学中南医院
张　杨　　　陆军军医大学第一附属医院
张雨涵　　　陆军军医大学第一附属医院
周朝阳　　　陆军军医大学第一附属医院

原著者

Raphael E. Alford, MD Department of Radiology, University of Texas Southwestern Medical Center at Dallas, Dallas, TX, USA

Mamdoh AlObaidy, MD Department of Radiology, University of North Carolina at Chapel Hill, Chapel Hill, NC, USA

Michal Marianne Amitai Department of Diagnostic Imaging, Sheba Health Center, Ramat Gan, Israel

Evelyn Y. Anthony, MD Department of Radiology, Wake Forest Baptist Medical Center, Medical Center Boulevard, Winston-Salem, NC, USA

April A. Bailey, MD Departments of Radiology and Obstetrics & Gynecology, University of Texas Southwestern Medical Center at Dallas, Dallas, TX, USA

Monika Bekiesinska-Figatowska, MD, PhD Department of Diagnostic Imaging, Institute of Mother and Child, Warsaw, Poland

Shaun R. Best, MD Department of Radiology, University of California, San Diego, CA, USA

Nishat Bharwani Department of Radiology, St Mary's Hospital, Imperial College Healthcare NHS Trust, London, UK

Anat Biegon, PhD Department of Neurology and Radiology, Stony Brook University School of Medicine, Stony Brook, NY, USA

Michele A. Brown, MD Department of Radiology, University of California, San Diego, CA, USA

Roberto Brunelli Department of Obstetrics and Gynecology, Policlinico Umberto I. Sapienza University, Rome, Italy

Claudio Hernán Bruno, MD, PhD Fundación Científica del Sur, Lomas de Zamora, Provincia de Buenos Aires, Argentina and School of Medicine, University of Buenos Aires, Lomas de Zamora, Buenos Aires, Argentina

Dorothy Bulas, MD Department of Diagnostic Imaging and Radiology, Children's National Medical Center, Washington, DC, USA

Nadia Caplan, MD, MSc Division of Body MRI, Department of Radiology, Beth Israel Deaconess Medical Center (BIDMC), Boston, MA, USA

Silvia Ceccanti, MD Pediatric Surgery Unit, Sapienza University of Rome, Azienda Policlinico Umberto I, Rome, Italy

Maria Chiara Colaiacomo Department of Radiology, Umberto I Hospital, Sapienza University, Rome, Italy

Patrick M. Colletti, MD Department of Radiology, Keck School of Medicine, University of Southern California, Los Angeles, USA

Denis A. Cozzi, MD Pediatric Surgery Unit, Sapienza University of Rome, Azienda Policlinico Umberto I, Rome, Italy

Faye Cuthbert Department of Radiology, Royal Sussex County Hospital, Brighton, UK

Anna Darnell, MD Radiology Department, CDI, Hospital Clínic, Barcelona, Spain

Alexia Egloff, MD Department of Diagnostic Imaging and Radiology, Children's National Medical Center, Washington, DC, USA

Kathryn J. Fowler Abdominal Imaging Section, Mallinckrodt Institute of Radiology, St. Louis, MO, USA

Gianfranco Gualdi Department of Radiology, Umberto I Hospital, Sapienza University, Rome, Italy

Chen Hoffmann Department of Diagnostic Imaging, Sheba Health Center, Ramat Gan, Israel

Kristina E. Hoque, MS, MD, PhD Department of Radiology, Keck School of Medicine, University of Southern California, Los Angeles, USA

Keyanoosh Hosseinzadeh, MD Department of Radiology, Wake Forest Baptist Medical Center, Medical Center Boulevard, Winston-Salem, NC, USA

Ashish Khandelwal, MD Department of Radiology, Brigham and Women's Hospital, Harvard Medical School, Boston, MA, USA

George Koberlein, MD Department of Radiology, Wake Forest Baptist Medical Center, Medical Center Boulevard, Winston-Salem, NC, USA

Neil U. Lall, MD Department of Radiology, University of Colorado School of Medicine, Aurora, CO, USA

Karen Lee, MD Department of Radiology, Beth Israel Deaconess Medical Center, Harvard Medical School, Boston, MA, USA

John R. Leyendecker, MD Abdominal Imaging Division, Department of Radiology, University of Texas Southwestern Medical Center, Dallas, TX, USA

Whitney Manlove Radiology, Mallinckrodt Institute of Radiology, St. Louis, MO, USA

César Martín Radiology Department, UDIAT_CDI, Hospital Parc Taulí, Sabadell, Spain

Gabriele Masselli, MD Department of Radiology, Umberto I Hospital, Sapienza University, Rome, Italy

António P. Matos Department of Radiology, University of North Carolina at Chapel Hill, Chapel Hill, NC, USA

Department of Radiology, Hospital Garcia de Orta, Almada, Portugal

Vincent M. Mellnick Abdominal Imaging Section, Mallinckrodt Institute of Radiology, St. Louis, MO, USA

Christine O. Menias Radiology, Mayo Clinic - Scottsdale, Scottsdale, AZ, USA

Mariana L. Meyers, MD Department of Radiology, Children's Hospital Colorado, University of Colorado School of Medicine, Aurora, CO, USA

David M. Mirsky, MD Department of Radiology, Children's Hospital Colorado, University of Colorado School of Medicine, Aurora, CO, USA

Koenraad J. Mortele, MD Division of Body MRI, Department of Radiology, Beth Israel Deaconess Medical Center (BIDMC), Boston, MA, USA

Department of Radiology, Beth Israel and Deaconess Medical Center, Harvard Medical School, Boston, MA, USA

José M. Palacios-Jaraquemada, MD, PhD Fundación Científica del Sur, Lomas de Zamora, Provincia de Buenos Aires, Argentina and School of Medicine, University of Buenos Aires, Lomas de Zamora, Buenos Aires, Argentina

Alberto Pierallini, MD Department of Radiology, IRCCS San Raffaele, Pisana, Rome, Italy

Rogério Zaia Pinetti, MD Department of Diagnostic Imaging, Federal University of Sao Paulo, Sao Paulo, Brazil

Miguel Ramalho, MD Department of Radiology, University of North Carolina at Chapel Hill, Chapel Hill, NC, USA

Constantine A. Raptis, MD Cardiothoracic Imaging Section, Mallinckrodt Institute of Radiology, St Louis, MO, USA

Elena Resnick, MD Department of Radiology, Beth Israel Deaconess Medical Center, Harvard Medical School, Boston, MA, USA

Andrea G. Rockall Department of Radiology, Hammersmith Hospital, Imperial College Healthcare NHS Trust, London, UK

Andrea Romano Department of Neuroradiology, IRCCS San Raffaele, Pisana, Rome, Italy

Azienza Ospedaliera S.Andrea, Università Sapienza, Rome, Italy

Lorene E. Romine, MD Department of Radiology, University of California, San Diego, CA, USA

Giuseppe Rossi Department of Radiology, Umberto I Hospital, Sapienza University, Rome, Italy

Sahar N. Saleem, MD Department of Radiology, Kasr Al Ainy Faculty of Medicine, Cairo University, Cairo, Egypt

Mike Seed, MBBS, MRCPCH, FRCR Departments of Pediatrics and Diagnostic Imaging, Hospital for Sick Children, Toronto and University of Toronto, Toronto, ON, Canada

Richard C. Semelka, MD Department of Radiology, University of North Carolina at Chapel Hill, Chapel Hill, NC, USA

Alampady Shanbhogue, MD Department of Radiology, NYU Langone Medical Center, New York, NY, USA

Karuna V. Shekdar, MD Division of Neuro-radiology, Department of Radiology, Perelman School of Medicine at University of Pennsylvania, Philadelphia, PA, USA

The Children's Hospital of Philadelphia, Philadelphia, PA, USA

Diane M. Twickler, MD, FACR Departments of Radiology and Obstetrics & Gynecology, University of Texas Southwestern Medical Center at Dallas, Dallas, TX, USA

Fernanda Garozzo Velloni, MD Department of Radiology, University of North Carolina at Chapel Hill, Chapel Hill, NC, USA

Department of Diagnostic Imaging, Federal University of Sao Paulo, Sao Paulo, Brazil

Michael Weston, Mb ChB, FRCR, MRCP Department of Clinical Radiology, St James's University Hospital, Leeds, England, UK

Gal Yaniv Department of Diagnostic Imaging, Sheba Health Center, Ramat Gan, Israel

中文版前言

中国是世界上出生缺陷的高发国家之一。目前我国出生缺陷总发生率约为 5.6%，每年有 80 万 ~ 120 万个缺陷儿出生。其中，除 20% ~ 30% 的患儿经早期诊断和治疗可以获得较好的生活质量外，30% ~ 40% 的患儿在出生后死亡，约 40% 将终身残疾。这些沉甸甸的数字背后，是无数家庭的噩梦！因此，防治出生缺陷、提高出生人口素质获得了国家层面的高度重视，《国民经济和社会发展"十三五"规划纲要》和《"健康中国 2030"规划纲要》均明确要求，要将重点出生缺陷疾病纳入综合防控方案，建立、完善出生缺陷防治体系。

产前诊断是预防出生缺陷的最关键一步。现阶段常用的产前检查方法主要有产前超声检查、绒毛活检、羊膜腔穿刺术、胎儿 MRI 等。而胎儿 MRI 作为一种高质量成像、无辐射、非侵入性的检查技术，可以对其他产前检查进行补充，而且相对于超声检查，它能更准确地检查出胎儿畸形；且与其他侵入性检查相比，它又避免了母婴感染的风险。因此，普及胎儿 MRI 检查技术，能够提高产前检查的质量，造福母婴、家庭及整个社会。另一方面，由于孕妇影像学检查的诸多禁忌证，以及生理性和病理性的改变，也对临床疾病诊断提出了更高的挑战。

由于妊娠期 MRI 技术发展历史较短，1983 年才应用于产科检查，国内仅部分医院能进行妊娠期 MR 扫描，从业人员关于妊娠期 MRI 的临床诊断知识相对缺乏。给相关从业人员提供更多、更好的参考资料，成为普及胎儿和孕妇 MRI 检查的一项重要工作。我们从 2005 年开展胎儿和孕妇 MRI 检查，已积累了上万例病例资料。我们前期将一些典型病例编成了《胎儿磁共振成像诊断图谱》一书，于 2017 年出版后受到了广泛好评。在编书过程中，我们也深感参考资料的匮乏，尤其是在胎儿疾病分类和 MRI 诊断原则上，目前仍需要由经验向研究、由研究向实践进行转化。

Masselli 博士的这本书内容翔实、案例生动，不失为一本好的参考书。本书不仅介绍了妊娠期母体和胎儿正常和病理状态各器官检查所需要的 MRI 序列，而且对检查结果进行了详细的描述，并解释了病理学基础，能够在诊断上提供指导，并规范报告书写形式。本书十分注重母体器官和胎儿器官间的相互影响，以更合理的视角审视胎儿及妊娠期母体疾病 MRI 检查和诊断，这是本书的最大特色。在翻译过程中，我们得到了原作者的大力支持和鼓励，在此也一并表达感谢和尊敬之情。

我们希望本书能为相关从业人员的临床工作提供帮助。由于水平有限，对于翻译过程中的不足和疏漏，敬请批评指正。

译者

原著序言

尽管在 20 世纪 80 年代的早期出版物里描述了妊娠期母体和胎儿 MRI 的一系列潜在临床应用，但是要获取母胎 MRI 的高质量图像，以及各种多参数数据的应用尚存在很大的技术挑战性，所以世界范围内的广泛临床应用仍十分受限。放射科医师似乎对优化 MRI 质量和了解临床医生照顾这些患者的临床需求的前景感到有些畏惧。

为满足这些需求，罗马萨皮恩扎大学的医学博士 Gabriele Masselli 召集了一批国际知名的研究人员，编写了这本孕妇和胎儿 MRI 的权威著作。本书含有丰富的高质量影像图片，此外，作者还提供了所使用的相关技术及全面临床应用的详细信息。由于许多临床应用还在不断涌现，读者将会欣赏到作为临床应用基础的研究数据的详细综述。

更重要的是，Masselli 博士收录了产科医生和外科医生撰写的章节，以更好地确定报告需求，以及那些具有重要临床意义、可以指导治疗的影像学表现。关于这方面，感兴趣的读者可以查阅如下章节："如何解读胎儿 MRI 和撰写相应的检查报告""胎儿 MRI：对围生期管理和先天性畸形胎儿的外科治疗的价值"和"异常侵入性胎盘的处理与手术：MRI 的影响"。

继前几章初步讨论 MRI 技术、扫描方案和解剖、报告需求和临床意义之后，本书评述了胎儿中枢神经系统、骨骼肌肉系统、胸部、心脏、腹部和骨盆的 MRI 特征。关于多胎妊娠的章节进一步丰富了本书的胎儿成像部分。

接下来是妊娠期母体疾病影像学，包括：脑部、胸部、心血管、胃肠道、肝胆、胰腺、肾、骨骼肌肉以及产科、妇科疾病。妊娠期创伤成像这一章非常实用，因为这些患者对在创伤中心工作的医生提出了独特的挑战。

我非常荣幸能够为本书撰写序言，当 Masselli 博士在罗马天主教大学当住院医师的时候，我就认识他了。我也很高兴能看到他在 MRI 领域内的成长，并成为本领域里的领军人物。本书涵盖了他近 20 年在 MRI 领域内的主要兴趣点。对于参与医疗照护这些患者的医生来说，本书无疑正符合他们所需，未来几年也将成为其诊治患者的参考资源。

Herbert Y. Kressel, MD
Editor, Radiology
Radiologist-in-Chief Emeritus, Beth Israel Deaconess Medical Center
Miriam H. Stoneman Professor of Radiology
Harvard Medical School, Boston MA

原著前言

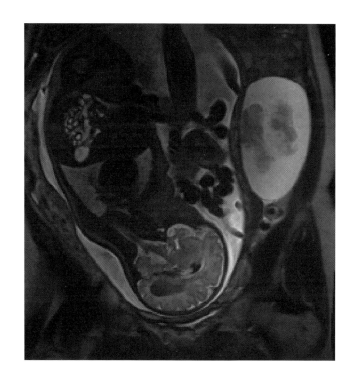

    本书旨在为放射科医师和临床医师提供关于胎儿和妊娠期母体 MRI 的基本信息。

    本书将详细介绍 MRI 方法，并讨论其关于安全方面的问题。此外，本书还详细描述 MRI 的准备条件，包括患者准备，这是针对各种临床问题 MRI 参数的适当选择。

    MRI 技术的进步已经克服了胎儿在母体内运动导致的结构成像技术难题。

    近年来，MRI 已成为妊娠期胎儿异常和孕产妇疾病决策过程中的一种有用方法，与超声相比有明显优势。

    为了充分发挥这种方法的潜力，需要分析所得形态和功能信息的 MR 特征。

    在各种 MR 序列上描述了正常和病理器官发育，包括许多图中所示的先进 MRI 技术。

    本书由参与临床胎儿 MRI 诊断和对孕妇进行常规 MR 扫描的专业人员撰写。

    本书所有作者在胎儿与母体疾病的 MRI 诊断方面都具有丰富的经验。通过撰写本书，他们希望能够传递自己的专业知识，指导本领域里的初学者，并为有更深入临床需求的人员提供建议。因此读者应该能够学习到本书所涵盖的每一个主题的全面知识。

    本书旨在阐明已证实的影像学表现，解释这些表现的病理学基础，并在对诊断和管理有重要指导意义的背景下，讨论 MRI 使用方法。

我谨向所有作者为他们的杰出贡献表示由衷的感谢。

我衷心希望本书能够为胎儿和母体疾病的日常管理提供有用参考。为此，本书使用了大量插图，以及正常值和实用方案表格。

放射科医师应仔细检查胎儿和母体器官，在进行胎儿 MRI 检查时不应忽视母体结构，反之亦然。如上图所示，对于左侧卵巢囊肿患者，MRI 意外地检测到胎儿右侧脑室出血，这意味着在关注某个特定器官的同时，应考虑到图像中出现的所有结构。

我希望本书能够有助于你理解并充分体会虽有挑战但令人兴奋的胎儿和妊娠期母体成像世界，也希望本书能在胎儿 MRI 适应证、具体操作以及图像解读方面提供有益的建议。

Gabriele Masselli

Rome, Italy

目　录

第一部分
总　　论

第 1 章　妊娠期 MRI 的临床适应证

超声（ultrasound, US）目前是妊娠期间对胎儿解剖和母体状况初始评估的标准方法，因为它可以实时检查，且应用广泛、性价比高。而磁共振成像（magnetic resonance imaging，MRI）可极大地提高妊娠期超声的诊断性能。本章的目的在于介绍 MRI 在改善孕妇咨询和管理、改善高危胎儿的围生期结局方面的临床应用。

1.1 MRI 在胎盘定位和病理性粘连研究中的应用

前置胎盘，是指胎盘覆盖子宫下段或靠近宫颈内口，出现异常植入的情况[1]，由于阴道超声的广泛应用，对前置胎盘的诊断不太可能从 MRI 获益。

胎盘粘连、胎盘植入和胎盘穿透是胎盘粘连性疾病（placental adhesive disorders, PAD）的一系列疾病谱，主要发生于前置胎盘和既往剖宫产史的患者，由于底蜕膜缺损，绒毛膜绒毛则可侵入子宫肌层或邻近器官；常见并发症包括灾难性的围生期出血以及膀胱、肠道和输尿管损伤[2,3]。

MRI 早期诊断胎盘植入的标准主要是识别胎盘直接侵及子宫，其定义为子宫肌层变薄、模糊[4]，子宫胎盘交界面薄薄的 T_2WI 低信号消失[5]。2007 年又提出了异常胎盘的间接征象，包括不规则增厚的胎盘内 T_2 暗带，胎盘异质性明显，子宫下段膨出[6]。最近的一份文献显示，除了前面描述的胎盘内 T_2 暗带外，胎盘深处扩张迂曲的流空信号，在真稳态进动快速成像（trueFISP）图像上显示为高信号，是诊断侵入性胎盘灵敏度最高的 MRI 诊断标准（图 1.1）[7]。

不同的研究比较了 US 和 MRI 对 PAD 的诊断性能。一项回顾性研究比较了 39 例经阴道超声和 MRI 检查的异常胎盘患者，US 的灵敏度为 77%，特异度为 96%，阳性预测值（positive predict value, PPV）为 65%，阴性预测值（negative predictive value, NPV）为 98%，而 MRI 的灵敏度为 88%，特异度为 100%，PPV 为 100%，NPV 为 82%[8]。

另一项对 13 名患者进行的研究显示，US 和 MRI 对诊断 PAD 的灵敏度均低（分别为 33% 和 38%）[9]。一项多机构研究回顾性评估了 15 例分娩确诊的异常胎盘患者，她们均接受了经腹超声检查和 MRI 检查。超声检查具有 93% 的灵敏度，71% 的特异度，74% 的 PPV 和 92% 的 NPV，而 MRI 具有 80% 的灵敏度，65% 的特异度，67% 的 PPV 和 79% 的 NPV，差异无统计学意义[10]。

最近的一项 meta 分析回顾了 18 项涉及 1010 例有侵入性胎盘风险的研究，发现 US 和 MRI 检测 PAD 的灵敏度（$P=0.24$）或特异度（$P=0.91$）的差异无意义；然而，根据分析中包含的单项研究的结果，作者认为 MRI 能更好地评估 PAD 的深度和形态[11]。

在 12 例 PAD 的报告中，3 例被 US 低估，MRI 正确判断出它们的侵入深度；此外，参考标准化的局部定位分类，将 PAD 分为 S1-PAD 和 S2-PAD（位于子宫前部、后部，分别垂直于所谓膀胱上轴中心的平面），MRI 正确识别出 3 例超声错评为 S1-PAD 的 S2-PAD 患者[12]。这一结果具有很重要的临床意义；S1-PAD 在剖宫产期间很方便而且止血快，而 S2-PAD 由深部的血管灌注，常常导致大出血，需要复杂的手术方法[13]。MRI 对 PAD 扩展和侵袭性的出色描述得到了另一项研究的证实，该研究明确表示，这些表现在 PAD 患者的手术计划中很有意义[14]。总之，由于 MRI 在评估胎盘侵犯的范围和程度上都优于超声，因此许多作者建议在超声诊断 PAD 后，应常规应用 MRI 以进行进一步评估[15-17]。

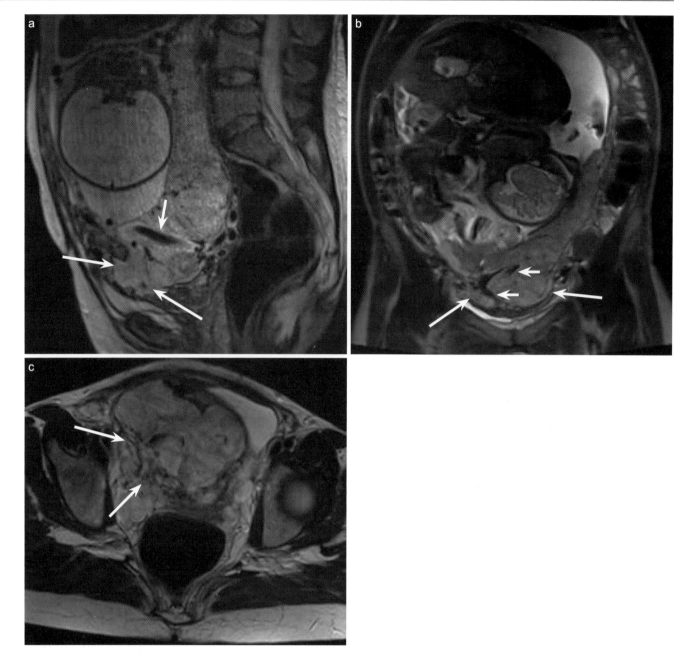

图 1.1 一名妊娠 34 周的 28 岁孕妇穿透性胎盘植入。矢状位 T₂-FSE（a）和冠状位 T₂WI HASTE（b）显示胎盘突出（箭号）侵犯膀胱外层。胎盘内低信号带（新生血管）清晰可见（短箭号）。轴位 T₂ HASTE（c）显示右侧宫旁组织大面积受侵犯（箭号）。受累区域大部分肌层信号缺失

1.2 胎盘早剥

胎盘早剥是妊娠最后 3 个月阴道出血的主要原因，约占分娩患者的 1%，占围生期死亡患者的 25%；它是由于胎盘与子宫壁的过早分离，导致在胎盘后、绒毛膜下或羊膜下血肿的形成[18]。超声对胎盘早剥的诊断依据为血肿，但诊断灵敏度极低，假阴性占 25%~50%；导致这种不良表现的原因包括近期出血的回声与邻近胎盘的回声相似，以及一些小血肿，这些血肿会自发地通过子宫颈排出[19-22]。

MRI 可显著提高对胎盘早剥的诊断水平。DWI 和 T₁WI 序列分别正确识别 19 个胎盘早剥患者中的 19 个（100%）和 18 个（95%），具有极好的观察者间一致性（$k = 0.949$）[23]。在该研究中，T₁WI 和

T_2WI 序列都是评估完整的组织特征所必需的。DWI 序列检测胎盘早剥的准确性是通过检测血液分解产物引起的磁敏感效应改变[24, 25]，而 T_2WI 半傅里叶弛豫增强快速采集序列和 true FISP 序列同时使用证实可以评估剥离的急性 / 亚急性出血和慢性缺血[26]。

T_1WI 和 T_2WI 以及 DWI 可以根据高铁血红蛋白的顺磁效应将血肿分类为超急性（最初几小时，细胞内氧合血红蛋白）、急性（1～3 天，细胞内脱氧血红蛋白）、亚急性早期（3～7 天，细胞内高铁血红蛋白）和亚急性晚期（14 天，细胞外高铁血红蛋白）（图 1.2）。出现超急性或急性 MRI 信号特征的血肿，预示着胎盘早剥恶化至高级别，可能会出现胎儿窘迫或母体失代偿；亚急性晚期出血则不必担心，因为这些血肿仍然会一直保持临床稳定。因此，血肿结构的 MRI 特征有助于患者管理，是预示不良临床结局的有力工具（图 1.3）。

1.3　双胎输血综合征的 MRI 应用

双胎输血综合征（twin-to-twin-transfusion syndrome, TTTS）是由胎盘血管吻合造成两胎循环的血流动力学失衡。在单绒毛膜妊娠中，同卵双胎之一的死亡使幸存儿由于严重的颅内低灌注而有显著的死亡或神经后遗症风险[27-29]。胎儿 MRI 越来越多地用于识别胎儿颅脑畸形[30]，并且在检测缺血性损伤方面比超声更灵敏，因此有助于评估双胎输血综合征。

在 21 例双胎输血综合征并发 1 胎死亡的病例中，产前 MRI 证实了 7 例颅内异常，包括多小脑回畸形、生发中心性溶解性囊肿、颅内出血、脑室扩大和延迟沟化。值得注意的是，其中 4 例 US 未发现任何颅脑异常，其余 3 例中有 2 例的 MRI 显示了 US 未发现的其他异常[31]。在另一项研究中，68 个双胎输血综合征合并 1 胎死亡，9 个胎儿在 MRI 上出现颅脑异常（13%）；其中只有 3 个胎儿的专家 US 结果和 MRI 结果一致，US 低估或遗漏了其余 6 个胎儿的大脑改变。在后一项研究中，MRI 的诊断优势主要归功于它能够观察到代偿性的多小脑回畸形，这是一种由异常神经元迁移和皮质形成引起的特定异常[32]。值得注意的是，在上述两项研究中，MRI 检查仅在 US 检查后几天进行，因此可以排除与疾病演变相关的偏倚，进一步表明双胎输血综合征中胎儿大脑病理学确实可以通过 MRI 更好地成像。

当分娩前或胎盘吻合激光凝固术（通常在妊娠 22～24 周时进行）后，大脑受累的早期诊断会极大地影响孕妇的咨询和管理；在胎盘吻合激光凝固术

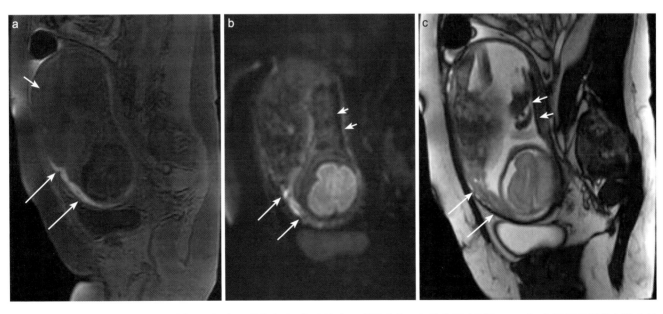

图 1.2　35 岁女性，妊娠 32 周，胎盘早剥，有阴道出血史，超声检查无明显改变。矢状位梯度回波 T_1WI（a）显示前缘的血肿（长箭号），血液延伸至宫颈；血肿相对于胎盘（短箭号）呈高信号。矢状位 DWI（b）显示明显高信号的前方血肿（长箭号）和子宫后方的低信号出血（短箭号）。矢状轴 true FISP 上（c），前方血肿的信号强度（长箭号）与胎盘相似，而后方出血为低信号（短箭号）。因此，不同的 MR 序列是互补的，都有助于完整地显示所有出血的全部特征

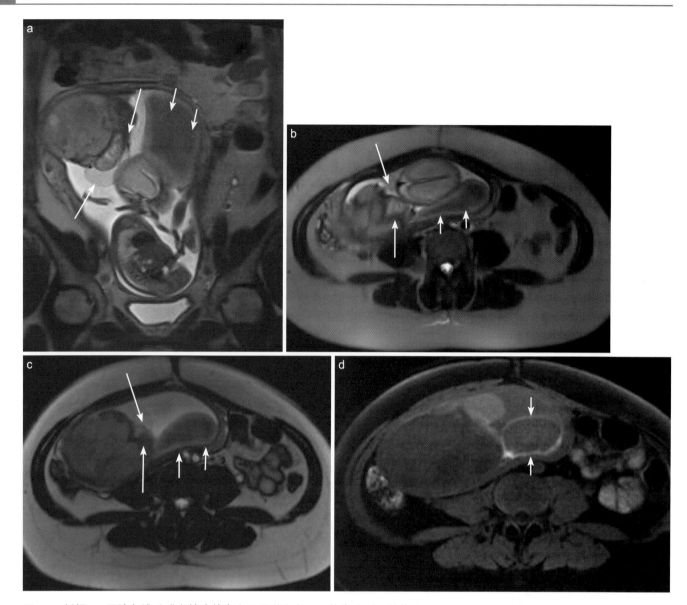

图 1.3 妊娠 24 周胎盘绒毛膜血管瘤伴有大量阴道出血。冠状位（a）、轴位（b）T₂ HASTE 和轴位 true FISP 图像（c）显示一宫内肿块，位于胎盘周围并突出于胎盘的胎儿表面。注意后方低信号的羊膜下血肿（短箭号）。轴位 T₁WI 脂肪饱和序列（d）显示羊膜下血肿（短箭号）

后，双胎之一死亡 2 周后，任何大脑异常在超声或常规 MRI 都表现得很明显，幸存儿的存活能力有限，只能选择终止妊娠。将 DWI 序列纳入 MRI 扫描方案中，可以方便地解决 TTTS 中缺血性脑损伤的早期诊断问题。在一项前瞻性队列研究中，34 例 TTTS 单胎死亡后 1~6 天内，采用胎儿 US、常规 MRI 和 DWI 评估，DWI 证实 9 例胎儿存在脑畸形，但无明显神经超声表现，并且其中 6 例常规 MRI 评估为正常[33]。

MRI 甚至可以在供血儿死亡之前评估受血儿颅脑的大量重要信息情况。在 25 例 TTTS 妊娠并发症

中，发现 2 例受血儿脑室出血和脑缺血；在 MRI 检查后 2 小时内的胎儿 US 成像均为阴性。在第一例中，供血儿在成像后 1 周内死亡，可能是由于双胞胎间吻合和低血压所致的缺血；第二例受血儿缺血 / 出血的证据与脑静脉窦增大和静脉导管中的波逆转相关，支持高动力心脏失代偿在脑损伤发生中的致病作用[34]。

目前诊断 TTTS 的金标准是 Quintero 超声分期，该分期监测供血儿的进行性恶化，而非供血儿和受血儿胎盘内共享的不平衡循环[35]。通过使用 MRI 可能得以正确处理综合征的早期症状。在一项研究中，17 例 TTTS 患者和 17 例孕龄相近（25.9 ± 2.8 周）的

对照者接受了胎盘 MRI 和专家 US 检查；由于氧气摄取减少，pO$_2$ 增加，以及绒毛成熟加速，胎盘的某些部分加速成熟，超声未能发现这一变化，但在 T$_2$WI 中很明显[36]。

1.4　MRI 对子宫破裂的预测和诊断

在过去 10 年中，发达国家的剖宫产（cesarean section，CS）率大幅上升[37]。世界卫生组织关于孕产妇和围生期健康的全球调查倡导开展剖宫产术后阴道分娩（vaginal birth after cesarean section，VBAC）试验[38]，但是会增加子宫破裂的风险[39]。

子宫裂开是指子宫肌肉组织的分离，不伴羊膜腔内容物的外渗；而子宫破裂是指子宫肌肉组织缺损，胎儿部分外渗和羊膜腔内容物进入腹腔。子宫裂开 / 破裂的风险与子宫下段的厚度有关；然而，在妊娠 37 周时 US 上显示<3.5 mm 厚的子宫下段，预测子宫破裂的发生，阳性预测值仅为 11.8%[40]。最近的一篇文献对 US 不同的临界值和测量技术进行了综述[41]。

对子宫瘢痕厚度和肌层纤维组织的精确评估可以创建一个客观的工具，来合理地选择那些能够安全进行 VBAC 试验的孕妇。MRI 扩散张量成像（MRI with diffusion tensor imaging，MR-DTI）和纤维跟踪重建是一种新型的无创成像技术，可以显示组织形态，并能突出子宫的纤维结构[42]。

有研究对 24 例有 1~2 次剖宫产史的子宫瘢痕患者，主观地将瘢痕的形态分为"线性"或"收缩性"，比较 US 和 3T MR-DTI 纤维跟踪重建评估子宫瘢痕的能力，发现 13 例（54.1%）US 和 MRI 结果不一致；在线性瘢痕患者，用 3T-MR 测量瘢痕上游的子宫肌层厚度比 US 测量的厚度明显增大；收缩性瘢痕的子宫肌肉结构破坏更大，且与之前剖宫产的次数无关。这些结果表明，MRI 在预测 VBAC 期间子宫破裂风险方面可能发挥巨大作用，似乎支持产科指南，即 VBAC 可以独立于先前 CS 的次数进行尝试[43]。

MRI 可以清晰显示子宫壁；因此，它有助于诊断超声诊断不明确的产前子宫破裂患者，或者显示撕裂本身[44] 或其他子宫壁缺损，包括子宫裂开和子宫成囊[45]（图 1.4）。

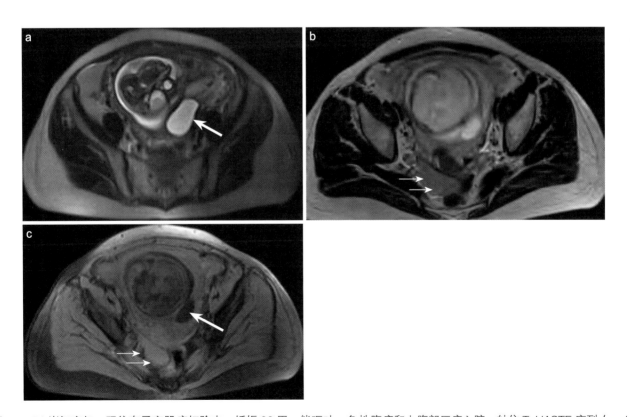

图 1.4　34 岁初产妇，既往有子宫肌瘤切除史。妊娠 26 周，伴呕吐、急性腹痛和上腹部压痛入院。轴位 T$_2$ HASTE 序列（a，b）和 T$_1$ 脂肪饱和 GRE 序列（c）显示子宫后壁破裂（箭号），伴腹膜羊膜囊外渗。注意腹腔积血（b 和 c 中的短箭号）。急诊开腹探查显示不规则子宫破裂，可见长 3 cm 出血灶

1.5　MRI 对慢性胎盘功能不全的研究

MRI 不仅可以评估胎盘的形态学改变，而且提供了一种非侵入性工具，可以对各种胎盘疾病中的胎盘循环进行定量评估，包括胎儿宫内发育迟缓（intrauterine growth restriction, IUGR）和子痫前期（preeclampsia, PIH），明确改善子宫动脉多普勒超声检查提供的信息。

首次报道的一孕妇因非产科指征行 MRI，对比剂通过胎盘的表现为快速均匀地扩散到整个胎盘实质[46]。因潜在的严重适应证而机会难得的 MRI 检查，在体显示胎儿宫内发育迟缓胎盘的子宫胎盘血流量特征，并将绒毛间循环与胎儿病情的逐渐恶化联系起来[47]。该研究中，胎儿宫内发育迟缓胎盘显示出许多斑片状的未灌注区域，绒毛间循环缓慢，多次间歇性停止，表明动态现象（血管痉挛）是胎盘灌注恶化的主要原因；这些结果与胎儿宫内发育迟缓中螺旋动脉被不同程度地阻塞的概念吻合[48, 49]，并且不同胎盘区域不共用一个循环[50]。

由于钆从羊膜腔的清除率尚未确定，因此不能常规使用 MRI 对比剂来评估胎盘灌注。然而，越来越多的在体胎盘 MRI 采集正开始为子宫胎盘的微观和宏观结构、代谢、灌注和功能提供无与伦比的检查途径[51]。

3D 容积胎盘 MRI 数据似乎比 3D 超声更可靠[52]。一项采用 3D 容积 MRI 定量评估的研究表明，正常妊娠 17～38 周期间，胎盘体积呈指数级增长，在高危妊娠中，如果胎盘体积很小，就预示着胎儿宫内发育迟缓的发生[53]。

DWI 序列成像强调了水分子在人体组织中的扩散差异，可以为人类胎盘的灌注异常提供有价值的信息。事实上，虽然可行，但生成的表观扩散系数（apparent diffusion coefficient, ADC）图无法有效监测胎盘成熟过程[54]；另一份报告解释了胎儿宫内发育迟缓的胎盘 ADC 减少与组织变性和瘢痕组织中存在的许多血肿和梗死有关（图 1.5）[55]。在另一项研究中，用标准多普勒结合 DWI 分析评估子宫动脉，将预测胎儿宫内发育迟缓的灵敏度从 73% 提高到 100%，特异度保持在 99%[56]。采用体素内不相干运动（intravoxel incoherent motion, IVIM）扩散成像计算 19 例对照组、13 例早期妊高征和 8 例晚期妊高征的胎盘灌注分数；后两组胎盘灌注分数分别小于和大于同胎龄的对照组，表明这两种类型存在不同的病

理生理学特征[57]。

在另一项研究中，IVIM 证实与对照组相比，胎儿宫内发育迟缓时胎盘血流量明显减少[58]。最近的一项前瞻性 MRI 研究将对照组与有妊高征风险但子宫动脉多普勒检查正常的随访分娩孕妇进行了比较，在所有分娩宫内发育迟缓胎儿的妊娠中，无论 MRI 检查时胎儿的估计体重如何，胎盘灌注分数均显著降低[59]。

扩散张量成像（diffusiontensorimaging, DTI）测量水的扩散限制，并生成细胞束图像。DTI 计算最大扩散系数、平均扩散系数和各向异性分数，代表膜密度、细胞结构和微观结构完整性。一项研究使用了这种技术，结果表明胎儿宫内发育迟缓时胎盘的微观结构发生了改变[60]。

流动敏感交互反转恢复（flow-sensitive alternating inversion recovery, FAIR）成像用于通过施加一个脉冲序列以具有单向血流的血管网络来测量靶器官的灌注。胎盘的多向血流挑战了传统的 FAIR 成像方法，限制了对传统灌注测量方法的解释[61]。迄今为止，只有 2 项研究探讨了在体 FAIR 评价胎盘灌注，但结果并不一致[59, 62]。

氧的顺磁性可用于通过使用氧增强 MRI（oxygen-enhanced MRI, OE-MRI）和血氧水平依赖（blood oxygen level-dependent, BOLD）成像来研究氧合血和脱氧血。一项研究试图通过 OE-MRI 和 BOLD 技术来解释妊娠期高氧是否能导致胎盘氧合的可检测变化。该结果表明，在健康的无并发症妊娠中，产妇吸氧与胎盘 OE-MRI 信号显著增加有关，即增加了组织氧合[63]。

其他研究使用 BOLD MRI 在健康孕妇中研究胎盘高氧对胎儿大脑的影响；在这些研究中，胎盘高氧并不平行于胎儿大脑氧合状态的改变，这表明由于保护健康胎儿的大脑免受高氧伤害的机制，氧气的摄取在氧气输送的广泛变化中保持恒定[64, 65]。

磁共振波谱（magnetic resonance spectroscopy, MRS）可用于研究不同器官的细胞内代谢。MRS 最常使用氢质子（1H）的信号来确定目标代谢物的相对浓度，而磷（31P）也被用于人体组织分析。31P-NMS 研究证实，随着孕龄增加，人胎盘中腺苷磷酸二酯有关的信号增加，提示在老化胎盘中，细胞膜的转换增加[66]。尽管有更广泛的应用，但只有一项研究探讨了 1H-NMS 在人类胎盘研究中的应用，该研究报道了生长受限妊娠中，胆碱/脂质比较低；然

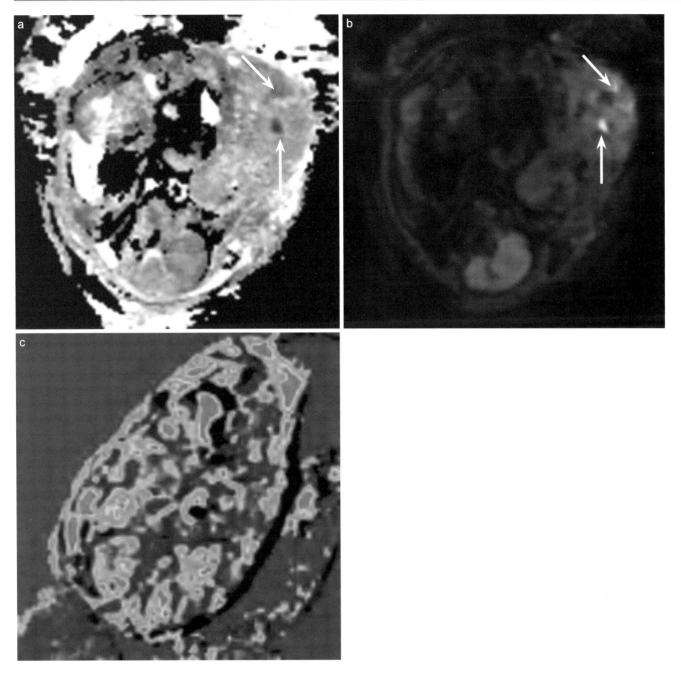

图 1.5　34 岁妇女，妊娠 33 周，伴胎儿宫内发育迟缓。（a）ADC 图显示低信号区域（箭号），对应于 DWI（b）的高信号区域（B=800 s/mm²）。胎盘动脉自旋标记灌注图（c）显示灌注减低的多个区域（蓝色）（正常区域为绿色和红色）。胎盘组织病理学检查结果符合缺血性血管内膜炎（另见书后彩图）

而，胎盘中通常存在的高胆碱 / 脂质比阻碍了这一发现的意义，因此限制了对波谱的有意义的解释和该技术可能的临床应用（图 1.6 和图 1.7）[67]。

1.6　子痫前期 / 子痫的 MRI

大多数妊高征或子痫患者无需进行脑 MRI 检查，

但对有疑似局灶性神经功能缺损或长时间昏迷的患者可以考虑 MRI 检查；此外，在不典型妊娠高血压综合征（妊娠 20 周前发病或足量硫酸镁治疗无效）的情况下，MRI 可以更好地了解正在发生的疾病的病理生理学，从而改善治疗计划。高血压脑病，是指高灌注压力超过脑血流量自动调节时，导致血管扩张和脑水肿，被认为是妊娠高血压综合征（PIH）

时中枢神经系统（central nervous system, CNS）灌注异常的模型。有研究发现，在 9 例血压正常控制组和 12 例未经治疗的妊娠高血压综合征妇女中，大脑中动脉和后动脉的速度编码相位对比 MRI 显示未治疗组脑动脉血流量增加[68]。然而，高血压脑病并不代表妊娠高血压综合征中脑循环唯一可能的病理生理紊乱。可逆性后部白质脑病综合征（reversible posterior leukoencephalopathy syndrome, RPLS）与妊娠高血压综合征 / 子痫有关，临床上与高血压脑病（头痛、精神功能改变、癫痫和失明）的经典图像重叠[69]。PRLS 的 MRI 显示存在对称性水肿，在大脑内、外侧动脉的低灌注交界区普遍存在，是由内皮细胞毒性触发超反应性脑血管收缩引起[70]。事实上，许多 PRLS 病例发生时血压轻微升高，脑水肿的程度与高血压的严重程度无关[71]。硫酸镁是一种有效的血管扩张剂，用于改善由蛛网膜下腔出血引起的脑血管收缩，是一种治疗 PIH 的常用药物，镁可能是有益的，也可能是有害的，这取决于脑血管舒张或收缩的程度，MRI 可记录高血压脑病和 PRLS 之间的病理生理学差异，这对于硫酸镁的使用具有重要的临床意义[71]。

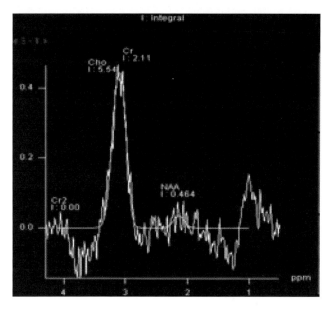

图 1.6　健康受试者胎盘 2 cm×2 cm×4 cm 体素在 144 ms 时的磁共振波谱。胆碱和脂质谱峰的频率分别为 3.21 ppm、1.3 ppm 和 0.9 ppm（ppm 为百万分之一）

1.7　MRI 在临床骨盆测量及难产预测中的应用

一些罕见的情况，比如胎儿臀位或有骨盆创伤病史但想要阴道分娩的患者，MRI 骨盆测量可能是一种合适的方法[72]。一项研究评估了 8 位接受 MRI

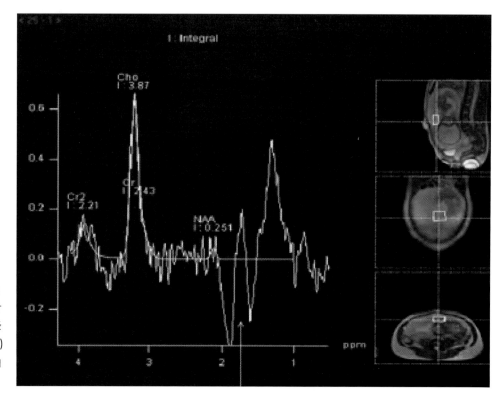

图 1.7　IUGR 患者胎盘 2 cm×2 cm×4 cm 体素在 144 ms 时的磁共振波谱。该病例乳酸峰值在 1.32 ppm 的频率（箭头）呈倒置的双峰。乳酸峰值是由厌氧代谢产生的

检查的单胎糖尿病孕妇，发现不同序列获得的 MRI 测量值与实际肩宽之间存在显著相关性，其中 true FISP 序列最准确[73]。

1.8　宫颈功能不全和早产预测

宫颈功能不全，即在没有子宫收缩的情况下宫颈过早缩短，是由于胶原纤维紊乱和组织水合作用增加，导致宫颈顺应性降低，宫颈过早软化。超声检查宫颈短，最大的产科挑战在于对即将到来的分娩缺乏预期，即在 7 天内分娩。

与主动分娩相对应的宫颈成熟是一个加速过程，于出生前发生，完全独立于子宫颈的缓慢缩短，其特征是宫颈上皮水渗透性增加，同时伴宫颈结缔组织局部腺体周围溶解。

子宫颈的腺体下区 ADC 图高信号与 7 天内分娩显著相关（未发表的结果）。如果在随后的研究中得到证实，在管理那些关键孕周超声表现为短宫颈的无症状患者时，这一信息将会具有重要的临床价值。

1.9　MRI 在评估产妇急腹症的应用

多种疾病可能导致产妇在妊娠期间出现急性腹痛，给诊断与治疗带来挑战。正常妊娠的几个常见症状，包括非特异性疼痛、恶心和呕吐，以及腹部和盆腔结构的移位都会妨碍临床检查，经常对诊断造成混淆。此外，白细胞增多是妊娠期的正常表现，C 反应蛋白水平也高于非妊娠妇女。及时的诊断和治疗对于母胎健康至关重要，通常要求影像学检查以解释临床表现，尽快诊断。

鉴于辐射暴露对胎儿有风险，只有超声和 MRI 是妊娠期腹部诊断评估的常规考虑。在这方面，越来越多的研究证实，MRI 是评估孕妇急性腹痛的首选技术（图 1.8 和图 1.9）。

急性阑尾炎是妊娠期最常见的腹部非产科手术疾病。由于诊断延迟常伴发阑尾穿孔（孕妇 43% vs 普通人 4% ～ 19%）和胎儿流失（20% ～ 25%）。这组数据强调需要准确的早期诊断和及时的外科干预[74-76]。由于阑尾很少显像，US 分级压迫法在孕妇急性阑尾炎的诊断中几乎没有价值。在一份报告中，US 检测到的阑尾只有 29% 的手术证实病例发生在妊娠中晚期[77]；在另一项研究中，US 诊断妊娠期急性阑尾炎的灵敏度和特异度分别为 78% 和 83%[78]。

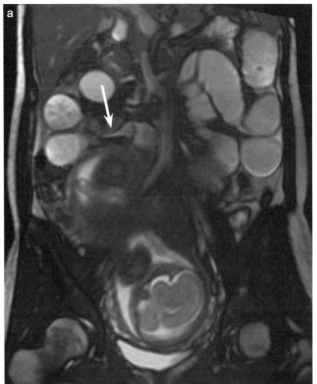

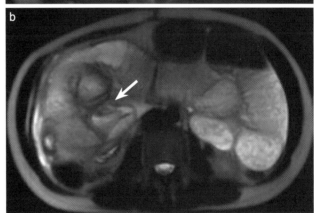

图 1.8　38 岁女性，妊娠 30 周，肠梗阻，临床表现为急性腹痛和呕吐。T2W IHASTE 冠状位（a）与横断位（b）显示持续性局部转折点"鸟嘴征"（箭号），提示近端梗阻。这些表现提示粘连，后经腹腔镜手术证实

MRI 可以显著提高阑尾炎的诊断准确性[79]，阑尾的显示率高达 70%，并具有极高的特异度[80]。

MRI 诊断急性阑尾炎的总体灵敏度、特异度、阳性预测值和阴性预测值分别为 90% ～ 100%，93% ～ 98%，61% ～ 82% 和 99% ～ 100%[81, 82]。

MRI 的这一诊断性能最近在一个大学的三级转诊中心的回顾性研究中得到证实[83]。

妊娠期肠梗阻相当少见（1/3500 ～ 1/2500），通

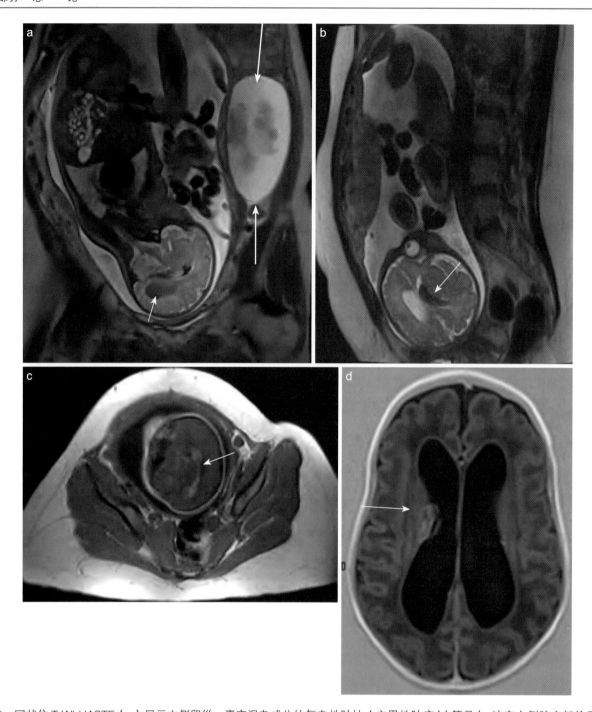

图 1.9　冠状位 T_2WI HASTE（a）显示左侧卵巢—囊实混杂成分的复杂性肿块（交界性肿瘤）（箭号）。注意右侧脑室低信号（箭号），矢状位 T_2WI 显示更清晰（b）；轴位 T_1WI 序列（c）右侧侧脑室高信号，提示侧脑室内出血。出生后 10 天轴位 T_1WI（d）显示生发基质出血延伸至右侧脑室系统（箭号）

常是由于妊娠子宫增大对肠道机械作用或存在粘连，超声的诊断效能很低[74]。MRI 研究肠梗阻，特别是运用多平面 T_2WI 单次激发快速自旋回波（SSFSE）成像，可准确定位高达 70% 的小肠梗阻[84, 85]（图 1.8）。

　　MR 小肠成像（magnetic resonance enterography，MRE）对克罗恩病（Crohn's disease, CD）的诊断价值极高，特别是在肠壁厚度＞3 mm 以及 T_2WI 信号增高的情况下，报道的灵敏度和特异度分别为 83% ~ 91% 和 86% ~ 100%[86]。这些证据在评价一组 9 例妊娠患者的 CD 活动状态中尤其显著[87]。多达 1/3 的炎症性肠病（inflammatory bowel disease, IBD）妇女由于担心不确定的致畸作用，在妊娠期间自愿停止或逐渐减少治疗而导致复发，因此这些结果尤其重要。

由于需要优先避免电离辐射，妊娠期评估急性重症结肠炎的范围和严重程度以及确定结肠毒性扩张尤其困难。对妊娠患者进行 MR 结肠成像（magnetic resonance colonography, MRC），扫描方案包括静脉内（intravenous, IV）注射解痉药物后，行多平面 T_1WI、T_2WI 序列和 DWI，可以清楚地显示活动性溃疡性结肠炎的特征（受累结肠肠壁环状增厚，明显弥散受限）[88]。

尽管胆结石在妊娠期非常普遍，但有症状的胆道疾病并不常见。在一项研究中，US 检测到的 8 例未确诊的胆道扩张孕妇，MR 胰胆管成像（magnetic resonance cholangiopancreatography, MRCP）清楚地证明了其中 4 例梗阻的病因，并提议将 MRI 作为最适合充分评估妊娠期胆道扩张的二线成像方式[89]。

妊娠引起的肝疾病发病率很低，通常有两种形式：与溶血、肝酶升高、血小板减少综合征（hemolysis, elevated liver enzymes, and low platelet count syndrome, HELLP）相关的肝坏死和妊娠期急性脂肪肝（acute fatty liver of pregnancy, AFLP）。HELLP 综合征中肝受累是由血管内纤维蛋白沉积（导致肝窦阻塞）和血容量不足引起的，从而导致肝缺血 / 梗死和出血。HELLP 综合征的初步诊断通常结合生化指标和临床表现（右上腹痛），急诊 MRI 可以通过显示肝缺血来证实 HELLP 的诊断[90]，或者评估可能发生在 Glisson 鞘的血肿[91]。

妊娠期急性脂肪肝（AFLP）是由线粒体内脂肪酸氧化受阻而导致严重的小泡脂肪变性和急性肝功能障碍。MRI 采用 T_1WI 双梯度回波同相位（in-phase, IP）和反相位（out-of-phase, OOP）序列，通过反相位肝实质信号明显减低来明确诊断[92]。

患有镰状细胞贫血的孕妇发生妊高征（PIH）和子痫的风险增加[93]。镰状细胞病肝 MRI T_2^* 加权像呈低信号：在适当的临床环境中，肝实质 T_2 信号的轻微增加可以初步诊断为终末器官缺血和早期先兆子痫[90]。

尿石症和尿路感染是妊娠腹痛的最常见原因，尿石症是最常见的非产科住院指征。

尽管 US 在诊断方面表现不佳，但它是妊娠期可疑尿石症的首选影像检查手段。有梗阻而无尿路扩张的假阴性很少见，而妊娠期集合系统生理性扩张

所致的假阳性却很常见[94]。MR 尿路造影（magnetic resonance urography, MRU）无需静脉注射对比剂即可快速获取上尿路图像，是一种妊娠期很有价值的检查方法。一项纳入了 24 例有肾盂积水症状的孕妇研究中，MRU 表现出不同的间接征象，包括肾增大、肾周积液、扩张输尿管内高信号尿液上的信号缺失、在骨盆边缘以下存在尿柱，以及输尿管突然截断，明确区分了生理性尿路扩张与尿石症有关的异常尿路扩张[95]。通过使用薄层、高分辨率的 SSFSE 序列可以进一步提高 MRU 检测输尿管小结石的准确性，阳性预测值达 80 %[96]。同时，MRU 可以有效地评估并发症并进行评分，如弥漫性或局灶性肾盂肾炎（分别表现为肾增大水肿，T_2WI 低信号区域，DWI 上弥散受限）[97]。

1.10　MRI 在改善胎儿结构异常成像中的应用

MRI 尤其适用于识别发育中的胎儿解剖，检测细微的胎儿异常，以及复杂病灶的评估。

可以预见，胎儿 MRI 技术的发展将导致 MRI 与超声之间的准确性比较。由 13 篇已发表的研究组成的综述，比较了 US 与 MRI 的异常检出率，发现胎儿 MRI 为多达 45.3% 的病例提供了额外更多的解剖信息[98]。这些早期的研究存在严重的偏差，因为 US 通常并没有在专家中心进行，其结果已为放射科医生所知，并用于 MRI 解释，而且 US 和 MRI 之间经常有明显的时间间隔（可能有足够时间让病变向更容易识别的形式发展）。然而，最近的一些前瞻性研究直接比较了 US 和 MRI，证实 MRI 对许多胎儿异常具有更高的检出率[99, 100]。

胎儿 MRI 最常见的临床适应证是评估疑诊或确诊的中枢神经系统异常，高达 55% 的病例提高了检出率（图 1.10、图 1.11 和图 1.12）[100]。薄层 MRI 可以有针对性地研究皮质畸形，例如多小脑回畸形、无脑回畸形和脑裂畸形；其他胎儿脑实质异常包括出血、神经胶质增生和白质水肿也可以很容易检测[101]。

孤立性脑室扩大与脑室扩大合并其他脑异常的产前鉴别至关重要，后者往往预后不良。一项大型前瞻性多中心研究中，纳入 147 例经超声诊断的孤立性脑室扩大，MRI 发现 17% 的病例有额外的中枢神经系统异常，胼胝体发育不全最为常见[102]。值得注意的是，在 6.7% 的孤立性单侧轻度脑室扩大的病

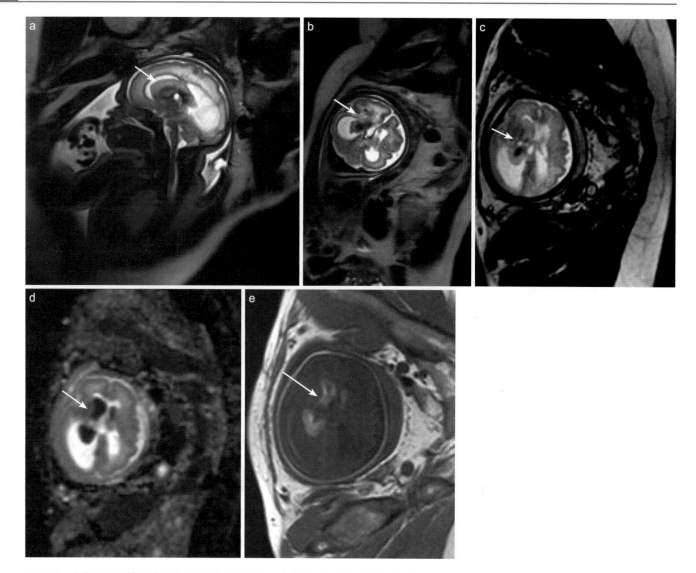

图 1.10 妊娠 33 周胎儿脉络丛乳头状瘤伴出血。矢状位（a）和冠状位（b）T₂WI HASTE 显示右侧脉络丛不均质肿块（箭号）伴脑积水；T₂*WI（c）无含铁血黄素信号排除血肿的诊断。在 ADC 图上（d）肿块表现为弥散受限。注意 T₁WI（e）右侧脑室水平的高信号提示脑室内出血，为脉络丛肿瘤的并发症

例中也有额外的 MRI 发现，证实了 MRI 在 US 检测到胎儿大脑异常时作为进一步检查的重要性 [103]。

胎儿 MRI 可明显改善颅后窝畸形的显示 [104]，包括在妊娠 17~18 周对 Joubert 综合征（Joubert syndrome, JS）及 Joubert 综合征相关小脑疾病（Joubert syndrome and related cerebellar disorders, JSRD）的早期诊断 [105]，以及对 Dandy-Walker 畸形异常谱的详细研究 [106]。

MRI 对产前诊断 Galen 静脉动脉瘤样畸形（vein of Galen aneurysmal malformation, VGAM）非常有用，因为它可以检测到由慢性缺氧和静脉淤滞引起

的所谓"融化脑综合征"中脑灰质和白质的弥漫性损伤 [107]。

根据现有的证据，强烈建议对胎儿颈部肿块评估时补充使用产前 MRI 检查。虽然胎儿颈部肿块在超声检查中相对容易发现，但 MRI 可以在高达 75% 的病例中提供额外的信息 [108]，由于甲状腺具有特征性的信号强度（T₁WI 呈高信号，T₂WI 呈等信号），MRI 信息有助于识别胎儿甲状腺肿。MRI 通过评估囊状水瘤向周围结构浸润的程度，有助于选择分娩方式，提高计划和实施子宫外产时处理手术（ex utero intrapartum intubation, EXIT）的能力 [109]；此过

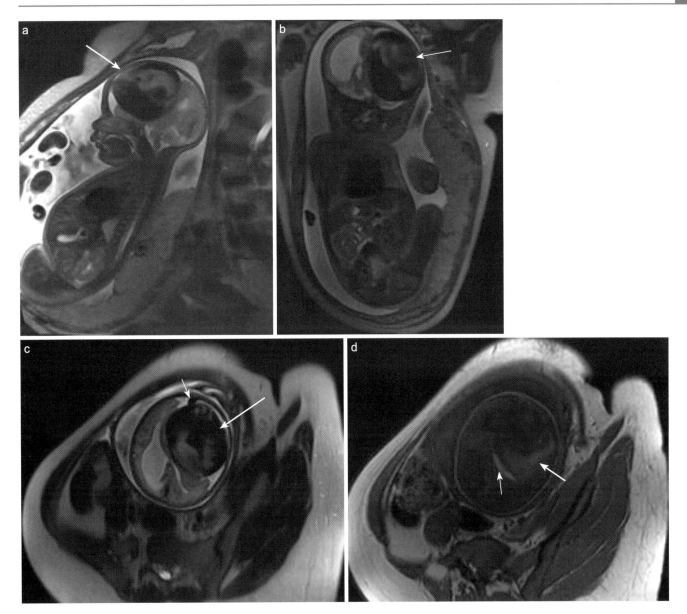

图 1.11　妊娠 30 周，巨大硬脑膜动静脉瘘的胎儿颅脑 MRI。T$_2$WI HASTE 矢状位（a）、冠状位（b）和轴位（c）显示巨大轴外左侧额叶病灶（80 mm×72 mm×70 mm），伴流动伪影以及邻近皮质静脉扩张形成的明显低信号区域（c 中的短箭号）。注意肿块压迫脑实质和左侧脑室，右侧脑室扩张受压。轴位 T$_1$WI（d）显示病灶内的高信号区（箭号），提示出血，同时伴有邻近脑实质因逆行软脑膜静脉引流形成的局灶性高信号（短箭号）

程中，胎儿在进行通气或体外膜肺氧合的同时还附在脐带血液循环上。

一些前瞻性研究表明，与超声相比，胎儿 MRI 可以提高胸部异常的检出率 [99, 110]。胎儿胸部 MRI 的一个特别优势是它在测定先天性膈疝（congenital diaphragmatichernias, CDH）中肺体积和肝位置的准确性 [111]；在一项对 85 个胎儿的回顾性研究中，相比 US 获得的肺 / 头比（lung-to-head ratio, LHR）和

观察到的 / 预期的（observed/expected）LHR（O/E-LHR），MRI 计算的所观察到的 / 预期的总肺容量（O/E-TLV）以及肝疝出的百分比（% HL）可以更好地预测新生儿存活率 [112]。

MRI 尤其有助于评估严重羊水过少导致肺发育不良可能性，它不仅能提供肺实质的结构细节，还能提供肺实质的生化和功能信息 [113]。MRI 也可以通过记录肺 / 肝信号强度比的显著增加 [114] 或肺 ADC

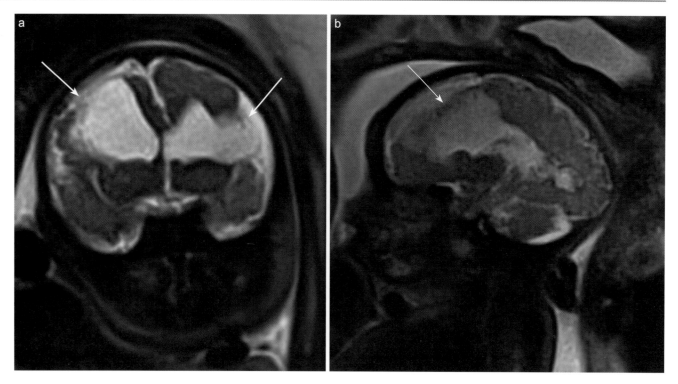

图 1.12 胎龄 33 周的胎儿 T₂WIHASTE 冠状位（a）与矢状位（b）显示从脑室延伸到蛛网膜下腔的双侧裂隙，符合开放性脑裂畸形（箭号）。邻近脑沟异常，符合多小脑回畸形，透明隔腔缺如

值的增加[115] 非侵入性评估皮质类固醇诱导的肺成熟。

最近引入了研究胎儿心脏的 MRI 扫描方案，可以识别心脏的位置异常、与心脏肥大相关的心脏畸形、不同大小的心腔以及心脏肿瘤[116]。

胎粪的 T₁WI 高信号在妊娠 18 周时首先在直肠内累积，然后在近端结肠累积，这对胎儿肠道病理的诊断至关重要[117]；值得注意的是，在鉴别充满胎粪的远端回肠和结肠时，超声图像的准确性不如 MRI[118, 119]。直肠 T₁WI 高信号缺失应引起对小结肠的关注或促使对各种病理的考虑，包括远端回肠梗阻、小结肠 - 巨膀胱 - 肠蠕动迟缓综合征、胎粪堵塞综合征或先天性巨结肠[120]。充满液体的直肠最常见于合并尿道直肠瘘的泄殖腔畸形；来自胎儿膀胱的尿液充满直肠袋，促使胎粪沉淀于肠腔，形成肠石[121]。

胎儿肾长度、T₂WI 上的信号强度以及 ADC 值随胎龄的变化而变化[122]。肾皮质 / 髓质信号强度比随胎龄逐渐增加，并在足月时达到最大值[122, 123]。MRI 可显示泌尿系统疾病的形态学特征，如梗阻性尿路病变（如后尿道瓣膜）、肾肿瘤和尿路异常；MRI 还能区分肾的囊性病变和集合管的病理性扩张，后者典型表现为 T₂WI 上信号增高[123]。

1.11 MRI 在胎儿功能异常中的应用

先天性氯化物腹泻和先天性钠泻是罕见的常染色体隐性遗传病，常伴严重的电解质紊乱[124, 125]。如果能在产前成功地诊断，那么分娩时就可立即纠正脱水和电解质紊乱，这可以通过 MRI 上的证据获取：小肠适度积液扩张，结肠和直肠中缺乏 T₁WI 高信号，这些改变提示稀释后的胎粪已经冲入羊膜腔，同时羊水过多也可佐证[126]。

MRI 是唯一能够显示胎儿肝实质中铁过载的成像技术，这一信息对有以下胎儿风险的孕妇咨询时非常重要：先天性血色素沉着病，由溶血性贫血引起的继发性血色素沉着病（同种异体免疫、细小病毒感染），胆道闭锁（由于血红蛋白代谢增加），肠道异常（肠黏膜的完整性改变）[127]。

1.12　MRI 在胎儿巨细胞病毒感染中的应用

先天性巨细胞病毒（cytomegalovirus, CMV）具有特异性神经营养作用，对正常胎儿大脑发育造成损伤，造成神经元增殖减少，神经元迁移不完全，皮质异常，星形胶质细胞炎症，这些可成为 CMV 感染产前评估的主要目标。

49 个胎龄 ≥31 孕周原发性巨细胞病毒感染胎儿的回顾性分析，比较了 US 和 MRI 评估非特异性颅脑异常（脑室扩张、透明隔、室管膜囊肿、钙化、小头畸形）的诊断性能。异常 US 和 MRI 表现相结合的阳性预测值最佳（88.9%）；需要注意的是，这两种技术是互补的而非相互排斥，US 的高阴性预测值（93.5%）限制了 MRI 对 US 阳性病例的作用。这项研究评估的是妊娠晚期出现的非特异性脑表现，由于病变的间歇性进展，感染的长期持续，它可能带来的是对 US 有利的重要偏倚[128]。

另一项研究专门讨论了这个问题；对 38 例平均胎龄仅 25 周的 CMV 感染胎儿行 US 和 MRI 检查，针对性分析 CMV 感染的具体表现，如皮质畸形、白质病变、小脑发育不全和颞叶病变。总的来说，MRI 显示 3 例小脑发育不全和小脑皮质异常、5 例皮质异常、14 例颞叶病变，而 US 均未检测到[129]。

采用 MRI 容积法测量 27 例巨细胞病毒感染胎儿和 52 例胎龄匹配对照组的大脑和颞叶大小发现，巨细胞病毒感染胎儿，尤其是那些在妊娠早期和中期就感染的，其颞叶体积，标准化全脑，明显小于正常对照组[130]。

MRI 对巨细胞病毒导致脑病变的早期诊断非常重要，因为妊娠早期就存在的异常 US 和（或）MRI 改变，预期严重后遗症（耳聋和神经发育迟缓）的发生率高达 25%[131]，早期发现就有机会考虑可能的治疗方法，比如给予抗病毒药物或人免疫球蛋白[131]。

1.13　MRI 在胎儿监护中的应用

MRI 可以前瞻性地识别血糖控制不好的糖尿病患者并预测巨大儿的发育。在一项研究中，对妊娠 24 周的 14 个糖尿病患者和 12 个对照者进行评估，并在第 34 周时再次进行标准的超声生物学测量，随后行 MRI 检查，使用基于像素信号强度的半自动方法，并考虑部分容积效应，在 T_1WI 的水抑制图像上确定胎儿脂肪体积。妊娠 24 周时胎儿脂肪很少，而 34 周时，在注定要发育成巨大儿的胎儿中，脂肪含量非常高[132]。

严重贫血的胎儿可能会有更高的幕下出血风险，贫血造成的高动力循环，除了导致缺氧/缺血，还会损伤脑血管。在一篇对 4 个严重贫血胎儿的报道中，MRI 提高了超声对小脑损伤的诊断，表现为皮质下白质和蚓部出血。

心血管系统的异常发育可能扰乱氧和葡萄糖从脐静脉优先回流到大脑，并干扰该器官的正常发育。对超声产前诊断为先天性心脏病的 53 个胎儿，在妊娠 20~38 周时行脑部 MRI 扫描，结果 21 个胎儿出现异常（39%），主要是侧脑室不对称[134]。另一项研究比较了 30 例对照胎儿和 18 例左心发育不全综合征（hypoplastic left heart syndrome, HLHS）胎儿在妊娠 25 周至 37 周期间的大脑发育，显示受影响的胎儿在妊娠晚期皮质灰质、皮质下灰质和白质的体积逐渐减少[135]。对先天性心脏病胎儿大脑发育的纵向监测，当然受益于磁共振波谱（MRS）提供的大脑代谢评估[136]。

结　论

综上所述，MRI 可以改善许多高危妊娠的管理，如合并 PAD、胎盘早剥或急腹症者；提高包括剖宫产后顺产试验或巨细胞病毒感染的不同病情的临床咨询水平；有助于识别发育中的胎儿解剖，检测细微的胎儿异常或复杂病变；同时可以指导治疗，尤其是在考虑围生期重症监护和外科手术时，或在预计分娩将面临独特挑战的时候。此外，MRI 为探讨胎盘发育和胎盘功能，研究严重疾病如宫内发育迟缓和子痫前期的病理生理学，提供了一个有前途的无创方法。

（Roberto Brunelli, Gabriele Masselli　著）

参考文献

1. Baergren RN (2005) Placental shape aberrations. In: Baergren RN (ed) Manual of Benirschke and Kaufmann's pathology of the human placenta. Springer, New York, pp 208–221
2. Sebire NJ, Sepulveda W (2008) Correlation of placental pathology

with prenatal ultrasound findings. J Clin Pathol 61(12): 1276–1284

3. Oyelese Y, Smulian JC (2006) Placenta previa, placenta accreta, and vasa previa. Obstet Gynecol 107(4):927–941

4. Maldjian C, Adam R, Pelosi M, Pelosi M 3rd, Rudelli RD, Maldjian J (1999) MRI appearance of placenta percreta and placenta accreta. Magn Reson Imaging 17(7):965–971

5. Kim JA, Narra VR (2004) Magnetic resonance imaging with true fast imaging with steady-state precession and half-Fourier acquisition single-shot turbo spin-echo sequences in cases of suspected placenta accreta. Acta Radiol 45(6):692–698

6. Lax A, Prince MR, Mennitt KW, Schwebach JR, Budorick NE (2007) The value of specific MRI features in the evaluation of suspected placental invasion. Magn Reson Imaging 25(1):87–93, Epub 2006 Nov 14

7. Derman AY, Nikac V, Haberman S, Zelenko N, Opsha O, Flyer M (2011) MRI of placenta accreta: a new imaging perspective. AJR Am J Roentgenol 197(6):1514–1521

8. Warshak CR, Eskander R, Hull AD, Scioscia AL, Mattrey RF, Benirschke K, Resnik R (2006) Accuracy of ultrasonography and magnetic resonance imaging in the diagnosis of placenta accreta. Obstet Gynecol 108(3 Pt 1):573–581

9. Lam G, Kuller J, McMahon M (2002) Use of magnetic resonance imaging and ultrasound in the antenatal diagnosis of placenta accreta. J Soc Gynecol Investig 9(1):37–40

10. Dwyer BK, Belogolovkin V, Tran L, Rao A, Carroll I, Barth R, Chitkara U (2008) Prenatal diagnosis of placenta accreta: sonography or magnetic resonance imaging? J Ultrasound Med 27(9):1275–1281

11. D'Antonio F, Iacovella C, Palacios-Jaraquemada J, Bruno CH, Manzoli L, Bhide A (2014) Prenatal identification of invasive placentation using magnetic resonance imaging: systematic review and meta-analysis. Ultrasound Obstet Gynecol 44(1):8–16

12. Masselli G, Brunelli R, Casciani E, Polettini E, Piccioni MG, Anceschi M, Gualdi G (2008) Magnetic resonance imaging in the evaluation of placental adhesive disorders: correlation with color Doppler ultrasound. Eur Radiol 18(6):1292–1299

13. Palacios Jaraquemada JM, Bruno C (2000) Gadolinium-enhanced MR imaging in the differential diagnosis of placenta accreta and placenta percreta. Radiology 216(2):610–611

14. Palacios-Jaraquemada JM, Bruno CH, Martín E (2013) MRI in the diagnosis and surgical management of abnormal placentation. Acta Obstet Gynecol Scand 92(4):392–397

15. Palacios Jaraquemada JM, Bruno CH (2005) Magnetic resonance imaging in 300 cases of placenta accreta: surgical correlation of new findings. Acta Obstet Gynecol Scand 84(8):716–724

16. Baughman WC, Corteville JE, Shah RR (2008) Placenta accreta: spectrum of US and MR imaging findings. Radiographics 28(7): 1905–1916

17. Masselli G, Gualdi G (2013) MR imaging of the placenta: what a radiologist should know. Abdom Imaging 38(3):573–587

18. Oyelese Y, Ananth CV (2006) Placental abruption. Obstet Gynecol 108(4):1005–1016

19. Nyberg DA, Cyr DR, Mack LA, Wilson DA, Shuman WP (1987) Sonographic spectrum of placental abruption. AJR Am J Roentgenol 148(1):161–164

20. Glantz C, Purnell L (2002) Clinical utility of sonography in the diagnosis and treatment of placental abruption. J Ultrasound Med 21(8):837–840

21. Jaffe MH, Schoen WC, Silver TM, Bowerman RA, Stuck KJ (1981) Sonography of abruptio placentae. AJR Am J Roentgenol 137(5): 1049–1054

22. Yeo L, Ananth C, Vintzileos A (2004) Placenta abruption. In: Sciarra J (ed) Gynecology and obstetrics. Lippincott, Williams & Wilkins, Hagerstown

23. Masselli G, Brunelli R, Di Tola M, Anceschi M, Gualdi G (2011) MR imaging in the evaluation of placental abruption: correlation with sonographic findings. Radiology 259(1):222–230

24. Elsayes KM, Trout AT, Friedkin AM, Liu PS, Bude RO, Platt JF, Menias CO (2009) Imaging of the placenta: a multimodality pictorial review. Radiographics 29(5):1371–1391

25. Kang BK, Na DG, Ryoo JW, Byun HS, Roh HG, Pyeun YS (2001) Diffusion-weighted MR imaging of intracerebral hemorrhage. Korean J Radiol 2(4):183–191

26. Elsasser DA, Ananth CV, Prasad V, Vintzileos AM, New Jersey-Placental Abruption Study Investigators (2010) Diagnosis of placental abruption: relationship between clinical and histopathological findings. Eur J Obstet Gynecol Reprod Biol 148(2):125–130

27. Grether JK, Nelson KB, Cummins SK (1993) Twinning and cerebral palsy: experience in four northern California counties, births 1983 through 1985. Pediatrics 92(6):854–858

28. Pharoah PO, Adi Y (2000) Consequences of in-utero death in a twin pregnancy. Lancet 355(9215):1597–1602

29. Ong SS, Zamora J, Khan KS, Kilby MD (2006) Prognosis for the co-twin following single-twin death: a systematic review. BJOG 113(9):992–998, Epub 2006 Aug 10

30. Malinger G, Ben-Sira L, Lev D, Ben-Aroya Z, Kidron D, Lerman-Sagie T (2004) Fetal brain imaging: a comparison between magnetic resonance imaging and dedicated neurosonography. Ultrasound Obstet Gynecol 23(4):333–340

31. Jelin AC, Norton ME, Bartha AI, Fick AL, Glenn OA (2008) Intracranial magnetic resonance imaging findings in the surviving fetus after spontaneous monochorionic cotwin demise. Am J Obstet Gynecol 199(4):398.e1-5

32. Griffiths PD, Sharrack S, Chan KL, Bamfo J, Williams F, Kilby MD (2015) Fetal brain injury in survivors of twin pregnancies complicated by demise of one twin as assessed by in utero MR imaging. Prenat Diagn 35(6):583–591

33. Hoffmann C, Weisz B, Yinon Y, Hogen L, Gindes L, Shrim A, Sivan E, Schiff E, Lipitz S (2013) Diffusion MRI findings in monochorionic twin pregnancies after intrauterine fetal death. AJNR Am J Neuroradiol 34(1):212–216

34. Kline-Fath BM, Calvo-Garcia MA, O'Hara SM, Crombleholme TM, Racadio JM (2007) Twin-twin transfusion syndrome: cerebral ischemia is not the only fetal MR imaging finding. Pediatr Radiol 37(1):47–56, Epub 2006 Oct 25

35. Quintero RA, Morales WJ, Allen MH, Bornick PW, Johnson PK, Kruger M (1999) Staging of twin-twin transfusion syndrome. J Perinatol 19(8 Pt 1):550–555

36. Linduska N, Messerschmidt A, Dekan S, Brugger PC, Weber M, Pollak A, Prayer D (2012) Placental magnetic resonance imaging in monochorionic twin pregnancies. J Matern Fetal Neonatal Med 25(8):1419–1422

37. Martin JA, Hamilton BE, Ventura SJ, Osterman MJ, Kirmeyer S, Mathews TJ, Wilson EC (2011) Births: final data for 2009. Natl Vital Stat Rep 60(1):1–70

38. Souza JP, Gülmezoglu A, Lumbiganon P, Laopaiboon M, Carroli G, Fawole B, Ruyan P, WHO Global Survey on Maternal and Perinatal Health Research Group (2010) Caesarean section without medical indications is associated with an increased risk of adverse short-term maternal outcomes: the 2004–2008 WHO Global Survey on Maternal and Perinatal Health. BMC Med 8:71. doi:10.1186/1741-7015-8-71

39. Kennare R, Tucker G, Heard A, Chan A (2007) Risks of adverse outcomes in the next birth after a first cesarean delivery. Obstet Gynecol 109(2 Pt 1):270–276

40. Rozenberg P, Goffinet F, Phillippe HJ, Nisand I (1996) Ultrasonographic measurement of lower uterine segment to assess risk of defects of scarred uterus. Lancet 347(8997):281–284

41. Bujold E, Jastrow N, Simoneau J, Brunet S, Gauthier RJ (2009) Prediction of complete uterine rupture by sonographic evaluation of the lower uterine segment. Am J Obstet Gynecol 201(3):320. e1-6

42. Fiocchi F, Nocetti L, Siopis E, Currà S, Costi T, Ligabue G, Torricelli P (2012) In vivo 3 T MR diffusion tensor imaging for detection of the fibre architecture of the human uterus: a feasibility

and quantitative study. Br J Radiol 85(1019):e1009–e1017

43. Fiocchi F, Petrella E, Nocetti L, Currà S, Ligabue G, Costi T, Torricelli P, Facchinetti F (2015) Transvaginal ultrasound assessment of uterine scar after previous caesarean section: comparison with 3T-magnetic resonance diffusion tensor imaging. Radiol Med 120(2):228–238

44. Hruska KM, Coughlin BF, Coggins AA, Wiczyk HP (2006) MRI diagnosis of spontaneous uterine rupture of an unscarred uterus. Emerg Radiol 12(4):186–188, Epub 2006 Feb 1

45. Hasbargen U, Summerer-Moustaki M, Hillemanns P, Scheidler J, Kimmig R, Hepp H (2002) Uterine dehiscence in a nullipara, diagnosed by MRI, following use of unipolar electrocautery during laparoscopic myomectomy: Case report. Hum Reprod 17(8): 2180–2182

46. Marcos HB, Semelka RC, Worawattanakul S (1997) Normal placenta: gadolinium-enhanced dynamic MR imaging. Radiology 205(2):493–496

47. Brunelli R, Masselli G, Parasassi T, De Spirito M, Papi M, Perrone G, Pittaluga E, Gualdi G, Pollettini E, Pittalis A, Anceschi MM (2010) Intervillous circulation in intra-uterine growth restriction. Correlation to fetal well being. Placenta 31(12):1051–1056

48. Ness RB, Sibai BM (2006) Shared and disparate components of the pathophysiologies of fetal growth restriction and preeclampsia. Am J Obstet Gynecol 195(1):40–49, Epub 2006 Apr 21

49. Kaufmann P, Black S, Huppertz B (2003) Endovascular trophoblast invasion: implications for the pathogenesis of intrauterine growth retardation and preeclampsia. Biol Reprod 69(1):1–7, Epub 2003 Mar 5

50. Wallenburg HC, Hutchinson DL, Schuler HM, Stolte LA, Janssens J (1973) The pathogenesis of placental infarction. II An experimental study in the rhesus monkey placenta. Am J Obstet Gynecol 116(6):841–846

51. Andescavage NN (2015) du Plessis A2, Limperopoulos C3. Advanced MR imaging of the placenta: Exploring the in utero placenta-brain connection. Semin Perinatol 39(2):113–123

52. Duncan KR (2001) Fetal and placental volumetric and functional analysis using echo-planar imaging. Top Magn Reson Imaging 12(1):52–66

53. Derwig IE, Akolekar R, Zelaya FO, Gowland PA, Barker GJ, Nicolaides KH (2011) Association of placental volume measured by MRI and birth weight percentile. J Magn Reson Imaging 34(5):1125–1130

54. Manganaro L, Fierro F, Tomei A, La Barbera L, Savelli S, Sollazzo P, Sergi ME, Vinci V, Ballesio L, Marini M (2010) MRI and DWI: feasibility of DWI and ADC maps in the evaluation of placental changes during gestation. Prenat Diagn 30(12-13):1178–1184

55. Bonel HM, Stolz B, Diedrichsen L, Frei K, Saar B, Tutschek B, Raio L, Surbek D, Srivastav S, Nelle M, Slotboom J, Wiest R (2010) Diffusion-weighted MR imaging of the placenta in fetuses with placental insufficiency. Radiology 257(3):810–819

56. Sivrioğlu AK, Özcan Ü, Türk A, Ulus S, Yıldız ME, Sönmez G, Mutlu H (2013) Evaluation of the placenta with relative apparent diffusion coefficient and T2 signal intensity analysis. Diagn Interv Radiol 19(6):495–500

57. Sohlberg S, Mulic-Lutvica A, Lindgren P, Ortiz-Nieto F, Wikström AK, Wikström J (2014) Placental perfusion in normal pregnancy and early and late preeclampsia: a magnetic resonance imaging study. Placenta 35(3):202–206

58. Moore RJ, Strachan BK, Tyler DJ, Duncan KR, Baker PN, Worthington BS, Johnson IR, Gowland PA (2000) In utero perfusing fraction maps in normal and growth restricted pregnancy measured using IVIM echo-planar MRI. Placenta 21(7):726–732

59. Derwig I, Lythgoe DJ, Barker GJ, Poon L, Gowland P, Yeung R, Zelaya F, Nicolaides K (2013) Association of placental perfusion, as assessed by magnetic resonance imaging and uterine artery Doppler ultrasound, and its relationship to pregnancy outcome. Placenta 34(10):885–891

60. Javor D, Nasel C, Schweim T, Dekan S, Chalubinski K, Prayer D (2013) In vivo assessment of putative functional placental tissue

volume in placental intrauterine growth restriction (IUGR) in human fetuses using diffusion tensor magnetic resonance imaging. Placenta 34(8):676–680

61. Gowland P (2005) Placental MRI. Semin Fetal Neonatal Med 10(5):485–490

62. Gowland PA, Francis ST, Duncan KR, Freeman AJ, Issa B, Moore RJ, Bowtell RW, Baker PN, Johnson IR, Worthington BS (1998) In vivo perfusion measurements in the human placenta using echo planar imaging at 0.5 T. Magn Reson Med 40(3):467–473

63. Huen I, Morris DM, Wright C, Parker GJ, Sibley CP, Johnstone ED, Naish JH (2013) R1 and R2 * changes in the human placenta in response to maternal oxygen challenge. Magn Reson Med 70(5):1427–1433

64. Huen I, Morris DM, Wright C, Sibley CP, Naish JH, Johnstone ED (2014) Absence of PO2 change in fetal brain despite PO2 increase in placenta in response to maternal oxygen challenge. BJOG 121(13):1588–1594

65. Sørensen A, Peters D, Simonsen C, Pedersen M, Stausbøl-Grøn B, Christiansen OB, Lingman G, Uldbjerg N (2013) Changes in human fetal oxygenation during maternal hyperoxia as estimated by BOLD MRI. Prenat Diagn 33(2):141–145

66. Sohlberg S, Wikström AK, Olovsson M, Lindgren P, Axelsson O, Mulic-Lutvica A, Weis J, Wikström J (2014) In vivo 31P-MR spectroscopy in normal pregnancy, early and late preeclampsia: a study of placental metabolism. Placenta 35(5):318–323

67. Denison FC, Semple SI, Stock SJ, Walker J, Marshall I, Norman JE (2012) Novel use of proton magnetic resonance spectroscopy (1HMRS) to non-invasively assess placental metabolism. PLoS One 7(8), e42926

68. Zeeman GG, Hatab MR, Twickler DM (2004) Increased cerebral blood flow in preeclampsia with magnetic resonance imaging. Am J Obstet Gynecol 191(4):1425–1429

69. Staykov D, Schwab S (2012) Posterior reversible encephalopathy syndrome. J Intensive Care Med 27(1):11–24

70. Bartynski WS (2008) Posterior reversible encephalopathy syndrome, part 1: fundamental imaging and clinical features. AJNR Am J Neuroradiol 29(6):1036–1042

71. Bartynski WS (2008) Posterior reversible encephalopathy syndrome, part 2: controversies surrounding pathophysiology of vasogenic edema. AJNR Am J Neuroradiol 29(6):1043–1049

72. Levine D (2006) Obstetric MRI. Magn Reson Imaging 24(1):1–15

73. Tukeva TA, Salmi H, Poutanen VP, Karjalainen PT, Hytinantti T, Paavonen J, Teramo KA, Aronen HJ (2001) Fetal shoulder measurements by fast and ultrafast MRI techniques. J Magn Reson Imaging 13(6):938–942

74. Masselli G, Derchi L, McHugo J, Rockall A, Vock P, Weston M, Spencer J, ESUR Female Pelvic Imaging Subcommittee (2013) Acute abdominal and pelvic pain in pregnancy: ESUR recommendations. Eur Radiol 23(12):3485–3500

75. Khandelwal A, Fasih N, Kielar A (2013) Imaging of acute abdomen in pregnancy. Radiol Clin North Am 51(6):1005–1022

76. Masselli G, Brunelli R, Monti R, Guida M, Laghi F, Casciani E, Polettini E, Gualdi G (2014) Imaging for acute pelvic pain in pregnancy. Insights Imaging 5(2):165–181

77. Lehnert BE, Gross JA, Linnau KF, Moshiri M (2012) Utility of ultrasound for evaluating the appendix during the second and third trimester of pregnancy. Emerg Radiol 19(4):293–299

78. van Randen A, Bipat S, Zwinderman AH, Ubbink DT, Stoker J, Boermeester MA (2008) Acute appendicitis: meta-analysis of diagnostic performance of CT and graded compression US related to prevalence of disease. Radiology 249(1):97–106

79. Spalluto LB, Woodfield CA, DeBenedectis CM, Lazarus E (2012) MR imaging evaluation of abdominal pain during pregnancy: appendicitis and other nonobstetric causes. Radiographics 32(2):317–334

80. Theilen LH, Mellnick VM, Longman RE, Tuuli MG, Odibo AO, Macones GA, Cahill AG (2015) Utility of magnetic resonance imaging for suspected appendicitis in pregnant women. Am J

Obstet Gynecol 212(3):345.e1-6

81. Rapp EJ, Naim F, Kadivar K, Davarpanah A, Cornfeld D (2013) Integrating MR imaging into the clinical workup of pregnant patients suspected of having appendicitis is associated with a lower negative laparotomy rate: single-institution study. Radiology 267(1):137–144

82. Pedrosa I, Lafornara M, Pandharipande PV, Goldsmith JD, Rofsky NM (2009) Pregnant patients suspected of having acute appendicitis: effect of MR imaging on negative laparotomy rate and appendiceal perforation rate. Radiology 250(3):749–757

83. Fonseca AL, Schuster KM, Kaplan LJ, Maung AA, Lui FY, Davis KA (2014) The use of magnetic resonance imaging in the diagnosis of suspected appendicitis in pregnancy: shortened length of stay without increase in hospital charges. JAMA Surg 149(7):687–693

84. Masselli G, Brunelli R, Casciani E, Polettini E, Bertini L, Laghi F, Anceschi M, Gualdi G (2011) Acute abdominal and pelvic pain in pregnancy: MR imaging as a valuable adjunct to ultrasound? Abdom Imaging 36(5):596–603

85. McKenna DA, Meehan CP, Alhajeri AN, Regan MC, O'Keeffe DP (2007) The use of MRI to demonstrate small bowel obstruction during pregnancy. Br J Radiol 80(949):e11–e14

86. Masselli G, Gualdi G (2012) MR imaging of the small bowel. Radiology 264(2):333–348

87. Stern MD, Kopylov U, Ben-Horin S, Apter S, Amitai MM (2014) Magnetic resonance enterography in pregnant women with Crohn's disease: case series and literature review. BMC Gastroenterol 14:146

88. Heetun ZS, Kavanagh D, Keegan D, Mulcahy H, Hyland J, Mc Mahon C, Doherty GA (2014) Magnetic resonance colonography for assessment of acute severe colitis in pregnancy. Ir J Med Sci 183(1):147–148

89. Oto A, Ernst R, Ghulmiyyah L, Hughes D, Saade G, Chaljub G (2009) The role of MR cholangiopancreatography in the evaluation of pregnant patients with acute pancreaticobiliary disease. Br J Radiol 82(976):279–285

90. Maher MM, Kalra MK, Lucey BC, Jhaveri K, Sahani DV, Hahn PF, O'Neill MJ, Mueller PR (2004) Haemolysis, elevated liver enzymes and low platelets syndrome: ultrasound and magnetic resonance imaging findings in the liver. Australas Radiol 48(1):64–68

91. Heller MT, Tublin ME, Hosseinzadeh K, Fargiano A (2011) Imaging of hepatobiliary disorders complicating pregnancy. AJR Am J Roentgenol 197(3):W528–W536

92. Farine D, Newhouse J, Owen J, Fox HE (1990) Magnetic resonance imaging and computed tomography scan for the diagnosis of acute fatty liver of pregnancy. Am J Perinatol 7(4):316–318

93. Oteng-Ntim E, Meeks D, Seed PT, Webster L, Howard J, Doyle P, Chappell LC (2015) Adverse maternal and perinatal outcomes in pregnant women with sickle cell disease: systematic review and meta-analysis. Blood 125(21):3316–3325

94. Masselli G, Derme M, Bernieri MG, Polettini E, Casciani E, Monti R, Laghi F, Framarino-Dei-Malatesta M, Guida M, Brunelli R, Gualdi G (2014) Stone disease in pregnancy: imaging-guided therapy. Insights Imaging 5(6):691–696

95. Spencer JA, Chahal R, Kelly A, Taylor K, Eardley I, Lloyd SN (2004) Evaluation of painful hydronephrosis in pregnancy: magnetic resonance urographic patterns in physiological dilatation versus calculous obstruction. J Urol 171(1):256–260

96. White WM, Johnson EB, Zite NB, Beddies J, Krambeck AE, Hyams E, Marien T, Shah O, Matlaga B, Pais VM Jr (2013) Predictive value of current imaging modalities for the detection of urolithiasis during pregnancy: a multicenter, longitudinal study. J Urol 189(3):931–934

97. Verswijvel G, Vandecaveye V, Gelin G, Vandevenne J, Grieten M, Horvath M, Oyen R, Palmers Y (2002) Diffusion-weighted MR imaging in the evaluation of renal infection: preliminary results. JBR-BTR 85(2):100–103

98. Bekker MN, van Vugt JM (2001) The role of magnetic resonance imaging in prenatal diagnosis of fetal anomalies. Eur J Obstet Gynecol Reprod Biol 96(2):173–178

99. Rajeswaran R, Chandrasekharan A, Joseph S, Venkata Sai PM, Dev B, Reddy S (2009) Ultrasound versus MRI in the diagnosis of fetal head and trunk anomalies. J Matern Fetal Neonatal Med 22(2):115–123

100. Kul S, Korkmaz HA, Cansu A, Dinc H, Ahmetoglu A, Guven S, Imamoglu M (2012) Contribution of MRI to ultrasound in the diagnosis of fetal anomalies. J Magn Reson Imaging 35(4):882–890

101. Saleem SN (2014) Fetal MRI: An approach to practice: A review. J Adv Res 5(5):507–523

102. Benacerraf BR, Shipp TD, Bromley B, Levine D (2007) What does magnetic resonance imaging add to the prenatal sonographic diagnosis of ventriculomegaly? J Ultrasound Med 26(11):1513–1522

103. Kandula T, Fahey M, Chalmers R, Edwards A, Shekleton P, Teoh M, Clark J, Goergen SK (2015) Isolated ventriculomegaly on prenatal ultrasound: What does fetal MRI add? J Med Imaging Radiat Oncol 59(2):154–162

104. Guibaud L (2004) Practical approach to prenatal posterior fossa abnormalities using MRI. Pediatr Radiol 34(9):700–711, Epub 2004 Aug 4

105. Saleem SN, Zaki MS (2010) Role of MR imaging in prenatal diagnosis of pregnancies at risk for Joubert syndrome and related cerebellar disorders. AJNR Am J Neuroradiol 31(3):424–429

106. Malinger G, Lev D, Lerman-Sagie T (2009) The fetal cerebellum. Pitfalls in diagnosis and management. Prenat Diagn 29(4):372–380

107. Wagner MW, Vaught AJ, Poretti A, Blakemore KJ, Huisman TA (2015) Vein of galen aneurysmal malformation: prognostic markers depicted on fetal MRI. Neuroradiol J 28(1):72–75

108. Poutamo J, Vanninen R, Partanen K (1999) Ryynänen, Kirkinen P. Magnetic resonance imaging supplements ultrasonographic imaging of the posterior fossa, pharynx and neck in malformed fetuses. Ultrasound Obstet Gynecol 13(5):327–334

109. Kathary N, Bulas DI, Newman KD, Schonberg RL (2001) MRI imaging of fetal neck masses with airway compromise: utility in delivery planning. Pediatr Radiol 31(10):727–731

110. Amini H, Wikström J, Ahlström H, Axelsson O (2011) Second trimester fetal magnetic resonance imaging improves diagnosis of non-central nervous system anomalies. Acta Obstet Gynecol Scand 90(4):380–389

111. Hubbard AM, Crombleholme TM, Adzick NS, Coleman BG, Howell LJ, Meyer JS, Flake AW (1999) Prenatal MRI evaluation of congenital diaphragmatic hernia. Am J Perinatol 16(8):407–413

112. Bebbington M, Victoria T, Danzer E, Moldenhauer J, Khalek N, Johnson M, Hedrick H, Adzick NS (2014) Comparison of ultrasound and magnetic resonance imaging parameters in predicting survival in isolated left-sided congenital diaphragmatic hernia. Ultrasound Obstet Gynecol 43(6):670–674

113. Kasprian G, Balassy C, Brugger PC, Prayer D (2006) MRI of normal and pathological fetal lung development. Eur J Radiol 57(2):261–270, Epub 2006 Jan 4

114. Schmid M, Kasprian G, Kuessel L, Messerschmidt A, Brugger PC, Prayer D (2011) Effect of antenatal corticosteroid treatment on the fetal lung: a magnetic resonance imaging study. Ultrasound Obstet Gynecol 38(1):94–98

115. Much CC, Schoennagel BP, Yamamura J, Buchert R, Kooijman H, Schätzle AK, Adam G, Wedegaertner U (2013) Diffusion-weighted MR imaging of fetal lung maturation in sheep: effect of prenatal cortisone administration on ADC values. Eur Radiol 23(7):1766–1772

116. Saleem SN (2008) Feasibility of MRI of the fetal heart with balanced steady-state free precession sequence along fetal body and cardiac planes. AJR Am J Roentgenol 191(4):1208–1215

117. Rubesova E (2012) Fetal bowel anomalies–US and MR assessment. Pediatr Radiol 42(Suppl 1):S101–S106

118. Zalel Y, Perlitz Y, Gamzu R, Peleg D, Ben-Ami M (2003) In-utero

development of the fetal colon and rectum: sonographic evaluation. Ultrasound Obstet Gynecol 21(2):161–164

119. Veyrac C, Couture A, Saguintaah M, Baud C (2004) MRI of fetal GI tract abnormalities. Abdom Imaging 29(4):411–420, Epub 2004 May 12

120. Munch EM, Cisek LJ Jr, Roth DR (2009) Magnetic resonance imaging for prenatal diagnosis of multisystem disease: megacystis microcolon intestinal hypoperistalsis syndrome. Urology 74(3):592–594

121. Lubusky M, Prochazka M, Dhaifalah I, Horak D, Geierova M, Santavy J (2006) Fetal enterolithiasis: prenatal sonographic and MRI diagnosis in two cases of urorectal septum malformation (URSM) sequence. Prenat Diagn 26(4):345–349

122. Witzani L, Brugger PC, Hörmann M, Kasprian G, Csapone-Balassy C, Prayer D (2006) Normal renal development investigated with fetal MRI. Eur J Radiol 57(2):294–302, Epub 2006 Jan 6

123. Caire JT, Ramus RM, Magee KP, Fullington BK, Ewalt DH, Twickler DM (2003) MRI of fetal genitourinary anomalies. AJR Am J Roentgenol 181(5):1381–1385

124. Höglund P, Sormaala M, Haila S, Socha J, Rajaram U, Scheurlen W, Sinaasappel M, de Jonge H, Holmberg C, Yoshikawa H, Kere J (2001) Identification of seven novel mutations including the first two genomic rearrangements in SLC26A3 mutated in congenital chloride diarrhea. Hum Mutat 18(3):233–242

125. Orlowski J, Grinstein S (2004) Diversity of the mammalian sodium/proton exchanger SLC9 gene family. Pflugers Arch 447(5):549–565, Epub 2003 Jul 4

126. Colombani M, Ferry M, Toga C, Lacroze V, Rubesova E, Barth RA, Cassart M, Gorincour G (2010) Magnetic resonance imaging in the prenatal diagnosis of congenital diarrhea. Ultrasound Obstet Gynecol 35(5):560–565

127. Cassart M, Avni FE, Guibaud L, Molho M, D'Haene N, Paupe A (2011) Fetal liver iron overload: the role of MR imaging. Eur Radiol 21(2):295–300

128. Benoist G, Salomon LJ, Mohlo M, Suarez B, Jacquemard F, Ville Y (2008) Cytomegalovirus-related fetal brain lesions: comparison between targeted ultrasound examination and magnetic resonance imaging. Ultrasound Obstet Gynecol 32(7):900–905

129. Doneda C, Parazzini C, Righini A, Rustico M, Tassis B, Fabbri E, Arrigoni F, Consonni D, Triulzi F (2010) Early cerebral lesions in cytomegalovirus infection: prenatal MR imaging. Radiology 255(2):613–621

130. Hoffmann C, Grossman R, Bokov I, Lipitz S, Biegon A (2010) Effect of cytomegalovirus infection on temporal lobe development in utero: quantitative MRI studies. Eur Neuropsychopharmacol 20(12):848–854

131. Lipitz S, Yinon Y, Malinger G, Yagel S, Levit L, Hoffman C, Rantzer R, Weisz B (2013) Risk of cytomegalovirus-associated sequelae in relation to time of infection and findings on prenatal imaging. Ultrasound Obstet Gynecol 41(5):508–514

132. Anblagan D, Deshpande R, Jones NW, Costigan C, Bugg G, Raine-Fenning N, Gowland PA, Mansell P (2013) Measurement of fetal fat in utero in normal and diabetic pregnancies using magnetic resonance imaging. Ultrasound Obstet Gynecol 42(3):335–340

133. Simonazzi G, Bernabini D, Curti A, Bisulli M, Pilu G, Brill CB, Rizzo N, Berghella V (2015) Fetal cerebellar damage in fetuses with severe anemia undergoing intrauterine transfusions. J Matern Fetal Neonatal Med 12:1–4

134. Mlczoch E, Brugger P, Ulm B, Novak A, Frantal S, Prayer D, Salzer-Muhar U (2013) Structural congenital brain disease in congenital heart disease: results from a fetal MRI program. Eur J Paediatr Neurol 17(2):153–160

135. Clouchoux C, du Plessis AJ, Bouyssi-Kobar M, Tworetzky W, McElhinney DB, Brown DW, Gholipour A, Kudelski D, Warfield SK, McCarter RJ, Robertson RL Jr, Evans AC, Newburger JW, Limperopoulos C (2013) Delayed cortical development in fetuses with complex congenital heart disease. Cereb Cortex 23(12):2932–2943

136. Brighina E, Bresolin N, Pardi G, Rango M (2009) Human fetal brain chemistry as detected by proton magnetic resonance spectroscopy. Pediatr Neurol 40(5):327–342

第 2 章 胎儿 MRI 目前的技术和未来方向

2.1 引言

40 多年前，Lauterbur[58] 首次提出利用磁共振的概念。随着理论和技术的进步，MRI 很快成为一种广泛应用的医疗诊断工具，特别是中枢神经系统和软组织成像[36, 41, 65]。胎儿宫内 MRI 的历史跨越 30 多年，始于 20 世纪 80 年代低磁场下的 T_1WI 和 T_2WI 研究[67, 94, 102, 107]，随后在 20 世纪 90 年代早期尝试了早期回波平面成像[50, 66]。在此期间，所有器官系统的胎儿主要成像手段是超声，但 MRI 相对于超声有更好的对比度分辨率，相对于 CT 无电离辐射，这些优势对于母胎检查特别有吸引力。成像硬件和软件的不断改进，缩短了扫描时间，并提供了更多可选择的成像序列，这使得胎儿 MRI 日益成为有价值的成像手段，尤其对于不确定的中枢神经系统及其他异常诊断而言[20, 25]。

然而，由于母体 - 胎儿的特殊性，包括：(1)安全性，(2)胎儿运动，(3)目标器官大小、位置和组成的持续变化，因此不可能不加选择地使用为成人开发和验证的 MRI 技术。这些特殊因素影响和塑造着胎儿 MRI 技术的现状和未来，这也是本章将要讨论的内容。

2.2 MRI 对母体和胎儿安全性的影响

所有 MRI 技术固有的可能安全隐患包括静磁场、射频场和电磁场，这些可能导致生物效应、组织温度升高、外周神经刺激和声学噪声[5, 51, 59]。虽然不是全部，但一些动物研究显示了妊娠期暴露于 MRI 对胎儿发育的不良影响[62, 109]，因此建议在妊娠早期限制使用胎儿 MRI[20, 92]，但迄今为止进行的人体试验并未显示出不良反应[3, 14, 68, 72, 78]。同样在整个妊娠期间通常不推荐使用 MRI 对比剂（钆剂）[93, 101]，

因为研究表明钆可通过胎盘和泌尿生殖系统排泄到羊水中[74, 75, 85]，但是目前还没有发现钆的致畸作用[106]。总而言之，安全性是妊娠早期使用 MRI 以及整个妊娠期间使用对比（钆）剂最主要考虑的因素，但是 MRI 仍优于有电离辐射的任何成像技术。

2.3 胎儿运动对 MRI 技术的应用影响

获取胎儿的可靠、可重复和全面的 MRI 的最大阻碍是胎儿运动。早期的研究试图通过母亲和（或）胎儿镇静来解决这个问题[18]，但这明显限制了该技术在临床和研究中的广泛使用。早期使用回波平面成像[50]，对比度和分辨率不足，无法有效地应用于大脑研究。该领域突破来自更快的成像技术和复杂的运动校正方法（[6, 9, 31, 49, 53, 57, 63, 76, 87, 100]；Kim 等 2008），目前这种技术仍在快速发展。在临床中已经被简化的超快速序列，包括 SSFSE、FSE 和 HASTE，实现了单层采集只需 1 秒甚至更短的时间，从而减少了胎儿运动的影响。使用这些技术，可以在不同的正交方向（例如：轴位、冠状位和矢状位）获得多层断面图像，提供解剖结构的全面图像，同时可手动矫正胎儿运动和（或）门控[46] 母体呼吸，产妇屏气也可减少后者来源的运动伪影。

2.4 检查部位的大小、位置、成分对 MRI 的影响

妊娠期间，由于胎儿的生长，腹部器官可能会逐渐移位，孕妇的腹部影像变得复杂[40, 98]（图 2.1）。有些病例通常在对比剂的帮助下才能更好地诊断，例如炎症（图 2.2）。这对 MRI 适用性要求更高。此外，随着孕龄的增大，母体可能无法采用仰卧位，此时需要采用侧卧位，以避免压迫下腔静脉。

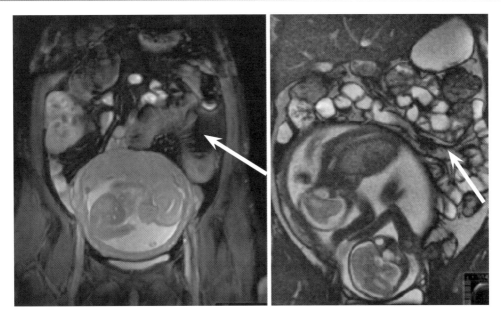

图 2.1　孕妇肠袢移位。左图：妊娠 19 周，克罗恩病患者，乙状结肠（箭号）因妊娠向左上移位。右图：妊娠 32 周疑似克罗恩病患者，双胎妊娠，肠袢左上移位，排除克罗恩病。采集序列：FIESTA（稳态自由进动序列）冠状位（TR/TE=4.2-5/1.2-2.3 ms，层厚 6 mm，无层间距，FOV 36 ~ 44 cm²，矩阵 384×384，激励次数 1，翻转角 60°）

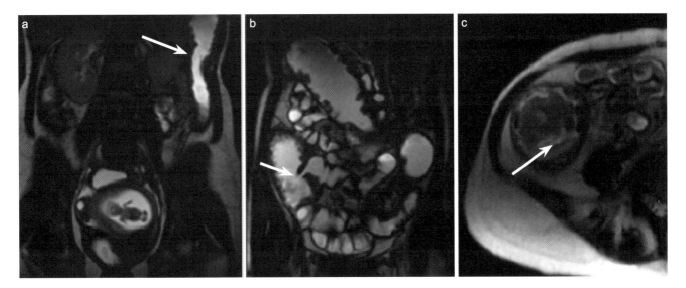

图 2.2　妊娠 11 周结肠炎患者的无对比增强的炎症特征。图 a、b：结肠壁增厚（箭号），FIESTA 冠状位。图 c：黏膜下水肿（箭号），SSFSE 轴位 T_2WI（TR 1680 ~ 3200 ms，TE 92.7 ms）

在胎儿，位置异常可能是发育错乱的一部分[73]。而胎儿大小、解剖结构、组织组成和器官生理学的内在变化使这个问题更加复杂。

胎儿的小尺寸决定了选择包含感兴趣区域的最小视野（field of view，FOV），尽管小视野下信噪比可能需要增加，而 FOV 的选择最终还是取决于使用的序列。矩阵大小和扫描层厚决定了体素大小，同时体素的大小需要与目标大小相适应，但信噪比与矩阵大小成反比，所有这些参数都需要调整，以便缩短成像时间，同时减少运动伪影。已有报道称，特殊的快速进动序列的层厚可低至 1.6 mm（无间隙）[27]，但通常小于 3 mm 的层厚会使信噪比大幅降低。

目前还没有专门的 MRI 线圈用于胎儿成像，因而需使用更靠近目标放置的线圈。用于胎儿成像的线圈包括 1.5 THDx GE 线圈、体线圈和心脏线圈，使用柔性多通道线圈可获得最佳效果。但是采用侧卧位扫描或母亲肥胖，会增加胎儿与线圈之间的距离，仍然可能由于信号强度降低导致图像质量下降。

与成人的体型和解剖结构（正常值范围有限制）相比，胎儿器官大小和解剖结构的快速变化，意味着要制定每个孕周的标准和基线，Garel 和她的研究小组率先提出了一项重大任务并正在进行努力[24]，他们提供了生物学测量数据，并继续创建一个关于 MR 信号强度、组织概率和胎儿大脑形状的时空图谱[33]。

胎儿的组织成分也有其特异型，并不断发育变化。由于髓鞘形成是一种相对较晚发生的现象，胎儿脑内的水含量相对较高，而脂质含量极低，因此，需要特定的序列来适应胎龄的变化，见下。

表 2.1 列出了几个重点观察大脑的序列，本章插图均用这几个序列采集，其他序列和方案可以在有关文献[80, 105]和本书的后续章节中找到。

表 2.1 1.5T GE OPTIMA 750-W 扫描仪胎儿颅脑 MR 扫描方案示例

名称	视野（mm）	层厚 / 间隙（mm）	矩阵	TR（ms）	TE（ms）	翻转角（°）	层数	时间（s）
SS-FSE T$_2$	30	4.0/0–3.0/0	320/224	最短（800 ~ 1200）	90	90	23	00:26
FSE T$_2$	30	4.0/0–3.0/0	256/256	11000	120	180	41	01:30
DWI	30	4.0/0–3.0/0	128/128	6200	min	90	27	01:27
T$_1$ FLAIR	30	4.0/0–3.0/0	256/256	1657	51	160	25	02:47

2.4.1 胎儿结构 MRI（T$_1$WI 和 T$_2$WI）

最适合胎儿解剖学研究的是 T$_2$WI 序列。SSFSE 在解剖畸形的临床研究中非常适用，全图像信息可在不到 1 s 内采集完成，具有良好的对比度和分辨率（图 2.3），但序列参数需要根据胎儿年龄进行持续校正，含水量更高的小胎儿需要更长的 TE[13]。当胎儿运动限制时，FRFSE T$_2$WI 序列可以实现更好的对比度（图 2.4）。此外，T$_2$ 成像可用于评估血管病变、血肿和钙化（图 2.5）。FLAIR 序列，可以观察成人的白质变化，但对白质含水量高的胎儿不适用。抑水技术可以区分灰质和白质病变。

T$_1$WI 具有较低的信号强度与噪声比，需要较长的采集时间（18 s），对母体和胎儿的运动更具灵敏度。因此，相对于成人，T$_1$WI 在胎儿 MRI 的应用较为有限。但对于观察胎儿大脑中存在的少量有髓组织，T$_1$WI 是必需的（图 2.6）。快速多平面梯度回波技术，如 FMPSPGR（fast multiplanar spoiled gradient-recalled acquisition），可用于检测脑和其他器官中的出血或钙化[110]（图 2.7）。为了获得最佳效果，可以在母体单次呼吸保持期间用最短的可行时间获取图像。

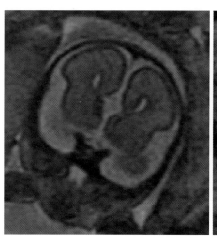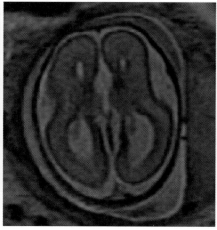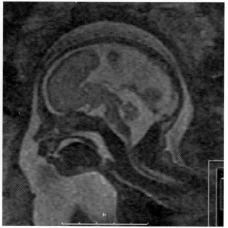

图 2.3 胎龄 28 周胎儿胼胝体发育不良 SSFSE T$_2$WI。左图：冠状位，明显平行于侧脑室。中图：轴位，侧脑室平行，侧脑室三角区扩张。右图：矢状位，位于中线上的胼胝体消失，中线脑沟延续到第三脑室

图 2.4　胎儿中枢神经系统优化的灰白质对比图，正常胎儿，胎龄 30 周。左：快速恢复自旋回波（FRFSE）T₂加权序列轴位图，最适用于胎动较小时发现胎儿的皮质异常，可清晰地显示灰白质对比。右：SSFSE T₂加权序列的胎儿脑图像

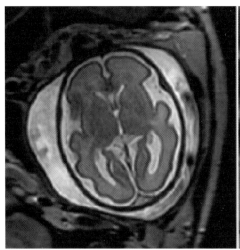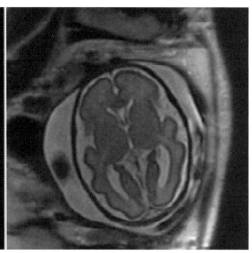

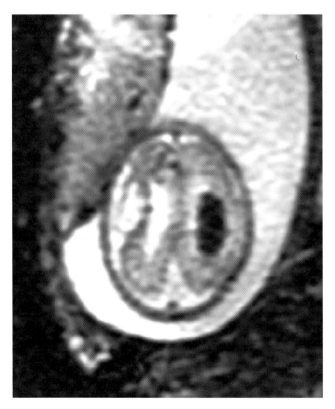

图 2.5　显示出血的 T₂*图像，胎龄 30 周胎儿，侧脑室扩大，脑室内出血Ⅲ期。明显的脑室内出血征象

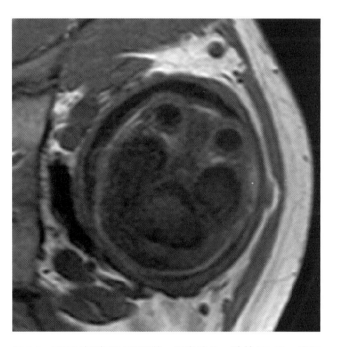

图 2.6　T₁WI 序列可呈现髓鞘。正常胎儿，胎龄 32 周，脑干后部可见髓鞘化白质（高信号区域）

2.4.2　弥散加权成像（diffusion weighted imaging, DWI）

DWI 对急性缺血特别敏感，因此 DWI 能够在 T₂WI 和 T₁WI 信号变化前发现胎儿脑卒中[4]（图 2.8）。从前髓鞘化阶段到髓鞘化阶段的白质束扩散各向异性是逐渐增加，因此 DWI 可以先于 T₁WI 和 T₂WI

几周时间显示白质束[79]。因为平面回波 DWI 对磁敏感效应极为敏感，该技术也可用于检测血液制品（图 2.9）。由于胎儿大脑中含水量高，平面回波 DWI 的最佳对比度可以通过相对较低的 b 值获得，范围为 400～700[80]。

2.4.3　临床应用总结

尽管认为 MRI 比任何涉及电离辐射的成像都更好，但是安全方面的考虑仍然限制了妊娠期 MRI 对比剂的使用，以及妊娠早期的 MRI 应用。由于运动

图 2.7　显示胎儿动静脉畸形（AVM）T₁ 和 T₂ 序列对比图。胎龄 35 周，动静脉畸形（终止妊娠后尸检确诊）。亚急性出血在 T₁ FSPGR 序列图像（左）上呈高信号，在 T₂ 序列图像（右）上呈低信号

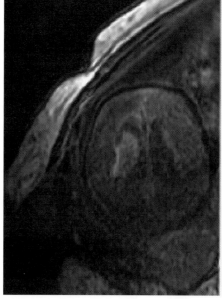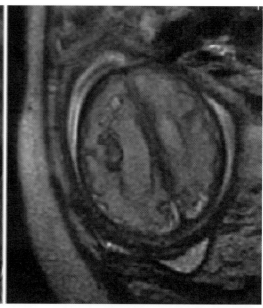

图 2.8　DWI 发现急性局部缺血。单绒毛膜双羊膜囊双胎（MCBA）妊娠终止 4 天后幸存胎儿，胎龄 23 周，T₂WI（SSFSE）正常（左），超声也正常，DWI（右）示右侧大脑半球后部异常信号，符合急性缺血性损伤表现

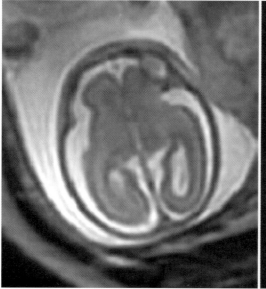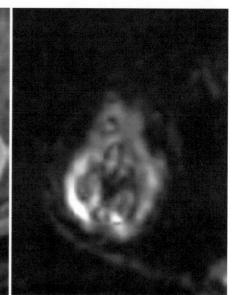

图 2.9　DWI 发现脑出血。胎龄 32 周胎儿，双侧生发基质层少量出血。DWI（左图，箭号）呈高信号，T₂WI（右图）呈低信号（箭号）

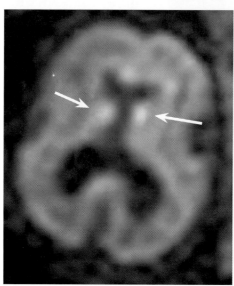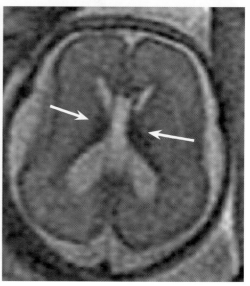

的原因，目前的临床胎儿脑成像严重依赖于快速 T_2 序列，而 T_1WI 和 DWI 在检测特定病理方面的作用更有限，但却很重要。在任何情况下，都需要针对胎龄和适应证来优化序列参数。

2.5　未来展望：胎儿发育的区域和细胞模式定量作图

2.5.1　体积测量

一项早期研究使用 Cavalieri 法估量一小样本组妊娠晚期胎儿和全脑体积[30]，描述了胎龄与全脑体积之间的线性关系，平均生长速度为 2.3 ml/d。一旦更新的序列和图像分析方法（可以对更小区域进行体积测量）应用于大样本孕中晚期正常胎儿时[17, 26, 32, 34, 42, 90]，上述印象就被推翻了。通过在 2D 图像上手工绘制感兴趣区[32]（图 2.10）自动分割运动校正，3D 重建 MRI 扫描[90]，这些研究结果一致表明特定区域的、非线性的增长轨迹。在临床上，容积测定法成功地用于描述妊娠早期巨细胞病毒（cytomegalovirus, CMV）感染胎儿[38]（图 2.10）、脑室扩大胎儿[77, 91] 和胎儿宫内发育迟缓胎儿[19] 的脑体积和躯体体积的变化。

2.5.2　形态变化 / 皮质发育

最近利用先进技术对胎儿皮质发育的研究重申了区域特异性、非线性成熟这一主题[16, 35, 42, 43, 82]。因此，Hu 等（2011）对皮质形状的发育进行了区

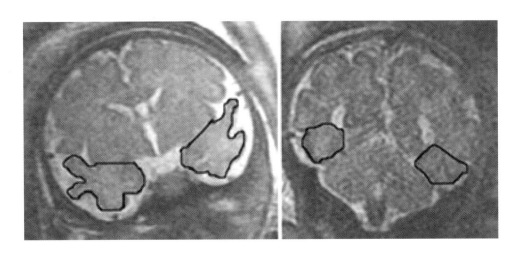

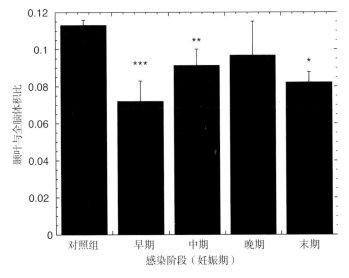

图 2.10　巨细胞病毒感染对局部脑体积的影响。测量了 27 名巨细胞病毒感染胎儿和 52 名胎龄相匹配的正常对照组胎儿的全脑和颞叶 MRI 体积。计算出每名胎儿颞叶和全脑体积的比值。上图：手动定位 ROI 颞叶体积计算示例。下图：妊娠早期和中期巨细胞病毒感染胎儿的颞叶与全脑体积比值明显减小，在妊娠晚期感染的胎儿则不明显

域量化，发现枕叶的形状变化比其他区域更快。而
Clouchoux 等[16]的研究结果发现了妊娠晚期旺盛的
大脑皮质皱褶过程，并提出脑沟发育呈非线性演变。
Clouchoux 等还报道了先天性心脏病胎儿皮质发育迟
缓[15]。基于张力的形态测量的适应性研究显示，胎
儿的大脑发育呈现出明显的各向异性生长的空间模
式，最显著的生长方向性变化发生在主要脑沟的皮
质板上。他们还报道了在边缘脑区和胎儿大脑内侧
额叶方向性生长明显不对称[82]。

2.5.3 表观扩散系数测量（apparent diffusion coefficients, ADC）

过去10年中已经有众多研究关注正常胎儿的
ADC 的区域差异和发育变化[7, 8, 10, 11, 39, 64, 83, 88]。所有
研究报告的 ADC 的绝对值均在相似区间内，并随胎
龄增长而降低（图2.11和2.12），这可能是进行性髓
鞘化所致。但 ADC 和胎龄之间的关系可能是区域独
立的和非线性的。在对妊娠19～37周的50个正常
胎儿的研究中，基底神经节、额叶、顶叶、颞叶和
枕叶白质以及半卵圆中心的 ADC 值保持恒定，而在
小脑、脑桥和丘脑中则显著降低[7]。在临床研究中，
脑积水[21]和巨细胞病毒感染胎儿在特定脑区的 ADC
值有所降低[108]。

2.5.4 磁共振波谱（magnetic resonance spectroscopy, MRS）

众多研究发现通过 H1 波谱可以获得胎儿代谢的
信息[37, 55, 56]。短 TE（-35 ms）用于检测代谢物，比
如谷氨酰胺、谷氨酸、葡萄糖、牛磺酸和脂类；而
较长的 TE（-140 ms）可用于检测 N- 乙酰天冬氨酸
（NAA，神经元标志物）、胆碱（Cho，膜形成标志
物）和肌酸（Cr，线粒体活性标志物）。厌氧代谢的
标志物乳酸也可以检测到。但是磁共振波谱成像所
需的时间相对较长且要求较大的体素，这限制了该
技术在临床胎儿成像中的广泛应用（图2.13）。

一些研究使用 MRS 观察子宫内正常胎儿的脑发
育。为保证信息的可靠性，限制了体素的大小，因
而无法做到区域测量，因此这些研究主要反映的是
整个大脑的成熟过程。研究人员测量了子宫内胎儿
（胎龄：22～41周）大脑胆碱、肌酸、肌醇和 N- 乙
酰天冬氨酸的水平[28, 29, 99]。脑成熟最明显的标志是
神经元标志物 N- 乙酰天冬氨酸的水平增高，同时
伴随着胆碱水平的降低。Limperopoulos 等发现先天
性心脏病胎儿的 NAA/ Cho 值增长率明显降低。低
NAA/Cho 值提示的疾病诊断包括主动脉弓顺应性
不足和脑乳酸堆积[60]。对胎儿宫内发育迟缓的研

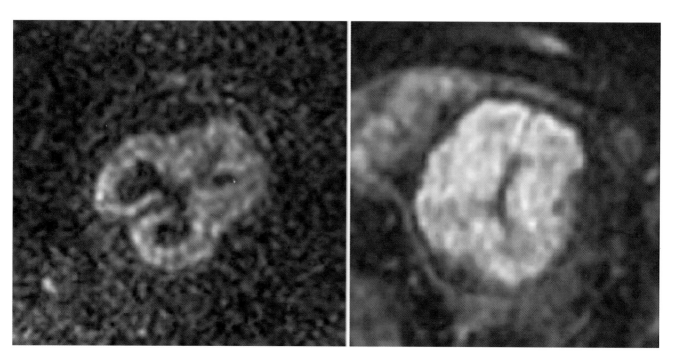

图2.11 DWI 显示胎儿脑的成熟情况。左图：正常胎儿，胎龄26周；右图：正常胎儿，胎龄32周。随着胎儿的成熟和自由水
含量的减低，轴位 DWI 可见显著的信号改变

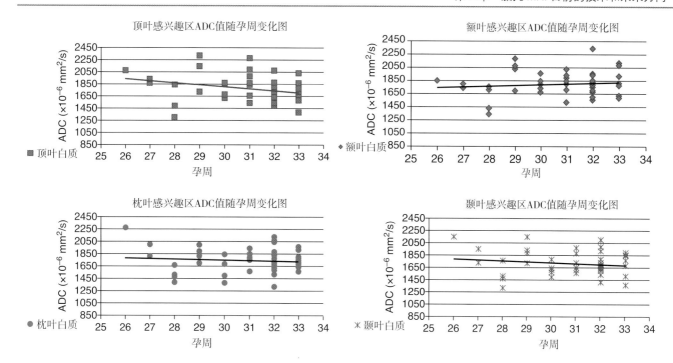

图 2.12　脑区 ADC 值随胎儿成熟而变化。48 名妊娠晚期胎儿（未用镇静剂）DWI，计算出的额叶、颞叶、顶叶、枕叶脑白质 ADC 值

究 [2, 12, 84] 检测到胎儿宫内发育迟缓最严重的胎儿脑内的乳酸值最大，与分娩时脐血的低氧含量和高乳酸浓度一致。

2.5.5　胎儿脑连接的扩散张量成像（diffusion tensor imaging, DTI）

DTI 是一种相对较新的技术，最近才应用于胎儿成像 [44, 49, 52, 54, 69, 71, 81, 86, 97]（图 2.14）。它可以将水的 3D 扩散特征转化为空间位置的函数。DT 描述了扩散各向异性的大小、各向异性的程度和各向异性的方向，可以利用扩散各向异性和主扩散方向进行脑白质纤维束成像。该技术对细胞水平和微结构水平的变化也非常敏感 [81, 86]。但是与其他技术相比，因为采集时间长，且容易受到运动伪影的影响，DTI 宫内胎儿成像提出了更大的挑战。因此，最近仅有少数研究提供了子宫内神经连接的定量数据。Kasprian 等 [52] 检查了一组 18~37 周龄的胎儿，只有 40% 的胎儿获得了最终的数据。DTI 可以计算并显现双侧颅内白质方向（主要是感觉运动）和胼胝体的走行。研究不同解剖学区域的纤维长度、ADC、

分数各向异性和本征值等定量信息，对神经精神疾病病因学方面的理解具有很高的价值 [104]。

2.5.6　功能 MRI

功能 MRI 可以无创地获得区域的激活和功能连接图像。Hykin 等证明了利用功能 MRI[96][fMRI 或 BOLD（血氧水平依赖性）MRI]研究胎儿大脑活动的可行性。在 20 世纪末，有研究报道了胎儿大脑对母性言语的反应 [45]。随后的研究检测了对各种声学 [23, 47, 48, 70] 和视觉 [22] 刺激的反应，这些刺激反应在妊娠 33~34 周间被检测到。后续研究在 20~36 周龄胎儿大脑 [89, 103] 中证明了静息功能连接（FC）的存在，发现胎儿双侧大脑存在功能连接，同源脑皮质区之间的功能连接强度随着胎龄的增加而增加。Sorensen 等 [95] 检测了母体高氧状态下胎儿和胎盘中的血氧水平依赖反应，显示了胎儿许多器官和胎盘中的氧合作用增加，而胎儿大脑的氧合作用保持不变。这些研究连同胎儿脑电图和脑磁图 [1] 等研究结果是变革性的；因为功能的研究只是活体研究，而大脑形态学和微观结构/化学成熟的信息可以在尸检时获得。

图2.13　胎儿脑H1 MRS显示的胎儿成熟度和运动效应。上图：正常胎儿，胎龄26周，Cho峰（3.36 ppm）相当高，NAA相对较低。中图：胎龄31周胎儿，母亲诉胎儿宫内运动减少，基线减低，Cho峰（2.48 ppm）高，但明显低于胎龄较小时的胎儿。下图：胎龄35周，磁共振波谱图受胎动影响显示模糊，NAA较胎龄小的胎儿增加。采集体素位于左侧

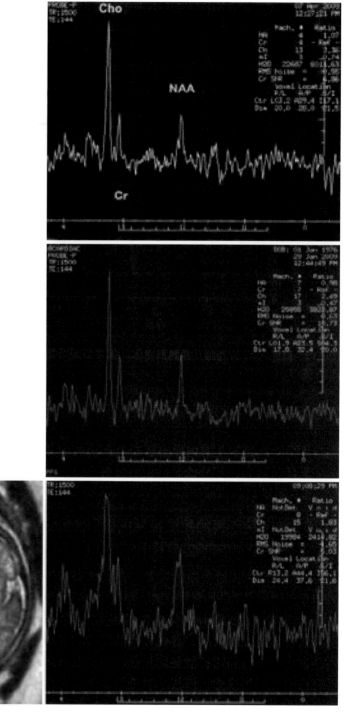

2.5.7　总结：未来方向

　　定量MRI技术的出现和发展对宫内胎儿脑成像具有变革性意义，宫内胎儿脑成像是基础和临床的研究，在实践领域仅主观地、定性地用二分法区分"病变"和"异常"；定量MRI技术将其转化为更加丰富和有前景的客观的、连续的参数测量领域，可反映胎儿成熟过程中形态、微观结构和生物化学方面的特征。值得注意的是，虽然有一些方法进行了发展、微调和验证[61, 100]，但胎儿MRI尚处于初期阶段，定量胎儿MRI测量正处于起步阶段。因此，这里介绍的大多数研究显示了妊娠晚期少量正常胎儿中收集的信息，并且仅提供了相对较少的病理结果，很少或没有产后随访。将这些研究扩展到早期胎龄，

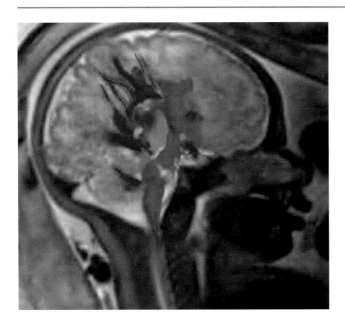

图 2.14　DTI 显示白质纤维束的发育。胎龄 33 周正常胎儿，平面回波 - 自旋回波成像采集 DTI，参数：TE/TR 105 ms/8900 ms，50 层无间距，层厚 2.2 mm，矩阵 128×128；视野（256×256）mm²，7 梯度编码方向（b 值 1000 s/mm²⁰）和无扩散梯度（b 值为 0）。3 种 DTI 数据取平均值，总时间 5 分 47 秒。3D 图像显示了投射到胎儿大脑的纤维束。注意皮质脑桥束/皮质脊髓束（红色）膝部，胼胝体纤维素（蓝色）。感谢罗马萨皮恩扎大学 Gabriele Masselli 博士提供图片（另见书后彩图）

需要进一步改进方法和提高安全性，从而全面了解子宫内胎儿的发育情况。逐步建立的规范数据库和产后随访是未来应用定量 MRI 辅助诊断、预后评估和产前治疗必须具备的先决条件。

（Anat Biegon, Chen Hoffmann, Michal Marianne Amitai,

Gal Yaniv　著）

参考文献

1. Anderson AL, Thomason ME (2013) Functional plasticity before the cradle: a review of neural functional imaging in the human fetus. Neurosci Biobehav Rev 37:2220–2232
2. Azpurua H, Alvarado A, Mayobre F, Salom T, Copel JA, Guevara-Zuloaga F (2008) Metabolic assessment of the brain using proton magnetic resonance spectroscopy in a growth-restricted human fetus: case report. Am J Perinatol 25:305–309
3. Baker PN, Johnson IR, Harvey PR, Gowland PA, Mansfield P (1994) A three-year follow-up of children imaged in utero with echo-planar magnetic resonance. Am J Obstet Gynecol 170:32–33
4. Baldoli C, Righini A, Parazzini C, Scotti G, Triulzi F (2002) Demonstration of acute ischemic lesions in the fetal brain by diffusion magnetic resonance imaging. Ann Neurol 52:243–246
5. Baysinger CL (2010) Imaging during pregnancy. Anesth Analg 110:863–867
6. Bonel H, Frei KA, Raio L, Meyer-Wittkopf M, Remonda L, Wiest R (2008) Prospective navigator-echo-based real-time triggering of fetal head movement for the reduction of artifacts. Eur Radiol 18:822–829
7. Boyer AC, Goncalves LF, Lee W, Shetty A, Holman A, Yeo L, Romero R (2013) Magnetic resonance diffusion-weighted imaging: reproducibility of regional apparent diffusion coefficients for the normal fetal brain. Ultrasound Obstet Gynecol 41:190–197
8. Bui T, Daire JL, Chalard F, Zaccaria I, Alberti C, Elmaleh M, Garel C, Luton D, Blanc N, Sebag G (2006) Microstructural development of human brain in utero by diffusion tensor imaging. Pediatr Radiol 36:1133–1140
9. Busse RF, Riederer SJ, Fletcher JG, Bharucha AE, Brandt KR (2000) Interactive fast spin-echo imaging. Magn Reson Med 44:339–348
10. Cannie M, De Keyzer F, Meersschaert J, Jani J, Lewi L, Deprest J, Dymarkowski S, Demaerel PA (2007) Diffusion-weighted template for gestational age-related apparent diffusion coefficient values in the developing fetal brain. Ultrasound Obstet Gynecol 30:318–324
11. Cartry C, Viallon V, Hornoy P, Adamsbaum C (2010) Diffusion-weighted MR imaging of the normal fetal brain: marker of fetal brain maturation. J Radiol 91:561–566
12. Cetin I, Barberis B, Brusati V, Brighina E, Mandia L, Arighi A, Radaelli T, Biondetti P, Bresolin N, Pardi G, Rango M (2011) Lactate detection in the brain of growth-restricted fetuses with magnetic resonance spectroscopy. Am J Obstet Gynecol 205(350):e1–e7
13. Chung HW, Chen CY, Zimmerman RA, Lee KW, Lee CC, Chin SC (2000) T2-Weighted fast MR imaging with true FISP versus HASTE: comparative efficacy in the evaluation of normal fetal brain maturation. AJR Am J Roentgenol 175:1375–1380
14. Clements H, Duncan KR, Fielding K, Gowland PA, Johnson IR, Baker PN (2000) Infants exposed to MRI in utero have a normal paediatric assessment at 9 months of age. Br J Radiol 73:190–194
15. Clouchoux C, Du Plessis AJ, Bouyssi-Kobar M, Tworetzky W, Mcelhinney DB, Brown DW, Gholipour A, Kudelski D, Warfield SK, Mccarter RJ, Robertson RL Jr, Evans AC, Newburger JW, Limperopoulos C (2013) Delayed cortical development in fetuses with complex congenital heart disease. Cereb Cortex 23:2932–2943
16. Clouchoux C, Kudelski D, Gholipour A, Warfield SK, Viseur S, Bouyssi-Kobar M, Mari JL, Evans AC, Du Plessis AJ, Limperopoulos C (2012) Quantitative in vivo MRI measurement of cortical development in the fetus. Brain Struct Funct 217:127–139
17. Corbett-DETIG J, Habas PA, Scott JA, Kim K, Rajagopalan V, Mcquillen PS, Barkovich AJ, Glenn OA, Studholme C (2011) 3D global and regional patterns of human fetal subplate growth determined in utero. Brain Struct Funct 215:255–263
18. Daffos F, Forestier F, Mac Aleese J, Aufrant C, Mandelbrot L, Cabanis EA, Iba-Zizen MT, Alfonso JM, Tamraz J (1988) Fetal curarization for prenatal magnetic resonance imaging. Prenat Diagn 8:312–314
19. Damodaram MS, Story L, Eixarch E, Patkee P, Patel A, Kumar S, Rutherford M (2012) Foetal volumetry using magnetic resonance imaging in intrauterine growth restriction. Early Hum Dev 88(Suppl 1):S35–S40
20. De Wilde JP, Rivers AW, Price DL (2005) A review of the current use of magnetic resonance imaging in pregnancy and safety implications for the fetus. Prog Biophys Mol Biol 87:335–353
21. Erdem G, Celik O, Hascalik S, Karakas HM, Alkan A, Firat AK (2007) Diffusion-weighted imaging evaluation of subtle cerebral microstructural changes in intrauterine fetal hydrocephalus. Magn Reson Imaging 25:1417–1422
22. Fulford J, Vadeyar SH, Dodampahala SH, Moore RJ, Young P, Baker PN, James DK, Gowland PA (2003) Fetal brain activity in response to a visual stimulus. Hum Brain Mapp 20:239–245
23. Fulford J, Vadeyar SH, Dodampahala SH, Ong S, Moore RJ, Baker

PN, James DK, Gowland P (2004) Fetal brain activity and hemodynamic response to a vibroacoustic stimulus. Hum Brain Mapp 22:116–121

24. Garel C, Chantrel E, Elmaleh M, Brisse H, Sebag G (2003) Fetal MRI: normal gestational landmarks for cerebral biometry, gyration and myelination. Childs Nerv Syst 19:422–425

25. Garel C, Sebag G, Brisse H, Elmaleh M, Oury JF, Hassan M (1996) Magnetic resonance imaging of the fetus. Contribution to antenatal diagnosis. Presse Med 25:452–456

26. Gholipour A, Estroff JA, Barnewolt CE, Connolly SA, Warfield SK (2011) Fetal brain volumetry through MRI volumetric reconstruction and segmentation. Int J Comput Assist Radiol Surg 6:329–339

27. Girard N, Gire C, Sigaudy S, Porcu G, D'ercole C, Figarella-Branger D, Raybaud C, Confort-Gouny S (2003) MR imaging of acquired fetal brain disorders. Childs Nerv Syst 19:490–500

28. Girard N, Fogliarini C, Viola A, Confort-Gouny S, Fur YL, Viout P, Chapon F, Levrier O, Cozzone P (2006) MRS of normal and impaired fetal brain development. Eur J Radiol 57:217–225

29. Girard N, Gouny SC, Viola A, Le Fur Y, Viout P, Chaumoitre K, D'ercole C, Gire C, Figarella-Branger D, Cozzone PJ (2006) Assessment of normal fetal brain maturation in utero by proton magnetic resonance spectroscopy. Magn Reson Med 56:768–775

30. Gong QY, Roberts N, Garden AS, Whitehouse GH (1998) Fetal and fetal brain volume estimation in the third trimester of human pregnancy using gradient echo MR imaging. Magn Reson Imaging 16:235–240

31. Griffiths PD, Jarvis D, Mcquillan H, Williams F, Paley M, Armitage P (2013) MRI of the foetal brain using a rapid 3D steady-state sequence. Br J Radiol 86:20130168

32. Grossman R, Hoffman C, Mardor Y, Biegon A (2006) Quantitative MRI measurements of human fetal brain development in utero. Neuroimage 33:463–470

33. Habas PA, Kim K, Corbett-Detig JM, Rousseau F, Glenn OA, Barkovich AJ, Studholme C (2010) A spatiotemporal atlas of MR intensity, tissue probability and shape of the fetal brain with application to segmentation. Neuroimage 53:460–470

34. Habas PA, Kim K, Rousseau F, Glenn OA, Barkovich AJ, Studholme C (2010) Atlas-based segmentation of developing tissues in the human brain with quantitative validation in young fetuses. Hum Brain Mapp 31:1348–1358

35. Habas PA, Scott JA, Roosta A, Rajagopalan V, Kim K, Rousseau F, Barkovich AJ, Glenn OA, Studholme C (2012) Early folding patterns and asymmetries of the normal human brain detected from in utero MRI. Cereb Cortex 22:13–25

36. Hawkes RC, Holland GN, Moore WS, Worthington BS (1980) Nuclear magnetic resonance (NMR) tomography of the brain: a preliminary clinical assessment with demonstration of pathology. J Comput Assist Tomogr 4:577–586

37. Heerschap A, Kok RD, Van Den Berg PP (2003) Antenatal proton MR spectroscopy of the human brain in vivo. Childs Nerv Syst 19:418–421

38. Hoffmann C, Grossman R, Bokov I, Lipitz S, Biegon A (2010) Effect of cytomegalovirus infection on temporal lobe development in utero: quantitative MRI studies. Eur Neuropsychopharmacol 20:848–854

39. Hoffmann C, Weisz B, Lipitz S, Yaniv G, Katorza E, Bergman D, Biegon A (2014) Regional apparent diffusion coefficient values in 3rd trimester fetal brain. Neuroradiology 56:561–567

40. Hogan BA, Brown CJ, Brown JA (2008) Cecal volvulus in pregnancy: report of a case and review of the safety and utility of medical diagnostic imaging in the assessment of the acute abdomen during pregnancy. Emerg Radiol 15:127–131

41. Holland GN, Hawkes RC, Moore WS (1980) Nuclear magnetic resonance (NMR) tomography of the brain: coronal and sagittal sections. J Comput Assist Tomogr 4:429–433

42. Hu HH, Hung CI, Wu YT, Chen HY, Hsieh JC, Guo WY (2011) Regional quantification of developing human cortical shape with a three-dimensional surface-based magnetic resonance imaging anal-ysis in utero. Eur J Neurosci 34:1310–1319

43. Huppi PS (2011) Cortical development in the fetus and the newborn: advanced MR techniques. Top Magn Reson Imaging 22:33–38

44. Huppi PS, Dubois J (2006) Diffusion tensor imaging of brain development. Semin Fetal Neonatal Med 11:489–497

45. Hykin J, Moore R, Duncan K, Clare S, Baker P, Johnson I, Bowtell R, Mansfield P, Gowland P (1999) Fetal brain activity demonstrated by functional magnetic resonance imaging. Lancet 354:645–646

46. Jansz MS, Seed M, Van Amerom JF, Wong D, Grosse-Wortmann L, Yoo SJ, Macgowan CK (2010) Metric optimized gating for fetal cardiac MRI. Magn Reson Med 64:1304–1314

47. Jardri R, Houfflin-Debarge V, Delion P, Pruvo JP, Thomas P, Pins D (2012) Assessing fetal response to maternal speech using a noninvasive functional brain imaging technique. Int J Dev Neurosci 30:159–161

48. Jardri R, Pins D, Houfflin-Debarge V, Chaffiotte C, Rocourt N, Pruvo JP, Steinling M, Delion P, Thomas P (2008) Fetal cortical activation to sound at 33 weeks of gestation: a functional MRI study. Neuroimage 42:10–18

49. Jiang S, Xue H, Counsell S, Anjari M, Allsop J, Rutherford M, Rueckert D, Hajnal JV (2009) Diffusion tensor imaging (DTI) of the brain in moving subjects: application to in-utero fetal and ex-utero studies. Magn Reson Med 62:645–655

50. Johnson IR, Stehling MK, Blamire AM, Coxon RJ, Howseman AM, Chapman B, Ordidge RJ, Mansfield P, Symonds EM, Worthington BS et al (1990) Study of internal structure of the human fetus in utero by echo-planar magnetic resonance imaging. Am J Obstet Gynecol 163:601–607

51. Kanal E, Shellock FG, Talagala L (1990) Safety considerations in MR imaging. Radiology 176:593–606

52. Kasprian G, Brugger PC, Weber M, Krssak M, Krampl E, Herold C, Prayer D (2008) In utero tractography of fetal white matter development. Neuroimage 43:213–224

53. Kim K, Habas PA, Rousseau F, Glenn OA, Barkovich AJ, Studholme C (2010) Intersection based motion correction of multislice MRI for 3-D in utero fetal brain image formation. IEEE Trans Med Imaging 29:146–158

54. Kim K, Habas PA, Rousseau F, Glenn OA, Barkovich AJ, Studholme C (2010) Reconstruction of a geometrically correct diffusion tensor image of a moving human fetal brain. Proc Med Imag: Image Proc. 7623:I:1–I:9

55. Kok RD, Steegers-Theunissen RP, Eskes TK, Heerschap A, Van Den Berg PP (2003) Decreased relative brain tissue levels of inositol in fetal hydrocephalus. Am J Obstet Gynecol 188:978–980

56. Kok RD, Van Den Berg PP, Van Den Bergh AJ, Nijland R, Heerschap A (2002) Maturation of the human fetal brain as observed by 1H MR spectroscopy. Magn Reson Med 48:611–616

57. Kubik-Huch RA, Huisman TA, Wisser J, Gottstein-Aalame N, Debatin JF, Seifert B, Ladd ME, Stallmach T, Marincek B (2000) Ultrafast MR imaging of the fetus. AJR Am J Roentgenol 174:1599–1606

58. Lauterbur PC (1989) Image formation by induced local interactions. Examples employing nuclear magnetic resonance 1973. Clin Orthop Relat Res 244:3–6

59. Levine D, Zuo C, Faro CB, Chen Q (2001) Potential heating effect in the gravid uterus during MR HASTE imaging. J Magn Reson Imaging 13:856–861

60. Limperopoulos C, Tworetzky W, Mcelhinney DB, Newburger JW, Brown DW, Robertson RL Jr, Guizard N, Mcgrath E, Geva J, Annese D, Dunbar-Masterson C, Trainor B, Laussen PC, Du Plessis AJ (2010) Brain volume and metabolism in fetuses with congenital heart disease: evaluation with quantitative magnetic resonance imaging and spectroscopy. Circulation 121:26–33

61. Liu J, Glenn OA, Xu D (2014) Fast, free-breathing, in vivo fetal imaging using time-resolved 3D MRI technique: preliminary results. Quant Imaging Med Surg 4:123–128

62. Magin RL, Lee JK, Klintsova A, Carnes KI, Dunn F (2000)

Biological effects of long-duration, high-field (4 T) MRI on growth and development in the mouse. J Magn Reson Imaging 12:140–149

63. Malamateniou C, Malik SJ, Counsell SJ, Allsop JM, Mcguinness AK, Hayat T, Broadhouse K, Nunes RG, Ederies AM, Hajnal JV, Rutherford MA (2013) Motion-compensation techniques in neonatal and fetal MR imaging. AJNR Am J Neuroradiol 34:1124–1136

64. Manganaro L, Perrone A, Savelli S, Di Maurizio M, Maggi C, Ballesio L, Porfiri LM, De Felice C, Marinoni E, Marini M (2007) Evaluation of normal brain development by prenatal MR imaging. Radiol Med 112:444–455

65. Mansfield P, Maudsley AA (1977) Medical imaging by NMR. Br J Radiol 50:188–194

66. Mansfield P, Stehling MK, Ordidge RJ, Coxon R, Chapman B, Blamire A, Gibbs P, Johnson IR, Symonds EM, Worthington BS et al (1990) Echo planar imaging of the human fetus in utero at 0.5 T. Br J Radiol 63:833–841

67. Mccarthy SM, Filly RA, Stark DD, Hricak H, Brant-Zawadzki MN, Callen PW, Higgins CB (1985) Obstetrical magnetic resonance imaging: fetal anatomy. Radiology 154:427–432

68. Michel SC, Rake A, Keller TM, Huch R, Konig V, Seifert B, Marincek B, Kubik-Huch RA (2003) Original report. Fetal cardiographic monitoring during 1.5-T MR imaging. AJR Am J Roentgenol 180:1159–1164

69. Mitter C, Kasprian G, Brugger PC, Prayer D (2011) Three-dimensional visualization of fetal white-matter pathways in utero. Ultrasound Obstet Gynecol 37:252–253

70. Moore RJ, Vadeyar S, Fulford J, Tyler DJ, Gribben C, Baker PN, James D, Gowland PA (2001) Antenatal determination of fetal brain activity in response to an acoustic stimulus using functional magnetic resonance imaging. Hum Brain Mapp 12:94–99

71. Mukherjee P, Mckinstry RC (2006) Diffusion tensor imaging and tractography of human brain development. Neuroimaging Clin N Am 16:19–43, vii

72. Myers C, Duncan KR, Gowland PA, Johnson IR, Baker PN (1998) Failure to detect intrauterine growth restriction following in utero exposure to MRI. Br J Radiol 71:549–551

73. Nemec SF, Brugger PC, Nemec U, Bettelheim D, Kasprian G, Amann G, Rimoin DL, Graham JM Jr, Prayer D (2012) Situs anomalies on prenatal MRI. Eur J Radiol 81:e495–e501

74. Novak Z, Thurmond AS, Ross PL, Jones MK, Thornburg KL, Katzberg RW (1993) Gadolinium-DTPA transplacental transfer and distribution in fetal tissue in rabbits. Invest Radiol 28:828–830

75. Okazaki O, Murayama N, Masubuchi N, Nomura H, Hakusui H (1996) Placental transfer and milk secretion of gadodiamide injection in rats. Arzneimittelforschung 46:83–86

76. Paley MN, Morris JE, Jarvis D, Griffiths PD (2013) Fetal electro-cardiogram (fECG) gated MRI. Sensors (Basel) 13:11271–11279

77. Pier DB, Levine D, Kataoka ML, Estroff JA, Werdich XQ, Ware J, Beeghly M, Poussaint TY, Duplessis A, Li Y, Feldman HA (2011) Magnetic resonance volumetric assessments of brains in fetuses with ventriculomegaly correlated to outcomes. J Ultrasound Med 30:595–603

78. Poutamo J, Partanen K, Vanninen R, Vainio P, Kirkinen P (1998) MRI does not change fetal cardiotocographic parameters. Prenat Diagn 18:1149–1154

79. Prayer D, Barkovich AJ, Kirschner DA, Prayer LM, Roberts TP, Kucharczyk J, Moseley ME (2001) Visualization of nonstructural changes in early white matter development on diffusion-weighted MR images: evidence supporting premyelination anisotropy. AJNR Am J Neuroradiol 22:1572–1576

80. Prayer D, Brugger PC, Prayer L (2004) Fetal MRI: techniques and protocols. Pediatr Radiol 34:685–693

81. Rajagopalan V, Scott J, Habas PA, Kim K, Rousseau F, Glenn OA, Barkovich AJ, Studholme C (2010) Measures for characterizing directionality specific volume changes in TBM of brain growth. Med Image Comput Comput Assist Interv 13:339–346

82. Rajagopalan V, Scott J, Habas PA, Kim K, Rousseau F, Glenn OA,

Barkovich AJ, Studholme C (2012) Mapping directionality specific volume changes using tensor based morphometry: an application to the study of gyrogenesis and lateralization of the human fetal brain. Neuroimage 63:947–958

83. Righini A, Bianchini E, Parazzini C, Gementi P, Ramenghi L, Baldoli C, Nicolini U, Mosca F, Triulzi F (2003) Apparent diffusion coefficient determination in normal fetal brain: a prenatal MR imaging study. AJNR Am J Neuroradiol 24:799–804

84. Roelants-Van Rijn AM, Groenendaal F, Stoutenbeek P, Van Der Grond J (2004) Lactate in the foetal brain: detection and implications. Acta Paediatr 93:937–940

85. Rofsky NM, Pizzarello DJ, Weinreb JC, Ambrosino MM, Rosenberg C (1994) Effect on fetal mouse development of exposure to MR imaging and gadopentetate dimeglumine. J Magn Reson Imaging 4:805–807

86. Rothenberger A, Roessner V (2006) Diffusion tensor imaging (DTI) of the corpus callosum may further elucidate development of brain lateralization. Fortschr Neurol Psychiatr 74:133–135

87. Rousseau F, Glenn OA, Iordanova B, Rodriguez-Carranza C, Vigneron DB, Barkovich JA, Studholme C (2006) Registration-based approach for reconstruction of high-resolution in utero fetal MR brain images. Acad Radiol 13:1072–1081

88. Schneider JF, Confort-Gouny S, Le Fur Y, Viout P, Bennathan M, Chapon F, Fogliarini C, Cozzone P, Girard N (2007) Diffusion-weighted imaging in normal fetal brain maturation. Eur Radiol 17:2422–2429

89. Schopf V, Kasprian G, Brugger PC, Prayer D (2012) Watching the fetal brain at 'rest'. Int J Dev Neurosci 30:11–17

90. Scott JA, Habas PA, Kim K, Rajagopalan V, Hamzelou KS, Corbett-Detig JM, Barkovich AJ, Glenn OA, Studholme C (2011) Growth trajectories of the human fetal brain tissues estimated from 3D reconstructed in utero MRI. Int J Dev Neurosci 29:529–536

91. Scott JA, Habas PA, Rajagopalan V, Kim K, Barkovich AJ, Glenn OA, Studholme C (2013) Volumetric and surface-based 3D MRI analyses of fetal isolated mild ventriculomegaly in ventriculomegaly: brain morphometry in ventriculomegaly. Brain Struct Funct 218:645–655

92. Shellock FG, Kanal E (1991) Policies, guidelines, and recommendations for MR imaging safety and patient management. SMRI Safety Committee. J Magn Reson Imaging 1:97–101

93. Shellock FG, Kanal E (1996) Bioeffects and safety of MR procedures. In: Hasselink JR, Zlatkin MB, Edelman RR (eds) Clinical magnetic resonance imaging. Saunders, Philadelphia, p 426

94. Smith FW, Adam AH, Phillips WD (1983) NMR imaging in pregnancy. Lancet 1:61–62

95. Sorensen A, Peters D, Simonsen C, Pedersen M, Stausbol-Gron B, Christiansen OB, Lingman G, Uldbjerg N (2013) Changes in human fetal oxygenation during maternal hyperoxia as estimated by BOLD MRI. Prenat Diagn 33:141–145

96. Sørensen A, Peters D, Fründ E, Lingman G, Christiansen O, Uldbjerg N (2013) Changes in human placental oxygenation during maternal hyperoxia estimated by blood oxygen level-dependent magnetic resonance imaging (BOLD MRI). Ultrasound Obstet Gynecol 42:310–314

97. Stegemann T, Heimann M, Dusterhus P, Schulte-Markwort M (2006) Diffusion tensor imaging (DTI) and its importance for exploration of normal or pathological brain development. Fortschr Neurol Psychiatr 74:136–148

98. Stern MD, Kopylov U, Ben-Horin S, Apter S, Amitai MM (2014) Magnetic resonance enterography in pregnant women with Crohn's disease: case series and literature review. BMC Gastroenterol 14:146

99. Story L, Damodaram MS, Allsop JM, Mcguinness A, Wylezinska M, Kumar S, Rutherford MA (2011) Proton magnetic resonance spectroscopy in the fetus. Eur J Obstet Gynecol Reprod Biol 158:3–8

100. Studholme C (2011) Mapping fetal brain development in utero using magnetic resonance imaging: the Big Bang of brain mapping. Annu Rev Biomed Eng 13:345–368

101. Sundgren PC, Leander P (2011) Is administration of gadolinium-based contrast media to pregnant women and small children justified? J Magn Reson Imaging 34:750–757

102. Thickman D, Mintz M, Mennuti M, Kressel HY (1984) MR imaging of cerebral abnormalities in utero. J Comput Assist Tomogr 8:1058–1061

103. Thomason ME, Dassanayake MT, Shen S, Katkuri Y, Alexis M, Anderson AL, Yeo L, Mody S, Hernandez-Andrade E, Hassan SS, Studholme C, Jeong JW, Romero R (2013) Cross-hemispheric functional connectivity in the human fetal brain. Sci Transl Med 5:173ra24

104. Thomason ME, Thompson PM (2011) Diffusion imaging, white matter, and psychopathology. Annu Rev Clin Psychol 7:63–85

105. Triulzi F, Manganaro L, Volpe P (2011) Fetal magnetic resonance imaging: indications, study protocols and safety. Radiol Med 116:337–350

106. Wack C, Steger-Hartmann T, Mylecraine L, Hofmeister R (2012) Toxicological safety evaluation of gadobutrol. Invest Radiol 47:611–623

107. Williamson RA, Weiner CP, Yuh WT, Abu-Yousef MM (1989) Magnetic resonance imaging of anomalous fetuses. Obstet Gynecol 73:952–956

108. Yaniv G, Hoffmann C, Weisz B, Lipitz S, Katorza E, Kidron D, Bergman D, Biegon A (2014) Region selective reductions in brain apparent diffusion coefficient in CMV-infected fetuses. Ultrasound Obstet Gynecol. doi: 10.1002/uog.14737. [Epub ahead of print]

109. Yip YP, Capriotti C, Talagala SL, Yip JW (1994) Effects of MR exposure at 1.5 T on early embryonic development of the chick. J Magn Reson Imaging 4:742–748

110. Zizka J, Elias P, Hodik K, Tintera J, Juttnerova V, Belobradek Z, Klzo L (2006) Liver, meconium, haemorrhage: the value of T1-weighted images in fetal MRI. Pediatr Radiol 36:792–801

第 3 章　胎儿 MRI：扫描方案和解剖学

3.1　引言

胎儿 MRI 首次于 1983 年在《柳叶刀》(Lancet) 杂志中描述，用于评估妊娠早期胎儿 [1]。因此，胎儿 MRI 历史已有 30 多年，且目前没发现 MRI 对发育中的胎儿有副作用 [2, 3]。胎儿成像的早期尝试受到扫描时间长和胎动阻碍。对潜在吸热，声音效应和可能的致畸作用的关注也妨碍了早期研究。多年来，图像质量、扫描速度和研究解读的改进推动了该领域的发展。用于胎儿成像的基本序列已得到调整和改进。现在，胎儿 MRI 已是产科成像的常见方法。

随着硬件、软件和序列采集的改进，一个成像序列（超快 T_2WI 序列）成为胎儿成像的主要方法。该基本序列是超快 T_2WI 半傅里叶的弛豫增强快速采集（RASE）序列，或称为单次激发快速自旋回波（SSFSE）或半傅里叶采集单次激发快速自旋回波（HASTE），这种序列能提供高对比度、高分辨率的快速采集 [4]。

传统上也采集梯度回波 T_1WI 序列和平衡 SSFP 序列，并根据具体病例而添加另外的序列 [5]。

3.2　扫描方案

3.2.1　胎儿 MRI 进行时间

迄今为止，已证明 MRI 对发育中的胎儿不存在有害效应。理论上而言，胎儿发育的最大风险出现于妊娠早期的器官形成时期 [6]。因而，在妊娠早期进行胎儿 MRI 检查之前，必须仔细考虑发育中胎儿的小尺寸和当前可用的成像技术及其风险和获益。如果风险 - 获益比使 MRI 研究（即 MRI 检查）有正当理由，或如果所需数据会影响妊娠期间对患者或胎儿的治疗护理，则通常允许在妊娠任何阶段进行

MRI 检查。尽管如此，大多数机构和成像实践是在妊娠 18 周后进行的 [7-9]。在开始检查之前，通常从孕妇获得书面知情同意书。

在进行胎儿 MRI 检查之前，患者接受妊娠早期超声检查，以确定妊娠日期，这通常被称为 I 级检查。在妊娠早期测定胎龄能最为准确地估计胎儿胎龄，这对于此后的妊娠期评估胎儿解剖和生物计量学数据极为重要。II 级超声检查通常在妊娠 18 ~ 22 周之间进行，以评估胎儿的解剖结构。如果 II 级超声发现胎儿异常，特别是如果其异常原因不确定或该异常与其他显著异常存在相关性，则可以进行胎儿 MRI 检查。胎儿 MRI 检查对羊水过少这种情况特别有用，而这种病情可能会限制超声的诊断灵敏度（图 3.1）。由于早期妊娠阶段普遍应用超声进行检查，对 20 周前的胎儿进行 MRI 检查并不常见。再则，胎儿解剖结构小，绝大多数通过超声和 MRI 描述的胎儿标志显示困难。应当注意的是，目前的神经生物计量学数据仅在 20 周胎龄时才开始可用，大多数数据集中于超过 24 周胎龄的胎儿 [10]。

胎儿 MRI 检查应被视为一项研究，对一些有疑问的诊断得出准确的结论，而不是作为筛查工具 [11]。超声解剖学调查应通过量身定制的检查来解决临床问题。再则，胎儿 MRI 的检查应结合 II 级超声来进行，因为胎儿 MRI 检查被视为 III 级技术。

3.2.2　MRI 系统

目前推荐使用 1.5T 场强进行胎儿成像。在该场强下能获得足够的信噪比 [11]。

较低的场强将受到图像"噪声"的影响，而较高的场强仍在确认中。胎儿 MRI 线圈的选择可根据母体大小或胎儿胎龄而不同。多通道相控阵或心脏表面线圈可提供最佳信号，并且线圈应尽可能接近目标区域。可能需要脊柱线圈，以便在妊娠较后期获

图 3.1　SSFSE 的冠状面（a）和矢状面（b）：以羊水过少为特征的妊娠子宫。尽管缺乏羊水，图像显示了胎儿脑的合理分辨率，而这是胎儿 US 的明显局限性

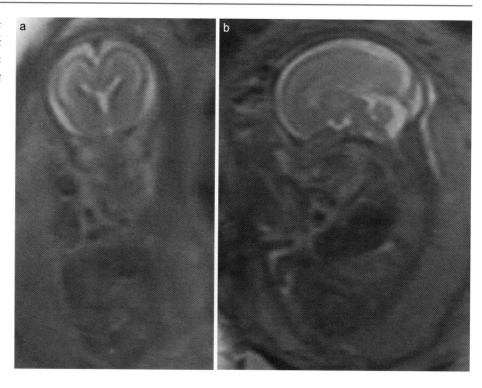

得更大的视野。

对于在胎儿 MRI 中有用的特定序列，每个 MRI 供应商拥有这些序列的专有名称。表 3.1 列出了常用序列，以及相应的供应商名称。

3.2.3　方案

胎儿 MRI 检查的基本序列可在任何供应商平台上获得。表 3.2 是我们医院使用的典型初始方案。对于从任何给定序列而获得系列的数量，将根据单个病例而变化，因为胎动通常需要重复序列直到获得足够的图像。再则，胎儿 MRI 方案通常在检查期间根据临床问题而进行调整。大多数研究是在清晨进行，且研究之前有整晚禁食或至少 4~6 小时的禁食，以限制餐后运动。除了母体禁食外，大多数机构在研究前至少 1 天停止母体摄入产前维生素，因为产前维生素含铁量高，可能在研究期间引起局部的不均匀性。最后，在成像就要开始前，母亲应该排尿。

患者应当处于合适的体位，这一点不用过分强调。母亲需要处于舒适的位置，以防止任何母体运动。通常，患者仰卧或左侧卧位。仰卧位可能在妊娠晚期不舒服，因为子宫的大尺寸可能导致腔静脉或母体器官受压。

在母体冠状、轴位和矢状平面，使用快速定位器序列（通常是大场超快 T2WI 单次激发序列）来进行初始成像。这些图像用于确定相对于母亲的胎盘和胎儿定位。胎儿多半位于标准母体轴的倾斜轴上。一旦确定了胎儿位置，就把从定位器序列获得的图像用作后续序列的引导图像。每个另外的系列也可作为定位的引导，以调整胎儿的重新定位。

正如平面选择必须针对胎儿与母体骨盆先导图像的关系，胎儿的平面选择也必须针对每个胎儿身体区域而调整。换句话说，当胎儿卷曲时，真正的解剖学平面可能因身体区域而异（图 3.2）。例如，颅骨的轴位平面通常不与胎儿胸部和腹部处于相同的轴位平面中。因此，技术员对图像采集的持续关注至关重要。

为了获得高分辨率图像，视野应该在不产生混叠伪影的情况下尽可能小。可根据需要调整层厚以对系统或目标器官进行成像，最佳范围为 3~4 mm，以实现高信噪比和通过平面的分辨率[12, 13]。减小矩阵大小是影响信噪比的另一个参数，较小的矩阵大小提供增强的信号。

具有较小矩阵大小的缺点是降低了面内分辨率。虽然超快序列确实允许自由呼吸采集[13]，但屏气能减少与运动相关的伪影。只要注意选择视野和解决信噪比问题，并行成像就能用于改善时间分辨率[14]。所有参数的选择都应旨在使扫描时间最短。

表 3.1　供应商用于胎儿 MRI 的常用序列

	GE （通用电器公司）	Siemens （西门子公司）	Phillips （飞利浦公司）	Toshiba （东芝公司）	Hitachi （日立公司）
序列类型					
自旋回波	SE	SE	SE	SE	SE
梯度回波	GRE	GRE	快速场回波	GE	场回波
扰相梯度回波	SPGR	FLASH	T_1 FFE	快速 FE	SARGE
相干梯度回波	GRASS	FISP	FFE	再相控 SARGE	SSFP
稳态自由进动	SSFP	PSIF	T_2 FFe	时间反转 SARGE	
TrueFISP	FIESTA	TrueFISP	平衡 FFE	平衡 SARGE	True SSFP
TrueFISP / 双激发	FIESTA-C	CISS		相平衡 SARGE	
多回波数据图像组合	MERGE	MEDIC	M-FFE		
超快梯度回波	快速 SPGR	TurboFLASH	TFE	快速 FE	RGE
超快梯度回波 3D	3D 快速 SPGR	MPRAGE	3D TFE	3D 快速 FE	MPRAGE
体积插值 GRE	LAVA-XV	VIBE	THRIVE		TIGRE
身体弥散		REVEAL	DWIBS		身体视像
磁化率加权成像	SWAN	SWI	（静脉 BOLD）		
反转恢复	IR, MPRI, FastIR	IR, Turbo IR	IR-TSE	IR	IR
短 TI 反转恢复	STIR	STIR	STIR	快速 STIR	STIR
长 TI 反转恢复	FLAIR	快速暗液体	FLAIR	快速 FLAIR	FLAIR
快速自旋回波（TSE/FSE）	FSE	TSE	TSE	FSE	FSE
单次激发 TSE/FSE	SSFSE	HASTE	SSTSE	FASE	SSFSE
具有可变翻转角的 3D TSE	CUBE	SPACE	VISTA		
回波平面成像	EPI	EPI	EPI	EPI	EPI
DWI 序列成像	DWI	DWI	DWI	DWI	DWI
表观扩散系数图	ADC	ADC	ADC	ADC	ADC 图
快速梯度自旋回波		TurboGSE	GRASE	杂合 EPI	

内容改编自西门子公司下列网页：http://www.healthcare.siemens.com/siemens_hwem-hwem_ssxa_websites-contextroot/wcm/idc/groups/public/@global/@imaging/@mri/documents/download/mdaw/mtmw/ ~ edisp/mri_acronyms-00016934.pdf

表 3.2　我们医院使用的基本胎儿 MRI 方案（基于 1.5T GE 磁共振的方案）

	视野 （MM）	层厚 / 层距 （mm）	矩阵	TR(重复时间) （ms）	TE(回波时间) （ms）	翻转角 （°）	层数	时间 （s）	NSA
3 平面 SSFSE 调查	480	10/10	256/179	1200	94	150	24	20	1
胎儿 SSFSE 神经和身体	360	3 ~ 4/0 ~ 4	256/179	1200	94 ~ 120	150	22	20	1
FIESTA	280	3.5/0	256/230	3.97	1.99	70	18	19	2
胎儿 SSFSE 神经和身体	260	3/0	256/179	1200	90	150	45	56	1
胎儿神经 DWI/ADC	230	5/0	192/100	6300	89	90	20	96	3
胎儿神经和身体 SPGR ± 脂肪抑制	280	4-5/0.5	256/192	175	2.84	70	20	20	1

3.3　序列和伪影

3.3.1　T_2WI

超快 T_2WI 序列是胎儿 MRI 检查中公认的主要方法[13]，可以很好地显示胎儿解剖结构，尤其是其脑解剖结构。T_2WI 可以优化胎儿组织对比度，这是由于胎儿和邻近羊膜腔中有大量水。胎儿脑的解剖细节、充满液体的腔、肺、胎盘和胎儿轮廓一直显示为强信号[15]。SSFSE 可在单个 TR 间隔期间进行图像采集，每个图像的总采集时间小于 2 s[16]。应在每幅图像之间以 1 ~ 2 s 的时间延迟来采集图像，以

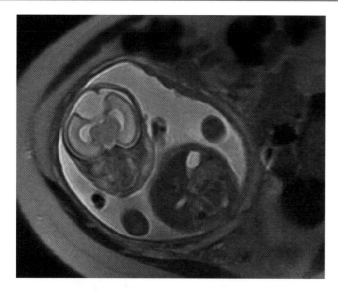

图3.2 通过母体骨盆的轴位 SSFSE 图像显示了胎儿定位的可变性。该图像提供了通过胎儿脑的近冠状图像和通过胎儿腹部的轴位图像。对采集平面的重视，对于确认标志和正常器官形态是至关重要的

防止出现降低信噪比（signaltonoiseratio, SNR）的饱和效应。或者，能够以隔行的方式获取层面图像，其层距等于层厚，以使来自大体积体液运动伪影和串扰的潜在信号损失最小化。在神经成像中，较长的 TE 可以更好地区分胎儿的灰白质界面，因为 T_2 对比度随着 TE 时间的增加而增加[17]。

3.3.2　稳态自由进动

具有稳态自由进动（steady-state free precession, SSFP）的快速成像提供具有高时间分辨率的 T_2/T_1 对比度加权图像[18-21]。这些序列在下列方面特别有用：展示脉管系统和充满液体的腔，特别是那些被致密组织包围的腔；这些序列可用于显示胎儿心脏的房室[15]。用这个序列也可以增强对脐带及其插入的评估。

在宽视野中获得 SSFP 序列，可使母体腹部解剖结构和子宫/胎盘变得可视化。大视野成像限制了平衡 SSFP 序列在妊娠早期胎儿脑成像中的有用性[15]。

对于妊娠中期脑成像，平衡 SSFP 提供与 SSFSE 相似的图像质量；然而，SSFSE 可以最好地描述妊娠晚期的轴突迁移[19]。平衡 SSFP 在评估 25 周胎龄前胎儿肺部时不如 SSFSE，因为肺仅在晚期妊娠中表现为高信号。

3.3.3　T_1WI

使用梯度回波序列采集 T_1WI，其中最常使用的是屏气快速扰相梯度回波序列[15]。对于 SSFSE 序列，T_1WI 序列提供很少信息，但可提高检测脂肪、钙化、出血或蛋白质结构的灵敏度。脂肪抑制的 T_1WI 扩大了胎儿 MRI 的动态范围，并可检测特异度脂肪和出血[22]。

事实证明，T_1WI 在评估某些正常结构以及一些常见病变时是有益的。垂体和甲状腺可在 20 周时见到[15]。由于肝具有高的铁亲和力，肝可通过其高强度 T_1 信号而被分辨，这一事实被用于评估先天性膈疝或伴有肝移位的腹壁缺陷[23, 24]。

再则，胎粪的高信号 T_1WI 外观对于胎儿腹部成像必不可少，无论是对于结肠的位置和直径，还是与预期胎龄的相关性都是如此[25, 26]。T_1WI 也将突出显示胎儿脂肪组织。

3.3.4　DWI/DTI

弥散成像在胎儿 MRI 中具有挑战性。尽管如此，一个重要的用途是它对检测缺血性病变、脑损伤和胎盘梗死区域的灵敏度[27, 28]。已使用某些弥散序列来观察脑皮质和髓鞘形成前白质的成熟过程，但胎儿 MRI 中的这种技术仍在研究中[29-32]。白质束的扩散各向异性从髓鞘形成前到髓鞘化阶段不断增加，在 T_1WI 和 T_2WI 上出现可见的变化之前显示出成熟中的白质束[13, 32]。

3.3.5　高级成像技术

胎儿 MRI 中的波谱学已应用于较大胎龄的胎儿，其头部在母体骨盆内是相对不动的[33, 34]。反转恢复序列可用于获取涉及胎脑的其他信息，但这些信息对出血敏感[15]。动态胎儿成像可以评估胎儿吞咽、腭缺损、膈运动、蠕动和明显的胎动[35]。

最后，有时可以考虑回波平面成像（echoplanar imaging, EPI）。获得 EPI 的速度使其能够克服传统 MRI 中看到的典型运动伪影[36]。EPI 已被用于产生非门控的胎儿心脏电影，用于体积测量和评估肝的造血功能[37-39]。EPI 在描绘妊娠 27 周前胎儿的骨骼和软骨骨骺方面是独特的[15]。EPI 的磁化率使其在检测含铁血黄素和某些胎盘病变方面具有价值[15]。

目前正在研究用 3T 场强来进行胎儿 MRI 检查。3T 成像最大的优势是信噪比的增益，这在小部位成

像中尤为重要[40]。另一方面，3T 场强会增大伪影，如大场不均匀性、磁化率和化学位移伪影[40]。最后，3T 的胎儿安全性，包括静态场暴露、梯度场切换和射频功率沉积，是研究的主题[40]。

3.3.6　钆基对比剂

常规使用钆对比剂不是一种医疗标准，因为它们在妊娠期间的生物安全性尚未确定[41]。钆螯合剂穿过胎盘，被肾过滤，排泄到羊水中，并通过吞咽羊水被胎儿重吸收。随着排泄和经由吞咽重吸收的循环，胎儿中钆的生物半衰期尚不清楚[41]。随着羊水中钆螯合剂的积累，有可能与无毒的钆离子发生分离，这会导致母亲或孩子面临出现肾源性系统性纤维化（nephrogenic systemic fibrosis, NSF）的风险。如果认为妊娠患者需要使用钆基对比剂，那么出现 NSF 风险最低的药物应当以允许诊断的最低剂量使用。

3.3.7　常见伪影

胎儿 MRI 与其他身体区域的 MRI 所见的伪影不同。运动伪影、磁化伪影、假信号、部分容积效应和 Gibbs 伪影是有时出现的问题。在获取信号之前，当在液体的激发自旋相对于层面和（或）空间编码梯度而改变位置时，来自大量液体运动的伪影会使 SSFSE 序列复杂化（图 3.3）。如果所有激发的液体从激发时到信号采集时保持静止，那么液体信号将是均匀的高信号。或者，如果到图像采集时全部或部分受激液体体积移出成像平面，则液体将变为低信号。只要胎儿不连续移动，在典型的 SSFSE 采集期间，只有一个或两个相邻层面应该降低信号。

3.4　胎儿解剖学

胎儿 MRI 的解读需要了解妊娠过程中正常的解剖结构，包括每个器官的大小、形态、位置和信号变化。

转诊胎儿 MRI 的绝大多数问题涉及中枢神经系统及其病理学，因此神经元结构的分裂和迁移问题，与梗死或出血的严重危害一样重要。在身体成像中，许多问题与预后和分娩计划有关。我们将对整体治疗方案做一个综述。

3.4.1　准备

胎儿 MRI 解读需要利用与已有超声图像和（或）

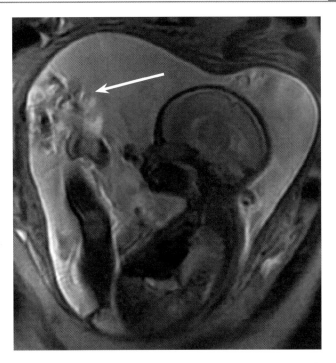

图 3.3　通过胎儿矢状位获取的妊娠子宫大视野 SSFSE 图像很好地展示了与图像采集过程中胎儿移位所致大量液体运动相关的暗信号（箭号）线性带

报告的相关性。超声提供了一个路线图，用于定制随后的 MRI 检查；扫描仪中宝贵的时间应集中在特定的临床问题和超声尚未弄清的解剖结构。另外，超声还评估在胎儿 MRI 检查期间通常不完全成像的结构，例如四肢或指（趾）。

3.4.2　位置

确定胎儿位置可能不直观。确认内脏正位消除了众多病变，并可以利用对称性发现对侧问题。为了确定位置，您必须相对于母体轴而把胎儿定向（图 3.4）。因此，关于母体长轴，胎儿可以是头位（头部指向母体骨盆）或臀位（头部指向母体头部）。如果胎儿是臀位，则图像显示胎儿脊柱在下，胎儿腹部在上，使胎儿的位置与母亲相似。如果胎儿是头位，则图像显示胎儿脊柱向下，胎儿腹部在上，使胎儿与母亲的解剖结构呈现为对视方位。随后，对于臀位或头位，可以确定围绕胎儿轴做任何旋转时的胎儿位置。

超声可显示胎位异常，但它可能无法完全描述伴随这些综合征的所有异常现象。再则，超声可能会漏掉位置异常，这可能其因为 MRI 大视野成像而

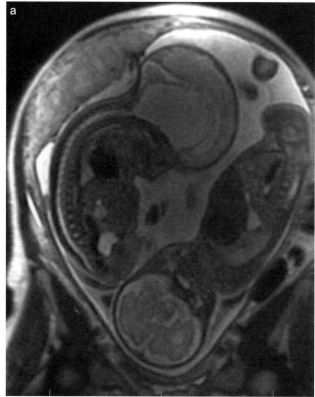

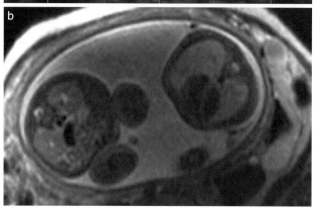

图 3.4 通过双胎妊娠子宫的冠状位（a）和轴位（b）SSFSE 图像突出了确定胎儿位置和异常病变定侧的复杂性。相对于母亲而言，两个胎儿都是左侧在下，但胎儿（a）是头（顶）位而胎儿（b）是臀位。对于定侧，最有帮助的胎儿器官是胎儿胃（未显示），只有在患先天性膈疝时例外

无意中在 MRI 上被发现[42]。最近的研究表明，胎儿 MRI 可以显示至少与超声相似的位置异常以及可以显示相关的畸形，后者提供了关于围生期管理的重要信息[42]。

3.4.3 颅内解剖学

本章不讨论整体的胎儿胚胎学和神经解剖学。

有专用教科书探讨该主题的范围，以及几个关于脑发育的参考文献是可用的[43-51]。我们将突出胎儿脑中的关键标志和发育里程碑。

胎儿 MRI 通常用于调查脑室扩大和脑形态学异常的潜在病因，而这些异常是超声未能完全评估的。脑在整个妊娠期间演变，所以对于在特定胎龄，如果不知正常解剖结构外观，则会使评估更具挑战性[6]。

从妊娠中期的前期开始，从端脑、中脑和后脑中产生的结构变得可见，脑回和脑沟模式按可预测的顺序发育[52]。

胎儿早期的大脑主要由大的脑室组成，伴有显示光滑外观的一层薄薄的脑组织[6]。脉络丛，在超声上被视为填充侧脑室而产生回波的结构，难以通过 MRI 在妊娠早期可视化[6]。在第 14 周，分离大脑半球的大脑纵裂发育良好[6]。在约 16 周时，大脑外侧裂开始出现，但皮质在妊娠 34 周之前不会经历内折叠和形成岛盖。正常的皮质成熟虽然可以预测并且容易在胎儿 MRI 上显现，但往往落后于神经解剖学标本中描述的成熟[6, 43, 48]。表 3.3 列出了常见和评估的脑沟发育标志及其神经病理学外观以及 MRI 可检测的孕周[43, 53]。请注意，表中提供的神经解剖学信息描述了：对于胎龄，25%～50% 的脑呈现特定的皮质标志[6, 54]。在正中矢状面上，妊娠 24 周时出现扣带沟，妊娠 27 周时出现边缘沟，妊娠 22 周时出现顶枕裂，妊娠 24 周时出现距状裂。在外侧矢状平面上，在妊娠 27 周出现中央沟，在妊娠 28 周出现中央后沟，在妊娠 27 周出现中央前沟。在前冠状面上，妊娠第 29 周出现额上沟和额下沟。在第三脑室位置的冠状面上，在第 27 周和第 33 周分别出现颞上沟和颞下沟。在整个胎儿生命过程中脑沟形成都在进行着，在第 32～35 周时二级脑沟变得明显，随后形成三级脑沟[6]（图 3.5）。如果在妊娠早期需要中枢神经系统成像，最近有可用于评估 24 孕周以下胎儿的生物计量学数据[55]。

除了实质折叠，应评估某些实质结构的大小和形态。表 3.4、3.5、3.6、3.7 和 3.8 及其相关图像可用作关于测量尺寸和位置的参考。Garel 等提供了有关其他实质尺寸标志的参考数据[44]。伴随着脑沟和脑回形成，出现神经元迁移。在受孕后约 5 周，前脑由两层组成：深层神经上皮质（脑室区或生发基质）和浅层（前板）[56]。通过复杂的径向迁移，各种神经组织层被添加到发育着的实质中。根据成像时间的不同，迁移将在前脑中出现不同的条带外观。

表 3.3　在 MRI[a] 上观察到的胎儿脑沟形成

胎龄（周）		
	神经病理学 外观 [b]	在目前的 MR 研究中， 超过 75% 的脑存在
头位的脑沟		
中央沟	20	27
中央前沟	24	27
中央后沟	25	28
内侧脑表面的脑沟		
大脑纵裂	10	22～23
胼胝体沟	14	22～23
顶枕裂	16	22～23
扣带沟	18	24～25
二级单沟	32	33
边缘沟		27
距状裂	16	24～25
二级枕沟	34	34
腹侧脑表面的脑沟		
海马裂		22～23
侧副沟	23	27
枕颞沟	30	33
外侧脑表面的脑沟		
额上沟	25	29
额下沟	28	29
颞上沟（后部）	23	27
颞上沟（前部）		32
颞下沟	30	33
顶内沟	26	28
岛沟	34～35	34

[a] 根据 Garel 等 [40]
[b] 根据 Chi 等 [42]

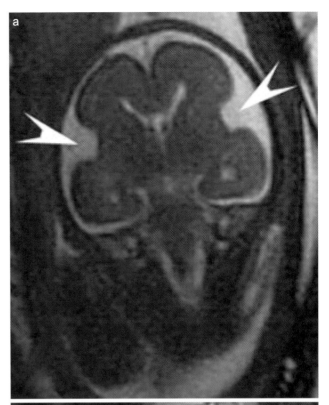

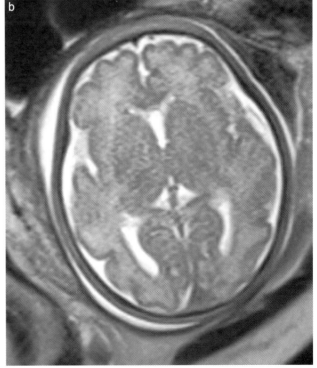

图 3.5　两个不同患者通过胎儿脑的冠状 SSFP（a）和轴位（b）SSFSE 图像，比较了不同胎龄的脑沟形成模式。（a）显示妊娠 24 周时光滑的皮质和早期的外侧裂（箭头）形成。（b）突出了近足月胎儿复杂的皮质折叠模式

例如，前脑的多层外观通常在妊娠 23～28 周之间呈现 [56, 57]。在这些孕周期间可以确定以下 5 个不同的层（从外到内）：皮质板、板下区、脑室下和中间区、脑室周围富含纤维区和脑室区 [57]。随着神经元迁移开始，生发脑室区逐渐退化。到了 29 孕周，向发育中皮质的迁移几乎完成，脑室区消失，导致仅两层分化：皮质和白质。29 周后，前脑多层外观的持续可视化则表明迁移性异常。

每项研究也应对脑室进行评估。直到妊娠约 23 周，枕角不成比例地大于额角（图 3.6）；此后，枕角变小 [6, 58]。妊娠早期突出的侧脑室可被误诊为脑室

表 3.4　额枕径（mm）

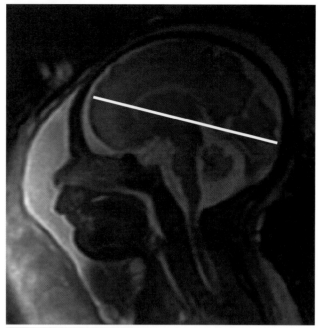

WG（孕周）	平均	SD
22 ～ 23	67.5	3.1
24 ～ 25	69.7	8.12
26	76.8	7.91
27	81.3	4.68
28	81.5	4.15
29	85.3	5.84
30	89.2	5.94
31	91	3.85
32	93.4	5.43
33	97	4.48
34	99	5.28
35 ～ 36	102.2	3.92
37 ～ 38	103	5.78

改编自 Garel[44]

表 3.5　胼胝体长度（mm）

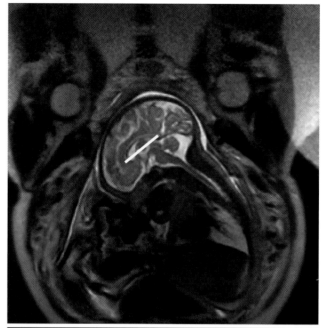

WG（孕周）	平均	SD
22 ～ 23	30.12	1.84
24 ～ 25	30.96	3.3
26	33.4	2.6
27	35.06	4.34
28	36.2	2.57
29	35.62	3.55
30	37.06	3.05
31	37.51	3.1
32	38.63	3.6
33	40.97	3.37
34	38.89	3.09
35 ～ 36	40.9	3.54
37 ～ 38	43.12	5.87

改编自 Garel[44]

扩大。超声数据已转换为 MRI，通过脑室轴位平面获得脑室的标准测量值。Cardoza 等详述的正常脑室宽度是 7.6 ± 0.6 mm，如果大于 10 mm 则定义为脑室扩大，但需要通过脑室的真实轴位图像获得[59]。使用胎儿眼眶作为引导标志有助于通过胎儿的脑获得真正的正交平面[60]。除了评估胎儿脑的大小外，还应评估脑室壁的边缘是否有任何轮廓不规则或结节状态[56]。脑室壁由生发基质的脑室区组成，其将显示为 T_2 暗和 T_1 明信号的平滑带，其覆盖脑室[52, 56]。此信号在较小胎龄时较厚，随着足月的临近而逐渐变薄[56]。

胼胝体是大脑半球之间最大的联合。它通常在妊娠 8 ～ 20 周发育，并且在正中矢状位 T_2WI 上检测为在透明隔腔上缘的 C 形低信号结构[6, 56]。广泛接受的胼胝体胚胎发生理论提出，胼胝体的膝部首先发育，然后是体部和压部。

对于胼胝体由前向后的有序发育，例外是胼胝体嘴，它最后形成，通常是至第 20 周[61, 62]。胼胝体厚度应均匀，随着胎龄增长，胼胝体长度应增加[44, 47, 61, 62]。

透明隔腔是胎儿神经轴评估的重要标志，并且到妊娠第 18 ～ 20 周可见的透明隔腔可确保中央前脑

表 3.6　小脑横径（mm）

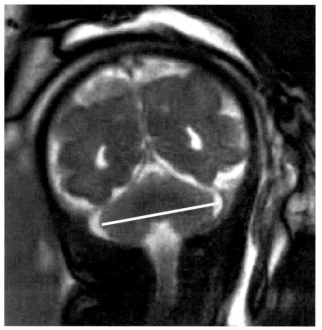

WG（孕周）	平均	SD
22 ~ 23	25.9	3.09
24 ~ 25	26.7	1.86
26	28.7	4.27
27	32.1	3.11
28	32.4	1.96
29	35.4	2.59
30	36.6	3.25
31	38.9	2.04
32	39.9	2.27
33	41.6	2.22
34	43.4	3.29
35 ~ 36	46.6	2.36
37 ~ 38	48	3.77

改编自 Garel[44]

表 3.7　蚓部的前后径（mm）

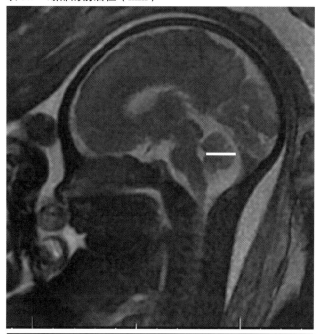

WG（孕周）	平均	SD
22 ~ 23	8.5	0.76
24 ~ 25	8.6	1.67
26	9.37	0.47
27	10.46	2.29
28	9.85	0.67
29	10.6	1.23
30	11.81	1.99
31	12.23	1.53
32	12.99	2.22
33	13.74	2.29
34	14.95	2.41
35 ~ 36	14.8	1.95
37 ~ 38	15.28	2.66

改编自 Garel[44]

的正常发育 [6, 63]（图 3.7）。非可视化与各种前脑神经解剖异常有关，包括胼胝体缺如（ACC）、前脑无裂畸形（图 3.8）和脑裂畸形 [63]。孤立性透明隔缺损是一个有争议的实体，可被视为正常变异 [63]，尽管在一项研究中，在妊娠第 18 ~ 37 周之间 100% 的正常胎儿中观察到了透明隔腔 [64]。

　　颅后窝的结构在整个发育过程中也经历了一系列可预测的变化。与前脑发育相似，小脑起源于特定区域的神经上皮细胞，后者位于伴有细胞稀疏浅表边缘层的脑室区 [56]。早在第 21 周时，小脑半球就

可具有多层外观，并且半球在整个妊娠期生长 [65, 66]。在妊娠 20 周时，小脑蚓部覆盖第四脑室 [65]，但在发育早期，蚓部形成不完整，在妊娠 20 周前不应将其误诊为蚓部缺陷或发育不全 [6]。小脑幕的位置和小脑蚓部的形态最好在直接的正中矢状图像进行评估，而小脑半球则在轴位和冠状面上评估。AJ Robinson 等提供了关于胎儿 MRI 的小脑大小和蚓部发育正常值，并详细描述了胚胎发育过程 [67]。脑干形态最好在正中矢状面图像上描绘，特别注意脑桥前凸、枕大池尺寸、小脑扁桃体位置和中脑结构。

表 3.8　蚓部高度（mm）

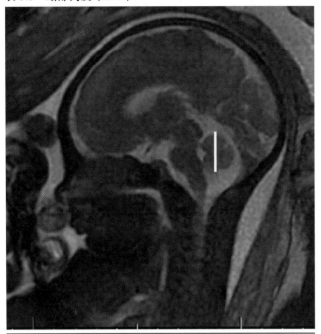

WG（孕周）	平均	SD
22 ~ 23	11.15	1
24 ~ 25	12.8	2.12
26	14	0.81
27	15.2	2.24
28	15.4	1.91
29	16	1.07
30	17.1	2.14
31	17.1	1.37
32	18.3	2.01
33	19.2	1.78
34	20.1	2.15
35 ~ 36	20.9	1.83
37 ~ 38	21.1	2.79

改编自 Garel[44]

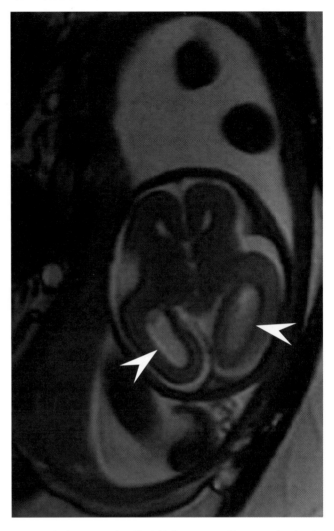

图 3.6　妊娠 24 周胎儿的脑轴位 SSFP 图像显示：相对于额角，侧脑室枕角（箭头）正常、对称饱满。这种外观不应与脑室扩大混淆

3.4.4　脊柱

脊柱 MRI 可评估神经管缺陷、尾部退化和脊柱肿瘤等病变（图 3.9）。脊髓脊膜膨出是最常见的脊柱严重缺陷，能易于在 MRI 上观察和显示特征。事实上，在超声提供的信息有限时，MRI 能增加信息，特别是在子宫内后部脊柱定位、羊水少和母体肥胖的情况下[68]。胎儿 MRI 还可以更好地表征骶尾部畸胎瘤的内部（盆腔内 / 腹腔内）成分[68]。

通过脊柱的矢状和轴位成像提供关键图像。鉴于固有的正常脊柱弯曲，可能需要多个系列。任何固定或意外的曲率都应该促使寻找相关的异常，例如：在 VACTERL 畸形（脊柱畸形、肛门闭锁、心脏缺陷、气管食管瘘和（或）食管闭锁、肾和桡骨畸形以及肢体缺陷）中观察到的异常，以及尾部退化综合征。

通过 MRI 定位圆锥通常很直接。尸检 MRI 报告：妊娠第 35 周之前，圆锥位于 L2 和 L5 水平之间，第 35 周之后，位于 L1 和 L3 水平之间[69]。最近使用平衡 SSFP 序列的结果显示：胎儿的平均圆锥位置在第 21 ~ 25 周之间是在 L4 水平，在第 26 ~ 30 周之间在 L3/L4 水平，在第 31 ~ 35 周之间在 L2/L3 水平，在第 36 周之后在 L2 水平[70]。

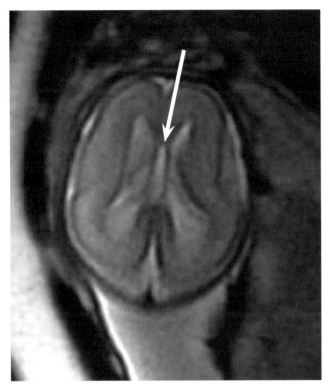

图 3.7 在 II 级超声引起对前脑无裂畸形的关注之后，获得了 24 周妊娠的胎脑轴位 SSFSE 图像。该图像证实了存在透明隔腔和第六脑室（韦尔加腔）（箭号），这在中线分裂畸形中是不存在的

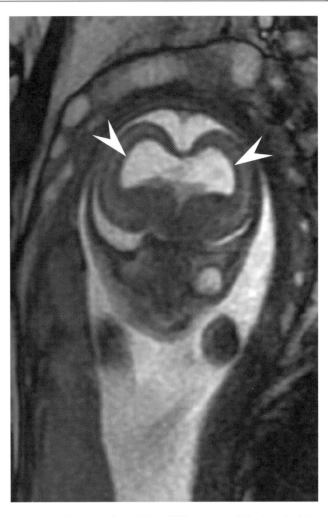

图 3.8 妊娠 31 周胎儿脑的冠状斜 SSFP 图像证实了超声怀疑的前脑无裂畸形伴大的单脑室（箭头），而非分开的侧脑室

3.4.5 头颈部

胎儿 MRI 可用于评估正常面部结构和确定头颈部包块的范围。面部结构评估包括眼眶的目间距过大和过小（图 3.10）、唇裂和腭裂（图 3.11）、鼻梁轮廓和小颌 / 下颌后缩畸形（图 3.12）以及耳的存在和定位。已公布了目间距和下颌大小的正常值 [44, 71]。任何包块的存在都将导致对预后的讨论并促使制订治疗计划，包括分娩选择。例如，可能的气道损害问题也许需要子宫外产时处理手术和分娩时小儿外科医生在场 [68]。咽部和颈部包块也可能导致吞咽机制受损，伴有继发性羊水过多。矢状面上的磁共振电影可以评估胎儿的吞咽功能。如果进行 T_1WI，应识别甲状腺。

气道应在至少一个矢状或冠状系列上进行通畅性筛查，它在隆凸分叉处的 T_2WI 上显示为充满液体的结构（图 3.13）。在确定可能的出生后紧急需求时，在存在从外部压迫气道的肿块情况下，通畅性是生死攸关的信息。应记录口咽或鼻咽的任何受压情况。

3.4.6 胸部

在考虑常见的儿科病变如先天性膈疝、肺实质病变范围和罕见气道畸形时，评估胎儿胸部是重要的（图 3.14）。研究表明，MRI 在分辨先天性肺气道畸形、支气管肺隔离和先天性膈疝方面具有优势，这是制订治疗计划中关键的一步 [24, 72]。当怀疑其中一种病变时，应对病变部位、大小和任何相关占位效应进行仔细评估。

胸部尺寸、肺体积和纵隔体积的正常值应在解读胎儿肺部 MRI 时予以参考。鉴于在胎儿肺部病变和（或）膈疝情况下肺发育不全的产后并发症率和死亡率，该步骤的预后信息是重要的 [68]。

从中孕中期开始，在肺泡液填充肺部的 T_2WI 中，肺部应该是信号均匀且中度高信号。肺部的信

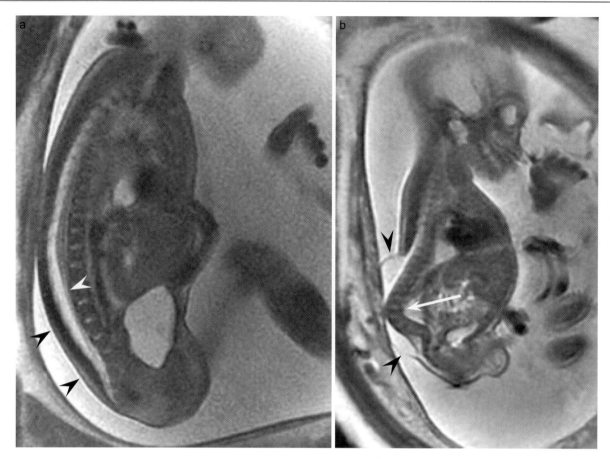

图 3.9 通过妊娠晚期胎儿身体的矢状面 SSFSE 图像（a）突出显示正常脊柱的几个特征，包括正常对齐的椎骨序列，后部完整的软组织（黑箭头），以及圆锥的终止（白箭头）。相反，通过 26 周胎龄尾部退化综合征胎儿身体的矢状面 SSFSE 图像（b）显示了明显的腰骶椎后凸（白箭号）和开放性神经管缺陷（黑箭头）

号不均匀性或轮廓不规则性应引起对包块的关注。气管和支气管也应显示为高信号管状结构，并且可以通过适当的层厚和平面选择来分辨。在矢状面和冠状面图像上容易看到膈，并且应该确认其完整性。正常胸腺可能在妊娠晚期的 MRI 上明显；如果将 SSFSE 序列上的 TE 设定为适当的值以区分胸腺组织与相邻纵隔组织和肺实质，则可将胸腺显示为前纵隔中的均匀中等信号结构。

虽然 MRI 技术进步了，但胎儿心脏仍未能完全通过胎儿 MRI 进行评估，胎儿超声心动图仍然是排除心脏病变或位置异常的选择。尽管如此，某些病变，包括心脏肥大、位置异常甚至是肿瘤，可以在胎儿 MRI 上诊断出。如果胎儿 MRI 对于心脏无法确诊，则报告应建议利用胎儿超声的互补性质来完成诊断。

3.4.7 腹部

展示胎儿腹部肿块的特征是胎儿 MRI 的典型适应证。畸胎瘤、神经母细胞瘤、肝母细胞瘤、肾积水或后尿道瓣膜闭锁下明显扩张的膀胱，这些是胎儿腹部的几种常见病变（图 3.15）。熟悉胎儿腹部的正常外观是识别这些异常的关键起点。在胎儿成像时，不应出现任何生理性腹壁缺损，腹部器官应位于最终位置。值得注意的是，胰腺和肾上腺由于体积小而无法分辨。正常的胎儿肝在 T_2WI 序列上应为均匀低信号，在 T_1WI 上因胎儿血红蛋白高铁含量而应为中度至轻度高信号。到妊娠 20 周时可检测到脾，T_2WI 显示略强于肝的均匀信号，其随着胎龄的增加而下降[73]。胎儿胆囊应到 18 周胎龄时显示为典型位置的高信号 T_2 结构（图 3.16）。胆道系统在正常情

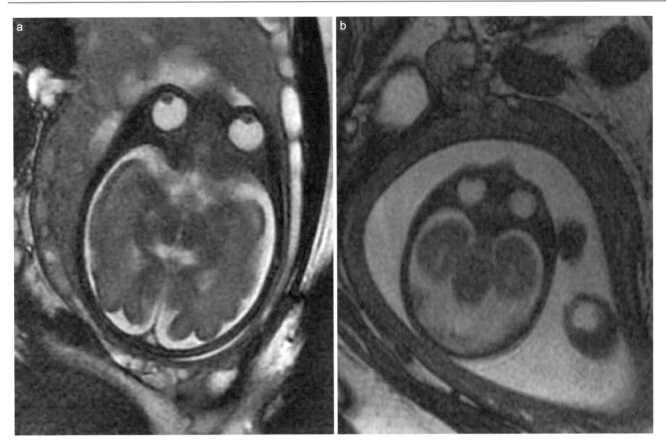

图 3.10　通过眼球的轴位 SSFP 图像把一个正常目间距胎儿（a）与一个目间距过小胎儿（b）进行比较。这种测定常常是定性的，但公布的正常目间距表是可用的，并且在评估某些疑似综合征时特别有用

况下不可见。门静脉和肝静脉往往明显表现为超快 T_2WI 序列上的流空信号和平衡 SSFP 上的高信号结构。胎儿循环包括可能显示的静脉导管。

应评估肾的位置、轴和信号，并评估肾门的肾积水（图 3.17）。与产科超声研究类似，超声关于肾积水的测量值可用于胎儿 MRI 中，妊娠中期持续肾盂扩大超过 4 mm，32 周后超过 7 mm，就是异常的。MRI 可以显示形态学异常，如肾囊性疾病、阻塞性尿路疾病、肾肿瘤和泌尿道异常 [74]。膀胱是一个充满液体的结构，在胎龄较大胎儿（>30 周）中可占据腹部相当大的部分 [75]。

胎儿的胃应该被识别为左上腹中充满液体的结构。胃的非可视化应该引起对可能上消化道阻塞的关注，例如食管闭锁或食管受压。食管可能无法显现，除非存在食管异常。小肠袢可以显示为管状的高信号结构，通常在左腹。由于胎粪的存在，结肠具有低信号 T_2WI 和高信号 T_1WI 外观（图 3.18）。胎粪应显示在矢状序列 T_1WI 上，其位置低于晚孕膀胱水平。通常确定胎粪是在胎龄 20 周后的直肠，在 24 周时的左半结肠和 31 周前的右半结肠，从而把胎粪作为肠发育的一种正常标志物。

同样，在与前通道（上消化道）吞咽羊水相关的 30 孕周以后，空肠显示为 T_2WI 序列的高信号，而在那之后的远端小肠逐渐变为较低的信号强度 [76]。肠直径随胎龄增长而增加：在妊娠 20 周时，小肠直径为 2～3 mm，大肠直径 3～4 mm，到妊娠 35 周时分别增加到 5～7 mm 和 8～15 mm [77]。

腹部或盆腔囊性病变的存在也可能需要进行 MRI 研究。鉴于其优越的对比度分辨率和解剖学定位，可用 MRI 进一步表征胎粪假囊肿、卵巢包块、肠系膜囊肿和子宫阴道积水（图 3.19）等病变 [78]。

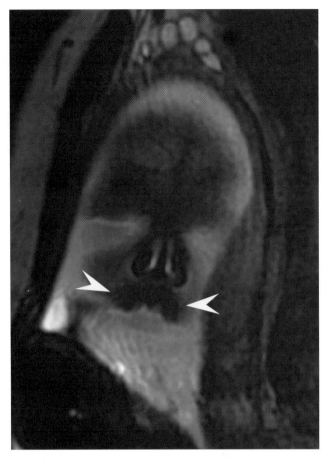

图 3.11 通过妊娠晚期胎儿面部的冠状面 SSFP 图像确认了完整的上唇（箭头）和正常的鼻部形态

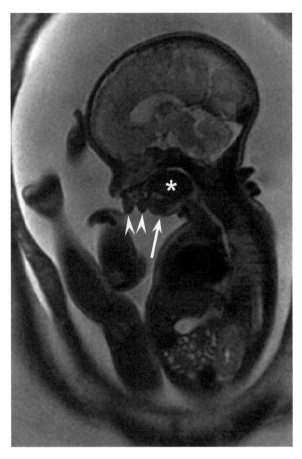

图 3.12 妊娠 36 周胎儿头部和身体的矢状面 SSFSE 显示小颌（箭号），其改变了唇的形状（箭头）并使舌（星号）向后移位，导致下咽部缩小。在这种情况下，磁共振电影可用于评估吞咽情况

图 3.13 妊娠 27 周胎儿的冠状斜 SSFP 图像显示左颈部有大的淋巴管瘤（箭号），延伸到纵隔和腋窝，该图像用于评估气道损害。该图像显示胸部气管和主支气管中的正常液体（箭头），尽管包块在胸腔入口处毗邻气管

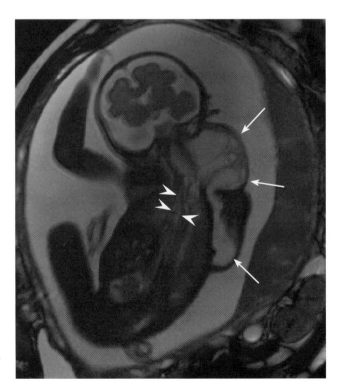

图 **3.14**　3 个不同早孕胎儿的胸部冠状 SSFSE 图像：比较了正常肺信号的胎儿（a），存在压缩肺的先天性膈疝胎儿（b）以及存在异常肺的先天性叶性肺气肿（CLE）胎儿（c）；分娩后确诊。在正常的妊娠晚期肺部（a），由于肺部含有羊水，在液体敏感序列（箭头）中呈现为中度高信号。在先天性膈疝（b）的情况下，同侧肺通常完全被压缩，与胸部的肠和其他原腹部器官无法区分；根据压迫程度，对侧肺可能保持中等高信号（箭头）。先天性肺占位病变如 CLE（c）、支气管肺隔离和先天性肺气道畸形比正常肺信号更强（箭号）

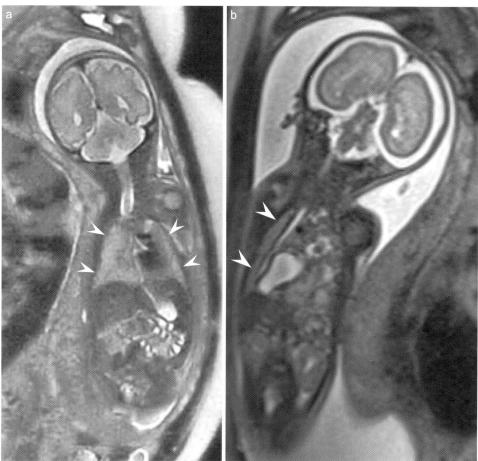

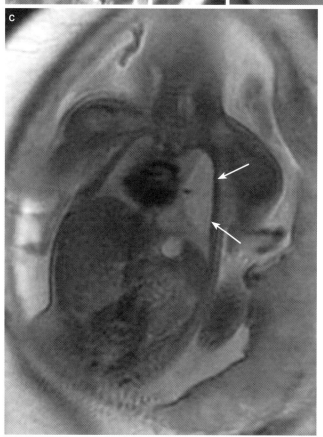

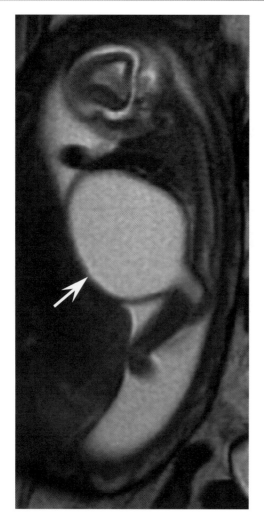

图 3.15 妊娠约 20 周男性胎儿的矢状面 SSFE 图像显示膀胱和尿道前列腺部明显扩张（箭号），与后尿道值最为一致。请注意，胎儿周围存在羊水，所以尽管膀胱尺寸大，阻塞仍是不完全的

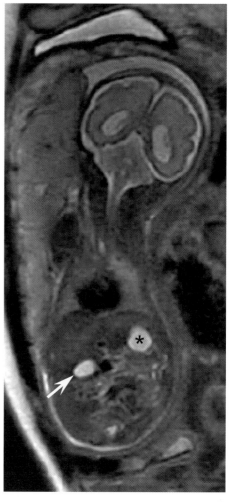

图 3.16 妊娠 28 周胎儿的冠状 SSFSE 图像显示胃的正常腹部位置，其位于左上腹（星号），以及胆囊位于右上腹的肝下间隙（箭号）

3.4.8 四肢

由于胎儿的持续性运动使 MRI 检查复杂化，因此通常最好用超声评估四肢。产前超声检查目前是评估长骨的优选方法，并且在任何胎儿解剖学检查期间都要进行关于长骨发育的超声标准化测量，并且应该尝试评估四肢（图 3.20、图 3.21）。

最近的回波平面成像经验可以描绘从 18 周胎龄到足月各种骨骺、干骺端结构，以及胎儿长骨的形态计量学测量。从胎儿 MRI 中收集的此信息可能有助于诊断孤立和复杂的骨骼异常[79]。

3.4.9 脐带和胎盘

由对脐带、羊膜囊和胎盘的评估来最后完成对胎儿 MRI 检查的解读。三血管脐带的正常插入和可视化可能能排除某些病变，而双血管脐带的存在应该提高对其他胎儿畸形的意识（图 3.22）。脐带由其在超快 T$_2$WI 序列上的流空效应而被识别，而血管是平衡 SSFP 序列上的高信号结构。随着妊娠较晚期小叶数和 T$_2$ 信号强度增加，胎盘外观可能会在妊娠 19～23 周时从均匀的中信号强度结构变为较不均匀的结构[80]。随着胎盘成熟，静脉淤滞和（或）血栓

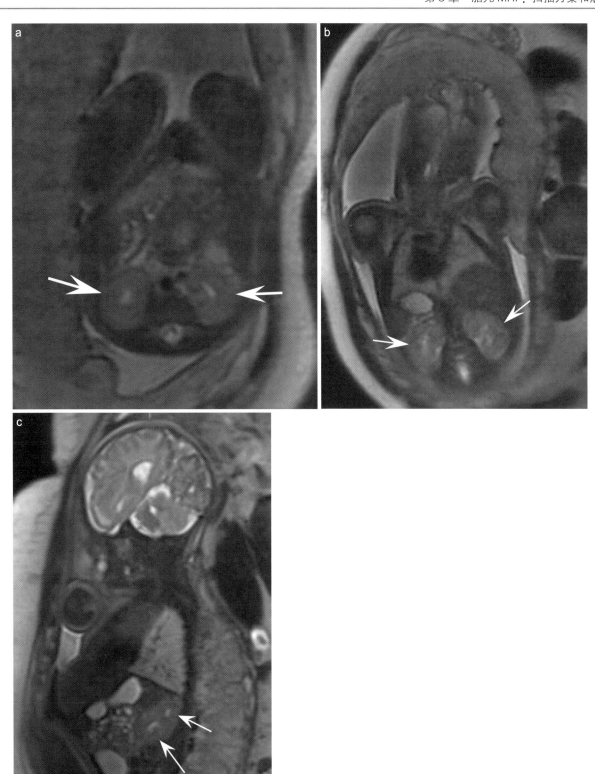

图 3.17　分别是 33 孕周（a）、32 孕周（b）和 29 孕周三个不同患者经过胎儿腹部的轴位（a）、冠状面（b）和矢状面（c）SSFSE 图像，展示了肾的正常信号、轮廓和轴（箭号）。请注意，在 20 孕周之后，正常尺寸大约每个孕周增加 1 mm

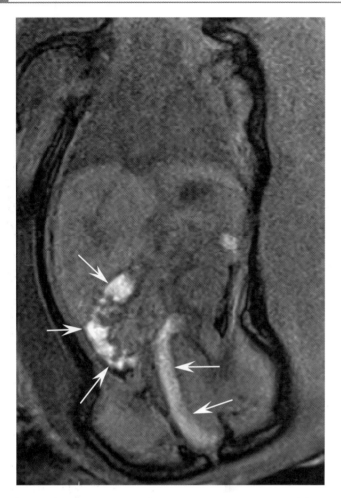

图 3.18 妊娠 34 周胎儿腹部的冠状 VIBE（3D T₁WI 梯度回波序列）图像提供了结肠中胎粪（箭号）的一个好例子。胎粪在这个序列上是高信号，到妊娠 31 周时在整个结肠可以看到。顺磁性矿物，如铁、锰和镁，可能是造成高信号的原因，因为此高信号甚至可以通过脂肪抑制技术而持续存在

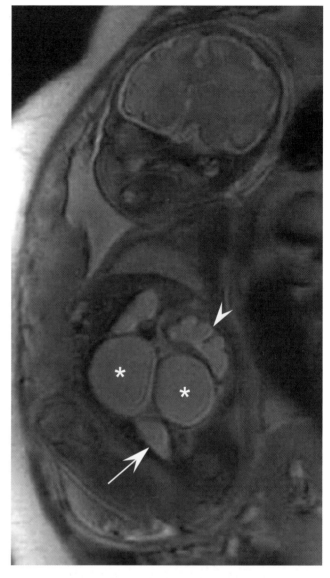

图 3.19 妊娠晚期的前期胎儿身体的冠状斜 SSFSE 图像显示与泄殖腔畸形相关的发现。膀胱（箭号）小并向前移位。圆形、中央充满液体的结构（星号）代表扩张、有隔膜的阴道。存在肾积水的左肾也在视野内（箭头）

形成可能导致出现正常胎盘梗死的区域。注意：确定胎盘大小和位置对于排除前置和异常胎盘形成也重要。

结　论

MRI 可详细显示胎儿和妊娠结构。应根据胎龄和疑似病变而选择使用具体的成像方案，并且每次检查应根据面临的问题而进行调整。系统的方法可以识别发育中胎儿的解剖结构和复杂病变。胎儿解剖结构的动态变化可能会改变成像外观，这取决于胎儿成像的时间，特别是涉及颅内结构时。对任何给定时间点标志和典型外观的知识有助于解读这些复杂的 MRI 检查结果。

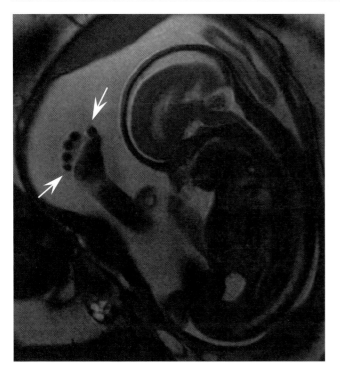

图 3.20　中期妊娠后期胎儿的矢状面 SSFP 图像。如果胎儿运动最小则会显示肢体细节。此图像确认左手有 5 个手指（箭号）

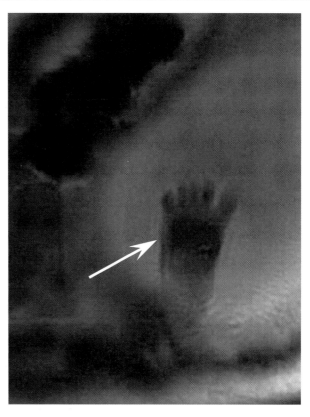

图 3.21　妊娠子宫的 SSFSE 图像在冠状面上显示了胎儿脚。确认有 5 个脚趾（箭号）

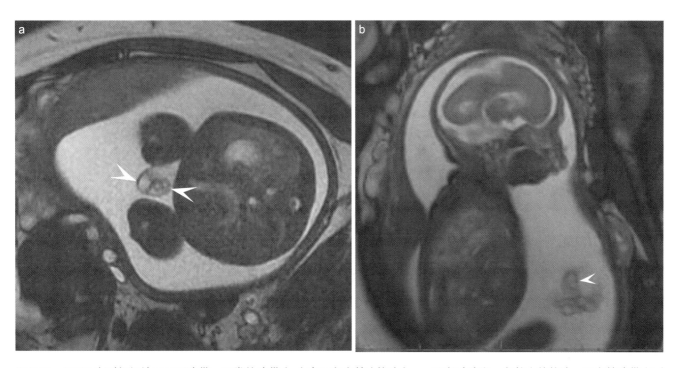

图 3.22　SSFP 序列很好地显示了脐带。正常的脐带（a）有三条血管（箭头）——两条动脉和一条较大的静脉。双血管脐带（b）（箭头，显示脐带的横截面）可以是偶然的发现或者与各种综合征有关

（George Koberlein, Keyanoosh Hosseinzadeh,

Evelyn Y. Anthony　著）

参考文献

1. Smith FW, Adam AH, Phillips WD (1983) NMR imaging in pregnancy. Lancet 1(8314-5):61–62
2. Kanal E, Barkovich AJ, Borgstede JP et al (2007) ACR guidance document for safe MR practices. Am J Roentgenol 188:1–27
3. Shellock F, Crues J (2004) MR procedures: biological effects, safety, and patient care. Radiology 232:635–652
4. Kubik-Huch R, Huisman T, Wisser J et al (2000) Ultrafast MR imaging techniques of the fetus. Am J Roetgenol 174:1599–1606
5. Nirish R, Hosseinzadeh K, Gerasymchuck (2011) Fetal MRI. In: Shirkhoda A (ed) variants and pitfalls in Body Imaging, 2nd edn. Lippincott Williams & Wilkins, Philadelphia. p 685
6. Levine D (2005) Atlas of fetal MRI. Taylor & Francis Group, Boca Raton
7. Kanal E, Barkovich A, Bell C et al (2013) ACR guidance document on MR safe practices: 2013. J Magn Reson Imaging 37:501–530
8. American College of Obstetricians and Gynecologists (2004) ACOG Committee Opinion No. 299. Guidelines for diagnostic imaging during pregnancy (Reaffirmed 2014). Obstert Gynecol 104:647–651
9. Masselli G, Derchi L, McHugo J et al (2013) Acute abdominal and pelvic pain in pregnancy: ESUR recommendations. Eur Radiol 23:3485–3500
10. Garel C (2006) New advances in fetal MR neuroimaging. Pediatr Radiol 36:621–625
11. Triulzi F, Manganaro L, Vople P (2011) Fetal magnetic resonance imaging: indications, study protocols and safety. Radiol Med 116:337–350
12. Prayer D, Brugger PC. Fetal MRI. Medica Mundi. 48/2 2004/08. 25–30.
13. Prayer D, Brugger PC, Prayer L (2004) Fetal MRI: techniques and protocols. Pediatr Radiol 34:685–693
14. Heidemann RM, Ozsarlak O, Parzel PM et al (2003) A brief review of parallel magnetic resonance imaging. Eur Radiol 13:2323–2337
15. Brugger PC, Stuhr F, Lindner C, Prayer D (2006) Methods of fetal MR: beyond T2-weighted imaging. Eur J Radiol 57:172–181
16. Glastonbury CM, Kennedy AM (2002) Ultrafast MRI, of the fetus. Australas Radiol 46:22–32
17. Li T, Mirowitz SA (2003) Fast T2-weighted MR imaging: impact of variation in pulse sequence parameters on image quality and artifacts. Magn Reson Imaging 21:745–753
18. Chen Q, Levine D (2001) Fast fetal magnetic resonance imaging techniques. Top Magn Reson Imag 12:67–79
19. Chung HW, Chen CY, Zimmerman RA et al (2000) T2-weighted fast MR imaging with true FISP versus HASTE: comparative efficacy in the evaluation of normal fetal brain maturation. Am J Roentgenol 175:1375–1380
20. Ertl-Wagner B, Lienemann A, Strauss A et al (2002) Fetal magnetic resonance imaging; indications, technique, anatomical considerations and a review of fetal abnormalities. Eur Radiol 12:1931–1940
21. Huisman TA, Martin E, Kubik-Huch R et al (2002) Fetal magnetic resonance imaging of the brain: technical considerations and normal brain development. Eur Radiol 12:1941–1951
22. Adzick NS, Thom EA, Spong CY et al (2011) A randomized trial of prenatal versus postnatal repair of myelomeningocele. N Engl J Med 364:993–1004
23. Hubbard AM, Crombleholme TM, Adzick NS et al (1999) Prenatal MRI evaluation of congenital diaphragmatic hernia. Am J Perinatol 16:407–413
24. Hubbard AM, Adzick NS, Crombleholme TM et al (1999) Congenital chest lesions: diagnosis and characterization with prenatal MR imaging. Radiology 212:43–48
25. Saguintaah M, Couture A, Veyrac C et al (2002) MRI of the fetal gastrointestinal tract. Pediatr Radiol 32:395–404
26. Veyrac C, Couture A, Saguintaah M et al (2004) MRI of the fetal GI tract abnormalities. Abdom Imaging 29:411–420
27. Mittermayer C, Brugger PC, Chalubinski K et al (2003) Detection of all stages of fetal cerebral injury in case of In utero growth restricted fetuses with severe pathological Doppler values and in fetuses with premature rupture of membranes. 13th World Congress on Ultrasound in Obstetrics and Gynecology, Paris. Ultrasound Obstet Gynecol 22(Suppl 1):P9
28. Baldoli C, Righini A, Parazzini C et al (2002) Demonstration of acute ischemic lesions in the fetal brain by diffusion magnetic resonance imaging. Ann Neurol 52:243–246
29. Prayer D, Brugger PC, Mittermayer C (2003) Assessment of intra-uterine brain maturation using diffusion weighted imaging. 13th World Congress on Ultrasound in Obstetrics and Gynecology, Paris. Ultrasound Obstet Gynecol 22(Suppl 1):P3
30. Righini A, Bianchini E, Parazzini C et al (2003) Apparent diffusion coefficient determination in normal fetal brain: a prenatal MR imaging study. AJNR 24:799–804
31. Prayer D, Barcovich AJ, Kirschner DA et al (2001) Visualization of nonstructural changes in early white matter development on diffusion-weighted MR images: evidence supporting premyelination anisotropy. AJNR 22:1572–1576
32. McKinstry RC, Mathur A, Miller JH et al (2002) Radial organization of developing preterm human cerebral cortex revealed by non-invasive water diffusion anisotropy MRI. Cereb Cortex 12:1237–1243
33. Kok RD, van den Berg PP, van den Bergh AJ et al (2002) Maturation of the human fetal brain as observed by 1H MR spectroscopy. Magn Reson Med 48:611–616
34. Heerschap A, Kok RD, van der Berg PP (2003) Antenatal proton MR spectroscopy of the human brain in vivo. Childs Nerv Syst 19:418–421
35. Levine D, Cavazos C, Kazan-Tannus JF et al (2006) Evaluation of real-time single-shot fast spin-echo MRI for visualization of the fetal midline corpus callosum and secondary palate. Am J Roentgenol 187(6):1505–1511
36. Mansfield P, Stehling MK, Ordidge RJ et al (1990) Echo planar imaging of the human fetus in utero at 0.5T. Br J Radiol 63:833–841
37. Baker PN, Johnson IR, Gowland PA et al (1994) Estimation of fetal lung volume using echo-planar magnetic resonance imaging. Obstet Gynecol 83:951–954
38. Duncan KR, Gowland PA, Moore RJ et al (1999) Assessment of fetal lung growth in utero with echo-planar MR imaging. Radiology 210(1):197–200
39. Duncan KR (2001) Fetal and placental volumetric and functional analysis using echoplanar imaging. Top Magn Reson Imag 12:52–66
40. Victoria T, Jaramillo D, Leslie Roberts TP et al (2014) Fetal magnetic resonance imaging; jumping from 1.5 to 3 tesla. Pediatr Radiol 33:376–386
41. Webb JAW, Thomsen HS (2013) Gadolinium contrast media during pregnancy and lactation. Acta Radiologica 54:599–600
42. Nemec SF, Brugger PC, Nemec U et al (2012) Situs anomalies on prenatal MRI. Eur J Radiol 81(4):e495–e501
43. Garel C, Chantrel E, Brisse H et al (2001) Fetal cerebral cortex: normal gestational landmarks identified using prenatal MR imaging. AJNR 22:184–189
44. Garel C (2004) MRI of the fetal brain: normal development and cerebral pathologies. Springer, Berlin
45. Girard N, Raybaud C, Dercole C et al (1993) In vivo MRI of the fetal brain. Neuroradiology 35:431–436
46. Brisse H, Fallet C, Sebag G et al (1997) Supratentorial parenchyma in the developing fetal brain: in vitro MR study with histologic comparison. AJNR 18:1491–1497
47. Barkovich AJ (2012) Pediatric neuroimaging, 5th edn. Lippincott Williams & Wilkins, Philadelphia
48. Levine D, Barnes PD (1999) Cortical maturation in normal and abnormal fetuses as assessed with prenatal MR imaging. Radiology 210:751–758

49. Stazzone MM, Hubbard AM, Bilaniuk LT et al (2000) Ultrafast MR imaging of the normal posterior fossa in fetuses. Am J Roentgenol 175:835–839

50. Fogliarini C, Chaumoitre K, Chapon F et al (2005) Assessment of cortical maturation with prenatal MRI. Part I: normal cortical maturation. Eur Radiol 15:1671–1685

51. Marin-Padilla M (1990) Origin, formation, and prenatal maturation of the human cerebral cortex: an overview. J Craniofac Genet Dev Biol 10:137–146

52. Amin R, Nikolaidis P, Kawashima A et al (1999) Normal anatomy of the fetus at MR imaging. Obstet Imag 19:S201–S214

53. Garel C, Chantrel E, Elmaleh M et al (2003) Fetal MRI: normal gestational landmarks for cerebral biometry, gyration and myelination. Childs Nerv Syst 19:422–425

54. Chi JG, Dooling EC, Gilles FH (1977) Gyral development of the human brain. Ann Neurol 1:86–93

55. Parazzini C, Righin A, Rustico M et al (2008) Prenatal magnetic resonance imaging: brain normal linear biometric values below 24 gestational weeks. Neuroradiology 50:877–883

56. Glenn OA (2009) Normal development of the fetal brain by MRI. Semin Perinatol 33:208–219

57. Kostovic I, Judas M, Rados M et al (2002) Laminar organization of the human fetal cerebrum revealed by histochemical markers and magnetic resonance imaging. Cereb Cortex 12:536–544

58. Levine D, Trop I, Mehta TS et al (2002) MR imaging appearance of fetal cerebral ventricular morphology. Radiology 223:652–660

59. Cardoza JD, Goldstein RB, Filly RA (1988) Exclusion of fetal ventriculomegaly with a single measurement: the width of the lateral ventricular atrium. Radiology 169:711–714

60. Hosseinzadeh K, Owens E (2005) Optimization of acquisition time for MRI of fetal head: the eyes have it. Am J Roentgenol 185(4):1060–1062

61. Rakic P, Yakovlev PI (1968) Development of the corpus callosum and cavum septi in man. J Comp Neurol 132:45–72

62. Kier EL, Truwit CL (1996) The normal and abnormal genu of the corpus callosum: an evolutionary, embryologic, anatomic and MR analysis. Am J Neuroradiol 17:1631–1641

63. Hosseinzadeh K, Luo J, Borhani A, Hill L (2013) Non-visualization of cavum septi pellucidi: implication in prenatal diagnosis? Insights Imaging 4:357–367

64. Falco P, Gabrielli S, Visentin A et al (2000) Transabdominal sonography of the cavum septum pellucidum in normal fetuses in the second and third trimesters of pregnancy. Ultrasound Obstet Gynecol 16:549–553

65. Adamsbaum C, Moutard ML, Andre C et al (2005) MRI of the fetal posterior fossa. Pediatr Neuroradiol 35:124–140

66. Triulzi F, Parazzini C, Righini A (2006) Magnetic resonance imaging of fetal cerebellar development. Cerebellum 5:199–205

67. Robinson AJ, Blaser S, Toi A et al (2007) The fetal cerebellar vermis: assessment for abnormal development by ultrasonography and magnetic resonance imaging. Ultrasound Q 23(3):211–223

68. O'Connor SC, Rooks V, Smith AB (2012) Magnetic resonance imaging of the fetal central nervous system, head, neck and chest. Semin Ultrasound CT MRI 33:86–101

69. Widjaja E, Whitby EH, Paley MN, Griffiths PD (2006) Normal fetal lumbar spine on postmortem MR imaging. AJNR 27:553–559

70. Huang YL, Wong A, Liu HL et al (2014) Fetal magnetic resonance imaging of normal spinal cord: evaluating cord visualization and conus medullaris position by T2- weighted sequences. Biomed J 37(4):232–236

71. Nemec U, Nemec S, Brugger PC et al (2014) Normal mandibular growth and diagnosis of micrognathia at prenatal MRI. Prenat Diagn 34:1–9

72. Coakley FV, Hricak H, Filly RA et al (1999) Complex fetal disorders: effect of MR imaging on management – preliminary experience. Radiology 213:691–696

73. Brugger PC, Prayer D (2006) Fetal abdominal magnetic resonance imaging. Eur J Radiol 57(2):278–293

74. Caire JT, Ramus RM, Magee KP et al (2003) MRI of genitourinary anomalies. Am J Roentgenol 181(5):1381–1385

75. Shinmoto H, Kashima K, Yuasa Y et al (2000) MR imaging of non-CNS fetal abnormalities: a pictorial essay. Radiographics 20:1227–1243

76. Huisman T, Kellenberger C (2008) MR imaging characteristics of the normal fetal gastrointestinal tract and abdomen. Eur J Radiol 65(1):170–181

77. Brugger PC (2011) MRI of fetal abdomen. In: Prayer D (ed) Fetal MRI. Springer, Berlin, pp 361–401

78. Gupta P, Sharma R, Kumar S et al (2010) Role of MRI in fetal abdominal cystic masses detected on prenatal sonography. Gynecol Oncol 281:519–526

79. Nemec SF, Kasprian G, Brugger PC et al (2011) Abnormalities of the upper extremities on fetal magnetic resonance imaging. Ultrasound Obstet Gynecol 38:559–567

80. Blaicher W, Brugger PC, Mittermayer C (2006) Magnetic resonance imaging of the normal placenta. Eur J Radiol 57:256–260

第 4 章　如何解读胎儿 MRI 和撰写相应的检查报告

4.1　引言

借助于超快 MRI 序列，胎儿 MRI 实现了对运动中胎儿的交互式扫描 [1]。T₂SSFSE 是标准序列，平衡 SSFP 能较好地显示胎儿的解剖结构和心血管系统，而 T₁WI 梯度回波（GRE）序列主要用于显示出血、钙化、脂肪和胎粪 [2,3]。近年来，一些先进的 MRI 技术，如 DWI，DTI，应用也逐渐增加 [4]。胎儿 MRI 并非旨在取代超声作为产科诊断的选择工具，而是作为某些适应证的辅助手段 [5]，其目的是实现准确和完整的产前诊断 [6]。

4.2　谁有资质操作胎儿 MRI 并解读其图像?

具有先进 MRI 扫描仪（标准为 1.5T）的医院才能开展胎儿 MRI，同时需具备在胎儿 MRI 方面经验丰富的放射科医师，以及能开展产前咨询的临床专家 [6]。

胎儿 MRI 扫描和图像解读最好由同一个放射科医师进行，其必须接受完整的 MRI 培训，包括合适的方案选择及必要调整。了解发育中胎儿的 MRI 解剖结构，识别病变以及了解先天畸形的短期和长期后果，也是正确解读胎儿 MRI 的基本要求。在提供胎儿 MRI 检查服务之前，卫生服务机构应认真解决执业的证书范围和资质审核。因此，进行胎儿 MRI 检查的理想条件是三级转诊医疗中心，具有标准化的转诊和扫描方案，提供患者咨询服务、定期审查和效果评估 [7,8]。

4.3　在解读胎儿 MRI 之前需要了解什么?

胎儿 MRI 决不应该凭空进行，转诊的临床资料和最新的超声结果是制订 MRI 实施计划和抓住图像解读重点所必需的 [5]。

4.3.1　进行胎儿 MRI 检查前

确保知道以下内容：

1. 病史

有机会与患者交谈以建立关系，并获得更多有关患者姓名、年龄、是否近亲结婚、先前妊娠、家族病情或畸形的病史。

2. 目前的妊娠和转诊适应证

了解胎龄大小（孕周）对于正确解读胎儿 MRI 结果非常重要。孕周需根据末次月经计算，并在妊娠早期通过超声确认 [5]。转诊医师应明确说明为何要求进行胎儿 MRI 检查，以及一并给予基因检测或与当前妊娠有关的其他相关数据，还应告知放射科医师任何可能影响胎儿的母体状况，如感染、糖尿病、Rh 血型、高血压、凝血、缺氧、创伤、出血或用药情况 [5,6]。

3. 早期和最新的胎儿超声报告

早期超声扫描可以准确确定胎龄。除了最新的转诊超声外，由进行 MRI 检查的同一机构进行确认性超声检查很有必要，因为它可以与最新的生物计量结果相关联。

4.3.2　在进行胎儿 MRI 检查时

放射科医师应监测胎儿 MRI 扫描并定制 MRI 检查方案，以评估产前超声检查发现或怀疑的异常情况。胎儿 MRI 检查通常关注转诊查询的器官。

然而，由于胎儿异常的预后与其他器官异常的存在有关，因此在一些医疗中心用胎儿 MRI 扫描所有胎儿器官系统[5]。

患者通常会在胎儿 MRI 扫描后请求获得临时报告。较为推荐的做法是：在认真解读图像并最终完成详细报告之前，尽量不要在早期阶段讨论检查结果。

4.4　如何解读胎儿 MRI？

我们提供了成功解读胎儿 MRI 结果的技巧。

4.4.1　检查所有胎儿 MRI 甚至是引导性图像

胎儿 MRI 的每个图像可能添加有助于确认或排除胎儿异常的一条信息。首先检查沿着母体平面（冠状、轴位和矢状）的定位 MRI（图 4.1）。这些大视野图像可以得到胎儿和周围母体结构的总体观。大视野图像有助于确定妊娠的胎儿数量、胎位以及胎儿在母亲的右侧或左侧，这对于检测位置异常很重要[5]。

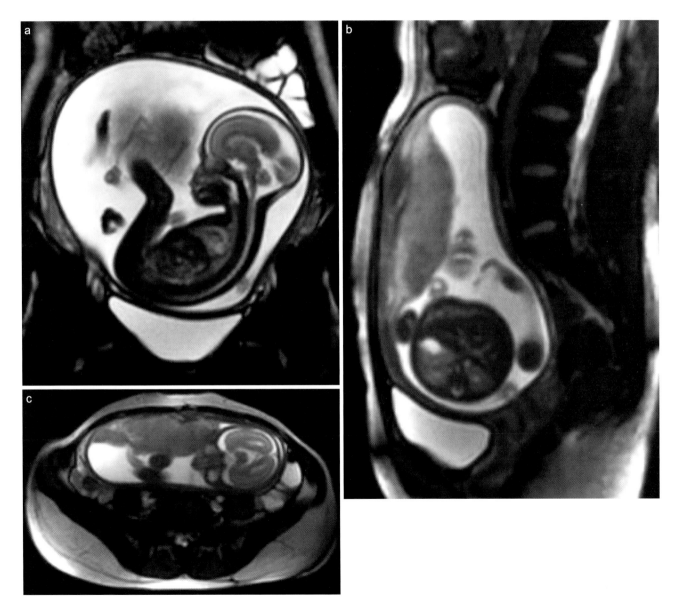

图 4.1　妊娠 24 周时胎儿 SSFP 序列扫描图像。（a）孕妇冠状位图像显示妊娠子宫和周围母体结构的整体观；处于臀位的单胎胎儿正中矢状面清晰可见。（b）矢状位图像显示子宫颈的位置和母体结构如腰骶椎，以及经过胎儿腹部的轴位层面，显示充满液体的胃。（c）轴位图像显示经过胎头的轴位层面并显示胎盘的前部

4.4.2 识别不同 MRI 序列中胎儿结构的组织特征表现

在 T$_2$WI 和 T$_1$WI 序列上识别几种胎儿结构的外观有助于确定其组织表征。

T$_2$WI SSFSE 序列是胎儿 MRI 中的标准序列，并提供大部分信息。T$_1$WI（梯度回波）序列具有较低的分辨率，并且与 T$_2$WI 相比提供信息较少。然而，T$_1$WI 上的高信号强度外观可识别以下结构：血液、脂肪、胎粪、甲状腺和肝（图 4.2）[5]。

脑脊液（cerebrospinal fluid, CSF）和清澈液体在 T$_2$WI 上显示为高信号强度，在 T$_1$WI 上显示为低信号强度。肝在 T$_2$WI 上显示低信号强度，在 T$_1$WI 上显示高信号强度。脾在 T$_2$WI 上显示为均质的低信号强度[5, 7]。

平衡 SSFP 是观察心血管结构的首选序列。胎儿的心脏和血管在平衡 SSFP 上显示为高信号结构（明亮的血液），而在 T$_2$WI SSFSE 上则较少描绘（暗的血液）（图 4.3）[2]。

4.4.3 关注被转诊查询的器官

胎儿 MRI 通常用于确认或排除不确定的超声检查结果。最常见的胎儿 MRI 转诊查询是神经系统疾病，如脑室扩大、胼胝体发育不良、皮质畸形、颅后窝异常，或在子宫内手术前确定脊髓脊膜膨出的

缺损水平[1, 6]。胎儿 MRI 解读的下一个常见的查询问题是：胸部占位病变是先天性膈疝还是肺部病变[7]。不太常见的查询问题是：关于颈部或胸部包块引起气道阻塞的可能性，复杂腹部包块的器官系统起源，或羊水过少情况下胎儿异常的存在[7, 8]。最近，MRI

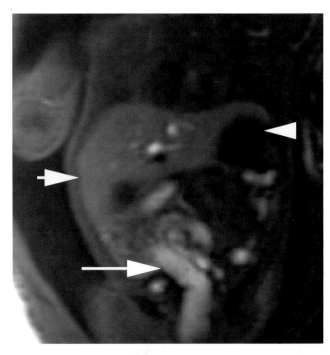

图 4.2 妊娠 30 周时胎儿的冠状位 T$_1$WI 梯度回波图像。肝（短箭号）和胎粪（长箭号）在 T$_1$WI 上显示为高信号强度。请注意，胃内的清澈液体表现为低信号强度（箭头）

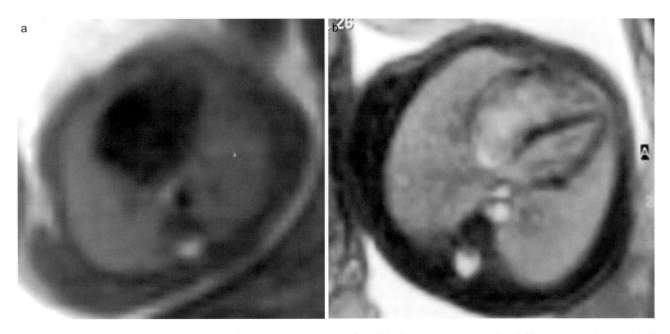

图 4.3 使用 T$_2$WI SSFSE（a）和 T$_2$WI SSFP（b）在妊娠 24 周胎儿胸部的轴位 MRI。胎儿的心脏和血管在 SSFSE 上显示为低信号（暗血），在 SSFP 上为高信号（明亮的血液）。在 SSFSE 和 SSFP 序列中，清澈的液体都表现为高信号强度

用于评估胎儿心血管系统的复杂畸形[9]。

4.4.4　完整的胎儿解剖学调查：何时需要？

　　通常需要胎儿 MRI 来评估某一解剖学区域，其涉及不确定或不清晰的超声诊断。然而，可能需要对胎儿进行完整的解剖学调查，尤其是在怀疑复杂畸形的情况下。MR 的大视野图像有助于检查患有大的或复杂畸形的胎儿，并在整个胎儿身体显像的情况下使病变可视化（图 4.4）。

4.4.5　遵循胎儿器官系统图像解读的方案

　　根据系统顺序评估 MRI 中胎儿结构，可准确诊断，且不太可能漏诊[5]。

　　下列建议可用作解读胎儿 MRI 器官系统的指导方法（表 4.1）。

4.4.5.1　中枢神经系统（CNS）

　　胎儿脑在 T_2WI 上的初始图像表现为光滑表面，大脑室，以及从内向外由低信号生发基质、中间层和低信号皮质组成的多层次脑实质[5,10]。当脑随着妊

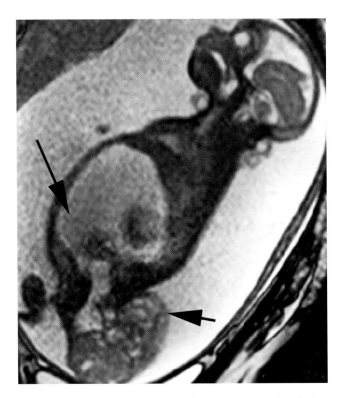

图 4.4　MRI 的大视野使整个胎儿背景下体内的大畸形（骶尾部畸胎瘤）可视化。妊娠 30 周时胎儿的矢状位 T_2WI SSFP 图像显示骶尾部大畸胎瘤的胎儿体外（短箭号）和胎儿体内（长箭号）组成部分

娠进展而成熟时，同时发生以下变化：逐渐按时出现的脑沟和脑回，多层次脑实质变为皮质和白质；髓鞘形成，以及脑室和 CSF 间隙变小（图 4.5）[10]。

　　对胎儿脑部 MRI 的解读应包括以下几个方面：皮质沟和回，脑实质和髓鞘形成，脑室和脑脊液间隙，胼胝体和颅后窝。

皮质沟和回

　　我们在这里提供一个建议方案，用于检测胎儿 T_2WI 中脑沟形成的成熟（图 4.6）。

　　从轴位 MRI 开始。寻找正常情况下在妊娠 16 周时开始出现的外侧裂；然而，请注意，皮质直到妊娠 34 周才会经历内折叠和岛盖形成。

　　然后检查矢状 MRI。从正中矢状位图像开始寻找顶枕裂（在 22 周出现）、距状裂（在 24 周出现）、扣带沟（在 24 周出现）和边缘沟（在 27 周出现）。然后检查与正中线相邻的外侧矢状面图像。寻找中央沟（从 26 周开始出现）、中央前沟（在 27 周出现）和中央后沟（在 28 周出现）。

　　最后，检查冠状图像。在前冠状图像中，寻找额上、下沟（两者均从妊娠 29 周开始出现）。在第三脑室处的冠状面，寻找颞上沟（在 27 周出现）和颞下沟（在 33 周出现）[11]。请注意，到妊娠 34 周时，大多数一级和二级脑沟在胎儿 MRI 上可见[12]。

　　胎儿 MRI 的脑沟形成程度表明胎龄相关的皮质发育[10]。该胎龄与转诊胎龄相关（基于妊娠早期进行超声的检查）；若不一致，则可能会存在异常情况。皮质畸形在胎儿 MRI 中通过发现正常脑沟形成模式的改变来识别：过多的脑沟（多小脑回），过少的脑沟（无脑回畸形），异常深或位置异常的脑沟（脑裂畸形）[1,5,10]。然而，为了用胎儿 MRI 诊断脑沟形成异常，应至少在妊娠 30 周后进行妊娠晚期检查[5]。室管膜下灰质异位症患者可发现沿着脑室壁的小结节。异位症可以根据其 MRI 信号外观与室管膜下结节区分。异位症是相对于生发基质的等信号，而室管膜下结节是 T_1WI 上高信号和 T_2WI 上低信号[5,9]。

脑实质和髓鞘形成

　　在 T_1WI 和 T_2WI 上检测到胎儿脑实质的信号改变，表明病变存在。出血在 T_1WI 上表现为高信号强度，在 T_2WI 上表现为低信号强度。胶质增生和白质水肿是 T_1WI 上低信号和 T_2WI 上高信号[11]。在 T_1WI 上可以正常地检测到髓鞘形成，表现为在被盖

表 4.1 解读胎儿 MRI 的系统引导方法

胎儿系统	结构/功能	MRI 平面和序列	正常胎儿解剖结构的 MRI 表现	相关病理学
中枢神经系统	实质	轴位 T$_2$WI	在 26 周之前:3 层（生发基质和皮质是低信号，中间层在其间）；26 周之后:2 层（生发基质消失，留下皮质和白质）	皮质畸形，出血，神经胶质增生
	髓鞘形成	T$_1$WI	髓磷脂表现为高信号	受损
	皮质沟	轴位，矢状和冠状位 T$_2$WI	妊娠早期是平滑脑表面，然后逐渐按时出现脑沟和脑回	脑皮质发育畸形，无脑回畸形，多小脑回，脑裂畸形，SEH
	脑室系统	轴位 T$_2$WI	对称的侧脑室；正常情况下脑室直径小于 10 mm	脑室扩大
	脉络膜	矢状面 T$_2$WI	到 15 周时，所有部分都充满侧脑室	缺如（部分，完全）和发育不全
	颅后窝	轴位，矢状和冠状位 T$_2$WI	脑桥凸出的前后界；TCD 在妊娠期间逐渐增加；下蚓部在 17～18 周时发育；枕大池的正常前后径小于 10 mm	小脑发育不全，蚓部发育不全，JSRD，DWM，脑桥小脑畸形，Chiari 畸形
	脊柱	轴位，矢状和冠状位 T$_2$WI	可看到整个脊柱和椎骨组分	NTD，骶尾部肿瘤
面部	面部	轴位，冠状和矢状位 T$_2$WI	胎儿外观：目间距，眼，晶状体，外耳，牙蕾，下颌骨，腭	颅面畸形：无眼畸形，小颌畸形，腭裂
颈部	颈部	轴位，冠状和矢状位 T$_2$WI	气道：高信号	畸胎瘤，错构瘤，淋巴管瘤
胸部	胸部	轴位，冠状和矢状位 T$_2$WI	肺：初始为 T$_2$WI 上中间信号强度；信号强度和体积随着妊娠期进展而增加	肺发育不全，CCAM，隔离症，CDH
心血管	气道	轴位，冠状位 T$_1$WI 和 T$_2$WI	液体在 T$_2$WI 上具有高信号强度而在 T$_1$WI 上为低信号强度	先天性肺气道畸形；CHAOS
	心	轴位，矢状，SSFP（明亮的血液）；T$_2$ SSFSE（暗的血液）	内脏-心房位置，心脏位置和心轴，心房、室，流入静脉，主动脉弓，心室-心房一致性，心包块和心包积液	完全性内脏反位，心脏异位，CHD，横纹肌瘤，胆总管囊肿
腹部和骨盆	肝	轴位，冠状位 T$_1$WI 和 T$_2$WI	T$_1$WI 上高信号，T$_2$WI 上低信号	肝囊肿，胆总管囊肿
	脾	轴位，冠状位 T$_2$WI	到 20 周时可检测到，T$_1$WI 上中低信号	多脾，脾大
	胃肠道	轴位，矢状位 T$_1$WI 和 T$_2$WI	食管，胃和近端肠道含有 T$_1$WI 低信号，T$_2$WI 高信号液体；20 周后的远端肠道含有胎粪：T$_1$WI 高信号和 T$_2$WI 低信号	肠闭锁，腹裂和脐部膨出
	泌尿生殖道	轴位，冠状，矢状位 T$_2$WI	在 T$_2$WI 上，肾皮质相对于髓质呈低信号。膀胱充满 T$_2$WI 高信号，T$_1$WI 上低信号液体	肾囊性疾病，肾肿瘤，阻塞性尿路病，卵巢囊肿，尿道下裂，尿道上裂
肌肉骨骼	骨	EPI，厚层 T$_2$WI，动态 SSFP	EPI 显示骨（低信号）和骨骺软骨（高信号）；厚层 T$_2$WI，3D 印象概观 SSFP，运动	骨骼发育不全，畸形（畸形足，关节孪缩征）
与妊娠有关的结构		轴位，冠状和矢状位 T$_1$WI 和 T$_2$WI	胎盘，脐带，羊水	胎盘植入异常，胎盘肿瘤，羊水过少，羊水过多

缩写：ACC：胼胝体缺如；CCAM：先天性肺囊腺瘤样畸形；CDH：先天性膈疝；CHAOS：先天性高气道阻塞序列；CHD：先天性心脏病；CNS：中枢神经系统；DWM：Dandy-Walker 畸形；EPI：回波平面成像；GIT：胃肠道；JSSD：Joubert 综合征和相关小脑疾病；NTD：神经管缺陷；SHE：室管膜下灰质异位症；SSFP：稳态自由进动；TCD：小脑横径；3D：三维

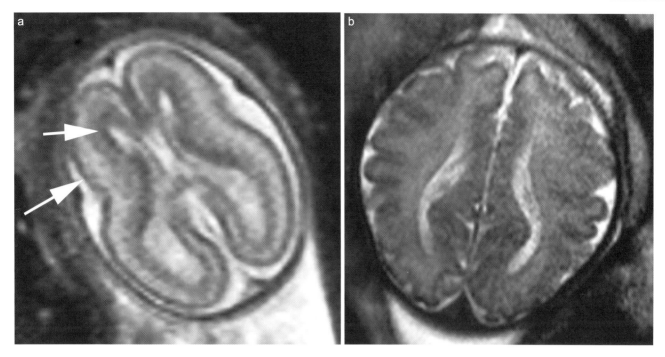

图 4.5　正常胎儿脑成熟的 MRI 解读。（a）妊娠 19 周时脑的轴位 T_2WI。脑具有光滑的表面和多层次实质组织：内层低信号强度的生发基质（短箭号），中间层，以及外层低信号强度的发育中皮质（长箭号）。脑室和蛛网膜下腔显示清晰。（b）妊娠 35 周时脑的轴位 T_2WI 显示皮质沟外观的正常成熟，生发区消失，留下两层（皮质和白质），并且脑室和蛛网膜下腔减小

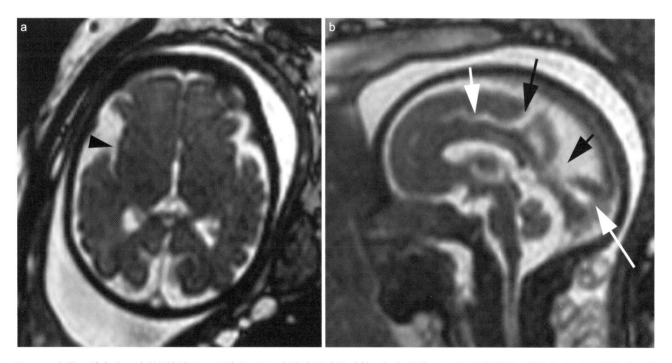

图 4.6　应用一种方案，来检测妊娠 30 周胎儿 T_2WI 中脑沟形成的成熟。（a）轴位 MRI 显示外侧裂（箭头）；（b）中线矢状图像显示顶枕裂（短黑箭号）、距状裂（长白箭号）、扣带沟（短白箭号）和边缘沟（长黑箭号）。边缘沟的出现表明胎龄为 27 周或以上；（c）正中矢状面以外的矢状面图像显示中央沟（黑箭头）、中央前沟（白箭号）和中央后沟（黑箭号）的发育。中央后沟的出现表明胎龄为 28 周或以上；（d）前冠状面图像显示额上沟（短箭号）和额下沟（长箭号），表明胎龄 29 周或以上。（e）第三脑室处的冠状面显示出颞上沟（箭号），而非颞下沟，其在 33 周开始出现。胎龄相关的皮质发育可能超过妊娠 29 周且不到妊娠 33 周；这与转诊的胎龄（30 周）具有较好的相关性

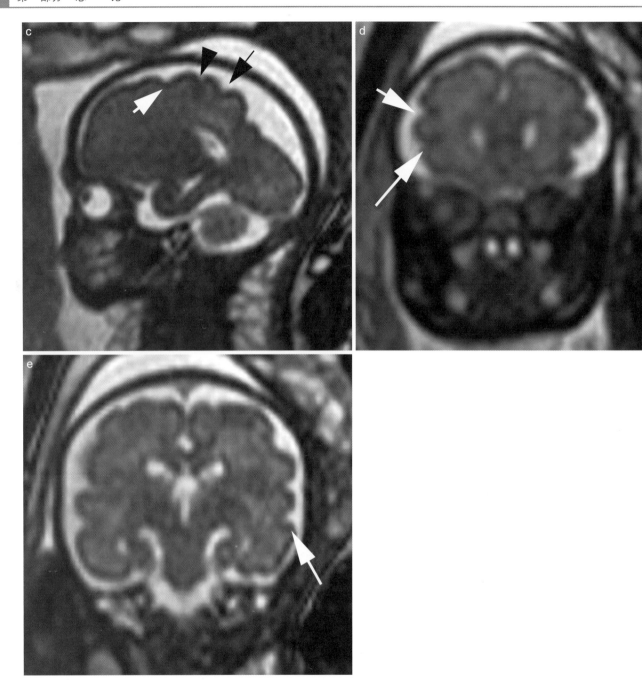

图 4.6（续）

（妊娠 22 周）、小脑中脚（妊娠 28 周）和内囊后肢（妊娠 30 周）的高信号强度[13]。

脑室和脑脊液间隙

　　当脑室宽度超过 10 mm 时，诊断为胎儿脑室扩大。脑室扩大是异质性疾病，可由几种病因引起，包括缺血、感染和 CSF 循环障碍，也可能是神经系统综合征的一部分[11]。

　　在由缺血或感染所致的组织损失而引起的脑室扩大中，可发现脑萎缩和孔洞脑畸形。

　　扩张的侧脑室的形状能帮助发现其根源。侧脑室扩大的枕角（空洞脑）与胼胝体缺如有关，Chiari Ⅱ 畸形中可见尖的后角，加宽的后角伴加宽的 V 形第三脑室可见于导水管狭窄[13, 14]。

胎儿脑室扩大的预后在出现其他异常时更为严重；因此，MRI 的作用是寻找相关的异常，如皮质畸形、胼胝体缺如和颅后窝异常 [5,7]。

胼胝体和中线结构

正中矢状位 T_2WI 上胼胝体直接可见，其正常时在透明隔腔的上缘处呈现为低信号 C 形结构。可用正中矢状位 T_2WI 来诊断胼胝体异常，如发育不良或者完全或部分缺如。轴位和冠状 MRI 可以发现完全胼胝体缺如的间接征象：直和平行的侧脑室、空洞脑和高位第三脑室 [1,11,13]。

颅后窝

胎儿 MRI 可以对颅后窝结构进行形态学和生物计量学分析。正中矢状位 MRI 可显示小脑幕的位置，评估颅后窝的整个体积，显示脑干的轮廓（正常的脑桥前凸），并识别出小脑蚓部（图 4.7）。小脑半球最好在轴位和冠状位图像上进行评估，其中可以实现小脑横径（transverse cerebellar diameter, TCD）的测量。在患有小脑发育不全的病例中，TCD 明显减小。蚓部的部分缺如总是在下部，因为该结构是由头侧向足侧方向发育的 [11]（图 4.8）。

畸形可影响多个颅后窝结构。在脑桥小脑发育不全中，由于脑桥前凸缺失，发育不全的小脑与扁平脑桥相关。磨牙征（molar tooth sign, MTS）是由中脑、蚓部和小脑上脚异常的组合而引起的征象。MTS 是 Joubert 综合征和相关小脑疾病（Joubert syndrome and related cerebellar disorders, JSRD）的特征，早在妊娠第 17~18 周就可以在轴位 MRI 上检测到 [15,16]。

枕大池是颅后窝的重要标志。枕大池的前后径（正常时小于 10 mm）异常与多个颅后窝异常有关，应对胎脑进行详细检查（图 4.9）[17]。扩大的枕大池是诊断 Dandy-Walker 畸形的标志，该畸形包含一系列畸形包括：巨型枕大池（正常的第四脑室、蚓部和小脑幕）、Blake 囊肿（第四脑室囊性扩张，正常蚓部和正常小脑幕）、蚓部发育不全（第四脑室囊性扩张，蚓部发育不全和正常小脑幕）以及 Dandy-Walker 畸形（第四脑室囊性扩张，蚓部发育不全和上移的小脑幕）。闭塞的枕大池是 Arnold-Chiari 畸形一致的异常。Chiari Ⅱ 畸形的特征是小颅后窝，下蚓部和第四脑室疝，小脑发育不全，以及通常有幕上脑室扩大 [1,17]。

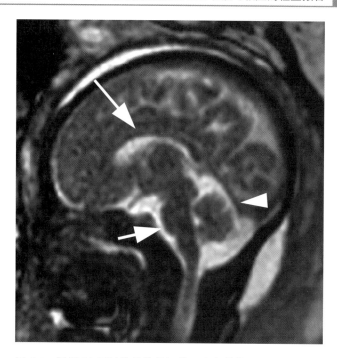

图 4.7　妊娠 29 周时胎儿脑的正常正中矢状位 MRI 解剖结构。小脑幕（箭头）的位置和颅后窝的尺寸是正常的。第四脑室大小正常，并且与前方的脑干和后方的小脑（蚓部）分界清晰。请注意脑干的正常轮廓及其脑桥前凸（短箭号）。胼胝体表现为透明隔腔上方的低信号强度 C 形结构（长箭号）

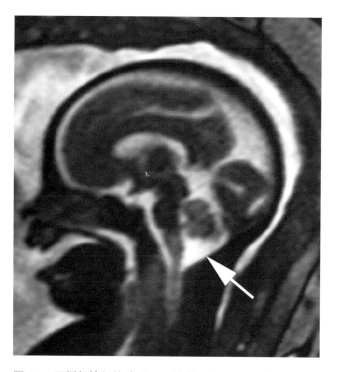

图 4.8　下蚓部缺如的胎儿 MRI 诊断。妊娠 24 周胎儿脑的正中矢状位 MRI 显示上蚓的发育和下蚓的缺失，伴有随之而出现的枕大池扩大（箭号）。只有在妊娠 20 周后才能提示下蚓部缺如，以避免因较早胎龄下蚓部生理性未发育而导致的误诊。请注意，枕大池的扩张表明异常的颅后窝，需要仔细检查胎儿的脑

由于脊髓脊膜膨出总是与 Chiari Ⅱ 畸形相关，因而枕大池的闭塞意味着脊柱缺陷（图 4.10）[13]。

4.4.5.2 脊柱

应在 MRI 上的多个平面上检查胎儿脊柱的整个长度 [1, 5]。神经管缺陷（neural tube defects, NTD）是由于妊娠早期神经管正常闭合失败而造成的，包括：无脑畸形、脑膨出、脊柱裂和枕骨裂露脑畸形。当内容物通过颅骨缺损突出时，诊断为脑膨出；类似地，脊柱裂的椎骨缺损导致神经管内容物的暴露。胎儿 MRI 可以确定骨缺损的部位和范围，以及突出囊的大小和组织特征 [17]。对胎儿脊柱包块（例如骶尾部畸胎瘤）的 MRI 解读，多个平面的 T_1WI 和 T_2WI 序列用于描述包块在相邻胎儿结构上的位置、范围、内容物和效应（见图 4.4）[5]。

4.4.5.3 面部

多个平面的胎儿 MRI 有助于评估面部、目间距、眼、晶状体、外耳、牙蕾、下颌骨和腭的轮廓。解读胎儿 MRI 对于评估复杂的颅面畸形十分重要（图 4.11）[18]。

4.4.5.4 颈部和胸部

胎儿气道充满液体并且在 T_2WI 上显示为高信号强度。MRI 可帮助评估胎儿颈部包块与气道和纵隔之间的关系。最常见的胎儿颈部包块是畸胎瘤、血管瘤、前部的甲状腺肿和后外侧的囊性水瘤。甲状腺具有特征性信号模式（T_1WI 上的高信号强度和 T_2WI 上的中等信号强度），可以将它与其他胎儿颈部包块区分开 [5]。胎儿 MRI 可通过确认颅骨的完整性来评估囊性水肿对胎儿组织的浸润，以及分辨它与后部脑膨出之间的差异（图 4.12）[17]。

在妊娠 17～23 周之间可以看到胎儿肺，其在 T_2WI 上具有中间信号强度。随着妊娠的进展，肺的信号强度和体积增加。胎儿肺部发育不全的特征是信号强度和肺体积明显减少 [19]。

最常见的胎儿肺部包块是先天性肺囊腺瘤样畸形（congenital cystic adenomatoid malformation, CCAM）、支气管肺隔离症和先天性膈疝。矢状和冠状 MRI 可以显示胸部和腹部结构之间的差别，因此

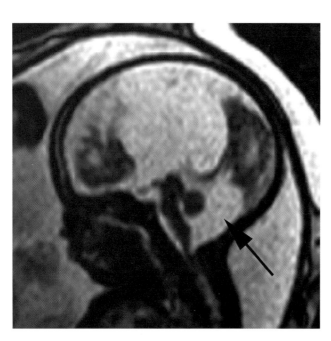

图 4.9 复杂的胎儿脑畸形。妊娠 21 周胎脑正中矢状位 T_2WI MRI 显示颅后窝囊性扩大（箭号），小脑发育不全，脑干畸形伴脑桥前凸缺失，胼胝体缺如，以及幕上脑室扩大。胎儿脑结构的多种异常可以共存，因此请继续观察

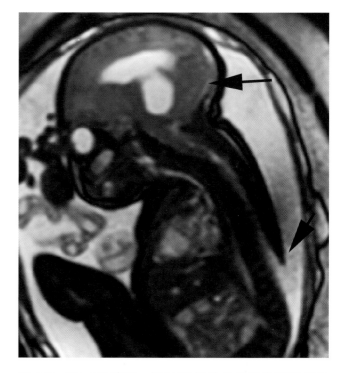

图 4.10 Chiari Ⅱ 畸形。妊娠 25 周胎儿矢状位 T_2WI 显示 Chiari Ⅱ 畸形的特征性发现（长箭号：小颅后窝、闭塞的枕大池和扩张的幕上脑室）。对脑状况的全面评估需要注意相关的脊柱缺陷（脊髓脊膜膨出）（短箭号）

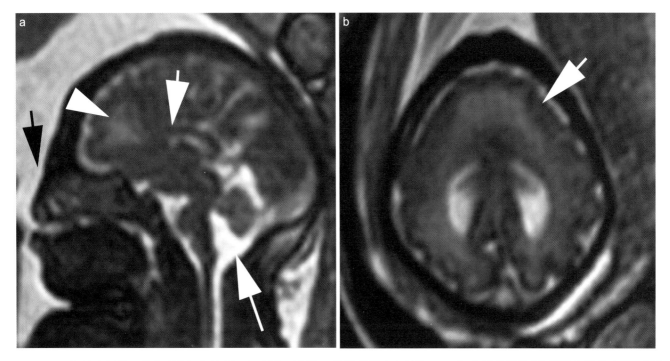

图 4.11　面部轮廓异常可能表明有复杂的颅面部畸形。妊娠 29 周胎儿正中矢状位 T₂WI（a）显示平的中面部和鼻缺失（黑箭号）的异常轮廓。这需要详细评估脑，其显示枕大池扩大（长白箭号），小脑发育不全，胼胝体前部缺如（短白箭号）和额叶脑实质异常高信号强度（箭头）。同一胎儿脑的轴位 T₂WI（b）显示小脑前部无分裂（箭号），而后部分裂；半脑叶型前脑无裂畸形的发现令人印象深刻

可以区分先天性膈疝和肺部包块。胎儿 MRI 也可表征先天性膈疝中的疝出器官[5]。

在 T₂WI 上，胎儿 CCAM Ⅰ 型和 CCAM Ⅱ 型分别表现为大和中等尺寸的高信号囊肿。微囊性 CCAM Ⅲ 型在 T₂WI 上显示均匀的中等高信号强度，在未见来自主动脉的供血动脉（提示隔离）的情况下，与支气管肺隔离无法区分（图 4.13）[19]。

4.4.5.5　心血管

心血管系统在 T₂WI SSFSE 上表现为流空效应（暗的血液）；这种外观与高信号的周围结构形成鲜明对比。平衡 SSFP 序列在高信号结构（明亮的血液）的心脏和血管可视化方面是优越的。

最近，已引入了沿着身体和心脏平面的胎儿心脏 MRI，这显示了检测先天性心脏病（congenital heart disease, CHD）、心脏肿瘤和血管畸形的潜在价值[2, 9]。改进的节段方法可用于分析胎儿心脏 MRI，其包括以下内容：内脏 - 心房位置，心脏位置和轴，心房、室，心室环，流入静脉，流出血管，心室 - 动脉一致性，主动脉弓侧，心脏包块和心包积液[2]。

内脏 - 心房位置：检查沿母体冠状或轴位平面的 MRI，以确定胎儿的位置。在总体位置反向的情况下，心尖和胃位于胎儿身体的右侧[9]。

心脏位置和轴：轴位 MRI 显示，正常时大部分心脏在胸部左侧，心尖指向左侧（见图 4.3b）[2]。正常 MRI 中胎心的轴测量值为 37.25° ±7.15°，与超声成像正常值相似。心脏轴异常会增加心脏异常或胸内病变心脏移位的风险，或者罕见地心脏位于胸外（异位心脏），这些可用不同的胎儿 MRI 平面进行诊断[9]。

心房、室：四腔视图可评估心房、室数量（通常为 4 个），比较两个心房和两个心室的大小（通常大小相似）和评估室间隔的完整性（图 4.14）。不平衡的心房、室发生在右心发育不全、左心发育不全和 Ebstein 畸形情况下。在平衡 SSFP 上，室间隔在右心室和左心室之间表现为薄的低信号结构。室间隔缺损可在胎儿 MRI 中检测到，其表现为孤立的畸形或复杂畸形的一部分。

流入静脉：冠状和矢状胎儿 MRI 可显示正常的上腔和下腔静脉引流至右心房并有检测异常，如永存

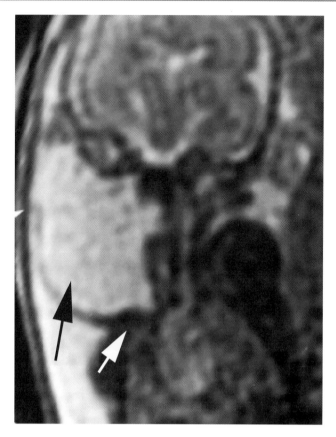

图 4.12 胎儿颈部包块的 MRI 表现有助于做出正确诊断。妊娠 20 周胎儿冠状位 T₂WI 显示颈部右侧的一个大包块（黑箭号）延伸至胸腔入口（白箭号）。包块是囊性的，没有实性成分和隔膜。这种 MRI 表现提示是浸润性囊性瘤而非畸胎瘤和甲状腺肿

左上腔静脉（图 4.15）。四腔视图可显示正常肺静脉（至少一条静脉）引流至左心房并检测异常肺静脉引流[9]。

流出血管： 在胎儿 MRI 中，可在轴位、矢状和短轴视图上检测右流出道（肺动脉）；可在轴位、冠状和短轴视图上检测左流出道（主动脉）。右侧和左侧流出道的大小通常相等，并在其原点交叉[2]。胎儿 MRI 可以检测流出血管的异常，例如法洛四联症、主动脉缩窄和大动脉转位[9]。

心室 - 动脉一致性： 胎儿 MRI 可通过识别调节索来显示右心室形态。在正常的心室 - 动脉一致性中，肺动脉从形态学上起源于右心室并且在其远端分叉，而主动脉起源于左心室并且可追踪到给出三个颈部血管支的规则主动脉弓。

主动脉弓侧： 主动脉弓通常在左侧；可以在

MRI 中检测到右侧主动脉弓[2]。

心脏包块和心包积液： 胎儿 MRI 可以较好地识别心脏肿瘤（罕见，主要是横纹肌瘤）和心包积液[9]。

4.4.5.6 腹部和骨盆

正常的胎儿肝实质在 T₁WI 上显示为高信号，在 T₂WI 上显示为低信号（图 4.16）。从妊娠 18 周开始，正常的胆囊表现为充满液体的囊；然而，无法检测到正常的胆管。胎儿 MRI 可以帮助诊断与肝相关的囊性病变（图 4.17）。胆总管囊肿与胆管系统相通，而不像先天性肝囊肿，其不与胆管系统相通[20, 21]。

脾在妊娠 20 周时 T₂WI 显示为正常的低信号强度；在 T₁WI 上显示低信号强度[5, 20]。胎儿 MRI 可检测与脾相关的异常，如多脾[9]。

食管、胃和近端肠道通常是充满液体的，在 T₁WI 上显示为低信号，在 T₂WI 上显示为高信号。妊娠 20 周后，远端肠道含有胎粪，其在 T₁WI 上为高信号，在 T₂WI 上为低信号（见图 4.2）[20]。在 T₁WI 上识别结肠中的胎粪可帮助诊断复杂的胎儿畸形，如腹裂和脐膨出[5]。

在 T₂WI 上，胎儿肾皮质相对于髓质是低信号的。肾皮质 / 髓质信号强度比随着胎龄增长而逐渐增加，在足月儿时达最大值[22, 23]。胎儿膀胱充满 T₂WI 上高信号强度、T₁WI 上低信号强度的液体。胎儿 MRI 可以显示几种泌尿系疾病如阻塞性尿路病、肾肿瘤和多囊肾的形态学特征[23]。发育不全的肾显示为 T₂WI 上信号强度增加。胎儿 MRI 还可显示胎儿生殖器疾病，如卵巢囊肿，以及尿道下裂和尿道上裂[22]。

4.4.5.7 肌肉骨骼系统

可以通过几种 MRI 序列来评估胎儿肌肉骨骼。在回波平面成像（EPI）中，胎儿骨骼呈现低信号强度，而骨骺软骨呈现高信号强度。EPI 可用于获得骨骼发育的总体视图。厚层 T₂WI 可以给出具有 3D 印象的胎儿总体视图，这有助于识别复杂的肌肉骨骼异常。动态 SSFP 序列有助于检测异常胎动[18]。

4.4.5.8 妊娠相关结构

评估胎盘、脐带和羊膜囊是胎儿 MRI 解读的一部分。胎盘的 MRI 外观在妊娠期间发生变化。在妊娠 19 ~ 33 周时，胎盘在 T₂WI 上看起来是均质的。

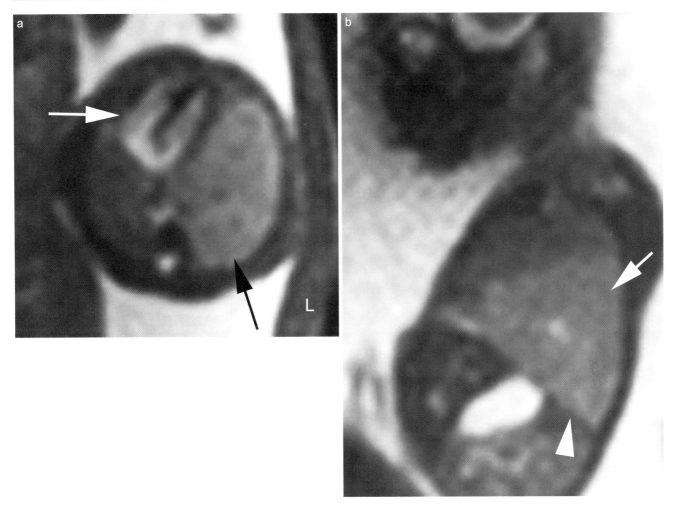

图 4.13　MRI 有助于诊断胎儿胸部包块。（a）妊娠 22 周胎儿胸部轴位 T_2WI 显示左半胸的均匀中度高信号病变（黑箭号）。包块扩大了左半胸，并且使心脏和纵隔向右移位（白箭号）。（b）：与（a）同一胎儿的躯干左矢状位 T_2WI 显示包块（箭号）和腹部结构（箭头）之间的区别，因此排除了先天性膈疝并提示包块的肺源性。缺乏来自主动脉的可见供血动脉提示包块是先天性肺囊腺瘤样畸形（CCAM Ⅲ 型）而非隔离症

随着妊娠进展，胎盘显示其小叶数量和 T_2 信号强度增加。在胎盘逐渐老化期间，表现出不混匀的地图样外观 [24]。MRI 可检测胎盘植入异常和胎盘肿瘤，并可指导更好的管理。羊水异常、羊水过少或过多可能是潜在胎儿异常的第一个提示。MRI 可较好地评估并发于羊水过少的妊娠，而这在用超声检查时具有局限性 [25]。

4.4.6　了解正常发育中胎儿的解剖结构及其 MRI 表现，以避免诊断误区

在较小胎龄的胎儿中，由于结构较小和胎动，可能难以清楚地识别胎儿的解剖结构。随着妊娠进展，胎儿结构的尺寸增大和胎动减少，都将增强胎儿解剖结构的明显性 [1, 5, 7, 8]。

胎儿解剖结构的形态学和 MRI 信号表现随着妊娠进展而变化。因此，为了正确解读胎儿 MRI，就要熟悉与胎龄相关的正常发育中胎儿的解剖结构及其相应的 MRI 表现 [5]。通过这种方式，可以避免把正常发育中的结构误诊为病变。示例包括以下内容：

- 妊娠早期正常的平滑脑表面类似于无脑回畸形；建议在妊娠 28 周后进行随访，以避免误诊（见图 4.5）。
- 妊娠早期侧脑室的生理突出可能被误诊为脑室扩大，但脑室直径测量值是正常的（见图 4.5a）。

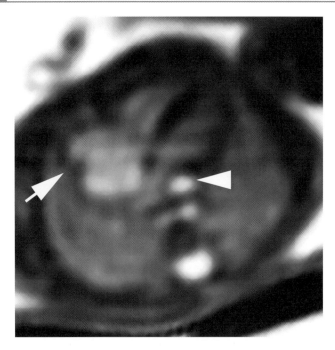

图 4.14 妊娠 25 周胎儿的异常心脏四腔 SSFP MRI 表明有复杂的心血管畸形。四腔视图显示永存左上腔静脉（箭头），其流入扩大的右冠状窦，再流入扩大的右心房（箭号）

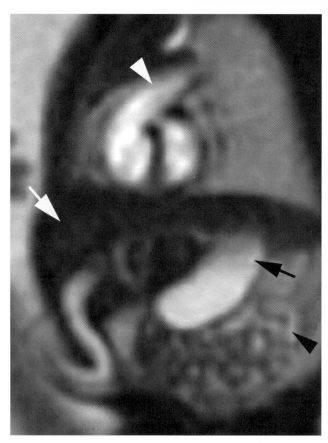

图 4.16 妊娠 27 周时正常胎儿体内的矢状斜 SSFP MRI。图像显示腹部器官：胃（黑箭号）和小肠（黑箭头）充满高信号强度的液体。肝（白箭号）具有低信号强度外观。在胸部，可见正常的肺动脉（白箭头）起源于右心室

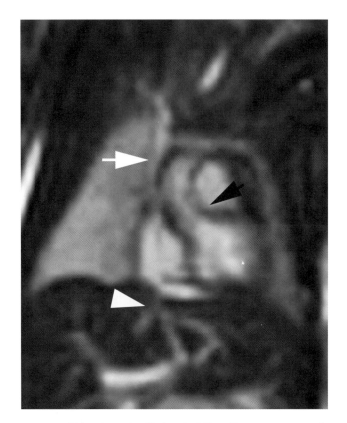

图 4.15 妊娠 27 周时正常胎儿心脏的冠状 SSFP MRI。图像显示左心室流出道（黑箭号），以及流到右心房的上腔静脉（白箭号）和下腔静脉（白箭头）

- 下蚓部在妊娠 17 ~ 18 周时发育；因此，建议等到妊娠 20 周后再对胎儿 MRI 中下蚓部缺如进行诊断（见图 4.8）[11]。
- 由于胎儿骨盆非常小，充盈的膀胱可能在 30 周胎龄以上的胎儿中占据腹部的相当大部分，不应误诊为尿路梗阻。

4.4.7 对于相关异常，要仔细查看每个图像的整个视野

如果您发现胎儿存在一个异常，则请仔细查看整个视野，以寻找其他相关异常。其他发现可能有助于区分可能的遗传综合征与散发性疾病[5]。准确检查不同的胎儿身体系统，则能够确定综合征的程度和任何相关的异常。MRI 提供的其他发现能

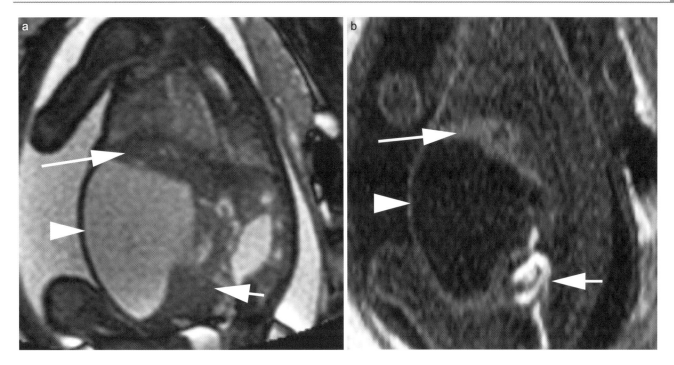

图 4.17　妊娠 32 周胎儿的肝囊肿。使用 T_2WI 序列（a）和 T_1WI（b）序列的胎儿腹部矢状斜 MRI 显示：位于肝表面（长箭号）下方的一个大囊肿（箭头）。囊肿含有清澈液体并在 T_2WI 上显示高信号，在 T_1WI 上显示低信号。请注意，远端肠道含有胎粪，其在 T_1WI 上为高信号，在 T_2WI 上为低信号（短箭号）

有助于了解异常的严重程度和确定妊娠的预后（图 4.18）[26, 27]。

4.4.8　胎儿生物计量学

使用超声所获的胎儿生物计量测量值，已成为评估胎儿发育和胎龄的标准。然而，最近几项研究建立了类似的胎儿 MRI 标准[28-36]。

MRI 能准确描绘和测量胎儿结构[10]。文献包括不同胎儿结构的 MRI 参考生物计量学数据，如脑[10, 28]、眼[29]、肺[30, 31]、结肠[32]、肝和其他结构[33, 34]。关于 MRI 胎儿生物计量学的参考文献详细列表可以在儿科放射学会（the Society of Pediatric Radiology, SPR）的网页上找到（http://www.pedrad. org/Education/ParentsPatients/FetalReferences.aspx）。

重要的胎儿测量值分别是在颅骨和脑的最大直径处测量的颅骨和脑的双顶径和枕额径。MRI 能估计脑的实际大小，并消除与脑周围空间扩大相关的测量误差[35]。与超声测量值相比，胎儿脑的 MRI 测量值也显示出极好的一致性[28]。

研究还表明：在不同胎龄，对于几种胎儿生物特征识别（即生物计量），MRI 和超声测量值之间存在极好的相关性[28, 36]。在相同的参考胎龄，胎儿测量值与建立的标准值之间不一致通常提示病变。然而，在将生物计量诊断为异常病变之前，重新评估所转诊胎龄的准确性是明智的。在这种情况下，与转诊医师沟通以确认胎龄。要求了解妊娠早期超声（<24 周）估计的胎龄，因为它能准确评估胎龄[37]。

4.5　撰写胎儿 MRI 报告

在撰写胎儿 MRI 报告之前，请与最了解病史、先前成像结果和处理咨询事宜的相关人员进行沟通。缺乏沟通可能会造成数据冲突和不信任。

4.5.1　胎儿 MRI 报告的标题建议

建议对胎儿 MRI 报告采用以下标题（图 4.19）。

病史

报告中应包含一个简明的病史，其中包括胎龄和最新超声检查结果。

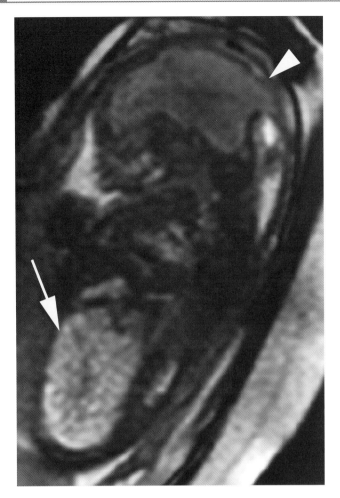

图 4.18 Meckel-Gruber 综合征。妊娠 24 周胎儿矢状面 SSFP MRI 显示肾增大，伴有肾实质信号强度增加，这是由囊性变化产生的（箭号）。两个肾都受到影响（仅显示一个）。确定了一个小的后部脑膨出（箭头）。在存在肾囊性疾病情况下识别出这种脑畸形，提示 Meckel-Gruber 综合征的诊断。由于相关的羊水过少而在超声检查时漏诊后部脑膨出

转诊适应证

清楚地写出转诊查询和适应证，此乃作为胎儿 MRI 检查的合理依据。

MRI 技术

写出关于所用胎儿 MRI 技术的简要说明，包括 MRI 机器、MRI 序列和检查中包含的胎儿解剖部位。

评论

- 在报告开头，详细描述与转诊查询直接相关的胎儿 MRI 检查结果。
- 然后包括您在胎儿 MRI 解读过程中可能发现的所有病理结果或可能的异常。
- 包括您在检查胎儿器官和妊娠结构的系统评估过程中可能发现的正常结果和测量值。

结 论

通过回答转诊查询而在您的报告中得出结论。将胎儿 MRI 检查结果与先前的超声检查相关联。包括诊断或鉴别诊断的简短列表。在诊断中要考虑检测到的胎儿发现是否是随机的一系列异常，还是可诊断为已知的综合征。报告的这一部分还可以包括有关预后的信息。

4.5.2 胎儿 MRI 异常：如何传达坏消息？

在胎儿 MRI 检测到或确认了胎儿结构异常的情况下，谁应该向孕妇传达坏消息以及该如何传达？

在一项对 76 名妇女的调查中，就对产前超声成像异常消息的接受而言，这些妇女最重视"即时、明确的信息，并对不同的选择给予解释；有足够的提问时间；有涉及随访的信息；个人隐私以及传达方表达的同情"[38]。应该在私密环境中，让孕妇接受有关胎儿 MRI 异常结果的信息并对其表示同情。孕妇一旦知道她的胎儿异常情况，便开始咨询[39]。

4.5.3 胎儿 MRI 报告在产前咨询中的作用

成功的医疗保健需要从事患者医疗的临床医生之间进行医疗协作和互动。产前咨询是个从医学角度传达有关胎儿异常的过程，以帮助家庭决定产前治疗、产后治疗或中止妊娠[26]。

放射科医师不断演变的角色是对患者周围的医疗团队提供价值的积极贡献者。事实上，放射科医师越来越被视为医师顾问。放射科医师与转诊医师的沟通将提供更完整的患者病史，使得能够采用更有重点的方法来实施和报告胎儿 MRI。准确诊断胎儿异常至关重要[1]。胎儿 MRI 是诊断胎儿疾病的

图 **4.19**　建议的胎儿 MRI
报告模板

患者：	检查日期：
参考编号：	出生日期：
转诊医师：	末次月经：

胎儿 MRI

胎龄：
转诊适应证：
病史：

序列：

评论：

结论：

签名：

有力工具，因为它可以提供有价值的信息，有利于区分可能的遗传综合征和可能的散发性疾病[15]。通过准确展示综合征的程度和任何相关的异常，胎儿 MRI 能够在确定妊娠预后和管理方面发挥作用[27, 40]。MRI 提供的其他结果有助于准父母及其临床医生了解异常的严重程度，从而在能够就继续或终止妊娠作出知情决定方面，增强他们的感受。对于因胎儿畸形而选择终止妊娠的准父母，胎儿 MRI 可以深入了解其诊断、原因和复发风险[26, 27]。

（Sahar N. Saleem　著）

参考文献

1. Glenn OA, Barkovich AJ (2006) Magnetic resonance imaging of the fetal brain and spine: an increasingly important tool in prenatal diagnosis, part 1. AJNR Am J Neuroradiol 27:1604–1611

2. Saleem SN (2008) Feasibility of magnetic resonance imaging (MRI) of the fetal heart using balanced steady-state-free-precession (SSFP) sequence along fetal body and cardiac planes. Am J Roentgenol AJR 191:1208–1215

3. Kasprian G, Brugger PC, Weber M, Krssak M, Krampl E, Herold C et al (2008) In utero tractography of fetal white matter development. Neuroimage 43:213–224

4. Brugger PC (2011) Methods of fetal MRI. In: Prayer D (ed) Fetal MRI. Springer, Berlin, pp 65–80

5. Saleem SN (2014) Fetal magnetic resonance imaging: an approach to practice. J Adv Res (JAR) 5(5):507–523

6. American College of Radiology (ACR), Society for Pediatric Radiology (SPR) (2010) ACR-SPR practice guideline for the safe and optimal performance of fetal magnetic resonance imaging (MRI). [online publication]. Reston (VA): American College of Radiology (ACR); 10 p. [cited 1 Oct 2010]. Available from: http://www.guidelines.gov/content.aspx?id=32509

7. Frates M, Kumar A, Benson C, Ward V, Tempany C (2004) Fetal anomalies: comparison of MR imaging and US for diagnosis. Radiology 232:398–404

8. Levine D (2001) Ultrasound versus magnetic resonance imaging in fetal evaluation. Top Magn Reson Imaging 12:25–38

9. Saleem SN (2012) Fetal cardiac magnetic resonance (CMR), echocardiography – new techniques, Gani Bajraktari (ed), ISBN: 978-953-307-762-8, InTech 10:167–84. Available from: http://www.intechopen.com/articles/show/title/fetal-cardiac-magnetic-resonance-cmr

10. Garel C (2004) The role of MRI in the evaluation of the fetal brain with an emphasis on biometry, gyration and parenchyma. Pediatr

Radiol 34:694–699

11. Saleem SN (2013) Fetal magnetic resonance imaging (MRI): a tool for a better understanding of normal and abnormal brain development. J Child Neurol 28(7):890–908

12. Brisse H, Fallet C, Sebag G et al (1997) Supratentorial parenchyma in the developing fetal brain: in vitro MR study with histologic comparison. AJNR Am J Neuroradiol 18:1491–1497

13. Prayer D, Brugger PC, Nemec U, Milos RI, Mitter C, Kasprian G (2011) Cerebral malformations. In: Prayer D (ed) Fetal MRI. Springer, Berlin, pp 287–308

14. Glenn OA (2010) MR imaging of the fetal brain. Pediatr Radiol 40:68–81

15. Saleem SN, Zaki MS (2010) Role of magnetic resonance imaging (MRI) in prenatal diagnosis of pregnancies at risk for joubert syndrome and related cerebellar disorders (JSRD). Am J Neuroradiol AJNR 31(3):424–429

16. Saleem SN, Zaki MS, Soliman NA, Momtaz M (2011) Prenatal MRI diagnosis of molar tooth sign at 17–18 weeks of gestation in two fetuses at risk for Joubert Syndrome and related cerebellar disorders. Neuropediatrics 42:35–38

17. Guibaud L (2004) Practical approach to prenatal posterior fossa abnormalities using MRI. Pediatr Radiol 34:700–711

18. Nemec SF, Brugger PC, Kasprian G, Nemec U, Graham JM Jr, Prayer D (2011) The skeleton and musculatature. In: Prayer D (ed) Fetal MRI. Springer, Berlin, pp 235–246

19. Kasprian G, Balassy C, Brugger P, Prayer D (2006) MRI of normal and pathological fetal lung development. Eur J Radiol 57: 261–270

20. Brugger PC (2011) MRI of fetal abdomen. In: Prayer D (ed) Fetal MRI. Springer, Berlin, pp 361–401

21. Shinmoto H, Kashima K, Yuasa Y, Tanimoto A, Morikawa Y, Ishimoto H et al (2000) MR imaging of non-CNS fetal abnormalities: a pictorial essay. Radiographics 20:1227–1243

22. Caire JT, Ramus RM, Magee KP, Fullington BK, Ewalt DH, Twickler DM (2003) MRI of fetal genitourinary anomalies. AJR Am J Roentgenol 181:1381–1385

23. Witzani L, Brugger P, Hormann M, Kasprian G, Csapone-Balassy C, Prayer D (2006) Normal renal development investigated with fetal MRI. Eur J Radiol 57:294–302

24. Blaicher W, Brugger PC, Mittermayer C, Schwindt J, Deutinger J, Bernaschek G et al (2006) Magnetic resonance imaging of the normal placenta. Eur J Radiol 57:256–260

25. Hill L, Sohaey R, Nyberg D (2003) Abnormalities of amniotic fluid. In: Nyberg D, McGahan J, Pretorius D, Pilu G (eds) Diagnostic imaging of fetal anomalies. Lippincott Williams & Wilkins, Philadelphia, pp 59–84

26. Sharma G, Heier L, Kalish R, Troiano R, Chasen S (2003) Use of fetal magnetic resonance imaging in patients electing termination of pregnancy by dilation and evacuation. Am J Obstet Gynecol 189(4):990–993

27. Hengstschläger M (2006) Fetal magnetic resonance imaging and human genetics. Eur J Radiol 57:312–315

28. Tilea B, Alberti C, Adamsbaum C, Armoogum P, Oury JF, Cabrol D, Sebag G, Kalifa G, Garel C (2009) Cerebral biometry in fetal magnetic resonance imaging: new reference data. Ultrasound Obstet Gynecol 33(2):173–181

29. Li XB, Kasprian G, Hodge JC, Jiang XL, Bettelheim D, Brugger PC, Prayer D (2010) Fetal ocular measurements by MRI. Prenat Diagn 30(11):1064–1071

30. Cheng PM, Sayre JW (2009) Logistic regression analysis of MR fetal lung volume. Radiology 250(3):957; author reply 957

31. Cannie MM, Jani JC, Van Kerkhove F, Meerschaert J, De Keyzer F, Lewi L, Deprest JA, Dymarkowski S (2008) Fetal body volume at MR imaging to quantify total fetal lung volume: normal ranges. Radiology 247(1):197–203, Epub 2008 Feb 7. PubMed

32. Rubesova E, Vance CJ, Ringertz HG, Barth RA (2009) Three-dimensional MRI volumetric measurements of the normal fetal colon. AJR Am J Roentgenol 192(3):761–765

33. Parkar AP, Olsen ØE, Gjelland K, Kiserud T, Rosendahl K (2010) Common fetal measurements: a comparison between ultrasound and magnetic resonance imaging. Acta Radiol 51(1):85–91

34. Baker PN, Johnson IR, Gowland PA, Hykin J, Adams V, Mansfield P, Worthington BS (1995) Measurement of fetal liver, brain and placental volumes with echo-planar magnetic resonance imaging. Br J Obstet Gynaecol 102(1):35–39

35. Garel C (2004) MRI of the fetal brain: normal development and cerebral pathologies. Springer, Berlin, pp 1–267

36. James JR, Khan MA, Joyner DA, Gordy DP, Buciuc R, Bofill JA, Liechty KW, Roda MS. MR biomarkers of gestational age in the human fetus. Available at http://www.healthcare.siemens.de/siemens_hwem-hwem_ssxa_websites-context-root/wcm/idc/groups/public/@global/@imaging/@mri/documents/download/mdaw/mtix/~edisp/mr_biomarkers_of_gestational_age_in_human_fetus-00122205.pdf. Last updated Jan 2012

37. Whitworth M, Bricker L, Neilson JP, Dowswell T (2010) Ultrasound for fetal assessment in early pregnancy. Cochrane Database Syst Rev (4):CD007058. doi:10.1002/14651858.CD007058.pub2

38. Alkazaleh F, Thomas M, Grebenyuk J, Glaued L, Savage D, Johannesen J et al (2004) What women want: women's preferences of caregiver behavior when prenatal sonography findings are abnormal. Ultrasound Obstet Gynecol 23(1):56–62

39. Gagnon A, Wilson RD, Allen VM et al (2009) Society of Obstetricians and Gynaecologists of Canada. Evaluation of prenatally diagnosed structural congenital anomalies. J Obstet Gynaecol Can 31(9):875–881

40. Saleem SN, Said AH, Abdel-Raouf M, El-Kattan E, Zaki MS, Madkour N, Shokry M (2009) Fetal MRI in the evaluation of fetuses referred for sonographically suspected neural tube defects (NTDs): impact on diagnosis and management decision. Neuroradiology 51(11):761–772

第 5 章　胎儿 MRI：对围生期管理和先天性畸形胎儿外科治疗的价值

5.1　引言

在过去几十年中，成像技术的进步有助于阐明人类胎儿某些畸形的自然病史。对胎儿异常的准确诊断可以让医生和父母选择最佳的妊娠处理方式。大多数产前诊断的畸形最佳管理方式为计划性近足月分娩及适当的新生儿护理，其他治疗方法包括改变分娩时间或分娩方式，甚至进行子宫内治疗。胎儿治疗无疑是胎儿解剖异常诊断之后合乎逻辑的处理措施，对于可预见的及危及生命的产前病理生理性疾病，可以从出生前手术矫正中获益。

20 世纪 70 年代，随着超声技术的不断进步，许多解剖缺陷在出生前就可得到准确诊断。在接下来的 10 年里，一些潜在可纠正的解剖畸形的病理生理发育在动物模型中进行了研究。最近，超快速胎儿 MRI 被用于产前诊断的补充，并在患者选择方面进行了改进，同时进行了初步的随机临床试验，从而提高了胎儿外科治疗的安全性和有效性。使用胎儿 MRI 可以精细显示胎儿解剖结构，有助于制订治疗计划。然而，胎儿手术有相当大的产妇风险，如早产、羊水漏以及术后绒毛膜羊膜分离。此外，脐带和胎儿肢体可能会被破损和脱落的羊膜缠绕和伤害 [1]。

因此，胎儿手术最初只对预后很差，如果不干预很可能死亡的胎儿有帮助。随着影像学、内镜技术、麻醉和新型干预手段的进步，胎儿外科在某些预后不那么严重的情况下正成为一种现实的选择，其目的是为了提高生活质量，而不是简单地让患者存活。

超声仍然是胎儿评估的首选和主要成像方式。然而，在某些情况下，超声在指导产前或新生儿治疗方式的选择时可能不那么准确，而互补的成像技术如 MRI 通常期望补充或确认超声结果 [2]。MRI 无电离辐射，具有良好的对比度分辨率和大视野成像。迄今为止还没有发现 MRI 对胎儿有不良影响，因此孕妇可在妊娠任何阶段进行 MRI 检查。然而，这种技术需要专用的扫描间和专业技术支持，这是以可用性和高成本为代价的。此外，胎儿 MRI 在胎儿外科中的确切适应证尚未确定，因为胎儿 MRI 和胎儿外科都是相对较新且仍在发展中的技术。

在此，我们将简要介绍一些胎儿 MRI 帮助制订胎儿手术计划或者出生后即时管理的情况。

5.2　胎儿喉气管气道阻塞

5.2.1　先天性高位气道阻塞综合征

在众多先天性颈部包块中，所谓的先天性高位气道阻塞综合征（congenital high airway obstruction syndrome, CHAOS）是一种罕见但危及生命的疾病，发病率很高，据报告如果在分娩前未得到确认，死亡率高达 80% ~ 100%。根据阻塞的性质，先天性高位气道阻塞综合征被分类为内生性或外压性梗阻。

内生性梗阻包括喉或上段气管闭锁和狭窄，而外压性梗阻包括淋巴管畸形、颈部畸胎瘤或血管环压迫。胎儿肺内产生的液体因阻塞而潴留，双肺异常膨胀，形成肺体积增大、膈肌反转的特征性表现 [3]。大多数先天性高位气道阻塞综合征胎儿的超声表现和胎儿水肿一致。肺的过度扩张产生占位效应，静脉回流入心脏受阻，继而导致胎儿水肿和腹水 [3, 4]。US 和 MRI 是检测内生性和外压性先天性气道阻塞及其后果的有效工具。MRI 和三级产前 US 之间的相关性较高，但 US 可能漏诊先天性高位气道阻塞综合征，尤其是在存在多个其他异常的情况下。由于 MRI 视野较大，软组织对比度分辨率高，可更好地显示胎儿气道的解剖结构，并为临床医生提供容易理解的图像[4]。MRI 可以清楚且稳定地显示先天性高位气道阻塞综合征畸形,因而仅通过成像便可确诊。其特征性的表现包括肺体积增大,信号强度增加,膈肌倒置,下气道积液扩张,并且通常可确定阻塞的平面[5]。

胎儿上气道阻塞的正确定位有助于制订治疗计划,即采用子宫外产时处理对胎儿和新生儿进行干预[5,6]。子宫外产时处理是在孕妇和胎儿深度麻醉下,剖宫产分娩受影响的胎儿,从而确保安全的气道控制和管理,大大改善预后。子宫外产时处理包括子宫切开术部分娩出胎儿,而胎盘和脐带都保持完整。由于子宫胎盘气体交换得以维持,所以胎儿血流动力学稳定。一种常见策略是通过直接喉镜插管,如果气道没有充分显示,则尝试硬支气管镜管。如果气管插管无法通过,气管切开术是最后的选择[3]。子宫外产时治疗技术将胎儿气管造口术和分娩相结合,成功地解决了先天性高位气道阻塞综合征的管理问题[7]。

5.2.2　颈部淋巴管瘤

淋巴管瘤是一种相当罕见的淋巴管畸形,在妊娠中的发生率为 1 : 4000。该病的特征是囊性淋巴间隙,可能继发于发育过程中淋巴连接局部受损。淋巴管瘤多数发生于头颈部,以颈后区最为常见,称为颈部淋巴管瘤(cervical lymphangioma, CL)。其中一些畸形可能由于颈部血管受压发生胎儿水肿而变得复杂。胎儿鉴别诊断主要是畸胎瘤,尤其是大的病变。然而,淋巴管瘤通常表现为有分隔的囊性肿块,罕有实性成分。相反,实性为主或者囊实性病变则倾向于畸胎瘤。病变部位也有助于鉴别诊断。淋巴管畸形常常出现于颈后部,而颈部畸胎瘤常出现于颈前部。病变向胸腔内延伸倾向于淋巴管畸形[4],这些病变常常在多个平面之间迂回。其他罕见的颈部包块鉴别诊断包括甲状腺肿、血管瘤、神经母细胞瘤和软组织肿瘤[8]。

胎儿 MRI 对产前评估淋巴管瘤似乎很有帮助,它补充了超声图像,并提供病变与周围组织解剖关系的详细视图。T$_2$WI 可提供颈部肿块对气道压迫程度的信息。这些信息有助于外科医生决定采取子宫外产时治疗,在实施子宫外分娩期治疗程序的决策中可能有用,并计划分娩期间建立气道的方法(图5.1)[9]。

5.2.3　颈部和纵隔畸胎瘤

头部和颈部是胎儿畸胎瘤的第二最常见部位[8]。这些肿块通常由囊性和实性成分组成,起源于上腭、鼻咽或甲状腺区域。发现钙化几乎可以诊断为畸胎瘤,尽管钙化仅在约50% 的病例中存在,且在 US 和 MRI 上可能不明显[8]。对于颈部和口腔畸胎瘤,常见又重要的相关表现是羊水过多,这是由直接占位效应,造成口腔阻塞或食管受压,导致吞咽受损[8]。

胎儿巨大颈部畸胎瘤的治疗有多种选择。对于出现水肿的罕见胎儿,可能需要做胎儿切除术[10]。对于气道阻塞的患者,子宫外产时治疗可以采用插管、气管造口术建立气道,或者必要时在胎盘支持下行肿瘤切除,为气道控制赢得宝贵的时间[11]。

胎儿纵隔畸胎瘤是一种罕见肿瘤,如果体积巨大,则可能引起水肿而导致胎儿死亡或胎儿食管和气道受压,从而致使妊娠晚期羊水过多和早产。在某些情况下,胎儿水肿的发生已通过肿瘤囊液宫内抽吸和出生后肿瘤切除而成功治疗[12],或者通过子宫外产时治疗技术建立气道,在子宫胎盘支持下切除肿瘤[13]。

胎儿 MRI 已证明为显示颈部和纵隔畸胎瘤特征的有效补充成像方法,有助于指导这些病变的最佳产前和围生期管理(图5.2)。

5.3　先天性膈疝

先天性膈疝(congenital diaphragmatic hernia, CDH)是一种常见的手术可矫正的缺损,妊娠发生率为 1 : 3000。尽管近年来在管理上取得了长足进步,先天性膈疝仍然与显著的发病率和死亡率相关。

该病的特点为膈肌缺损,腹部脏器经缺损疝入胸腔,从而影响正常肺发育。目前治疗先天性膈疝的主流方法包括稳定和出生时的呼吸支持,然后关闭膈肌缺损,使腹部器官回到腹腔,为发育不全的肺在胸腔内生长腾出空间。尽管一些专业研究中心最近的系列报告显示,该病患儿的存活率接近90%,但由于潜在的病例选择偏倚,先天性膈疝在存活率数据上存在显著差异,这主要是因为多达35% 的先天性膈疝活产婴儿无法存活下来进行转运,造成"隐性死亡率"。隐性死亡是指妊娠期或者出生后不久在

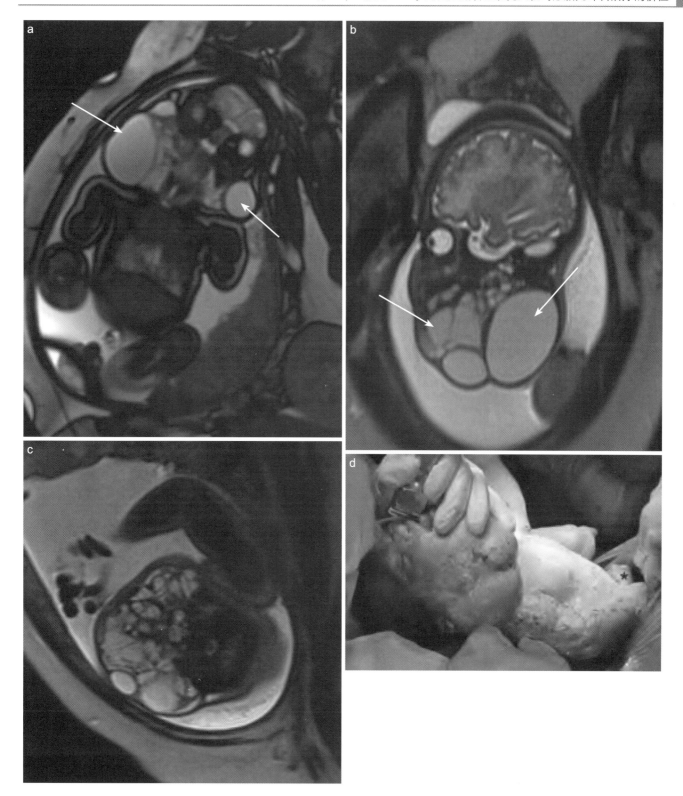

图 5.1　妊娠 27 周胎儿巨大颈部淋巴管瘤。冠状位（a）、矢状位（b）和轴位（c）HASTE MRI 显示：颈前部巨大的多囊性肿块（箭号），未压迫气道。子宫外产时治疗，即保留子宫胎盘血流期间直接喉镜下行经口气管插管（d）。请注意，胎儿通过子宫切开术部分娩出，脐带完整（星号）。通过左手上的脉搏血氧饱和度仪进行胎儿监测（另见书后彩图）

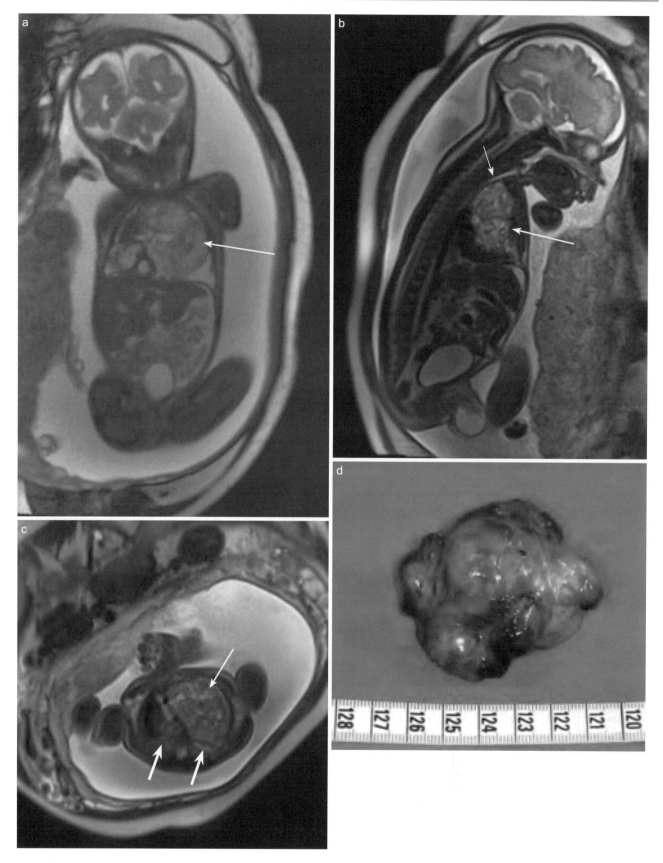

图 5.2 妊娠 27 周胎儿巨大纵隔畸胎瘤。True Fisp 序列冠状位（a）、T$_2$ HASTE 序列矢状位（b）和轴位（c）图像显示巨大的信号不均质的纵隔肿块（箭号），心脏右侧偏移。可见相对低信号的小肺（c 中的粗箭号）。可见胸腔积液、腹水和全身皮下水肿。肿块下方的气道扩张（b 中的短箭号）。（d）为肿瘤手术切除标本大体表现（另见书后彩图）

手术前死亡的患者，因此没有被个别机构报告。幸存者的特殊疾病包括神经发育、营养、感音神经性听力和肺功能等方面的缺陷，所有这些最有可能归因于先天性膈疝伴随的严重肺发育不全和肺动脉高压[1,2]。事实上，明显肺发育不全和持续性肺动脉高压使严重病例的产后管理复杂化，这也是在选定病例中考虑产前干预的理由。

现在，2/3 的先天性膈疝可以在妊娠中期准确诊断，人们多次尝试寻找准确的产前参数来预测新生儿结局，大部分集中在肺的大小和脉管系统的测量，以及胸内肝疝。

用于预测新生儿结局的最常用参数是肺头比（lung area to head circumference ratio, LHR），它是一个超声测量值，反映膈肌缺损对侧肺的相对大小。遗憾的是，这个参数高度依赖于操作者，它可以多种形式进行测量，并受孕周限制，只有在妊娠 22～28 周，有肝疝的情况下测量才可靠[14]。这些限制已经通过使用"观察到的 LHR"与"预期的 LHR"比（o/e LHR）来消除。然而，其预测左侧先天性膈疝新生儿存活率的灵敏度仅为 46%，假阳性率为 10%，可能是二维测量的局限性[15]。尽管三维超声技术取得了进步，但对侧肺体积仍被低估了 25%，近 45% 的评估甚至无法显示同侧肺来进行测量。

胎儿 MRI 是提高胎儿肺体积测量准确性的一种替代性成像方法。这种方式提供了更好的软组织对比度，不受母体习惯或胎位的影响。一些研究表明，总肺体积（total lung volume, TLV），"观察到的 TLV"与"预期的 TLV"（observed to expected TLV, o/e TLV）比，和预测肺体积百分比（percentage of predicted lung volume, PPLV），可以预测先天性膈疝新生儿预后，弥补超声检查的一些不足[16-21]。Busing 等已经证实，单纯采用总肺体积具有与 o/e TLV 相似的预测新生儿存活和需要体外膜式氧合（extracorporeal membrane oxygenation, ECMO）的能力[16]。预测肺体积百分（PPLV）是根据个别胎儿的预期体积来评估总肺体积（TLV），也已经显示可以预测 ECMO 的使用、住院时间和新生儿存活率[22]。通常，胎儿肺体积在妊娠晚期显著增加[23]。Bargy 等分析了先天性膈疝胎儿死后的肺，发现肺发育不全随着妊娠进展而恶化，尤其是妊娠 30 周以后[24]。

Coleman 等最近提出假设胎儿肺的生长速度与新生儿结局有关。他们在对孤立性左侧先天性膈疝胎儿的纵向研究中发现，存活者和未存活者在肺生长（TLV 变化率）方面存在显著差异[25]。并且肺发育不全的严重程度是动态的，可能在妊娠晚期恶化。因此，他们的结论是，所有产前 MRI 衍生的肺体积更能预测接近足月的结局，有利于产前咨询和围生期管理。

MRI 还可显示胸内肝疝并量化其程度（图 5.3）。然而，关于定义/量化肝疝的标志，目前尚无明确共识。目前发表的数据还不确定，继肺大小测量之后，肝是否真的是一个独立的预后指标。但是在对患者进行咨询的时候，应同时考虑这两个变量。

评估肺循环新方法，包括基线测量，或孕产妇氧合过度后测量，以及 MRI 弥散成像可能有助于预测肺动脉高压，它是先天性膈疝的第二个死因。超声的一大优势是可以在不需要对比剂的情况下观察和测量血流量。Ruano 等研究了全肺血管 3D 能量多普勒预测存活率和肺动脉高压发生率的价值[26]。此后，其他作者发现：在肺组织灌注减少、肺内动脉阻抗增加和用 o/e LHR 来评估的肺发育之间，存在很强的相关性[27]。

一些作者最近提出使用 DWI 来评估胎儿肺。DWI 是一种 MRI 模式，反映水分子扩散的微观结构特征，即毛细血管和血管外间隙中水分子的随机热（布朗）运动。其主要观点是 DWI-MRI 可提供关于胎儿肺的功能信息，比如间质组织压力增加或毛细血管化受损。将 DWI-MRI 作为区分正常和病理性肺发育的初步研究显示，正常胎儿 DWI-MRI 参数与胎龄之间存在显著关系，但未能证实 DWI-MRI 可作为预测先天性膈疝胎儿出生后结局的工具[28]。

最后，超声检查和 MRI 均可用于计划对先天性膈疝胎儿干预的需要和结果。在加利福尼亚大学旧金山分校成功进行了首例严重先天性膈疝胎儿手术。先天性膈疝的胎儿手术最初的建议是采用一种"开放式"方法来修复妊娠中期的膈肌缺损。事实上，在今天，开放式胎儿先天性膈疝修复术的存活者寥寥无几[29]。

此后，采用胎羊先天性膈疝模型的动物研究表明，暂时封堵胎儿气管可阻塞肺内液体的正常出口，从而促进肺的生长。微创外科技术的发展和应用日新月异。同时，子宫刺激和早产的威胁是胎儿干预的主要障碍。最初，通过颈部切口在气管上放置手术夹。虽然这种技术有效地封堵了气管，但是有瘢痕和气管狭窄这样严重的不良反应。最终，胎儿支气管镜下气管球囊封堵成为一个合适的解决方案。

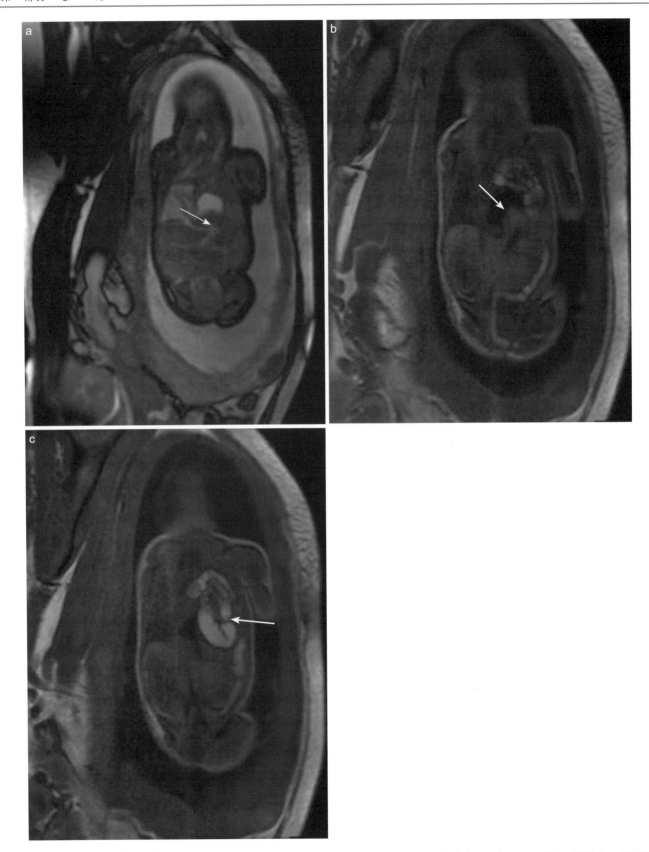

图 5.3   产前诊断伴有胸内肝疝的左侧先天性膈疝。冠状 True Fisp 序列（a）和 T$_1$WI 序列（b，c）显示：孕 24 周胎儿，部分肝通过左侧先天性膈疝缺损疝入胸腔。肝的 T$_2$WI 低信号和肺的 T$_2$WI 高信号形成对比。疝入的结肠呈高信号（c 中的箭号）。术中显示（d）：在肝复位至腹腔前，存在"肝向上疝"（*）。术中显示（e）：疝出内脏完全回纳后的左侧先天性膈疝，显示显著发育不全的肺（*）和需要补片修补的大面积缺损

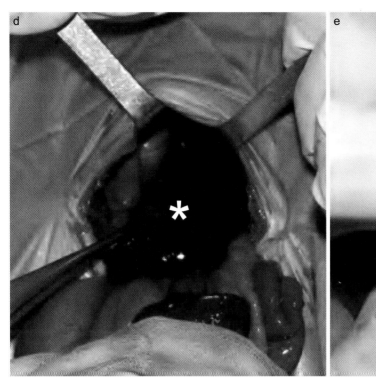
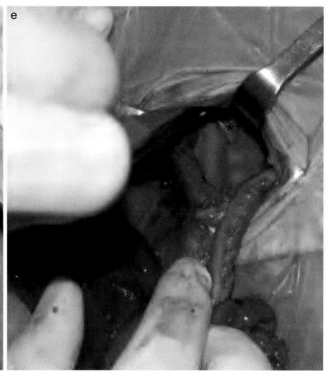

图 5.3 （续）

该技术的进一步改进产生了一种新的治疗方法，即经皮胎儿镜气管腔内封堵术（fetoscopic endoluminal tracheal occlusion, FETO）。小型内镜和视频设备用于，在妊娠 28 周左右，通过胎儿支气管镜放置可拆卸性球囊，在妊娠 34 周时，将球囊取出。这种治疗方法的优点是避免了剖宫产及其相关的并发症。

在经皮胎儿镜气管腔内封堵术干预后，超声和 MRI 检查均可用于确定球囊的适当位置，评估肺生长速度[30]。

最后，把肺体积参数和 DWI 肺发育和成熟的更多信息结合起来，以确定球囊取出的目标时间框架[28]。

经皮胎儿镜气管腔内封堵术的并发症包括球囊取出困难和出生后气管扩大。然而，先天性膈疝的胎儿气管封堵术仍然是一种研究性疗法，其长期疗效尚待证实。

5.4　先天性肺气道（囊性腺瘤样）畸形

先天性肺气道畸形，以前称为先天性肺囊腺瘤样畸形（congenital cystic adenomatoid malformation, CCAM），是一种罕见的下呼吸道发育异常，妊娠发生率约为 1 : 30000。尽管罕见，先天性肺气道畸形仍然是最常见的先天性肺病变。

尽管先天性肺气道畸形的根本原因尚不清楚，但目前认为是由于气道早期异常发育，导致子宫内气道阻塞[31]，组织学和病理学上表现为旺盛的主支气管过度生长，与缺乏软骨的异常支气管树相通。

在先天性肺气道畸形中，通常一个完整肺叶被一块无功能的异常肺组织囊性肿块所取代。这种异常组织将永远不能像正常肺组织那样发挥功能。

基于临床和病理特征，同时考虑了病变大小，先天性肺气道畸形可分为五种类型（修订后的 Stocker 分类）：

0 型：影响所有肺叶的严重腺泡发育不全，为致命性。

1 型：单个或多个大囊肿（＞2 cm）；起源于支气管或细支气管。

2 型：单发或多发细支气管囊肿，直径 0.5 ~ 2 cm。

3 型：多个直径 0.5 cm 的微小囊肿，多为实性。是唯一的腺瘤样类型，起源于细支气管 - 肺泡管。

4 型：大的充气囊肿，起源于远端腺泡。值得注意的是，它们在影像学上与 1 型胸膜肺母细胞瘤难以区分，表现为大的囊性病变。

大囊型约占先天性肺气道畸形的 70%（图 5.4）。在多数病例中，先天性肺气道畸形胎儿的预后非常好。然而，在极少数病例中，囊性包块长得很大，限制了邻近肺的生长，并且压迫心脏。在这些情况下，先天性肺气道畸形可能对胎儿造成生命危险。

近年来，由于超声筛查技术的普及和技术改进，肺病变的产前诊断有了很大提高。产前超声检查可评估整个肿块大小，以及对邻近正常肺和纵隔的压迫。大囊型先天性肺气道畸形（1 型和 2 型）产前超声表现为大小不一的囊性回声肿块，3 型先天性肺气道畸形表现为均质回声团块，与其他实性先天性肺异常难以区别。

虽然超声能够首先识别病变并检测不良预后因素，但由于技术问题、产妇体型或胎位，显示病变在子宫内的完整特征可能有困难或不确定。胎儿 MRI 在过去几年中已用得越来越多 [32-35]，早在妊娠 18 周时就可作为先天性肺畸形胎儿超声检查的补充手段 [36, 37]。和超声检查相比，胎儿 MRI 可以多平面成像，能更好地显示畸形肺的边界，及其与正常肺叶和周围胸部结构的关系 [38-40]。

先天性肺气道畸形的产前自然史各不相同：在许多病例中，病变实际上是退化的，有些甚至完全消失。大部分病灶产前稳定，可以在出生后治疗。少数病例由于病灶增大所产生的占位效应，可能出现令人担忧的征象，如纵隔移位、羊水过多和胎儿水肿。水肿本身就是胎儿死亡的先兆，其特征是胎儿两个或多个部位出现水肿，例如皮下积液、胸腔积液、心包积液、腹水。因此，先天性肺部病变胎儿出现明显的胸内占位效应，存在肺发育不全和（或）水肿风险，无其他结构和染色体异常，可以考虑胎儿干预。干预方式取决于病变类型和孕龄。开放性胎儿手术，对于水肿胎儿现在仍然适用，特别是微囊型先天性肺气道畸形病变。胎儿肺叶切除术后，存活率为 60%，水肿消退，宫内胎儿肺生长，出生后发育正常 [41]。最近，已经对一例妊娠超过 32 周的水肿胎儿采用子宫外产时处理手术提前分娩，控制性切除胎儿巨大肺部病变 [42]。

尽管如此，妊娠 32 周前检测到先天性肺气道畸形且预后不良时，子宫内胸腔羊膜腔（thoracoamniotic, TA）分流术是最常提倡的胎儿干预措施 [43, 44]。

费城儿童医院（Children's Hospital of Philadelphia, CHOP）的研究小组最近发表了关于这种胎儿手术的最丰富的经验，他们报告了在 75 个胎儿中放置了 97 个分流器 [45]。分流器放置的平均胎龄为 25 周，存活率为 68%，这取决于出生时的胎龄、肿块缩小和水肿的消退。存活的婴儿需要长时间的重症监护，通常在围生期需要手术切除或胸腔闭式引流。尽管有生存获益，但是分流器的放置也有并发症风险，包括堵塞或移位导致的分流失败。胎儿分流器放置的另一个并发症是在妊娠 18 ~ 20 周，分流器放在大囊型先天性肺囊腺瘤样畸形时，产生胸壁畸形 [46]。最后，在孕中期使用类固醇成功治疗胎儿水肿和微囊性型先天性肺气道畸形的初步经验已有报道 [47, 48]。

无水肿的先天性肺囊腺瘤样畸形胎儿通过产妇转运、计划分娩后立即新生儿护理，有很大的生存机会。对有症状的患者出生后的治疗选择包括肺叶切除术或肺段切除术。对无症状患者的治疗仍存在争议，鉴于出血、反复感染和潜在恶性肿瘤的相关风险，一些作者建议择期手术治疗。

5.5 脊髓脊膜膨出

脊髓脊膜膨出（myelomeningocele, MMC）——最常见的脊柱裂——是一种先天性中枢神经系统缺陷，其特征是脊膜和脊髓通过开放的椎弓突出，导致终身瘫痪和脑积水。这种情况每 2000 个活产儿中就有 1 个受累，相当于美国每年有近 1500 例患儿。这个数目还不包括因产前诊断脊髓脊膜膨出而选择终止妊娠的病例，此部分占总发病数的 25% ~ 40%。

脊髓脊膜膨出包括一系列与缺损近端解剖范围相关的改变。尽管采取了积极的出生后治疗，仍有将近 14% 脊髓脊膜膨出新生儿不会活过 5 岁，Arnold-Chiari 畸形继发脑干功能障碍的患者，死亡率上升至 35%。

最严重的相关问题是脑积水，85% 的患儿需要脑室 - 腹腔（ventriculoperitoneal, VP）分流，45% 需要一次或多次分流，后脑疝可能是致命性的。运动和认知障碍、大小便失禁、肾衰竭、骨科残疾影响生活质量，当然还有很多社会和情感上的挑战。

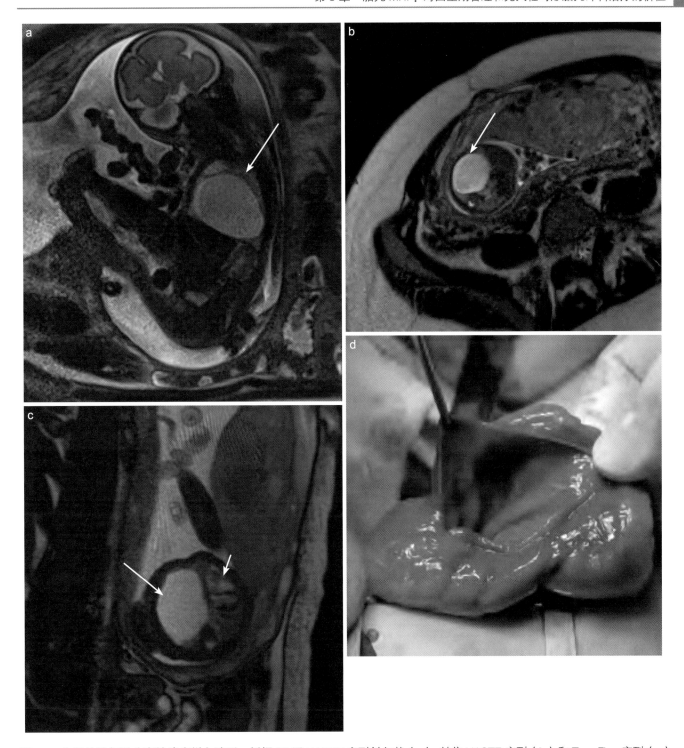

图 5.4　先天性肺气道（囊性腺瘤样）畸形。妊娠 28 周 HASTE 序列斜矢状（a）、轴位 HASTE 序列（b）和 True Fisp 序列（c）图像显示：右侧胸腔一个较大的高信号肿块（箭号）。病变致心脏在纵隔中发生左侧移位（c 中的短箭号）。术中见（d）：右肺下叶一大囊型先天性肺气道畸形，需要在出生后几天行肺叶切除术（另见书后彩图）

　　虽然脊髓脊膜膨出的病因仍不清楚，但可能的原因是胚胎尾端神经孔处神经管未能正常闭合，导致发育中的脊髓暴露于子宫环境[49]。由于无保护性组织覆盖，暴露的神经组织可能会在整个妊娠期间

受到外伤、流体力学或羊水的二次损伤（"二次打击假说"）。

　　目前产前诊断的进展使得脊髓脊膜膨出在妊娠早期就能诊断，对神经管缺陷病因的广泛研究已阐

明了遗传和微量元素的原因[50]。

胎儿 MRI 有助于对中枢神经系统的其他病变进行更详细的解剖描述。MRI 的最大优势是在妊娠晚期骨衰减使超声评估复杂化的时候，成为超声检查的补充手段。MRI 相对于超声检查的另一个优势还在于其出色的软组织对比分辨率，不受孕妇肥胖、胎位或羊水过少的影响显示胎儿的能力。最后，MRI 可以帮助检测影响预后的因素，如病变的平面和覆盖膜的存在。有充分的文献证明，较高的病变水平、病变大小和覆盖膜缺乏与脊髓脊膜膨出患儿的几种不良预后相关。

在胎儿治疗的新时代，脊髓脊膜膨出的治疗包括出生时手术闭合椎管和终身支持治疗。"二次打击假说"形成了产前干预的理论基础。据推测，如果脊髓被覆盖，则可最大限度减小二次损伤。1993 年，Martin Meuli、Scott Adzick 和他的同事在费城儿童医院进行的一系列实验，证明了手术建立的大型动物模型与人类脊髓脊膜膨出之间的相似性，并记录下子宫内修复后神经系统的改善[51]。通过切除皮肤、椎旁肌肉组织、腰椎 1 ~ 4 椎弓和暴露背侧硬脊膜，在妊娠 75 天（足月 145 天）的胎羊中建立绵羊模型。然后持续妊娠到接近足月，在妊娠 140 天进行剖宫产。羔羊出现大小便失禁、弛缓性截瘫以及体感诱发电位证实的后肢感觉缺失。

1997 年，关于脊髓脊膜膨出的胎儿镜和开放式胎儿修复的初步报告为这种疾病的产前干预打开了大门。2011 年，Adzick 等报道了脊髓脊膜膨出研究管理（Management of Myelomeningocele Study，MOMS）的结果，这是一项随机试验，比较了产前修复脊髓脊膜膨出与出生后修复的疗效。该研究显示脑室 - 腹腔分流从 82% 显著减少至 42%，并且在 30 个月时整体神经运动功能得到显著改善。另外，后脑疝也消除了，大多数儿童有很轻微或无脑干功能障碍[52]。

尽管有这些令人鼓舞的结果，MOMS 研究也显示胎儿脊髓脊膜膨出手术增加了胎膜自发性破裂、羊水过少和早产的风险。

因此，目前对脊髓脊膜膨出的胎儿治疗仍不理想。进一步的研究需要分别测试微创胎儿镜技术，组织工程组件进行产前脊髓脊膜膨出覆盖，以降低母胎风险[53]。

5.6 下尿路梗阻

胎儿下尿路梗阻（lower urinary tract obstruction，LUTO）是一组异源性疾病，据报道新生儿发病率为 2.2/10000[54]。导致下尿路梗阻的两种最常见的先天性畸形是后尿道瓣膜（posteriorurethralvalves，PUV）和尿道闭锁。胎儿下尿路梗阻可导致严重的产前肾功能损害，特别是伴随临床上显著的羊水过少时。这种超声表现在 16 ~ 24 周之间，与肺发育不全的高患病率相关，导致围生期死亡率和发病率较高。胎儿的典型超声特征是巨膀胱（膀胱增大伴近端尿道扩张）和双侧肾积水伴或不伴肾实质囊性表现（囊性肾病）[55]。虽然超声仍然是绝大多数胎儿泌尿生殖系统异常初步筛查的首选产前成像方法，但在某些情况下，超声检查仍然存在局限性，特别是当该方法是指示性，不是确定性的，或存在技术困难时[56, 57]。在过去几年里，胎儿 MRI 已证明是一种有价值的、非侵入性的、耐受良好的补充成像技术。MRI 超快速序列的出现彻底改变了评估胎儿的能力，迄今为止，还没有证据表明当使用 1.5T 的磁场强度时，短期暴露于电磁场对胎儿有害[56, 57]。因此，胎儿 MRI 已被证明是一种有效的成像方式，对于绝大多数超声不能确诊的病例，特别是羊水过少导致胎儿解剖发生改变，或孕妇存在结构病理变化时，MRI 能提供更详细的解剖学描述和更好的软组织分辨率（图 5.5）[57]。

当显著的羊水过少和肾囊性改变时，行多次膀胱穿刺术或膀胱羊膜腔分流置管可将尿液持续引流到羊膜腔，绕过尿道梗阻而缓解胎儿下尿路梗阻。胎儿膀胱 - 羊膜腔分流，可减少或避免肾实质的损害，以及慢性羊水过少，防止肺发育不全[58]。最近的一项随机试验比较了膀胱羊膜腔分流置管和保守治疗，发现接受膀胱 - 羊膜腔分流术的胎儿存活率更高。但是作用的大小和方向仍不确定，因此无法最终证明其有益。所以，作者得出结论，无论是否行膀胱羊膜腔分流术，下尿路梗阻新生儿在肾功能正常的情况下存活的概率都很低[59]。

最后，胎儿下尿路梗阻治疗的最新进展包括子宫内膀胱镜检查和后尿道瓣膜的激光电灼，获得了一些有临床前景的初步结果[60]。

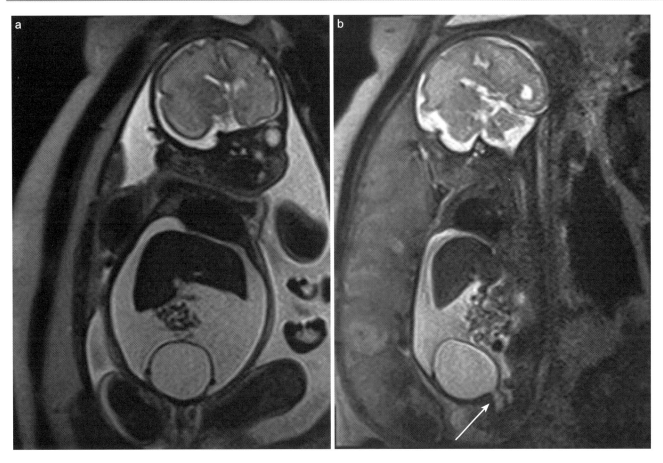

图 5.5　后尿道瓣膜。妊娠 29 周 T$_2$ HASTE MR 序列冠状（a）和矢状（b）图像显示：胎儿腹水致腹部明显膨隆。显示与后尿道扩大相关的膀胱增大，膀胱壁增厚（箭号）

（Denis A. Cozzi，Silvia Ceccanti　著）

参考文献

1. Wilson RD, Johnson MP, Crombleholme TM, Flake AW, Hedrick HL, King M, Howell LJ, Adzick NS (2003) Chorioamniotic membrane separation following open fetal surgery: pregnancy outcome. Fetal Diagn Ther 18:314–320

2. Coakley FV, Hricak H, Filly RA, Barkovich AJ, Harrison MR (1999) Complex fetal disorders: effect of MR imaging on management – preliminary clinical experience. Radiology 213:691–696

3. Coakley FV (2001) Role of magnetic resonance imaging in fetal surgery. Top Magn Reson Imaging 12:39–51

4. Coakley FV, Glenn OA, Qayyum A et al (2004) Fetal MRI: a developing technique for the developing patient. AJR Am J Roentgenol 182:243–252

5. Mong A, Johnson AM, Kramer SS et al (2008) Congenital high airway obstruction syndrome: MR/US findings, effect on management, and outcome. Pediatr Radiol 38:1171–1179

6. Guimaraes CV, Linam LE, Kline-Fath BM et al (2009) Prenatal MRI findings in congenital high airway sequence (CHAOS). Korean J Radiol 10:129–134

7. Yedururi S, Guillerman RP, Chung T et al (2008) Multimodality imaging of tracheobronchial disorders in children. Radiographics 28, e29

8. Woodward PJ, Sohaey R, Kennedy A et al (2005) From the archives of the AFIP: a comprehensive review of fetal tumors with pathologic correlation. Radiographics 24:215–242

9. Koelblinger C, Herold C, Nemec S et al (2013) Fetal magnetic resonance imaging of lymphangiomas. J Perinat Med 41:437–443

10. Hirose S, Sydorak RM, Tsao K et al (2003) Spectrum of intrapartum management strategies for giant fetal cervical teratoma. J Pediatr Surg 38(3):446–450; discussion 446–50

11. Laje P, Johnson MP, Howell LJ et al (2012) Ex utero intrapartum treatment in the management of giant cervical teratomas. J Pediatr Surg 47(6):1208–1216

12. Takayasu H, Kitano Y, Kuroda T et al (2010) Successful management of a large fetal mediastinal teratoma complicated by hydrops fetalis. J Pediatr Surg 45:e21–e24

13. Merchant AM, Hedrick HL, Johnson MP et al (2005) Management of fetal mediastinal teratoma. J Pediatr Surg 40:228–231

14. Jani J, Keller RL, Benachi A et al (2006) Prenatal prediction of survival in isolated left-sided diaphragmatic hernia. Ultrasound Obstet Gynecol 27(1):18–22

15. Jani J, Nicolaides KH, Keller RL et al (2007) Observed to expected lung area to head circumference ratio in the prediction of survival in fetuses with isolated diaphragmatic hernia. Ultrasound Obstet Gynecol 30:67–71

16. Busing KA, Kilian AK, Schaible T et al (2008) MR relative fetal lung volume in congenital diaphragmatic hernia: survival and need for extracorporeal membrane oxygenation. Radiology 248:240–246

17. Duncan KR, Gowland PA, Moore RJ et al (1999) Assessment of fetal lung growth in utero with echo-planar MR imaging. Radiology 210:197–200

18. Mahieu-Caputo D, Sonigo P, Dommergues M et al (2001) Fetal lung volume measurement by magnetic resonance imaging in congenital diaphragmatic hernia. BJOG 108:863–868

19. Rypens F, Metens T, Rocourt N et al (2001) Fetal lung volume: estimation at MR imaging-initial results. Radiology 219:236–241

20. Williams G, Coakley FV, Qayyum A et al (2004) Fetal relative lung volume: quantification by using prenatal MR imaging lung volumetry. Radiology 233:457–462

21. Lee TC, LimFY KSG et al (2011) Late gestation fetal magnetic resonance imaging-derived total lung volume predicts postnatal survival and need for extracorporeal membrane oxygenation support in isolated congenital diaphragmatic hernia. J Pediatr Surg 46:1165–1171

22. Barnewolt CE, Kunisaki SM, Fauza DO et al (2007) Percent predicted lung volumes as measured on fetal magnetic resonance imaging: a useful biometric parameter for risk stratification in congenital diaphragmatic hernia. J Pediatr Surg 42:193–197

23. Kilian AK, Busing KA, Schaible T et al (2006) Fetal magnetic resonance imaging. Diagnostics in congenital diaphragmatic hernia. Radiologe 46:128–132

24. Bargy F, Beaudoin S, Barbet P (2006) Fetal lung growth in congenital diaphragmatic hernia. Fetal Diagn Ther 21:39–44

25. Coleman A, Phithakwatchara N, Shaaban A et al (2015) Fetal lung growth represented by longitudinal changes in MRI-derived fetal lung volume parameters predicts survival in isolated left-sided congenital diaphragmatic hernia. Prenat Diagn 35:160–166

26. Ruano R, Aubry MC, Barthe B et al (2006) Quantitative analysis of pulmonary vasculature by 3-dimensional power Doppler ultrasonography in isolated congenital diaphragmatic hernia. Am J Obstet Gynecol 195:1720–1728

27. Claus F, Sandaite I, DeKoninck P et al (2011) Prenatal anatomical imaging in fetuses with congenital diaphragmatic hernia. Fetal Diagn Ther 29:88–100

28. Cannie M, Jani J, De Keyzer F et al (2009) Diffusion weighted MRI in lungs of normal fetuses and those with congenital diaphragmatic hernia. Ultrasound Obstet Gynecol 34:678–686

29. Harrison MR, Adzick NS, Longaker MT et al (1990) Successful repair in utero of a fetal diaphragmatic hernia after removal of herniated viscera from the left thorax. N Engl J Med 322:1582–1584

30. Cannie MM, Jani JC, De Keyzer F et al (2009) Evidence and patterns in lung response after fetal tracheal occlusion: clinical controlled study. Radiology 252:526–533

31. Biyyam DR, Chapman T, Ferguson MR et al (2010) Congenital lung abnormalities: embryologic features, prenatal diagnosis and postnatal radiologic–pathologic correlation. Radiographics 30:1721–1738

32. Daltro P, Werner H, Gasparetto TD et al (2010) Congenital chest malformations: a multimodality approach with emphasis on fetal MR Imaging. Radiographics 30:385–395

33. Alamo L, Gudinchet F, Reinberg O et al (2012) Prenatal diagnosis of congenital lung malformations. Pediatr Radiol 42:273–283

34. Cannie M, Jani J, de Keyzer F et al (2008) Magnetic resonance imaging of the foetal lung: a pictorial essay. Eur Radiol 18:1364–1374

35. Epelman M, Kreiger PA, Servaes S et al (2010) Current imaging of prenatally diagnosed congenital lung lesions. Semin Ultrasound CT MRI 31:141–157

36. Liu YP, Chen CP, Shih SL et al (2010) Fetal cystic lung lesions: evaluation with magnetic resonance imaging. Pediatr Pulmonol 45:592–600

37. Beydon N, Larroquet M, Coulomb A et al (2013) Comparison between US and MRI in the prenatal assessment of lung malformations. Pediatr Radiol 43:685–696

38. Chen CP, Liu YP, Lin SP et al (2005) Prenatal magnetic resonance imaging demonstration of the systemic feeding artery of a pulmonary sequestration associated with in utero regression. Prenat Diagn 25:721–723

39. Dhingsa R, Coakley FV, Albanese CT et al (2003) Prenatal sonography and MR imaging of pulmonary sequestration. AJR Am J Roentgenol 180:433–437

40. Levine D, Barnewolt CE, Mehta TS et al (2003) Fetal thoracic abnormalities: MR imaging. Radiology 228:379–388

41. Adzick NS (2003) Management of fetal lung lesions. Clin Perinatol 30:481–492

42. Hedrick HL, Flake AW, Crombleholme TM et al (2005) The ex utero intrapartum therapy procedure for high-risk fetal lung lesions. J Pediatr Surg 40:1038–1043

43. Wilson RD, Baxter JK, Johnson MP et al (2004) Thoracoamniotic shunts: fetal treatment of pleural effusions and congenital cystic adenomatoid malformations. Fetal Diagn Ther 19:413–420

44. Nicolaides KH, Azar GB (1990) Thoraco-amniotic shunting. Fetal Diagn Ther 5:153–164

45. Peranteau WH, Adzick NS, Boelig MM et al (2015) Thoracoamniotic shunts for the management of fetal lung lesions and pleural effusions: a single-institution review and predictors of survival in 75 cases. J Pediatr Surg 50:301–305

46. Merchant AM, Peranteau W, Wilson RD et al (2007) Postnatal chest wall deformities after fetal thoracoamniotic shunting for congenital cystic adenomatoid malformation. Fetal Diagn Ther 22:435–439

47. Tsao K, Hawgood S, Vu L et al (2003) Resolution of hydrops fetalis in congenital cystic adenomatoid malformation after prenatal steroid therapy. J Pediatr Surg 38:508–510

48. Loh KC, Jelin E, Hirose S et al (2012) Microcystic congenital pulmonary airway malformation with hydrops fetalis: steroids vs open fetal resection. J Pediatr Surg 47:36–39

49. Mitchell LE, Adzick NS, Melchionne J et al (2004) Spina bifida. Lancet 364:1885–1895

50. Botto LD, Moore CA, Khoury MJ et al (1999) Neural-tube defects. N Engl J Med 341:1509–1519

51. Meuli M, Meuli-Simmen C, Yingling CD et al (1995) Creation of myelomeningocele in utero: a model of functional damage from spinal cord exposure in fetal sheep. J Pediatr Surg 30:1028–1032

52. Adzick NS, Thom EA, Spong CY et al (2011) A randomized trial of prenatal versus postnatal repair of myelomeningocele. N Engl J Med 364:993–1004

53. Adzick NS (2013) Prospects for fetal surgery. Early Hum Dev 89:881–886

54. Anumba DO, Scott JE, Plant ND et al (2005) Diagnosis and outcome of fetal lower urinary tract obstruction in the northern region of England. Prenat Diagn 25:7–13

55. Bernardes LS, Aksnes G, Saada J et al (2009) Keyhole sign: how specific is it for the diagnosis of posterior urethral valves? Ultrasound Obstet Gynecol 34:419–423

56. Kajbafzadeh AM, Payabvash S, Sadeghi Z et al (2008) Comparison of magnetic resonance urography with ultrasound studies in detection of fetal urogenital anomalies. J Pediatr Urol 4:32–39

57. Alamo L, Tarek L, Pierre S et al (2010) Fetal MRI as complement to US in the diagnosis and characterization of anomalies of the genito-urinary tract. Eur J Radiol 76:258–264

58. Morris RK, Khan KS, Kilby MD (2007) Vesicoamniotic shunting for fetal lower urinary tract obstruction: an overview. Arch Dis Child Fetal Neonatal Ed 92:F166–F168

59. Morris RK, Malin GL, Quinlan-Jones E et al (2013) Percutaneous vesicoamniotic shunting versus conservative management for fetal lower urinary tract obstruction (PLUTO): a randomised trial. Lancet 382:1496–1506

60. Ruano R, Duarte S, Bunduki V et al (2010) Fetal cystoscopy for severe lower urinary tract obstruction—initial experience of a single centre. Prenat Diagn 30:30–39

第二部分
胎儿磁共振成像

第 6 章 胎儿中枢神经系统 MRI

6.1 引言

虽然超声是筛查胎儿中枢神经系统（central nervous system, CNS）畸形的主要手段，但已证明：在评估超声检查未明确的异常时和在选择性的筛查情况下，MRI 能提供辅助信息。在许多胎儿 MRI 实践中，对中枢神经系统的评估是胎儿 MRI 最常见的适应证。已证明：在评估颅后窝、中线结构以及胎儿颅骨进行性骨化的皮质方面，MRI 具有特殊作用。常见的中枢神经系统适应证见表 6.1[98]。

6.2 技术

虽然胎儿成像没有特定的胎龄限制，但胎儿成像最好在至少 18 周后，这既是由于对胎儿的小结构成像的困难，也是由于羊水与胎儿的比例较高，使得妊娠早期的明显运动更明显。根据我们的经验，胎儿 MRI 检查需求有两个高峰：第一个高峰出现于 24 周前，以便做出治疗决策；第二个高峰是在妊娠晚期为分娩做准备——最常见的为非中枢神经系统异常。成像时机必须按临床需要个体化确定[2]。

在大多数情况下，所有检查均在躯干线圈的 1.5T MRI 扫描仪上进行。根据母体和胎儿的大小，可以使用心脏或体线圈。根据患者的舒适情况，俯卧位或左侧卧位将母亲双脚先放入磁体中。我们发现脚先进入的位置使母亲的头更靠近磁体开口，减轻了一些患者的幽闭恐怖症。首先，获得相对于母体骨盆的冠状、矢状和轴位 3 个平面定位像。然后妊娠子宫在母体轴位平面（7 mm 层厚，层间距 0）成像，采用 T2WI 快速采集，通常采用半傅里叶单次激发弛豫增强快速采集序列（HFSS-RARE）技术，这是孕妇骨盆和胎儿成像的主要方法，因为它具有高组织分辨率和快速采集技术。这种超快单次激发

技术的平均采集时间小于 1 秒，取决于成像参数。该序列的其他名称包括 SSFSE 和 HASTE，这取决于不同的供应商。

在有针对性的中枢神经系统检查中，对于胎儿脑，在冠状位、矢状位及轴位行 HASTE 采集（层厚 3 mm，层间距 0 mm）。层厚选择是基于胎儿的大小、感兴趣区域的大小以及在提高清晰度与信噪比之间的权衡。其他序列包括轴位 T1WI 屏气图像和 DWI 序列图像，以分别评估脂肪 / 亚急性出血和局限性扩散 / 缺血。序列详细信息见表 6.2[23]。

在我们的实践中，在所有胎儿成像期间，MRI 控制台前都有放射科医师在场，以确保获得高质量的图像和检查的完整性。考虑到活动的胎儿成像具有动态特性，放射科医师要确保图像具有最佳正交平面以精确估计胎龄，并且可调整层厚或视野等参数以优化图像质量。放射科医师还应评估胎儿颅外畸形或母体异常是否需要进一步成像。

表 6.1 胎儿中枢神经系统成像的常见适应证

1.通过超声检查怀疑或未充分评估的先天性脑畸形，包括但不限于：
（a）脑室扩张
（b）胼胝体发育不全
（c）前脑无裂畸形
（d）颅后窝畸形
（e）脑皮质畸形
另外，MRI 可帮助筛查具有脑异常如结节性硬化症、胼胝体发育不良或无脑回畸形家族史风险的胎儿，
2.通过超声检查怀疑或未充分评估的脑血管畸形，包括但不限于：
（a）血管畸形
（b）积水性无脑畸形
（c）梗死
（d）单绒毛膜双胎妊娠并发症

改编自 Reddy 等[98]

表 6.2　胎儿脑成像技术

	采集	平面	层厚（mm）	TR（ms）	TE（ms）	翻转角（°）	FOV（视野）	矩阵
总体	T₂（SS-TSE）	相对于子宫的轴位	7	1100	84	171	300	256
	T₁（SS-SPE）	相对于子宫的轴位	7	128	4.76	70	300	256
胎儿脑	T₂（SS-TSE）	轴位、矢状、冠状	3	1100	64	150	300	256
	T₁（SS-SPE）屏气	轴位	5	117	4.76	70	300	256
	DWI	轴位	5	5100	104	150	300	192

该方案用于西门子 Magnetom Avanto Syngo MRI 1.5TMRI。除定位像之外的所有序列都利用并行采集技术，以缩短扫描时间。对于飞利浦方案，读者可参考 Brugger 等的文献[23]

6.3　胎儿中枢神经系统生物学测量

通过 MRI 进行双顶径（biparietal diameter，BPD）和头围（head circumference, HC）的生物学测量，可与超声诺模图一起准确估计胎龄[63, 99]。在评估正常的颅内结构时，另外的常规测量包括枕额径、脑室径、小脑横径、枕大池深度、胼胝体长度、小脑蚓部高度和下蚓部距离[62, 99]。

双顶径用于估计胎龄，其定义是在轴位图像上的丘脑水平进行测量，按超声惯例是从一侧颅骨内缘到对侧颅骨外缘的距离。枕额径也在丘脑水平获得，并被定义为在中线的前后距离，从外缘到外缘（图 6.1）。双顶径和枕额径（按超声惯例从外缘到外缘的中线前后距离）之和乘以 π/2 可用于生成胎头头围的椭球估计值；或者头围可直接从一些软件包中获得。我们利用各自单变量多项式方程（由 Hadlock 等设计）中的双顶径和头围，来拟合它们各自的诺模图，以简单估计胎龄[59]。在线计算也是可用的。相比之下，产科超声检查者采用多个参数，包括腹围和股骨长度，以对胎龄做出更可靠的估计。仅通过病理状态下神经系统测量参数产生的估算胎龄与根据末次月经史的"最准确"产科胎龄之间的显著偏差，可以提示小头畸形或巨头畸形，或胎儿宫内发育迟缓。估计的胎龄对评估皮质发育也很关键（下文讨论）。

重要的是，要注意到，已提出了另外的专门针对 MRI 的头部诺模图，其不同地定义了单独的脑双顶径、颅骨双顶径和枕额径[52]。为更好地对胎龄进行划分，我们更倾向于通过超声诺模图定义包括颅骨的更严格标准。当出现异常和可疑的实质发育不全时，可以测量脑本身，并与特定的诺模图进行比较。应注意确保所选技术要与所用的诺模图相匹配。

枕额径除了可以用来估算头围之外，还可用于

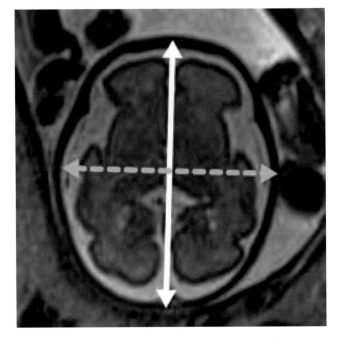

图 6.1　虚线表示双顶径（内缘到外缘），实线表示枕额径（外缘到外缘）

计算头径指数，即头双顶径除以枕额径，再乘以 100 的比值。正常头径指数在 70% ~ 85%。头径指数大于此范围（短头畸形）和小于此范围（长头畸形）可能表明存在颅缝早闭或综合征疾病[55]（图 6.2）。在头径指数异常的一小部分患者中，最终可能发现潜在的颅内异常。

脑室测量值通常在通过丘脑水平的脑室横向最宽段轴位平面中获得，尽管有些人首选在冠状面测量[48, 108]（图 6.3）。小脑横径（即轴位或冠状平面中小脑最大横向距离测量值）以及蚓部长度（即在矢状面中测量的头尾向蚓部高度），都有助于识别小脑发育不全（图 6.4）。评估下蚓部距离，即从中脑到蚓部最下处的前后距离，是评估蚓部升高（或异常增加的

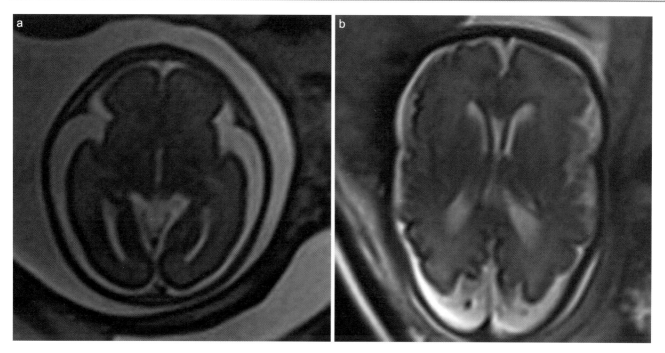

图 6.2 （a）21 周胎龄胎儿的轴位 T_2WI 半傅里叶图像，双顶径为 80 mm，枕额径为 87 mm，产生的头径指数为 92%，与短头畸形一致。（b）胎龄 36 周胎儿，双顶径为 88 mm，枕额径 132 mm，头径指数 67%，与长头畸形一致

蚓部角）的可重复方法，并且这个距离应小于 5 mm（Twickler DM 未发布的数据）。从小脑蚓部的中线后部到枕骨的内表面获得枕大池测量值。虽然依赖于胎龄，但正常枕大池的参考值在 4 ~ 10 mm[60]。胼胝体估计应在妊娠 20 周时进行（图 6.4）。通过 MRI 所获脑多个组成部分（包括胼胝体长度和小脑蚓部）的生物计量学诺模图，也已发表（图 6.5）。

6.4 皮质发育

皮质神经元从生发区（最内的皮质层）迁移，形成皮质表面。迁移开始于 7 周胎龄左右，到 22 周时大部分完成[30]。在这段时间内，正常的生发基质显示为 T_2 低信号的脑室周围带，与皮质表面相匹配（图 6.6）。生发区和皮质表面之间或中间区之间发育的白质组织显示相反的信号特征，即 T_2 高信号和 T_1 低信号。到 28 周时生发区大幅缩小[22]。

可通过皮质脑回形成和脑沟形成来评估皮质成熟，因为这二者倾向于以可靠的模式发生。根据病理学研究，MR 结果一般比实际的脑沟发育滞后 1 ~ 2 周[79]。大脑半球在妊娠很早时就分开，这个过程通常到 12 周时完成。接下来发育的是外侧裂和侧沟，并且通常到 20 周胎龄时出现。顶枕裂通常也到

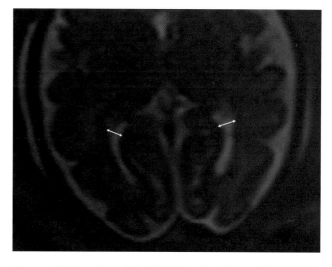

图 6.3 妊娠 34 周时丘脑水平轴位图像：测量正常侧脑室（两个箭头的标识）

20 周时出现。20 周后，脑沟形成和脑回形成加速。在 24 周左右，可见距状裂的形成，中央沟通常到 26 周可见，中央前沟到 27 周可见，中央后沟到 28 周可见。到 32 周时，额叶和颞叶的脑回正在形成，这是外侧裂的正常发育所需要的。一些主要的脑沟发育里程碑可以在图 6.7 中找到，并且以我们的观点，其最容易在矢状面和旁正中矢状面图像中评估，尽

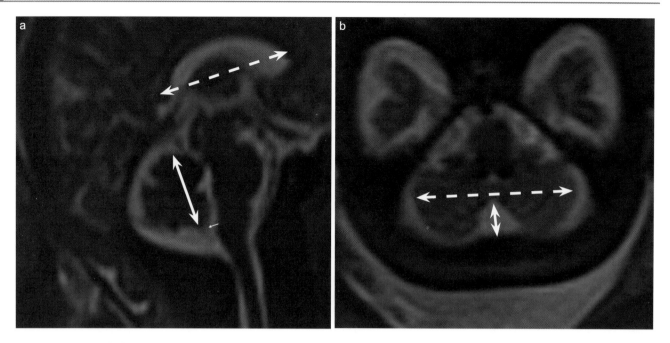

图 6.4 （a）35 周胎龄的胎儿正中矢状面图像显示蚓部长度（实心双箭号）、下蚓部距离（小箭号）和胼胝体长度（虚箭号）。
（b）一个 34 周胎儿的颅后窝轴位图像，显示小脑横径（虚箭号）和枕大池（实心箭号）的测量

管所有的平面都是有用的。双胎妊娠会导致脑回形成延迟 2 ~ 3 周[29]。

髓鞘形成是脑发育的最后阶段，从妊娠中期开始，持续到生命的第三个 10 年[19]。扩散各向异性有可能表征髓鞘形成前的结构，并可识别胼胝体和其他白质束[23]。这时候，需要做更多的工作，来评估其在发育着的胎儿中的临床效用。

6.5   中枢神经系统病理学

6.5.1   脑室扩大

脑室扩大是最常见的胎儿脑部异常之一，是胎儿 MRI 的最常见适应证。"脑室扩大"一词描述的是侧脑室扩大，在患者就诊时比用"脑积水"更准确，后者是一个诊断术语，描述了脑室压力升高后继发增大的脑室。以脑室扩大为影像表现可以有多种诊断，而且 MRI 有助于判断其病因和其他结构异常，从而能更精确地回答患者咨询[107]。脑室扩大被定义为将一个或两个脑室中庭扩大至 >10 mm（高于均值 4 个标准差），并细分为轻度（10 ~ 12 mm）、中度（13 ~ 15 mm）和重度（ >15 mm）[35, 45, 102, 104]（图 6.8）。

通过成像所见胎儿脑室扩大的病因可大致分为阻塞性原因、神经系统畸形和继发于破坏性过程。在脑室扩大的情况下，蛛网膜下腔的消失表明阻塞性脑积水。导水管狭窄是脑室扩大的阻塞性原因，可以通过扩大的侧脑室和第三脑室伴正常的第四脑室和颅后窝来判断。导水管狭窄情况下的脑室扩大通常随着胎龄增大而进展。导水管狭窄的病因有多种，包括先天性、相关的 X 连锁或常染色体隐性遗传性疾病、出血以及感染。X 连锁遗传的导水管狭窄是 Xq28 上负责神经细胞黏附分子的基因突变所致[43]。X 连锁的导水管狭窄几乎总是伴有严重的精神发育迟滞，可以通过观察男性胎儿拇指内收的成像来诊断[61]（图 6.9）。其他阻塞性过程包括 Chiari Ⅱ畸形、脑室内出血以及囊性或实性脑包块的占位效应。继发于脑脊液产生过量的脑室扩大可见于脉络丛乳头状瘤，此为良性肿瘤，可导致继发于大肿块周围效应及脑脊液分泌过多的严重的神经病学损伤[25]。

在 50% ~ 60% 的脑室扩大的胎儿中，可发现其他脑异常，其更可能与脑室扩大的严重程度成正比[45, 56, 75, 116]。最常见的相关异常是 Chiari Ⅱ畸形、胼胝体缺如、Dandy-Walker 畸形、前脑无裂畸形、占位病变和破坏性过程[31, 46]。1/3 的病例中存在非中枢神经系统异常[45]。脑室扩大更严重时，相关的异常更常见，且与更差的预后相关[54, 117]。

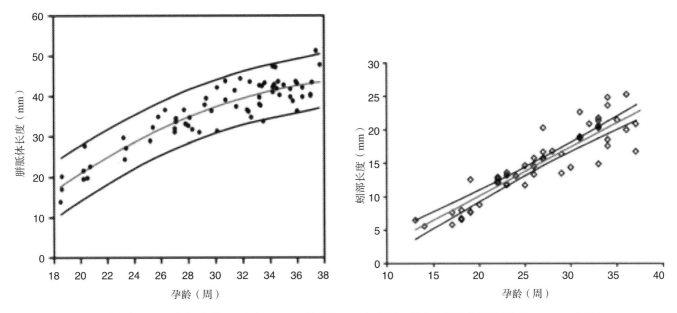

图 6.5 （a）胼胝体长度随孕周变化诺模图（来自 Harreld 等 [62]）。(b) 小脑蚓部长度随孕周变化诺模图 (Twickler 供图)

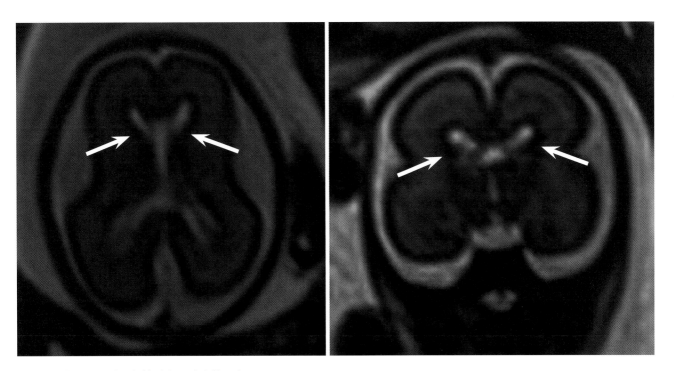

图 6.6　妊娠 23 周时生发基质出现（白箭号）

单纯性脑室扩大，即除脑室扩大外没有其他异常，是最常见的最终诊断 [92]。预后取决于脑室扩大的严重程度。在 93%～96% 的轻度脑室扩大、76% 的中度脑室扩大、28% 的重度脑室扩大患儿中，神经系统其他部位是正常的 [46, 104, 116]。围生期和新生

儿死亡的发生率也与脑室扩大的程度相关 [45]。整个妊娠期的脑室扩大与发育迟缓的发生率增加有关。不对称脑室扩大的结局也取决于受影响脑室的扩大严重程度，与对称性脑室扩大相比，可能相同或更差 [90, 116]。单纯性轻度脑室扩大情况下 [90] 的非整倍

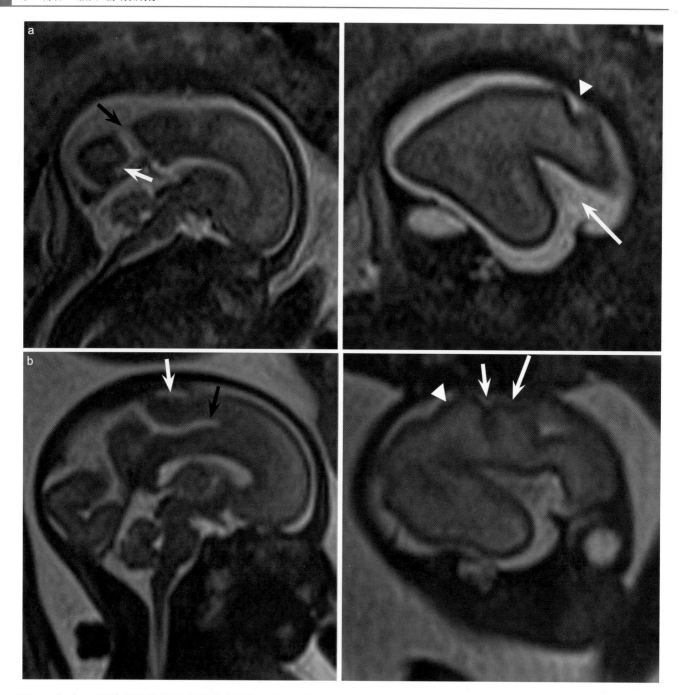

图 6.7（a）26 周胎儿图像显示顶枕沟（黑箭号）、距状沟（白箭号）、中央沟（白箭头）、外侧沟和外侧裂（长白箭号）。（b）28 周胎儿显示中央沟（白箭号）、扣带沟（黑箭号）、中央前沟（长白箭号）和中央后沟（白箭头）。（c）32 周胎儿和（d）34 周胎儿显示一定时间间隔后脑回和脑沟逐渐形成。（c）中的黑箭号指示正在发育的额叶岛盖

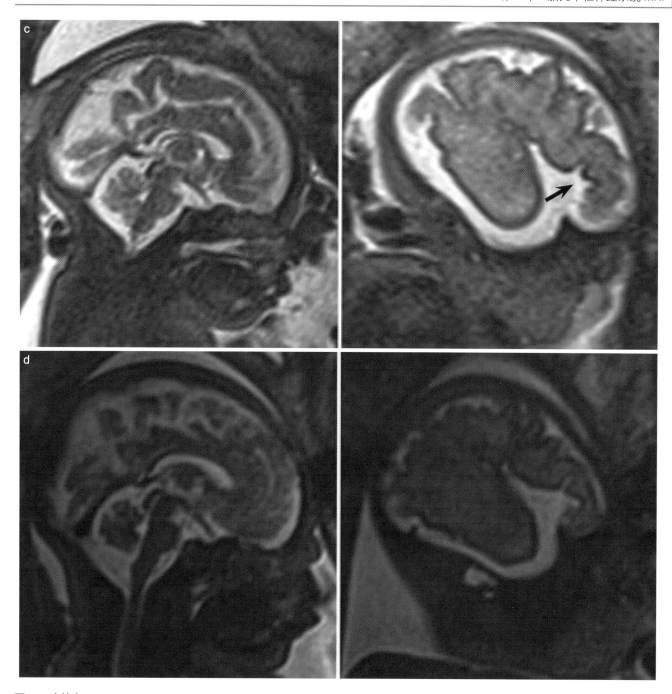

图 6.7（续）

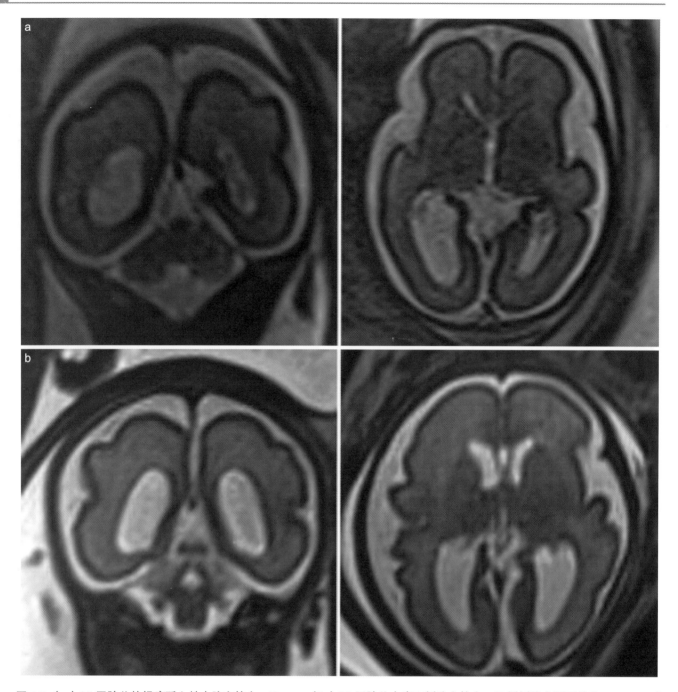

图 6.8 （a）25 周胎儿的轻度孤立性右脑室扩大：12 mm。（b）29 周胎儿中度双侧脑室扩大，双侧侧脑室测量值为 13 mm，确诊为 21- 三体综合征

性风险低（1.8%）[90]，并且迄今为止，脑室扩大的严重程度与非整倍性风险增加无关[45]。宫内感染可能也是脑室扩大的少见原因（1.8%）[90, 116]。与中枢神经系统感染相关的其他影像学发现将在本章后面讨论。

一些作者发现男性胎儿的脑室平均比女性胎儿的大，并且发育迟缓的患病率较低[93, 95, 116]。其他作者发现两性间无显著差异，回答咨询时应谨慎使用此数据[58, 78]。

还应注意，明显的脑室扩大可导致胼胝体变薄。在这些病例，应该仔细检查胼胝体存在与否，因为胼胝体的缺失表现其自身相关的异常。

发育中的脑的畸形可分为三大类：异常的神经发生、异常的神经元迁移和异常的神经元组织。

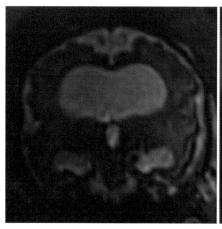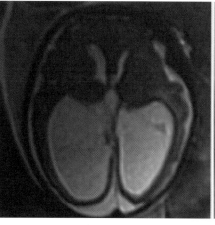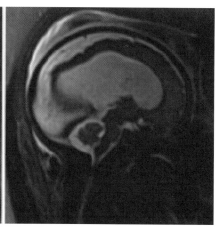

图 6.9　妊娠 31 周男性胎儿 X 连锁遗传导水管狭窄胎儿的图像，其患严重脑室扩大但具有正常大小的第四脑室

6.6　异常的神经元迁移

6.6.1　胼胝体发育不良和缺如

　　胎儿 MRI 直接显示胼胝体整体，而胼胝体是最大的脑联合。胼胝体的正常发育是正常脑发育的敏感指标。在比较 MRI 和超声评估胼胝体异常的研究中，MRI 检测到多达 22.5% 的病例具有其他中枢神经系统异常（最常见为颅后窝畸形和皮质畸形）[105]。胼胝体在妊娠第 11 周左右开始形成，通常到第 21 ~ 22 周完成 [1, 97]。胼胝体由五个命名区域组成：嘴部、膝部、体部、峡部和压部。任何区域的畸形（增生、发育不全或缺如）都称为胼胝体发育不良（图 6.10）；完全缺失被称为胼胝体缺如。

　　胼胝体发育不良和缺如的原因众多，因为联合形成依赖于一系列复杂的步骤，每个步骤都容易出错。据估计，完全缺如患病率为 0.01% ~ 0.3% [53, 114]，而在有发育障碍的个体中估计完全缺如患病率为 2% ~ 3% [70]。

　　在完全缺如中，轴位和冠状位图像都不能描绘交叉的胼胝体纤维。两个侧脑室在轴位图像上会异乎寻常地平行，并且常常符合中度或重度脑室扩大的标准。除非脑室扩大在整个妊娠期间逐渐恶化，否则伴随的脑室扩大并不预示着更差的预后 [51]。透明隔腔将不会被看到，而透明隔腔是组织薄壁之间的间隙，此组织薄壁则连接穹窿和正常形成的胼胝体。冠状图像显示泪滴状侧脑室（称为空洞脑）。第三脑室的扩大和嘴部位移可能与内侧的大脑纵裂相

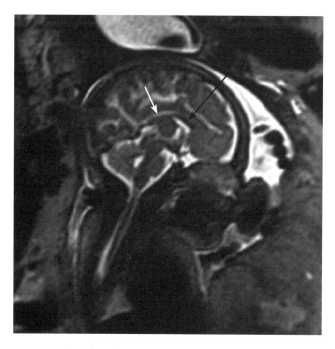

图 6.10　胼胝体发育不良。31 周男性胎儿矢状位 T$_2$WI 半傅里叶 RARE 图像显示：具有变薄的胼胝体膝部（黑箭）和体部（白箭）。未见压部和嘴部

通。正中矢状位图像可发现从胼胝体的预期位置向外辐射的脑沟（图 6.11）。中线半球间囊肿有时见于透明隔腔的预期位置，可能与或可能不与脑室系统相通（分别称为 1 型和 2 型）[16]。如果扩大，这些囊肿可导致脑积水或巨头畸形。其他伴随的发现包括脑室旁结节状灰质异位、胼胝体周围脂肪瘤、蚓部发育不全、孔洞脑（脑穿通畸形）、巨型枕大

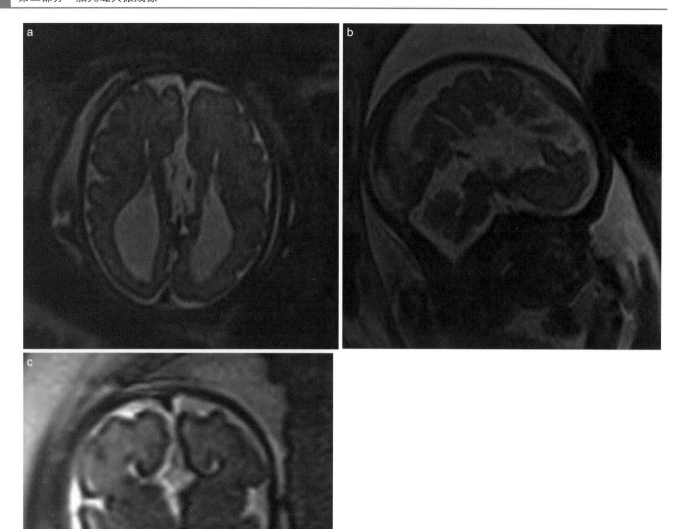

图 6.11 （a）32 周胎儿的 T$_2$WI 半傅里叶弛豫增强快速采集序列图像，其轴位图像显示平行的侧脑室和空洞脑，从技术角度看与双侧侧脑室中度扩大一致。（b）通过正中矢状位观察到（脑沟）辐射状表现。（c）约 31 周胎龄胎儿的冠状位 T$_2$WI 半傅里叶弛豫增强快速采集序列图像显示：缺少交叉纤维的胼胝体，以及侧脑室的"维京头盔"或长角外观

池、结节状灰质异位以及脑池形成和神经元迁移异常[76, 106]。

　　胼胝体发育不良和缺如与众多发育畸形和综合征相关，预后取决于其他发现。在加利福尼亚州一项关于胼胝体发育不良和缺如的胎儿 MR 结果的大型人群研究中，染色体异常占 17.3%，其中 49% 有其他中枢神经系统异常，包括皮质畸形、颅后窝异常和颅内囊肿[53, 106]。当 MRI、遗传学检查和血清学检查未发现其他异常时，胼胝体缺如被描述为孤立

性病变。神经发育结果在约 75% 的孤立性胼胝体缺如胎儿中是正常的，其余 25% 存在中度至重度学习障碍的增加风险[51, 105]。

6.6.2　无脑回畸形谱

　　无脑回畸形是神经元产生或迁移的一种疾病，导致脑回形成缺乏或脑回形成减少。因为在孕 22 周之前脑是无脑回的，所以甚至晚至孕 30 周之前这些畸形常常都难以识别。经典无脑回畸形可以是遗传

性和散发性的，与孤立的基因缺陷和 Miller-Dieker 综合征相关：染色体 17p 的常染色体显性遗传缺陷导致典型的畸形面容（眼睑皱褶、前额狭窄、枕骨突出以及小下颌）、严重的精神发育迟滞以及婴儿期或幼儿期的死亡（OMIM#247200）。除了平滑的脑回模式外，经典的无脑回畸形也可见脑室扩大或空洞脑和胼胝体发育不良或缺如 [32, 40]。"无脑回畸形变体"一词描述了一组与经典无脑回畸形相比在外观形态上不太严重的病症，但具有相似的不良神经病学结果 [41]。鹅卵石复合征（以前称为 2 型无脑回畸形）是指杂乱无章的"鹅卵石"皮质，与经典的无脑回畸形截然不同，是由于有缺陷的糖基化导致的过度神经元迁移。这些综合征表现出不同程度的厚脑回、白质内胶质增生和小脑发育不全。相关疾病包括常染色体隐性遗传 Walker-Warburg 综合征、肌肉 - 眼 - 脑疾病和福山先天性肌营养不良症 [71, 109]。

6.7　迁移后组织异常

6.7.1　多小脑回

多小脑回是由于异常的迁移后组织进入众多脑回的结果，可能由感染（尤其是巨细胞病毒）、母体低血压以及遗传性疾病引起 [10, 27]。多小脑回表现为 T2WI 低信号皮质表面的局灶性或弥漫性内折叠，最常累及额叶和外侧裂。多小脑回也较常见于双侧（图 6.12）。取决于所累及的结构，多小脑回与发育迟缓、癫痫和局灶性神经病学缺陷有关 [7, 64]。

6.7.2　脑裂畸形

脑裂畸形是由于异常神经元迁移导致的结果，导致发育不全皮质所覆盖的实质裂缝与侧脑室相通，可以是单侧的或双侧的。在增殖的神经母细胞中，EMX2 同源框基因表达的突变与裂头畸形有关 [24]。感染、创伤及中毒可能是病因 [89]。在 1 型或闭唇型脑裂畸形中，裂隙的壁几乎相互贴合，实质裂隙与软脑膜 - 室管膜缝（一种与侧脑室连续的结构）相通。在 2 型或开唇型脑裂畸形中，大的裂隙从皮质表面延伸到侧脑室（图 6.13）。对覆盖裂隙表面的灰质的识别将脑裂畸形与在孔洞脑中看到的大面积实质破坏区进行鉴别。有时其他可见发现包括透明隔腔缺失以及脑室扩大。多小脑回和视神经发育不全也有关联，但通常在出生后确定。损害的程度取决于病变的大小和双侧性以及所涉及结构，其中大的双侧缺损预后较差。临床后遗症可包括发育迟缓、瘫痪和癫痫发作。患有小的闭唇型缺损的患者出现癫痫

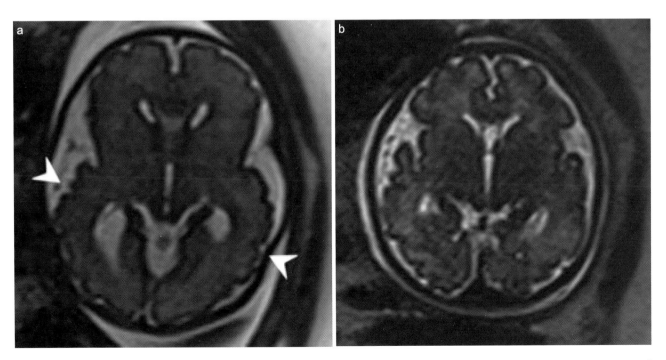

图 6.12（a）在妊娠 35 周时获得的轴位 T2WI 半傅里叶弛豫增强快速采集序列图像，显示双侧多小脑回（箭头）。（b）用于比较的正常轴位 T2WI 半傅里叶弛豫增强快速采集序列图像

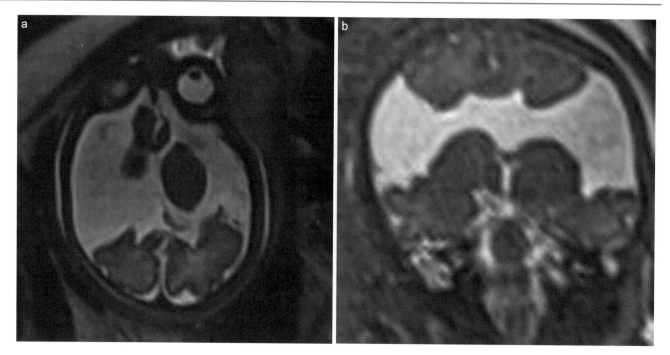

图 6.13　轴位（a）和冠状（b）T₂WI 半傅里叶弛豫增强快速采集序列图像显示妊娠 37 周胎儿双侧开唇型脑裂畸形

发作但具有正常的其他神经发育结局[11]。多达 47% 具有开唇型缺损表现的患者在出生后会出现闭唇型缺损[87]。

6.7.3　室管膜下病变

灰质异位症描述了由于神经元迁移失败而导致的灰质异常定位，导致脑室旁（室管膜下）、皮质下和软脑膜的灰质异位。脑室旁灰质异位是由散发的或多个遗传性的基因缺陷引起的[36]。在 MR 图像上，异位结节与皮质等信号，位于脑室外缘，突出到脑室腔，可能是局灶性或弥漫性的（见于常染色体隐性遗传形式的 Xq28 基因缺陷）（图 6.14）[84]。必须注意不要与妊娠 26～28 周之间发生的内卷生发基质相混淆，后者不会突出到侧脑室。需要与结节性硬化的室管膜下错构瘤进行鉴别诊断，室管膜下错构瘤在 T₁WI 上显示高信号强度[17]。本病可伴有轻至中度脑室扩大和胼胝体缺如，罕有脑膨出。皮质下和软脑膜灰质异位也会发生，但由于 MRI 的空间分辨率有限，罕有产前报道。

6.7.4　异常的神经发生

小头畸形是描述性术语而非诊断，其病因可能是神经发生的原发性疾病或继发于全身性损害或损伤。小头畸形被大多数人定义为头围小于胎龄头围平均值的 3 个标准差（图 6.15）。在小头畸形的主要形式（小头畸形 1 型）中，经常见到的其他发现，包括简化的脑回模式（小脑畸形合并无脑回畸形）、胼胝体发育不全和灰质异位[73]。继发性小头畸形可能是缺血事件、苯丙酮尿症、胎儿酒精综合征、感染（巨细胞病毒、弓形虫病）和其他毒素作用的结果。

巨脑症指脑容量增加，产前诊断十分困难。个别病因学研究将该病归类为巨脑毛细血管畸形 - 多小脑回综合征，更多其他发病机制尚待研究[9]。半侧巨脑症是一侧大脑半球的错构瘤样过度生长，与巨脑的病因不同[38]。半侧巨脑症是散发性的，并且还与若干综合征相关，如先天性外侧静脉畸形（Klippel-Trenaunay-Weber 综合征），表皮痣，及变形综合征（Proteus 综合征）。儿童通常表现出严重的精神发育迟滞、癫痫发作和偏瘫[37]。

6.8　颅后窝畸形

6.8.1　颅后窝积液

胎儿 MRI 的常见适应证是颅后窝的囊性扩张，这是一种超声检查结果，引出了具有不同临床意义

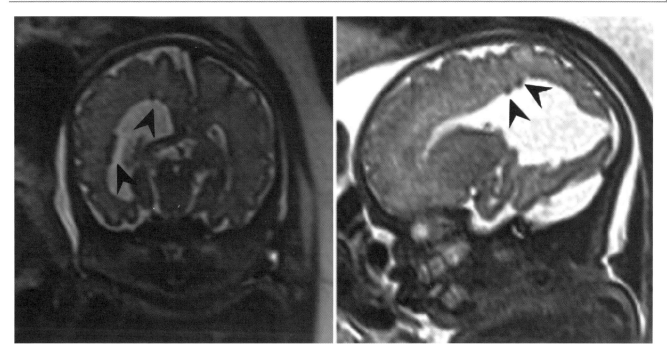

图 6.14　轴位和冠状位 T$_2$WI 半傅里叶弛豫增强快速采集序列图像显示 34 周胎龄胎儿右后开唇型脑裂畸形的室管膜下灰质异位（箭头）

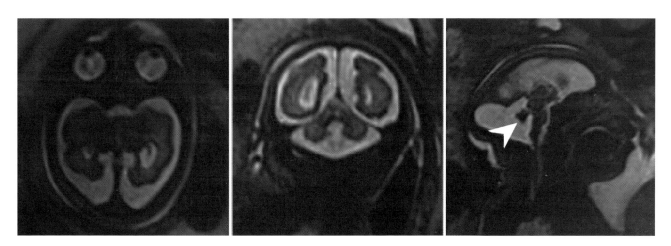

图 6.15　一个 35 周胎龄胎儿的轴位、矢状位和冠状位 T$_2$WI 半傅里叶弛豫增强快速采集序列图像：小头畸形伴有无脑回畸形。在这个病例，也可以看到额前倾和蚓部发育不全（箭头）

的可评估的鉴别诊断列表，通常包括 Dandy-Walker 畸形、小脑蚓部发育不全、Blake 囊肿、巨型枕大池和蛛网膜下腔囊肿。根据囊性扩张的程度和相关的占位效应，区分这些异常极具挑战性。如果囊壁太小而无法观察，则可能无法区分。

典型 Dandy-Walker 畸形被描述为三联征：部分或完全的蚓部缺如，具有扩大的颅后窝伴有小脑幕和窦汇的升高，并且在第四脑室中出现向背侧延伸

的大囊性外观（图 6.16）。囊肿的占位效应通常会导致把脑干压向斜坡。Dandy-Walker 畸形与 3q 的突变缺失有关，并且未显示孟德尔遗传模式 [57, 86]。术语 Dandy-Walker 变体，历史上用来描述蚓部发育不全而不伴随颅后窝扩大，已不再令人感兴趣，因为最近的胚胎学数据表明：每种 Dandy-Walker 畸形病变严重程度不同，但都归因于相同的遗传畸变 [88]。术语 Dandy-Walker 畸形最适用于存在相似的一组异常

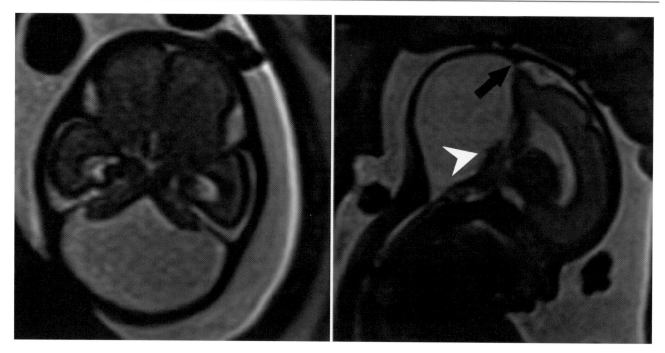

图 6.16　一个 26 周胎龄胎儿的轴位和矢状位 T₂WI 半傅里叶弛豫增强快速采集序列图像，该胎儿患有严重的蚓部发育不全（白箭头）、窦汇升高（黑箭号）和颅后窝囊性扩张，与 Dandy-Walker 畸形一致

发现时，但其严重程度低于真正 Dandy-Walker 畸形的异常发现。常见的相关脑异常包括脑室扩大、胼胝体发育不良、枕叶脑膨出和灰质异位。在存在其他发育缺陷的情况下，Dandy-Walker 畸形常常与染色体异常相关（高达 46%）[34, 45]。孤立性 Dandy-Walker 畸形患儿的神经发育结果多变并且常与精神发育迟滞、张力减退和癫痫相关。在 Dandy-Walker 畸形的较轻表现中，50%~80% 患者的结局可能是正常的，其具有正常的蚓部分叶[47, 77]。

　　Blake 囊肿是第四脑室背部和下部膜（例如，下髓帆）的囊性突出，内面覆盖有室管膜。这导致在正常小脑幕和窦汇外观情况下，正常发育的蚓部向上旋转。一些作者将 Blake 囊肿包括在 Dandy-Walker 连续体中，当其非常大时，则难以评估蚓部完整性。大型 Blake 囊肿的占位效应是可能存在的，但非常罕见，并且在显示孤立病变情况下，这些病变既没有神经发育后果，也不需要治疗[51]。

　　除了 Blake 囊肿，巨型枕大池和颅后窝蛛网膜囊肿也有良好预后，可在诊断后进行适当的患者咨询。巨型枕大池是在局部扩大的蛛网膜下腔内具有大量的小脑后侧液体，定义为在孕 18 周后，枕骨内表与小脑之间的距离 >10 mm（图 6.17）。巨型枕大

池与脑室系统相通，可被视为正常变异[20, 120]。先天性蛛网膜囊肿是在蛛网膜复制过程中脑脊液的聚集（图 6.18）。蛛网膜囊肿可对邻近的小脑和蚓部产生占位效应，并可阻碍脑脊液流动，从而导致脑积水。一些人认为小脑后蛛网膜囊肿是 Dandy-Walker 连续体的一部分，所以，当怀疑有蛛网膜囊肿时，对其他脑异常进行全面评估是重要的。当蛛网膜囊肿非常大时，应在婴儿期对其进行分流放置治疗，通常预后良好[3]。约 1/3 的 Blake 囊肿和巨型枕大池将在子宫内消失[47]，大多数不需要进一步治疗[42]。

　　当与小脑妊娠生物统计学数据比较时，可以确定蚓部没有发育或发育不全。在蚓部发育不全的情况下，第四脑室不扩大。原裂，即分开前叶与后叶的裂，应到 28 周时出现，小脑的二级裂应到 32 周时出现[3]。若裂不存在，则说明蚓部发育不全。当发育不全时，蚓部经常出现旋转并且下蚓部距离增加，但颅后窝无扩大并且窦汇处于正常位置（图 6.19）。小脑半球通常不受影响，小脑横径可以是正常的[3]。蚓部缺如可以是孤立的或综合征的一部分。目前存在争议的是：这些患者中一部分是否患有轻微形式的 Dandy-Walker 畸形。在产前 MRI 疑诊孤立性蚓状发育不全的患者中，有高达 1/3 出生后具有正

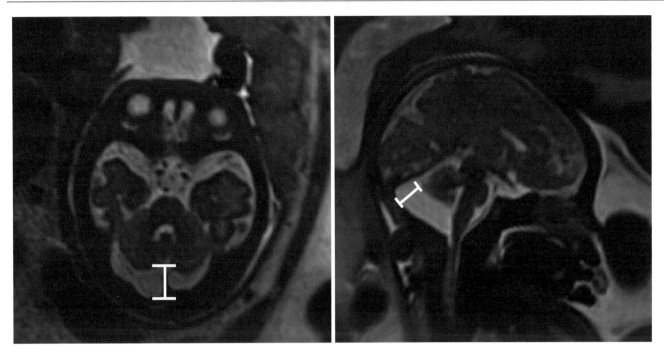

图 6.17　一个 34 周胎龄胎儿的轴位和冠状位 T₂WI 半傅里叶弛豫增强快速采集序列图像，该胎儿具有巨型枕大池（双头线），测量值为 19 mm

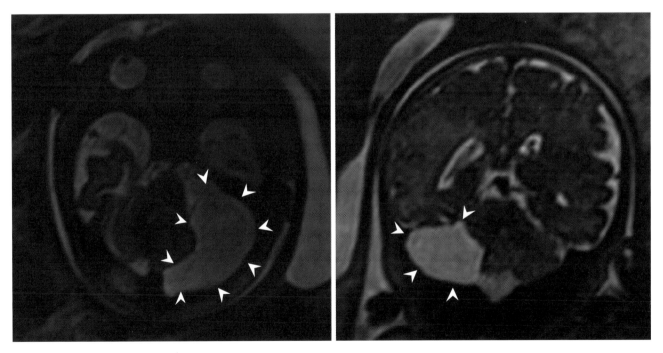

图 6.18　一个 37 周胎龄胎儿的轴位和冠状位 T₂WI 半傅里叶弛豫增强快速采集序列图像，该胎儿患有蛛网膜囊肿（箭头），其对发育中的小脑产生占位效应

常的蚓部长度，表明这些病例需要接受随访 MRI 检查 [80]。菱脑融合，即蚓部不发育伴小脑半球中线融合，是一种罕见的畸形，可通过钥匙孔状的第四脑室和冠状视图上的连续横向小脑叶来识别（图 6.20）。

菱脑融合与中线幕上异常有关，例如前脑无裂畸形和透明隔缺如。认知障碍轻微或缺乏，但常常存在共济失调和其他运动障碍 [96]。Joubert 综合征和相关疾病属于常染色体和 X 连锁隐性遗传综合征类别，

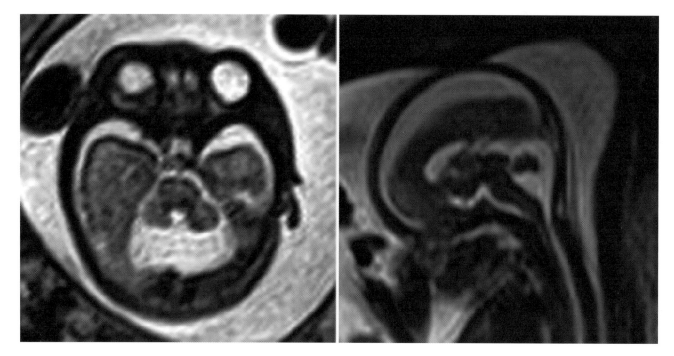

图 6.19   一个 21 周胎龄蚓部发育不全胎儿的轴位和矢状位 T₂WI 半傅里叶弛豫增强快速采集序列图像

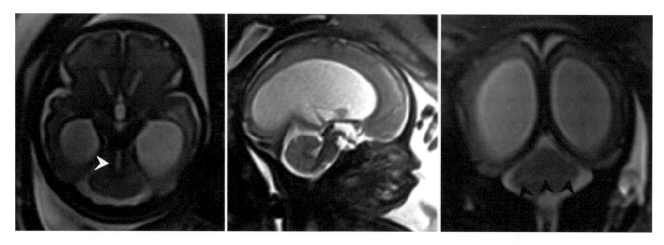

图 6.20   一个 37 周胎龄菱脑融合胎儿的轴位、矢状位和冠状位 T₂WI 半傅里叶弛豫增强快速采集序列图像。蚓部不存在，小脑半球融合。矢状面图像显示原裂不存在。白箭头指示第四脑室的"钥匙孔"外观。在冠状视图上，多个黑箭头指示连续的横向小脑叶

其中也包括蚓部发育不全。在儿童中，这些综合征显示"磨牙征"——一种中、后脑畸形，其在轴位图像上类似一个磨牙。出生后这些患者患共济失调、发育迟缓以及动眼神经和呼吸系统异常[39]。

许多罕见疾病可导致小脑发育不全，可通过小脑横径和蚓部长度减小来界定。小脑发育不全与下列相关：感染（巨细胞病毒）、非整倍性和 PHACE 综合征（颅后窝异常、血管瘤、动脉病变、心脏异常、眼异常）。当有合并的脑干发育不全（脑桥外观减小）时，脑桥小脑发育不全是考虑因素[50]。

6.8.2 神经管缺陷

神经管闭合始于与胚胎相关的颈椎，并在头侧和尾侧同时进行。全世界神经管缺陷发生率为 0.5‰ ~ 2‰[85]，其中最常见的是 Chiari Ⅱ 型畸形。

Chiari Ⅱ 型畸形是指头侧神经管闭合失败导致腰

骶部（但有时更高）脊髓脊膜膨出和小脑经由枕骨大孔的小脑扁桃体疝。这阻碍了脑脊液的流动并导致脑积水。胼胝体发育不良和小脑幕腹侧移位较为常见。Chiari Ⅱ 型畸形几乎发生在所有脊髓脊膜膨出中（图 6.21）。相关的畸形包括胼胝体发育不良、多小脑回和灰质异位[83]。MRI 查出的后脑疝严重程度与儿童期癫痫活动性、高危膀胱功能障碍和缺乏独立行走能力有显著相关性[28]。据报告，产前脊髓脊膜膨出修复可改善运动结果，但与母体和胎儿风险有关[4]。

Chiari Ⅲ 型畸形是指一种尾部神经管缺陷，伴有高位颈/枕脑膜脑膨出，其包含部分小脑，有时还有枕叶（图 6.22）。常见的相关异常包括小颅后窝伴小脑结构发育不全、脑室扩大和胼胝体发育不良[26]。手术涉及脑膜膨出闭合且常用分流，术后患儿可以存活，但功能预后较差。

Chiari Ⅰ 型畸形指通过枕骨大孔小脑扁桃体疝，伴颅后窝减小（一些研究者认为需同时有扁桃体畸形），该病不属于神经管缺陷。病因存在争议，可能是继发于颅后窝发育不全和 CSF 循环异常。Chiari Ⅰ 型畸形通常显示脊髓中央管的脊髓积水空洞症（例如 syrinx[空洞]）。Chiari Ⅰ 型畸形在产前很少被诊断出。

在神经管闭合失败所致的畸形谱中，最常见的是无脑畸形。在美国，无脑畸形的患病率约为每 10 000 例妊娠中有 2.6 例[91]。在无脑畸形中，神经管头侧未能闭合，导致颅骨形成失败。随后，前脑暴露于羊水中，导致不能正常形成或被破坏。这些患者的血清甲胎蛋白升高，并且通常会通过超声检查进行诊断。然而，当此致命诊断存在不确定性时，可通过 MRI 进行确诊。

脑膨出在中胚层发育失败后出现并导致颅骨缺损，通常发生在中线枕骨上并且包含疝出的颅内容物。当存在疝出的脑组织时，它们被称为脑膨出。脑膨出可孤立地发生，也存在于一些综合征中，如

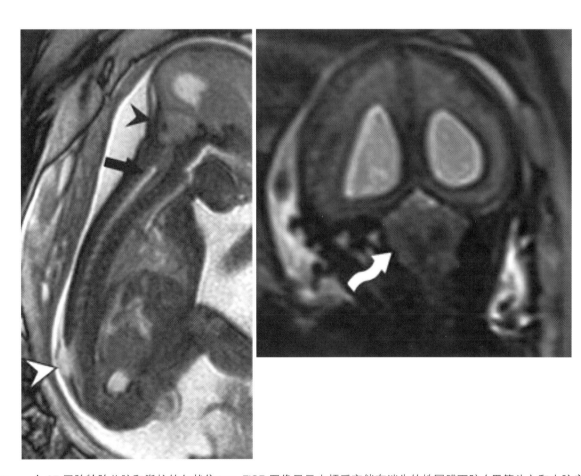

图 6.21　一个 27 周胎龄胎儿脑和脊柱的矢状位 true FISP 图像显示小颅后窝伴有消失的蛛网膜下腔（黑箭头）和小脑扁桃体疝出到 C5-C6 水平（黑箭号）。存在腰椎脊膜膨出（白箭头）。冠状位半傅里叶弛豫增强快速采集序列图像显示了消失的蛛网膜下腔（波状箭号）和双侧侧脑室中度扩大

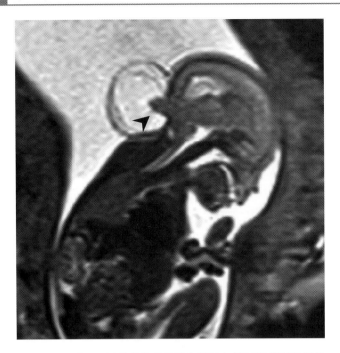

图 6.22　一个 18 周胎龄胎儿的脑和脊柱矢状面半傅里叶图像显示：枕部脑膜脑膨出（箭头），与 Chiari Ⅲ 型畸形一致

常染色体隐性遗传病 Meckel-Gruber 综合征，一种具有枕部脑膨出、双侧多囊肾和肝纤维化的原发性三联征[81]。

枕骨裂露脑畸形是无脑畸形的一种少见的鉴别诊断。枕骨裂露脑畸形显示枕骨的多种形式缺陷导致枕骨大孔增大，颈椎固定过伸伴颈椎融合（称为"星眼征"外观），以及颈椎脊柱裂或先天性椎弓不连。相关的神经系统缺陷包括小头畸形和脑膨出。相关的中枢神经系统外畸形包括唇/腭裂、膈疝、脐膨出、畸形足和心血管畸形[101]。无脑畸形伴有固定的颈椎过伸时可能需要进行鉴别诊断，但这种病症没有在枕骨裂露脑畸形中显示的颈椎融合。Klippel-Feil 综合征是一种遗传病，其有两个或多个融合的连续颈椎，是另一个鉴别诊断。

6.8.3　前脑无裂畸形

前脑无裂畸形是由于前脑未适当正确分为左、右大脑半球，导致大脑半球融合和跨中线脑室的融合畸形谱。据估计，在美国前脑无裂畸形的患病率约为 1 : 1300[72]。有三种典型的前脑无裂畸形：无脑叶型、半脑叶型和脑叶型。无脑叶型前脑无裂畸形是大脑半球分离完全失败的结果，导致脑半球间联合和只有单个单脑室。大脑镰和大脑纵裂完全不存

在，丘脑通常融合（图 6.23）。在产前鉴别半脑叶型和脑叶型前脑无裂畸形极具挑战性，因为畸形表现为异常的连续体。在半脑叶型前脑无裂畸形中，前部皮质结构永久融合，但后脑半球和后脑室是部分分离的（图 6.24）。部分大脑镰存在于后部。背侧囊肿也可能存在。在脑叶型前脑无裂畸形中，可在后部和前部都看到大脑镰。额叶是畸形的，而颞叶形成完全。穿过第三脑室的融合穹窿的外观与脑叶型前脑无裂畸形相关[112]（图 6.25）。在所有类型的前脑无裂畸形中，透明隔都不能形成。相关的面部畸形最常见于无脑叶型前脑无裂畸形，其中最严重的是独眼畸形，包括（目）间距过窄和唇/腭裂。在半脑叶型和脑叶型前脑无裂畸形中，面部畸形通常轻度或不存在[94]。非整倍体（主要是 18- 三体综合征和 13- 三体综合征）与前脑无裂畸形有关[72]。另外，至少有 12 个基因位点的突变与隐性遗传和显性遗传以及变异表达性有关[113]。前脑无裂畸形的非遗传学因素包括母体糖尿病以及乙醇和维 A 酸暴露[94]。

前脑无裂畸形的中间半球间变异（也称为大脑半球中线融合）显示融合的后额叶和顶叶，而前额叶、枕叶和前脑基底则分离（图 6.26）。胼胝体的膝和压部通常形成，而胼胝体的体部通常不存在[13]。大的背侧囊肿也可能存在。

6.9　破坏性过程

6.9.1　缺血和出血

缺血性损伤的后遗症取决于妊娠阶段。积水性无脑畸形（在正常大脑镰的发育情况下，囊性腔的出现取代了双侧大脑半球）被认为是妊娠中期双侧颈内动脉闭塞的结果。妊娠中期较小的缺血事件也会干扰神经元迁移，导致多小脑回和脑裂畸形等异常[15, 89]。妊娠中期前、中阶段的损害若未能恢复，也可导致脑穿通性囊肿，表现为脑实质内边缘清晰的囊腔。脑室周围的生发区在妊娠 13 ~ 26 周之间最活跃。在此期间发生的缺血导致脑室周围白质软化，即一种缺血性坏死。到妊娠 26 周时，脑已完成了修复过程，梗死可以表现出较小的囊性成分和分隔。在 34 ~ 36 周之前，来自皮质表面的脆弱、未成熟穿支动脉供应脑室周围白质，导致对缺氧和创伤事件的易感性增加[6, 111]。在 34 ~ 36 周，深部脑血管开始发育并接管深部脑结构的灌注，皮质血管系统供应

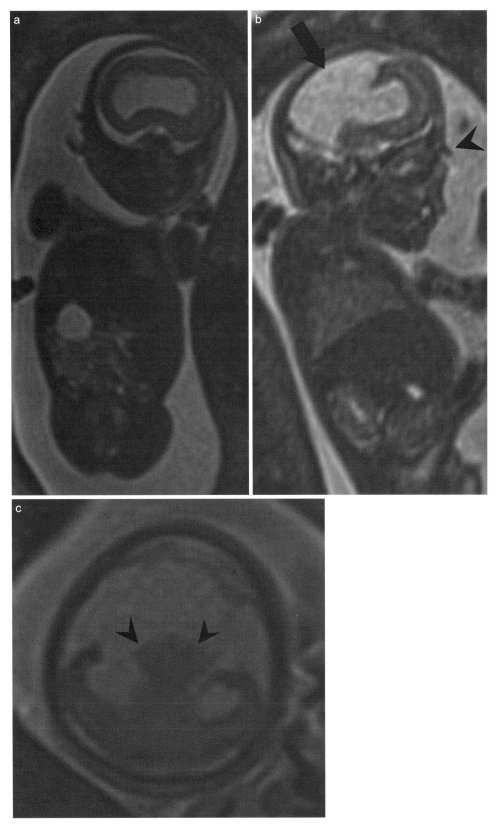

图 6.23 （a）22 周胎龄无脑叶型前脑无裂畸形胎儿的 T₂WI 半傅里叶弛豫增强快速采集序列图像显示一个单脑室。（b）矢状位图像显示充满颅骨的大的背侧囊（黑箭号）。正如此旁正中矢状位图像所显示的，未见到正常的鼻。黑箭头处显现一个小长鼻。（c）靠近颅底水平的轴位图像显示融合的丘脑（黑箭头）。该胎儿眼眶未发育（未显示）

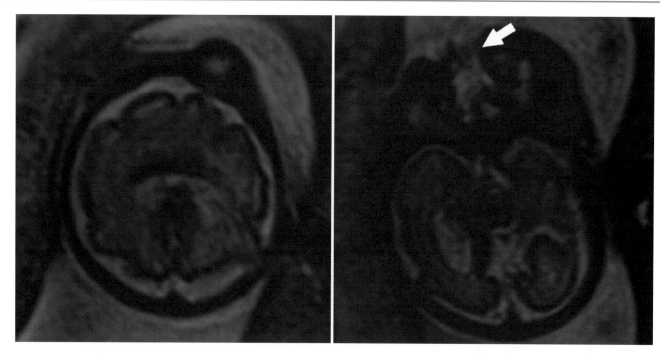

图 6.24　一个 20 周胎龄半脑叶型前脑无裂畸形胎儿的两个轴位 T₂WI 半傅里叶弛豫增强快速采集序列图像显示：邻近的额叶具有单脑室，但后部半球分离。可见中线面部裂（白箭号）

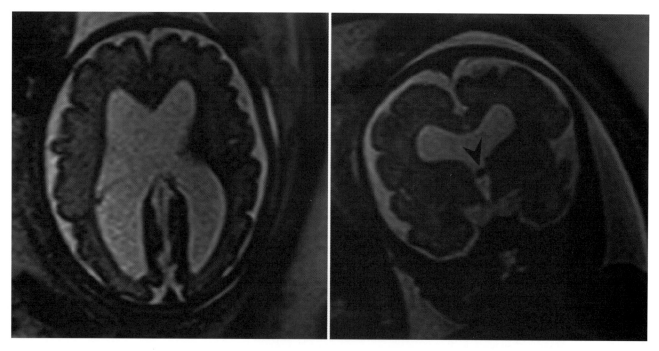

图 6.25　一个 30 周胎龄脑叶型前脑无裂畸形胎儿的轴位和冠状位 T₂WI 半傅里叶弛豫增强快速采集序列图像显示：脑半球明显分裂，伴有侧脑室与第三脑室大的相通。融合穹窿似乎走行在第三脑室内（黑箭头）

的区域开始退向皮质表面，导致在这段时期皮质下白质对缺血的敏感性增加 [49]。

中枢神经系统缺血性损伤的病因有母体、胎盘和胎儿因素。母体病因通常包括先兆子痫、缺氧、低血压、药物使用和腹部创伤。胎儿原因包括感染、血小板减少和全身性水肿 [49, 100]。在单绒毛膜多胎妊

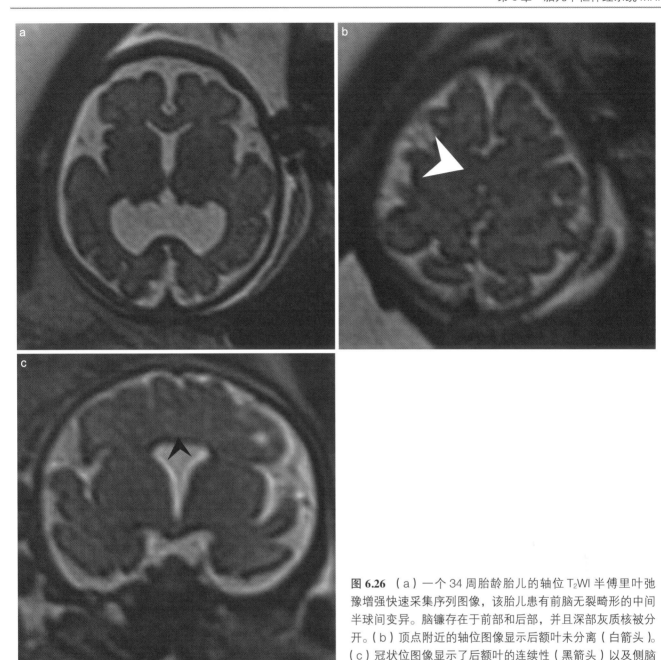

图 6.26 （a）一个 34 周胎龄胎儿的轴位 T_2WI 半傅里叶弛豫增强快速采集序列图像，该胎儿患有前脑无裂畸形的中间半球间变异。脑镰存在于前部和后部，并且深部灰质核被分开。（b）顶点附近的轴位图像显示后额叶未分离（白箭头）。（c）冠状位图像显示了后额叶的连续性（黑箭头）以及侧脑室与第三脑室之间充分相通

娠的情况下，双胞胎中一个子宫胎儿内死亡使存活者面临缺血风险，怀疑是继发于低灌注或栓塞[67, 69]。

　　缺血的影像学表现可能不明显，特别是弥漫时，因为正常实质在 T_2WI 上呈高信号。如果脑已充分成熟发育，则局灶性或不对称 T_2WI 高信号和灰白质分界不清表明缺血性损伤。在 T_1WI 上，层状坏死和脑室周围白质软化可出现高信号[21, 44, 49]。随着受伤后的时间推移，在受伤侧有脑室代偿性扩大。可增加

GRE T_2^* 序列扫描，来评估慢性出血中可见的含铁血黄素沉积。预后取决于出血 / 梗死的病因及所涉及结构。

　　胎儿颅内出血通常与缺血、感染、血管畸形和凝血障碍有关。在大脑发育过程中，梗死后的再灌注导致毛细血管破裂和出血很常见。脑室内出血的患病率为 0.04% ~ 2.0%，而脑实质内出血的患病率为 0.04% ~ 0.4%[65, 114]。

6.9.2　包块病变

先天性脑肿瘤，即出生前或出生后第二个月前出现的肿瘤，极为罕见。据报告，畸胎瘤占所有先天性肿瘤的一半。其他以发生率的高低列出的肿瘤包括星形细胞瘤、脂肪瘤、脉络丛乳头状瘤和原发性神经外胚层肿瘤[110]。无论肿瘤类型如何，最常见的发现是巨头畸形。脑积水、羊水过多和水肿也较为常见。与儿科患者不同，胎儿颅内肿瘤多为幕上肿瘤。在产前可能难以区分颅内肿瘤。畸胎瘤通常具有复杂的囊性和实性外观，有时还含有脂肪或钙化（图 6.27）。T_2^* 序列可以帮助识别相关的出血，这是星形细胞瘤中最常见的[118]。脉络丛乳头状瘤是小叶性脑室内包块，可以过量产生脑脊液，导致脑积水（图 6.28）。中线颅内脂肪瘤是与胼胝体缺如相关的良性肿瘤，并且将显示脂肪的信号特征（T_1 和 T_2 上的高信号）。除了脉络丛乳头状瘤和脂肪瘤外，颅内肿瘤的预后差，其中在妊娠早期发现的肿瘤预后更差[118]。

6.9.3　Galen 静脉动脉瘤样畸形

Galen 静脉动脉瘤样畸形（vein of Galen aneurysmal malformations, VGAM）为大脑前动脉或后动脉循环与异常持久的前脑静脉之间的动静脉瘘，发生在 Galen 静脉的预期位置。通常发现 Galen 静脉的动脉瘤样扩张。在 MRI 上，这将显示为第三脑室后面的椭圆形结构，以及流空效应所致的 T_1 和 T_2 图像上低信号（图 6.29）。临床后遗症取决于动静脉分流的程度，并可导致高输出性心力衰竭和水肿。脑积水也经常可见，并且归因于对中脑导水管的占位效应。梗死和随后的孔洞脑是另一个相关的发现。当畸形大或有广泛分流时，预后较差[66]。

6.9.4　感染

弓形虫（Toxoplasma gondii）、风疹（Rubella）、巨细胞病毒（Cytomegalovirus, CMV）和疱疹病毒（Herpes virus）感染，由首字母缩略词 TORCH 统称，是历来与先天性畸形有关的最常见感染，并且具有破坏性的神经系统后遗症。TORCH 中的"O"代表"其他"（other）类别，包括梅毒、细小病毒 B19 感染以及最近的淋巴细胞性脉络膜脑膜炎（LCM 病毒）。目前最常见的先天性感染是巨细胞病毒感染，占所有产前感染的一半以上，估计年发病率为 2.9 ~ 10/1000 活产婴儿（其中 90% 无症状）[5]。弓形虫感染是第二

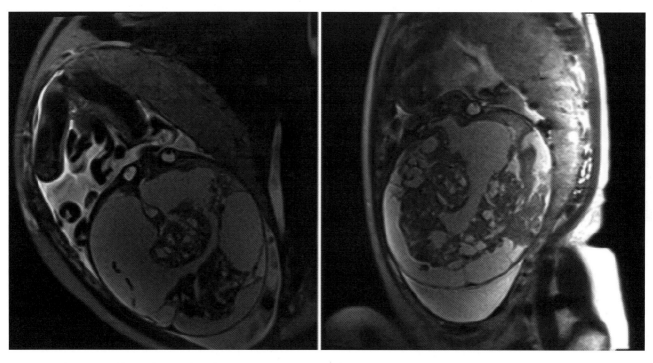

图 6.27　一个 28 周胎龄巨大颅内畸胎瘤龄胎儿的脑轴位和矢状位半傅里叶弛豫增强快速采集序列图像

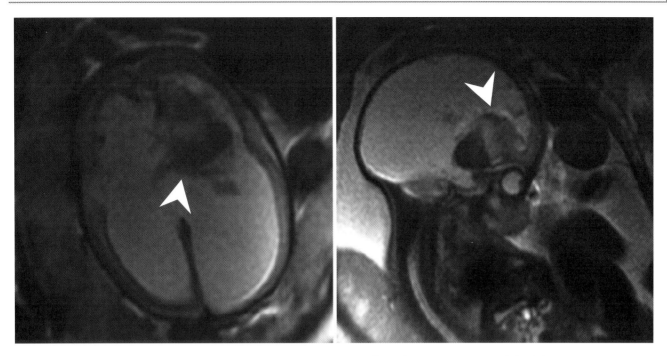

图 6.28 一个 31 周胎龄胎儿的轴位和矢状位半傅里叶弛豫增强快速采集序列图像显示：不均匀囊实性脉络丛乳头状瘤（箭头）导致继发于脑脊液过度产生的严重脑积水

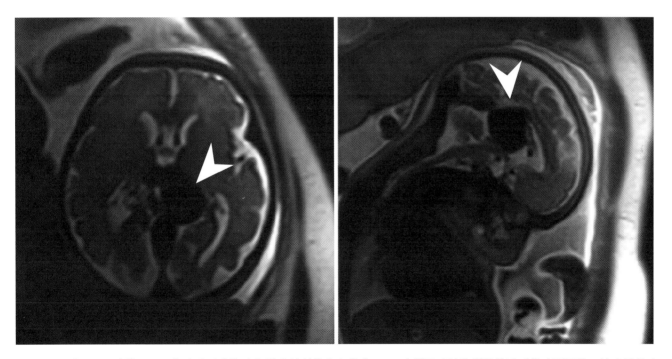

图 6.29 一个 39 周胎龄 Galen 静脉畸形（箭头）胎儿的轴位和矢状位 T_2WI 半傅里叶弛豫增强快速采集序列图像。扩张结构内的低信号表示流空效应

种最常见的感染，感染率为（0.1 ~ 1）/1 000 个活产婴儿。在可广泛获得针对风疹免疫接种的国家，先天性风疹几乎已被消除，但在发展中国家这仍然是个问题 [5, 82]。先天性梅毒在产前影像学上确实有一定的影像学表现，但在中枢神经系统中未观察到。其余的先天性感染很少发生。

产前感染的中枢神经系统信号表现有重叠，感染与综合征畸形之间仅通过影像学检查难以分辨。

神经系统损伤的后遗症和严重程度取决于妊娠期间的感染时间点，较早期的感染导致损伤更严重。妊娠中期的早段巨细胞病毒感染被推测会破坏神经元迁移并导致皮质畸形，例如无脑回和平脑症（后者指无脑回及巨脑回畸形）、小脑发育不全、明显脑室扩大和小头畸形。26 周后巨细胞病毒感染与多小脑回、局灶性颞叶和脑室周围 T_2WI 高信号相关或与对称且不太明显的脑室扩大相关[12]。脑室内的分隔意味着脑室炎，但脑室内的分隔有时见于脑室内出血后。相对于超声，与先天性巨细胞病毒感染相关的脑室周围钙化难以用 MRI 显示，但 MR 已被证明对皮质脑回形成异常更敏感[33]。不太常见的是，小脑出血与巨细胞病毒感染有关。弓形虫病缺乏在关于巨细胞病毒感染的新生儿文献中所描述的脑回形成异常[14]。在弓形虫病、先天性风疹、单纯疱疹和淋巴细胞性脉络膜脑膜炎病毒感染中也观察到小头畸形、颅内钙化和脑室扩大[5, 14, 119]。在先天性感染时，MRI 检查结果也可能显示正常[8]。

6.10   未来发展方向

迄今为止，大多数临床胎儿神经影像学是通过形态学分析完成的，但许多生理成像技术开始显现出前景。在妊娠的绵羊中，血氧水平依赖性 MRI 已用于评估脑氧合[103, 115]。波谱学已被用于评估脑成熟度[18]。功能 MRI 已被用于描绘发育中的纤维束（如胼胝体）到全脑图[68, 74]。这些应用颇具前景，但在进入临床领域之前需要更多的验证。

（Raphael E. Alford, April A. Bailey, Diane M. Twickler 著）

参考文献

1. Achiron R, Achiron A (2001) Development of the human fetal corpus callosum: a high-resolution, cross-sectional sonographic study. Ultrasound Obstet Gynecol 18(4):343–347. doi:10.1046/j.0960-7692.2001.00512.x
2. ACR–SPR Practice Parameter for the Safe and Optimal Performance of Fetal Magnetic Resonance Imaging (MRI). Amended 2014 (Resolution 39)
3. Adamsbaum C, Moutard ML, Andre C, Merzoug V, Ferey S, Quere MP, Lewin F, Fallet-Bianco C (2005) MRI of the fetal posterior fossa. Pediatr Radiol 35(2):124–140. doi:10.1007/s00247-004-1316-3
4. Adzick NS, Thom EA, Spong CY, Brock JW 3rd, Burrows PK, Johnson MP, Howell LJ, Farrell JA, Dabrowiak ME, Sutton LN, Gupta N, Tulipan NB, D'Alton ME, Farmer DL, Investigators M (2011) A randomized trial of prenatal versus postnatal repair of myelomeningocele. N Engl J Med 364(11):993–1004. doi:10.1056/NEJMoa1014379
5. Bale JF Jr (2009) Fetal infections and brain development. Clin Perinatol 36(3):639–653. doi:10.1016/j.clp.2009.06.005
6. Ballabh P (2010) Intraventricular hemorrhage in premature infants: mechanism of disease. Pediatr Res 67(1):1–8. doi:10.1203/PDR.0b013e3181c1b176
7. Barkovich AJ (2010) Current concepts of polymicrogyria. Neuroradiology 52(6):479–487. doi:10.1007/s00234-009-0644-2
8. Barkovich AJ, Girard N (2003) Fetal brain infections. Childs Nerv Syst 19(7–8):501–507. doi:10.1007/s00381-003-0763-8
9. Barkovich AJ, Guerrini R, Kuzniecky RI, Jackson GD, Dobyns WB (2012) A developmental and genetic classification for malformations of cortical development: update 2012. Brain. doi:10.1093/brain/aws019
10. Barkovich AJ, Hevner R, Guerrini R (1999) Syndromes of bilateral symmetrical polymicrogyria. AJNR Am J Neuroradiol 20(10):1814–1821
11. Barkovich AJ, Kjos BO (1992) Schizencephaly: correlation of clinical findings with MR characteristics. AJNR Am J Neuroradiol 13(1):85–94
12. Barkovich AJ, Lindan CE (1994) Congenital cytomegalovirus infection of the brain: imaging analysis and embryologic considerations. AJNR Am J Neuroradiol 15(4):703–715
13. Barkovich AJ, Quint DJ (1993) Middle interhemispheric fusion: an unusual variant of holoprosencephaly. AJNR Am J Neuroradiol 14(2):431–440
14. Barkovich AJ, Raybaud C (2012) Pediatric neuroimaging. Wolters Kluwer/Lippincott Williams & Wilkins, Philadelphia [etc.]
15. Barkovich AJ, Rowley H, Bollen A (1995) Correlation of prenatal events with the development of polymicrogyria. AJNR Am J Neuroradiol 16(4 Suppl):822–827
16. Barkovich AJ, Simon EM, Walsh CA (2001) Callosal agenesis with cyst: a better understanding and new classification. Neurology 56(2):220–227. doi:10.1212/wnl.56.2.220
17. Baron Y, Barkovich AJ (1999) MR imaging of tuberous sclerosis in neonates and young infants. AJNR Am J Neuroradiol 20(5):907–916
18. Bartha AI, Yap KR, Miller SP, Jeremy RJ, Nishimoto M, Vigneron DB, Barkovich AJ, Ferriero DM (2007) The normal neonatal brain: MR imaging, diffusion tensor imaging, and 3D MR spectroscopy in healthy term neonates. AJNR Am J Neuroradiol 28(6):1015–1021. doi:10.3174/ajnr.A0521
19. Benes FM, Turtle M, Khan Y, Farol P (1994) Myelination of a key relay zone in the hippocampal formation occurs in the human brain during childhood, adolescence, and adulthood. Arch Gen Psychiatry 51(6):477–484
20. Bolduc ME, Limperopoulos C (2009) Neurodevelopmental outcomes in children with cerebellar malformations: a systematic review. Dev Med Child Neurol 51(4):256–267. doi:10.1111/j.1469-8749.2008.03224.x
21. Brisse H, Fallet C, Sebag G, Nessmann C, Blot P, Hassan M (1997) Supratentorial parenchyma in the developing fetal brain: in vitro MR study with histologic comparison. AJNR Am J Neuroradiol 18(8):1491–1497
22. Brisse H, Fallet C, Sebag G, Nessmann C, Blot P, Hassan M (1997) Supratentorial parenchyma in the developing fetal brain: in vitro MR study with histologic comparison. Am J Neuroradiol 18(8):1491–1497
23. Brugger PC, Stuhr F, Lindner C, Prayer D (2006) Methods of fetal MR: beyond T2-weighted imaging. Eur J Radiol 57(2):172–181. doi:10.1016/j.ejrad.2005.11.017
24. Brunelli S, Faiella A, Capra V, Nigro V, Simeone A, Cama A, Boncinelli E (1996) Germline mutations in the homeobox gene EMX2 in patients with severe schizencephaly. Nat Genet 12(1):94–96
25. Buxton N, Punt J (1997) Choroid plexus papilloma producing

symptoms by secretion of cerebrospinal fluid. Pediatr Neurosurg 27(2):108–111

26. Caldarelli M, Rea G, Cincu R, Di Rocco C (2002) Chiari type III malformation. Childs Nerv Syst 18(5):207–210. doi:10.1007/s00381-002-0579-y

27. Chang BS, Piao X, Bodell A, Basel-Vanagaite L, Straussberg R, Dobyns WB, Qasrawi B, Winter RM, Innes AM, Voit T, Grant PE, Barkovich AJ, Walsh CA (2003) Bilateral frontoparietal polymicrogyria: clinical and radiological features in 10 families with linkage to chromosome 16. Ann Neurol 53(5):596–606. doi:10.1002/ana.10520

28. Chao TT, Dashe JS, Adams RC, Keefover-Hicks A, McIntire DD, Twickler DM (2010) Central nervous system findings on fetal magnetic resonance imaging and outcomes in children with spina bifida. Obstet Gynecol 116(2 Pt 1):323–329. doi:10.1097/AOG.0b013e3181e666e8

29. Chi JG, Dooling EC, Gilles FH (1977) Gyral development of the human brain. Ann Neurol 1(1):86–93. doi:10.1002/ana.410010109

30. Chong BW, Babcook CJ, Salamat MS, Nemzek W, Kroeker D, Ellis WG (1996) A magnetic resonance template for normal neuronal migration in the fetus. Neurosurgery 39(1):110–116

31. D'Addario V, Pinto V, di Cagno L, Pintucci A (2007) Sonographic diagnosis of fetal cerebral ventriculomegaly: an update. J Matern Fetal Neonatal Med 20(1):7–14. doi:10.1080/14767050601036188

32. Dobyns WB, Reiner O, Carrozzo R, Ledbetter DH (1993) Lissencephaly: a human brain malformation associated with deletion of the lis1 gene located at chromosome 17p13. JAMA 270(23):2838–2842. doi:10.1001/jama.1993.03510230076039

33. Doneda C, Parazzini C, Righini A, Rustico M, Tassis B, Fabbri E, Arrigoni F, Consonni D, Triulzi F (2010) Early cerebral lesions in cytomegalovirus infection: prenatal MR imaging. Radiology 255(2):613–621. doi:10.1148/radiol.10090749

34. Ecker JL, Shipp TD, Bromley B, Benacerraf B (2000) The sonographic diagnosis of Dandy–Walker and Dandy–Walker variant: associated findings and outcomes. Prenat Diagn 20(4):328–332. doi:10.1002/(SICI)1097-0223(200004)20:4<328::AID-PD806>3.0.CO;2-O

35. Falip C, Blanc N, Maes E, Zaccaria I, Oury JF, Sebag G, Garel C (2007) Postnatal clinical and imaging follow-up of infants with prenatal isolated mild ventriculomegaly: a series of 101 cases. Pediatr Radiol 37(10):981–989. doi:10.1007/s00247-007-0582-2

36. Ferland RJ, Batiz LF, Neal J, Lian G, Bundock E, Lu J, Hsiao YC, Diamond R, Mei D, Banham AH, Brown PJ, Vanderburg CR, Joseph J, Hecht JL, Folkerth R, Guerrini R, Walsh CA, Rodriguez EM, Sheen VL (2009) Disruption of neural progenitors along the ventricular and subventricular zones in periventricular heterotopia. Hum Mol Genet 18(3):497–516. doi:10.1093/hmg/ddn377

37. Flores-Sarnat L, Sarnat HB (2002) Hemimegalencephaly: part 1. Genetic, clinical, and imaging aspects. J Child Neurol 17(5):373

38. Flores-Sarnat L, Sarnat HB, Dávila-Gutiérrez G, Álvarez A (2003) Hemimegalencephaly: part 2. Neuropathology suggests a disorder of cellular lineage. J Child Neurol 18(11):776–785. doi:10.1177/08830738030180111101

39. Fluss J, Blaser S, Chitayat D, Akoury H, Glanc P, Skidmore M, Raybaud C (2006) Molar tooth sign in fetal brain magnetic resonance imaging leading to the prenatal diagnosis of Joubert syndrome and related disorders. J Child Neurol 21(4):320–324. doi:10.1177/08830738060210041001

40. Fong KW, Ghai S, Toi A, Blaser S, Winsor EJ, Chitayat D (2004) Prenatal ultrasound findings of lissencephaly associated with Miller-Dieker syndrome and comparison with pre- and postnatal magnetic resonance imaging. Ultrasound Obstet Gynecol 24(7):716–723. doi:10.1002/uog.1777

41. Forman MS, Squier W, Dobyns WB, Golden JA (2005) Genotypically defined lissencephalies show distinct pathologies. J Neuropathol Exp Neurol 64(10):847–857

42. Forzano F, Mansour S, Ierullo A, Homfray T, Thilaganathan B (2007) Posterior fossa malformation in fetuses: a report of 56 further cases and a review of the literature. Prenat Diagn 27(6):495–501. doi:10.1002/pd.1722

43. Fransen E, Vits L, Camp GV, Willems PJ (1996) The clinical spectrum of mutations in L1, a neuronal cell adhesion molecule. Am J Med Genet 64(1):73–77. doi:10.1002/(SICI)1096-8628(19960712)64:1<73::AID-AJMG11>3.0.CO;2-P

44. Fusch C, Ozdoba C, Kuhn P, Durig P, Remonda L, Muller C, Kaiser G, Schroth G, Moessinger AC (1997) Perinatal ultrasonography and magnetic resonance imaging findings in congenital hydrocephalus associated with fetal intraventricular hemorrhage. Am J Obstet Gynecol 177(3):512–518

45. Gaglioti P, Danelon D, Bontempo S, Mombro M, Cardaropoli S, Todros T (2005) Fetal cerebral ventriculomegaly: outcome in 176 cases. Ultrasound Obstet Gynecol 25(4):372–377. doi:10.1002/uog.1857

46. Gaglioti P, Oberto M, Todros T (2009) The significance of fetal ventriculomegaly: etiology, short- and long-term outcomes. Prenat Diagn 29(4):381–388. doi:10.1002/pd.2195

47. Gandolfi Colleoni G, Contro E, Carletti A, Ghi T, Campobasso G, Rembouskos G, Volpe G, Pilu G, Volpe P (2012) Prenatal diagnosis and outcome of fetal posterior fossa fluid collections. Ultrasound Obstet Gynecol 39(6):625–631. doi:10.1002/uog.11071

48. Garel C, Alberti C (2006) Coronal measurement of the fetal lateral ventricles: comparison between ultrasonography and magnetic resonance imaging. Ultrasound Obstet Gynecol 27(1):23–27. doi:10.1002/uog.2666

49. Garel C, Delezoide AL, Elmaleh-Berges M, Menez F, Fallet-Bianco C, Vuillard E, Luton D, Oury JF, Sebag G (2004) Contribution of fetal MR imaging in the evaluation of cerebral ischemic lesions. AJNR Am J Neuroradiol 25(9):1563–1568

50. Garel C, Fallet-Bianco C, Guibaud L (2011) The fetal cerebellum: development and common malformations. J Child Neurol 26(12):1483–1492. doi:10.1177/0883073811420148

51. Garel C, Moutard ML (2014) Main congenital cerebral anomalies: how prenatal imaging AIDS counseling. Fetal Diagn Ther 35(4):229–239. doi:10.1159/000358519

52. Garel CR, Garel CR (2004) MR imaging of the fetal brain : normal development and cerebral pathologies. Springer, Berlin/New York

53. Glass HC, Shaw GM, Ma C, Sherr EH (2008) Agenesis of the corpus callosum in California 1983–2003: a population-based study. Am J Med Genet A 146A(19):2495–2500. doi:10.1002/ajmg.a.32418

54. Graham E, Duhl A, Ural S, Allen M, Blakemore K, Witter F (2001) The degree of antenatal ventriculomegaly is related to pediatric neurological morbidity. J Matern Fetal Neonatal Med 10(4):258–263. doi:10.1080/jmf.10.4.258.263

55. Gray DL, Songster GS, Parvin CA, Crane JP (1989) Cephalic index: a gestational age-dependent biometric parameter. Obstet Gynecol 74(4):600–603

56. Griffiths PD, Reeves MJ, Morris JE, Mason G, Russell SA, Paley MN, Whitby EH (2010) A prospective study of fetuses with isolated ventriculomegaly investigated by antenatal sonography and in utero MR imaging. AJNR Am J Neuroradiol 31(1):106–111. doi:10.3174/ajnr.A1767

57. Grinberg I, Northrup H, Ardinger H, Prasad C, Dobyns WB, Millen KJ (2004) Heterozygous deletion of the linked genes ZIC1 and ZIC4 is involved in Dandy-Walker malformation. Nat Genet 36(10):1053–1055. doi:http://www.nature.com/ng/journal/v36/n10/suppinfo/ng1420_S1.html

58. Haddad S, Peleg D, Matilsky M, Ben-Ami M (2001) Cerebral lateral ventricular atrial diameter of male and female fetuses at 20–24 weeks' gestation. Ultrasound Obstet Gynecol 18(2):155–156. doi:10.1046/j.1469-0705.2001.00418.x

59. Hadlock FP, Deter RL, Harrist RB, Park SK (1984) Estimating fetal age: computer-assisted analysis of multiple fetal growth parameters. Radiology 152(2):497–501. doi:10.1148/radiology.152.2.6739822

60. Haimovici JA, Doubilet PM, Benson CB, Frates MC (1997) Clinical

significance of isolated enlargement of the cisterna magna (>10 mm) on prenatal sonography. J Ultrasound Med 16(11):731–734

61. Halliday J, Chow CW, Wallace D, Danks DM (1986) X linked hydrocephalus: a survey of a 20 year period in Victoria, Australia. J Med Genet 23(1):23–31

62. Harreld JH, Bhore R, Chason DP, Twickler DM (2011) Corpus callosum length by gestational age as evaluated by fetal MR imaging. Am J Neuroradiol 32(3):490–494. doi:10.3174/ajnr.A2310

63. Hatab MR, Zaretsky MV, Alexander JM, Twickler DM (2008) Comparison of fetal biometric values with sonographic and 3D reconstruction MRI in term gestations. AJR Am J Roentgenol 191(2):340–345. doi:10.2214/AJR.07.2623

64. Hayashi N, Tsutsumi Y, Barkovich AJ (2002) Polymicrogyria without porencephaly/schizencephaly. MRI analysis of the spectrum and the prevalence of macroscopic findings in the clinical population. Neuroradiology 44(8):647–655. doi:10.1007/s00234-002-0793-z

65. Heibel M, Heber R, Bechinger D, Kornhuber HH (1993) Early diagnosis of perinatal cerebral lesions in apparently normal full-term newborns by ultrasound of the brain. Neuroradiology 35(2):85–91

66. Heuer G, Gabel B, Beslow L, Stiefel M, Schwartz E, Storm P, Ichord R, Hurst R (2010) Diagnosis and treatment of vein of Galen aneurysmal malformations. Childs Nerv Syst 26(7):879–887. doi:10.1007/s00381-009-1063-8

67. Hu LS, Caire J, Twickler DM (2006) MR findings of complicated multifetal gestations. Pediatr Radiol 36(1):76–81. doi:10.1007/s00247-005-0021-1

68. Jakab A, Schwartz E, Kasprian G, Gruber GM, Prayer D, Schopf V, Langs G (2014) Fetal functional imaging portrays heterogeneous development of emerging human brain networks. Front Hum Neurosci 8:852. doi:10.3389/fnhum.2014.00852

69. Jelin AC, Norton ME, Bartha AI, Fick AL, Glenn OA (2008) Intracranial magnetic resonance imaging findings in the surviving fetus after spontaneous monochorionic cotwin demise. Am J Obstet Gynecol 199(4):398.e391–398.e395. doi:http://dx.doi.org/10.1016/j.ajog.2008.06.062

70. Jeret JS, Serur D, Wisniewski K, Fisch C (1986) Frequency of agenesis of the corpus-callosum in the developmentally disabled population as determined by computerized-tomography. Pediatr Neurosci 12(2):101–103

71. Jissendi-Tchofo P, Kara S, Barkovich AJ (2009) Midbrain-hindbrain involvement in lissencephalies. Neurology 72(5):410–418. doi:10.1212/01.wnl.0000333256.74903.94

72. Kagan KO, Staboulidou I, Syngelaki A, Cruz J, Nicolaides KH (2010) The 11-13-week scan: diagnosis and outcome of holoprosencephaly, exomphalos and megacystis. Ultrasound Obstet Gynecol 36(1):10–14. doi:10.1002/uog.7646

73. Kaindl AM, Passemard S, Kumar P, Kraemer N, Issa L, Zwirner A, Gerard B, Verloes A, Mani S, Gressens P (2010) Many roads lead to primary autosomal recessive microcephaly. Prog Neurobiol 90(3):363–383. doi:http://dx.doi.org/10.1016/j.pneurobio.2009.11.002

74. Kasprian G, Brugger PC, Weber M, Krssak M, Krampl E, Herold C, Prayer D (2008) In utero tractography of fetal white matter development. Neuroimage 43(2):213–224. doi:10.1016/j.neuroimage.2008.07.026

75. Kelly EN, Allen VM, Seaward G, Windrim R, Ryan G (2001) Mild ventriculomegaly in the fetus, natural history, associated findings and outcome of isolated mild ventriculomegaly: a literature review. Prenat Diagn 21(8):697–700

76. Kim TH, Joh JH, Kim MY, Kim YM, Han KS (2002) Fetal pericallosal lipoma: US and MR findings. Korean J Radiol 3(2):140–143. doi:10.3348/kjr.2002.3.2.140

77. Klein O, Pierre-Kahn A, Boddaert N, Parisot D, Brunelle F (2003) Dandy-Walker malformation: prenatal diagnosis and prognosis. Childs Nerv Syst 19(7–8):484–489. doi:10.1007/s00381-003-0782-5

78. Kramer RL, Yaron Y, Johnson MP, Evans MI, Treadwell MC, Wolfe HM (1997) Differences in measurements of the atria of the lateral ventricle: does gender matter? Fetal Diagn Ther 12(5):304–305

79. Levine D, Barnes P (1999) Cortical maturation in normal and abnormal fetuses as assessed with prenatal MR imaging. Radiology 210(3):751–758. doi:10.1148/radiology.210.3.r99mr47751

80. Limperopoulos C, Robertson RL, Estroff JA, Barnewolt C, Levine D, Bassan H, du Plessis AJ (2006) Diagnosis of inferior vermian hypoplasia by fetal magnetic resonance imaging: potential pitfalls and neurodevelopmental outcome. Am J Obstet Gynecol 194(4):1070–1076. doi:10.1016/j.ajog.2005.10.191

81. Logan C, Abdel-Hamed Z, Johnson C (2011) Molecular genetics and pathogenic mechanisms for the severe ciliopathies: insights into neurodevelopment and pathogenesis of neural tube defects. Mol Neurobiol 43(1):12–26. doi:10.1007/s12035-010-8154-0

82. McLean HQ, Fiebelkorn AP, Temte JL, Wallace GS, Centers for Disease C, Prevention (2013) Prevention of measles, rubella, congenital rubella syndrome, and mumps, 2013: summary recommendations of the Advisory Committee on Immunization Practices (ACIP). Morb Mortal Wkly Rep Recomm Rep 62(RR-04):1–34

83. Miller E, Widjaja E, Blaser S, Dennis M, Raybaud C (2008) The old and the new: supratentorial MR findings in Chiari II malformation. Childs Nerv Syst 24(5):563–575. doi:10.1007/s00381-007-0528-x

84. Mitchell LA, Simon EM, Filly RA, Barkovich AJ (2000) Antenatal diagnosis of subependymal heterotopia. Am J Neuroradiol 21(2):296–300

85. Mitchell LE (2005) Epidemiology of neural tube defects. Am J Med Genet C: Semin Med Genet 135C(1):88–94. doi:10.1002/ajmg.c.30057

86. Murray JC, Johnson JA, Bird TD (1985) Dandy-Walker malformation: etiologic heterogeneity and empiric recurrence risks. Clin Genet 28(4):272–283

87. Nabavizadeh SA, Zarnow D, Bilaniuk LT, Schwartz ES, Zimmerman RA, Vossough A (2014) Correlation of prenatal and postnatal MRI findings in schizencephaly. Am J Neuroradiol 35(7):1418–1424. doi:10.3174/ajnr.A3872

88. Nelson MD Jr, Maher K, Gilles FH (2004) A different approach to cysts of the posterior fossa. Pediatr Radiol 34(9):720–732. doi:10.1007/s00247-004-1253-1

89. Oh KY, Kennedy AM, Frias AE Jr, Byrne JL (2005) Fetal schizencephaly: pre- and postnatal imaging with a review of the clinical manifestations. Radiographics 25(3):647–657. doi:10.1148/rg.253045103

90. Ouahba J, Luton D, Vuillard E, Garel C, Gressens P, Blanc N, Elmaleh M, Evrard P, Oury JF (2006) Prenatal isolated mild ventriculomegaly: outcome in 167 cases. BJOG 113(9):1072–1079. doi:10.1111/j.1471-0528.2006.01050.x

91. Parker SE, Mai CT, Canfield MA, Rickard R, Wang Y, Meyer RE, Anderson P, Mason CA, Collins JS, Kirby RS, Correa A, National Birth Defects Prevention N (2010) Updated National Birth Prevalence estimates for selected birth defects in the United States, 2004–2006. Birth Defects Res A Clin Mol Teratol 88(12):1008–1016

92. Patel MD, Filly AL, Hersh DR, Goldstein RB (1994) Isolated mild fetal cerebral ventriculomegaly: clinical course and outcome. Radiology 192(3):759–764. doi:10.1148/radiology.192.3.7520183

93. Patel MD, Goldstein RB, Tung S, Filly RA (1995) Fetal cerebral ventricular atrium: difference in size according to sex. Radiology 194(3):713–715. doi:10.1148/radiology.194.3.7862967

94. Petryk A, Graf D, Marcucio R (2015) Holoprosencephaly: signaling interactions between the brain and the face, the environment and the genes, and the phenotypic variability in animal models and humans. Wiley Interdiscip Rev Devel Biol 4(1):17–32. doi:10.1002/wdev.161

95. Pilu G, Falco P, Gabrielli S, Perolo A, Sandri F, Bovicelli L (1999) The clinical significance of fetal isolated cerebral bor-

derline ventriculomegaly: report of 31 cases and review of the literature. Ultrasound Obstet Gynecol 14(5):320–326. doi:10.1046/j.1469-0705.1999.14050320.x

96. Poretti A, Alber FD, Bürki S, Toelle SP, Boltshauser E (2009) Cognitive outcome in children with rhombencephalosynapsis. Eur J Paediatr Neurol 13(1):28–33. doi:http://dx.doi.org/10.1016/j.ejpn.2008.02.005

97. Rakic P, Yakovlev PI (1968) Development of the corpus callosum and cavum septi in man. J Comp Neurol 132(1):45–72. doi:10.1002/cne.901320103

98. Reddy UM, Abuhamad AZ, Levine D, Saade GR, Fetal Imaging Workshop Invited P (2014) Fetal imaging: executive summary of a joint Eunice Kennedy Shriver National Institute of Child Health and Human Development, Society for Maternal-Fetal Medicine, American Institute of Ultrasound in Medicine, American College of Obstetricians and Gynecologists, American College of Radiology, Society for Pediatric Radiology, and Society of Radiologists in Ultrasound Fetal Imaging Workshop. J Ultrasound Med 33(5):745–757. doi:10.7863/ultra.33.5.745

99. Reichel TF, Ramus RM, Caire JT, Hynan LS, Magee KP, Twickler DM (2003) Fetal central nervous system biometry on MR imaging. AJR Am J Roentgenol 180(4):1155–1158. doi:10.2214/ajr.180.4.1801155

100. Rorke LB, Zimmerman RA (1992) Prematurity, postmaturity, and destructive lesions in utero. Am J Neuroradiol 13(2):517–536

101. Sahid S, Sepulveda W, Dezerega V, Gutierrez J, Rodriguez L, Corral E (2000) Iniencephaly: prenatal diagnosis and management. Prenat Diagn 20(3):202–205

102. Salomon LJ, Ouahba J, Delezoide AL, Vuillard E, Oury JF, Sebag G, Garel C (2006) Third-trimester fetal MRI in isolated 10- to 12-mm ventriculomegaly: is it worth it? BJOG 113(8):942–947. doi:10.1111/j.1471-0528.2006.01003.x

103. Schoennagel BP, Yamamura J, Fischer R, Tavares de Sousa M, Weyhmiller M, Birkelbach M, Kooijman H, Adam G, Wedegaertner U (2015) BOLD MRI in the brain of fetal sheep at 3T during experimental hypoxia. J Magn Reson Imaging 41(1):110–116. doi:10.1002/jmri.24555

104. Signorelli M, Tiberti A, Valseriati D, Molin E, Cerri V, Groli C, Bianchi UA (2004) Width of the fetal lateral ventricular atrium between 10 and 12 mm: a simple variation of the norm? Ultrasound Obstet Gynecol 23(1):14–18. doi:10.1002/uog.941

105. Sotiriadis A, Makrydimas G (2012) Neurodevelopment after prenatal diagnosis of isolated agenesis of the corpus callosum: an integrative review. Am J Obstet Gynecol 206(4):337.e331–335. doi:10.1016/j.ajog.2011.12.024

106. Tang PH, Bartha AI, Norton ME, Barkovich AJ, Sherr EH, Glenn OA (2009) Agenesis of the corpus callosum: an MR imaging analysis of associated abnormalities in the fetus. Am J Neuroradiol 30(2):257–263. doi:10.3174/ajnr.A1331

107. Twickler DM, Magee KP, Caire J, Zaretsky M, Fleckenstein JL, Ramus RM (2003) Second-opinion magnetic resonance imaging for suspected fetal central nervous system abnormalities. Am J Obstet Gynecol 188(2):492–496. doi:10.1067/mob.2003.100

108. Twickler DM, Reichel T, McIntire DD, Magee KP, Ramus RM (2002) Fetal central nervous system ventricle and cisterna magna measurements by magnetic resonance imaging. Am J Obstet Gynecol 187(4):927–931

109. van der Knaap MS, Smit LM, Barth PG, Catsman-Berrevoets CE, Brouwer OF, Begeer JH, de Coo IF, Valk J (1997) Magnetic resonance imaging in classification of congenital muscular dystrophies with brain abnormalities. Ann Neurol 42(1):50–59. doi:10.1002/ana.410420110

110. Vazquez E, Castellote A, Mayolas N, Carreras E, Peiro J, Enríquez G (2009) Congenital tumours involving the head, neck and central nervous system. Pediatr Radiol 39(11):1158–1172. doi:10.1007/s00247-009-1369-4

111. Volpe JJ (2001) Neurobiology of periventricular leukomalacia in the premature infant. Pediatr Res 50(5):553–562

112. Volpe P, Campobasso G, De Robertis V, Rembouskos G (2009) Disorders of prosencephalic development. Prenat Diagn 29(4):340–354. doi:10.1002/pd.2208

113. Wallis D, Muenke M (2000) Mutations in holoprosencephaly. Hum Mutat 16(2):99–108. doi:10.1002/1098-1004(200008)16:2<99::AID-HUMU2>3.0.CO;2[--]0

114. Wang LW, Huang CC, Yeh TF (2004) Major brain lesions detected on sonographic screening of apparently normal term neonates. Neuroradiology 46(5):368–373. doi:10.1007/s00234-003-1160-4

115. Wedegartner U, Kooijman H, Yamamura J, Frisch M, Weber C, Buchert R, Huff A, Hecher K, Adam G (2010) In vivo MRI measurement of fetal blood oxygen saturation in cardiac ventricles of fetal sheep: a feasibility study. Magn Reson Med 64(1):32–41. doi:10.1002/mrm.22344

116. Weichert J, Hartge D, Krapp M, Germer U, Gembruch U, Axt-Fliedner R (2010) Prevalence, characteristics and perinatal outcome of fetal ventriculomegaly in 29,000 pregnancies followed at a single institution. Fetal Diagn Ther 27(3):142–148. doi:10.1159/000304735

117. Weichert J, Hartge D, Krapp M, Germer U, Gembruch U, Axt-Fliedner R (2010) Prevalence, characteristics and perinatal outcome of fetal ventriculomegaly in 29,000 pregnancies followed at a single institution. Fetal Diagn Ther 27(3):142–148

118. Woodward PJ, Sohaey R, Kennedy A, Koeller KK (2005) From the archives of the AFIP: a comprehensive review of fetal tumors with pathologic correlation. Radiographics 25(1):215–242. doi:10.1148/rg.251045156

119. Wright R, Johnson D, Neumann M, Ksiazek TG, Rollin P, Keech RV, Bonthius DJ, Hitchon P, Grose CF, Bell WE, Bale JF Jr (1997) Congenital lymphocytic choriomeningitis virus syndrome: a disease that mimics congenital toxoplasmosis or Cytomegalovirus infection. Pediatrics 100(1), E9

120. Yildiz H, Yazici Z, Hakyemez B, Erdogan C, Parlak M (2006) Evaluation of CSF flow patterns of posterior fossa cystic malformations using CSF flow MR imaging. Neuroradiology 48(9):595–605. doi:10.1007/s00234-006-0098-8

第 7 章　胎儿头颈部 MRI

7.1　胎儿颅骨、面部和颈部的 MRI 适应证

胎儿 MRI 可用于评估许多超声检查不能完全诊断的胎儿颅骨、面部、颈部的异常。这些异常包括畸形（如巨 / 小头畸形、距离过窄 / 宽、唇 / 腭裂）、淋巴管畸形、肿瘤（如血管瘤、畸胎瘤和神经母细胞瘤）。MRI 对评估潜在气道阻塞的病例尤其有用，这一技术在规划胎儿或围生期手术干预以及规划分娩时间和类型方面越来越重要 [1, 2]。此外，由于中枢神经系统异常通常与颅骨、面部和颈部病理有关，MRI 可以对颅内病变进行详细的评估，以确定是否伴随颅外并发症及相应范围 [3]。

7.2　头颅大小或形状异常

7.2.1　巨头畸形

巨头畸形定义为头围超过均值 2 个标准差，通常与大脑良性肿大有关，即巨脑症。然而，由于巨头畸形也可能是具有潜在病理基础的表现，胎儿 MRI 在评估相关异常方面很重要。脑积水、出血、肿瘤、动静脉瘤或其他原因引起的颅内肿块均可能导致巨头（图 7.1a, b）。巨头畸形的另一病因是广泛的生长过度障碍，包括儿童巨脑畸形综合征（Sotos 综合征）、贝克威思 - 威德曼综合征（Beckwith-Wiedemann 综合征）、韦弗综合征（Weaver 综合征）和软骨发育不良 [3]。此外，目前研究已发现巨头畸形还与多种神经皮肤疾病有关，最常见的是多发性血管瘤综合征、丁香（CLOVES）综合征（先天性脂肪瘤、过度生长、血管畸形、表皮痣、骨骼 / 脊柱畸形）和班纳扬 - 赖利 - 卢瓦尔卡巴综合征（Bannayan–Riley–Ruvalcaba 综合征）（图 7.2a, b）。

虽然不太常见，但由于单侧大脑半球血肿增大，或由于单侧颅内肿块或肿瘤引起的脑卒中均可造成单侧巨脑畸形 [4]。

7.2.2　小头畸形

小头畸形是脑减小的外在表现，可能继发于生长停滞或因感染、缺血或出血等原因造成的脑体积损失（图 7.3a, b）。相比其他原因，生长阻滞的原因多与药物、母性疾病、遗传 / 综合征等有关。

7.2.3　异常头骨的形状

颅骨发育异常有许多原因，其中许多与遗传异常有关，并可能具有相当特征性的表现 [3]。"柠檬"形状颅骨已经确定与神经管缺损相关，是由于蛛网膜下腔缺失和大脑周围颅骨塌陷所致（图 7.4）。一种颅骨更尖呈三角形状的"草莓头"与 18- 三体综合征相关。胎儿死亡后，大脑塌陷可能导致被称为斯伯丁（Spalding）的颅骨重叠异常。严重羊水过少或无羊水也可能导致颅骨形态异常，颅骨畸形也随外部压力分布的变化而变化。

颅缝早闭是一种特殊的颅骨畸形，其特征是 1 条或多条颅骨缝合线过早融合，从而阻止颅骨在垂直于异常融合缝合线的平面上生长。颅骨和面部的特征性形态学异常对应于每个特征性融合部位。例如，最常见的颅缝早闭包括矢状缝早闭，导致头颅变长、变宽，称为舟状头或长头畸形 [5]。冠状缝早闭可导致斜头畸形（单侧）或短头畸形（双侧），而额缝颅缝早闭可导致三角头畸形（图 7.5）。颅缝早闭可独立存在或作为综合征的一部分。颅缝综合征包括 Apert 综合征、Crouzon 综合征、Pfeiffer 综合征、Saethre-Chotzen 综合征、Jackson-Weiss 综合征和 Antley-Bixler 综合征。Apert 综合征的特点是冠状缝早闭，也可能与累及其他缝线、面部发育不良及

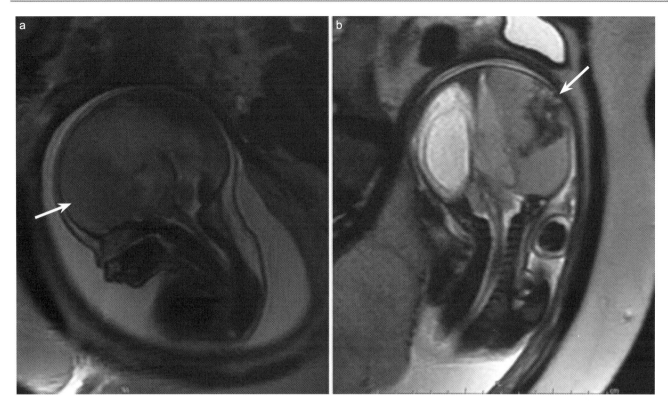

图 7.1　巨头畸形。（a，b）矢状位及冠状位 T₂ SSH MRI 显示左侧额部血肿继发的颅脑增大

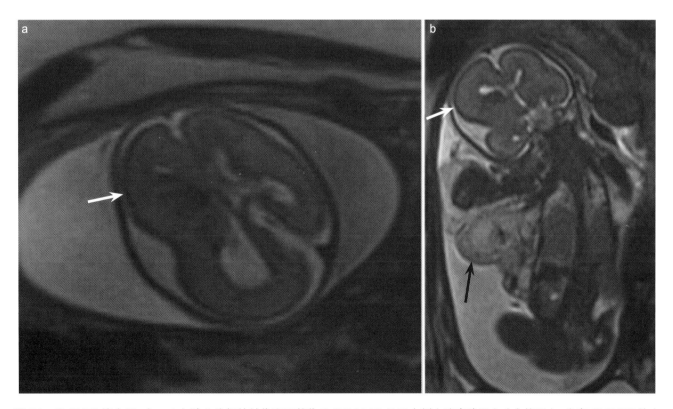

图 7.2　CLOVES 综合征。（a，b）胎儿头部的轴位和冠状位 T₂ SSH MRI 显示右侧大脑半球肥大（白箭号）。患有 CLOVES 综合征的患者，看到右侧腋窝肿大的静脉淋巴管畸形（黑箭号）

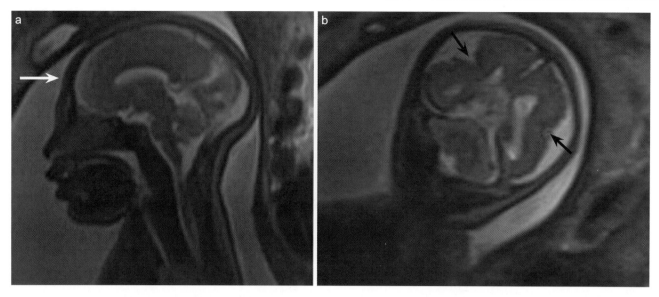

图 7.3　小头畸形。（a）胎儿大脑的矢状位 T_2 SSH MRI 显示小颅骨（白箭号）。（b）该患者脑的冠状位 T_2 SSH MRI 显示双侧外侧裂区多小脑回

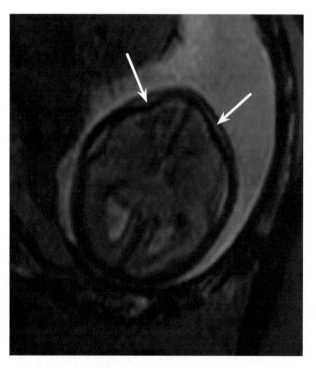

图 7.4　柠檬头。轴位 T_2 SSHMRI 显示小脑扁桃体下疝 II 型畸形（Chiari II 型畸形）合并双侧额骨扁平化（白箭号）

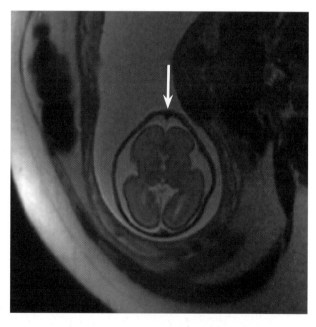

图 7.5　三角头畸形。轴位 T_2SSH MRI 显示前额缝早闭导致的三角形外观（白箭号）（ Courtesy of Dr. Tamara Feygin, CHOP ）

手足融合并指（趾）畸形[6,7]。

7.3　头皮肿块

　　导致胎儿头皮肿块的原因很多，最常见的是血管瘤、淋巴管畸形和先天性外胚层囊肿，如皮样囊肿 / 表皮样囊肿。这些肿块不仅仅局限于头皮，将在下文中详细讨论。脑膨出是胎儿头皮肿块的另一病因，MR 对于发现脑膨出具有重要价值，因为它既可以评估颅骨缺损情况（超声检查可能由于扫描角度错误不能检测到），还可以评估颅内解剖学结构。颅内解剖学的评估有助于确诊脑膨出类型，并确定相

关的静脉窦性异常（图 7.6a，b）[8]。

7.4　异常距离

7.4.1　眼距过近

　　眼距过近的特征是眼睛异常紧靠在一起。这可以通过测量内眦间距（IOD：两玻璃体内侧缘距离）和外眦间距（BOD：两玻璃体外侧缘距离）来确诊，数值低于胎龄正常值的 5% 即可诊断为眼距过近（图 7.7a，b）[9]。使用 MRI 测量数值与标准化生长图进行比较时应谨慎，因为超声测量是测到骨性缘而不是玻璃体缘，因此与 MRI 相比，超声计算导致玻璃体的外侧到外侧边缘更大，玻璃体的内侧至内侧边缘更小[9, 10]。识别眼距过近的另一种简化方法是将玻璃体的内侧至内侧边缘距离与单个眼球距离进行比较，两者应该大致相等。

　　由于超过半数以上的患者有潜在的染色体异常，胎儿 MRI 应提示并及时评估颅内异常。通常眼距过近与大脑中线异常发育有关，如前脑无裂畸形。继发性下睑缩窄可能是由于颅骨发育异常引起的，如手足并指（趾）畸形或小头畸形[11]。

7.4.2　眼距过远

　　相反，眼距过远的特点是双眼距离异常增宽，通过测量 IOD 和 BOD 确定，其数值高于胎龄正常值的 95% 即可诊断为眼距过远[9]。同样，当 IOD 大于单个眼球距离，可以推断为眼距过远。

　　原发性眼距过远很少孤立发生，常常伴有潜在的染色体紊乱或综合征。继发性眼距过远最常见的原因是由于颅缝早闭、脑膨出（图 7.8a，b）或中线区域面部肿块[11]。外源性抗癫痫药物的摄入也被认为是导致眼距过远的原因之一。

7.4.3　眼球突出

　　眼球突出是眼球前移位引起的。这种现象可能与颅缝早闭、眼眶表浅有关。眼球突出很少可能是潜在眶内肿块或眼眶脑膨出的表现[3]。

7.4.4　小眼 / 无眼畸形

　　小眼畸形的特点是小于胎龄正常值 5% 的小眼球。重度小眼畸形可能被误认为是无眼畸形，这是一种极其罕见的畸形，表现为完全没有正常眼球和眼眶显示。真正的无眼畸形可能是由于视神经小泡及非神经外胚层来源组织，如眼睑、结膜、泪囊和眼外肌的形成失败，表现为一个小的囊状结构而不是正常的眼球结构。胎儿 MRI 不仅可以评估相关的大脑异常，还可以评估球内容物及眶内结构并确定小眼畸形的严重程度（图 7.9）[12, 13]。

　　小眼 / 无眼畸形是许多潜在遗传疾病的特征性表

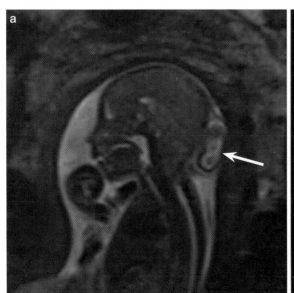
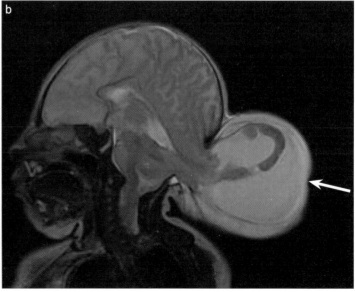

图 7.6　枕部脑膨出。（a）矢状位 T$_2$SSH MRI 显示枕骨局限性缺失伴脑和脑膜向后膨出（白箭号）。（b）出生后矢状位 T$_2$WI MRI 证实了产前诊断（白箭号）

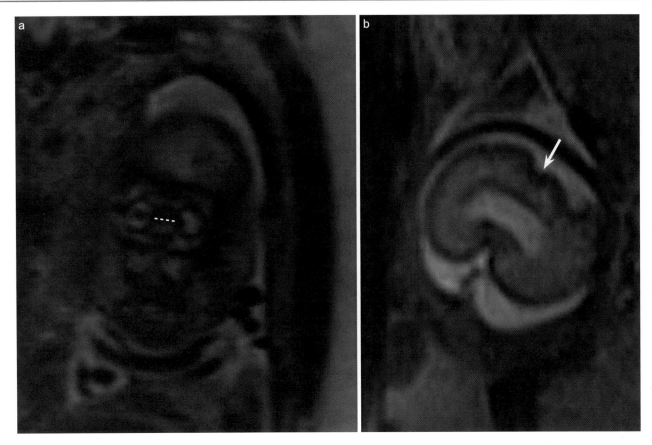

图 7.7 眼距过近。(a) 冠状位 T₂ SSH MRI 显示 13- 三体综合征胎儿的双眼间距缩短（虚线）。(b) 该患儿头部轴位 T₂ SSH MRI 显示前脑无裂畸形患儿，缺乏正常的大脑镰和半球间裂，仅见一原始脑室（白箭号）

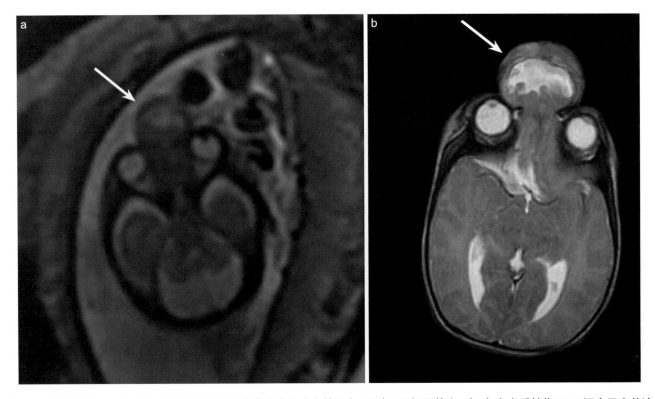

图 7.8 眼距过远。(a) 轴位 T₂ SSH MRI 显示鼻前脑膨出（白箭号），导致双眼间距扩大。(b) 出生后轴位 T₂WI 证实了产前诊断（白箭号）

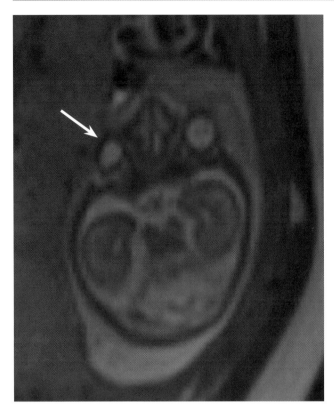

图 7.9　小眼畸形。轴位 T₂ SSH MRI 显示 Fraser 综合征基因诊断患儿的右眼缩小（白箭号）、眼距扩大

形 ）、Walker-Warburg 综合征和遗传性眼病综合征（ Oculocerebroskin 综合征，主要表现为眼、脑和皮肤畸形）；通常适用于未知的综合征和多种先天性异常的诊断。小眼 / 无眼畸形还可能由于先天性感染、胎儿酒精综合征和先天性白内障等病因导致。

7.4.5　视盘缺损

视盘缺损是由于视神经乳头插入后侧眼球导致玻璃体液流出的局灶性缺损。视盘缺损可以特发也可以是遗传性的，前者通常为单侧发生，后者通常为双侧发生。视盘缺损可能与多种综合征相关，包括 CHARGE 综合征、Walker Warburg 综合征、Aicardi 综合征、Goldenhar 综合征和 Noonan 综合征 [14]。T₂WI 显示为视神经乳头插入眼球部位可见局灶性囊袋的高信号突出（图 7.10a, b）。可能存在球后 "囊肿" 与眼球相通。视盘缺损可能与小眼畸形和视网膜剥离有关 [15]。

现，如染色体异常疾病，如 13- 三体综合征（ Patau 综合征 ）；也是各种综合征的特征性表现，如 Aicardi 综合征、CHARGE 综合征（眼球缺如、心脏缺损、后鼻孔闭锁、生长发育迟缓、生殖器异常、耳畸

7.4.6　永存原始玻璃体增生综合征

永存原始玻璃体增生综合征，也称为永存性胚胎血管，是由于胚胎时期发育异常导致的玻璃体和玻璃体血管退化失败所致。表现为视网膜后一个三角形软组织团块影，在大多数情况下，向后延伸到视盘。它通常是孤立单发的。双侧病变可能与 13- 三体综合征有关，如 Norrie 综合征和 Walker–Warburg 综合征 [16]。出生后，患有永存原始玻璃体增生综合征的儿童可能会出现白癜风，并可能继续进展形成

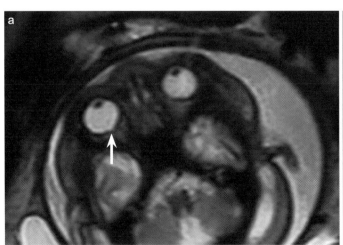
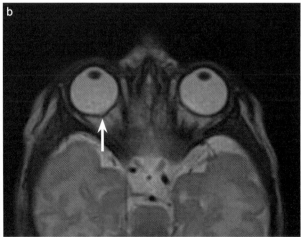

图 7.10　视盘缺损。（ a ）轴位 T₂ SSH MRI 显示该胎儿的右眼后方有一个小的囊袋影（白箭号）。（ b ）出生后轴位 T₂WI 证实了视盘缺损的诊断（白箭号）

青光眼、白内障、眼内出血或视网膜剥离。由于永存原始玻璃体增生综合征常与视网膜母细胞瘤混淆，因此可采用 CT 成像检测病灶内钙化以区分两种疾病（永存原始玻璃体增生综合征罕见钙化灶）。

7.4.7　眼眶肿瘤和肿瘤样病变

胎儿眼眶原发性肿瘤非常罕见，报道的有视网膜母细胞瘤、畸胎瘤和肉瘤。更常见的是眼眶受到继发于颅内或颈部肿瘤侵犯。根据肿瘤的大小和生长方向，眼球可能完全被遮蔽，眼眶结构可能被破坏。MRI 有助于判断颅内侵犯情况。

视网膜母细胞瘤是儿童最常见的眼内恶性肿瘤，但先天性视网膜母细胞瘤的产前诊断的作用有限。眼眶是原发性畸胎瘤发生的罕见部位。眼眶畸胎瘤是一种具有典型特征的巨大肿瘤，在影像上显现为成分复杂的囊实性肿块。尽管畸胎瘤是良性肿瘤，但是局部侵袭性很强，并可导致严重的面部畸形。在下文颈部畸胎瘤和上颌寄生胎章节，我们将更详细地讨论畸胎瘤的特征。

在良性肿瘤中，泪囊囊肿或泪小管囊肿在极少数情况下可能类似眼眶囊性肿块。在轴位图像上，它看起来像一个类似"额外眼睛"的圆形囊肿。在冠状位和矢状位图像上，当累及鼻部扩张时，它可以表现为管状。泪囊囊肿通常单侧发生，也可能双侧发生。据报道，双侧鼻扩张在胎儿出生不久后就会引起鼻阻塞症状。病理表现为鼻泪管阻塞伴导管囊状扩张。作为一个孤立发现的异常，绝大多数囊肿具有散发性。无论是胎儿期还是婴儿期，大都不采取手术治疗。

7.5　唇裂和腭裂

唇裂和腭裂是最常见的胎儿颜面部畸形，每 700 个新生儿里就会出现 1 例。虽然两者可以分开出现，但 50%～85% 的患者均表现为唇裂伴腭裂[4, 17]。颜面部畸形主要是胚胎时期面部间充质融合失败的结果。融合失败发生后，唇腭裂延伸至上唇累及硬腭。唇腭裂可以是单侧（左侧比右侧更常见）、双侧或中线区域发生，涉及相关的染色体异常（图 7.11a, b）。复杂的颜面部畸形，不符合裂缝发育模式，可能与羊膜带综合征有关（图 7.12a, b）。

胎儿 MRI 对于诊断羊膜囊性裂非常有效[18]。MRI 的多方位成像有利于观察软腭后份和确定累及范围并有助于制订术前计划[19, 20]。然而，胎儿 MRI 难以发现不合并腭裂的单侧唇裂以及紧邻口部的颜面裂。双侧唇腭裂畸形具有明显特征性的上颌骨前突，其原因是内侧鼻突出抬高；在轴位图像中，中线区域组织呈三角形位于两个裂隙之间。

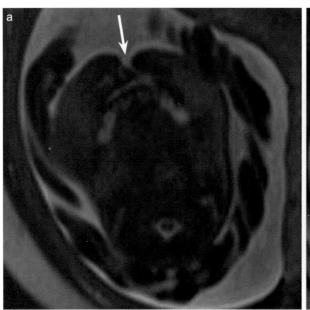
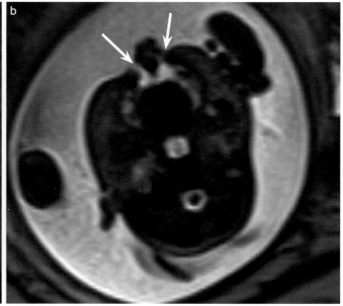

图 7.11　唇裂／腭裂。（a）轴位 T₂ SSH MRI 显示单侧唇裂（白箭号）。（b）另一胎儿，轴位 T₂ SSH MRI 显示双侧唇裂并三角形腭裂（白箭号）

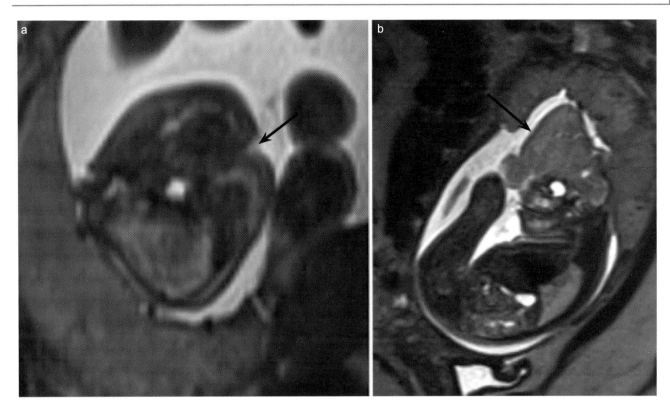

图 7.12　复杂的唇裂 / 腭裂。（a）轴位 T$_2$ SSH MRI 显示羊膜带综合征患儿的唇腭非典型斜型缺损（黑箭号）。（b）该患儿还表现为脑膨出及颅骨畸形（黑箭号）

超过 400 种综合征与唇腭裂畸形有关；最常见的相关染色体异常是 13- 三体综合征和 18- 三体综合征 [4, 17]。各种感染和致畸因子也被认为是这种畸形的潜在病因。中部面裂综合征常与中面发育不全有关。此外，唇裂与前脑无裂畸形密切相关，因此应对颅内结构仔细评估检查 [3]。

7.6　下颌骨异常

7.6.1　小下颌畸形

小下颌畸形，或下颌发育不全，可能由于第一和第二鳃弓形成障碍所致。通常伴有后颌畸形，下颌骨小，颏后缩。这种畸形可被主观地观察到，但通过测量下颌面角可以明确诊断，其测量方法是取正中矢状面，于垂直前额额骨做一条直线，以此为参考线，在下颌最突出点与面部前缘（最突出的上唇或下唇）之间连线，测量两线之间的夹角。下颌面角小于 50° 即可诊断 [21]。它可以单独发生，最常见的是与多种综合征一起出现，包括 Goldenhar 综合

征（半侧颜面畸形）、Pierre Robin 综合征和 Treacher Collins 综合征 [22]。该畸形与染色体异常高度相关，高达 66% 的小下颌畸形患儿有染色体异常，常见于 13- 三体综合征和 18- 三体综合征。考虑到其与其他疾病的联系，胎儿 MRI 要关注对小下颌畸形的诊断，以密切评估潜在的综合征或遗传异常，这对父母的遗传咨询很重要（图 7.13a, b）。

在早期影像学检查中应注意避免过度诊断小下颌畸形；由于下颌骨显著生长通常发生在妊娠晚期，在胎龄较小的胎儿下颌骨显得较小。另外，采集时角度不对称可能导致小下颌畸形的误诊 [3]。

小下颌畸形导致口腔变形缩小，舌后上移位，腭融合不完全。胎儿经常发生吞咽障碍，使得该病最初表现为羊水过多。由于他们有气道受损的危险，许多患儿需要采用子宫外产时处理方式进行计划分娩。

7.6.2　无颌畸形

无颌畸形是一种非常罕见且典型的致命畸形，与鳃裂缺陷有关。它通常与微口症（小口）、舌缺失和耳朵的位置有关（图 7.14a, b）。可同时出现一系

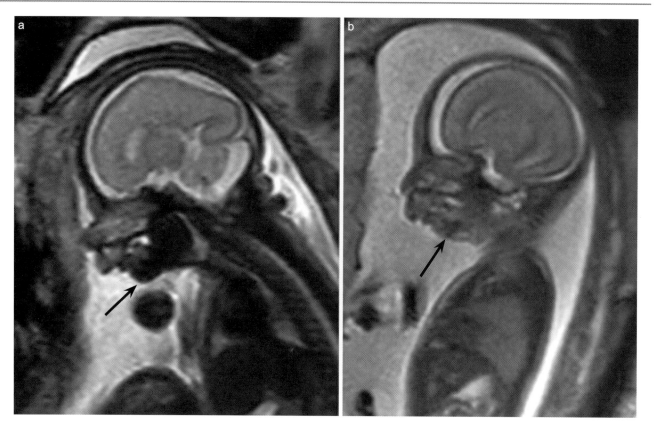

图 7.13   小下颌畸形。矢状位 T$_2$ SSH MRI 显示两个胎儿不同严重程度的小下颌畸形。（a）轻度（黑箭号）；（b）严重下颌发育不全（黑箭号）

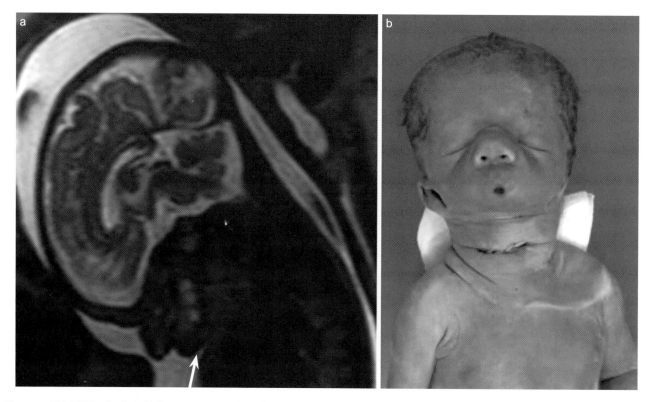

图 7.14   无颌畸形。（a）矢状位 T$_2$ SSH MRI 显示胎儿下颌骨完全缺如，只看到上颌骨的原始牙齿（白箭号）。（b）同一胎儿尸检照片显示无颌畸形、小耳畸形、鼻宽、耳朵低位畸形和倾斜的眼睑裂

列并发异常，包括前脑无裂畸形、泌尿生殖系统畸形、心血管异常、骨骼畸形和位置倒置[23]。

7.7　口腔病变

虽然胎儿口腔病变十分少见，但由于存在气道阻塞和吞咽障碍的高风险应引起高度关注。其可能导致羊水过多和（或）分娩时呼吸窘迫[24]。因此，许多口腔病变患儿可能需要子宫外产时处理手术，分娩时需有儿童头颈外科医生参与。这些病变包括先天性上皮囊肿（如皮样囊肿和表皮样囊肿）、肠重复囊肿、舌下腺囊肿、畸胎瘤（上颌寄生胎）、牙龈瘤和静脉淋巴管畸形，这些将在下文进一步详细讨论。

7.8　颈部先天性病变

在妊娠期检测到的先天性颈部病变非常罕见。病因多种多样，可为囊性病变（如鳃部异常、胸腺囊肿、脑膜膨出、食管闭锁、甲状舌管囊肿）、也可为实性病变（如异位胸腺、血管瘤、肉瘤）或囊实性混合病变（如神经母细胞瘤和畸胎瘤，两者也可以是完全实性的）。

7.8.1 鳃部异常

胚胎期鳃裂闭合障碍可以表现为鼻窦、瘘管或囊肿，囊肿通常和前两者一起出现。在产前诊断中鳃部异常是非常罕见的，文献报道病例很少[25-28]。

鳃裂囊肿在 T_1WI 上呈低信号，T_2WI 上呈高信号。如果最初被超声发现，可能表现为圆形或卵圆形伴有运动无回声或低回声的薄壁囊肿。它们可能位于许多不同的解剖位置，这取决于鳃裂的起源部位，很少导致气道阻塞。最常见的病变是第二鳃裂囊肿，通常位于前外侧颈部（多见于左侧），位于胸锁乳突肌前方、下颌腺后方、颈动脉鞘外侧[25]。第一鳃裂囊肿位于耳前区或下颌角附近。第三和第四鳃裂囊肿非常罕见。鳃裂囊肿通常是单独发病。然而，已有鳃 - 耳 - 肾综合征的报道[29]。

7.8.2　颈部胸腺囊肿

胸腺囊肿可能是胸腺组织的残余部分，可在颈部、胸腔入口或纵隔中见到[30]。胸腺芽从下颌向下移，形成胸腺咽喉管，沿下颌角、颈动脉鞘延伸，在纵隔附着于心包。除了胸腺囊肿外，还可以在正

常下降路径找到异位胸腺组织[31]。

胸腺囊肿在妊娠期非常罕见，很少被诊断出（图 7.15a，b）。它们通常是多房的，但也可能是单房的，大小在 1.4 ~ 8 cm 之间。T_1WI 上呈低信号，T_2WI 上呈高信号，如果合并出血则信号混杂[32]。好发于左侧，位于颈动脉间隙，颈动脉和静脉之间[31]。50%累及纵隔。鉴别诊断包括淋巴管畸形、甲状腺囊肿、甲状舌管囊肿和鳃裂囊肿。

7.8.3　舌下腺囊肿

舌下腺囊肿是舌下腺的黏液囊肿或潴留囊肿，位于口腔唇腭部的小唾液腺管，也可延伸至下颌下、颈部区域。它们根据位置分为表浅（口内）和深部（口腔 / 颈部）两类。边界清晰，T_1WI 上呈低信号，T_2WI 呈高信号。先天性舌下腺囊肿可能导致口底上抬，舌头移位，很少阻塞呼吸道[33, 34]。鉴别诊断包括淋巴管畸形、甲状舌管囊肿和发生在正中或偏正中区域的皮样囊肿。

先天性舌下腺囊肿的发生率估计为 0.7%，产前诊断非常罕见[33]。先天性舌下腺囊肿理论上认为是继发于唾液腺导管闭锁或粘连[33]。

7.8.4　甲状舌管囊肿

甲状舌管囊肿是最常见的中线区域颈部异常，占所有先天性颈部肿块的 70%，但产前诊断少见[35, 36]。确切的发病率尚不清楚；然而，7% 的患儿被证实有甲状舌管残留[36]。

甲状舌管退化前，从舌的盲孔延伸，沿着舌骨前表面至甲状腺的锥体叶。舌管的持续存在导致下降路径上的任何位置均可形成囊肿或瘘。但在下降路径上很少发现异位甲状腺组织。大部分舌管残余是在中线区域、靠近舌骨[37]。甲状舌管囊肿很少出现在舌头或口腔，如果出现则有潜在的气道阻塞风险[35]。病变可能与 Cowden 综合征有关。

甲状舌管囊肿的典型表现是在 T_1WI 和 T_2WI 序列上均为稍高或高信号的薄壁单房病变；然而，内部信号可能因蛋白质含量变化而变化[38, 39]。有些甚至可能出现伪异位组织信号[38]。建议观察正常甲状腺组织以排除异位组织的诊断。

7.8.5　皮样 / 表皮样病变

皮样 / 表皮样囊肿占头颈部病变的 7%、颈部中线区域病变的 25%，但产前诊断为皮样和表皮样病

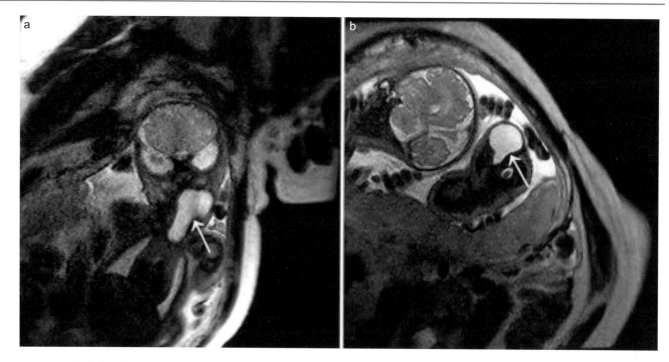

图 7.15　颈部胸腺囊肿。（a，b）双胎妊娠的冠状位、轴位 T₂ SSH MRI 显示孪生胎儿 A 的沿着胸腺咽部导管从前纵隔延伸到左颈部的双叶囊性肿块（白箭号）（Courtesy of Dr. Christopher Cassady，TCH）

变十分罕见[40]。二者都是在鳃裂融合过程中包涵外胚层组织发展而来；皮样囊肿包括外胚层和中胚层结构，而表皮样囊肿只包括外胚层结构[41]。

皮样体和表皮样体表现为边界清楚的薄壁单房肿块，T₁WI 上呈等、低信号，T₂WI 上呈高信号。偶尔会出现脂肪 - 液体平面或液 - 液平面。DWI 可以显示扩散受限从而确诊[39]。虽然这些囊肿大部分出现在眼眶周围或鼻附近，但大约 11% 的囊肿会出现在下颌下间隙的口腔中线位置，并可能导致气道阻塞（图 7.16a，b）[40]。

7.9　炎性病变

7.9.1　甲状腺肿

先天性甲状腺肿是一种非常罕见的疾病，表现为伴有甲状腺功能紊乱的甲状腺弥漫性增大，极少数患者甲状腺功能仍然正常[42]。

相对于肌肉组织，正常甲状腺在 T₁WI 上呈高信号，T₂WI 上呈等、高信号，而甲状腺肿大患儿，由于甲状腺内碘含量增加，双侧甲状腺对称性增大，T₁WI 上信号增高[43]，T₂WI 上信号高于肌肉组织信号，提示甲状腺功能障碍；然而，无论甲状腺功能好坏，T₁WI 上均呈高信号[44]，最好使用超声诊断，有确定的数值量化比较胎龄和双顶骨直径与甲状腺大小[45-47]。

MRI 用于评估颈部过伸程度以及肿大甲状腺对气管和（或）食管的压迫程度，后者可能会导致气道受损和羊水过多（图 7.17）。颈部过伸可能需要剖宫产，因为有难产的危险。

7.10　血管畸形

血管畸形根据血流动力学分为高血流量畸形和低血流量畸形，并根据血管类型进一步分为动脉畸形、静脉畸形和淋巴管畸形。低血流量血管畸形包括单纯毛细血管、淋巴管和静脉畸形或合并畸形。高血流量血管畸形包括动静脉瘘及畸形。

7.10.1　淋巴管畸形

淋巴管畸形，通常称为淋巴管瘤或颈部囊状水瘤，是最常见的胎儿后颈部囊性肿块。它们可能继发于淋巴管道与静脉连接不完全或不充分，淋巴液淤滞导致淋巴管扩张[48]。这形成了淋巴液和含有发

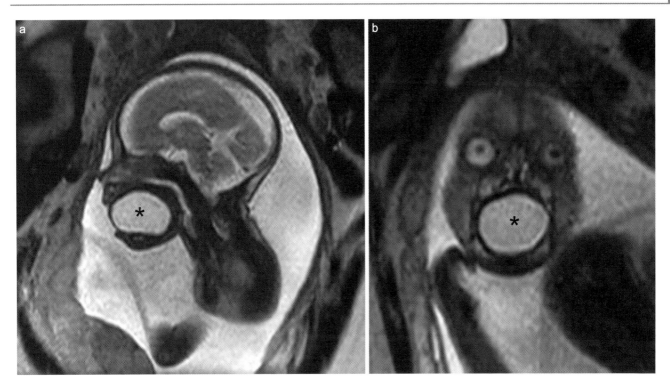

图 7.16 口腔包涵体囊肿。(a，b)胎儿矢状位和冠状位 T_2 SSH MRI 显示口腔巨大囊性病变(星号)

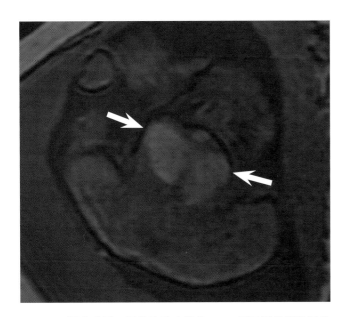

图 7.17 甲状腺肿。甲状腺肿大轴位 T_1WI 显示甲状腺弥漫性肿大，T_1 呈高信号(白箭号)

育不良但成熟的淋巴管的多分隔集合的皮下积聚[49]。虽然淋巴管畸形通常位于颈后皮下组织内，但淋巴管畸形通常会横向发展累及一侧颈部，导致体位异常。淋巴管畸形可以是在血管和其他正常组织结构

之间聚集的巨大跨空间肿块[31]。淋巴管畸形被分为微囊型、大囊型和混合型。

MRI 显示多房囊性跨腔肿块(图 7.18a, b)。囊性成分通常在 T_1WI 上与肌肉信号相等，在 T_2WI 上呈高信号，除非病变内有蛋白质成分或出血，在这种情况下也可能出现液-液平。75% 的淋巴管畸形都发生在颈部，大部分起源于后三角区或口腔，更常见的是在左侧[50]。淋巴管畸形常与静脉畸形共存，称为静脉曲张畸形，表现为蛇形静脉，并具有如下文所述的静脉畸形的影像学特征。由于深层的畸形往往难以用超声准确评估，MRI 应密切关注深层畸形和气道受累情况以指导围生期管理，因为 3%~10% 的淋巴管畸形患儿存在气道受损或累及纵隔，可能需要子宫外产时处理手术[50, 51]。此外，多达 34% 的病例可能出现心脏和骨骼畸形；淋巴管畸形常常与胎儿水肿有关[52]。

在妊娠早期诊断出的颈部淋巴管畸形与染色体异常高度相关(51%)，最常见的是 21-三体综合征，死亡风险高达 25%。其他高度相关的染色体异常包括 Turner 综合征、13-三体综合征和 18-三体综合征，以及 13q 和 18p 等缺失[52]。非颈部淋巴管畸形通常是孤立单发的，但可能与综合征有关，如 Gorham-

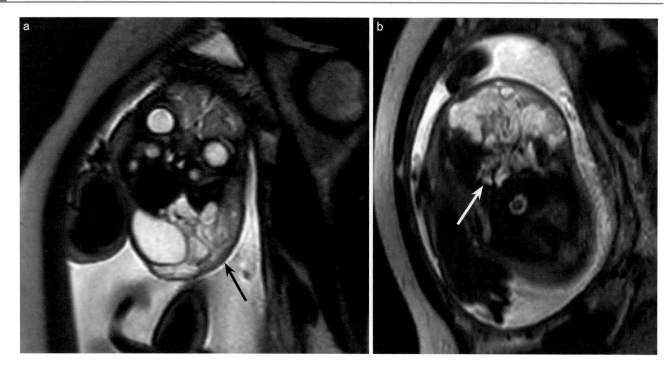

图 7.18　淋巴管畸形。(a) 冠状位 T_2 SSH MRI 显示胎儿头颈部可见巨大、复杂的囊性病变，呈分叶状 (黑箭号)。(b) 在同一患者中，轴位 T_2 SSH MRI 显示病变沿颈深部延伸，向右推移气道 (白箭号)

Stout 病、Klippel-Trenaunay 综合征和全身性淋巴异常综合征[1]。只有 17% 的淋巴管畸形胎儿是健康的新生儿；然而，如果在妊娠中期没有出现染色体异常或其他相关异常，大约 95% 的淋巴管畸形胎儿是正常的新生儿[52]。

7.10.2　静脉畸形

静脉畸形是一种发育缓慢的先天性血管畸形，是由于发育成熟静脉的异常增生所致。可能与淋巴管畸形 (称为静脉淋巴管畸形) 有关。所有人中大约有 1% 的人发生静脉畸形，其中大约 40% 发生在头颈部[1]。它们可能发生在血管生成过程的任何阶段，并且总是在出生时就存在；然而，大多数病灶都很小，通常在产前影像检查中无法识别。

典型的血管畸形在 T_1WI 上等同于肌肉信号，T_2WI 上呈高信号，但如果出现血栓或出血，它们可能呈现混杂信号，并可能出现液 - 液平面。T_2*GRE (梯度回波) 序列图像有助于识别有晕状伪影的静脉石或出血。与淋巴管畸形相似，静脉畸形通常也是浸润性和跨筋膜平面生长的。

静脉畸形可能与蓝色橡皮泡痣综合征、Maffucci 综合征、Klippel-Trenaunay 综合征 和 Parkes-Weber

综合征有关[1]。

7.10.3　动静脉瘘或畸形

动静脉畸形是一团曲张的动脉与静脉扭结，将扩张的高血流量供血动脉连接到引流静脉 (由于压力增大和高血流量经常扩大)。动静脉畸形被认为是原始网状血管丛中的动静脉通道退化失败所致[53]。动静脉畸形在头颈部最常见，但真正的发病原因尚不清楚。动静脉瘘没有发育不良的血管，而是在供血动脉和扩大的引流静脉之间有异常连接通道，通常是后天获得的而不是先天性的。

严重的动静脉分流可能导致心力衰竭和水肿。可通过动脉栓塞或手术治疗。综合征包括 Cordon(考登) 综合征、BaNayay-Rily-Ruvaba (班纳扬 - 赖利 - 鲁瓦卡巴) 综合征、Parkes-Weber (帕克斯 - 韦伯) 综合征以及遗传性出血性毛细血管扩张症)[1]。

7.11　肿瘤

7.11.1　先天性血管瘤

血管瘤起源于血管内皮细胞的异常增殖，是婴儿期最常见的血管肿瘤。大约 10% 的婴儿患有血管瘤，女性更易发，超过 50% 的血管瘤发生在头颈部[54]。先天性血管瘤是一种罕见的肿瘤，在子宫内生长，通常在妊娠晚期稳定，而婴儿血管瘤通常出现在出生后 2 周左右[55]。血管瘤在子宫内生长可以是快速的，也可以是渐进的。先天性血管瘤有两种亚型，一种是快速退化型，通常是在出生后 8 ~ 14 个月的时间内退化消失；另一种是不退化型，可能会持续生长到儿童期后期，通常需要手术治疗[56, 57]。

先天性血管瘤可见于妊娠早期约 12 周，通常累及后外侧颈部。MRI 上表现为 T_1 中等信号和 T_2WI 高信号强度的非均质实性肿块（图 7.19a, b）[58]。血管瘤的 T_2WI 高信号很可能是由于血流缓慢流过小血管形成。在血流量大的肿块中可以看到流空效应，类似于畸胎瘤的影像表现[58]。其影像学特征可能很难与先天性纤维肉瘤区分，先天性纤维肉瘤也表现为一个定义明确的可见流空效应的不均质信号肿块[58, 59]。与婴儿血管瘤不同，先天性血管瘤可能含有血管动脉瘤、血管内血栓和动静脉分流[60]。无法根据其影像特征、位置或大小来区分先天性血管瘤快速退化型还是不退化型。

由于大脑皮质畸形已经被证实与动脉异常有关，因此需仔细观察评估大脑[58, 61]。血管瘤也可被视为 PHACES 综合征（颅后窝畸形、血管瘤、动脉异常、心脏缺陷、眼睛异常和胸骨裂）的一部分。

7.11.2　颈部畸胎瘤

畸胎瘤是由来自三个胚胎层，即外胚层、中胚层和内胚层的组织构成的生殖细胞肿瘤。

颈部是畸胎瘤发生的第二常见位置，好发于前中线的颈部肿瘤可累及周围结构。通常是大肿瘤，直径从 4 cm ~ 12 cm 不等。胎儿 MRI 可以很好地评估肿块的解剖学范围。除了钙化和出血外，畸胎瘤的复杂成分通常包括多种囊性和固体成分，表现为混合信号（图 7.20a, b）。钙化是颈部畸胎瘤的病理特征，在 EPI 上可以被识别为易感性区域[31]。

虽然畸胎瘤可能与淋巴管囊肿以及鳃裂囊肿的影像学特征混淆，但后者主要发生在后外侧颈部，而颈部畸胎瘤发生在前中线区域。此外，淋巴管囊肿比畸胎瘤质地更柔韧，对颈部脉管系统和下咽部占位效应不明显。如上所述，质地较坚实的畸胎瘤也可能出现类似先天性血管瘤或甲状腺肿的影像表现，不过甲状腺肿不太可能造成严重的气道和食管受损。

7.11.3　上颌寄生胎

上颌寄生胎是发生在口咽或鼻咽区域的一种罕见畸胎瘤，起源于软硬或硬腭，有报道称它是

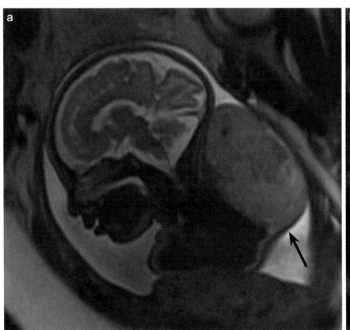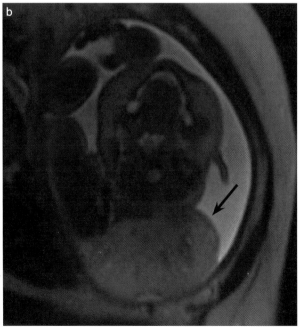

图 7.19　先天性血管瘤。（a，b）矢状位和轴位 T_2 SSH MRI 显示一由后颈部延伸到上背部的巨大、轻度不均质肿块（黑箭号）

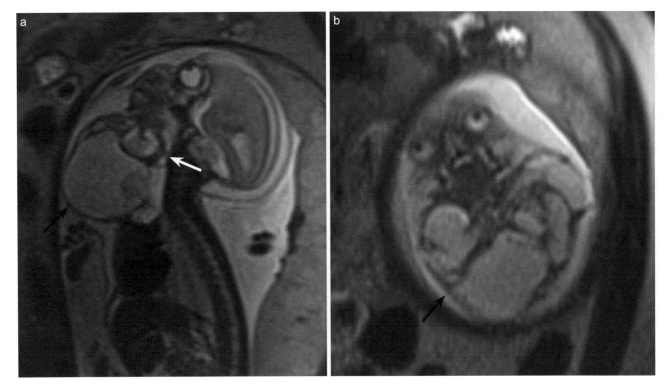

图 7.20 颈部畸胎瘤。冠状位和轴位 T₂ SSH MRI 显示前颈部巨大、复杂的囊实性肿块（黑箭号），导致气道和食管（白箭号）受压以及颈部的过度伸展（白箭号）。肺过度扩张和羊水过多（未显示）继发于气道/食管受压迫

Rathke 袋中的多潜能细胞无序生长产生的 [62]。上颌寄生胎的影像学特征与颈部畸胎瘤相似。它们通常在妊娠中期表现为单向或双向肿块，只累及口腔并向前突出，但也可能延伸至颅内。它们的大小可能从几厘米到胎儿头部或身体一样大，可能需要通过产时手术来确保气道安全。

7.11.4 牙龈瘤

先天性牙龈瘤是一种罕见的良性肿瘤，几乎完全为女性发病，起源于上颌骨牙槽嵴的牙龈黏膜，下颌骨较少见 [71]。先天性牙龈瘤是一个由胎儿口腔突出、T₂WI 上呈低信号的边界清楚的带蒂肿块（图7.21a, c）。如果病变变大，可能会影响胎儿吞咽导致羊水过多和（或）气道阻塞 [63]。虽然牙龈瘤通常是单独发生的，但是有少量合并眼球病变的牙龈瘤病例被报道 [63, 64]。牙龈瘤的治愈手段是手术切除，没有文献报道复发 [65]。有报道称较小的病变会自行消退 [63]。

牙龈瘤的病因尚不清楚，且存在争议。牙龈瘤和先天性牙龈颗粒细胞瘤的学术名称在文献中互换

使用；然而，它们有不同的组织学和流行病学特点；牙龈瘤是发生于婴儿期的牙龈肿瘤，牙龈颗粒细胞瘤发生在成年期 [63, 66]。

7.11.5 神经母细胞瘤

颈部先天性神经母细胞瘤是一种罕见的发生于外侧颈部的实性或混合囊实性肿块。它仅占先天性神经母细胞瘤的 4.4%，通常神经母细胞瘤好发于肾上腺 [67]。

7.11.6 横纹肌肉瘤

头颈部先天性横纹肌肉瘤是一种极为罕见的实性肿瘤，在产前诊断鲜有报道 [71]。与其他头颈部肿块一样，它们可能导致气道阻塞，可通过胎儿 MRI进行评估 [68]。已有报道横纹肌肉瘤产前转移到骶骨区域 [69]。由于它们通常与染色体易位有关，所以应行羊膜腔穿刺分析胎儿核型。据报道，Robert 综合征、Beckwith–Wiedemann 综合征和神经纤维瘤病与横纹肌肉瘤有关 [70]。

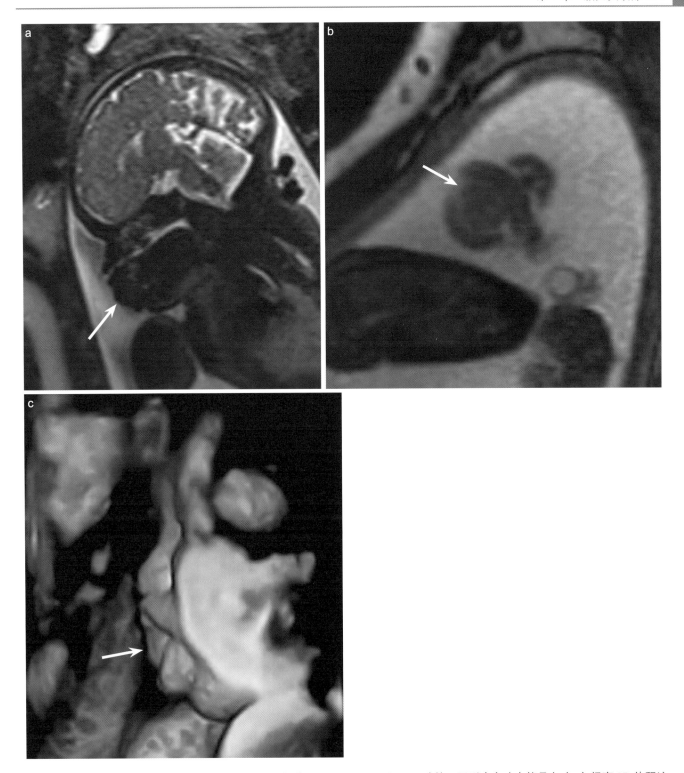

图 7.21　牙龈瘤。(a，b) 矢状位 T₂ SSH MRI 和冠状位 BTFE MRI 显示源于口腔的一圆形病变 (白箭号)。(c) 超声 3D 体积渲染图像的面部轮廓图像显示同一胎儿口腔突出的病变 (白箭号)(另见书后彩图)

(Neil U. Lall, Mariana L. Meyers, David M. Mirsky　著)

参考文献

1. Kathary N, Bulas DI, Newman KD, Schonberg RL (2001) MRI imaging of fetal neck masses with airway compromise: utility in delivery planning. Pediatr Radiol 31:727–731. doi:10.1007/s002470100527

2. Stevens GH, Schoot BC, Smets MJW, Kremer B, Manni JJ, Gavilanes AWD, Wilmink JT, van Heurn LWE, Hasaart THM (2002) The ex utero intrapartum treatment (EXIT) procedure in fetal neck masses: a case report and review of the literature. Eur J Obstet Gynecol Reprod Biol 100:246–250. doi:10.1016/S0301-2115(01)00467-5

3. Mirsky DM, Shekdar KV, Bilaniuk LT (2012) Fetal MRI: head and neck. Magn Reson Imaging Clin N Am 20:605–618. doi:10.1016/j.mric.2012.06.002

4. Bianchi D, Crombleholme T, D'Alton M, Malone F (2010) Fetology: diagnosis and management of the fetal patient: diagnosis and management of the fetal patient. McGraw Hill Professional, New York, NY, USA 10010

5. Benson ML, Oliverio PJ, Yue NC, Zinreich SJ (1996) Primary craniosynostosis: imaging features. Am J Roentgenol 166:697–703. doi:10.2214/ajr.166.3.8623653

6. Hansen WF, Rijshinghani A, Grant S, Yankowitz J (2004) Prenatal diagnosis of Apert syndrome. Fetal Diagn Ther 19:127–130. doi:10.1159/000075135

7. Delahaye S, Bernard JP, Rénier D, Ville Y (2003) Prenatal ultrasound diagnosis of fetal craniosynostosis. Ultrasound Obstet Gynecol 21:347–353. doi:10.1002/uog.91

8. Lau TK, Leung TN, Leung TY, Pang MW, Tam WH (2001) Fetal scalp cysts: challenge in diagnosis and counseling. JUM 20:175–177

9. Paquette LB, Jackson HA, Tavaré CJ, Miller DA, Panigrahy A (2009) In utero eye development documented by fetal MR imaging. AJNR Am J Neuroradiol 30:1787–1791. doi:10.3174/ajnr.A1664

10. Robinson AJ, Blaser S, Toi A, Chitayat D, Pantazi S, Keating S, Viero S, Ryan G (2008) MRI of the fetal eyes: morphologic and biometric assessment for abnormal development with ultrasonographic and clinicopathologic correlation. Pediatr Radiol 38:971–981. doi:10.1007/s00247-008-0929-3

11. Trout T, Budorick NE, Pretorius DH, McGahan JP (1994) Significance of orbital measurements in the fetus. JUM 13:937–943

12. Levine D, Barnes PD, Madsen JR, Li W, Edelman RR (1997) Fetal central nervous system anomalies: MR imaging augments sonographic diagnosis. Radiology 204:635–642. doi:10.1148/radiology.204.3.9280237

13. Poutamo J, Vanninen R, Partanen K, Ryynänen M, Kirkinen P (1999) Magnetic resonance imaging supplements ultrasonographic imaging of the posterior fossa, pharynx and neck in malformed fetuses. Ultrasound Obstet Gynecol 13:327–334. doi:10.1046/j.1469-0705.1999.13050327.x

14. Dutton GN (2004) Congenital disorders of the optic nerve: excavations and hypoplasia. Eye 18:1038–1048. doi:10.1038/sj.eye.6701545

15. Righini A, Avagliano L, Doneda C, Pinelli L, Parazzini C, Rustico M, Triulzi F, Bulfamante G (2008) Prenatal magnetic resonance imaging of optic nerve head coloboma. Prenat Diagn 28:242–246. doi:10.1002/pd.1955

16. Katorza E, Rosner M, Zalel Y, Gilboa Y, Achiron R (2008) Prenatal ultrasonographic diagnosis of persistent hyperplastic primary vitreous. Ultrasound Obstet Gynecol 32:226–228. doi:10.1002/uog.5385

17. Merritt L (2005) Part 1. Understanding the embryology and genetics of cleft lip and palate. Adv Neonatal Care 5:64–71

18. Smith AS, Estroff JA, Barnewolt CE, Mulliken JB, Levine D (2004) Prenatal diagnosis of cleft lip and cleft palate using MRI. Am J Roentgenol 183:229–235. doi:10.2214/ajr.183.1.1830229

19. Ghi T, Tani G, Savelli L, Colleoni GG, Pilu G, Bovicelli L (2003) Prenatal imaging of facial clefts by magnetic resonance imaging with emphasis on the posterior palate. Prenat Diagn 23:970–975. doi:10.1002/pd.737

20. Arangio P, Manganaro L, Pacifici A, Basile E, Cascone P (2013) Importance of fetal MRI in evaluation of craniofacial deformities. J Craniofac Surg 24:773–776. doi:10.1097/SCS.0b013e318286988c

21. Nemec U, Nemec SF, Brugger PC, Weber M, Bartsch B, Bettelheim D, Gruber M, Prayer D (2014) Normal mandibular growth and diagnosis of micrognathia at prenatal MRI. Prenat Diagn. 2015;35(2):108–116. doi:10.1002/pd.4496

22. Bromley B, Benacerraf BR (1994) Fetal micrognathia: associated anomalies and outcome. J Ultrasound Med 13:529–533

23. Hisaba WJ, Milani HJF, Araujo Júnior E, Passos JP, Barreto EQS, Carvalho NS, Helfer TM, Pares DBS, Nardozza LMM, Moron AF (2014) Agnathia-otocephaly: prenatal diagnosis by two- and three-dimensional ultrasound and magnetic resonance imaging. Case report. Med Ultrasound 16:377–379

24. Edwards RM, Chapman T, Horn DL, Paladin AM, Iyer RS (2013) Imaging of pediatric floor of mouth lesions. Pediatr Radiol 43:523–535. doi:10.1007/s00247-013-2620-6

25. Lind RC, Hulscher JBF, van der Wal JE, Dikkers FG, de Langen ZJ (2010) A very rare case of a giant third branchial pouch remnant discovered in utero. Eur J Pediatr Surg 20:349–351. doi:10.1055/s-0029-1246194

26. Robichaud J, Papsin BC, Forte V (2000) Third branchial cleft anomaly detected in utero. J Otolaryngol 29:185–187

27. Suchet IB (1995) Ultrasonography of the fetal neck in the second and third trimesters. Part 3. Anomalies of the anterior and anterolateral nuchal region. Can Assoc Radiol J 46:426–433

28. Tsai P-Y, Chang C-H, Chang F-M (2003) Prenatal imaging of the fetal branchial cleft cyst by three-dimensional ultrasound. Prenat Diagn 23:605–606. doi:10.1002/pd.639

29. Smith RJ, Pagon RA, Adam MP, Ardinger HH (1993) Branchiootorenal spectrum disorders. GeneReviews Seattle (WA): University of Washington, Seattle; 1993–2015

30. Nguyen Q, deTar M, Wells W, Crockett D (1996) Cervical thymic cyst: case reports and review of the literature. Laryngoscope 106:247–252. doi:10.1097/00005537-199603000-00001

31. Cigliano B, Baltogiannis N, Marco MD, Faviou E, Antoniou D, Luca UD, Soutis M, Settimi A (2007) Cervical thymic cysts. Pediatr Surg Int 23:1219–1225. doi:10.1007/s00383-006-1822-5

32. De Miguel CE, Casanova A, Urbano J, Delgado Carrasco J (1997) Congenital thymic cyst: prenatal sonographic and postnatal magnetic resonance findings. J Ultrasound Med 16:365–367

33. Gul A, Gungorduk K, Yildirim G, Gedikbasi A, Ceylan Y (2008) Prenatal diagnosis and management of a ranula. J Obstet Gynaecol Res 34:262–265. doi:10.1111/j.1447-0756.2008.00767.x

34. Chan DFY, Lee CH, Fung TY, Chan DLW, Abdullah V, Ng PC (2006) Ex utero intrapartum treatment (EXIT) for congenital giant ranula. Acta Paediatr 95:1303–1305. doi:10.1080/08035250600580545

35. Lindstrom DR, Conley SF, Arvedson JC, Beecher RB, Carr MH (2003) Anterior lingual thyroglossal cyst: antenatal diagnosis, management, and long-term outcome. Int J Pediatr Otorhinolaryngol 67:1031–1034. doi:10.1016/S0165-5876(03)00195-2

36. Keizer AL, Deurloo KL, van Vugt JMG, Haak MC (2011) A prenatal diagnosis of a thyroglossal duct cyst in the fetal anterior neck. Prenat Diagn 31:1311–1312. doi:10.1002/pd.2872

37. Hsieh Y-Y, Hsueh S, Hsueh C, Lin J-N, Luo C-C, Lai J-Y, Huang C-S (2003) Pathological analysis of congenital cervical cysts in children: 20 years of experience at Chang Gung Memorial Hospital. Chang Gung Med J 26:107–113

38. Kutuya N, Kurosaki Y (2008) Sonographic assessment of thyroglossal duct cysts in children. JUM 27:1211–1219

39. Mossa-Basha M, Yousem DM (2013) Congenital cystic lesions of the neck. Appl Radiol 42:8–22

40. Masters F, Given CA II (2008) Cystic neck masses: a pictorial review of unusual presentations and complicating features. Appl

Radiol 37:26

41. Lev S, Lev MH (2000) Imaging of cystic lesions. Radiol Clin North Am 38:1013–1027

42. Jain V, Sharma R, Verma S, Agarwal R (2010) Fetal euthyroid goiter. Indian J Pediatr 76:1259–1260. doi:10.1007/s12098-009-0331-7

43. Karabulut N, Martin DR, Yang M, Boyd BK (2002) MR imaging findings in fetal goiter caused by maternal graves disease. J Comput Assist Tomogr 26:538–540

44. Kondoh M, Miyazaki O, Imanishi Y, Hayakawa M, Aikyou M, Doi H (2004) Neonatal goiter with congenital thyroid dysfunction in two infants diagnosed by MRI. Pediatr Radiol 34:570–573. doi:10.1007/s00247-004-1145-4

45. Ho SSY, Metreweli C (1998) Normal fetal thyroid volume. Ultrasound Obstet Gynecol 11:118–122. doi:10.1046/j.1469-0705.1998.11020118.x

46. Ranzini AC, Ananth CV, Smulian JC, Kung M, Limbachia A, Vintzileos AM (2001) Ultrasonography of the fetal thyroid: nomograms based on biparietal diameter and gestational age. JUM 20:613–617

47. Gietka-Czernel M, Dębska M, Kretowicz P, Dębski R, Zgliczyński W (2012) Fetal thyroid in two-dimensional ultrasonography: nomograms according to gestational age and biparietal diameter. Eur J Obstet Gynecol Reprod Biol 162:131–138. doi:10.1016/j.ejogrb.2012.02.013

48. Chervenak FA, Isaacson G, Blakemore KJ, Breg WR, Hobbins JC, Berkowitz RL, Tortora M, Mayden K, Mahoney MJ (1983) Fetal cystic hygroma: cause and natural history. N Engl J Med 309:822–825. doi:10.1056/NEJM198310063091403

49. Koyuncu FM, Tamay AG, Bugday S (2010) Intrauterine diagnosis and management of fetal goiter: a case report. J Clin Ultrasound 38:503–505. doi:10.1002/jcu.20717

50. Fordham LA, Chung CJ, Donnelly LF (2000) Imaging of congenital vascular and lymphatic anomalies of the head and neck. Neuroimaging Clin N Am 10:117–136, viii

51. Oosthuizen JC, Burns P, Russell JD (2010) Lymphatic malformations: a proposed management algorithm. Int J Pediatr Otorhinolaryngol 74:398–403. doi:10.1016/j.ijporl.2010.01.013

52. Malone FD, Ball RH, Nyberg DA, Comstock CH, Saade GR, Berkowitz RL, Gross SJ, Dugoff L, Craigo SD, Timor-Tritsch IE, Carr SR, Wolfe HM, Dukes K, Canick JA, Bianchi DW, D'Alton ME (2005) First-trimester septated cystic hygroma: prevalence, natural history, and pediatric outcome. Obstet Gynecol 106:288–294. doi:10.1097/01.AOG.0000173318.54978.1f

53. Kohout MP, Hansen M, Pribaz JJ, Mulliken JB (1998) Arteriovenous malformations of the head and neck: natural history and management. Plast Reconstr Surg 102:643–654

54. Tseng J-J, Chou M-M, Chen W-H (2007) Prenatal 3- and 4-dimensional ultrasonographic findings of giant fetal nuchal hemangioma. J Chin Med Assoc 70:460–463. doi:10.1016/S1726-4901(08)70040-6

55. Marler JJ, Fishman SJ, Upton J, Burrows PE, Paltiel HJ, Jennings RW, Mulliken JB (2002) Prenatal diagnosis of vascular anomalies. J Pediatr Surg 37:318–326. doi:10.1053/jpsu.2002.30831

56. Boon LM, Enjolras O, Mulliken JB (1996) Congenital hemangioma: evidence of accelerated involution. J Pediatr 128:329–335. doi:10.1016/S0022-3476(96)70276-7

57. Enjolras O, Mulliken JB, Boon LM, Wassef M, Kozakewich HPW, Burrows PE (2001) Noninvoluting congenital hemangioma: a rare cutaneous vascular anomaly. Plast Reconstr Surg 107:1647–1654. doi:10.1097/00006534-200106000-00002

58. Robson CD, Barnewolt CE (2004) MR imaging of fetal head and neck anomalies. Neuroimaging Clin N Am 14:273–291, viii. doi:10.1016/j.nic.2004.03.005

59. Boon LM, Fishman SJ, Lund DP, Mulliken JB (1995) Congenital fibrosarcoma masquerading as congenital hemangioma: report of two cases. J Pediatr Surg 30:1378–1381

60. Alamo L, Beck-Popovic M, Gudinchet F, Meuli R (2011) Congenital tumors: imaging when life just begins. Insights Imaging 2:297–308. doi:10.1007/s13244-011-0073-8

61. O'Connor SC, Rooks VJ, Smith AB (2012) Magnetic resonance imaging of the fetal central nervous system, head, neck, and chest. Semin Ultrasound CT MR 33:86–101. doi:10.1053/j.sult.2011.10.005

62. Sumiyoshi S, Machida J, Yamamoto T, Fukano H, Shimozato K, Fujimoto Y, Kaetsu A (2010) Massive immature teratoma in a neonate. Int J Oral Maxillofac Surg 39:1020–1023. doi:10.1016/j.ijom.2010.04.008

63. Koch BL, Myer C, Egelhoff JC (1997) Congenital epulis. AJNR Am J Neuroradiol 18:739–741

64. Roy S, Sinsky A, Williams B, Desilets V, Patenaude YG (2003) Congenital epulis: prenatal imaging with MRI and ultrasound. Pediatr Radiol 33:800–803. doi:10.1007/s00247-003-1024-4

65. Jiang L, Hu B, Guo Q (2011) Prenatal sonographic diagnosis of congenital epulis. J Clin Ultrasound 39:217–220. doi:10.1002/jcu.20765

66. López de Lacalle JM, Aguirre I, Irizabal JC, Nogues A (2001) Congenital epulis: prenatal diagnosis by ultrasound. Pediatr Radiol 31:453–454

67. Isaacs H (2007) Fetal and neonatal neuroblastoma: retrospective review of 271 cases. Fetal Pediatr Pathol 26:177–184. doi:10.1080/15513810701696890

68. Skelton VA, Goodwin A (1999) Perinatal management of a neonate with airway obstruction caused by rhabdomyosarcoma of the tongue. Br J Anaesth 83:951–955. doi:10.1093/bja/83.6.951

69. Yoshino K, Takeuchi M, Nakayama M, Suehara N (2005) Congenital cervical rhabdomyosarcoma arising in one fetus of a twin pregnancy. Fetal Diagn Ther 20:291–295. doi:10.1159/000085088

70. Önderoğlu LS, Yücel A, Yüce K (1999) Prenatal sonographic features of embryonal rhabdomyosarcoma. Ultrasound Obstet Gynecol 13:210–212. doi:10.1046/j.1469-0705.1999.13030210.x

71. Meyers ML, Dannull KA (2015) The Neck, in: Kline-Fath B, Bahado-Singh R, Bulas D (Eds.), Fundamental and Advanced Fetal Imaging: Ultrasound and MRI. Wolters Kluwer Health. Philadelphia, PA 19103

第 8 章　胎儿脊柱和四肢 MRI

8.1　引言

伴随着 MRI 技术的巨大进步，MRI 可以用于对发育异常的胎儿进行安全成像 [1, 2]。但必须强调的是，对胎儿神经系统，包括胎儿脊柱和肢体，进行常规检查的主要成像方式是超声 [3]。MRI 具有多参数成像能力和很高的信噪比，在显示胎儿脊柱和四肢发育的形态学变化方面具有很高的准确性 [1, 4]。由于 MRI 超快速成像序列的应用以及其能提供良好的解剖细节，胎儿 MRI 在产前评估中已成为很有价值的检查手段。此外，即使在超声因患者习惯、胎儿表现或羊水过少等因素而应用受限制时，MRI 仍能提供分辨率极好的解剖图像 [5]。在评估胎儿脊柱可疑畸形时，无论是中枢神经系统还是非中枢神经系统异常，MRI 都能很好地对超声检查进行辅助和补充，甚至优于超声检查 [3, 6-8]。胎儿 MRI 能够提供一些信息，这些信息可以更好地评估产后神经功能和生活质量，从而有助于母婴医学专家和父母做出管理抉择。

产前胎儿脊柱 MRI 的另一个重要的新兴应用是在产前胎儿手术领域，即脊髓脊膜膨出修复 [9, 10]。在产前胎儿外科干预的可行性评估中，获取准确和详细的解剖信息至关重要，因其能为外科手术规划提供重要的数据。

在那些可能有中枢神经系统外的严重先天性畸形的胎儿中，有无脊柱受累或发育异常等信息在父母咨询时很重要，这能帮助他们对妊娠的管理做出明智的决定——实际分娩或终止妊娠 [3, 11]。

本章分为两部分：第一部分为胎儿脊柱成像，第二部分为胎儿四肢成像。本章最后讨论了多个影响胎儿器官系统（包括脊柱和四肢）发育的因素。

8.2　胎儿 MRI 的安全性

胎儿 MRI 始于 20 世纪 80 年代中期，自其最初使用以来，尚无一致性的或有说服力的证据证明，在 MRI 检查过程中，胎儿短期暴露于变化电磁场中会出现有害影响。实验研究并没有证实 MRI 对发育期胚胎会有不良作用，在从妊娠 18 周至足月妊娠期间胎儿接受过 MRI 检查的长期研究也没有证实胎儿 MRI 的危害 [12, 13]。现在广泛认可 MRI 在产前胎儿评估中是一种安全和有价值的检查手段。虽然 MRI 被认为是安全的，但并不推荐在妊娠早期或器官生成过程中进行。我们在妊娠中期进行胎儿 MRI 检查，通常最早是妊娠的第 18 周。在我们研究所，我们利用 1.5T 或 3T MRI 进行胎儿 MRI 检查。3T MRI 可以获得更好的信号强度和分辨率，其目的是获得关于胎儿的最佳、最详细的解剖信息，以帮助父母知情了解并做出关于胎儿管理的最佳决定 [14]。我们用 3T MRI 进行胎儿成像时，要求胎龄在 26 周及以上。

8.2.1　技术方法

我们选用表面线圈，通常是专用的四通道体表线圈或体部相控阵线圈以保证胎儿 MR 影像质量最佳 [3]。扫描是从冠状位像开始，这有助于我们快速识别胎儿体位，从而制订胎儿脊柱或其他结构的正交扫描层面，以获得最佳评估。以胎儿脊柱为基准，根据胎儿不同的体位分别调整矢状位、轴位和冠状位序列扫描基线。

运用超快速成像序列减少胎儿运动造成的图像质量下降的影响。T₂WI 是所有序列中最重要的，能提供脊柱检查的大部分诊断信息。SSFSE 或 HASTE 序列通常扫描层厚在 2～4 mm 之间。对顺磁性磁化率高度敏感的超快速梯度回波、EPI 序列，被用于检测骨、血管结构和出血灶的存在。T$_1$WI 在早期胎儿中的应用受到限制[3]。

在我们研究所，大多数情况下随着胎儿解剖图像的采集一起获得了胎儿电影成像。胎儿电影成像有助于评估其动态活动，如吞咽和胎儿肢体运动[4]。一个典型的胎儿脊柱或四肢检查的整个持续时间为 30 ~ 40 分钟。我们没有使用母体或胎儿镇静药。替代母亲的屏气，允许安静的母体呼吸已被证明有助于减少胎儿在成像过程中的运动[3]。

8.3　胎儿脊柱评估的适应证（表 8.1）

早期对胎儿中枢神经系统的研究表明，胎儿 MRI 在近一半的病例中促使诊断和管理发生改变[2, 6]。已有多项研究用于评估胎儿 MRI 在评估超声可疑颅脑异常病例中的作用[2, 6, 8]。前期研究证实，胎儿 MRI 在评估超声脊柱异常的病例时，额外发现了 10% 的脊髓异常[6]。胎儿 MRI 能显示超声阴性的隐匿性脊髓纵裂和节段性脊柱发育不良[6]。

表 8.1　胎儿 MRI 脊柱评估的常见适应证

椎管闭合不全
脊髓纵裂 / 脊髓脊膜膨出
脂肪脊髓脊膜膨出
脑膜膨出
脊髓纵裂畸形或脊髓纵裂
尾退化综合征
节段性脊柱发育不良
先天性脊柱肿瘤，畸胎瘤，皮样囊肿 / 表皮样瘤，错构瘤
涉及胎儿脊柱的复杂综合征或异常症候群，如 OEIS 联合征、
　　VACTERL 畸形等

8.4　胎儿 MRI 在脊柱闭合不全中的应用

脊柱闭合不全是指尾部神经孔关闭不良引起的先天性椎体缺损、椎管内容物暴露于外部。该缺陷通常累及椎体后部，但也可累及椎体本身。缺损通常位于腰骶区，但缺损程度不一，甚至可以累及整个脊柱。这些区域的皮肤和肌肉的缺失是由于未能诱导被覆的外胚层和中胚层组织引起的[15]。

伴随着产前超声和羊膜腔穿刺术的推广普及，神经管缺陷能够在早期被筛查，使用胎儿 MRI 能够提高诊断的准确性。神经管缺陷的诊断早在妊娠 18 周时就可以明确诊断，能够预留一定的时间和准父母深入讨论缺陷可能带来的结果。

脊柱闭合不全包括广泛的异常，可分为开放性缺陷和闭合性缺陷。

8.5　开放性脊柱闭合不全

开放性缺陷包括脊柱裂和脊髓脊膜膨出。脊柱裂是脊柱椎弓不连最严重的一种形式。在这种致命的情况下，有很大一段脊柱轴缺乏，从而导致神经组织的广泛暴露[16]。

8.5.1　脊髓脊膜膨出和脊髓裂

脊髓脊膜膨出和脊髓裂（脊髓膨出）是最常见的开放性脊柱闭合不全，占所有脊柱不张症的 85%[16]。神经突起的异常可由分离缺陷引起，这发生在神经管与上胚层分离的过程中。完全性闭合不全可能导致脊髓脊膜膨出[15]。

胎儿超声和 MRI 能够把脊髓裂从脊髓脊膜膨出中区分出来，其区别在于神经基板在表皮的位置。当蛛网膜下腔扩张引起神经基板抬高时，病变考虑为脊髓脊膜膨出。在脊髓脊膜膨出中，髓内结构及脊膜突出或膨出于皮肤表面（图 8.1）。当神经基板在皮肤平面之外没有隆起或突起，但存在后部骨和皮肤缺损时，它被称为脊髓裂或脊髓囊肿。在脊髓裂中，椎管直接暴露于外部（图 8.2）。除上述差异外，脊髓脊膜膨出和脊髓裂的影像学表现是一致的。脊髓脊膜膨出和脊髓裂几乎总是伴随有 Chiari II 畸形，其关联是由于原始胎儿脑室系统的"塌陷"（由于椎管缺损导致脑脊液流失引起的），阻碍了菱脑（衍生出脑干、第四脑室和小脑）扩张，并导致颅后窝发育不良及脑疝形成[17]。

Chiari II 畸形包括小颅后窝、顶盖喙、后脑疝和幕上脑脊液间隙消失，同时还可能伴有胼胝体发育不良和室管膜下灰质异位。大多数上述病例还可以观察到侧脑室扩张。超声和 MR 均可显示 Chiari II 畸形的直接和间接表现，如胎颅（柠檬征：额骨畸形所致颅骨的特殊形态）和香蕉征（颅后窝的特殊形状，继发于小脑半球向颈部移位），这些导致脑脊液在枕骨大孔处循环闭塞[17]。脊髓脊膜膨出的囊大小和形态是可变的，可变大或缩小（图 8.3）。MRI 可以显示进入囊内的神经组织。胎儿 MRI 容易检测出脑后疝，但有时超声显示则较困难。MRI 可以获取

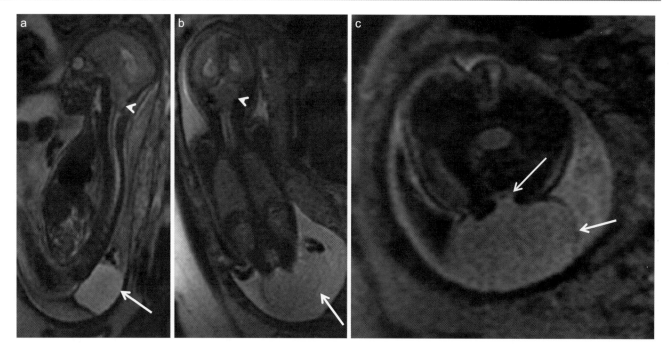

图 8.1　矢状位（a）和冠状位（b）T₂ HASTE 显示 Chiari Ⅱ 畸形伴有后脑突出（白箭号）和大的薄壁脊髓脊膜膨出囊（白箭号）。轴位 T₂ HASTE（c），注意脊髓脊膜膨出囊内的低神经基（白箭号）

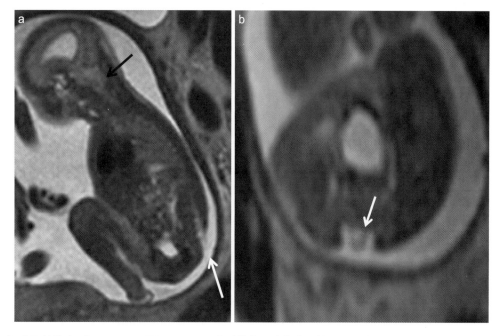

图 8.2　矢状位（a）和轴位（b）T₂ HASTE 显示 Chiari Ⅱ 畸形伴有后脑疝（黑箭号）和脊髓裂（白箭号）。无羊膜的神经纤维（白箭号）暴露于羊水中

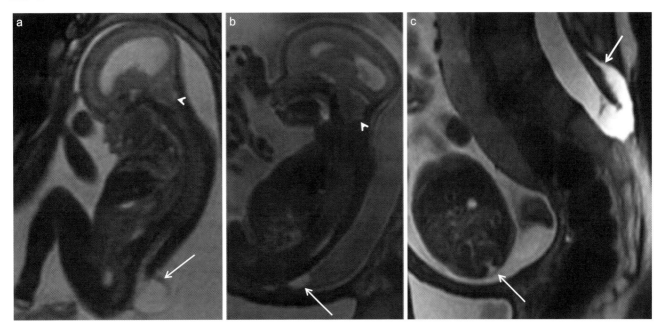

图 8.3　矢状位（a）T₂ HASTE 显示 Chiari Ⅱ 畸形与后脑疝（白箭号）和大脊膜膨出囊（白箭号）。另一病例的矢状位（b）和轴位（c）T₂ HASTE 图像显示脊髓小脊膜囊（白箭号）。母亲也曾做过脊髓脊膜膨出出生后修补术（白箭号）

良好的细节和软组织分辨率，而胎儿超声在确定缺陷水平和确定神经基板方面更准确，这两种方式可以互补[1, 18]。

一种极为罕见的开放性神经管闭合不全是半脊髓脊膜突出膨出或半脊髓膨出：在这种异常中，脊髓纵裂（译者注：该术语指双半侧脊髓位于各自独立的硬膜囊，也称脊髓分裂症）与半侧脊髓不能发育成熟相关[15]。这个例子在本章的后面部分会单独讨论。

除了传统的终止妊娠和继续妊娠（足月后剖宫产或经阴道分娩）的选择外，胎儿宫内手术作为脊髓脊膜膨出研究管理（management of myelomeningocelestudy, MOMS）项目的一部分，也是美国一些家庭的选择（译者注：MOMS 是一个脊髓脊膜膨出症的多中心临床试验，是将孕期 26 周以前的宫内手术和标准化的出生后手术进行对照的研究）[9, 10]。

脊髓脊膜膨出研究管理试验的结果证实，经产前脊髓脊膜膨出封闭治疗的病例的后脑疝发生率降低[10, 19]。后脑结构的上升可以在胎儿宫内神经管闭合手术的 3 周内用 MRI 来证实（图 8.4）。在脊髓脊膜膨出患者中，胎儿头部体积和颅后窝体积缩小，而在胎儿手术后显示增加到正常水平[10]（图 8.5）。头部体积恢复正常可能得益于脑疝改善后脑脊液量

恢复正常[10]。最近公布的脊髓脊膜膨出研究管理的结果表明，产前胎儿脊髓脊膜膨出修复能促使后脑疝的逆转，改善下肢功能，且与出生后再修复对照相比，能够减少脑脊液引流的需求[10, 19, 20]。

在我们研究所，如果建议手术的孕周是 26 周或以下，或房室扩张小于 16 mm（正常小于 10 mm），或评估病变程度是在 S1 及以上，如果没有足部或腿部畸形，且在超声上有确实的腿部和足部运动，那么胎儿只考虑产前脊髓脊膜膨出手术。胎儿 MRI 能够提供所有这些准确的信息，是产前手术前脊髓脊膜膨出研究管理试验工作的重要组成部分[10]。对脊髓脊膜膨出研究管理试验和胎儿脊髓脊膜膨出修复的详细讨论超出了本章的范围。对此主题感兴趣的读者可阅读相关文献[10, 18-25]。

8.6　闭合性脊柱裂

闭合性脊柱裂约占脊柱闭合不全的 15%[15]。闭合性缺损往往是小病灶，完全被皮肤覆盖。当皮肤外胚层与神经外胚层过早分离时，间充质能够接触发育中的神经管的内部。当神经管开始关闭时，间充质被诱导成脂肪，这会干扰神经形成，从而导致终端脂肪瘤或脂肪脊髓脊膜膨出 / 脂肪脊髓膨出。这

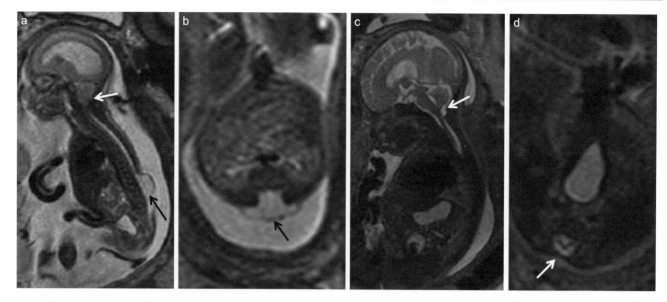

图8.4 （a，b）在24周修复前和（c，d）在30周后修复胎儿MRI显示囊（黑箭号）被切除，缺损（白箭号）闭合。注意修复后胎儿MRI上颅椎连接处的后脑疝和脑脊液的显示（白箭号）

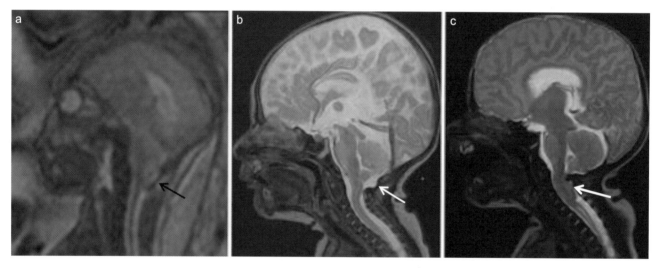

图8.5 （a）修复前胎儿MRI和（b）胎儿修复后产后MRI显示在颅椎连接处后脑疝和脑脊液（白箭号）。胎儿出生后，与脊髓脊膜膨出（c）修复后相比，修复前在颅椎连接处仍有后脑疝和脑脊液缺失（白箭号）

些皮下病变与 Chiari Ⅱ 畸形及巨脑室不相关，也不伴有 α- 甲胎蛋白升高[26]。

　　闭合性脊柱闭合不全可分为皮下肿块型和无肿块型。肿块型闭合性脊柱闭合不全主要分为三大类。第一种类型进一步细分为脂肪脊髓脊膜膨出和脂肪脊髓膨出。神经 - 脂肪表现与背部平面的关系界定了脂肪脊髓脊膜膨出与脂肪脊髓膨出的区别。由于脊髓蛛网膜下腔的扩张，脂肪脊髓脊膜膨出的交界面发生在神经管之外；而在脂肪脊髓膨出中，脂肪瘤

通过骨缺损进入神经管内与神经基板结合（图8.6和图8.7）。脂肪脊髓脊膜膨出的胎盘可能会发生变形并向脂肪瘤旋转，并远离脑膜突起[15, 16]。

　　第二种肿块型闭合性脊柱裂类型为脑脊膜膨出。这类病变是脑脊液突出的液囊，内衬脑膜和表皮，但不含有神经组织。脑脊膜膨出通常以后疝为主，但也可发生于侧方或前方。脑脊膜膨出最常见于胸腰段（图8.8）。前方脑脊膜膨出很罕见，且常位于骶前区[27]。相应的骨质发育异常很罕见且通常较轻

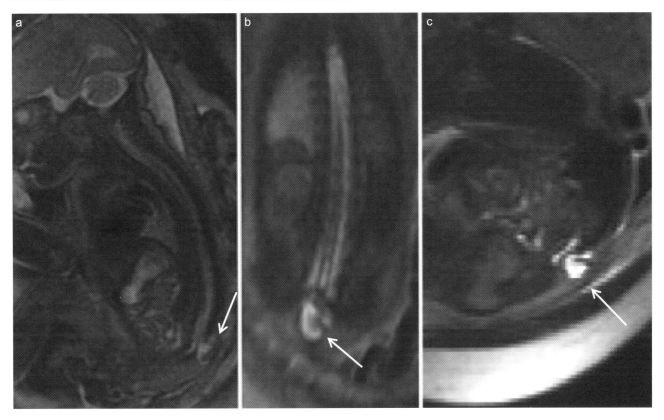

图 8.6　矢状位（a）、冠状位（b）及横轴位（c）T$_2$ HASTE 显示皮下囊肿，通过腰骶部椎管内后部缺陷突起，其内包含神经根，提示为脂肪脊髓脊膜膨出囊（箭号）。注意没有后脑疝

微。产前成像的作用就是区分脑脊膜膨出和脊髓脊膜膨出。

　　第三种肿块型闭合性脊柱裂类型为脊髓囊肿。这类病变可发生在脊柱的任何部位。当脊髓囊肿累及最远端的脊柱时，它被称为终末脊髓囊肿。腰骶神经缺损引起腰膨大的中央管扩张，进而形成脊髓囊肿（图 8.9）。软脑膜在扩张的脊髓周围突出。一些人认为脊髓末端囊肿是脑脊液在神经管内潴留形成的，是一种严重的持续性的脊髓终室扩张。它的特征在于突出囊的厚壁。脊髓囊肿可通过疝囊壁的厚度、Chiari Ⅱ 畸形的缺失和无甲胎蛋白水平的升高而与脊髓脊膜膨出区分开[26, 28]。脊髓囊肿可伴发复杂泄殖腔异常[15, 29]（图 8.10）。

　　一个厚壁囊肿，无后脑疝，没有母体或羊水甲胎蛋白的升高，应考虑到隐匿性闭合不全的可能性，如脑脊膜膨出、脂肪脊髓脊膜膨出或脊髓囊肿[3]。

　　无皮下肿块型闭合性脊柱裂可分为简单型和复杂型。简单型包括硬膜内脂肪瘤、终丝脂肪瘤、终丝终末综合征、持续性终末脑室和真皮窦。产前诊

断这些病变极为困难。

　　当两胚层分离失败的部位很小时，会导致皮肤窦口。产前诊断孤立的小皮肤窦口非常困难。但当从皮肤表面穿过皮下脂肪有较大的轨迹时，我们就可以用超声和 MRI 来证实。

　　复杂性闭合性脊柱裂可分为中线 - 脊索融合障碍和脊索畸形。中线 - 脊索融合障碍包括肠瘘，这是消化道与皮肤表面之间的异常连接，可能伴有或不伴有神经肠管囊肿。神经肠源性囊肿衬有类似于胃肠道的上皮黏膜，通常位于颈胸前区。

　　另一种中线 - 脊索融合障碍包括脊髓分裂性症，也包括脊髓纵裂（图 8.11）。脊髓被分成两半，通常由骨性或纤维性隔膜分隔开。这种分裂可能涉及整个脊髓，也可能是某个脊髓节段。每个半侧脊髓都有一个中央管、一个背角和一个腹角，各自发出一条神经根。两个硬脑膜管之间的分隔是由骨棒（Ⅰ型）或纤维间隔（Ⅱ型）分隔。有时在 Ⅱ型病变中可能没有隔膜[30]。脊髓纵裂最常见于腰椎区域，并常伴有椎体异常[15, 30]。Ⅱ型脊髓纵裂在胎儿 MRI 上易

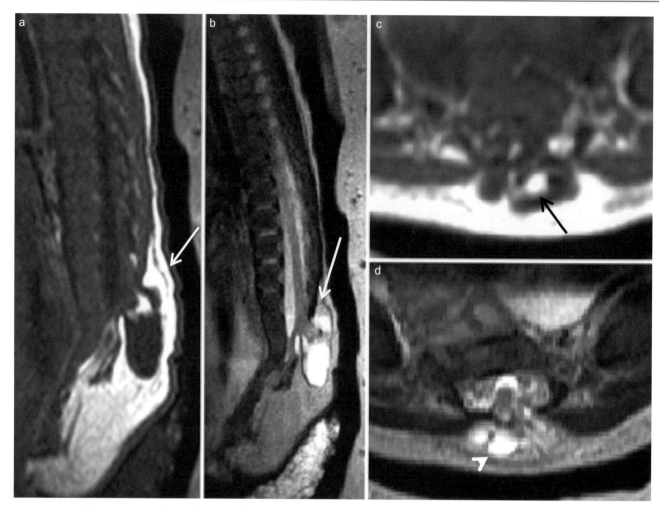

图 8.7　T₁矢状位（a）、T₂矢状位（b）、T₁横轴位（c）、T₂横轴位（d）。出生后的脂肪脊髓脊膜膨出伴有失神经性缺损（白箭号），远端低位前后神经基板分裂伴脂肪（黑箭号）及脑脊液（白箭头）显示。有骶尾骨发育不良

于识别。EPI 技术可用于确定分离的骨棒。据报道，40% 以上的脊髓脊膜膨出病例可能存在脊髓纵裂[3]。

在每一例脊髓脊膜膨出中，放射科医师都应该认真地寻找脊髓纵裂的存在。这一发现很重要，因为如果怀疑脊髓纵裂不存在，脊髓脊膜膨出的手术修复将不包括对脊髓拴系的修复，而脊髓拴系几乎总是存在于脊髓纵裂中[9, 31]。

8.7　节段性脊柱发育不良

先天性脊柱异常的另一种病变为节段性脊柱发育不良（segmental spinal dysgenesis, SSD）。这是一种罕见的异常，主要表现为胸椎及腰椎节段性缺损或重度发育不良，并伴有节段性脊髓异常。远端脊髓异常膨大，但椎管未受影响。在受影响的水平以上的脊柱、椎管和脊髓是正常的。有人推测，这种有明确分界的节段性提示节段畸形或局限异常影响之前正常的脊柱。节段性脊柱发育不良的特点是伴有明显的驼背和异常的下肢。在 MRI 中，节段性脊柱发育不良表现为一个或多个椎体明显发育不全，脊膜和脊髓的相应节段发育不全[32]。

一些学者认为节段性脊柱发育不良是尾部退化综合征的一部分，而脊索病变多发生于近侧。如果脊索发育受到远端影响，则导致尾部退化综合征。尾部退化综合征的发生率高于节段性脊柱发育不良（据报道二者发生率比例为 11∶1）[32]。尾部退化综合征的这种高发生率表明，尾部细胞团对异常发育有更高的易感性。

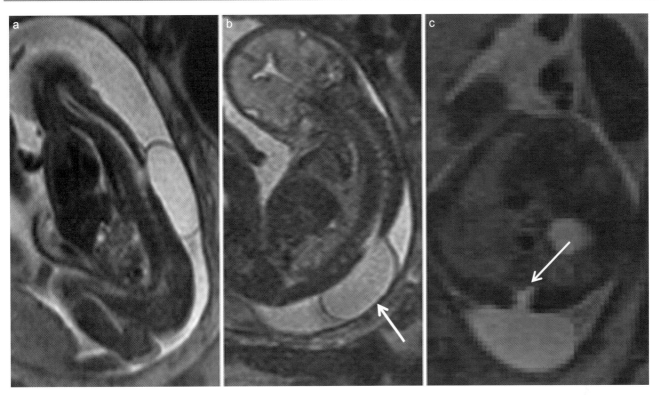

图 8.8　矢状位（a）、冠状位（b）、轴位（c）T₂ HASTE 显示：下胸段脊膜膨出并发一含脑脊液的囊（白箭号），神经组织未见膨出

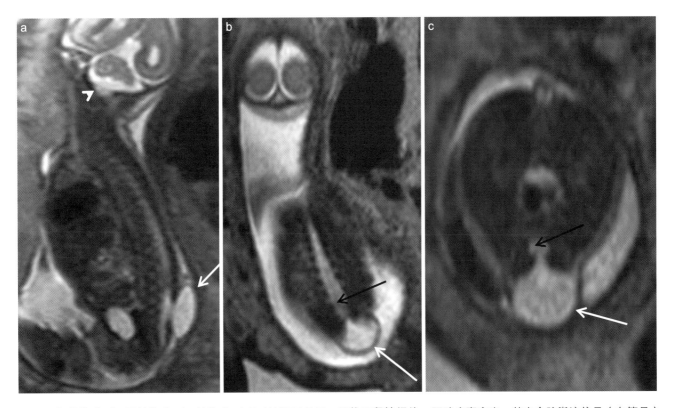

图 8.9　矢状位（a）、冠状位（b）、轴位（c）T₂ HASTE 显示：腰椎下段缺损处一厚壁疝囊突出，其内含脑脊液信号（白箭号）。远端脊髓的中央部延伸进入囊腔（黑箭号）。注意后脑疝的缺失（白箭号）

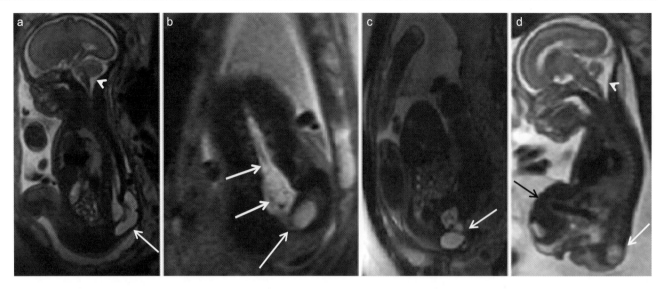

图 8.10 矢状位（a, d）、冠状位（b）、轴位（c）T₂ HASTE 显示：脊柱裂累及几乎整个腰骶部伴发终末段巨大脊髓囊肿（白箭号）。无后脑疝（白箭头）。脊髓下部扩张的椎管与囊腔相通，符合远端脊髓囊肿表现（白箭号）。胎儿巨大脐膨出，其内可见肝胆（黑箭号）。可能还有膀胱外翻及肛门闭锁

图 8.11（a）轴 位 T₂ HASTE 显示：脊髓纵裂畸形（黑箭号），（b）示脊髓脊膜膨出内脊髓纵裂

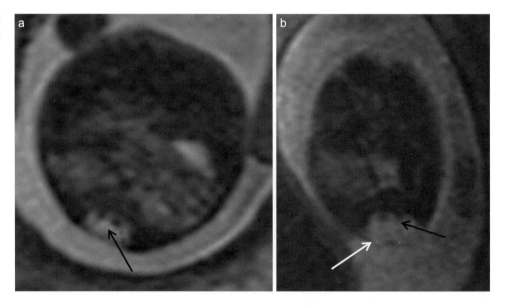

8.8 尾部退化综合征

尾部退化综合征是一种脊索畸形病，由腰椎和骶骨的全部或部分发育不全引起，可能继发于神经管形成障碍[33]。

尾部退化综合征分为两型：在 1 型中，脊髓圆锥位置高且突然截止；在 2 型中，脊髓拴系，脊髓圆锥为低位[27,33]。尾部退化综合征包含较广范围的病变，从骶椎发育不全或生殖系统发育异常到并肢畸形（下肢融合）。一些学者认为，1 型和 2 型尾部发育异常实际上是两种不同的疾病[33]。尾部发育异常可与其他异常一起被发现，如：脐膨出、膀胱外翻、肛门闭锁、脊柱缺损（OEIS 联合征）；脊椎异常、肛门异常、心脏异常、气管食管瘘、肢体畸形、脑积水（VACTLL-H）；骶骨发育不全、肛门闭锁和骶前畸胎瘤或脑膜膨出（Currarino 三联征）[26]。

8.9　先天性脊柱肿瘤

先天性脊柱肿瘤（畸胎瘤、皮样瘤 / 表皮样瘤和错构瘤）是罕见病变，但在胎儿 MRI 上有一定特征。

8.9.1　骶尾部畸胎瘤

骶尾部畸胎瘤是一种源于脊柱尾端全能干细胞的先天性肿瘤。骶尾部畸胎瘤通常是异混杂的异质囊性和固体成分，很少为纯粹的固体或囊性。骶尾部畸胎瘤分为四种类型[34]。I 型是一个小的骶骨前的向外突出型（最常见的类型）（图 8.12）。Ⅱ 型以外部为主，内部或骨盆内有小部分。Ⅲ 型盆外成分较少，主要在骨盆内或腹腔内（图 8.12）。Ⅳ 型完全在腹 / 盆腔内，是常见的恶性肿瘤。

MRI 能确定病变的大小，评估病变与腹部周围结构、骨盆和脊柱之间的关系。骶尾部较大的畸胎瘤能增加局部血供，可能引起心脏肥大、充血性心力衰竭及胎儿水肿。

8.10　复杂综合征

许多多发性先天性脊柱发育异常常和系统性疾病有关，包括非中枢神经系统的泌尿生殖系统和下消化道系统 / 泄殖腔异常。当有多个椎体异常时，必

须仔细观察排除任何相关的胃肠道或泌尿生殖系统异常。一个较著名的胎儿多系统发育异常综合征即 VACTERL 畸形（椎体、动脉、心脏、气管食管、肛门直肠以及肢体异常）。另一个综合征是 OEIS 联合征（脐膨出、膀胱外翻、肛门闭锁、脊柱异常）（图 8.13）。这些综合征的胚胎学病因被认为与脊索诱导内脏器官形成的环境有关。

8.11　胎儿四肢 MRI

胎儿 MRI 技术作为产前超声的有效辅助手段，用于评估胎儿异常，特别是中枢神经系统和脊椎。大量近期研究表明，MRI 在大脑脊髓、肺叶等部位形成的先天性畸形病症的成像有着显著的优势[2, 26, 35, 36]。然而，极少有学术文献对如何采用 MRI 技术对胎儿四肢在妊娠期评估进行详细描述。很多的研究和技术在不断完善，采用 MRI 技术来评估胎儿四肢异常也是十分必要的，少数近期的此类初期研究结果很鼓舞人心。此类研究着重强调胎儿 MRI 技术在评估胎儿四肢方面的潜在临床应用[37, 38]。Nemec 等的研究向人们展示了超声成像技术与 MRI 技术在病例中确诊率达到了 52% 的相似度。同时，MRI 技术还向人们提供了额外的发现，这些发现关于胎儿大脑的病例比例高达 48%；关于四肢的病例比例为 1%[37, 38]。

8.11.1　技术指标

技术的进步和新序列的发展，让人们开发出了"高信噪比"和 MRI 的多平面成像能力，并扩展了其在胎儿四肢评估中的应用。我们医院除了常用的用于描述所有妊娠期的胎儿解剖结构和异常病症的 T_2WI 成像技术外，还采用了回波平面成像技术（EPI）、厚层 T_2WI 序列和动 SSFP 序列来成像发育中的肌肉骨骼系统。平面回波成像（EPI）序列得以让人们通过 MRI 技术详细了解胎儿的骨结构，特别是 27 孕周前的胎儿（图 8.14）。胎儿硬质骨骼表现为低信号结构，软骨骨骺为高信号结构[35, 37, 39]。3T 胎儿 MRI 技术以更有效的方式让人们对胎儿的软骨进行可视化，人们在此以前是看不到这些的[14]。同时，T_1 成像技术可能对成骨显示有辅助作用。目前，通过 MRI 技术无法展示人类胎儿骨骼的全部发育阶段，并且在胎儿骨骼的可视化方面只有极少的成像经验[37]。动态 / 电影 MRI 研究可与形态学成像结合使用，将胎儿肢体位置异常的可能临时变异与实际异常区

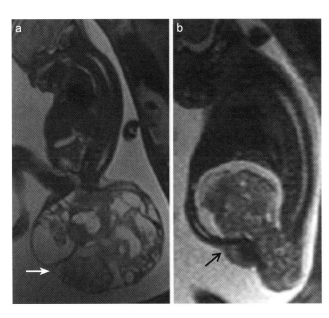

图 8.12　T_2 HASTE 显示两个不同的胎儿矢状位成像。图 a（白箭号）表示 I 型 SCT（主要是外生型）和图 b（黑箭号）表示 Ⅲ 型 SCT（腹盆腔为主，外生较小）

图 8.13 矢状 EPI（a）和轴位 T₂ HASTE（b）序列显示胎儿脐（及胎肝）膨出（黑箭号）。注意脊柱闭合不全形成的皮下囊肿，其内成分复杂（白箭号）。（b）在脊髓下端可见脊髓纵裂（白箭号），即脊髓分裂症

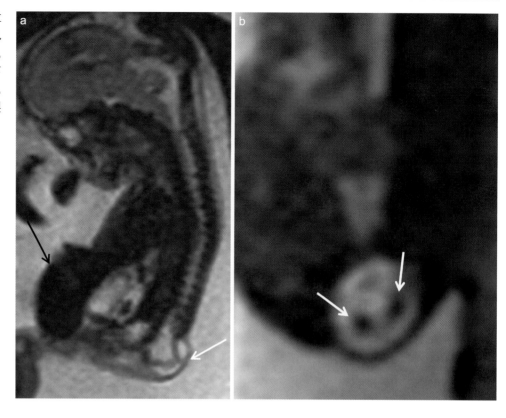

分开来 [37]。

　　胎儿肢端异常可能是孤立的，也可能是一个更复杂的、涉及多器官系统异常的一部分呈现出来。这些异常可能涉及所有的肢体，也可能涉及单个肢体。先天性肢端畸形可能与其他缺陷、综合征和骨骼发育不良有关。

　　由于胎儿的四肢、关节和足趾在超声成像中可见，并且胎儿在被羊水包围时，通过 3D 超声检查，可视度很高，因此，胎儿 MRI 技术作为胎儿四肢的诊断模式的有效性可能会受到质疑。然而，在许多病例中，四肢疾病常伴发其他异常，包括普遍的胎儿疾病和中枢神经系统异常。大量的研究表明，MRI 技术在评估胎儿四肢的临床应用时，特别强调其对这些相关缺陷进行可视化的价值 [38]。胎儿肢端异常症中的孤立和伴随复杂异常之间的区别非常重要，因为后者可能与预后不良有关。

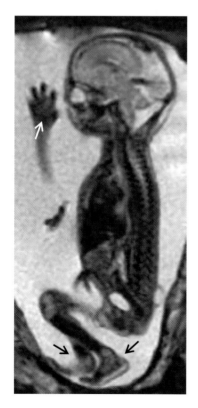

图 8.14 矢状位 EPI 序列显示了脚（黑箭号指示部位）和一只手（白箭号指示部位）的正常轮廓

8.12　胎儿四肢及足趾异常

胎儿四肢及足趾异常可按如下病症分类：

1. 指数目畸形：如并指、多指、分叉指、少指、缺指畸形 / 短肢畸形，并腿畸形。

2. 排列畸形：如畸形脚、摇椅底状脚、畸形手、并指头重叠、屈曲指、弯曲指。

3. 运动限制：如羊膜收缩带、胎盘运动 / 运动减退变形序列。

多指手是最常见的手关节异常病症，此类异常病症手比脚更常见。多指畸形通常是孤立呈现的，但可能与 13- 三体综合征、Meckel-Gruber 综合征、Smith-Lemli-Opitz 综合征和其他异常有关。并指畸形是指相邻手关节连接异常（图 8.15）。相邻手关节连接异常可能很简单，只涉及软组织；也可能很复杂，同时涉及软组织和骨骼。并指畸形可能是孤立病症，也可能是 Apert 综合征和 Poland 综合征等复杂综合征的部分表现。分叉指畸形是指关节与多种关节异常连接的一种复合综合征临床表现。缺趾畸形（如龙虾爪畸形）是由中央趾骨和跖骨的纵向缺陷所致，形成一个 V 形或 U 形的裂缝和外观，类似于"龙虾爪"（图 8.15）。手足趾骨关节异常在胎儿 MRI 上显示有限，但比超声上成像更为有效 [38]（图 8.15、图 8.16 和图 8.17）。

并腿畸形也被称为美人鱼综合征，是一种非常罕见的先天性畸形，双腿融合在一起，使他们看起来像美人鱼的尾巴。有不同程度的骶骨发育不全 [40]（图 8.18）。

通常这类异常与胎儿四肢异常相关，特别是关节肿大、胼胝体异常、小脑发育不全、小头畸形、颅缝早闭（如 Apert 综合征）以及小眼眶症。需要注意面部相关异常，包括中面部发育不全 / 下颌后移、唇裂和腭裂。

8.13　马蹄足或马蹄足畸形

马蹄足或马蹄足畸形（talipes equinovarus, TE）是一种常见的先天性异常，发病率为每千名新生儿中 1 ~ 3 名 [41]。马蹄足畸形是小腿的结构异常，其中前脚掌和脚后跟都倒置，使脚具有类似球杆的外观。距跟关节半脱位，足部软组织发育不良，小腿和腓骨肌常常发育不良。病因因素包括外源性因素如羊水过少、血管破裂、羊膜条带、毒素和内在因素，如染色体异常和单基因缺陷。

马蹄足通常在产前超声可确诊。马蹄足的产前超声诊断最早可于妊娠期的第 13 周进行 [42]。单独的马蹄足不同于具有相关异常的复杂马蹄足综合征。单独的马蹄足比复杂的马蹄足综合征更常见 [43]（图 8.19）。此类相关异常常见于中枢神经系统 / 脊柱，

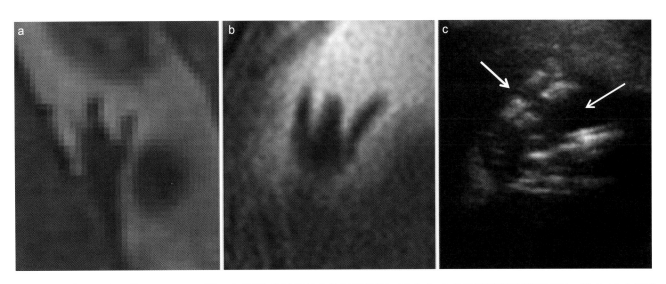

图 8.15　两个不同患儿的 T₂ HASTE 图像，可见胎儿手部关节的异常轮廓。胎儿（a）为连指畸形的影像表现，胎儿（b）初诊为缺指畸形，后通过超声确诊影像（c）显示，胎儿（b）手指第三指节和掌骨关联裂隙（白箭号）缺失，且第四、第五指节有并接在一起的可能（白箭号）

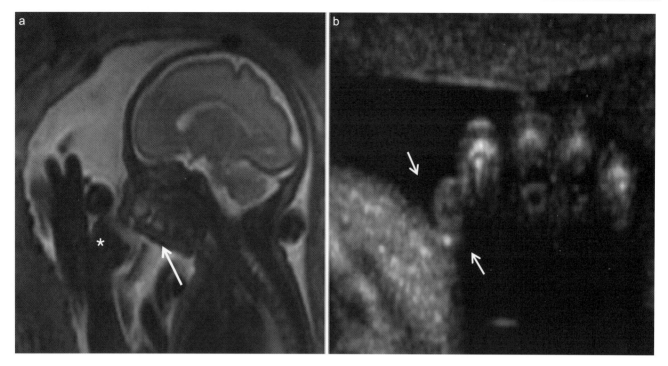

图 8.16   矢状面 T₂ HASTE 图像（a）显示，胎儿为小下颌畸形（白箭号）和畸形手（白色 *）。超声图（b）对该胎儿的畸形手进行了局部详细描绘，图像显示该胎儿拇指缺失，且在拇指原有位置存在无指骨的小软组织结块（白箭号）

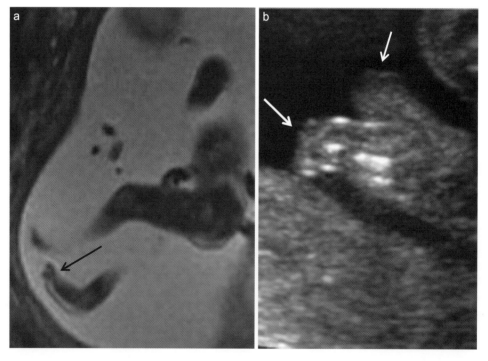

图 8.17   胎儿 MRI（a）显示，胎儿右足局部可见（黑箭号）。超声（b）详细显示了胎儿大的足趾，因缺少趾骨、趾骨关节及其他脚趾部分融合（白箭号）导致的第二足趾缺失

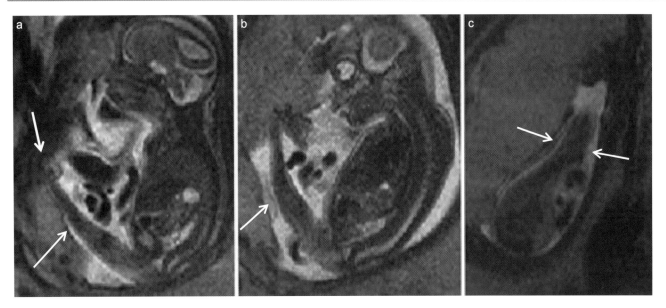

图 8.18　T₂ HASTE 矢状位（a,b）和轴位（c）图像显示，单个下肢同时出现了并腿畸形（白箭号）以及马蹄足畸形（白箭号）

发病率为 52%；肌肉骨骼异常，发病率为 28%；胸部异常，发病率为 12%。与马蹄足相关的最常见病变之一是 Chiari Ⅱ 畸形，且伴随脊髓脊膜膨出 / 脊髓裂[43,44]（图 8.20）。与超声成像相比较，Nemec 等的研究旨在通过胎儿 MRI 观察马蹄足和其相关的异常。与超声比较，MRI 能够多发现 19% 的病例[44]。

Servaes 等的研究表明，MRI 技术在确诊马蹄足方面更为精确[39]。他们的研究还表明，在确诊马蹄足的病例中，常规成像技术相对于特定的 HASTE 或 EPI 序列更为有效精确[39]。

通过 MRI 呈现出来的马蹄足的表现与超声表现类似。正常的脚应该垂直于胫骨和腓骨的轴；然而，在马蹄足中，会出现一定角度的偏离[42]。在相同配置中的重复序列增加了这些诊断结果的确定性[39]。

马蹄足常常出现在其他异常病变中，如神经管缺陷等病症；因此，应致力于研究任何相关的异常情况，以做出正确的诊断。胎儿 MRI 能够将单独的马蹄足表征同具有相关异常的复杂马蹄足综合征区分开来[37]。胎儿 MRI 与超声成像技术结合使用，对马蹄足病症的诊断灵敏度达到了 100%，特异度也达到了 85.2%[39]。矢状平面成像技术为诊断马蹄足病症提供了最有用的信息[39]。动稳态 MRI 技术前景可观，或将用于评估胎儿的肢体运动；而评估胎儿的肢体运动在以往只能通过超声来进行[45]。

8.14　羊膜带综合征

羊膜带综合征（amniotic band syndrome, ABS）包括一系列异常，这些异常是由于羊膜破裂，各种胎儿器官滞留其中而引起的。尽管已经提出了几种理论，但确切的发病机制尚不清楚。其中一种理论表明，早期羊膜破裂可使胚胎或胎儿进入绒毛膜腔并与羊膜的绒毛膜侧接触，形成纤维带，从而包埋胎儿组织[46]。另外一种理论表明，这种情况是血管病变的结果[46]。

大量的异常病变取决于胎儿包埋在羊膜中的组织，以及所处的妊娠时间段。这些病变通常是非对称的。根据其位置，显著异常包括头部 / 面部包埋，这可导致无头、无脑畸形或面部裂隙。胎儿躯干包埋于羊膜中可导致腹壁缺陷、肋骨裂或先天性脊柱侧凸。

四肢包埋常见于羊膜带综合征。肢体截肢、肢体收缩和（或）萎缩程度可能有所不同（图 8.21 和图 8.22）。在收缩带的远端可见淋巴水肿。患者可伴有假并指（趾）畸形（蹼状指 / 趾）[47]。除了可以检测到这些缺陷以外，通过超声和 MRI 还可以检测到包裹这些异常器官的羊膜带。

图 **8.19** 矢状位 T₂ HASTE（a）和矢状 EPI（b）显示了两个不同患儿的单独的马蹄足畸形（黑箭号）

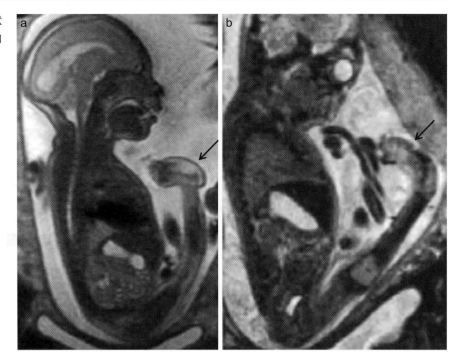

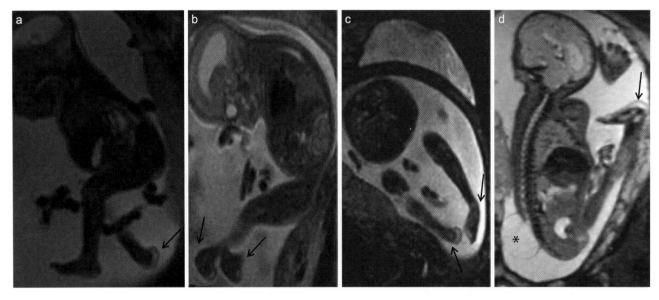

图 **8.20** 两例 Chiari Ⅱ 畸形患儿的 T₂ HASTE 图像，图（a）为单侧马蹄足，图（b，c）为双侧马蹄足（黑箭号）。图（d）为另一例患儿的 EPI 成像图，该患儿同时患有 Chiari Ⅱ 畸形、马蹄内翻足畸形（黑箭号）和脊髓脊膜膨出（*）

8.15 关节弯曲

　　先天性多关节弯曲是一种罕见的先天性多发性关节挛缩疾病，该病涉及多个身体部位（图 8.23）[50]。这是一种临床发现而非特定的诊断，与神经认知迟缓和畸形等不同疾病有关。该术语目前常用于一种呈多样化表现的疾病，这类疾病都包括多个先天性关节挛缩的共同特征。此类疾病的发生主要是由于胎儿运动能力缺陷造成，胎儿运动能力缺陷可能是由如下所述的多种因素引起的。图 8.24 为通过 MRI 呈现的关节弯曲病例。

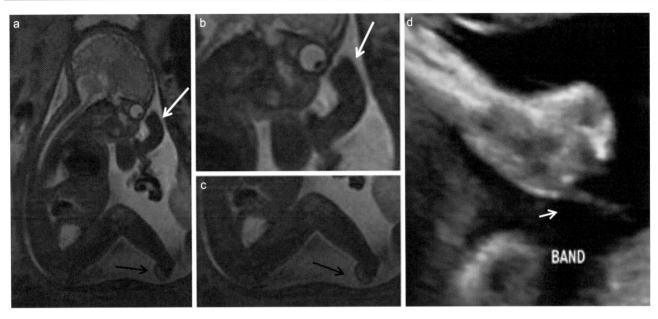

图 8.21　矢状位 T$_2$ HASTE 图像（a~c）显示,伴随有细长关节的右足马蹄足（黑箭号）。右手关节或手掌骨几乎不可见（白箭号）。超声图（d）呈现出胎儿右手根部（白箭号）与羊膜带接连在一起的超薄高回声结构

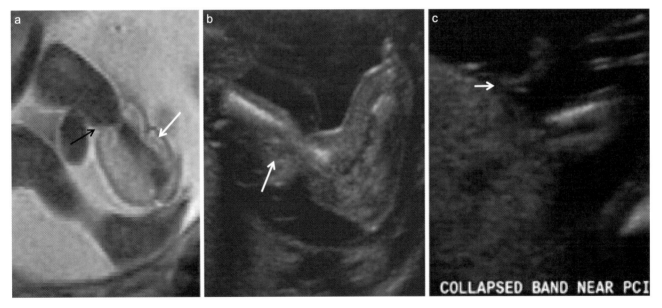

图 8.22　胎儿的 MRI 图（a）和超声成像图（b,c）显示羊膜带综合征。可见收缩带（黑箭号）和收缩带远端的下肢严重水肿（白箭号）。通过超声成像图（c），在胎儿脐带连接处附近,更容易看到变薄的羊膜带（白箭号）

8.16　胎儿运动不能畸形序列征

　　胎儿运动不能畸形序列征（fetal akinesia deformation sequence, FADS ）（或 Pena-Shokeir 综合征 I 型）以多发性关节挛缩、面部异常和肺发育不良为特征[48]。S. D. J. Pena 和 M. H. K. Shoirir 于 1974 年首次提出这种常染色体隐性病[49]。继 Pena 和 Shokeir 的初步研究报告之后,人们结合各种相关的研究结果,提示胎儿运动功能丧失变形序列病因的不同。胎儿运动功能丧失变形序列可能是神经病变、肌病或限制性皮肤病导致的结果,也可能是由致畸胎或羊水过少引起,此类病变可能导致胎儿运动困

难（图 8.25）。

胎儿成像技术旨在通过将外在因素与导致胎动有限的内在因素区分开来，并识别出病理原因，这类病理可严重影响胎儿宫外生存力，如造成胎儿严重肺发育不良[48]。胎儿 MRI 技术对于确定涉及中枢神经系统的胎儿运动功能丧失变形序列特别有用[48]。胎儿 MRI 技术也被越来越多地用于显示肌肉骨骼和肢体异常[48]。

根据器官系统的分类，下面列出了与胎儿运动功能丧失变形序列的一些相关异常情况。

脑：无脑畸形，脑桥小脑发育不良，胼胝体发育不全，囊性基底节病变。

面部：小颌畸形，水囊瘤和小耳畸形。

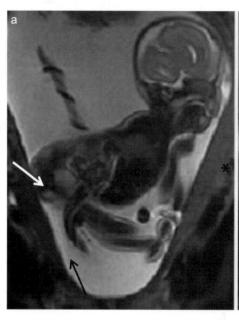
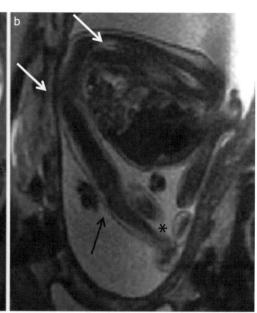

图 8.23 通过 MRI 的 HASTE T₂ 图像显示，（a，b），胎儿下肢髋关节（白箭号）持续弯曲，在膝关节水平过度伸展（黑箭号）。下肢皮下软组织弥漫性突出，伴有肌肉萎缩和足部畸形（*）

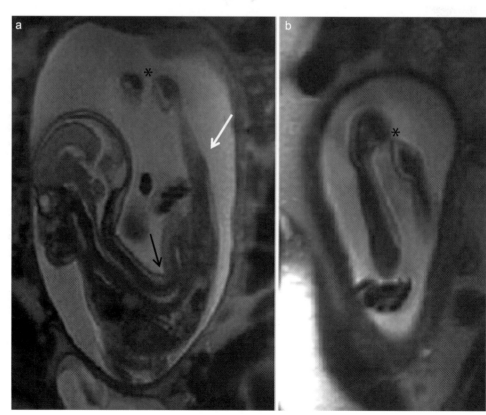

图 8.24 胎儿 MRI 显示胎儿患严重关节弯曲（a，b）。胎儿脊柱严重畸形且伴下胸椎和腰椎极度前凸。下脊柱呈异常 U 形结构。胎儿下肢严重过伸（白箭号）且伴马蹄足（*）。胎儿双腿位于过伸位置，同时双腿位于胎儿躯干和胎儿颅骨后面，并且双足刚好在胎儿颅骨的上面和后面

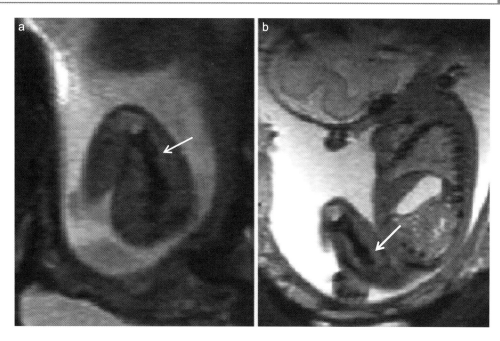

图 8.25　胎儿 MRI 研究的 EPI 图像（a,b）显示双侧股骨缩短，右股骨干骨折（白箭号）和左股骨干骨痂形成（白箭号），且存在成骨不全

胸部异常：肺发育不良，胸腔积液。

腹部异常：腹水，肾发育不良。

四肢：马蹄足，四肢肌肉薄弱，四肢运动无力。

胎儿水肿、羊水过少和关节弯曲等是与胎儿运动功能丧失变形序列相关的一些其他病症。

产前 MRI 显示了胎儿运动功能丧失变形序列的一系列异常，对产前管理有一定影响。MRI 技术作为一种产前超声成像的辅助手段，有助于区分导致关节弯曲和胎儿运动障碍的病因。确诊中枢神经系统相关的异常是胎儿 MRI 技术的主要价值所在[48]。

8.17　骨骼发育不良

骨骼发育不良（skeletal dysplasia, SD）是一种影响骨和软骨的异质性疾病，其特征在于异常的骨骼形状、生长和完整性。骨骼发育不良的产前诊断十分具有挑战性，因为许多骨骼发育不良的类型相对罕见，有多种鉴别诊断以及缺乏精确的分子诊断。骨骼发育不良的诊断在常规产前超声检查中通常第一个被怀疑。胎儿 MRI 对骨骼发育不良的研究包括妊娠期长骨缩短、骨折和异常的骨骼形态特征[45, 46]（图 8.25）。超声在这些骨骼异常的产前诊断中灵敏度有限，通常在 40% ~ 60%[47]。由 Victoria 等在我院进行的研究表明，产前 MRI 检查的结果并没有对这些骨骼异常的进一步表征做出实质性贡献[48]。产

前 MRI 对检测骨骼异常缺乏实效性，主要是由于难以显示胎儿的全景图像和沿各个骨骼的主轴获取图像[48, 49]。我们正在进行低剂量 CT 检查，以评估超声检查后怀疑是否致命或具有严重骨骼发育不良的胎儿。有兴趣的读者可以参考关于采用低剂量 CT 在产前对胎儿进行骨骼发育不良或其他严重骨骼异常进行检查的文章[48, 49]。

结　论

采用超声成像对诊断胎儿四肢的重要性在于其是胎儿成像的关键组成环节，用于胎儿四肢的综合征诊断，并且已经在很多研究的文献中被反复强调。目前，超声成像是用于诊断四肢长骨和四肢末端的常规选择方式。

胎儿四肢的 MRI 研究结果印证了胎儿四肢的超声成像诊断，在许多情况下，并提供了一些关于胎儿四肢或其他器官异常的额外发现。为进一步改善正常和异常胎儿骨骼和肌肉发育的成像，进一步的成像研究和技术改善迫在眉睫。胎儿肢体 MRI 的临床价值，是能通过观察或排除相关缺陷来区分单因素异常和复杂综合征异常。这种区分极其重要，因为复杂的综合征异常可能与预后不良有关。

（Karuna V. Shekdar　著）

参考文献

1. Simon EM et al (2000) Fast MR imaging of fetal CNS anomalies in utero. AJNR Am J Neuroradiol 21(9):1688–1698

2. Glenn OA, Barkovich AJ (2006) Magnetic resonance imaging of the fetal brain and spine: an increasingly important tool in prenatal diagnosis, part 1. AJNR Am J Neuroradiol 27(8):1604–1611

3. Simon EM (2004) MRI of the fetal spine. Pediatr Radiol 34(9):712–719

4. Shekdar K (2011) Fetal neuroimaging. Neuroimaging Clin 21(3):677–703

5. Glenn OA (2006) Fetal central nervous system MR imaging. Neuroimaging Clin N Am 16(1):1–17, vii

6. Glenn OA, Barkovich J (2006) Magnetic resonance imaging of the fetal brain and spine: an increasingly important tool in prenatal diagnosis: part 2. AJNR Am J Neuroradiol 27(9):1807–1814

7. Griffiths PD et al (2012) The use of in utero MRI to supplement ultrasound in the foetus at high risk of developmental brain or spine abnormality. Br J Radiol 85(1019):e1038–e1045

8. Levine D et al (1997) Fetal central nervous system anomalies: MR imaging augments sonographic diagnosis. Radiology 204(3):635–642

9. Sutton LN (2008) Fetal surgery for neural tube defects. Best Pract Res Clin Obstet Gynaecol 22(1):175–188

10. Adzick NS et al (2011) A randomized trial of prenatal versus postnatal repair of myelomeningocele. N Engl J Med 364(11):993–1004

11. Griffiths PD et al (2006) Imaging the fetal spine using in utero MR: diagnostic accuracy and impact on management. Pediatr Radiol 36(9):927–933

12. Schwartz JL, Crooks LE (1982) NMR imaging produces no observable mutations or cytotoxicity in mammalian cells. AJR Am J Roentgenol 139(3):583–585

13. Thomas A, Morris PG (1981) The effects of NMR exposure on living organisms. I. A microbial assay. Br J Radiol 54(643):615–621

14. Victoria T et al (2014) Fetal magnetic resonance imaging: jumping from 1.5 to 3 tesla (preliminary experience). Pediatr Radiol 44(4):376–386, quiz 373–5

15. Tortori-Donati P, Rossi A, Cama A (2000) Spinal dysraphism: a review of neuroradiological features with embryological correlations and proposal for a new classification. Neuroradiology 42(7):471–491

16. Atlas SW (2008) Magnetic resonance imaging of the brain and spine, 4th edn. Atlas SW, ed. Lippincott Williams & Williams, Philadelphia

17. McLone DG, Dias MS (2003) The Chiari II malformation: cause and impact. Childs Nerv Syst 19(7–8):540–550

18. Mangels KJ et al (2000) Fetal MRI in the evaluation of intrauterine myelomeningocele. Pediatr Neurosurg 32(3):124–131

19. Sutton LN (1999) Improvement in hindbrain herniation demonstrated by serial fetal magnetic resonance imaging following fetal surgery for myelomeningocele. JAMA 282(19):1826–1831

20. Moldenhauer JS et al (2015) Fetal myelomeningocele repair: the post-MOMS experience at the Children's Hospital of Philadelphia. J Fetal Diagn Ther 37(3):235–240

21. Cohen AR et al (2014) Position statement on fetal myelomeningocele repair. Am J Obstet Gynecol 210(2):107–111

22. Johnson MP et al (2006) Maternal-fetal surgery for myelomeningocele: neurodevelopmental outcomes at 2 years of age. Am J Obstet Gynecol 194(4):1145–1150, discussion 1150–2

23. Tulipan N et al (2003) The effect of intrauterine myelomeningocele repair on the incidence of shunt-dependent hydrocephalus. Pediatr Neurosurg 38(1):27–33

24. Adzick NS (2012) Fetal surgery for myelomeningocele: trials and tribulations. Isabella Forshall Lecture J Pediatr Surg 47(2):273–281

25. Danzer E, Johnson MP, Adzick NS (2012) Fetal surgery for myelomeningocele: progress and perspectives. Dev Med Child Neurol 54(1):8–14

26. Bulas D (2010) Fetal evaluation of spine dysraphism. Pediatr Radiol 40(6):1029–1037

27. Rufener SL et al (2010) Congenital spine and spinal cord malformations – pictorial review. AJR Am J Roentgenol 194 (3 Suppl):S26–S37

28. Midrio P et al (2002) Prenatal diagnosis of terminal myelocystocele in the fetal surgery era: case report. Neurosurgery 50(5):1152–1154, discussion 1154–5

29. Muthukumar N (2007) Terminal and nonterminal myelocystoceles. J Neurosurg 107(2 Suppl):87–97

30. Pang D, Dias MS, Ahab-Barmada M (1992) Split cord malformation: part I: a unified theory of embryogenesis for double spinal cord malformations. Neurosurgery 31(3):451–480

31. Barkovich AJ et al (2002) MRI shows abnormal white matter maturation in classical holoprosencephaly. Neurology 59(12):1968–1971

32. Tortori-Donati P et al (1999) Segmental spinal dysgenesis: neuroradiologic findings with clinical and embryologic correlation. AJNR Am J Neuroradiol 20(3):445–456

33. Nievelstein RA et al (1994) MR of the caudal regression syndrome: embryologic implications. AJNR Am J Neuroradiol 15(6):1021–1029

34. Tortori-Donati P, Rossi A, Biancheri R et al (2005) Pediatric neuroradiology. Tortori-Donati P, ed. Springer, Berlin

35. Prayer D, Brugger PC (2007) Investigation of normal organ development with fetal MRI. Eur Radiol 17(10):2458–2471

36. Balassy C et al (2010) Assessment of lung development in isolated congenital diaphragmatic hernia using signal intensity ratios on fetal MR imaging. Eur Radiol 20(4):829–837

37. Nemec U et al (2011) The skeleton and musculature on foetal MRI. Insights Imaging 2(3):309–318

38. Nemec SF et al (2011) Abnormalities of the upper extremities on fetal magnetic resonance imaging. Ultrasound Obstet Gynecol 38(5):559–567

39. Servaes S et al (2010) Fetal MRI of clubfoot associated with myelomeningocele. Pediatr Radiol 40(12):1874–1879

40. Sikandar R, Munim S (2009) Sirenomelia, the Mermaid syndrome: case report and a brief review of literature. J Pak Med Assoc 59(10):721–723

41. Wynne-Davies R (1972) Genetic and environmental factors in the etiology of talipes equinovarus. Clin Orthop Relat Res 84:9–13

42. Benacerraf BR, Frigoletto FD (1985) Prenatal ultrasound diagnosis of clubfoot. Radiology 155(1):211–213

43. Dobbs MB, Gurnett CA (2009) Update on clubfoot: etiology and treatment. Clin Orthop Relat Res 467(5):1146–1153

44. Nemec U et al (2012) Clubfeet and associated abnormalities on fetal magnetic resonance imaging. Prenat Diagn 32(9):822–828

45. Brugger PC et al (2006) Methods of fetal MR: beyond T2-weighted imaging. Eur J Radiol 57(2):172–181

46. Sentilhes L et al (2003) Amniotic band syndrome: pathogenesis, prenatal diagnosis and neonatal management. J Gynecol Obstet Biol Reprod (Paris) 32(8 Pt 1):693–704

47. Bromley B, Benacerraf B (1995) Abnormalities of the hands and feet in the fetus: sonographic findings. AJR Am J Roentgenol 165(5):1239–1243

48. Nemec SF et al (2011) Fetal akinesia and associated abnormalities on prenatal MRI. Prenat Diagn 31(5):484–490

49. Pena SD, Shokeir MH (1974) Syndrome of camptodactyly, multiple ankyloses, facial anomalies, and pulmonary hypoplasia: a lethal condition. J Pediatr 85(3):373–375

第 9 章　胎儿胸部 MRI

9.1　引言

　　许多胸部先天性病变可在产前获得诊断，其自然进程及预后取决于病变的类型和大小。有些病变无症状，预后良好，另一些病变则会导致胎儿或新生儿严重疾病，并需要在胎儿期进行干预。为了能提供准确诊断及明确产前和产后管理措施，全面检查显得颇为必要。超声诊断筛查可以评估胎儿发育情况，并且能诊断多种胎儿胸部病变。MRI 被越来越多地用于胎儿辅助检查，包括中枢神经系统和颅外异常[1, 2]。多项研究表明，相较于超声而言，MRI 检查可以提供关于胎儿胸部情况的 38%～50% 的额外信息[1, 3, 4]。有时 MRI 提供的诊断信息可以改变产前和产后管理措施。MRI 可以很容易地确诊疾病，增强诊治计划的信心，对产前咨询予以指导[3, 5]。

　　相对于超声诊断，MRI 检查在肺部疾病的评估中有诸多优势，包括多平面能力、大视野，对肠管、肝、正常肺组织及肺部肿块之间较好的对比度。大视野使病变更加直观，有助于分析和认识病变。对于羊水过少和较肥胖的产妇，MRI 可显示出超声不能探测到的结构。相较于超声检查，MRI 的诊断对操作员依赖性较小，超快序列的开发还可减少运动伪影和镇静剂使用。

　　我们可以可靠地对病变进行体积测量。借助不同 MRI 序列的研究显示，随着孕周增加，肺部表观弥散系数也相应增加，可能代表着血管分布的增多[6]。

　　波谱技术通过分析胆碱复合物含量从而有助于评估胎儿肺发育的成熟度[7]，其他 MRI 技术还需要进一步的研究来证实它们的实际临床价值。

9.2　检查技术及其正常表现

　　全面评估胎儿的肺部情况需要使用不同的 MRI 检查序列，包括三个层面 SSFSE、SSFP 和 GRE 序列成像。通过相应的平面可以更好地观察胸部结构。

　　冠状位、横轴位、矢状位 SSFSE 序列可以多方位观察肺部情况。长轴位和短轴位的 SSFP 有助于评估大血管和心脏的情况。冠状位和矢状位 SSFSE 序列可以最好地观察胸腺组织，冠状位和矢状位 SSFSE 序列可以最好地观察膈。动态 SSFP 序列可以显示心脏和膈的运动及吞咽情况。当临床怀疑先天性膈疝时，多平面 SSFSE 序列有助于测量肺部的体积。GRE 序列冠状位和矢状位 T_1WI 有助于判断肝的位置及评估肠道胎粪沉积的情况。T_2WI 上肺信号高于肌肉组织，且胎龄 24 周后信号更高（图 9.1），而随着胎龄的增长 T_1WI 上肺信号逐渐减低。MRI 容积测定技术可以测量胎儿肺体积，且妊娠期间胎儿肺体积逐渐增长。正常的肺体积随胎儿身体增长而成比例增长。

　　包括气管、食管、细支气管在内的气道组织因内部充满液体而在 T_2WI 上呈现高信号（图 9.1a）。必要时行更薄层的扫描可能有助于进一步评估。

　　胸腺是前纵隔较为均质的组织，其不会对周围组织产生占位效应。胸腺呈均匀一致的中等信号，且随着体积增长使得其在妊娠晚期可以最好地显示。

　　在 SSFSE T_2WI 上由于血液的流动，心脏显示为低信号。SSFP 可以有效地观察心肌、瓣膜及血管情况（图 9.2）。动态平衡 SSFP 序列可以显示出心脏的运动。

　　膈是位于肺和腹部之间的穹隆形带状组织，在 T_2WI 上显示为低信号，略低于邻近的肝组织信号。在动态 SSFP 序列上可能会观察到呼吸运动情况。

9.3　肺发育

　　在整个妊娠过程中可以观察肺成熟的不同阶段。

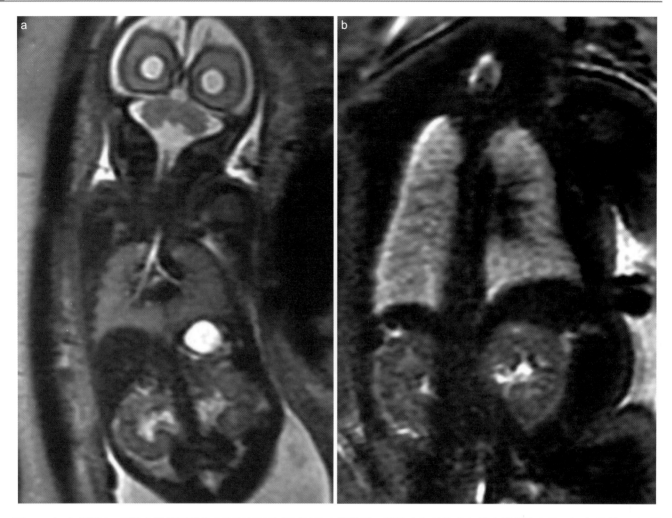

图 9.1 （a）妊娠 24 周胎儿肺部冠状位 SSFSE T$_2$WI 显示肺为中等信号，请注意气管和支气管内的液体充盈。（b）胎龄 35 周胎儿冠状位 SSFSE T$_2$WI，请注意肺信号较 24 周胎龄时增高

这些阶段包括胚胎期（26 天 ~6 周）、假腺期（6~16 周）、小管期（16~28 周）、囊泡期（28~36 周）、肺泡期（36 周 ~ 儿童期）。由于中心和周边肺以及头侧和尾侧成熟速度的差异，这些阶段存在着部分重叠 [8, 9]。

在胚胎期，喉气管起源于原始咽部腹侧的憩室，随着胚胎生长，它的近端和远端逐渐延伸形成喉部和气管。

在妊娠 26~28 天，肺芽增大并分开，在第 5 周左右肺芽继续分支，并在右侧形成三个分支、左侧形成两个分支，次级分支进一步发育直至 20 周末分支发育完成。多次的分支形成呼吸性细支气管。第 28 周时肺主要结构基本形成，但是肺还要继续发育

直至儿童早期才发育成熟。

膈有四种不同的起源，包括原始横隔、胸腹隔膜、两侧及背外侧体壁和食管背系膜。

9.4 胎儿胸部异常

9.4.1 先天性膈疝

9.4.1.1 定义

先天性膈疝（congenital diaphragmatic hernia，CDH）是一种膈的发育受影响进而使腹腔内脏器进入胸腔的先天性异常。纵隔和心脏移位导致的机械性压迫以及肺压缩导致肺发育不全。

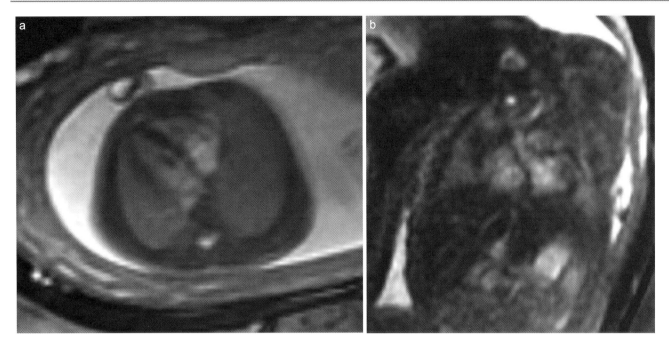

图 9.2 （a）SSFP 轴位显示妊娠 27 周胎儿心脏四腔心的正常轴位观。在这个序列上血液为高亮信号，可以观察到室间隔。（b）SSFP 冠状位显示左室流出道

9.4.1.2　分类

先天性膈疝根据其位置不同可以分为后外侧的胸腹膜裂孔疝（70%~75%）、前侧的先天性胸骨后膈疝（23%~28%）和中心性缺陷（2%~7%）[10]。大多数膈疝发生于左侧（85%~90%），部分发生于右侧（10%~15%），极少数发生于双侧（2%）[11]。

先天性膈疝可以分为单纯性或复杂性。通常为单纯性，23%~43% 为复杂性[12]，最常见的是合并心脏异常（20%）[11,13,14]。如存在多发异常时应考虑到基因异常，这意味着会有更高的致死性[14]。已经发现了超过 50 种的基因病变，包括染色体畸变，如 18- 三体综合征、少量缺失、微复制及未知的基因突变导致的各种综合征（Fryns 综合征）。

9.4.1.3　影像学表现

超声检查发现先天性膈疝患者可以出现胃泡、胆囊或肠管疝入胸腔内、心脏和纵隔移位、肝疝入、脐静脉和肝静脉位置异常、胸腔积液和羊水过多[11,13,15]。MRI 检查有助于该病的确诊，可检查出其他异常，并提供额外信息，例如通过测量肺体积评估预后情况。

MRI 能够更好地显示肝的位置以及疝的程度。因为与被压缩的肺或先天性肺气道畸形的实性组织相比，肝组织显示出更好的组织差异（T₁WI 上更亮）[16-18]。MRI 也可以更好地评估肠管情况（其内胎粪在 T_1WI 上呈高信号），并对双侧肺[19]进行对比以判断肺发育不全[7]（图 9.3）。疝囊顶面若表现为圆形，一般会预后良好[7,16]（图 9.4）。

运用 MRI 技术可获得不同的体积测量值从而指导预后。MRI 可以测量双侧肺的体积，其结果比超声结果更加可靠[17]。MRI 测量包括全肺体积、全肺体积实际值与预估值的比值、预估的肺体积百分比、胎儿肺体积与胎儿体积的百分比、肝疝入的百分比、疝入肝组织与胎儿胸腔体积的比率。

MRI 可以测量主动脉和肺动脉的直径，从而获得校正的 McGoon 参数，可作为肺动脉高压的诊断性预测因素[19]。

研究者试图使用 DWI 序列评估肺生长和成熟情况，但是未发现其与胎儿肺体积或存活情况有显著相关性[20]。

9.4.1.4　预后和胎儿护理

疝的位置、肝的位置、伴发异常表现以及诊断时胎龄等决定了预后情况[12]。

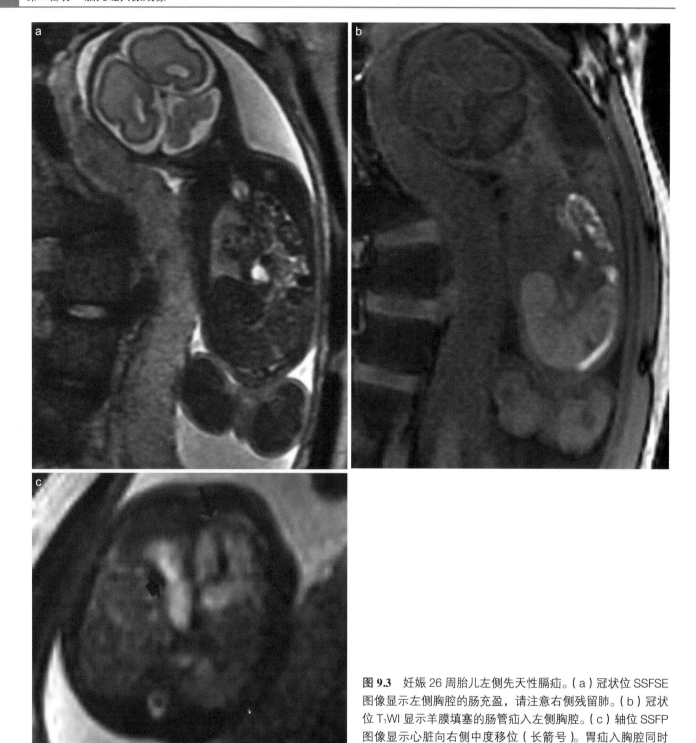

图 9.3　妊娠 26 周胎儿左侧先天性膈疝。（a）冠状位 SSFSE 图像显示左侧胸腔的肠充盈，请注意右侧残留肺。（b）冠状位 T₁WI 显示羊膜填塞的肠管疝入左侧胸腔。（c）轴位 SSFP 图像显示心脏向右侧中度移位（长箭号）。胃疝入胸腔同时伴有胃后方异质性塌陷的肠管（短箭号）。少量肝左叶位于胃前方

与普通先天性膈疝相比，若出现肝疝，胎儿存活率由 74% 降至 45%[21]，其他相关的异常也会降低存活率[12]。肺发育不全的严重程度以及导致的肺动脉高压，是患儿发病和死亡的决定性因素[22-24]，早

期诊断的疝越大，肺发育不全越严重，死亡率越高。

双侧疝往往是致死性的。家族性疝和合并综合征的疝往往较单独的疝预后更差[25]。

不同的超声和 MRI 测量已被用于评估胎儿肺发

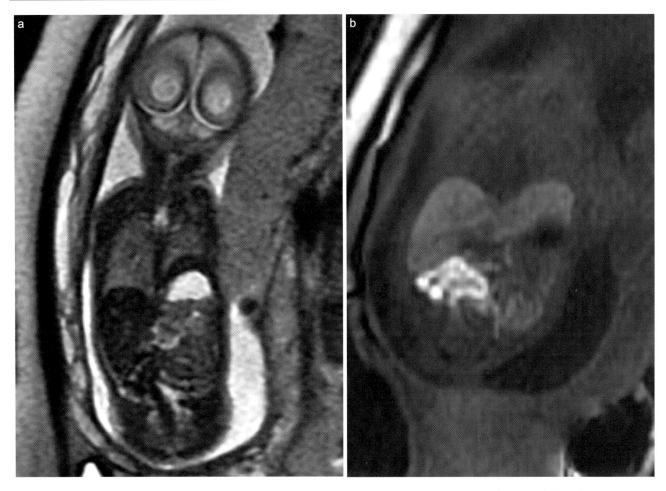

图 9.4 妊娠 22 周胎儿先天性膈疝的薄膜覆盖。(a) SSFSE 冠状位成像显示左侧隆起的膈及残留的上移的左肺。(b) T₁WI 冠状位成像显示肝疝入左侧胸腔，该婴儿出生后恢复良好不需要体外膜式氧合（ECMO）

育不良的严重程度和预后：

(a) 超声测量的肺头比（lung to head circumference ratio, LHR）已被用于预测预后以及提示可能需要 ECMO 等更积极的治疗措施的指标。肺头周长比小于 1 的患者预后差，存活率约 45%[15, 26]。检查方法的不同、正常肺压缩程度的不同以及孕周的不同都会影响 LHR 的预后价值[25]，导致该指标与患儿死亡率的关联程度存在争议[22]。

(b) 超声测量实际 / 预期肺头比（observed to expected lung head ratio, o/e LHR）比 LHR[27-29] 有更好的预测价值[25, 30]，其小于或等于 25% 意味着更低的存活率[28]。

(c) 全肺体积已被用于定量分析肺发育不良的严重程度。胎儿全肺体积 >25 cm³ 较胎儿全肺体积 <18 cm³ 有着更好的预后。

(d) 经超声测量获得的 LHR 与 o/e TLV 值之间有着较好的相关性，较全肺体积有着更好的预测价值，但是其测量依赖操作者且受胎儿运动影响[30]。o/e TLV 值小于 25% 的胎儿死亡率达 87%，o/e TLV 值在 25%~35% 时死亡率降到 31%，o/e TLV 值 35% 时死亡率降到 17%[25]。

(e) 预估的肺体积百分比（percent predicted lung volume, PPLV）是先天性膈疝的肺体积与预估肺体积的比值。通过测量全肺体积减去纵隔体积获得预估肺体积[31]。如果 PPLV 值大于 15%，存活率基本上能达 100%；如果 PPLV 值低于 15%，预后则不良，存活率仅约 40%[31]。

(f) 肝疝入的百分比（%LH）是疝出肝组织和全肝组织体积的比率，在预测死亡率上其精确性达 87%[32]。

(g) 疝入肝组织与胎儿胸腔体积的比率（LiTR）是疝出肝组织与去除脊柱后全胸腔体积的比率，在预测死亡率上其精确性达 85%[33]。

(h) 胎儿肺体积与胎儿体积的百分比（FLV/FBV），该指标类似于尸检时胎儿肺与体重的比值，可以评估肺的发育不全，比率低则死亡率高[34]。

Ruano 等研究发现评估死亡率的最佳组合是超声测量的实际/预期肺体积比（o/e TLV）和肝疝入的百分比（%LH）[24]。

超声已经用于评估肺动脉高压。在 MRI 检查中，可使用修改版的 McGoon 指数，其计算方式是（右肺动脉直径＋左肺动脉直径）÷降主动脉直径（膈平面）[19]。

应进行全面的解剖学检查以评估相关的其他异常（25%～75%）[35]。超声心动图提示伴发先天性心脏缺陷概率在 10%～35%，如果心脏缺陷是轻度缺陷，存活率在 73%～67%，如果心脏病是重度复杂的，存活率为 36%[25]。

一项对出生前的基因组的微阵列测序研究发现 10%～20% 的病例出现染色体的异常[14,35]。

随访中进行超声检查可以评估胎儿的健康情况、肺体积以及纵隔移位引起的改变所导致的血流动力学的改变[36]。妊娠晚期进行 MRI 检查可评估胎儿肺体积情况，此时子宫体积最大且临近生产。这项检查同样可以指导出生后的手术计划，减少了生后对断层影像检查的需求[19]。

现已尝试使用不同的胎儿手术方式，如通过开放性手术或内镜在子宫内修复和用夹子或球囊封堵胎儿气管。一些医疗中心也使用子宫外产时处理和 ECMO 技术，但是目前这两种技术没有被证实有益于存活[21]。药理学治疗和干细胞技术等在出生前治疗肺性高血压和发育不全的治疗措施也正在评估[23]。

9.4.2　先天性肺气道畸形

9.4.2.1　定义

先天性肺气道畸形（congenital pulmonary airway malformation,CPAM）是一种囊性、错构瘤样肿块的先天性异常，其通过异常交通与支气管树相通，但拥有正常的肺血流供应且静脉血回流入正常的肺静脉内[37]。

9.4.2.2　分类

先天性肺气道畸形典型的分类方法是由 Stocker 等提出的，基于病理学分类为：Ⅰ 型（大于 2cm 的大囊肿）、Ⅱ 型（多个小囊肿）和 Ⅲ 型（微囊肿）。Adler 等根据大体表现提出了一种更为简单的分类方式，这种分类方式被推荐用于胎儿医学：

(a) 大囊肿：一个或多个直径大于 5 mm 的囊肿

(b) 小囊肿：多个直径小于 5 mm 的囊肿

先天性肺气道畸形通常累及单侧肺（95%），也可见于双侧肺。单叶肺受累占 85%～95%，更常发生于下叶[38]。

9.4.2.2　影像学表现

本病 MRI 特征性表现是充满液体的结构，T$_2$WI 上显示为明亮的高信号。可观察到胸腔内肺异常的高信号影，依据类型不同表现为被大小不等的囊包绕的实性或多囊性的肿块（图 9.5）。肺部肿块可影响心脏和纵隔其他结构，导致心脏旋转和移位至对侧并导致不同程度的静脉结构的压迫以及静脉回流障碍（图 9.6）。MRI 上可观察到肺部肿块引起胸腔脏器的压迫、胸腔积液、心包积液、皮肤水肿以及腹水（图 9.7）。MRI 上还可观察到食管受压导致的其近端扩张。随着胎儿的成长，超声检查病变不如 MRI 检查更为直观[3]。

MRI 检查可以评估残存的正常肺，有助于区别先天性肺气道畸形和其他的肺部异常[4,39-41]。MRI 检查还有助于鉴别肺是完全性压迫或部分性压迫，这对出生后的后续治疗计划很重要[7]。

9.4.2.4　预后和胎儿管理

本病预后因素包括损伤的大小、纵隔移位的程度、羊水过多和（或）积液的程度。大囊肿因为生长缓慢通常有着较好的预后。大囊或小囊的巨大病变导致纵隔移位和血流动力学的变化包括羊水过多与非免疫性水肿，而这可能需要行产科干预。

超声检查测量先天性肺气道畸形的体积比（CVR）[42]可以评估预后和水肿的风险。它通过计算肺肿块体积（长径×前后径×横径×0.52）以及将该值除以头围而获得。CVR 小于 1.6 的大囊肿有 14% 的风险发生积液，小囊肿则是 3%。如果 CVR 大于 1.6，发生积液的风险概率增加到 75%[42]（图 9.8）。

先天性肺气道畸形典型表现为在妊娠 20 周和 26 周囊肿尺寸的增加，随后保持稳定[43]。之后其尺寸可减少[43]，或因为其信号强度类似正常的肺实质而

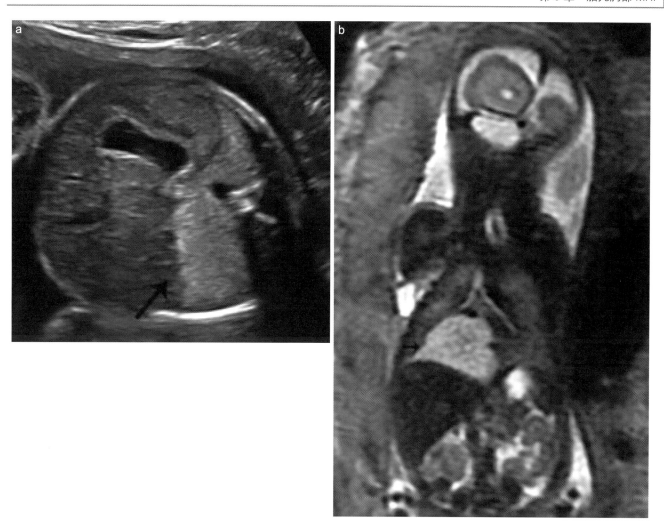

图 9.5　妊娠 25 周胎儿的先天性肺气道畸形 III 型。（a）超声轴位显示右肺下叶回声均匀的肿块（箭号）。（b）胸部 SSFSE 冠状位 T_2WI 显示右肺下叶均匀的高信号肿块影（箭号）。CVR 值 0.4 的纵隔轻度移位

看起来似乎消失了[44]。当出生前的影像检查怀疑有病变时，约 40% 的病例可在出生后观察到残存肿块。

鉴别诊断包括支气管肺隔离症、CLO、支气管源性囊肿、先天性膈疝、喉或气管阻塞、神经管原肠 / 肠囊肿和纵隔畸胎瘤。

8% ~ 20% 的患者存在其他相关的异常及染色体异常，应该进行彻底的检查[7,45,46]。

9.4.3　支气管肺隔离症

9.4.3.1　定义

支气管肺隔离症（bronchopulmonary sequestration, BPS）是一种先天性肺异常，其特征是非功能性的肺部肿块，通常累及肺下叶，与支气管树不相通。病变的动脉供血来源于体循环，通常来源于下胸段或上腹段的主动脉供血，胃动脉和脾动脉也可供血[47]。

9.4.3.2　分类

支气管肺隔离症基于解剖学特点分类为叶内型（75%）或叶外型（25%）[48]。叶内型的病变组织与其余正常的肺共用脏胸膜，静脉血回流入肺静脉系统；叶外型的肺隔离症拥有独立的脏胸膜，静脉血回流入体循环静脉，是产前和围生期最常见的类型[37,48]。

基于位置不同，大多数支气管肺隔离症是膈上的（85%），其余的病变或位于膈肌或位于膈下（10%）[37,49]。描述病变位置非常重要，以便提供更好的鉴别诊断和随访评估。膈下的病变必须与神经母细胞瘤和肾上腺出血鉴别[37,48]。

当支气管肺隔离症和先天性肺气道畸形共存时

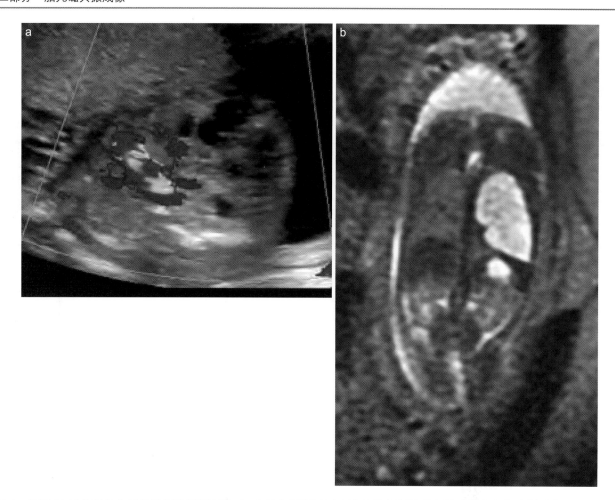

图 9.6 妊娠 21 周胎儿的先天性肺气道畸形 I 型。（a）轴位超声显示左肺内的大囊肿使心脏（彩色）向右侧移位。（b）SSFSE T₂WI 冠状位成像示左肺上叶的囊性肿块（另见书后彩图）

被称为混合性病变，可同时存在体循环和肺循环供血（图 9.9）。25% ~ 50% 的叶外型肺隔离症是混合性损伤[36]。

9.4.3.3 影像学表现

MRI 显示为 T₂WI 上高信号的边界清晰的楔形肺部肿块。低信号的线状结构代表肺肿块的供血血管，有时候可在 MRI 检查上观察到，而这在超声检查彩色多普勒上更易观察到（图 9.10）。MRI 有助于描述和定位肿块，也可更好地评估对侧肺及其相关的先天性异常情况。

MRI 随访检查时，病灶可能缩小，呈 T₂WI 低信号，其原因可能是病灶被肺压缩，生长过快导致供血不足，或由于扭转造成血管 / 淋巴管系统阻塞[50]。

9.4.3.4 预后和胎儿管理

该病预后取决于病变的大小和是否出现积液。当肿块巨大时，可对纵隔结构造成肿块效应。如果心血管结构受到明显的挤压，可发生积液。如果食管受到挤压，可发生羊水过多[41, 50, 51]。在宫内时，大部分病灶尺寸会缩小（75%），且积液较罕见，因而大多数病例预后良好。如果出现积液，存活率降至 20% ~ 30%[50]。

随访检查很有必要。妊娠期诊断为支气管肺隔离症的病例大多数（75%）体积逐渐缩小而在超声检查中难以观察，但体积增大也可被发现。超声随访检查主要是对病变、大小的改变、纵隔压迫程度的变化以及有无积液出现进行再评估。大的病变应因其有出现积液的高风险而需要密切随访观察。后期可进行 MRI 检查以更好地评估滋养血管情况，这与出生后的影像关系较密切[52]。在某些医院，如果出

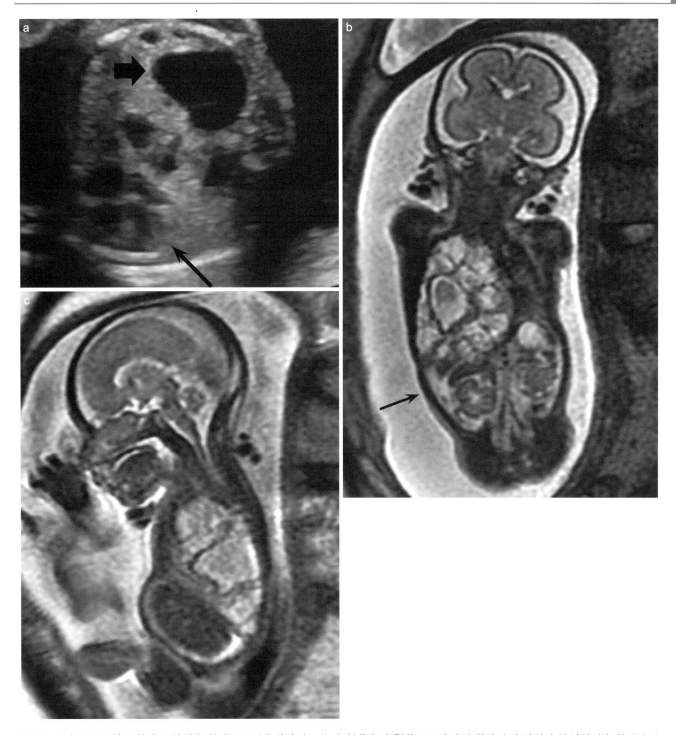

图 9.7　妊娠 23 周胎儿的先天性肺气道畸形 I 型合并腹水。(a)轴位超声影像显示有多个散在大囊肿的右肺肿块(粗箭号)和周围的肺组织推移心脏(细箭号)向左侧移位。(b)胸部 MR SSFSE 矢状位成像显示多个大囊向膈下移位。出现腹水(箭号)。CVR 测量值为 2.3。胎儿通过数次的宫内囊肿引流而存活

生前的 MRI 检查已显示出与手术计划相关的滋养血管,则出生后不再进行 MRI 检查。

应对整个胎儿进行系统性的检查以期发现相关的先天性异常,特别是可疑叶外型的病例。如果将

来对胎儿进行干预治疗,则推荐行染色体组型分析。

妊娠期胎儿积液出现越早,表明应尽早对胎儿行干预措施,这可明显提高存活率[51,53]。如果在妊娠 32 ~ 34 周出现积液,可早期引产和进行出生后处

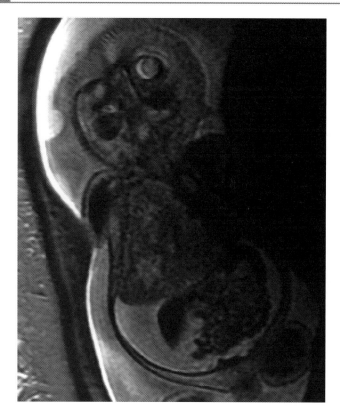

图 9.8 妊娠 28 周胎儿合并腹水的先天性肺气道畸形 Ⅲ 型。MR SSFSE 序列冠状位成像显示右侧胸腔内一个巨大的不均质肿块，心脏向左侧偏离（箭号）。CVR 值为 5。有弥漫的皮肤水肿和腹水。尽管使用了类固醇治疗，胎儿最终死亡

理[41]。

现已开展了多项胎儿干预技术，包括姑息性的胸腔穿刺术、胸腔积液分流术、经皮激光消融术、子宫内开放性切除术；如果需要分娩，可以提供子宫外分娩治疗[41,53-62]。

9.4.4 先天性肺叶过度膨胀

9.4.4.1 定义

先天性肺叶过度膨胀（congenial lobar overinflation, CLO）以肺的过度充气为特征，较为罕见，通常单侧发生且经常影响一侧肺叶；也有报告该病变累及多个肺叶[63]和双肺。

在呼吸窘迫的新生儿中，病变最常累及右肺上叶，其次是右肺中叶和下叶；在妊娠期的病例中，研究发现病变更易累及肺下叶，且与支气管闭锁相关[37]。它也被称为先天性肺叶气肿，但肺泡壁没有损害[37]。

9.4.4.2 分类

在约 50% 的病例中，先天性肺叶过度膨胀是特发性的[63]。剩下的 50% 的病例可为内源性或外源性起源。内源性因素包括软骨缺陷、支气管狭窄 / 闭塞或黏液填塞。外源性因素包括来自支气管外肿块的外源性压迫或因缺乏肺动脉瓣的法洛四联症肺动脉扩张的压迫（图 9.11）。

9.4.4.3 影像学表现

先天性肺叶过度膨胀表现为肺叶内局部区域 T_2WI 信号增高。先天性肺叶过度膨胀较先天性肺气道畸形信号更均匀，信号又较支气管肺隔离症低[48]。肺结构看起来是完整的，伴随有脐静脉的拉伸[64]。

当过度充气的肺体积较大时，可发生纵隔的移位和邻近正常肺的压缩[65]，并可见过度充气的肺疝入对侧[66]。

9.4.4.4 预后和胎儿管理

应进行超声心动图检查以排除先天性心脏病。约 14% 的患者存在相关的心脏异常，多为左向右分流的肺动脉高压[65]。

结局从自愈到可能由于病变大小的增加导致进行性加重，胸腔内压的增加进而导致胎儿循环障碍、吞咽障碍而致积液、羊水过多。有时候，产前可能会自然吸收，但是持续的、不可见的肿块可能由于受肺过度膨胀和活瓣机制的影响而导致新生儿呼吸功能不全[63]。

出生前结果的主要预测因素是积液的出现，应随访检查评估积液的发生发展情况。

9.4.5 先天性胸腔积液

9.4.5.1 定义

胎儿出现胸腔积液是异常的。积液可以独立发生也可作为并发症，见于先天性肺气道畸形、支气管肺隔离症、淋巴管扩张、心源性异常、TORCH 感染和 Turner 综合征、21- 三体综合征的染色体异常。

9.4.5.2 分类

胸腔积液可以是原发的或继发的。原发性胸腔积液较为罕见，更常累及男性。由于淋巴系统障碍、乳糜液漏入胸腔导致胸腔积液，可单侧或双侧发生[67,68]。原发性积液特征是压力大、胸腔穿刺术后消退快、积液局限于胎儿身体的上部[68]。继发性

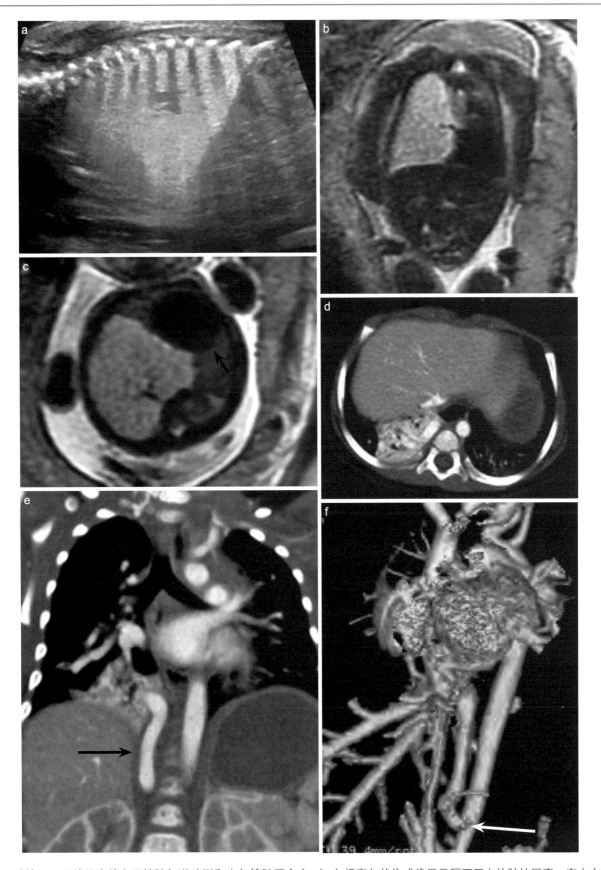

图 9.9 妊娠 23 周胎儿合并先天性肺气道畸形和支气管肺隔离症。(a) 超声矢状位成像显示膈下巨大的肿块回声。在中心区域见少量的大囊肿。(b) 冠状位和 (c) 轴位 MR SSFSE 成像显示高信号肿块影 (箭号) 推移心脏向右侧移位。CVR 值为 1.7。没有发现明确的体循环供应动脉。患者出生时无症状。(d) 生后 6 个月 CT 轴位成像示右肺下叶的血管源性肿块。(e) 冠状位重建提示膈下一个巨大的体循环供应血管 (箭号) 延伸至肿块内。(f) 3D 重建显示一个巨大的滋养血管 (箭号) 为腹主动脉分支

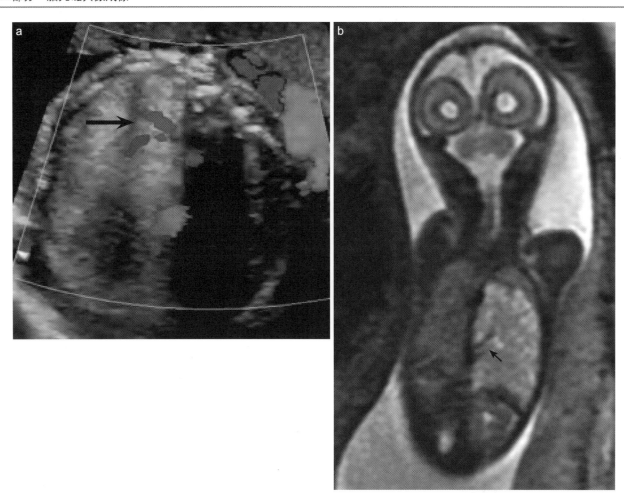

图9.10 妊娠27周胎儿的支气管肺隔离症。(a)超声轴位成像显示右肺下叶实性肿块的回声,由体循环降主动脉发出分支供血(箭号)。(b) SSFSE T₂WI冠状位成像证实左肺下叶肿块由体循环动脉血管供血(另见书后彩图)

胸腔积液见于积液相关的病理进程或由肺部肿块引起的肿块效应和压缩。

9.4.5.3 影像学表现

当胸腔积液出现时,MRI显示为肺实质周围局部明亮的T₂WI高信号影。胸腔积液可多可少、单侧或双侧发生,可保持稳定或吸收减少,也可进展。根据积液的多少,可发生纵隔的移位和肺的压缩(图9.12)。MRI有助于发现超声未能检出的其他相关异常,例如体征不明显的先天性肺气道畸形和支气管肺隔离症。

依据胸腔积液成分的不同(液体、蛋白质或血性成分),MRI的T₁WI和T₂WI上可显示为不同的信号强度,这有助于病原学的诊断[7]。

超声是随访检查的首选方式。超声可检测渗出率(渗出面积除以胸腔面积),之后可进行一系列相关检查;如果渗出率增加,说明将发生水肿积液[69],但是目前缺乏边界值指导预后[68]。

9.4.5.4 预后和胎儿管理

要全面评估胎儿相关的异常,推荐行超声心动图、母体感染的血清学检测和胎儿核型分析[68, 70]。

预后取决于相关异常的发生情况,与其单侧或双侧发生、胸腔积液量的多少和纵隔移位程度相关。约22%病例的少量原发性胸腔积液可自发性消退[68]。单侧渗出、自发性可消退的渗出以及没有纵隔移位或积液的患儿存活率在73%~100%[68, 71]。渗出由单侧进展为双侧意味着将发生积液[67]。当出现大量、双侧胸腔积液及纵隔移位时,死亡率降至52%[71],如积液进展,死亡率升至62%[71]。

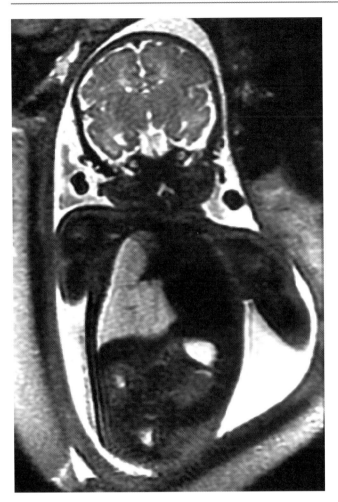

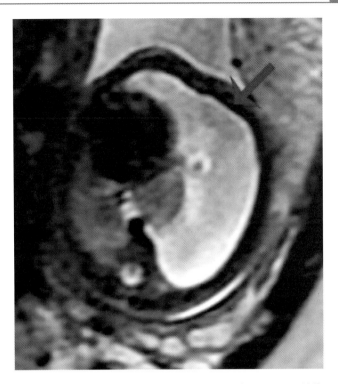

图 9.12　妊娠 30 周胎儿先天性胸腔积液。胸部 SSFSE 轴位成像显示左侧胸腔大量渗出液（箭号），心脏向右侧偏移，同侧肺被压缩。右边对侧肺也被压缩

图 9.11　妊娠 35 周胎儿先天性肺叶过度膨胀。SSFSE T$_2$WI 冠状位成像显示右肺下叶显著的高信号影，心脏向左侧偏移，右侧膈面低平。该胎儿患有肺动脉瓣缺失法洛四联症伴发积液

9.4.6.2　影像学表现

MRI 发现肺体积增加，其内液体聚集呈弥漫的 T$_2$WI 高信号影（图 9.13）。巨大的肺导致膈肌低平或转位、心脏缩小且前移、积液。狭窄导致气道的扩张程度对手术计划很重要。胎盘肥大也应被评估[72]。

MRI 逐步应用于评估先天性高气道阻塞综合征患者，对确定阻塞程度方面较超声更具优势，有助于排除外源性压迫所致的梗阻及帮助鉴别诊断[73]（图 9.14）。

继发性胸腔积液预后更差。这些病例中的死亡率可达 98%，取决于积液量、有无进展和潜在的原因[71]。胎儿介入治疗包括连续胸腔穿刺和胸腔羊膜分流。子宫化学胸膜固定术也被尝试进行[67]。

9.4.6.3　预后和胎儿管理

如果没有产前诊断和早期治疗，先天性高气道阻塞综合征的死亡率高达 80%～100%[72]。

分娩时进行子宫外产时处理可让新生儿梗阻平面以下的气道得以通畅。先天性高气道阻塞综合征患儿围生期死亡率较高，存活者即使进行了成功的子宫外产时处理仍会存在呼吸功能障碍[74]。现已尝试了各种不同的干预措施以提高胎儿存活率，包括

9.4.6　先天性高气道阻塞综合征

9.4.6.1　定义

先天性高气道阻塞综合征（congenital high airway obstruction syndrome，CHAOS）是一种罕见的先天性异常，表现为气管或喉腔闭锁、狭窄，或气道网络的远端肺过度充气。肺体积明显增加导致心脏被压缩、次级静脉回流障碍和积液。

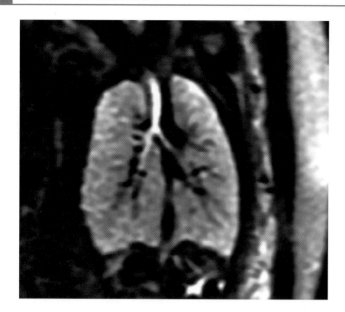

图 9.13 先天性高气道阻塞综合征（CHAOS）。SSFSE T$_2$WI 冠状位成像显示巨大的高信号的肺和低平的膈肌。该胎儿气管阻塞致液体流入扩张的气管和支气管内

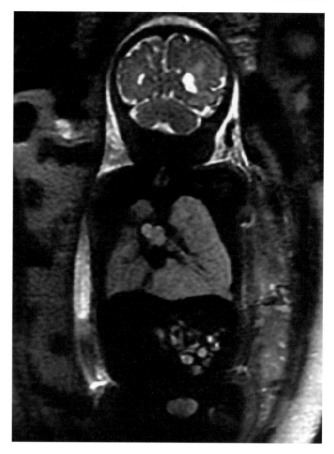

图 9.14 因气道阻塞引起的支气管囊肿。SSFSE T$_2$WI 冠状位成像显示巨大的高信号的肺和低平的膈肌。因气管隆凸水平阻塞引起的纵隔内一个多房囊性包块。支气管膨胀、积液，但未累及喉腔

经开放性手术或胎儿镜检查来开放气道[74]。当患儿的气道可见时，其预后是最佳的，如孤立的声门下膜导致气道阻塞，利用胎儿镜检查解除梗阻是一种治愈性的措施[74]。

随着影像学技术发展和分辨率提高，一种严重程度相对稍低的没有肺水肿的亚型被发现[73, 75]。这些病例存在喉气管或咽气管瘘，使得气道压力减低，但并不能解决主要的病理问题[73]。

9.4.7 肺淋巴管扩张

9.4.7.1 定义

肺淋巴管扩张是一种引起肺淋巴管系统梗阻和扩张的先天性疾病，病因不明。肺扩张且为非顺应性，分娩时积液可导致呼吸窘迫。

9.4.7.2 分类

肺淋巴管扩张可分为原发性和继发性。继发性病变可继发于先天性心脏病引起的静脉淋巴回流障碍[76, 77]。

9.4.7.3 影像学表现

超声显示胸腔积液和肺组织回声不均质（图

9.15）。

胎儿 MRI 也可显示胸腔积液和肺的不均质性，但是更典型更常见的征象是非均质类型，称为"肉豆蔻肺"，可作为特征性表现。MRI 也有助于排除其他的肺部肿块，可观察到自肺门向外放射状分布的分支管形 T$_2$WI 高信号结构[77]。

9.4.7.4 预后和胎儿管理

排除心脏异常情况需要进行心脏超声检查。

出生后实施不同的治疗措施以减少肺淋巴系统负荷，例如限制饮食中脂肪的摄入、胸腔积液引流、胸膜固定术和侵入性的措施如胸导管结扎术。最近，利用碘油栓塞扩张的肺淋巴管系统的尝试已经取得了成功[78]。

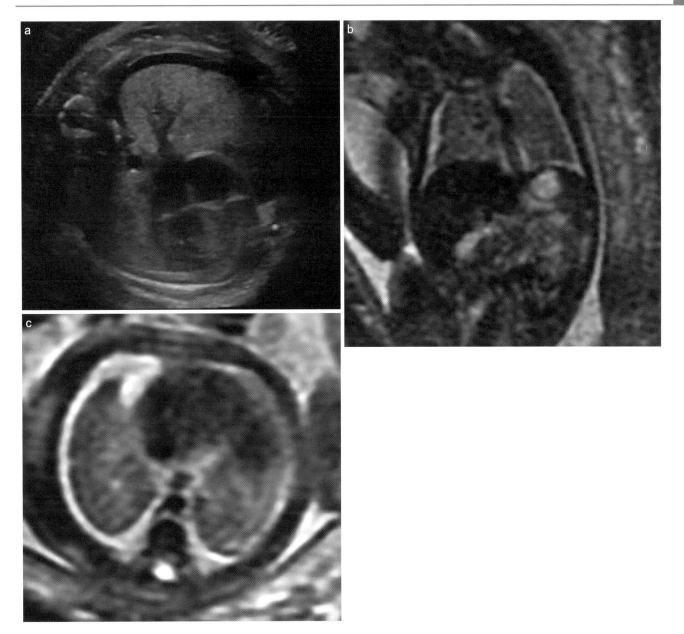

图 9.15　妊娠 28 周胎儿肺淋巴管扩张。（a）胸部超声轴位成像显示双侧少量胸腔积液和回声稍不均匀的肺组织。SSFSE T₂WI 冠状位（b）和轴位（c）显示双侧少量胸腔积液和不均质的信号贯穿于整个双肺形成"肉豆蔻肺"。自两侧肺门向外放射的分支高信号影

9.4.8　肺发育不良 / 发育不全 / 未发育

9.4.8.1　定义

　　肺发育过程中的停止导致了肺发育不良、发育不全或未发育，这取决于停止发育的时间和肺缺失的数量。

　　肺发育不良表现为肺发育不完善、体积缩小、质量减轻，其特点是肺泡和支气管数量的减少。肺发育不全表现为残留的支气管盲端，没有相关的肺实质。肺未发育是支气管、肺血管和肺实质的完全性缺失[79]。

　　左肺未发育最常见，见于约 70% 的病例中[79]。

9.4.8.2　分类

　　肺发育不良分为原发性或继发性，大部分病例是继发于羊水过少，伴或不伴有肾源性因素、肺部

肿块、先天性膈疝、骨骼发育不良和其他使正常肺发育空间受限的因素（图9.16）。原发性肺发育不良相对少见，常伴发其他异常，例如 VACTERL 畸形（脊椎、肛门、心脏、气管、食管、肾和肢体的）相关病变和肺叶静脉（弯刀）综合征（图9.17）。

肺未发育通常单侧发生，影响左肺或右肺，偶尔可双侧发生，胎儿不能存活。

9.4.8.3　影像学表现

相较于正常肺，发育不良的肺在 MRI 上显示为 T$_2$WI 低信号影。影像学常常不能正确评估妊娠期间典型的进展性的低信号影[80]。当羊水过少、超声检查受限时，MRI 检查可以发现羊水过少的病因和肺发育程度。

单侧肺发育不良和未发育时同侧的胸廓也较小。若肺未发育，则看不到同侧的肺、支气管和肺动脉。需要注意的是同侧纵隔明显偏移，而对侧是相对正常的均质的肺（图9.18）。

在双侧肺未发育病例中，MRI 检查可发现胸廓体积明显缩小、双侧膈面抬高和心脏旋转上升移位[81-83]。超声检查通常可以做出诊断和显示主要肺血管的缺失，MRI 有助于确定诊断和排除其他的病因[79]。

9.4.8.4　预后和胎儿管理

肺发育不良的预后取决于其病因和起始年龄。肺的脉管发育与肺泡发育同时进行，因此发育不良的肺泡可伴随着异常的肺血管。

单侧肺未发育存活率较高，但是超过50%的肺未发育患儿存在相关的先天性异常降低了其存活率[79, 81]。肺未发育可发生于左或右侧肺，但是发生于右侧的患儿死亡率更高，这可能继发于更严重的纵隔移位、血管/支气管变形扭曲和更易并发其他先天性异常[79]。

9.5　其他胸部病变

9.5.1　支气管囊肿

支气管囊肿起源于气管支气管树的异常芽支。胎儿时期的支气管囊肿通常因其太小而不能通过影像检查发现[4]。

支气管囊肿可表现为纵隔或肺实质病变。纵隔

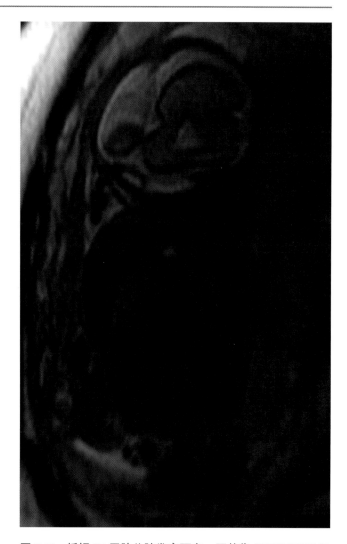

图9.16　妊娠27周胎儿肺发育不良。冠状位 SSFSE T$_2$WI 显示羊水重度过少。肺较相应胎龄体积小且信号减低。该胎儿双肾未发育

病变包括单囊性病变，位于气管隆凸下近中线区（75%的病例）。肺实质的病变通常表现为正常肺实质内单房的单纯囊肿沿气管支气管树分布（图9.19）。影像上通常表现为 T$_2$WI 高信号的单纯囊肿，超声检查也可见到分隔，囊肿偶可引起支气管压缩，进而末端肺过度充气显示为 T$_2$WI 高信号影（图9.14）．

胎儿时期大部分可对囊肿病变产生耐受[35]。

9.5.2　囊性胸膜肺母细胞瘤

胸膜肺母细胞瘤（pleuropulmonary blastoma, PPB）是一种罕见的原发性肿瘤，来源于胸膜肺间充质（以前称为肺母细胞瘤、恶性间叶瘤和其他多种名字）[83]。目前将胸膜肺母细胞瘤分为III型：I型

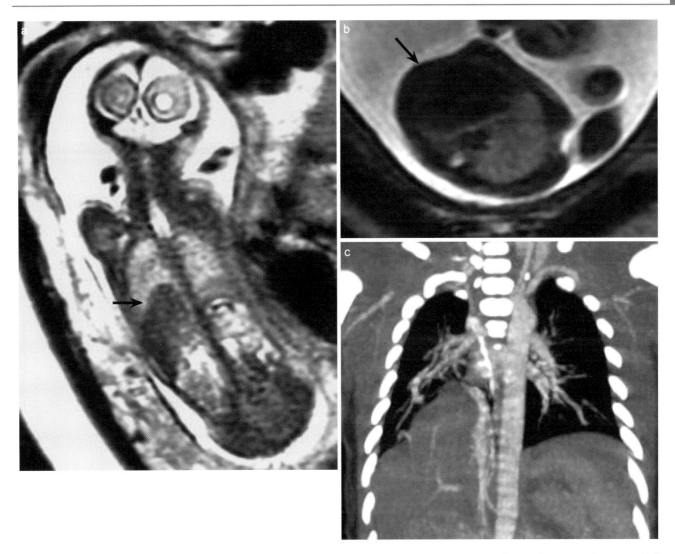

图 9.17　肺叶静脉（弯刀）综合征。(a) 妊娠 22 周胎儿 SSFSE T$_2$WI 冠状位成像显示右侧膈肌抬高（箭号）。(b) SSFSE 轴位显示纵隔向右侧偏移（箭号）提示右肺发育不良。(c) 出生后 2 天的 CTA 冠状位重建显示右肺发育不良并伴有向腹腔内引流的异常右肺静脉

为完全囊性，Ⅱ 型为囊实性混合性病变，Ⅲ 型是实性肿块为主型。

胸膜肺母细胞瘤表现为胸部一种复杂性的大囊性病变，与先天性肺气道畸形难以鉴别。以下特点有助于区分出生前的先天性肺气道畸形：(1) 明确的家族史，(2) 多发病变，(3) 伴随胸腔积液 [37]。目前还没有特别的影像学表现或其他术前的检查可以区分胸膜肺母细胞瘤 Ⅰ 型和先天性肺气道畸形 Ⅰ 型 [83]。不像先天性肺气道畸形那样可随着时间消退，胸膜肺母细胞瘤于妊娠晚期或出生后进行性增大需要引起格外注意。

病变结果取决于早期诊断和是否完全切除 [83]。

9.5.3　神经管原肠囊肿 / 肠重复囊肿

胸部罕见的囊性病变包括神经管原肠囊肿或肠重复囊肿，通常表现为靠近纵隔的单房的囊性病变。该病变出生前很难诊断，但是还需对有无脊柱异常进行系统性地评估 [4]。

9.5.4　淋巴管瘤

淋巴管畸形继发于局部淋巴管发育异常，表现为多房囊性病灶，少见实性成分 [72]。

淋巴管畸形通常位于颈部（75%），多起源于后面，位于侧胸壁内侧腋窝区（20%）；约 10% 的病

积液[86]。出生后可发生呼吸窘迫。

对胎儿肿瘤包囊的处理主要是降低胸腔内压以阻止积液的进展和肺发育不良的发生，另外提倡分娩时建立合适的气道通路[86]。

9.5.6 胸壁间叶性错构瘤

间叶性错构瘤是婴儿期少见的良性肿瘤，在妊娠期非常罕见。病变通常起源于后壁，可影响邻近多个肋骨，可双侧、多发。

超声显示为不均质的肿块，其回声后方伴声影，提示钙化[87]。

该病变 MRI 表现为胸腔内肋区不均质的肿块。病变呈膨胀性生长，邻近骨质被塑形和侵蚀，因出血可引起胸腔积液[88]。肿块增长可引起出生后压迫肺导致呼吸系统窘迫和（或）脊柱侧凸畸形[87]。

9.5.7 先天性肺纤维肉瘤

该病是一种先天性的支气管周的肌纤维母细胞瘤，较为罕见，组织学上为良性，可影响胎儿或新生儿[37,89]。

由于富含纤维成分，病变表现为巨大的肺部实性肿块，T_1WI 和 T_2WI 上均为低信号。如无供血血管提示 BPS，在 T_2WI 上不呈高信号影提示支气管肺畸形。该肿瘤常伴发积液，可导致胎儿死亡或出生时呼吸窘迫[89]。如果没有出现转移病灶，手术切除可治愈[37]。

9.6 胎儿死亡

MRI 可无意中观测到胎儿的死亡。在胸部内可观察到胎儿肺部体积的缩小和双侧胸腔积液（图9.21）。胎儿心房体积缩小，其内未见流空效应，出现广泛皮肤水肿，其他胸外表现包括脑内灰白质结构分界的消失，眼球缩小、形状椭圆、边缘变黑，胃和膀胱不可见。由于水肿和缺乏组织学差异，胎儿表现为全身广泛均匀一致的信号[90]。

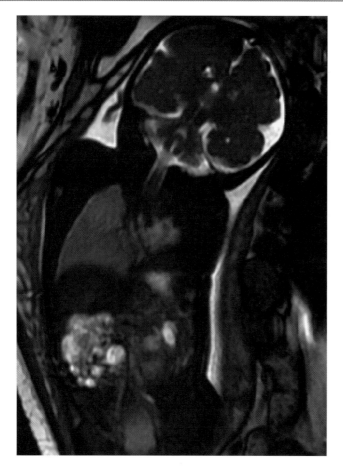

图 9.18 妊娠 33 周胎儿左肺未发育。SSFP T_2WI 冠状位成像显示纵隔结构完全移位至左侧胸腔。右肺是均质的且部分向左侧移位。注意该胎儿伴 VACTERL 畸形相关病变，其右肾为多囊肾表现

灶向纵隔内延伸[72,84]。约 1% 的淋巴管瘤局限于纵隔内，通常位于前或后纵隔[84]。胸部淋巴管瘤一般没有染色体的异常，常于妊娠后期出现[84,85]。

MRI 研究显示病灶在 T_2WI 上呈不均匀的高信号影（图 9.20）。超声可更好地显示分隔。淋巴管瘤的大小各异，生长缓慢；然而，继发于妊娠期出血和出生后感染的病变可以迅速长大，这将导致肺的压缩、发育不全、纵隔移位和积液[84]。

9.5.5 纵隔畸胎瘤

胎儿纵隔畸胎瘤较罕见[4,86]，通常表现为前纵隔的复杂性肿块，其内成分多样，伴或不伴钙化（超声更易观察）[87]。肿块可压迫食管引起梗阻而致羊水过多，由于静脉回流受阻和胎儿死亡可引起胸腔

结 论

多种先天性异常可影响胎儿胸部结构，这些病变可以是较小且没有症状的，也可以较大并引起肿块效应，其结果变化较大，取决于相关的异常和出现的并发症，如肺发育不良和积液。这些并发症对

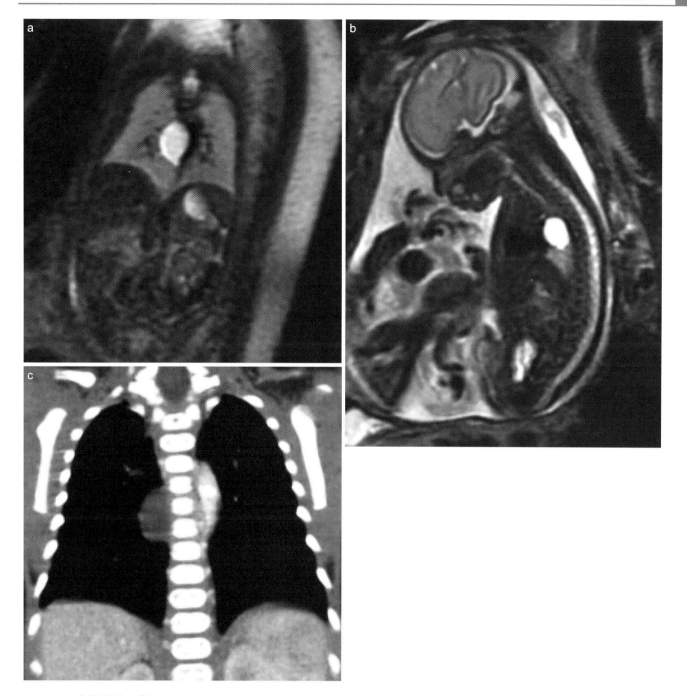

图 9.19　支气管囊肿。胸部 SSFSE T_2WI 冠状位（a）和矢状位（b）成像显示中纵隔内高信号的囊肿。肺实质看起来是正常的。（c）出生后 CT 检查证实支气管囊肿

胎儿发育的影响非常重要。

　　在评估胎儿发育和先天性异常的诊断中，超声检查是首选。MRI 可以作为有用的胸部病变辅助检查手段。本章提及的 MRI 优势包括：

- 多参数成像、大视野、软组织分辨率佳，可为病理学提供更好的影像，增强诊断咨询和治疗计划制订

的信心。

- 改进对发育不良的肺、先天性膈疝中肺体积和疝入肝体积的评估。
- 妊娠晚期 MRI 有助于出生后护理计划的制订，避免了出生后可能需要额外接受辐射和（或）镇静的影像检查。

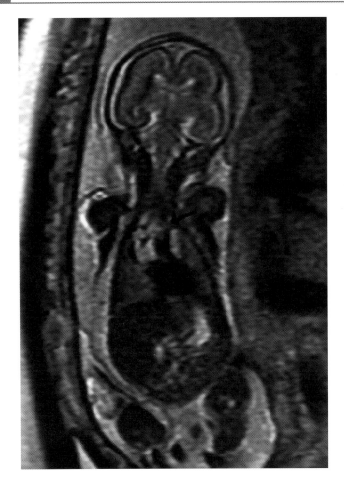

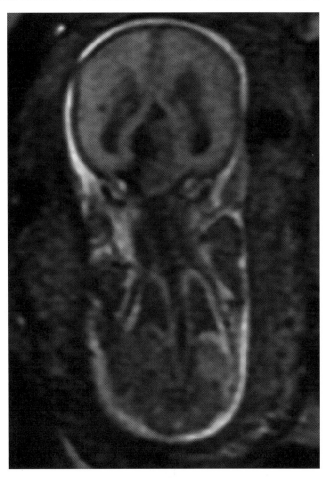

图 9.20　妊娠 21 周胎儿皮下广泛淋巴管瘤。在纵隔内可观察到大血管周围有隔膜的淋巴管瘤（箭号）

图 9.21　妊娠 29 周胎儿死亡，伴有生长滞后、羊水过少和颅脑异常。SSFSE 冠状位成像示羊水过少伴有双侧少量胸腔积液。在该胎龄期，胎儿的肺实质信号减低。脑部灰白质结构分界消失。胃和膀胱内未见液体充盈

最后，希望在不远的将来，新的 MR 序列，如 DWI 和波谱成像可为肺功能及其成熟情况提供更多的信息。

（Dorothy Bulas, Alexia Egloff　著）

参考文献

1. Kul S, Ata Korkmaz HA, Cansu A et al (2012) Contribution of MRI to ultrasound in the diagnosis of fetal anomalies. J Magn Reson Imaging 35:882–890

2. Breysem L, Bosmans H, Dymarkowski S et al (2003) The value of fast MR imaging as an adjunct to ultrasound in prenatal diagnosis. Eur Radiol 13:1538

3. Levine D, Barnewolt CE, Mehta TS et al (2003) Fetal thoracic abnormalities: MR imaging. Radiology 228:379–388

4. Hubbard AM, Adzick NS, Crombleholme TM et al (1999) Congenital chest lesions: diagnosis and characterization with prenatal MR imaging. Radiology 212:43

5. We JS, Young L, Park IY et al (2012) Usefulness of additional fetal magnetic resonance imaging in the prenatal diagnosis of congenital abnormalities. Arch Gynecol Obstet 286:1443–1452

6. Moore RJ, Stradchan B, Tyler DJ et al (2001) In vivo diffusion measurements as an indication of fetal lung maturation using echo planar imaging at 0.5T. Magn Reson Med 45:247–253

7. Cannie M, Jani J, De Keyzer F et al (2008) Magnetic resonance imaging of the fetal lung: a pictorial essay. Eur Radiol 18:1364–1374

8. Laudy JA, Wladimiroff JW (2000) The fetal lung. 1: developmental aspects. Ultrasound Obstet Gynecol 16(3):284–290

9. Burri PH (2006) Structural aspects of postnatal lung development – alveolar formation and growth. Biol Neonate 89(4):313–322

10. Leeuwen L, Fitzgerald DA (2014) Congenital diaphragmatic hernia. J Paediatr Child Health 50:667–673

11. Graham G, Devine C (2005) Antenatal diagnosis of congenital diaphragmatic hernia. Semin Perinatol 20:69–76

12. Hidaka N, Ishii K, Mabuchi A et al (2015) Associated anomalies in

congenital diaphragmatic hernia: perinatal characteristics and impact on postnatal survival. J Perinat Med 43(2):245–252

13. Claus F, Sandalite I, Dekoninck P et al (2011) Prenatal anatomical imaging in fetuses with congenital diaphragmatic hernia. Fetal Diagn Ther 29(1):88–100

14. Wynn J, Yu L, Chung WK (2014) Genetic causes of congenital diaphragmatic hernia. Semin Fetal Neonatal Med 19:324–330

15. Bootstaylor BS, Filly RA, Harrison MR et al (1995) Prenatal sonographic predictors of liver herniation in congenital diaphragmatic hernia. J Ultrasound Med 14:515–520

16. Plunk MR, Chapman T (2014) The fundamentals of fetal magnetic resonance imaging: part 2. Curr Probl Diagn Radiol 43(6):347–355

17. Benachi A, Cordier A, Cannie M, Jani J (2014) Advances in prenatal diagnosis of congenital diaphragmatic hernia. Semin Fetal Neonatal Med 19:331–337

18. Levine D (2001) Ultrasound versus magnetic resonance imaging in fetal evaluation. Top Magn Reson Imaging 12(1):25–38

19. Mehollin-Ray AR, Caasady CI, Cass DK, Olutoye OO (2012) Fetal MR imaging of congenital diaphragmatic hernia. Radiographics 32:1067–1084

20. Cannie M, Janis J, DeKeyyzer F et al (2009) Diffusion weighted MRI in lungs of normal fetuses and those with congenital diaphragmatic hernia. Ultrasound Obstet Gynecol 34:678–686

21. Losty PD (2014) Congenital diaphragmatic hernia: where and what is the evidence? Semin Pediatr Surg 13:278–282

22. Madenci AL, Sjogren AR, Treadwell MC et al (2013) Another dimension to survival: predicting outcomes with fetal MRI versus prenatal ultrasound in patients with congenital diaphragmatic hernia. J Pediatr Surg 48:1190–1197

23. Jeanty C, Kunisaki SM, MacKenzie TC (2014) Novel non-surgical prenatal approaches to treating congenital diaphragmatic hernia. Semin Fetal Neonatal Med 19:349–356

24. Ruano R, Lazar DA, Cass DL et al (2014) Fetal lung volume and quantification of liver herniation by magnetic resonance imaging in isolated congenital diaphragmatic hernia. Ultrasound Obstet Gynecol 43:662–669

25. Danzer E, Hedrick HL (2014) Controversies in the management of severe congenital diaphragmatic hernia. Semin Fetal Neonatal Med 19:376–384

26. Laudy JA, Van Gucht M, VanDooren MF et al (2003) Congenital diaphragmatic hernia: an evaluation of the prognostic value of the lung-to-head ratio and other prenatal parameters. Prenat Diagn 23:634–639

27. Jani JC, Peralta CF, Ruano R et al (2007) Comparison of fetal lung area to head circumference ratio with lung volume in the prediction of postnatal outcome in diaphragmatic hernia. Ultrasound Obstet Gynecol 30:850–854

28. Gorincour G, Boubenot J, Mourot MG et al (2005) Prenatal prognosis of congenital diaphragmatic hernia using MRI measurement of fetal lung volume. Ultrasound Obstet Gynecol 26:738–744

29. Rypens F, Metens T, Rocourt N et al (2001) Fetal lung volume: estimation at MR imaging – initial results. Radiology 219: 236–241

30. McHoney M (2014) Congenital diaphragmatic hernia. Early Hum Dev 90:941–946

31. Barnewolt CE, Kunisaki SM, Fauza DO et al (2007) Percent predicted lung volumes as measured on fetal MRI: a useful biometric parameter for risk stratification in congenital diaphragmatic hernia. J Pediatr Surg 42:193–197

32. Cannie M, Jani J, Chaffiotte C et al (2008) Quantification of intrathoracic liver herniation by magnetic resonance imaging and prediction of postnatal survival in fetuses with congenital diaphragmatic hernia. Ultrasound Obstet Gynecol 32:627–632

33. Lazar DA, Ruano R, Cass DL et al (2012) Defining "liver-up": does the volume of liver herniation predict outcome for fetuses with isolated left-sided congenital diaphragmatic hernia? J Pediatr Surg 47:1058–1062

34. Weidner M, Hagelstein C, Debus A et al (2014) MRI-based ratio of fetal lung volume to fetal body volume as a new prognostic marker in congenital diaphragmatic hernia. AJR Am J Roentgenol 202:1330–1336

35. Rypens F, Grignon A, Avni FE (2002) Perinatal Imaging from ultrasound to MR imaging. The Fetal Chest Grignon A, Avni FE Spinger - Verlag 2002 pp 77–012

36. Bianchi DW, Crombleholme TM, D'Alton ME, Malone FD (2010). Fetology: Diagnosis and Management of the Fetal Patient, 2nd edn by Diana Bianchi, Timothy Crombleholme McGraw Medical, New York. pp 255–306

37. Barth RA (2012) Imaging of fetal chest masses. Pediatr Radiol 42(Suppl 1):S62–S73

38. Bulas D, Egloff AM (2011) Fetal chest ultrasound and magnetic resonance imaging: recent advances and current clinical applications. Radiol Clin North Am 49:805–823

39. Epelman M, Kreiger PA, Servaes E et al (2010) The diagnosis and management of prenatally diagnosed congenital lung lesions. Semin Ultrasound CT MR 31:141

40. Daltro P, Werner H, Gasparetto TD et al (2010) Congenital chest malformations: a multimodality approach with emphasis on fetal MR imaging. Radiographics 30:385

41. Adzick NS, Harrison MR, Chrombleholme TM et al (1998) Fetal lung lesions: management and outcome. Am J Obstet Gynecol 179:884

42. Crombleholme TM, Coleman B, Hedrick H et al (2002) Cystic adenomatoid malformation volume ratio predicts outcome in prenatally diagnosed cystic adenomatoid malformation of the lung. J Pediatr Surg 37(3):331–338

43. Lecompte B, Hadden H, Coste K et al (2009) Hyperechoic congenital lung lesions in a non-selected population: from prenatal detection till perinatal management. Prenat Diagn 29:1222

44. Cavoretto P, Molina F, Poggi S et al (2008) Prenatal diagnosis and outcome of echogenic fetal lesions. Ultrasound Obstet Gynecol 32:769–783

45. Schott S, Mackensen-Haen S, Wallwiener M et al (2009) Cystic adenomatoid malformation of the lung causing hydrops fetalis: case report and review of the literature. Arch Gynecol Obstet 280:293

46. Stocker T, Dehner LP. Pediatric pathology, 2nd edn. Lippincott Williams and Wilkins, Philadelphia, PA. p 473

47. Pryce DM (1946) Lower accessory pulmonary artery with intralobar sequestration of lung: a report of seven cases. J Pathol Bacteriol 58:457

48. Hubbard AM (2001) Magnetic resonance imaging of fetal thoracic abnormalities. Top Magn Reson Imaging 12(1):18–24

49. Martin C, Darnell A, Escofet C et al (2012) Fetal MRI in the evaluation of pulmonary and digestive system pathology. Insights Imaging 3:277–293

50. Azizkhan RG, Crombleholme TM (2008) Congenital cystic lung disease: contemporary antenatal and postnatal management. Pediatr Surg Int 24:643

51. Grethel EJ, Wagner AJ, Clifton MS et al (2007) Fetal intervention for mass lesions and hydrops improves outcome: a 15-year experience. J Pediatr Surg 42:117

52. Flanagan S, Rubesova E, Hintz S et al (2013) Prenatal imaging of bronchopulmonary malformations: is there a role for late third trimester fetal MRI? Pediatr Radiol 43:205

53. Knox EM, Kilby MD, Martin WL, Khan KS (2006) In-utero pulmonary drainage in the management of primary hydrothorax and congenital cystic lung lesion: a systematic review. Ultrasound Obstet Gynecol 28:726

54. Mann S, Wilson RD, Bebbington MW et al (2007) Antenatal diagnosis and management of congenital cystic adenomatoid malformation. Semin Fetal Neonatal Med 12:477

55. Wilson RD (2008) In utero therapy for fetal thoracic abnormalities. Prenat Diagn 28:619

56. Witlox RS, Lopriore E, Walther FJ et al (2009) Single-needle laser

treatment with drainage of hydrothorax in fetal bronchopulmonary sequestration with hydrops. Ultrasound Obstet Gynecol 34:355

57. Oepkes D, Devlieger R, Lopriore E, Klumpfer FJ (2007) Successful ultrasound guided laser treatment of fetal hydrops caused by pulmonary sequestration. Ultrasound Obstet Gynecol 29:457

58. Ruano R, de A Pimenta EJ, Marques da Silva M et al (2007) Percutaneous intrauterine laser ablation of the abnormal vessel in pulmonary sequestration with hydrops at 29 weeks' gestation. J Ultrasound Med 26:1235

59. Mychaliska GB, Bryner BS, Nugent C et al (2009) Giant pulmonary sequestration: the rare case requiring the EXIT procedure with resection and ECMO. Fetal Diagn Ther 25:163

60. Mallman MR, Geipel A, Bludau M et al (2014) Bronchopulmonary sequestration with massive pleural effusion: pleuroamniotic shunting vs intrafetal vascular laser ablation. Ultrasound Obstet Gynecol 44:441

61. Ruano R, da Silva MM, Salustiano EM et al (2012) Percutaneous laser ablation under ultrasound guidance for fetal hyperechogenic microcystic lung lesions with hydrops: a single center cohort and a literature review. Prenat Diagn 32:1127

62. Adzick NS (2010) Open fetal surgery for life-threatening fetal anomalies. Semin Fetal Neonatal Med 15:1

63. Olutoye OO, Coleman BG, Hubbard AM, Adzick NS (2000) Prenatal diagnosis and management of congenital lobar emphysema. J Pediatr Surg 35:792–795

64. Liu YP, Shih SL (2008) Congenital lobar emphysema: appearance on fetal MRI. Pediatr Radiol 38:1264

65. Moideen I, Nair SG, Cherian A, Rao SG (2006) Congenital lobar emphysema associated with congenital heart disease. J Cardiothorac Vasc Anesth 20(2):239–241

66. Ankermann T, Oppermann HC, Engler S et al (2004) Congenital masses of the lung, cystic adenomatoid malformation versus congenital lobar emphysema. Prenatal diagnosis and implications for postnatal treatment. J Ultrasound Med 23:1379–1384

67. Derderian SC, Trivedi S, Farrell J et al (2014) Outcomes of fetal intervention for primary hydrothorax. J Pediatr Surg 49:900–904

68. Pellegrinelli JM, Kohler A, Kohler M et al (2012) Prenatal management and thoracoamniotic shunting in primary fetal pleural effusions: a single centre experience. Prenat Diagn 32:467–471

69. Bigras JL, Ryan G, Suda K et al (2003) Echocardiographic evaluation of fetal hydrothorax: the effusion ratio as a diagnostic too. Ultrasound Obstet Gynecol 21:37–40

70. Aybard Y, Derouineau I, Aubard V et al (1998) Primary fetal hydrothorax: a literature review and proposed antenatal clinical strategy. Fetal Diagn Ther 13:325–333

71. Longaker MT, Laberge JM, Dansereau J et al (1989) Primary fetal pneumothorax: natural history and management. J Pediatr Surg 24:573–576

72. Courtier J, Poder L, Wang ZJ et al (2010) Fetal tracheolaryngeal airway obstruction: prenatal evaluation by sonography and MRI. Pediatr Radiol 40:1800–1805

73. Joshi P, Satija L, George RA et al (2012) Congenital high airway obstruction syndrome – antenatal diagnosis of a rare case of airway obstruction using multimodality imaging. Med J Armed Forces India 68:78–80

74. Martinez JM, Castañón M, Gómez O et al (2013) Evaluation of fetal vocal cords to select candidates for successful fetoscopic treatment of congenital high airway obstruction syndrome: preliminary case series. Fetal Diagn Ther 34:77–84

75. Roybal JL, Liechty KW, Hedrick HL et al (2010) Predicting severity of congenital high airway obstruction syndrome. J Pediatr Surg 45:1633–1639

76. Raman SP, Pipavath SN, Raghu G et al (2009) Imaging of thoracic lymphatic diseases. AJR Am J Roentgen 193(6):1504–1513

77. Victoria T, Andronikou S (2014) The fetal MR appearance of 'nutmeg lung': findings in 8 cases linked to pulmonary lymphangiectasia. Pediatr Radiol 44(10):1237–1242

78. Gray M, Kovatis KZ, Stuart T et al (2014) Treatment of congenital pulmonary lymphangiectasia using ethiodized oil lymphangiography. J Perinatol 34(9):720–722

79. Kayemba-Kay's S, Couvrat-Carcauzon V, Goua V et al (2014) Unilateral pulmonary agenesis: a report of four cases, Two diagnosed antenatally and literature review. Pediatr Pulmonol 49:E96–E102

80. Kuwashima S, Nishimura G, Limura F et al (2001) Low intensity fetal lungs on MRI may suggest the diagnosis of pulmonary hypoplasia. Pediatr Radiol 31:669–672

81. Kuwashima S, Kaji Y (2010) Fetal MR imaging diagnosis of pulmonary agenesis. Magn Reson Med Sci 9(3):149–152

82. Lee KA, Cho JY, Lee SM et al (2010) Prenatal diagnosis of bilateral pulmonary agenesis; a case report. Korean J Radiol 11:119–122

83. Miniati DN, Chintagumpala M, Langston C et al (2006) Prenatal presentation and outcome of children with pleuropulmonary blastoma. J Pediatr Surg 41:66–71

84. Ono K, Kikuchi A, Miyashita S et al (2007) Fetus with prenatally diagnosed posterior mediastinal lymphangioma: characteristic ultrasound and magnetic resonance imaging findings. Congential Anomalies 47:158–160

85. Goldstein I, Leibovitz Z, Noir-Nizri M (2006) Prenatal diagnosis of fetal chest lymphangioma. J Ultrasound Med 25:1437–1440

86. Takayasu H, Kitano Y, Juroda T et al (2010) Successful management of a large fetal mediastinal teratoma complicated by hydrops fetalis. J Pediatr Surg 45:E21–E24

87. Wie JH, Kim JY, Kwon JY et al (2013) Mesenchymal hamartoma of the chest wall: prenatal sonographic manifestations. J Obstet Gynaecol Res 39(6):1217–1221

88. Martinez-Varea A, Vila-Vives JM, Hidalgo-Mora JJ et al (2012) Case report: mesenchymal hamartoma: prenatal and postnatal diagnosis by imaging. Case Rep Obstet Gynecol 2012:954241

89. Calvo-Garcia MA, Lim FY, Stanek J et al (2014) Congenital peribronchial myofibroblastic tumor: prenatal imaging clues to differentiate from other fetal chest lesions. Pediatr Radiol 44:479–483

90. Victoria T, Capilla E, Chauvin NA et al (2011) MR evaluation of fetal demise. Pediatr Radiol 41:884–889

第 10 章　胎儿心血管 MRI

10.1　背景和理论基础

自 20 世纪 80 年代早期起，超声已广泛应用于胎儿心血管解剖和生理学成像，极大地提高了产前治疗胎儿心律失常和诊断先天性心脏病的能力，减少了由室上性心动过速和完全性心脏传导阻滞引起的胎儿死亡，改善了受先天性心脏病影响胎儿的结局，并可指导在严重心脏病和相关先天畸形情况下选择终止妊娠[10]。近年来，我们已经了解如何用微创宫内手术来逆转先天性心脏病的恶化进程，这完全归因于胎儿超声心动图的发展。多普勒超声还可通过识别胎儿脑、外周和胎盘血管阻力的变化来改善胎儿宫内发育迟缓的临床检测和管理[7, 57]。然而，虽然超声能通过识别胎儿对胎盘供氧不足的循环适应性改变来辅助检测胎儿缺氧，但其缺点是它不能提供任何关于胎儿氧合的直接信息。此外，动物研究表明，胎儿慢性缺氧与胎儿耗氧量减少有关，但血流分布正常，从而导致超声检查结果出现错误[34, 39, 42]。相比之下，MRI 具备直接量化胎儿血液中的氧含量的潜力，因此可以更敏感地检测慢性胎盘供氧不足[61, 62]。胎儿心血管 MRI 对常规超声在先天性心脏病检查可起到辅助作用。长期以来，人们一直怀疑先天性心脏病的异常心脏联系和梗阻会破坏胎儿循环中的氧转运，MRI 为研究胎儿血流动力学与器官生长发育的关系提供了新方法[53]。

10.2　胎儿心血管 MR 的历史：心脏门控和 MR 血氧定量法的发展

虽然 MRI 用于对胎儿脑和身体进行检查已经有几十年的历史，但胎儿心血管 MR（cardiovascular magnetic resonance, CMR ））最近才被尝试使用，并且该技术主要是用作科学研究而非临床使用。部分原因是这个小而快速运动的脏器所带来的成像挑战。随着快速成像技术的发展，如 SSFP，其可以提供血池和心肌之间良好的对比，心脏结构在孕中期和孕晚期的胎儿胸部静态图像中得到了很好的可视化[9, 45]。然而，胎儿平均心率在每分钟 140 ~ 150 次的范围内，即使采用最快的方法，获得具有可接受的空间分辨率的单个图像仍然需要扫描几个心动周期，因此心脏运动会导致显著的伪影。当对出生后心脏进行成像时，这个问题可以通过心脏触发技术来克服，该技术允许在连续的心跳次数中获取多个心脏周期的图像数据，这一技术被称为心脏触发或门控，其可以"锁定"心脏运动。在胎儿出生后，MRI 扫描仪可以根据心电图的信息优化图像采集，重建出心动周期每一个时相的图像以电影的形式呈现出来，从而实现搏动心脏的高分辨成像。

心脏门控技术在扫描胎儿时更为困难，因为很难获取胎儿的心电图（electrocardiographic, ECG）信号。目前已经提出了许多解决此问题的方法，其中包括基于超声的技术和自门控方法[59, 60]。另一个潜在的方法是用人工触发器对数据进行采样，然后通过一系列候选心动周期进行重建，再从其中确定伪影最少的图像[18]。我们将这种方法叫做基群优化门控。基群优化门控需要一个网上可以公开获取的后处理软件包进一步分析[27]。图 10.1 显示了基群优化门控中所涉及的步骤的示意性描述，并且在我们的网站上可以找到所得到的图像的例子[26]。我们已使用基群优化门控获得胎儿心脏的电影解剖平衡 SSFP 图像[43] 和胎儿心血管的电影相位对比心血管 MRI 血流测量情况[2, 5, 37, 40, 48, 53]。

胎儿心血管 MR 发展的第二个重要里程碑是认识到利用抗磁性氧合血红蛋白和顺磁性脱氧血红蛋白的不同磁特性可以获得胎儿氧合的信息。这种效应导致含更多脱氧血红蛋白的血液样品的更短 T_2 和

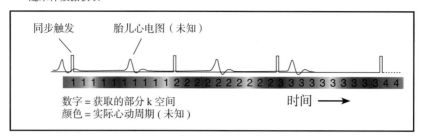

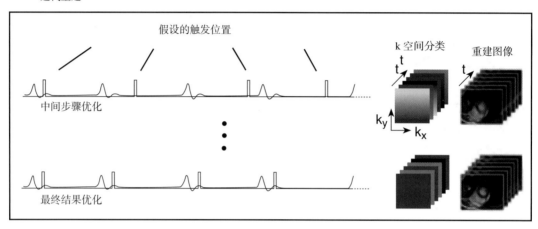

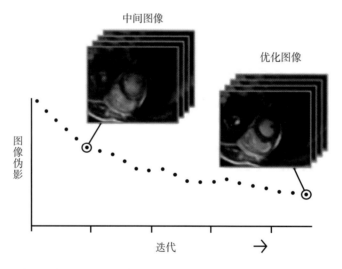

图 10.1 基群优化门控示意图。使用具有较长 R-R 间期的合成触发器来获得 k 空间数据。然后将假定的触发位置放置于数据中，并用校正的平均 R-R 间期以图像伪影最小为目标进行迭代重建

重 T_2 时间。Sorensen 等[49]借助血氧依赖成像技术，观察到胎羊和胎儿各种器官由于母体氧含量增多而产生的重 T_2 值的改变。Wedergartner 等也采用了类似的方法，并提出胎羊心室中血液 T_2 值可作为体内血氧含量检测的指标[56]。

10.3 胎儿 MR 血氧定量法

Luz-Meiboom 模型定义了 MRI 信号强度与血液中氧合血红蛋白比例之间关系的物理基础[25]。Wright 等提出 T_2 与氧饱和度（SaO_2）相关的公式[58]：

$$\frac{1}{T_2} = \frac{1}{T_{2o}} + K \cdot \left(1 - \frac{SaO_2}{100\ \%}\right)^2$$

其中，T_{2o} 是对于给定红细胞比容的全氧血的 T_2，K 是依赖于场强和用于测量 T_2 的 T_2 准备序列的重聚焦间隔的常数。以接受心导管检查的儿童作为研究对象，发现纵隔大血管血气分析的结果和 MR 血氧定量法呈现良好的一致性[33]。基于此项工作，一种 MR 新序列被开发出来，我们将感兴趣区放置在管腔内可以测量血液的 T_2 值。Stainsby 等提供了相关的指南，以避免血管周围结构带来的信号影响，包括直径最小的 6 个体素和层厚不大于血管直径等[51]。为了避免过多的运动伪影就需要缩短扫描时间，但是缩短胎儿血管成像的扫描时间本身就存在难度，因此这也就需要折中选择信号噪声比和空间分辨率。然而，序列设计的创新有助于使该技术在晚期妊娠胎儿的较大血管中使用成为可行。一种这样的创新是设计用于心肌弛豫测量的序列，其采用在 T_2 准备之后的快速 SSFP 读出和非刚性配准运动校正算法[12, 13]。快速 SSFP 读出的方式可以得到不受运动伪影影响的单独 T_2 准备图像。然而，这仅限于运动校正，其校正了在采集单个 T_2 制备图像之间的磁化恢复所需的几个间隔期间发生的小胎儿和母体运动，从而使得直接从 T_2 图确定 T_2 值成为可能。在没有运动校正的情况下，我们也可用更多的时间通过在每个单独的 T_2 准备图像上的血管腔内放置单个目标区域，从而获得精确的 T_2 值。使用 Giri 等设计的成像序列需要注意的是其需要获取读出的磁化恢复间隔和基于 ECG 信号的门控信息。胎儿成像需要产生一个人工 ECG

信号来运行采集。大多数现代 MRI 系统都具备产生这样的信号的能力，并且可以根据估计的胎儿心率来编程 R-R 间隔，称之为伪门控。我们通常在 MRI 检查之前用心脏分娩仪测量胎儿心率，以确定每种情况下的平均胎儿心率，并将其用于需要伪门控的序列。使用基群优化门控选择序列的第二个更长的 R-R 间隔，以确保用于重构这些图像的 k 空间数据被过采样。

得到每个感兴趣区的 T_2 之后就可以得到 SaO_2。我们目前正尝试用体外测量的 T_2 值来计算脐带血的 SaO_2，以便提供准确的胎儿 MR 血氧测量法。同时，我们使用了由 Giri 等开发的序列，用表 10.1 所示的参数测量与妊娠晚期胎儿血液的红细胞比容相匹配的成人血样中的 T_2，以将 T_2 转化为 SaO_2。样品是通过暴露于氮气制备的，具有一定范围的 SaO_2，以模拟胎儿各种血管中的血液。校准曲线和拟合 T_2 到 SaO_2 的公式在图 10.2 中示出。这种转换的基础是假设胎儿和成人血红蛋白的磁特性是相同的，该假设可能是有瑕疵的，除非可获得使用胎儿血液的校准，且 MR 血氧定量法报告 T_2 较 SaO_2 更为合适。

10.4　胎儿血红蛋白浓度的 MR 测量

上述血氧测定法的潜在误差来源是需要估算胎儿血红蛋白浓度。虽然参考数据表明胎儿在子宫内时的血红蛋白浓度范围是相当窄的[32]，但我们目前缺乏可靠的胎儿在妊娠晚期时血红蛋白浓度的参考范围。此外，同种免疫和病毒感染引起的胎儿贫血并不少见，而胎儿慢性缺氧会引起红细胞增多症[42]。

表 10.1　妊娠晚期心血管 MRI 推荐序列参数

序列	型	控	屏气	并采因子	平均次数	TE (ms)	TR (ms)	层厚 (mm)	矩阵	视野 (mm)	时间分辨率 (ms)	采集时间 (s)
3D-SSFP	3D		屏气	2	1	1.74	3.99	2	$256 \times 205 \times 80$	400		13
静态 SSFP	2D			—	1	1.3	6.33	4	320×211	350	1336	24（15 层）
电影 SSFP	2D	MOG		2	1	1.26	3.04	5	340×310	340	46	55（10 层）
相位对比[a]	2D	MOG			1	3.15	6.78	3	240×240	240	54	36
T_2 mapping[b]	2D	PG		2	1	1.15[c]	3.97[c]	6	224×181	350	4000	12

TE：回波时间，TR：重复时间，FOV：视野大小，PG：虚拟门控；MOG：基群优化门控

[a] 根据血管类型设置的速度编码相位对比技术：动脉 150 cm/s，静脉 100 cm/s，脐静脉 50 cm/s。每个心动周期分为 4 期

[b] T_2 mapping 基于 4 个时间点采集的图像进行重建，分别为假定 T_2 时间的 0、0.33、0.66 和 1.00 倍时间点，连续两次激发之间的时间间隔为 4000 ms。

[c] 采用固定 TE/TR 的单次激发 SSFP 序列读取

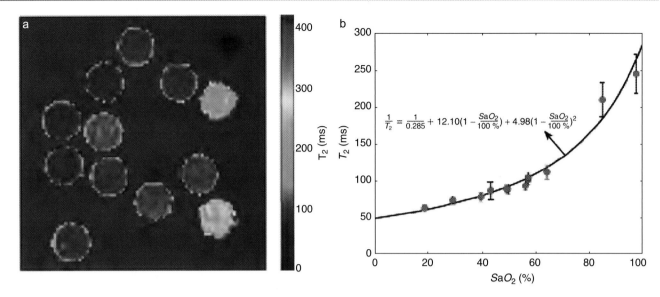

图10.2　校准 T₂ 和 SaO₂ 之间的关系。(a) 体外血液样本的 T₂ map，(b) 显示 T₂ 和 SaO₂ 之间关系的相应校准曲线。用一个 T₂ 准备序列用 SSFP 读数获得 (a) 中的 T₂ map，并从5幅图像中构建，T₂ 准备时间间隔均匀地分布在 0~200 ms 之间，估计的胎心率使用模拟 ECG 信号来触发：TE 1.15 ms，TR 3.97 ms，并行成像因子2，层厚5 mm，矩阵大小 224×181，视野 350 mm，间隔4 s，扫描时间16 s。(b) 中的数据点和误差条，来自于 T₂ 图像上每个样本内的手动绘制的感兴趣区 (ROI) 的平均值和标准差。实线表示 T2 和 SaO2 之间的关系。图中显示出这个关系的方程，用于计算从胎儿 T2 测量的 SaO2 值（另见书后彩图）

因此，我们认识到估算的血红蛋白浓度会给纯粹基于量化的 T₂ 的 MR 血氧定量法带来潜在的误差风险。然而，可能有一个解决这个问题的很好的方法，利用血液 T₁ 值和红细胞比容之间存在的强相关关系，即红细胞比容越大，T₁ 值越短[15]。因此，虽然血 T₂ 主要受 SaO₂ 影响，但受红细胞比容影响较弱，T₁ 主要受红细胞比容的影响，但受 SaO₂ 的影响较弱。我们的研究证明，这两个相关性可以用三次多项式方程表示，因此，除了具有非常高的 SaO₂ 的样本之外，任何一个样本的 T₁ 和 T₂ 值都只存在一个相应的 SaO₂ 和红细胞比容的解[38]。图 10.3 显示了基于该溶液的血氧饱和度和红细胞比容等高线的计算机模拟图。这项工作包括对该技术的验证，其中，对被控制为具有一定范围的氧饱和度的成人血液样品的常规血气分析和根据 MRI 测量的 T₁ 和 T₂ 值估算的红细胞比容之间有良好的一致性（图 10.4）。我们预测，如果用脐带血作为标本，通过校准 T₁ 和 T₂ 定量图像，可以开发出更精确的胎儿血氧含量无创检测技术。

10.5　利用相位对比 MRI 测量胎儿血流

胎儿彩色和脉冲多普勒技术能提供丰富的胎儿循环血流动力学信息，而且可以计算得到联合心室输出（combined ventricular output, CVO）和脐血流量[19, 29, 50, 55]，但是超声测量血管血流结果的准确性难以保证[11]。虽然空间分辨率低和运动伪影降低了用电影相位对比 CMR 测量的级别，也限制了其在妊娠晚期胎儿的使用，但是这种方法避免了超声测量所遇到的一些困难。这些问题包括在测量血管面积时因无法获得足够的角和不准确的角度带来的困难，并考虑到血管中心血流速度更快和与血管壁相邻的血流速度较慢的情况。在理想条件下，相位对比 CMR 比超声对血液定量更为准确，目前也已发表了获得小血管精确测量的时间和空间分辨率的相关标准[17, 24]。我们试图用血流体模来评估使用基群优化门控的相位对比 CMR 的准确性，并通过使用传统门控相位对比 CMR 测量与使用基群优化门控的方法测量成人志愿者颈部血管结果进行比较[18, 48]。比较结果显示在图 10.5 中，表明在胎儿较大血管中进行的流量测量很可能是准确的。关于胎儿相位对比 MRI 准确性的进一步研究发现，在使用相位对比 CMR 的直接和间接测量的肺血流量之间有很好的相关性[40]。图 10.6 显示了肺动脉血流与正常肺动脉和右动脉导管的差异与正常妊娠晚期胎儿右肺动脉和左肺动脉血流的总和有很好的一致性。

一种测量胎儿循环分布的方法是使用相位对比

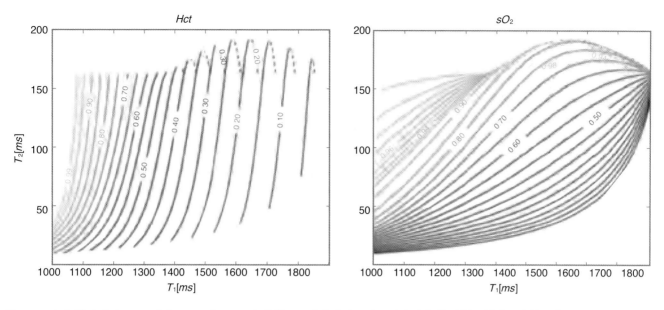

图 10.3　红细胞比容（T_1，T_2）和 SaO_2（T_1，T_2）的线图。注意右上图中两个解之间的重叠区域（如实线和虚线）

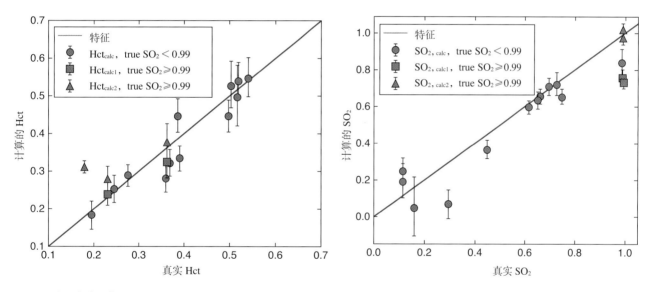

图 10.4　利用体外采集的成人血，发现红细胞比容和血氧饱和度（SaO_2）的真实值，与使用 T_1 和 T_2 值推导出的计算值之间存在良好的对应关系，表明 MRI 可用于非侵入性地测量宫内胎儿血液中的氧含量

心血管 MR 测量升主动脉、肺主动脉、动脉导管、右和左支肺动脉、上腔静脉、降主动脉和脐静脉的血流。升主动脉和肺主动脉的血流量总和得到联合心室输出量，根据以往羊胎的研究结果我们在此数据基础上增加了 3% 来代表冠状动脉血流 [44]。卵圆孔血流可以被认为是左心室输出和肺血流量之间的差异，因为肺动脉和卵圆孔血流是左心室充盈的两种替代来源。为了测量脐静脉，我们测量脐部以外的几厘米处、同时也靠近肝门的肝中脐静脉。脐静脉在肝

内段走行相对较直，避免了相位对比心血管 MR 测量在其自由环路中出现的更复杂的血流模式。我们的方法是复制相位对比心血管 MR 层面在每个较大的分支（升主动脉、肺主动脉、动脉导管、上腔静脉、降主动脉、脐静脉）来连续扫描 T_2 图像 [46]。图 10.7 显示了获得这些测量的一种方法，序列参数汇总在表 10.1。测量血氧量和血氧饱和度时，要遵循的一个重要原则是必须使用两个垂直于血管的长轴层面来确定扫描位置。这将确保成像平面是获取血

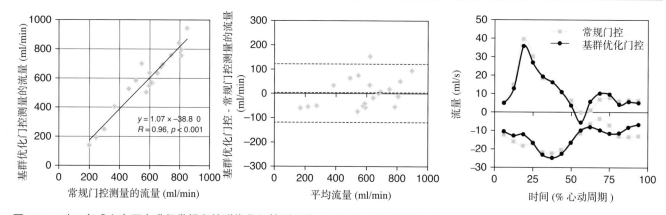

图 10.5 对 5 名成人志愿者进行常规和基群优化门控测量的对比研究。使用常规心电 PC CMR 与 PC CMR 和基群优化门控测量颈动脉和颈静脉。散点图显示了这两种方法之间的一致性，而 Bland Altman 图显示小到可以忽略的偏差。用两种方法测量右颈总动脉和右颈内静脉的血流曲线

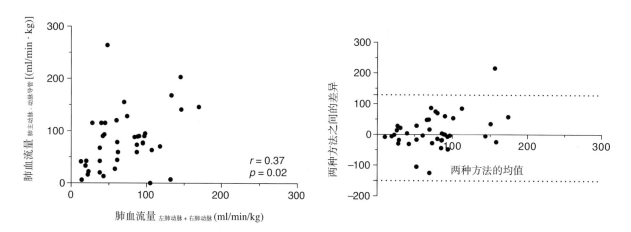

图 10.6 40 例胎儿进行直接和间接测量之间的相关性，肺动脉血流直接测量为右肺动脉和左肺动脉的总和，而间接测量为肺主动脉与动脉导管之间的差异。两种措施之间没有明显的偏差（差值的平均值：10 ml/（min·kg），标准差：57.3，95% 可信区间：-102.4 ~ 122.4 [ml/（min·kg）]

管的真实短轴方向，从而最小化部分容积效应。我们使用连续静态 SSFP（序列参数显示在表 10.1 中）获得了三个正交平面的胎儿胸部成像以指导随后的相位对比和 T₂ 扫描。这可能需要在研究期间重复数次，以便在胎儿或母体运动后准确定位血管。

目前使用基于目的设计的 MATLAB 程序来优化相位对比 CMR 的测量，该程序可在网上公开获取[27]。在基群优化门控之后，个体相位对比文件被传送回磁体计算机，并将它们转换成 DICOM 文件，这些文件可以使用传统的 CMR 软件来进行量化。我们使用 Q-Flow（Medis 公司，荷兰）将感兴趣区域放置在目标血管周围，以确定以 ml/min 为单位的血管流量。血管流量可通过测量胎儿体积而与胎儿

体重指数来标准化。一种类似的方法是使用 3D 平衡 SSFP 采集整个胎儿。在这个序列上羊膜血流的高信号和胎儿皮肤的暗信号之间的鲜明对比使得使用阈值法自动分割胎儿包膜变得相当简单。我们使用 Mimics by Materialize（Leuven）来实现这一点，并且应用了先前报告的胎儿体积到胎儿体重的转换：

$$胎儿体重 (g)=[胎儿体积 (ml)+120] \times 1.03$$

10.6　胎儿氧输送和消耗的计算

通过使用相位对比 CMR 和 MR 血氧定量法而测出的血管流量和血氧饱和度可用于量化胎盘功

能和胎儿代谢，这通过测量胎儿氧输送（oxygen delivery，DO$_2$）和消耗（consumption，VO$_2$）来实现。胎儿 DO$_2$ 是脐静脉流量和脐静脉氧含量的乘积。血液中的氧含量包括与血红蛋白结合的氧和血浆中溶解的氧。在成人血液中，血浆中的氧含量在 2%～3%，而在胎儿血液中，这一比例更低，因此胎儿血氧含量可以假设为与血红蛋白结合的氧的量[44]。对于成人血液，可以从血氧饱和度（SaO$_2$）和血红蛋白浓度 [Hb] 计算与血红蛋白结合的氧的量。

$$氧含量 (ml)=SaO_2 \times [Hb] \times 1.36$$

其中 1.36 是 1 g 血红蛋白在 1 个标准大气压下可以结合的氧的毫升数[44]。这一数字可能与胎儿血液相似，因为尽管胎儿血红蛋白对氧的亲和力更高，但是胎儿血红蛋白的总携氧能力与成人血红蛋白相同。

胎儿 VO$_2$ 由脐静脉积（Q$_{UV}$）血流量与脐静脉和脐动脉（umbilical artery，UA）氧含量差异（ΔC）的乘积决定。

$$胎儿 VO_2=Q_{UV} \times \Delta C_{UV-UA}$$

由于 UA 的小尺寸，在计算中使用降主动脉中的 T$_2$。如果假定上腔静脉中的大部分是来自大脑的静脉回流，那么胎儿脑 VO$_2$ 也可以近似为：

$$胎儿脑 VO_2=Q_{SVC} \times \Delta C_{AAo-SVC}$$

10.7　进一步的技术考虑

10.7.1　场强

胎儿 CMR 可在 1.5T 和 3T 系统上进行。1.5T 系统不易产生由磁场不均匀性引起的平衡 SSFP 带状伪影。但 3T 的信噪比增加使得相位对比 CMR 更稳定并且便于基群优化门控重建。一个重要的考虑因素是场强对 T$_2$ 和 SaO$_2$ 之间的关系的影响，因为在 3T 上 T$_2$ 值更短[22]。

10.7.2　患者体位和线圈选择

测量血氧量和血氧饱和度时，要遵循的一个重要原则是必须使用两个垂直于血管的长轴层面来确定扫描位置，结合脊柱线圈能提供胎儿成像的最佳信号。如果母亲处于侧卧位，那么在母亲的背部周围放置第二个表面线圈可以帮助改善整个视野的信号，这也是许多妇女在妊娠后期最舒服的体位。

10.8　正常胎儿循环

10.8.1　现有数据

对胎儿血流和血氧测量的解释需要了解正常胎儿心血管生理学。我们关于正常胎儿循环的许多概念来自于在绵羊胎儿中使用侵入性技术进行的大量实验。Abraham Rudolph 等人使用放射性微球注射到不同的静脉血管，结合来自不同的动脉和静脉的常规血气分析来定义胎儿血液循环中的氧和血氧含量的分布[44]。许多团队利用超声技术获得了关于人类胎儿循环中的血流分布的进一步信息[19, 20, 29, 50, 55]。这些研究证实，与羊胎儿相同，人类胎儿循环通过与卵圆孔和动脉导管的分流，使得血液绕过胎儿肺。因为气体交换发生在胎盘，而不是在肺，所以这种方式在胎儿循环中是可以存在的。由于胎儿用于体温调节的能量代谢少，所以胎儿即使存在于相对低的氧气环境中，也比新生儿具有更低的 VO$_2$[44]。

在羊胎儿中，胎儿心脏左侧的血氧饱和度比右侧高约 10%，源于一种显著的血流机制，即从胎盘返回的含氧血通过左肝和静脉导管优先穿过卵圆孔[44]。这种机制的存在可能是确保向发育中的大脑和心脏输送氧气的可靠来源。从 SVC 和下体返回的氧含量较低的血液优先流向三尖瓣，然后进入动脉导管和肺循环。由于妊娠晚期的肺血管阻力与肺动脉中的血氧含量成反比，所以在羊胎儿中保持高肺血管阻力[44]。

10.8.2　血流分布

基于对羊胎儿和人类肺血流量的超声测量，以及对人脑体积更大的考虑，Rudolph 预测了血液循环和氧饱和度在人类胎儿循环中的分布[44]。表 10.2 呈现了这些预估结果与我们在 40 例正常妊娠晚期胎儿中发现的比较。正常妊娠晚期人类胎儿循环分布的参考范围如表 10.3 所示。MRI 初步结果也显示在图 10.8 和 10.9 中。MRI 结果与 Rudolph 的预估非常

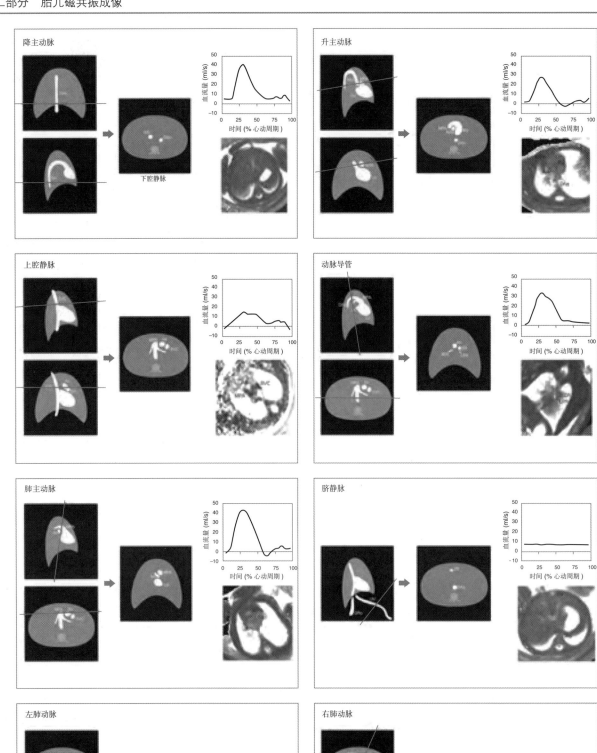

图 10.7　相位对比（PC）和从冠状、矢状和轴位扫描的 T_2 序列，显示了 PC 图像，每个目标血管典型的血流曲线和 T_2 图

相似，平均心室输出量为 465 ml/（min·kg），表明与羊胎儿中一样，右心室对心室输出量的贡献略大于左侧。右心室输出的 2/3 通过动脉导管，其余部分进入肺循环。因此，肺血流量约占心室输出量的 15% 或 75 ml/（min·kg）。约 3/4 的左心室输出进入头部和上肢，并回流到上腔静脉，其承载量约为 135 ml/（min·kg），约占心室输出量的 30%。余下心室输出量的 10% 通过主动脉峡部进入动脉导管，约 250 ml/（min·kg），有一半以上的心室输出量到达降主动脉。根据我们的 MRI 测量，有一半以上的降主动脉血流是通过脐带循环直接返回到胎盘。该值低于 Rudolph 的估计，但与后续更多超声研究一致。人胎儿脐带血流比羊胎儿低的一个可能的解释是人胎儿血液的血红蛋白浓度更高，因此胎儿的携氧能力比成人更高[44]。这种更高的携氧能力将允许胎盘在血流量较少的情况下输送相同量的氧气给胎儿。

10.8.3　氧饱和度

与先前在羊胎儿中进行的侵入性的血氧饱和度测量相一致，我们的 MR 血氧饱和度测量表明从胎盘输送氧气到胎儿大脑和冠状循环的类似机制也存在于人类中。虽然目前的 MR 技术的空间分辨率不足以量化包含胎儿肝循环在内的血管的氧含量，但我们发现升主动脉中的氧饱和度比肺主动脉的高 11%，这表明在胎儿中也存在着氧合血液从脐静脉通过静脉导管和卵圆孔进入左心的过程。30 个正常晚期妊娠胎儿中与羊胎儿进行的 MR 血氧饱和度检查结果的比较总结在表 10.4 中。我们发现在人类的 SaO_2 与羊相比有两个差异，那就是人的脐静脉和上腔静脉的 SaO_2 比羊更高。这可能是由于我们的 MRI 血氧饱和度技术的不准确，一方面是因为我们还没有用血红蛋白校准血氧饱和度，另一方面是因为上腔静脉的血管太小，是我们能测量血管的最小极限。在血管直径接近 5 mm 的情况下，我们所需的序列参数导致图像的空间分辨率低于上腔静脉的推荐极限，因为在这种分辨率下 T_2 值测量不受部分体积效应的影响[51]。然而，考虑实验是在麻醉的羊与未镇静的人等不同实验条件下进行，上述差异的发现也可能反映的是这两个物种的真实差异。我们获得的人胎儿的 DO_2 和 VO_2 与羊胎儿相似，这一点也支持关于脐静脉 SaO_2 的结论[44]。这些结果如表 10.5 所

表 10.2　用相位对比测定的人晚期妊娠和用放射性微球测定的羊晚期妊娠胎儿血液分布的比较[44]

		CVO	MPA	AAo	SVC	DA	PBF	DAo	UV	FO
平均流量，ml/(min·kg)	人	465	261	191	137	187	74	252	134	135
	羊	45	250	185	140	175	75	220	180	125
平均流量，% of CVO	人		56	41	28	41	15	54	29	29
	羊		56	41	31	39	17	49	39	28

CVO 心室输出量，MPA 肺主动脉，AAo 升主动脉，SVC 上腔静脉，DA 动脉导管未闭，PBF 肺动脉血流，DAo 降主动脉，UV 脐静脉，FO 卵圆孔

表 10.3　40 名妊娠晚期妇女使用相位对比 MRI 测量的胎儿血流量

	CVO	MPA	AAo	SVC	DA	PBF	DAo	UV	FO
平均流量，ml/(min·kg)	465	261	191	137	187	74	252	134	135
标准差	57	46	35	30	39	43	46	36	49
均值 ±2 倍标准差	(351, 579)	(169, 353)	(121, 261)	(77, 197)	(109, 265)	(0, 160)	(160, 344)	(62, 206)	(37, 233)
平均流量，% of CVO		56	41	29	40	16	55	29	29
标准差		6	6	7	8	9	10	9	11
均值 ±2 倍标准差		(44, 68)	(29, 53)	(15, 43)	(25, 57)	(0, 34)	(35, 75)	(11, 47)	(7, 51)
模拟平均流量，% of CVO		56	41	28	41	15	54	29	29

FO 流量是左室流出量减去肺流量

CVO 心室输出量，MPA 肺主动脉，AAo 升主动脉，SVC 上腔静脉，DA 动脉导管未闭，PBF 肺动脉血流，DAo 降主动脉，UV 脐静脉，FO 卵圆孔

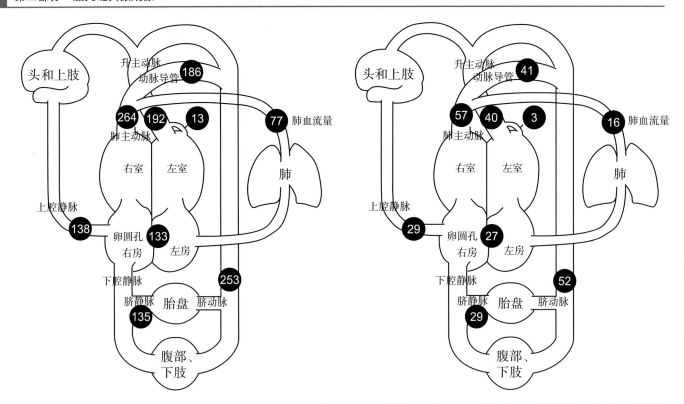

图 10.8 在 40 个晚期妊娠胎儿中用相位对比 MRI 测量的正常人胎儿循环的分布，表示为平均值（左图），并转换为心室输出（右图）的模型平均百分比。根据羊胎儿的结果估计冠状动脉血流量（9），FO 为 LV 输出和 PBF 之间的差异

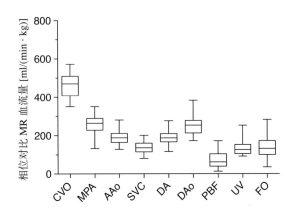

图 10.9 40 例晚期妊娠正常胎儿中以 ml/(min·kg) 表达的相位对比 MRI 测量的单个血管的血流图。盒子显示中值和四分位数范围，上下范围线显示每个血管的范围。CVO 联合心室输出，MPA 肺主动脉，AAo 升主动脉，SVC 上腔静脉，DA 动脉导管，DAo 降主动脉，PBF 肺动脉血流量，UV 脐静脉，FO 卵圆孔

示，其中包含胎儿脑 VO_2 的测量。据 Rudolph 估计，人类胎儿脑约比羊胎儿脑大 5 倍，我们的结果表明胎儿脑 VO_2 占人类胎儿 VO_2 的一半，与其估计结果

相一致。我们的胎儿总 VO_2 的结果也非常类似于在分娩时的胎儿的常规脐带脐血穿刺血气分析和脐静脉测量的结果[1]。在之前的研究中，研究者获得的胎儿 DO_2 值比使用 MRI 测量的值低，这主要是因为他们观察到的脐静脉流量较低。事实上，在先前的研究中报告的超声血流测量是任何所报告的超声测量中最低的。我们想知道这是否反映了在分娩期间子宫收缩导致脐带血流的变化。在胎儿分娩时胎儿的氧提取分数（胎儿 VO_2 与胎儿 DO_2 的比值）比先前羊胎儿研究中和我们的 MRI 方法中报告的值约大 1/3。

10.8.4 低氧性肺血管收缩

在我们前期一项评估胎儿血流动力学的研究中，使用 T_2 定量扫描测量血氧饱和度，利用相位对比 CMR 测量血流量，结果发现肺动脉的氧含量与肺血流量存在关联。肺血管氧含量与肺血管阻力成反比，该结论与 Rudolph 等在羊上得到的结果是一致的[44]。在这一反应中所涉及的生物化学机制在很大程度上是在羊上得到确认，其中包括肺动脉内

表 10.4　羊和人胎儿 MRI 测得的血氧参数比较 [44]

	UV	AAo	MPA	SVC	DAo
T_2 值，ms	201 ± 22	125 ± 18	105 ± 17	89 ± 16	108 ± 15
SaO$_2$（MRI 测量人胎儿）	88 ± 4	67 ± 7	56 ± 9	46 ± 10	58 ± 8
羊胎儿平均 SaO$_2$（实际测量）	80	65	55	40	60

UV 脐静脉，AAo 升主动脉，MPA 肺主动脉，SVC 上腔静脉，DAo 降主动脉

表 10.5　人和羊妊娠晚期胎儿氧输入量、氧消耗量和脑氧消耗量比较 [单位 ml/（min · kg）] [44]

	氧输入量（DO$_2$）	氧消耗量（VO$_2$）	脑氧消耗量（CVO$_2$）
人	20.4（3.5）	6.4（1.7）	3.6（0.8）
羊	~ 20	7 ~ 8	

皮释放一氧化氮，通过 cGMP 导致肺小动脉平滑肌舒张 [16]。Rasanen 等的研究显示，这种反应也存在于正常的人胎儿在急性母体高氧状态下的血液循环中 [41]。在我们的 MRI 初步研究中，与这种已知的关系保持一致的是我们发现 MPA T_2 与肺血流量之间的合理相关性。有意思的是，我们也发现了 UV T_2 与肺血流量之间的相似关系，表明晚期妊娠胎儿的肺血流也可能与胎盘功能的细微变化有关。如图 10.10 所示，我们发现了存在于 UV 和 MPA T_2 之间的关系。

基于 MRI 数据发现在正常妊娠晚期，人类胎儿循环中肺血流量的变化范围非常大 [40]。肺血流量从低至 15 ml/(min · kg)（2% 的心室输出量）到高达 185 ml/(min · kg)（>30% 的 CVO）。有趣的是，这种变化在相当稳定的 AAo 中也存在。左心室输出由肺循环和穿过卵圆孔的右肺动脉分流提供，肺静脉回流和稳定 AAo 血流表明肺血流量与卵圆孔分流量之间存在相反关系。图 10.11 显示了这些变量之间的关系。鉴于我们观察到 UV T_2 与肺血流量之间的关系，氧合的血在卵圆孔上的流动程度也可能有一定的变化，从而在脐静脉氧含量低的情况下增加血流以及在氧含量高的情况下减少血流。具有高肺血流量和低卵圆孔分流的良好氧合的胎儿将很好地适应向出生后循环的过渡，而低肺血流量可能是迟发性胎盘功能不全的一个征兆 [52]。

10.8.5　氧输送和消耗、脐静脉流量和动静脉差异

MR 血氧饱和度和流量定量的组合提供了一些有趣的视角来观察各种参数之间的关系，以确定胎儿 DO$_2$ 和 VO$_2$。图 10.12 显示了 30 个正常晚期妊娠胎儿的脐静脉和降主动脉的 T_2 之间关系以及这两者的差异和脐静脉流量之间的关系。这一数据表明，这两个值是密切相关的，导致胎儿循环中动静脉之间差异能稳定在 25% 左右。有趣的是，这种关系似乎不受脐静脉血流变化的影响，这表明胎儿 DO$_2$ 和

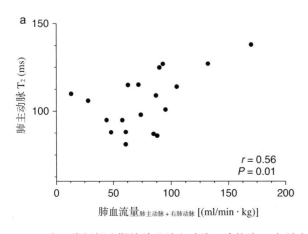
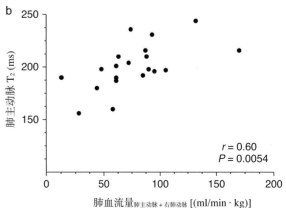

图 10.10　30 名正常妊娠晚期的胎儿肺主动脉、脐静脉 T_2 与肺血流量的关系图，通过应用 T_2 mapping 和带优化门控的相位对比 CMR 得到

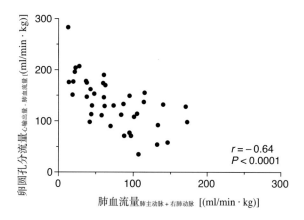

图 10.11　40 例妊娠晚期胎儿的 MRI 散点图显示肺血流量与卵圆孔分流量呈负相关

10.9　急性缺氧时的胎儿循环反应

　　胎儿体循环和肺循环之间的相互联系使得胎儿在应对缺氧环境时能做出特殊的循环反应，这在羊胎儿以及受胎盘功能不全影响的人类胎儿中得到了很好的验证 [7, 44, 57]。这种所谓的"脑储备"生理学机制是由不同血管床的血管阻力的相反变化所驱动，并导致胎儿明显的循环血量重新分配。这些阻力的变化是通过颈动脉化学受体介导的，它可影响脑血管舒张以及儿茶酚胺引起的外周血管阻力增加和先前讨论的低氧性肺血管扩张。其结果是，当胎儿血液中的氧含量显著降低时，尽管心输出量增加有限，胎儿依然能够维持向脑和心脏的氧输送。

　　我们使用相位对比 MRI 观察了胎儿迟发性宫内发育迟缓的胎儿脑储备生理状态 [54]。在宫内发育迟缓的胎儿前期试验中，如图 10.13 所示，我们发现上腔静脉流量显著增加，肺血流量和脐静脉血流量减少。在一些更有意思的个例中，上腔静脉血流量可以达到正常值的 2 倍，脐静脉血流量减半。

　　VO_2 在很大程度上取决于胎儿胎盘灌注。事实上，尽管需谨慎解释这两个不相互独立指标（胎儿 DO_2 和 VO_2 都包括相同的脐静脉血流测量和脐静脉 T_2 值测量）之间的关联，但在正常胎儿中似乎存在胎儿 VO_2 和 DO_2 的匹配，这在很大程度上是脐静脉血流的表现。在胎儿动物模型中已经观察到胎儿氧合对脐静脉血流的依赖性，而血压被认为是正常羊胎儿中脐静脉血流的重要决定因素 [21, 44]。因此，我们建议，脐静脉血流可能有点类似于肺通气在出生后的循环，并可能根据胎儿的氧代谢需求而变化。在睡眠期间，当胎儿 VO_2 值低时，胎儿自主神经张力和血压低，导致脐静脉流量降低，因此胎儿 DO_2 减低。相比之下，当胎儿活跃时，副交感神经活动减少，交感神经支配增加，导致血压和脐静脉血流量升高和较高的 DO_2。

10.10　胎儿对慢性缺氧的代谢反应

　　虽然"脑储备生理"可以在急性缺氧的环境中维持脑和心脏 DO_2，但这是以降低其他器官的氧含量为代价的，这显然会增加这些器官出现缺氧缺血性损伤的风险。慢性胎儿缺氧的动物实验模型揭示了一些对急性缺氧反应相似的特征性循环再分布 [42]。已知的慢性缺氧的继发性适应包括胎儿行为的改变、胎儿活动减少和胎儿生长的减少。胎羊慢性缺氧模型

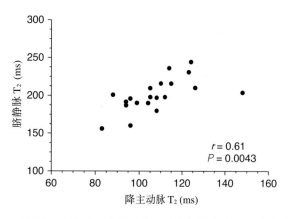

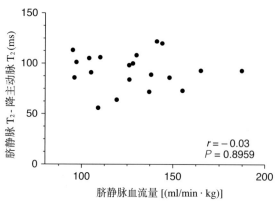

图 10.12　30 例正常妊娠晚期胎儿的脐静脉与降主动脉 T_2 的相关性（左图）。动静脉的 T_2 差异（脐静脉和降主动脉）在正常胎儿循环中不受脐静脉血流量的影响（右图）

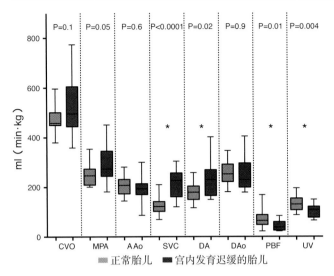

图 10.13 MRI 测量 14 个宫内发育迟缓的胎儿和 26 个正常胎儿的主要血管血流（CVO：联合心室输出量，MPA：肺主动脉，AAo：升主动脉，SVC：上腔静脉，DA：动脉导管，DAo：降主动脉，PBF：肺血流量，UV：脐静脉）。宫内发育迟缓的胎儿表现为血流再分配：高上腔静脉血流量和低肺血流量。低脐静脉血流量提示胎盘功能不全。* 表示差异有统计学意义

显示，随着母体 FiO_2 的减少，VO_2 在停止生长的情况下减少了 20%，胎儿运动的减少导致胎儿 VO_2 进一步下降 20%。随着血液流向脑循环的减少，胎儿脑 VO_2 通过降低神经元代谢而达到类似的减少 [34]。在被称为胎盘限制模型的产前肉阜切除的慢性胎儿缺氧的羊模型制备中，除肾上腺血流量增加外，胎儿循环的分布是正常的 [39]。在这些导致不对称胎儿生长受限妊娠动物中，胎盘血流不足的唯一血流动力学指标是胎儿血液氧张力的降低。如果类似的情况发生在人类胎儿，唯一来识别处于增加死胎和异常脑发育的风险的胎儿的机会可能是需要连续超声测量来记录这种不良生长。但是基于超声波的胎儿生物测定在妊娠末期成像效果不佳是其另一个障碍。

在对 40 个胎儿进行的初步研究中，10 个小于胎龄（SGA）胎儿与 30 个适当生长的（AGA）胎儿相比，SGA 胎儿脐静脉 T_2 和 DO_2 明显减少 [61]。虽然大多数 SGA 胎儿有支持胎盘组织病理和新生胎儿宫内发育迟缓的依据，但是两组之间的胎儿多普勒参数没有差异。图 10.14 为 SGA 和 AGA 组中胎儿心血管 MR 和多普勒参数的比较。图 10.15 显示了一个受试者的系列多普勒、MRI 和胎儿体重的结果，妊娠期常规临床监测中未发现明显问题，但是仔细

分析 MRI 数据显示胎儿存在明显迟发性胎儿宫内发育迟缓 [62]。虽然在三次连续扫描中，多普勒参数和 MRI 血液的分布是正常的，但 T_2 及胎儿 DO_2 和 VO_2 的逐步减少表明胎盘功能的下降是胎儿体重从妊娠 34 周时第五十百分位数下降至出生时（妊娠 39 周）体重第五百分位数左右的原因。此种情况下胎盘组织学发现胎盘重量减低、脐带过卷和绒毛膜发育不全。这些数据表明，胎儿心血管 MR 可能在诊断和监测迟发性胎儿宫内发育迟缓上有一定的效用。目前这仍然是一个活跃的研究领域。

10.11 先天性心脏病胎儿的循环

虽然灰阶超声为胎儿先天性心脏病的诊断和鉴别诊断提供了最有力的解剖影像，多普勒超声提供了丰富的血流动力学信息，但是有关先天性心脏病对胎儿血流和氧分布的影响的研究相对较少。先天性心脏病对这些参数及其对胎儿脑和肺发育的相关影响可能会令人惊讶 [10, 44]。在左心发育不全综合征与大动脉转位情况下，胎儿因肺血管疾病造成的死亡率较高 [2, 37]，然而在法洛四联症中肺动脉发育变异却有着重要的长期影响。越来越多的证据表明，先天性心脏病中出现的延迟胎脑成熟与围术期脑损伤和长期神经发育延迟的风险增加有关 [4, 8]。我们使用血流和血氧饱和度的组合来研究先天性心脏病对胎儿循环中血流和氧分布的影响 [53]。当这些参数与胎儿器官体积测量相结合时，我们可以获得有关胎盘功能、心血管疾病、胎儿代谢和胎儿器官生长发育之间关系的信息。

10.12 先天性心脏病对胎儿血管流量和血氧饱和度的影响

表 10.6 为 MRI 对 51 个胎儿的血流动力学评估的初步结果，其中 33 个正常妊娠晚期胎儿与一系列常见的发绀型先天性心脏病胎儿的比较 [35]。我们的研究结果发现被称为"单心室生理学"的先天性心脏病胎儿心室发育不佳，联合心室输出量较低，在 Ebstein 畸形的胎儿中发现联合心室输出量最低。上腔静脉血流和肺血流量在所有患者组中都是相当稳定的。正如预期的那样，胎儿左心发育不全综合征具有较低的升主动脉血流量和更高的肺主动脉和动脉导管血流量，而法洛四联症胎儿具有更高的升主

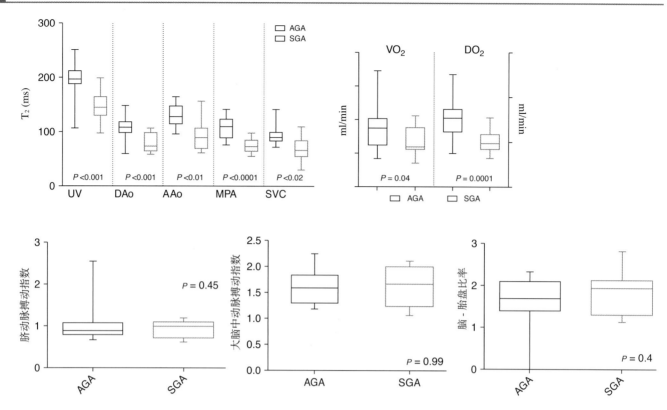

图 10.14　小于胎龄（SGA）和适当生长（AGA）的胎儿 MRI 和多普勒血流动力学参数

动脉血流量和较低的肺主动脉和动脉导管血流量。整个胎儿循环中的 SaO_2 在先天性心脏病患儿中低于正常值，包括更低的脐静脉 SaO_2 和升主动脉 SaO_2。尽管有关依赖于假定红细胞比容和胎儿 MRI 技术仍存在一些局限性，但这些限制可能同样适用于每个患者组，目前也尚缺乏先天性心脏病对胎儿血流动力学影响的较有说服力的图像。单心室患者的低联合心室输出量与先前的超声发现相一致，并且可能反映了这些胎儿在功能性心室中提供的心输出量代偿性增加的上限。就像在 Ebstin 畸形患者组中证明的那样，他们维持正常的心输出量的能力可能会进一步受存在显著房室瓣反流的影响。脐血对胎儿血压的依赖性反过来也会受心排血量的影响，这可能解释了 SV 患者的低脐静脉血流。低联合心室输出量并没有解释为什么三尖瓣闭锁胎儿的胎盘血流量低于其他单心室患者。其原因尚不清楚，另外的可能是由于样本量较少而带来结果的不真实性。在右（法洛四联症）和左（左心发育不全综合征）心室流出道梗阻状态下，法洛四联症和左心发育不全综合征的升主动脉和肺主动脉血流分布的变化是可以预期的。在许多患有先天性心脏病的胎儿中发现的脐静

脉 SaO_2 的减少可能是由胎盘异常引起的，这在先天性心脏病胎儿中似乎非常普遍[14]。然而，如图 10.16 所示，胎盘通过动脉导管和卵圆孔向左心室和主动脉的正常血流的消失可引起升主动脉 SaO_2 的减少。

10.13　胎儿脑血流动力学异常与胎儿脑体积的关系

在 30 例先天性心脏病胎儿和 30 例胎龄相仿的对照组中，将血氧饱和度和流量测量相结合来计算胎儿 DO_2、VO_2、胎儿 OEF 和胎儿脑 DO_2、VO_2 和 OEF。在这两组胎儿中，将这些血流动力学参数与胎儿脑重量进行比较，胎儿脑重量使用 3D SSFP 序列进行估计。结果表明，脑发育异常的血流动力学基础和典型的先天性心脏病皆是脐带静脉氧含量的减少和胎盘充氧血向升主动脉的正常流动失败，升主动脉血氧饱和度平均降低 10%，而脑血流量和脑氧摄取量与对照组无显著差异。这导致了先天性心脏病胎儿的脑氧输送减少了 15%，脑 VO_2 减少了 32%，这都与胎儿脑体积减小了 13% 有关。胎儿脑体积与升主动脉氧饱和度和脑 VO_2 有关。分析结果

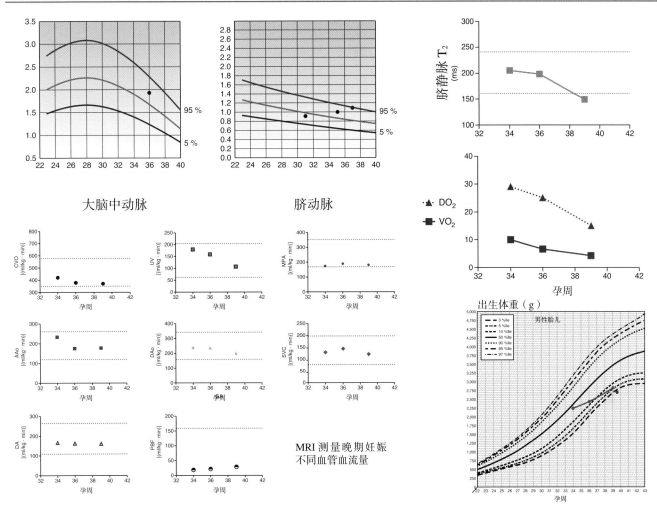

图 10.15 临床隐匿迟发性胎儿宫内发育迟缓的多普勒和 MRI 参数及胎儿对胎盘功能不全的循环和代谢适应性改变

如图 10.17 和表 10.7 所示。

10.14 先天性心脏病胎儿 MRI 血流动力学与新生儿脑的关系

　　粗略评估胎儿脑成熟度的主要方法依然是测量脑大小，但是 MRI 可以得到一些指标细致评估脑发育情况。目前主流的形态学评分系统，包括白质髓鞘化和皮质折叠的分级测量，如总成熟评分，以及脑微结构（DTI）和代谢（MRI 波谱）的测量 [23, 30]。图 10.18 所示的胎儿血流动力学参数与新生儿脑 MRI 指数之间对比的早期结果也证明了胎儿和胎儿脑 VO_2 的减少和新生儿脑 MRI 异常之间的关系 [31]。较高的上腔静脉血流量和较高的白质 ADC 之间的关系表明，先天性心脏病和妊娠晚期胎盘疾病的组合可能是围生期胎儿脑缺氧缺血性损伤的危险因素。事实上，在有

"大脑保留生理学"证据的胎儿中，我们发现新生儿脑成像中脑室周围白质软化的发生率很高 [28]。

10.15 MRI 对胎儿介入治疗血流动力学变化的评估

　　最初使用 MRI 评估胎儿先天性心脏病，是通过常规的 T_2WI 快速自旋回波成像识别肺淋巴扩张来诊断肺静脉阻塞 [47]。在病理文献中报告的这一发现反映了肺循环中的静水压和淋巴管流量增加的情况下肺淋巴管回流受阻失败。这导致了在 T_2WI 上产生沿支气管血管结构并通过小叶间隔延伸到肺表面的高信号线性分支结构（图 10.19）。它可能与乳糜性胸腔积液有关，在这种情况下，更具特征性的是肺表面的"鹅卵石"征。在高度受限或完整的心房间隔的 HLHS 中存在肺淋巴管扩张是肺静脉的动脉化和肺

表 10.6　正常胎儿和发绀型先天性心脏病胎儿主要血管的血流量和氧饱和度比较

	血流量，ml/min/kg，均值 ± 标准差（病例数）								血氧饱和度，%，均值 ± 标准差（病例数）				
	CVO	AAo	MPA	SVC	DAo	UV	DA	PBF	UV	AAo	MPA	DAo	SVC
正常人	469 ± 57 (33)	208 ± 42 (33)	246 ± 40 (33)	137 ± 33 (33)	237 ± 44 (33)	130 ± 31 (33)	180 ± 52 (33)	71 ± 33 (33)	80 ± 5(33)	59 ± 6(33)	52 ± 7(33)	53 ± 6(33)	45 ± 6(33)
HLHS	429 ± 119 (13)	56 ± 53 (13)	368 ± 121 (14)	141 ± 42 (15)	220 ± 62 (14)	120 ± 37 (14)	298 ± 110 (12)	78 ± 43 (12)	80 ± 10(5)	48 ± 4(3)	48 ± 8(4)	50 ± 9(5)	36 ± 10(5)
TOF	482 ± 80 (12)	387 ± 88 (12)	84 ± 51 (11)	129 ± 35 (12)	261 ± 84 (11)	140 ± 53 (11)	78 ± 117 (6)	79 ± 89(8)	68 ± 13 (10)	53 ± 11(9)	50 ± 16(5)	50 ± 11 (10)	32 ± 12(8)
TGA/IVS	498 ± 102 (13)	272 ± 62 (13)	211 ± 49 (13)	170 ± 72 (13)	250 ± 60 (13)	133 ± 25 (13)	133 ± 55 (11)	83 ± 90 (10)	71 ± 8(7)	46 ± 13(7)	53 ± 13(7)	49 ± 10(7)	39 ± 11(7)
Ebstein 畸形	285 ± 115 (5)	207 ± 58 (5)	150 ± 212 (2)	101 ± 16 (5)	162 ± 57 (6)	112 ± 40 (6)	110 ± 125 (2)	71 ± 69(2)	78 ± 10(6)	46 ± 2(4)	44 ± 0(1)	45 ± 8(6)	33 ± 5(4)
三尖瓣闭锁	414 ± 53 (7)	229 ± 102 (7)	173 ± 115 (7)	138 ± 46 (7)	195 ± 44 (7)	80 ± 41(7)	125 ± 82 (6)	73 ± 43(7)	73 ± 8(5)	47 ± 11(5)	50 ± 13(3)	47 ± 11(5)	36 ± 12(5)

HLHS 左心发育不良综合征，TOF 法洛四联症，TGA/IVS 大动脉转位，CVO 心室输出，AAo 升主动脉，MPA 肺主动脉，SVC 上腔静脉，UV 脐静脉，DAo 降主动脉，DA 动脉导管末闭，PBF 肺血流

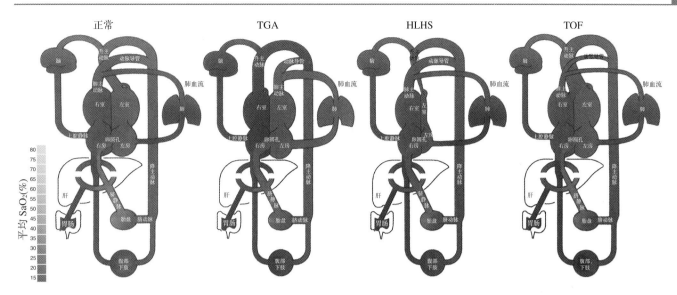

图 10.16　MRI 显示的转位（TGA）、左心发育不全综合征（HLHS）和法洛四联症（TOF）的胎儿血流动力学代表性案例。在 TGA，经卵圆孔的含氧血流在升主动脉中饱和度较低。在 HLHS，因为只有一个出口，所以没有血流流出，而脐带下垂加剧减少了供应给大脑的血液中氧含量。在 TOF，因室间隔缺损右向左的分流也会导致血液循环中氧含量的稀释（另见书后彩图）

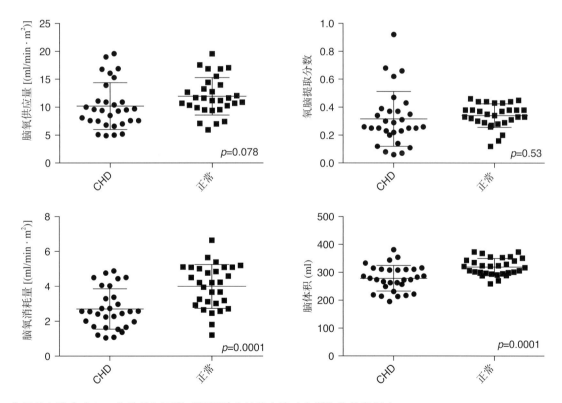

图 10.17　先天性心脏病（CHD）胎儿与正常对照组胎儿的脑血流动力学和脑体积相比

动脉的发育不全和增厚等肺血管疾病的标志。多普勒超声通过证实肺静脉内心房波的反转能可靠地识别肺静脉阻塞，并且这一发现和 MRI 上的淋巴管扩张都预示预后不良 [2]。

对于具有完整房间隔的左心发育不全综合征患

者的不良预后的研究推动了胎儿干预治疗方面的发展，其目的是通过在肺隔膜上产生肺静脉回流的无障碍通路来解压肺静脉 [6]。胎儿 MRI 显示在胎儿宫内介入术后肺血流的改善，与出生后的氧合和血流动力学稳定性相关，尽管它们对长期生存的影响仍

表 10.7   正常胎儿和先天性心脏病胎儿血流动力学参数和脑体积比较

	先天性心脏病胎儿（n=30）	正常胎儿（n=30）	**P** 值
孕周	36(1.0)	36(1.0)	0.5
估算胎儿体重 (kg)	2.9(0.5)	3.1(0.3)	0.16
胎儿脑体积 (ml)	279(46)	319(30)	0.0001
心室输出 [ml/(min·kg)]	433(81)	459(46)	0.14
上腔静脉 [ml/(min·kg)]	132(35)	137(33)	0.6
升主动脉血氧饱和度 (%)	48(9)	58(6)	0.0001
脐静脉血氧饱和度 (%)	73(9)	79(5)	0.0004
脐静脉流量 [ml/(min·kg)]	115(29)	129(28)	0.03
胎儿氧输入量 [ml/(min·kg)]	17.1(4.4)	20.4(4.2)	0.006
胎儿氧提取分数 (%)	36(8)	35(7)	0.93
胎儿氧消耗量 [ml/(min·kg)]	5.8(1.4)	6.9（1.6）	0.007
脑输入量 [ml/(min·kg)]	10.2(4.2)	12.0(3.4)	0.08
脑氧提取分数 (%)	32(20)	34(8)	0.53
脑氧消耗量 [ml/(min·kg)]	2.7(1.2)	4.0(1.2)	0.0001

独立样本 t 检验

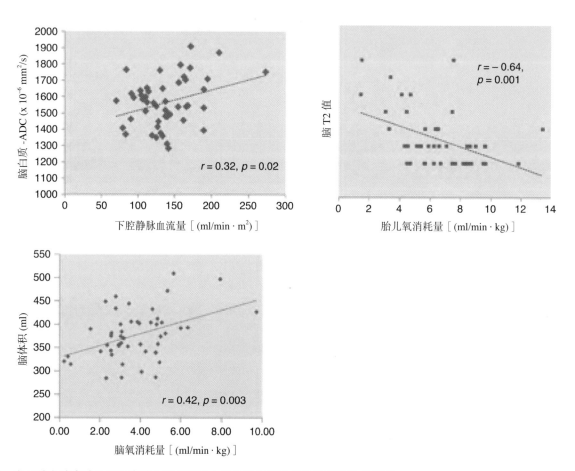

图 10.18   先天性心脏病胎儿和正常胎儿脑血流动力学参数与新生儿脑发育指数的关系

然不确定。

最近研究的热点聚焦于用 MRI 评估慢性母体高氧情况，以防止胎儿从左心室发育不良的初始阶段进展为左心发育不全综合征。我们在 MRI 扫描过程中给母体注射 60% ~ 70% 的 FiO₂，观察到这一左心室较小的胎儿的肺血流倍增[5]。在这种情况下，升主动脉血流量没有如我们期望那样增加；相反，我们发现了通过卵圆孔的反向血流，这能反映对左心

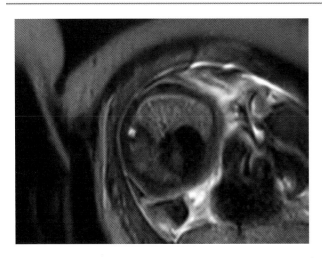

图 10.19　T_2WI 快速自旋回波序列显示妊娠 28 周宫内肺静脉梗阻对肺淋巴管扩张症影响

充盈的限制程度。因为出生后一段时间明显的肺血管扩张后进行双心室修复是可能实现的，长期的母亲过度高氧可能会导致左心结构的增长。动物实验和人类超声数据相一致，我们确认在高氧浓度的母体通气期间胎盘氧传递增加。最近的研究显示，在先天性心脏病胎儿和 17 个正常胎儿中脐静脉 T_2 值和肺血流的增加，表明了 MRI 在参与这种胎儿干预的检查中的潜力[36]。

结论

本章主要呈现个人对 MRI 在探索胎儿心血管系统中的潜力的经验。专注于单一中心的研究主要反映了目前的胎儿 CMR 实践还是小规模的。虽然胎儿 CMR 目前仍主要是研究工具，而不是临床应用，但是其补充超声评估心血管和胎盘疾病的潜力还是非常值得期待的。事实上，考虑到 MRI 的通用性，很可能我们只是才开始认识到 MRI 在提高对胎儿和子宫胎盘循环的理解方面的潜力。未来更快的成像技术和其他能克服运动伪影的方法及技术的发展将使得 MRI 在胎儿早期妊娠的成像中发挥重要作用。

（Mike Seed　著）

参考文献

1. Acharya G, Sitras V (2009) Oxygen uptake of the human fetus at term. Acta Obstet Gynecol Scand 88:104–109
2. Al Nafisi B, van Amerom J, Forsey J, Jaeggi E, Grosse-Wortmann L, Yoo S-J et al (2013) Fetal circulation in left-sided congenital heart disease measured by cardiovascular magnetic reso-nance: a case–control study. J Cardiovasc Magn Reson 15:65
3. Baker P, Johnson I, Gowland P (1994) Fetal weight estimation by echo-planar magnetic resonance imaging. Lancet 343:644–645
4. Beca J, Gunn J, Coleman L, Hope A, Reed P, Hunt R et al (2013) New white matter brain injury after infant heart surgery is associ-ated with diagnostic group and the use of circulatory arrest. Circulation 127:971–979
5. Borik S, Macgowan CK, Seed M (2015) Maternal hyperoxygen-ation and foetal cardiac MRI in the assessment of the borderline left ventricle. Cardiol Young 25:1214–1217
6. Chaturvedi R, Ryan G, Seed M, van Arsdell G, Jaeggi E (2013) Fetal stenting of the atrial septum: technique and initial results in cardiac lesions with left atrial hypertension. Int J Cardiol 168(3):2029–2036
7. Cohn H, Sacks E, Heymann M, Rudolph A (1974) Cardiovascular responses to hypoxemia and acidemia in fetal lambs. Am J Obstet Gynecol 120:817–824
8. Dimitropoulos A, McQuillen P, Sethi V, Moosa A, Chau V, Xu D et al (2013) Brain injury and development in critical congenital heart disease. Neurology 81:241–248
9. Dong S, Zhu M, Li F (2013) Preliminary experience with cardio-vascular magnetic resonance in evaluation of fetal cardiovascular anomalies. J Cardiovasc Magn Reson 15:40
10. Donofrio M, Moon-Grady A, Hornberger L, Copel J, Sklansky M, Abuhamad A et al (2014) Diagnosis and treatment of fetal cardiac disease: a scientific statement from the American Heart Association. Circulation 129:2183–2242
11. Gill R (1985) Measurement of blood flow by ultrasound: accuracy and sources of error. Ultrasound Med Biol 7:625–642
12. Giri S, Chung Y-C, Merchant A, Mihai G, Rajagopalan S, Raman S et al (2009) T2 quantification for improved detection of myocardial edema. J Cardiovasc Magn Reson 11:56
13. Giri S, Shah S, Xue H, Pennell M, Guehring J, Zuelsdorff S et al (2012) Myocardial T2 mapping with respiratory navigator and automatic nonrigid motion correction. Magn Reson Med 68(5):1570–1578
14. Goff D, McKay E, Davey B, Thacker D, Khalek N, Miesnik S et al (2011) Placental abnormalities in fetal congenital heart disease. Circulation 124, A11260
15. Grgac K, van Zijl P, Qin Q (2013) Hematocrit and oxygenation dependence of blood 1H2O T1 at 7 tesla. Magn Reson Med 70:1153–1159
16. Heymann M (1999) Control of the pulmonary circulation in the fetus and during the transition period to air breathing. Eur J Obstet Gynecol Reprod Biol 84:127–132
17. Hoffman M, Visser F, Van Rossum A, Vink Q, Sprenger M, Westerhof N (1995) In vivo validation of magnetic resonance blood volume flow measurements with limited spatial resolution in small vessels. Magn Reson Med 33:778–784
18. Jansz M, Seed M, van Amerom J (2010) Metric optimized gating for fetal cardiac MRI. Magn Reson Med 64:1304–1314
19. Kenny J, Plappert T, Doubilet P, Saltzman D, Cartier M, Zollars L et al (1987) Changes in intra-cardiac blood flow velocities and right and left ventricular stroke volumes with gestational age in the nor-mal human fetus: a prospective Doppler echocardiographic study. Circulation 60:338–342
20. Kiserud T, Ebbing C, Kessler J, Rasmussen S (2006) Fetal cardiac output, distribution to the placenta and impact of placental compro-mise. Ultrasound Obstet Gynecol 28:126–136
21. Lawrence D. Longo (2011) Respiratory Gas Exchange in the Placenta. The Respiratory System, Gas Exchange: Supplement 13: Handbook of Physiology, First published in print 1987. Compr Physiol, doi: 10.1002/cphy.cp030418, pp 351–401
22. Lee T, Stainsby J, Hong J, Han E, Brittain J, Wright G (2003) Blood relaxation properties at 3T – effects of blood oxygen saturation. Proc Intl Soc Mag Reson Med 11, pp 131
23. Licht D, Shera D, Clancy R, Wernovsky G, Montenegro L, Nicholson S et al (2009) Brain maturation is delayed in infants with complex congenital heart defects. J Thorac Cardiovasc Surg

137:529–536

24. Lotz J, Meier C, Leppert A, Galanski M (2002) Cardiovascular flow measurement with phase-contrast MR imaging: basic facts and implementation. Radiographics 22:651–671

25. Luz A, Meiboom S (1963) Nuclear magnetic resonance study of protolysis of trimethylammonium ion in aqueous solution: order of the reaction with respect to the solvent. J Chem Phys 39:366–370

26. Macgowan C (n.d.) Metric optimized gating. Retrieved from http://metricoptimizedgating.github.io/MOG-Public/

27. Macgowan C, Sled J, Seed M (n.d.) Fetal MRI research. Retrieved from http://www.sickkids.ca/Research/fetalMRI/index.html

28. Madathil S, Sun L, Saini B, Yoo S-J, Jaeggi E, Grosse-Wortmann L et al (2015) MRI reveals increased superior vena caval blood flow in human fetuses with congenital heart disease, abnormal placental pathology and neonatal brain white matter changes. J Cardiovasc Magn Reson 17(S1):O92

29. Mielke G, Benda N (2001) Cardiac output and central distribution of blood flow in the human fetus. Circulation 103:1662–1668

30. Miller S, McQuillen P, Hamrick S, Duan X, Glidden D, Charlton N et al (2007) Abnormal brain development in newborns with congenital heart disease. N Engl J Med 357:1928–1938

31. Muthusami P, Madathil S, Blaser S, Jaeggi E, Grosse-Wortmann L, Yoo S-J et al (2015) Reduced fetal cerebral oxygen consumption is associated with abnormal white matter in newborns with congenital heart disease. J Cardiovasc Magn Reson 17(S1):P201

32. Nicolaides K, Clewell W, Mibashan R, Soothill P, Rodeck C, Campbell S (1988) Fetal haemoglobin measurement in the assessment of red cell isoimmunisation. Lancet 331:1073–1075

33. Nield L, Xiu-Ling L, Valsangiacomo E (2005) In vivo MRI measurement of blood oxygen saturation in children with congenital heart disease. Pediatr Radiol 35:179–185

34. Pearce W (2006) Hypoxic regulation of the fetal cerebral circulation. J Appl Physiol (1985) 100:731–738

35. Porayette P, Macgowan C, Madathil S, Jaeggi E, Grosse-Wortmann L, Yoo S-J et al (2015) Preliminary fetal hemodynamic patterns in late gestation fetuses with common forms of cyanotic congenital heart disease by phase contrast MRI and T2 mapping. International Society of Magnetic Resonance in Medicine, Toronto, p P6573. Epub ahead of print

36. Porayette P, Sun L, Jaeggi E, Grosse-Wortmann L, Yoo S-J, Hickey E et al (2015) MRI reveals hemodynamic changes with acute maternal hyperoxygenation in human fetuses with and without congenital heart disease. J Cardiovasc Magn Reson 17(S1):O55

37. Porayette P, van Amerom JF, Yoo SJ, Jaeggi E, Macgowan CK, Seed M (2015) MRI shows limited mixing between systemic and pulmonary circulations in fetal transposition of the great arteries: a potential cause of in utero pulmonary vascular disease. Cardiol Young 25:737–744

38. Portnoy S, Seed M, Zhu J, Sled J, Macgowan C (2015) Combined T1 and T2 measurement for non-invasive evaluation of blood oxygen saturation and hematocrit. International Society of Magnetic Resonance in Medicine, Toronto

39. Poudel R, McMillen I, Dunn S, Zhang S, Morrison J (2014) Impact of chronic hypoxemia on blood flow to the brain, heart and adrenal gland in the late gestation IUGR sheep fetus. Am J Physiol Regul Integr Comp Physiol. doi:10.1152/ajpregu.00036.2014

40. Prsa M, Sun L, van Amerom J, Yoo S-J, Grosse-Wortmann L, Jaeggi E et al (2014) Reference ranges of blood flow in the major vessels of the normal human fetal circulation at term by phase-contrast magnetic resonance imaging. Circ Cardiovasc Imaging 7:663–670

41. Rasanen J, Wood D, Debbs R, Cohen J, Weiner S, Huhta J (1998) Reactivity of the human fetal pulmonary circulation to maternal hyperoxygenation increases during the second half of pregnancy – a randomized study. Circulation 97:257–262

42. Richardson B, Bocking A (1998) Metabolic and circulatory adaptations to chronic hypoxia in the fetus. Comp Biochem Physiol 119A(3):717–723

43. Roy C, Seed M, van Amerom J, Al Nafisi B, Grosse-Wortmann L,

Yoo S et al (2013) Dynamic imaging of the fetal heart using metric optimized gating. Magn Reson Med 70(6):1598–607

44. Rudolph A (2001) Congenital diseases of the heart: clinical-physiological considerations, 3rd edn. Wiley Blackwell, Chichester

45. Saleem S (2008) Feasibility of MRI of the fetal heart with balanced steady-state free precession sequence along fetal body and cardiac planes. AJR Am J Roentgenol 191:1208–1215

46. Seed M (2015) Advanced fetal cardiac MR imaging. In: Kline-Fath B, Bahado-Singh R, Bulas D (eds) Fundamental and advanced fetal imaging: ultrasound and MRI. Wolters Kluwer, Philadelphia

47. Seed M, Bradley T, Bourgeois J, Jaeggi E, Yoo S (2009) Antenatal MR imaging of pulmonary lymphagiectasia secondary to hypoplastic left heart syndrome. Pediatr Radiol 39:747–749

48. Seed M, van Amerom J, Yoo S, Al Nafisi B, Grosse-Wortmann L, Jaeggi E et al (2012) Feasibility of quantification of the distribution of blood flow in the normal human fetal circulation using CMR: a cross-sectional study. J Cardiovasc Magn Reson 14:79

49. Sorensen A, Peters D, Simonsen C, Pederson M, Stausbol-Gron B, Christiansen O et al (2013) Changes in human fetal oxygenation during maternal hyperoxia as estimated by BOLD MRI. Prenat Diagn 33:141–145

50. St John Sutton M, Groves A, MacNeill A (1994) Assessment of changes in blood flow through the lungs and foramen ovale in the normal human fetus with gestational age: a prospective Doppler echocardiographic study. Br Heart J 71:232–237

51. Stainsby J, Wright G (2005) Partial volume effects on vascular T2 measurements. Magn Reson Med 40(3):494–499

52. Sun L, Thakur V, Jaeggi E, Kingdom J, Windrim R, Sled JG, Macgowan C, Seed M (2014) Low pulmonary blood flow demonstrated by Doppler and MRI in late onset IUGR. Ultrasound Obstet Gynecol 44(S1):131-132

53. Sun L, Macgowan C, Sled J, Yoo S-J, Manlhiot C, Porayette P et al (2015) Reduced fetal cerebral oxygen consumption is associated with smaller brain size in fetuses with congenital heart disease. Circulation 131(15):1313–1323

54. van Amerom J, Roy C, Prsa M, Kingdom J, Macgowan C, Seed M (2013) Assessment of late-onset fetal growth restriction by phase contrast MR. ISMRM, Salt Lake City, Abstract 5928

55. Van Lierde M, Oberweis D, Thomas K (1984) Ultrasonic measurement of aortic and umbilical blood flow in the human fetus. Obstet Gynecol 63:801–805

56. Wedegartner U, Kooijman H, Yamamura J, Frisch M, Weber C, Buchert R et al (2010) In vivo MRI measurement of fetal blood oxygen saturation in cardiac ventricles of fetal sheep: a feasibility study. Magn Reson Med 64:32–41

57. Wladimiroff J, Tonge H, Stewart P (1986) Doppler ultrasound assessment of cerebral blood flow in the human fetus. BJOG Int J Obstet Gynecol 93:471–475

58. Wright G, Hu B, Macovski A (1991) Estimating oxygen saturation of blood in vivo with MR imaging at 1.5T. J Magn Reson Imaging 1(3):275–283

59. Yamamura J, Frisch M, Ecker H, Graessner J, Hecher K, Adam G et al (2011) Self-gating MR imaging of the fetal heart: comparison with real cardiac triggering. Eur Radiol 21:142–149

60. Yamamura J, Kopp I, Frisch M, Fischer R, Valett Dipl-Ing K, Hecher K et al (2012) Cardiac MRI of the fetal heart using a novel triggering method: initial results in an animal model. J Magn Reson Imaging 35:1071–1076

61. Zhu M, Madathil S, Miller S, Windrim R, Macgowan C, Kingdom J et al (2015) Fetal haemodynamic assessment in a case of late-onset intrauterine growth restriction by phase contrast MRI and T2 mapping. J Cardiovasc Magn Reson 17(S1):P27

62. Zhu M, Madathil S, Taylor G, Miller S, Windrim R, Sled J et al (2015) Fetal hemodynamics of intrauterine growth restriction by phase contrast MRI and MR oximetry. International Society of Magnetic Resonance in Medicine, Toronto

第 11 章　胎儿腹部及盆腔 MRI

11.1　胎儿腹部及盆腔解剖

根据胎龄很难评估胎儿腹部和盆腔解剖。从 20 周开始，大多数腹部和盆腔结构比较容易识别。T_2WI 快速自旋回波序列可以清楚地显示主要的腹部、盆腔和胃肠道结构。T_1WI 序列在消化道的评估方面有特别的用处。

在妊娠早期，胃能被观察到，表现为左上腹部的一个充满液体的囊腔，因为存在吞下的羊水，在 T_2WI 上为高信号、T_1WI 上为低信号。从妊娠 26～27 周开始，空肠和回肠在 T_2WI 上可以辨认，表现为 T_2 迂曲类似波浪状的高信号，遍布整个腹腔，但主要分布在左半腹腔。在妊娠过程中，小肠尤其是在远端肠环，存在内容物，例如胎粪，在 T_1WI 上不完全表现为低信号[1]。胎粪的存在使结肠和直肠在 T_2WI 上呈低信号、T_1WI 上呈高信号[2]。这些结构应在胎儿腹部的轴位、冠状位、矢状位多方位评估。直肠壶腹部最好是在 T_1WI 正中矢状位上评估。

胎肝在 T_2WI 上表现为相对低信号、T_1WI 上呈中等信号强度。胆囊在 T_2WI 上很容易被识别，表现为位于右边的高信号梨形结构。脾可以在左上腹被观察到，位于胃的旁边。在妊娠早期，脾在 T_2WI 上的信号强度略高于肝。随着妊娠的进程，脾的信号逐渐减低。胰腺及肾上腺可能因为它们的结构较小以及它们的位置原因从而难于被观察到（图 11.1）。

在 T_2WI 上，胎肾呈椭圆形的中等信号，位于脊柱的两侧。由于尿液的存在，肾盂和肾盏呈现为位于肾中间的高信号结构。胎儿输尿管常规在 T_2WI 上不能被观察到，除非存在扩张，这时表现为高信号的管状结构。T_1WI 有助于将扩张的输尿管与肠环鉴别开来，扩张的输尿管呈低信号的管状结构，而扩张的肠环呈高信号[3]。膀胱表现为圆形或椭圆形的充满液体的结构，位于盆腔的前部。当胎儿排尿时，在 MRI 检查中可以观察到膀胱体积的变化。尿道无法被观察到，但外生殖器很容易识别（图 11.2）。

腹膜腔，一个虚拟的腔，通常观察不到，除非存在腹水。腹壁在 T_2WI 上各个方位都很容易辨认。脐带和它的进入端也很容易辨认，尤其是在正中矢状位及冠状位层面。层厚重 T_2WI 序列在脐带评估方面很有帮助。

11.2　胃肠道异常

11.2.1　胃异常

有时候，胃存在位置的异常。如果存在先天性食管裂孔疝或膈疝时，胃可能位于胸腔（图 11.3）。如果胎儿的胃位于右边或者中部，则意味着胃的位置异常（图 11.4）。

当羊水过多，胃未显示或由于少量的胃液导致胃很小时，必须排除食管闭锁。

11.2.2　十二指肠梗阻

先天性十二指肠梗阻可能是由于十二指肠旁索带的旋转不良、闭锁或狭窄、管腔内存在隔膜、环状胰腺、十二指肠前门静脉或中段肠扭结引起，一些胎儿可同时存在多种异常。

十二指肠闭锁或十二指肠明显梗阻的患儿，MRI 能显示扩张的胃和十二指肠梗阻近段的部分，在 T_2WI 序列上表现为高信号的结构[2, 4]。羊水过多几乎总是存在（图 11.5）。当梗阻是由于十二指肠旁索带的旋转不良或肠扭转引起时，小肠环大多数位于右侧腹腔，而结肠在 T_1WI 上为高信号，位于左侧腹腔（图 11.6）。重要的是，当胎儿存在食管闭锁时，

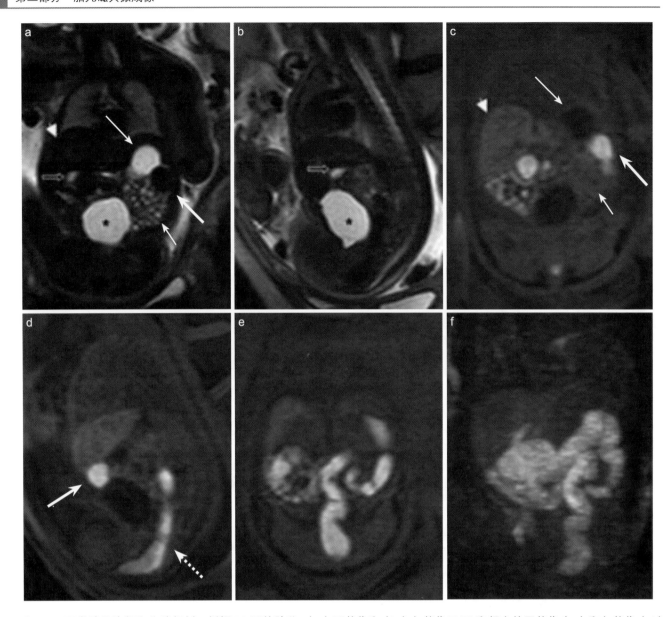

图 11.1　正常胎儿腹部和盆腔解剖。妊娠 32 周的胎儿。(a) 冠状位和 (b) 矢状位 T$_2$WI 和相应的冠状位 (c) 和矢状位 (d) T$_1$WI。胃 (长箭号 a, c)、小肠 (短箭号 a, c)、结肠 (厚箭号 a, c, d)、直肠 (虚箭号 d)、肝 (箭头 a, c)、胆囊 (空心箭号 a, b) 和膀胱 (星号 a, b)。(e) 冠状位 T$_1$WI 和 (f) 最大强度投影 (MIP) ——一种基于胎粪的结肠造影

胃和十二指肠可以表现为正常大小甚至体积缩小。

　　大约 50% 的十二指肠梗阻患儿有其他畸形，如胃肠道闭锁，泌尿生殖、心脏或骨骼缺陷，染色体异常，21- 三体综合征与十二指肠梗阻有一定的相关性 [5-7]。

11.2.3　小肠（空肠和回肠）闭锁 / 狭窄

　　小肠闭锁表现为梗阻点近端的扩张的肠环。最常见的闭锁处是回肠末端，其次是空肠近端，同时存在多种闭锁并不少见。肠道发育过程中的血管损伤似乎最有可能引起这种畸形 [8]。

　　MR 可发现闭锁近端的小肠扩张，胃和十二指肠也可扩张。扩张肠环的数量可以提示梗阻点位置。近端病变越多，胎儿越有可能遭受羊水过多风险，这似乎主要取决于梗阻的位置；梗阻点越远，在 T$_2$WI 上信号强度越低、T$_1$WI 上信号强度越高 [2, 4, 9]。闭锁后的小肠管腔缩小或无法识别且一般表现为异常的信号强度 [4]（图 11.7）。

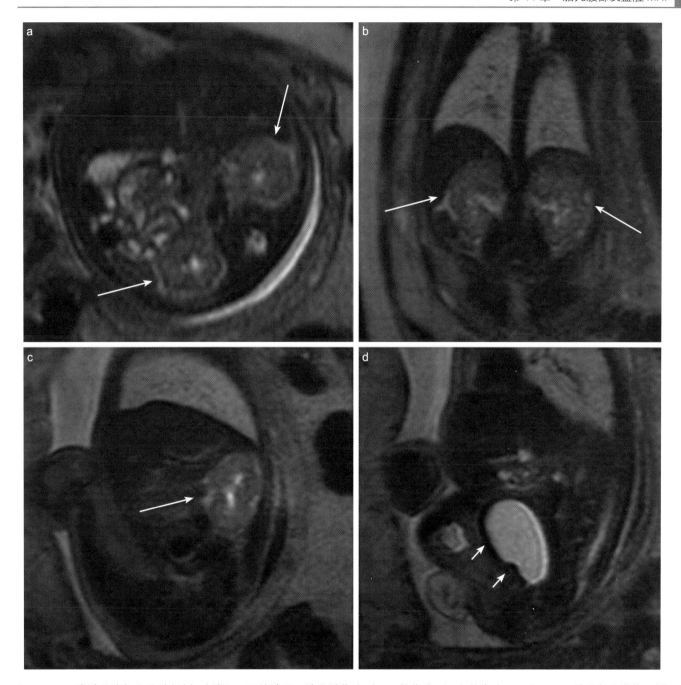

图 11.2　正常胎儿腹部和盆腔解剖。妊娠 31 周的胎儿。胎儿轴位（a）、冠状位（b）、矢状位（c, d）T₂WI。胎儿肾为脊椎两侧的中等信号结构（长箭号）。肾盏和盆腔由于尿液表现为高信号。胎儿膀胱表现为盆腔中的圆形或椭圆形的高信号（短箭号，d）

　　胃肠道外异常与小肠（空肠和回肠）闭锁 / 狭窄相关性较十二指肠闭锁低，最常见的关联是存在其他肠道异常（腹裂、肠旋转不良、胎粪性肠梗阻），可能是与闭锁的原因相关并在其他地方存在闭锁 [5, 10]。已有报告指出存在肠道闭锁的儿童囊性纤维化的发生率较高 [11]。

　　区分由于胎粪性肠梗阻或是由于回肠末端十分稠密的胎粪导致功能性梗阻引起的小肠闭锁非常困难。这是囊性纤维化最早的表现。几乎所有患胎粪性肠梗阻的新生儿都存在囊性纤维化，10% ~ 15%的囊性纤维化患儿存在胎粪性肠梗阻 [12]。MR 表现包括继发于胎粪嵌塞、细小结肠及羊水过多的扩张

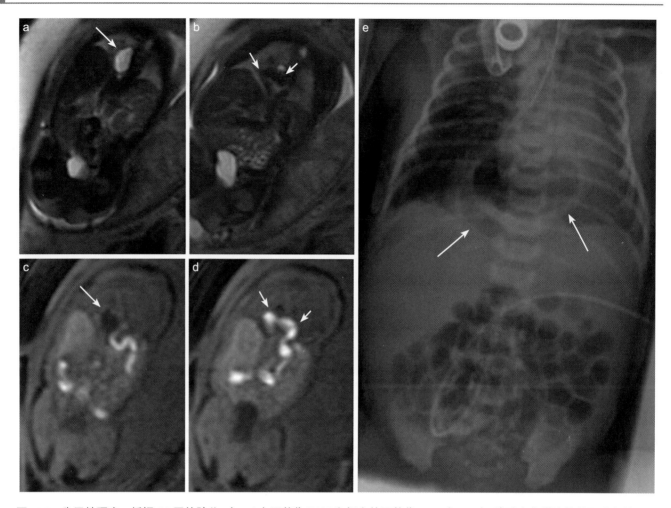

图 11.3 先天性膈疝。妊娠 34 周的胎儿。(a,b)冠状位 T_2WI 和相应的冠状位 T_1WI（c,d）。胸腔内充满液体的胃（长箭号 a, c）连同结肠（短箭号 b, d）。(e)出生后 X 线显示了这个异常（箭号）

的小肠环。当并发肠穿孔时，可以见到腹水。此外，胎粪性肠梗阻通常与存在胃肠道异常相关，如空回肠闭锁、肠扭转、肠穿孔和胎粪性腹膜炎。

11.2.4 胎粪性腹膜炎

这种情况起因于胎儿时期的肠穿孔。胎粪及消化酶释放到腹膜腔引起化学性腹膜炎从而导致炎症反应及可以钙化的纤维组织形成。有时炎症反应是由于自发的穿孔，大多数情况下，胎粪性腹膜炎与胎粪性肠梗阻、肠闭锁、肠扭转、肠道缺血有关。

MR 可以观察到腹水和小肠扩张，最好使用 T_2WI 序列（图 11.8）。胎粪假性囊肿可能是由于穿孔的包裹。胎粪假性囊肿可能表现出和胎粪类似的信号或高 T_2、中等 T_1 信号[4]。信号强度可用于区分胎

粪假性囊肿与其他腹部囊肿。腹膜钙化是很难在 MR 上显示的，它们往往比较小且呈线状，在 T_1、T_2 上均表现为低信号。羊水过多也可能存在。

11.2.5 结肠闭锁、肛门直肠闭锁和泄殖腔畸形

结肠闭锁和肛门直肠闭锁并不常见，高达 70% 的患儿合并有其他畸形，多见于泌尿生殖系统和骨骼（特别是脊柱），并存在染色体异常[13, 14]。如同其他闭锁，血管损伤似乎为最可能的病因。MR 很难发现这些闭锁。闭锁以上的肠环可扩张，胎粪聚集在闭锁的近端，在 T_1WI 上可能表现为高信号[4, 15]（图 11.9），然而，当同时存在小肠闭锁时这种情况可能不能被观察到。

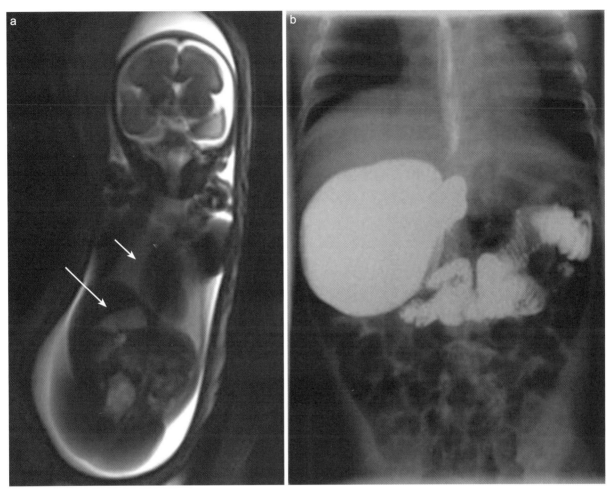

图 11.4 内脏异位综合征。妊娠 22 周的胎儿。（a）冠状位层厚 T₂WI 显示了充满液体的胃在右上腹部（长箭号）；心脏在其正常位置（短箭号）。（b）出生后进行钡剂造影检查证实了这个异常

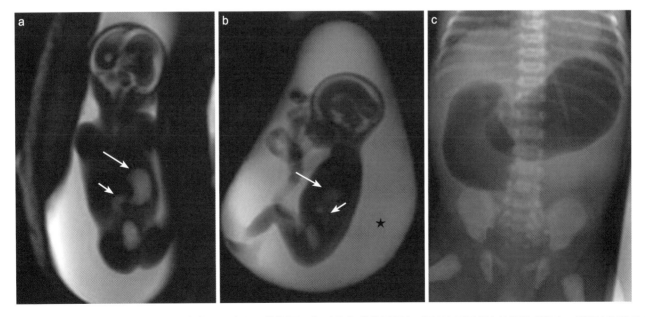

图 11.5 十二指肠闭锁。妊娠 22 周的胎儿。胎儿冠状位层厚（a）和矢状位层厚（b）T₂WI 显示胃（长箭号）和十二指肠（短箭号）扩张；羊水过多也存在（星号）。（c）出生后 X 线显示了典型的"双泡征"，证实了十二指肠梗阻，该病例继发于十二指肠闭锁

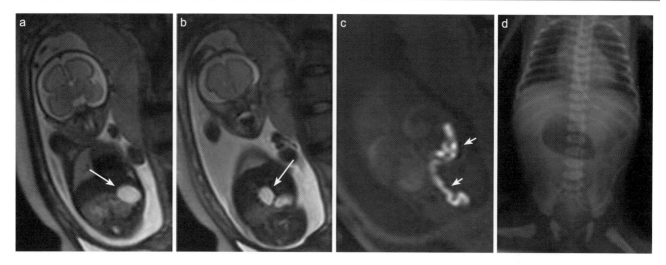

图 11.6　十二指肠旁索带的旋转不良。妊娠 26 周的胎儿。（a，b）胎儿的冠状位 T₂WI 显示胃（箭号，a）和十二指肠（箭号，b）扩张。在冠状位 T₁WI 看到高信号的结肠在左腹部（短箭号）（c）。（d）出生后 X 线证实为十二指肠梗阻。术中发现肠旋转不良及十二指肠旁索带造成的十二指肠闭塞

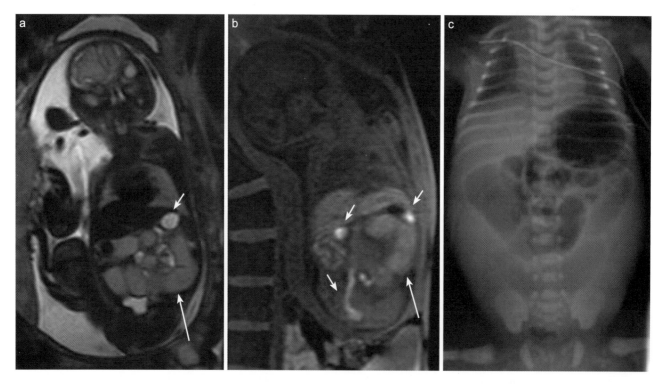

图 11.7　空肠闭锁。妊娠 24 周的胎儿。（a）冠状位胎儿 T₂WI 显示呈中等信号的扩张的近端小肠环（长箭号）；胃（短箭号）未见明显扩张且信号强度高于小肠环。（b）冠状位 T₁WI 显示细小结肠（短箭号）和信号高于预期强度的扩张小肠环（长箭号）。（c）出生后 X 线显示近端肠环的扩张。手术中发现空肠闭锁

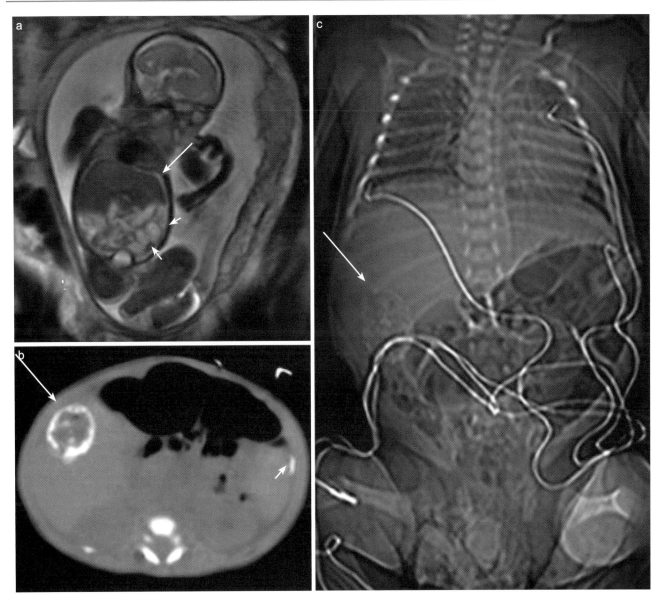

图 11.8　胎粪性腹膜炎。妊娠 26 周的胎儿。（a）胎儿冠状位 T$_2$WI 显示少量腹水（长箭号）和扩张肠环（短箭号）。（b，c）出生后 CT 显示腹膜钙化（短箭号）和胎粪假性囊肿（长箭号）位于右侧腹部。这个患儿无明显症状

　　泄殖腔畸形可表现为一系列的发育缺陷，且通常影响女性胎儿。在这些畸形中，尿道、阴道和直肠聚集于会阴之上，形成一个仅有一个外部开口的共用通道。当患儿泌尿生殖系统存在肠末端扩张及高位的情况时，应怀疑泄殖腔畸形 [16]。典型的充满胎粪的直肠由于尿路和直肠之间存在异常沟通，导致其在正常位置不能被识别（图 11.10）。

11.3　腹腔囊肿和包块

　　腹部和盆腔许多囊性病变和包块在产前都能够被检测出来，尤其是在妊娠晚期。其中一些起源于实质脏器（肝、脾、肾上腺、肾……）的很容易被识别，但其他如肠重复囊肿、肠系膜囊肿、胆总管囊肿、脐尿管囊肿或卵巢囊肿则区分比较困难。T$_1$WI 序列有助于将这些异常与扩张的肠祥和胎粪假性囊肿鉴别开来。

11.3.1　肠重复囊肿

　　肠重复囊肿是罕见的先天畸形，可以发现于胃肠道的任何部分。它们被认为是由于肠道内腔病理性再通或脊索与内胚层分离失败所造成的。

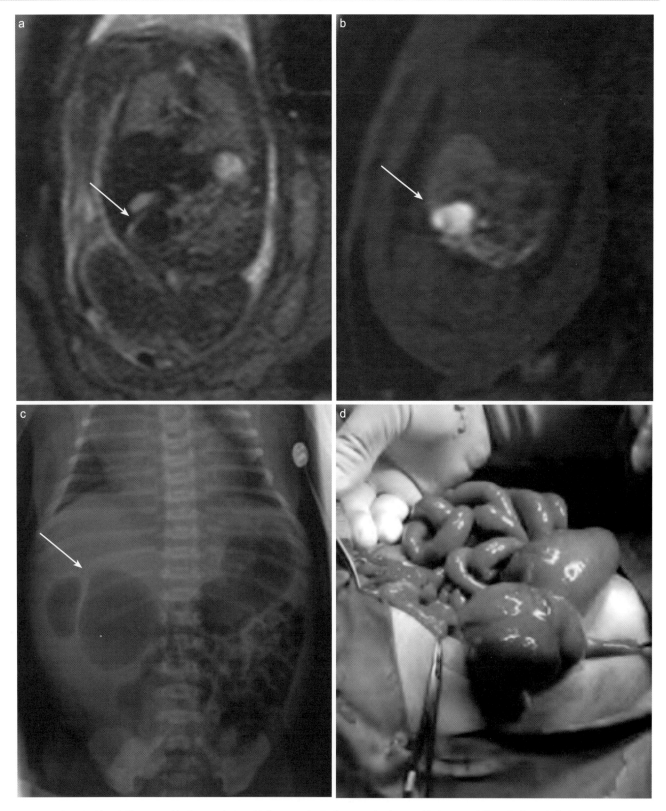

图 11.9　盲肠闭锁。妊娠 22 周的胎儿。胎儿冠状位 T$_2$WI（a）和 T$_1$WI（b）显示扩张肠环（箭号）位于右半腹、肝下方；胎粪的存在使它呈 T$_2$WI 低、T$_1$WI 高信号。（c）出生后腹部 X 线检查显示扩张肠环（箭号）。（d）术中发现盲肠闭锁（另见书后彩图）

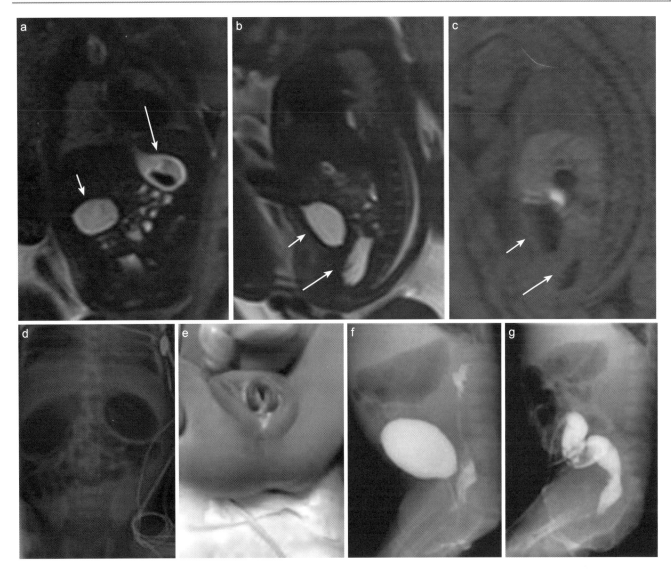

图 11.10　十二指肠梗阻，肛门闭锁，泄殖腔畸形。妊娠 30 周的胎儿。(a) 胎儿冠状位 T₂WI 显示扩张的胃（长箭号）和十二指肠（短箭号）。胎儿矢状位 T₂WI (b)、T₁WI (c) 显示正常充满液体的膀胱（短箭号）和位于它后方的囊状管状结构，相当于充满液体的阴道（长箭号）。注意，正常高信号的直肠不能在 T₁WI 识别。出生后 X 线检查（d）显示胃和十二指肠扩张，这是由于存在十二指肠隔膜。(e) 胎儿出生后图片显示肛门闭锁。(f) 排泄性膀胱造影术显示阴道内充满了对比剂。(g) 通过造瘘术进行结肠造影，能显示结肠的封闭盲端，但没有与泌尿道沟通

　　肠重复发生在肠道的系膜侧，重复通常不与肠腔相通。此种畸形最常见于回肠末端，其次为食管和胃的末端。尽管重复畸形在宫腔内很少引起肠梗阻，但在出生后却可因为肠扭转、套叠或囊肿出血导致肠梗阻及腹痛的发生。

　　在 MRI 上，肠重复囊肿表现为 T₂WI 高信号、T₁WI 低信号的圆形包块[17]（图 11.11）。其余的肠袢往往形态正常，很少伴有羊水过多。

　　重复畸形有时伴有其他畸形，如肺隔离症或脊椎异常（尤其是食管重复畸形）。

11.3.2　肠系膜囊肿

　　肠系膜囊肿被认为是淋巴管的异常，而且它们通常不伴有其他胎儿畸形。它们通常是单一的单房囊肿，有时也可多房。肠系膜囊肿通常位于中腹部的系膜内、网膜或腹膜后，MR 上表现为充满液体的圆形单房结构。

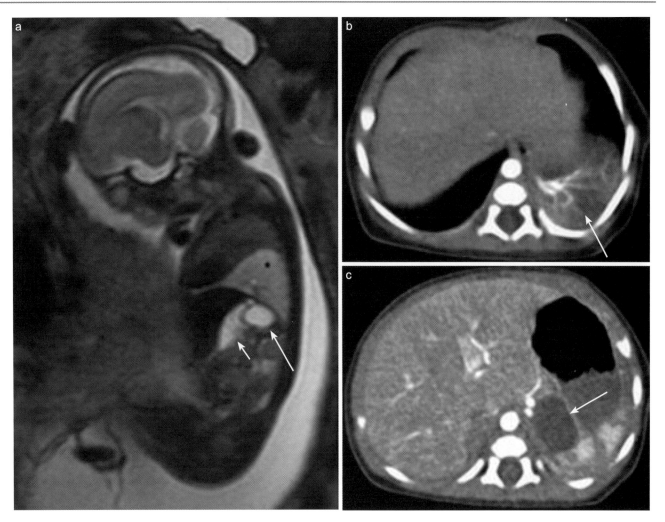

图 11.11 胃重复畸形。妊娠 23 周的胎儿。（a）胎儿矢状位 T₂WI 显示位于胃（短箭号）后方的圆形高信号结构（长箭号）。这个胎儿在左肺也存在高信号包块，提示支气管肺隔离（星号）。（b，c）出生后 CT 扫描证实有支气管肺隔离（箭号，b）和胃重复畸形（箭号，c）

11.3.3 卵巢囊肿

胎儿期卵巢囊肿较为常见，通常发现于妊娠晚期[20]。它们通常是单侧的，但也可以发生于双侧卵巢。在胎儿期，它们可以是单纯的囊肿，也可以发生扭转、出血和（或）破裂。这些囊肿大约 50% 可在妊娠期或出生后第一个月消失[20]。

MR 表现为腹内的圆形结构，一般位于中线偏侧。单纯囊肿在 T₂WI 上呈高信号、T₁WI 上呈低信号。当发生扭转和（或）出血时，囊肿的信号强度是不均匀的，囊内成分或液性分层可以因为出血或碎屑而被观察到[15, 21]。T₁WI 信号强度的增加表明有出血[21]（图 11.12）。该病通常不常伴有其他畸形。

11.3.4 肝和脾包块

这些病变在胎儿期罕见，发生于肝及脾的包块通常为囊肿。它们可能出现在肝实质内或"挂"在肝下缘。它们可以单发，也可以多发。MR 表现为肝或脾内圆形的结构，T₂WI 上呈高信号[15]，除非它们伴有出血，在这种情况下，其内部可出现液体分层现象。

其他发生于肝内的包块有血管瘤、血管内皮瘤、肝母细胞瘤、错构瘤和转移瘤[22]（图 11.13）。

胎儿水肿引起的肝脾大、先天性感染、Beckwith-Wiedemann 综合征或 Zellweger 综合征在出生前也可以检测到。

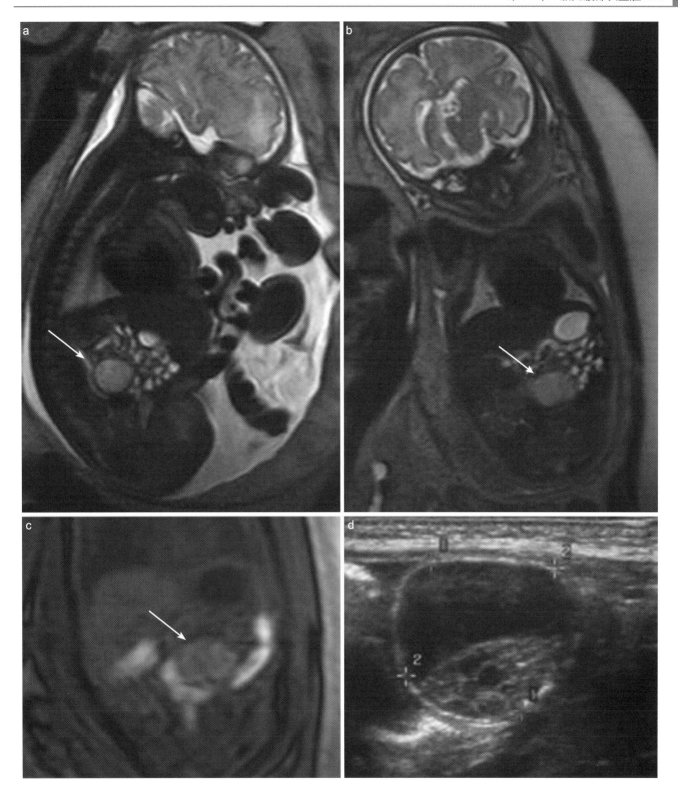

图 11.12　卵巢囊肿。妊娠 34 周的胎儿。胎儿矢状位（a）和冠状位（b）T₂WI 显示圆形高信号结构（箭号）占据中腹部。在冠状位 T₁WI 上（c），病变呈中等信号强度（箭号），高度怀疑出血。出生后的超声（d）显示一个含有碎屑的复杂囊性病变，相当于一个伴有出血的复杂卵巢囊肿

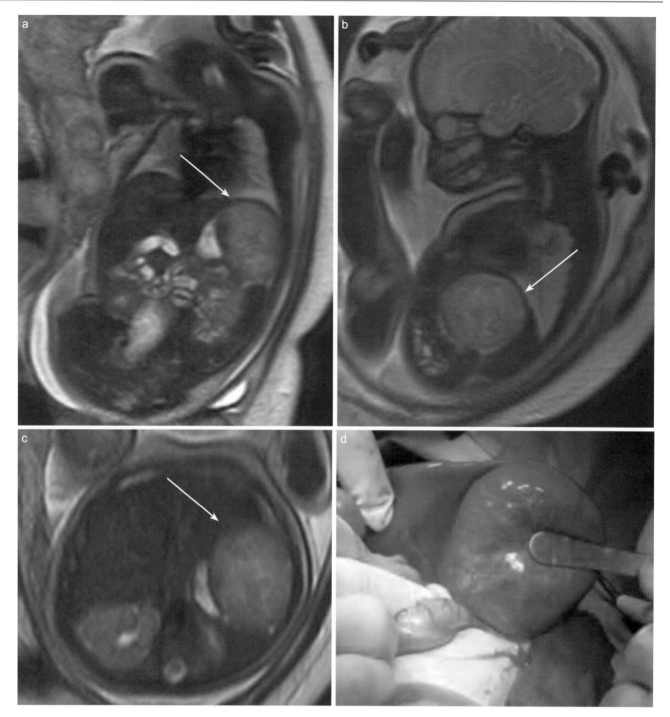

图 11.13 肝血管内皮瘤。妊娠 32 周的胎儿。胎儿冠状位（a）、矢状位（b）、轴位（c）T₂WI 显示左上腹部中等信号强度的包块（箭号）。很难确定包块的起源。（d）手术发现肝肿块悬挂于肝左叶下面，组织学证实为肝血管内皮瘤（另见书后彩图）

在内脏异位综合征的患者中可以发现多脾，但 MR 很难对其做出评估 [1]。

11.3.5 肾上腺包块

产前诊断为神经母细胞瘤者，90% 以上发生在肾上腺，尽管它们也可以位于胸腔或颈部 [23]。它们通常发现于右侧，且几乎总是在妊娠晚期 [24]。这些肿瘤可以在出生之前消失，尽管它们可发生转移，尤其是转移到胎肝 [23, 25]。大约一半的肿瘤可囊变或质地不均匀 [23, 26]。神经母细胞瘤的 MR 表现取决于包块是囊性、实性或两者兼有（图 11.14）。囊性成分在 T₂WI 上表现为明显高信号 [27, 28]。

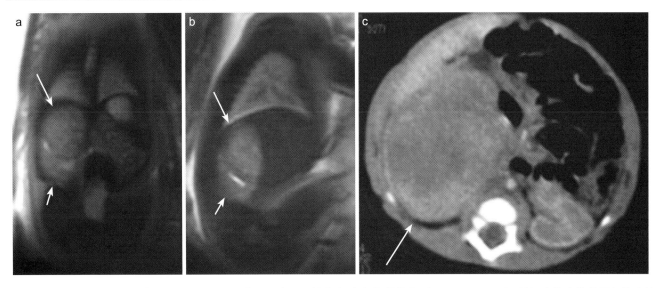

图 11.14　肾上腺神经母细胞瘤。妊娠 36 周的胎儿。胎儿冠状位（a）和矢状位（b）T₂WI 显示了膈下稍混杂的中等信号包块（长箭号）。包块位于右肾上方，将右肾向后、向下推移（短箭号）。（c）出生后 CT 检查显示了这个包块（箭号）；出生后间碘苯甲胍试验呈阳性

仅有一半的肾上腺肿块为神经母细胞瘤，应与其他部位病变如肾上腺出血、肾占位或膈下的肺叶外的肺隔离症鉴别。多达 10% 的叶外型肺隔离症位于膈下，且超过 90% 位于左侧。与神经母细胞瘤不同，它多出现在妊娠中期 [24]，在 T₂WI 上表现为界限清楚的高信号包块，通常位于左膈下方或肾上方 [29, 30]，包块内可见低信号分隔 [31]。

11.4　腹壁畸形

腹裂和脐膨出是两种最常见的先天性腹壁缺损。妊娠期早期检测有利于做出最佳产前及产后管理计划。

11.4.1　腹裂

腹裂即胎儿腹部内脏因腹壁全层缺损而疝入羊膜腔。腹裂通常位于脐带右侧。

腹裂在活产儿中的患病率是 1.1/10000 ~ 5.1/10000，近年来，全球患病率呈增长趋势 [32]。这与母亲年轻化和药物滥用具有强相关性 [33, 34]。

MR 可以容易地检测出腹部结构中疝出的内脏 [35-37]。在 T₂WI 序列上疝出的腹部内脏结构可以清楚、直观地显示漂浮在高信号的羊水中。T₁WI 序列有助于确定大肠的位置。轴位是显示腹壁缺损和脐带位置的最好层面（图 11.15）。

尽管伴有其他器官系统的先天畸形，肠道的畸形和并发症更为常见，尤其是肠道狭窄或闭锁，可能是由于羊膜液体对肠袢的直接影响，或者是由于腹壁较小的缺损引起肠系膜血管缺血所导致的 [38]。

11.4.2　脐膨出

这是一种涉及腹壁全层的缺损，脏器由薄膜包裹位于腹腔外，薄膜由两层组成：腹膜和羊膜。胚胎发育停止于肠道建立过程中肠袢位于腹腔外时。在脐膨出患儿中，脐带不是插入其正常位置，而是插入到脐膨出的顶点。这个病变的大小差别巨大。

该病在活产儿中的发生率为 1.6/10 000 ~ 2.11/10 000 [39, 40]。

对于腹裂，MR 通常可以确诊并且可以较容易确定脐突出的内容物 [36, 37]。T₂WI 序列是适合研究脐膨出的，而 T₁WI 序列有助于对大肠的检测。MR 通常可以清楚地显示脐膨出的内层和脐带插入点（图 11.16）。这两个是区分脐膨出与腹裂的重要表现。T₂WI 厚层图像可用于确定突出的内脏器官是否有腹膜内层以及脐带的插入点。然而，在妊娠早期这并不总是能成功（图 11.17）。胎儿肺体积的测量对预测巨大脐膨出相关的肺发育不全是有用的 [41]。

脐膨出往往伴有其他异常，它可能为 OEIS 综合征的一部分，包括脐膨出、膀胱外翻、肛门闭锁、脊髓缺陷等一系列缺损的结合 [42]。脐膨出经常发现

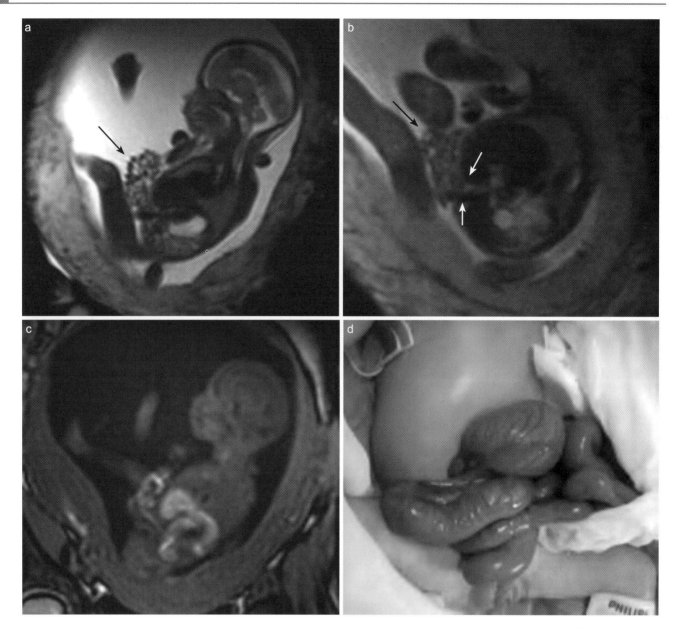

图 11.15　腹裂。妊娠 20 周的胎儿。胎儿矢状位（a）和轴位（b）T₂WI 显示大量肠袢（长箭号）通过腹壁右侧缺损（短箭号 b）疝出。肠袢位于腹腔外，没有腹膜内层；肝位于腹腔内。（c）胎儿矢状位 T₁WI。（d）患儿出生后的照片患显示肠袢位于腹腔外且缺乏腹膜内层

与 Beckwith-Wiedemann 综合征及染色体病有关，尤其是 18- 三体综合征和 13- 三体综合征[40, 43]。

与腹裂时相比，在脐膨出时肠道并发症相对少见，可能是因为腹部结构不接触羊水；且由于腹壁缺陷通常很大，使肠系膜血液流动相对不减少。

11.4.3　膀胱外翻

这个病变是由于脐带下方中线上的腹壁缺损，导致膀胱前壁缺失和后壁暴露在外。

该病在活产儿中的发病率约为 1：30000，男性发病率约为女性的 1.5 倍[44]。

在 MRI 上，当膀胱未见于盆腔而肾和羊水量表现正常时，应该怀疑膀胱外翻的存在。虽然胎儿可以通过排尿排空膀胱，但总体上说膀胱很少会全部排空，因此，在 MR 检查中很少情况下会无法看到正常的膀胱。脐下方的前腹壁的不规则性可在 MR 上检测到；然而这种表现并不总是存在。正中矢状位 T₂WI 序列是评估膀胱缺失和腹壁异常的理想序列[3, 37]。

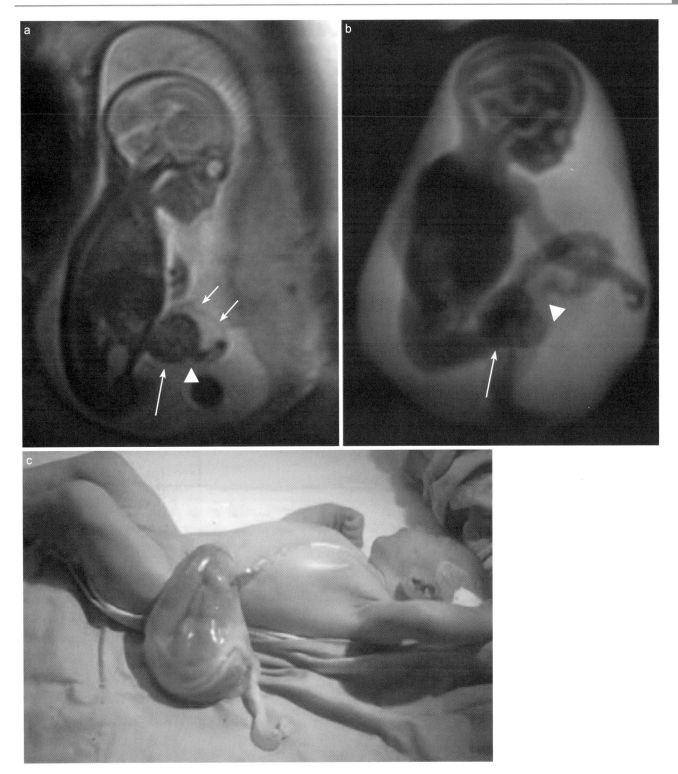

图 11.16 脐膨出。妊娠 21 周的胎儿。胎儿矢状位（a）和厚层矢状位（b）T₂WI 显示肠袢位于腹腔外（长箭号）；肠袢衬以腹膜（短箭号）。脐带（箭头）插入脐膨出的顶点。（c）患儿出生后的照片显示肠袢位于腹腔外、腹膜以及脐带的位置

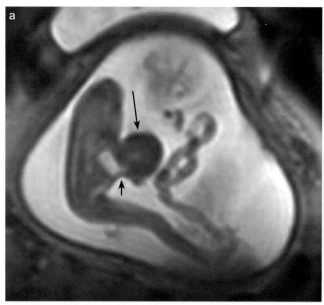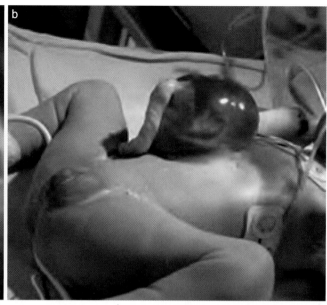

图 11.17   脐膨出。妊娠 18 周的胎儿。（a）胎儿矢状位 T₂WI 显示肝（长箭号）和一部分胃（短箭号）位于腹腔外。腹膜和脐带插入点无法观察到。（b）患儿出生后的照片显示脐膨出和疝出的肝

膀胱外翻可能是 OEIS 综合征的一部分，并与泌尿生殖器异常有关，如尿道上裂、隐睾、男性检测出的双侧腹股沟疝。

11.5　腹水

T₂WI 序列可以检测腹膜内最少量的游离液体。当大量腹水存在时，任何空间平面都可以检测到，腹部结构漂浮在腹水中。确定腹水是否孤立或为胎儿水肿的一部分十分重要。

孤立的腹水通常继发于腹部问题而不是全身系统性异常，并常与胎儿畸形有关。泌尿生殖器的异常，如阻塞性泌尿道疾病，是最常见的病因。孤立的腹水也可能来源于胃肠道，通常为胎粪性腹膜炎；或者是由于肝缺陷、心脏缺陷、感染或代谢异常所引起。腹水有时是自发性的。

胎儿水肿被定义为全身体液的过量，当液体在至少两个体腔或全身水肿时在单个体腔被检测到，可定义为胎儿水肿（图 11.18）。

11.6　泌尿系统异常

胎儿泌尿系统异常较为常见，占出生时所有结构异常的 30%~50%[45]。泌尿生殖道异常可能为单侧，也可为双侧；可以单独发生，也可以伴有其他异常，有时是遗传综合征的一部分。

胎儿排尿是产生羊水最重要的一个因素，大量的羊水可作为胎儿多尿的一个指标[45, 46]。在厚层 T₂WI 序列上很容易评估羊水的体积。当羊水体积正常时，表明至少有 1 个胎肾在工作。然而，当羊水过少存在时，一旦排除了非泌尿生殖系统的原因，则必须怀疑影响双侧肾或膀胱排出道的严重异常。严重的尿道异常导致羊水过少或与此相关的肺发育不全会影响胎儿的生存能力。胎儿 MR 尤其适用于羊水过少的患儿，这种情况下超声对胎儿的评估能力很有限[47]。

11.6.1　肾发育不全和异位肾

肾发育不全可以是单侧或双侧。MRI 上，当肾窝内没有见到肾时，应当考虑肾发育不全。在单侧肾发育不全的情况下，对侧肾可能正常或略增大，膀胱通常可直观显现，羊水量正常。这种情况下对侧肾相关异常存在的风险较高，如膀胱输尿管反流或梗阻[48]。在剩余腹部寻找异位肾就很重要。通常情况下，异位肾位于盆腔且往往旋转不良。异位肾很难在 MRI 上被辨认，因为它们很像肠袢或易被误诊为肾发育不全。DWI 有助于显示空肾窝和定位异位肾[49]（图 11.19）。

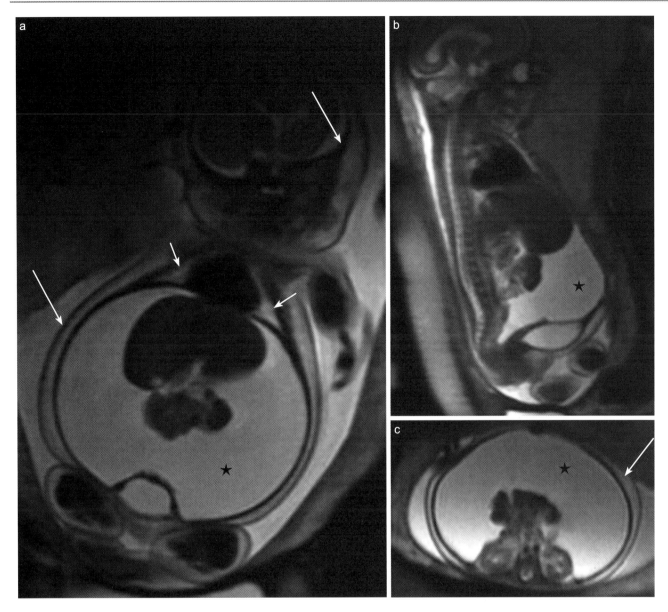

图 11.18　胎儿水肿。妊娠 26 周的胎儿。胎儿冠状位（a）、矢状位（b）和轴位（c）T₂WI。存在大量的腹水（星号）和胸腔积液（短箭号）以及皮下水肿（长箭号），表明存在胎儿水肿；该例原因仍然未知

　　双侧肾发育不全比单侧肾发育不全更罕见，且总是致命的。这个病变的 MR 特征包括双侧肾和膀胱的缺如，还包括严重的羊水过少和肺发育不全。在双侧肾异位的情况下，肾在肾窝内未被发现，但膀胱通常能正常显示，且没有羊水过少。

11.6.2　上尿路扩张

　　上尿路扩张是最常见的异常，妊娠中期的产前超声可发现该异常。据报告，其发生率大约为 2.5%[50]。在大多数情况下，排泄系统扩大，但是没

有如梗阻等潜在的病理改变。在妊娠中期超声检测到的轻度的上尿路扩张在产前或者出生后第一年就会处理[50, 51]。然而，在某些情况下，上尿路扩张可能是泌尿道疾病的一个指标（肾盂输尿管连接部异常、输尿管膀胱连接部异常、流出道梗阻或重复系统）或者为尿道外的原因所致，如盆腔包块改变尿流量。梗阻的严重程度及其发生时间将决定肾实质损害的程度；在严重的情况下正常肾实质残存很少。

　　产前诊断的挑战在于确定胎儿上尿路扩张是由尿道病理改变引起还是仅仅是生理的改变，前者易

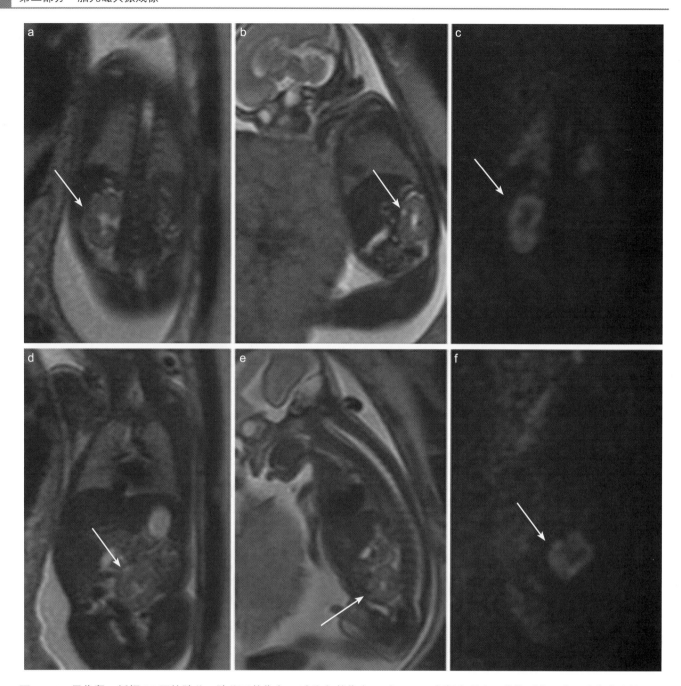

图 11.19 异位肾。妊娠 25 周的胎儿。胎儿冠状位（a,d）和矢状位（b,e）T₂WI。右肾表现为正常的形态且位于右肾窝（箭号 a，b）。左肾窝被肠袢占据，左肾位于盆腔内（箭号 d，e）。冠状位 DWI（c，f）有助于确定肾的位置，在这些序列上表现为高信号：右肾（箭号 c）和左肾（箭号 f）。出生后盆腔超声证实了 MR 表现

被产后监测和治疗控制。

在妊娠中期的超声检测中发现的中度或重度肾盂扩张或有轻度扩张和其他相关畸形的病例中，胎儿 MR 可以检测可能的根本原因和排除多个畸形综合征。

11.6.2.1 肾盂输尿管连接部异常

肾盂输尿管连接部（ureteropelvic junction, UPJ）异常是胎儿上尿路扩张最常见的病因[52]。此异常更常见于男性，且 90% 为单侧发病[53]。MRI 可显示肾盂的扩张，伴或不伴有肾盏扩张。膀胱和羊水正常[35]，且输尿管不扩张（图 11.20）。不存在严重的

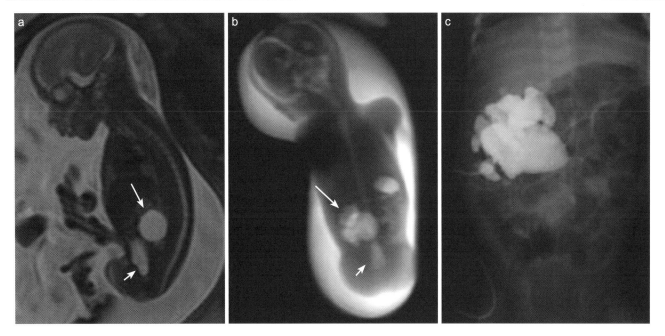

图 11.20　肾盂输尿管连接部梗阻。妊娠 22 周的胎儿。胎儿矢状位（a）和冠状位（b）厚层 T₂WI 显示肾盂和肾盏扩张（长箭号）。输尿管未扩张且膀胱位于盆腔内（短箭号）。(c)产后尿路造影显示相同表现

肾实质疾病时，胎儿单侧或双侧肾盂输尿管连接部梗阻的预后通常较良好。

11.6.2.2　输尿管膀胱连接部异常

在输尿管膀胱连接部（ureterovesical junction, UVJ）异常时，肾盂积水继发于输尿管下端的狭窄。梗阻通常由于局部功能紊乱所引起（主要为巨输尿管），双侧发生率约为 25%[54]。MRI 上可以观察到扩张的输尿管，伴或不伴肾盂、肾盏的扩张（图 11.21）。扩张输尿管是迂曲的，有时在 T₂WI 上很难与肠袢区分开来；由于这个原因，获得 T₁WI 是有用的，可显示扩张输尿管由于尿液的存在呈低信号管状结构[2]。胎儿膀胱和羊水通常正常，除非这种疾病较为严重，且双侧发病。

宫腔内的输尿管膀胱连接部异常的表现可和膀胱输尿管反流表现一样，通常不能鉴别，直到进行产后检查时。

11.6.2.3　后尿道瓣膜

膀胱流出道梗阻可以是完全的或部分的，部分梗阻更为常见并通常出现在妊娠晚期。男性胎儿因后尿道瓣膜的存在而更为常见，这是下尿路梗阻最常见的原因。MRI 显示近端尿道和膀胱的扩张。根据梗阻的分级，这种疾病可以伴有继发于膀胱扩张和肾盂积水的肾发育不良。仔细研究肾和羊水来评估肾的功能很重要。

11.6.2.4　双工系统

大多数双工系统患者是无症状的，但是存在一些并发症的患儿需要治疗，且早期诊断至关重要。

在完全重复的情况下可有两个输尿管。上面的一部分输尿管可以附着到膀胱正常位置，也可以空着或异位，常伴有相应的输尿管囊肿。它常常伴有肾盂积水和（或）上面部分肾的肾发育不良。有时，下面部分的肾也可出现肾盂积水，这通常是由于膀胱输尿管的反流所致。MRI 表现取决于其异常程度及并发症。如果存在由于输尿管囊肿或异位输尿管排泄所引起的肾盂积水，扩张输尿管表现为 T₂WI 高信号、T₁WI 低信号的管状结构。输尿管囊肿很容易被确定，为膀胱内圆形结构（图 11.22 和 11.23）。

11.6.3　肾囊性病变

产前检查常常发现囊性肾，可以为散发，也可能具有遗传基础。多囊性发育不良肾为散发性的。

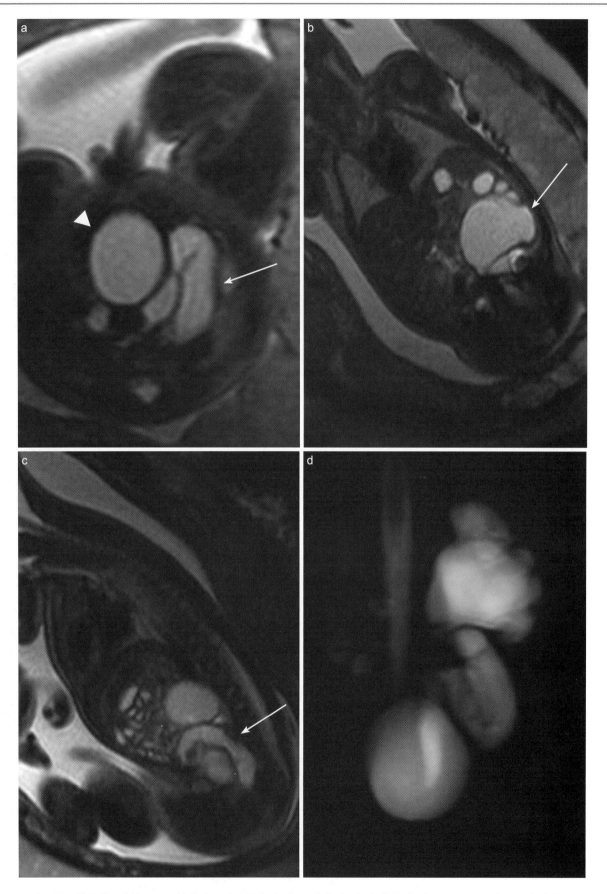

图 11.21　先天性巨输尿管。妊娠 32 周的胎儿。胎儿轴位（a）、冠状位（b）、矢状位（c）T$_2$WI 显示左肾盂和肾盏扩张（箭号 b）和扩张的左侧输尿管（箭号 a，c）。膀胱是正常的（箭头 a）。（d）出生后尿路造影显示相同的表现

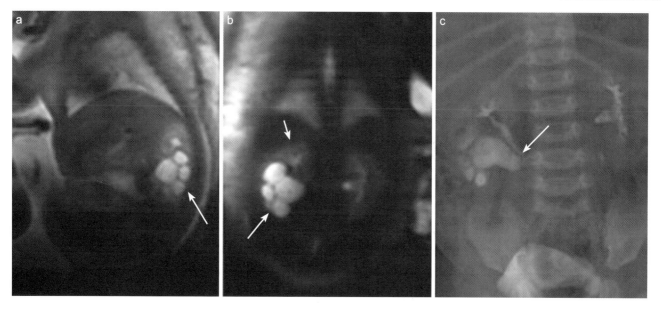

图 11.22　双工系统和下面部分肾肾盂积水。妊娠 26 周的胎儿。胎儿矢状位（a）和冠状位（b）T₂WI 显示右侧双工系统和下面部分肾肾盂积水（长箭号）。正常的上一半肾可以看到（短箭号 b）。左肾和胎儿膀胱（图中未显示）是正常的。（c）出生后尿路造影证实了这些表现。下部分肾的肾盂积水可能是继发于上输尿管交叉导致的肾盂输尿管连接部梗阻（箭号）（Reprinted, with permission, from reference 3.）

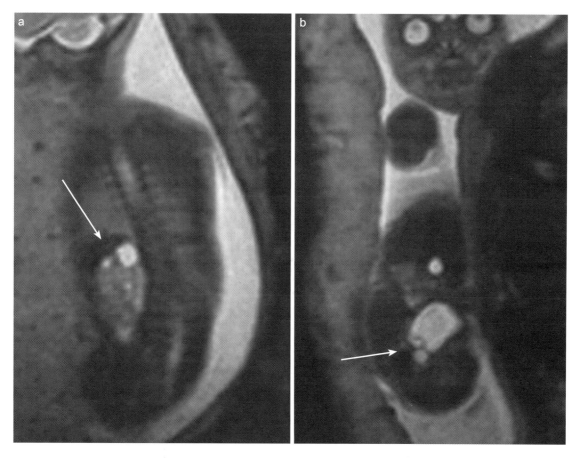

图 11.23　右侧双工系统伴输尿管囊肿和上部分肾的囊性发育不良。妊娠 23 周的胎儿。（a, b）胎儿冠状位 T₂WI 显示正常大小的右肾位于正常位置，上极可见小囊肿（箭号 a）。充满液体的膀胱合并输尿管囊肿位于盆腔内（箭号 b）。出生后冠状位 T₂WI（c, d）显示上面部分肾的囊性发育不良（箭号 c）、右侧输尿管扩张（长箭号 d）和输尿管囊肿（短箭号 d）

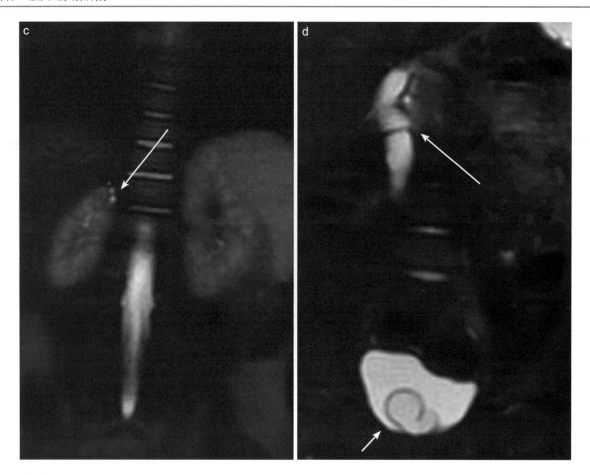

图 11.23 （续）

遗传性肾囊性病变包括多囊肾及伴有其他综合征的囊性病变。这些疾病诊断极具挑战性，成像很难将它们区分开来，也很难将它们与扩张的集合系统区分开来。

多囊肾疾病具有遗传基础，可能是常染色体隐性或显性遗传。常染色体隐性多囊肾疾病（autosomal recessive polycystic kidney disease，ARPKD）包括与肝疾病（先天性肝纤维化）相关的囊性扩张的肾集合系统。ARPKD 疾病临床和影像学表现差别很大，主要受到集合系统数量的影响。产前只能检测到 ARPKD 产前模式，表现为双侧肾的对称性扩大。ARPKD 的肾功能严重受损时将导致羊水严重过少和肺发育不全。MRI 显示正常或扩大的肾占据大部分腹腔，通常呈正常形态，表现为贯穿周围的皮髓质的小囊（1～2 mm）。在最严重的情况下，几乎没有羊水且膀胱不可见。相关的肺发育不全和其他畸形包括四肢发

育不全也可以在 MRI 上被发现（图 11.24）。

常染色体显性遗传多囊肾疾病是最常见的遗传性肾疾病，但大多数患者通常直到 40～50 岁才出现症状，所以这种疾病在宫腔内仅偶尔发生。在报告的宫腔内病例中，最常见的表现为肾扩大，伴或不伴有囊肿，且羊水量一般正常[55]。这些表现可以与 ARPKD 的表现一样，为确保诊断无误，询问清楚家族史非常重要。

多囊性发育不良肾是散发的，且常与下尿路畸形共同影响尿流。严重的尿路梗阻似乎通常发生在妊娠早期（10 周前），且影响肾的正常发育导致其发育不良，而在妊娠后期梗阻产生肾盂积水。肾功能的损害取决于肾发育不良的严重程度，以及疾病是单侧还是双侧。MRI 可以显示整个范围，从巨大的肾与多发大囊，到正常或缩小的肾（有或没有囊）[3]（图 11.25）。通常情况下，肾形态并不一成不变，正常肾实质很难被识别。如果囊肿很大，它们可单独被

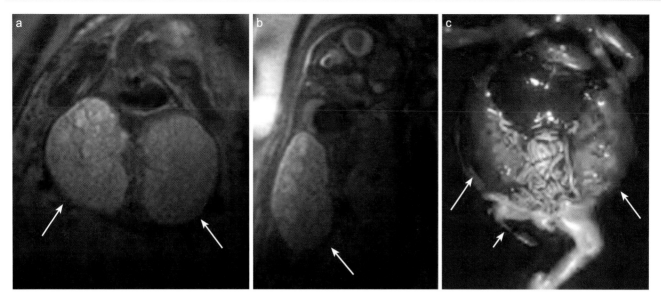

图 11.24　常染色体隐性多囊肾疾病。妊娠 24 周的胎儿。胎儿冠状位（a）和矢状位（b）T$_2$WI 显示羊水缺失、肺发育不全、双侧肾扩大并多发小囊（箭号）。（c）这个胎儿的解剖标本显示两个扩大的肾占据了整个腹部（长箭号）和严重的肺发育不全。注意未在 MRI 及超声上显示的发育不全的右下肢（短箭号），可能是由于羊水严重过少所致（Reprinted, with permission,from Martín et al.[3]）（另见书后彩图）

识别，不会与其他囊肿混淆，如果它们很小，则肾在 T$_2$WI 上显示信号强度增加。输尿管受累很少见，在双侧发病时膀胱很小或不可见，这取决于发育不良的严重程度。单侧的多囊肾通常伴有膀胱输尿管的反流。受累肾随着时间趋向恢复，预后取决于对侧肾的严重程度和相关畸形的严重程度。

　　肾囊性改变可发生在很多综合征中。有时，肾囊肿是唯一的症状，所以当发现肾异常时，应考虑到遗传综合征和非遗传畸形复合征。

11.6.4　严重的膀胱流出道梗阻

　　有时候羊水过少是由膀胱外尿流的梗阻所导致的，通常是尿道畸形，这通常发生在男性胎儿。在这些情况下，羊水很少或没有，和严重的双侧肾疾病一样，但可以确定正常肾和膀胱扩张。

　　膀胱梗阻可能伴有肾发育不良和肺发育不良，这与羊水减少和膀胱扩张相关，这导致妊娠预后的恶化。除了羊水过少，MRI 显示膀胱为非常大的充满液体的圆形结构，填充了整个腹部[3]。肾表现为正常或发育不良。鉴别诊断必须与一种罕见的非梗阻的扩大膀胱症候群（巨膀胱 - 小结肠 - 肠蠕动迟缓综合征和梅干腹综合征）相鉴别。然而，在这些情况下，羊水的体积一般不受影响。

11.6.5　肾包块

　　单纯的肾囊肿在胎儿期并不常见[56]。MRI 上，单纯肾囊肿表现为边界清楚的圆形 T$_2$WI 高信号结构。其余的肾实质是正常的。

　　胎儿肾肿瘤较为罕见。中胚层肾瘤是最常见的类型，是一种良性病变，新生儿肾母细胞瘤是一种非常罕见的恶性病变。MRI 上，肾肿瘤均可表现为边界清晰的肾内包块，呈高于肝、低于水的均匀信号[57]。确诊只能靠病理学诊断。

　　所有的肿瘤都应该与其他发生于胎儿的腹膜后肿块鉴别开来，如肾上腺神经母细胞瘤、肾上腺出血、畸胎瘤以及膈下的肺叶外型肺隔离症。

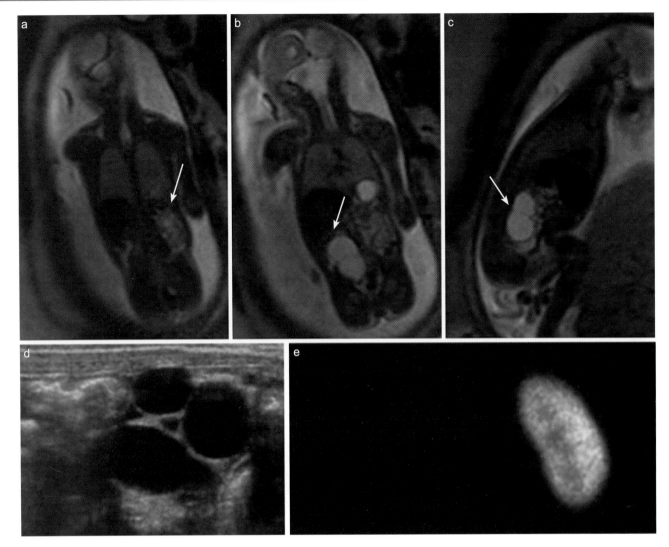

图 11.25 多囊性发育不良肾。妊娠 22 周的胎儿。胎儿冠状位(a，b) 和(c) 矢状位 T₂WI。左肾是正常的(箭号 a)。右肾不能识别；右肾窝代之以非交通性的囊性病变 (箭号 b，c)。(d) 出生后超声显示囊性占位取代了肾实质。(e) 4 岁时行 DMSA 扫描显示右肾缺乏有功能的实质

(César Martín and Anna Darnell　著)

参考文献

1. Brugger PC, Prayer D (2006) Fetal abdominal magnetic resonance imaging. Eur J Radiol 57:278–293
2. Saguintaah M, Couture A, Veyrac C et al (2002) MRI of the fetal gastrointestinal tract. Pediatr Radiol 32:395–404
3. Martín C, Darnell A, Duran C et al (2004) Magnetic resonance imaging of the intrauterine fetal genitourinary tract. Abdom Imaging 29:286–302
4. Veyrac C, Couture A, Saguintaah M et al (2004) MRI of fetal GI tract abnormalities. Abdom Imaging 29:411–420
5. Dalla Vecchia LK, Grosfeld JL, West KW et al (1998) Intestinal atresia and stenosis: a 25-year experience with 277 cases. Arch Surg 133:490–497
6. Haeusler MC, Berghold A, Stoll C et al; EUROSCAN Study Group (2002) Prenatal ultrasonographic detection of gastrointestinal obstruction: results from 18 European congenital anomaly registries. Prenat Diagn 22:616–623
7. Bailey PV, Tracy TF Jr, Connors RH et al (1993) Congenital duodenal obstruction: a 32-year review. J Pediatr Surg 28:92–95
8. Werler MM, Sheehan JE, Mitchell AA (2003) Association of vasoconstrictive exposures with risks of gastroschisis and small intestinal atresia. Epidemiology 14:349–354
9. Colombani M, Ferry M, Garel C et al (2010) Fetal gastrointestinal MRI: all that glitters in T1 is not necessarily colon. Pediatr Radiol 40:1215–1221
10. Cragan JD, Martin ML, Moore CA et al (1993) Descriptive epidemiology of small intestinal atresia, Atlanta, Georgia. Teratology 48:441–450
11. Roberts HE, Cragan JD, Cono J et al (1998) Increased frequency of cystic fibrosis among infants with jejunoileal atresia. Am J Med Genet 78:446–449
12. Casaccia G, Trucchi A, Nahom A et al (2003) The impact of cystic

fibrosis on neonatal intestinal obstruction: the need for prenatal/neonatal screening. Pediatr Surg Int 19:75–78

13. Forrester MB, Merz RD (2002) Descriptive epidemiology of anal atresia in Hawaii, 1986-1999. Teratology 66:S12–S16

14. Martinez-Frias ML, Bermejo E, Rodriguez-Pinilla E (2000) Anal atresia, vertebral, genital, and urinary tract anomalies: a primary polytopic developmental field defect identified through an epidemiological analysis of associations. Am J Med Genet 95:169–173

15. Martin C, Darnell A, Escofet C et al (2012) Fetal MR in the evaluation of pulmonary and digestive system pathology. Insights Imaging 3:277–293

16. Calvo-Garcia MA, Kline-Fath BM, Levitt MA et al (2011) Fetal MRI clues to diagnose cloacal malformations. Pediatr Radiol 41:1117–1128

17. Levine D, Barnes P, Edelman RR (1999) Obstetric MR imaging. Radiology 211:609–617

18. Fenton LZ, Williams JL (1996) Bronchopulmonary foregut malformation mimicking neuroblastoma. Pediatr Radiol 26:729–730

19. Carachi R, Azmy A (2002) Foregut duplications. Pediatr Surg Int 18:371–374

20. Heling KS, Chaoui R, Kirchmair F et al (2002) Fetal ovarian cysts: prenatal diagnosis, management and postnatal outcome. Ultrasound Obstet Gynecol 20:47–50

21. Nemec U, Nemec SF, Bettelheim D et al (2012) Ovarian cysts on prenatal MRI. Eur J Radiol 81:1937–1944

22. Isaacs H Jr (2007) Fetal and neonatal hepatic tumors. J Pediatr Surg 42:1797–1803

23. Acharya S, Jayabose S, Kogan SJ et al (1997) Prenatally diagnosed neuroblastoma. Cancer 80:304–310

24. Curtis MR, Mooney DP, Vaccaro TJ et al (1997) Prenatal ultrasound characterization of the suprarenal mass: distinction between neuroblastoma and subdiaphragmatic extralobar pulmonary sequestration. J Ultrasound Med 16:75–83

25. Holgersen LO, Subramanian S, Kirpekar M et al (1996) Spontaneous resolution of antenatally diagnosed adrenal masses. J Pediatr Surg 31:153–155

26. Sauvat F, Sarnocki S, Brisse H et al (2002) Outcome of suprarenal localized masses diagnosed during the perinatal period. Cancer 94:2474–2480

27. Hamada Y, Ikebukuro K, Sato M et al (1999) Prenatally diagnosed cystic neuroblastoma. Pediatr Surg Int 15:71–74

28. Maki E, Oh K, Rogers S et al (2014) Imaging and differential diagnosis of suprarenal masses in the fetus. J Ultrasound Med 33:895–904

29. Huppert BJ, Brandt KR, Ramin KD et al (1999) Single-shot fast spin-echo MR imaging of the fetus: a pictorial essay. Radiographics 19:S215–S227

30. Dhingsa R, Coakley FV, Albanese CT et al (2003) Prenatal sonography and MR imaging of pulmonary sequestration. AJR Am J Roentgenol 180:433–437

31. Huang CC, Ko SF, Chung MY et al (2004) Infradiaphragmatic pulmonary sequestration combined with cystic adenomatoid malformation: unusual postnatal computed tomographic features. Abdom Imaging 29:439–442

32. Mastroiacovo P, Castilla EE (2006) The incidence of gastroschisis: research urgently needs resources. BMJ 332:423–424

33. Tan KH, Kilby MD, Whittle MJ et al (1996) Congenital anterior abdominal wall defects in England and Wales 1987-93: retrospective analysis of OPCS data. BMJ 313:903–906

34. Torfs CP, Katz EA, Bateson TF et al (1996) Maternal medications and environmental exposures as risk factors for gastroschisis. Teratology 4:84–92

35. Shinmoto H, Kashima K, Yuasa Y et al (2000) MR imaging of non-CNS fetal abnormalities: a pictorial essay. Radiographics 20:1227–1243

36. Shinmoto H, Kuribayashi S (2003) MRI of the fetal abdominal abnormalities. Abdom Imaging 28:877–886

37. Daltro P, Fricke BL, Kline-Fath BM et al (2005) Prenatal MRI of congenital abdominal and chest wall defects. AJR Am J Roentgenol 184:1010–1016

38. Saxena AK, Hülskamp G, Schleef J et al (2002) Gastroschisis: a 15-year, single-center experience. Pediatr Surg Int 18:420–424

39. Calzolari E, Volpato S, Bianchi F et al (1993) Omphalocele and gastroschisis: a collaborative study of five Italian congenital malformation registries. Teratology 47:47–55

40. Rankin J, Dillon E, Wright C (1999) Congenital anterior abdominal wall defects in the north of England, 1986-1996: occurrence and outcome. Prenat Diagn 19:662–668

41. Danzer E, Victoria T, Bebbington MW et al (2012) Fetal MRI-calculated total lung volumes in the prediction of short-term outcome in giant omphalocele: preliminary findings. Fetal Diagn Ther 31:248–253

42. Chen CP (2007) Syndromes and disorders associated with omphalocele (II): OEIS complex and Pentalogy of Cantrell. Taiwan J Obstet Gynecol 46:103–110

43. Chen CP (2007) Syndromes and disorders associated with omphalocele (I): Beckwith-Wiedemann syndrome. Taiwan J Obstet Gynecol 46:96–102

44. International Clearinghouse for Birth Defects Monitoring Systems (1987) Epidemiology of bladder exstrophy and epispadias: a communication from the International Clearinghouse for Birth Defects Monitoring Systems. Teratology 36:221–227

45. Fong KW, Ryan G (1998) The fetal urogenital tract. In: Rumack CM, Wilson SR, Charboneau JW (eds) Diagnostic ultrasound, 2nd edn. Mosby, St. Louis, pp 1093–1121

46. Hill LM, Sohey R, Nyberg DA (2003) Abnormalities of amniotic fluid. In: Nyberg DA, McGahan JP, Pretrorius DH, Pilu G (eds) Diagnostic imaging of fetal anomalies. Lippincott Williams Wilkins, Philadelphia, pp 59–84

47. Wenstrom KD, Williamson RA, Weiner CP et al (1991) Magnetic resonance imaging of the fetuses with intracranial defects. Obstet Gynecol 77:529–532

48. Atiyeh B, Husmann D, Baum M (1993) Contralateral renal abnormalities in patients with renal agenesis and non cystic renal dysplasia. Pediatrics 91:812–815

49. Hörmann M, Brugger PC, Balassy C et al (2006) Fetal MRI of the urinary system. Eur J Radiol 57:303–311

50. Sairam S, Al-Habib A, Sasson S et al (2001) Natural history of fetal hydronephrosis diagnosed on mid-trimester ultrasound. Ultrasound Obstet Gynecol 7:191–196

51. Chitty LS, Chudleig PM, Pembrey M et al (1999) Renal pathology in fetuses with mild pyelectasis: prediction of outcome. Ultrasound Obstet Gynecol 14(Suppl 1):12

52. Thomas DFM (1998) Prenatally detected uropathies: epidemiological considerations. Br J Urol 81(Suppl 2):8–12

53. Kleiner B, Callen PW, Filly FA (1987) Sonographic analysis of the fetus with uretero-pelvic junction obstruction. AJR Am J Roentgenol 148:359–363

54. Liu HY, Dhillon HK, Yeung CK et al (1994) Clinical outcome and management of prenatally diagnosed primary megaureters. J Urol 152:614–617

55. Pretorius DH, Lee ME, Manco-Johnson ML et al (1987) Diagnosis of autosomal dominant polycystic kidney disease in utero and in the young infant. J Ultrasound Med 6:249–255

56. McHugh K, Stringer D, Hebert D et al (1991) Simple renal cysts in children: diagnosis and follow-up with US. Radiology 78:383–385

57. Won HS, Jung E, Lee PR et al (2002) Prenatal detection of mesoblastic nephroma by sonography and magnetic resonance imaging. Ultrasound Obstet Gynecol 19:197–199

第 12 章　多胎 MRI

12.1　引言

孪生现象一直备受关注，有史以来双胞胎都被认为是非凡的。例如，在希腊神话中，阿波罗和阿尔忒弥斯是孪生兄弟；在罗马神话中，双生子罗慕路斯与雷穆斯建立了罗马。在美洲，双胞胎最古老的印象来自于公元前 200 年左右的危地马拉：玛雅双子英雄雕像。在基督教传统里，双胞胎科斯马斯和达米安，作为医生及殉教者，已经成为医学的主保圣人。

随着孕妇年龄的增加（这本身会增加生育抑制因素），以及在我们老龄化社会中越来越频繁使用的诱导排卵和辅助生殖技术的增加，多胎妊娠数量随之增加。当使用辅助生殖技术时，整体孪生率约 26%——辅助生殖技术与多胎妊娠增加 30 倍有关。多胎妊娠中至少一个胎儿发生染色体异常的概率高于同龄的单胎妊娠。虽然文献报告的发生率各不相同，但一般认为，在双胎妊娠中每胎有 1.5~3 倍以上的概率发生缺陷。

随着孕妇年龄的增加以及通过辅助生殖技术授孕数量的增加，对产前诊断特别是无创诊断技术的需求也越来越大，这其中就包括影像诊断技术。

随着超声在 20 世纪下半叶的出现，我们开始将超声用于双胎成像。有关胎儿 MRI 的第一份资料于 1983 年，不久之后于 1988 年双胎 MRI 的资料首次发表[1]。

12.2　多胎妊娠概述

双胞胎可以是单卵的（"同卵双胎"），也就是说他们是由同一个受精卵一分为二形成两个胚胎，也可以是双卵的（"异卵双胎"），由两个精子与两个卵子结合。在自然受孕的情况下，大多数双胞胎都是异卵双胎。使用辅助生殖技术后同卵双胎的趋势显著增加了。异卵双胎都是双绒毛膜，由于分裂发生于受精后的第 3 天。同卵双胎可以是双绒毛膜，也可以是单绒毛膜。单绒毛膜双胎若是双羊膜囊，则受精卵分裂发生于受精后的 4~8 天，而对于单羊膜囊，其分裂发生于受精后第 9 天。单绒毛膜单羊膜囊双胎非常罕见，仅有 2% 的单绒毛膜双胎是单羊膜囊。如果把单绒毛膜看成是一胚胎意外（一个胚胎本来应该是单胎结果变成了双胎），也就意味着两个胚胎竞争一个胎盘[2]。单绒毛膜双胎因为胎盘血管吻合相关的并发症而易发生不良后果。动静脉吻合将导致双胎输血综合征、双胎贫血红细胞增多综合征、选择性胎儿宫内发育迟缓、动脉-动脉吻合的双胎反向动脉灌注综合征。这就是为什么在双胎妊娠中绒毛膜性决定了胎儿的结局[3]。而单绒毛膜单卵双胎又最易导致异常和死亡[4]。（参见章节 12.6）

显而易见，异卵双胎由于他们的 DNA 不同所以可能会有的异常也不同。相反，同卵双胎因为有着相同的 DNA 序列而有着相同的异常。双胎形成前的基因突变将同时累及两个胎儿，但在受精卵分裂后也可能发生双胎形成后的基因突变，如此一来，只有一个胎儿将受到所致疾病的影响，这解释了为什么在多达 20% 的异常情况下同卵双胎也可能有不同的异常。在这些有不同异常的病例中，无脑和先天性心脏异常最常见于单绒毛膜单羊膜囊双胎。

胎儿生长障碍检测指标如顶臀径，妊娠早期超声测得双胎顶臀径不一致意味着双胎之一存在结构异常或染色体非整倍体性的风险。如果顶臀径相差大于 10%，则双胎妊娠中胎儿患有先天性异常的概率为 25%。如果顶臀径相差≥20% 或颈项透明层≥3 mm，双胎之一存在结构异常的概率将增加 6 倍[5]。这些病例将增加超声检查频率，甚至需要 MR 进一步检查。精准诊断对于这种有着不一致异常的双胎的管理选择至关重要。在为父母提供关于妊娠的治疗选择及其可能的结果的建议时，MRI 越来越不可缺少。

12.3　多胎妊娠 MRI 的技术

对于单胎妊娠常用的超声评估指标很难同样地用于多胎妊娠；并且，用超声评估时，一个胎儿可能会干扰对另一个胎儿的评估结果，这对于 MRI 来说都不是问题（图 12.1）。当使用超声获得图像困难时，通过 MRI 可获得更好的图像；当超声结果可疑时，MRI 可以解决这些疑问（图 12.2），这就是为什么在产前诊断及多胎妊娠中 MRI 可以作为超声的辅助检查手段的原因。就像阿拉宾（Arabin）宫颈子宫托，非侵入性预防双胎妊娠伴有短宫颈的早产，MRI 对多胎妊娠的胎儿进行无创性评估不可或缺。

在 PubMed 中没有搜索到关于利用 MRI 来评估三胎及以上多胎妊娠的文章。这些文章也都仅涉及双胎妊娠，所以三胎及以上的多胎妊娠的 MRI 有待进一步研究。

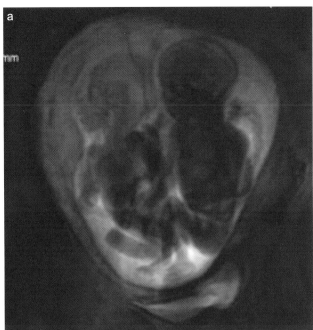

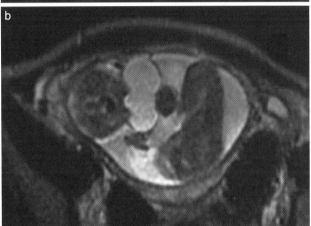

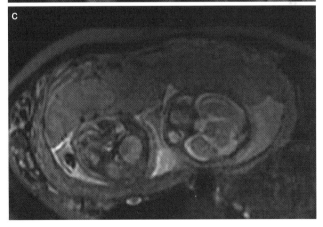

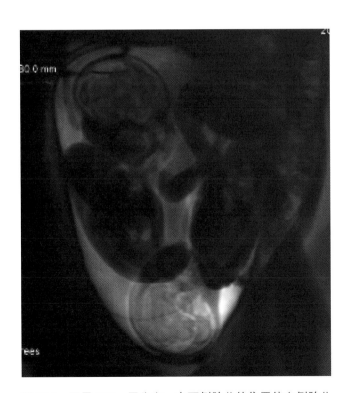

图 12.1　厚层 MRI。因为左、右两侧胎儿的位置使左侧胎儿的头部被遮挡，用超声评估左侧胎儿的头部是非常困难的。这种情况可用 MRI 解决

图 12.2　胎龄 21 周的胎儿。厚层 MRI（a）显示了为什么利用超声评估左侧胎儿的背部是困难的。在 SSFSE 序列、T₂WI、轴向平面中，可以清楚地显示腰 - 骶椎部分的脑膜膨出（MC）（b）和颅后窝的 Chiari Ⅱ 型畸形（c）

在对双胎进行扫描时，MR 检查序列与对单胎扫描时的序列完全相同。存在的最大技术问题是它更耗时：首先，因为有两个胎儿需要检查和评估；其次，两个胎儿较一个胎儿更容易移动，特别是在妊娠早期（图 12.3），这就使得扫描更难和更耗时 [6]。扫描时间不能太长，否则会使孕妇不舒服，所以双胎成像对放射科医师和技师来说都具有挑战性。

12.4　单胎和多胎的解剖学发育差异

双胎与两个单独的胎儿是不同的。例如，在皮质折叠的研究中表明，双胎的正常大脑发育与单胎的大脑发育是不同的。与单胎相比，双胎出生时皮质厚度、表面积和体积显著减少 [7]。双胎的整个脑脊液容积大于单胎，而两者的脑室体积没有差异 [8]。

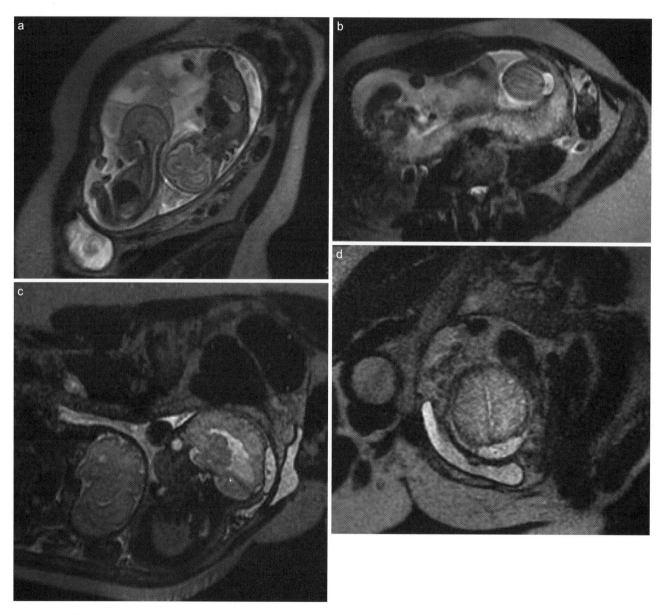

图 12.3　双胎妊娠 21 周：SSFSE 序列、T_2WI（a, b）。注意胎儿和羊水的运动伪影（白色和黑色液体）。脑膨出的内容难以评估。第二个胎儿的 MRI（SSFSE/T_2WI），胎龄 33 周，运动和伪影明显减少（c ~ e），并且出生后成像（f-FSE/T_2WI，g-SE/T_1WI post Gad）可以诊断闭锁性脑膨出，膨出组织包含脑膜、纤维组织以及一些可能改变的脑组织

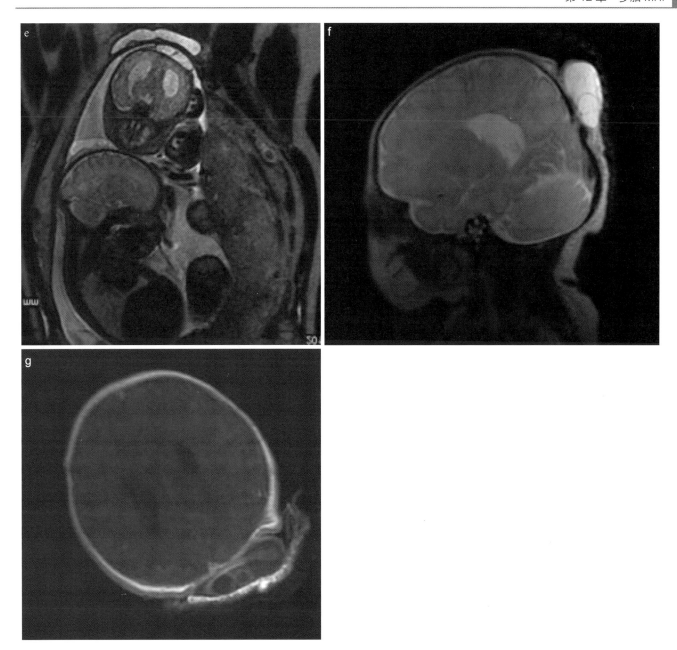

图 12.3（续）

双胎的大脑皮质的成熟和折叠会延迟，身体也会延迟成熟[7]，例如，双胎往往体重不足。与单胎相比，双胎的腹围会减少[9]。在对他们的结果分析以及在与正常的图像和测量数据进行对比时，这些都需要考虑进去。

　　同时，与相同胎龄的正常发育单胎相比，多胎妊娠时胎儿的神经系统成熟时间会加快 3～4 周，特别是对于小于胎龄儿 (small for gestationalage, SGA)

来说（SGA 是一术语，指胎儿相对于同胎龄的正常胎儿偏小，可以是整体偏小，或大小正常但体重偏低，译者注）。脑和肺成熟加速反映了胎儿对早期宫外生活的适应[10]。因此，即使与正常的单胎相比，"临产"也别具含义——双胞胎中做好了出生准备的那一个会先出生；双胞胎在 38 周以后将不再生长而单胎仍会继续生长[11]。

12.5　与多胎不相关的先天性异常

因为胎儿数量较多以及同卵妊娠异常的风险增加，先天性畸形在多胎妊娠中更常发生。并且，一个异卵双胎胎儿发生染色体异常的概率是单个胎儿的2倍[4, 12]。

一般而言，不论合子型、绒毛膜型（单/双）和羊膜腔型（单/双），绝大部分双胎妊娠时（80%～90%），只有一个胎儿有缺陷，但是在10%～20%的病例中，两个胎儿都会受影响（图12.4）[3]。后者主要是同卵双胎，除了观察到的遗传差异性外，具有相同的核型。某些异常更常见于同卵双胞胎中，包括无脑畸形、前脑无裂畸形、脑积水、骶尾部畸胎瘤以及心脏异常[3, 9, 12]。食管闭锁也更常见于双胎妊娠[9]。

单胎妊娠中发生的任何先天性畸形也可以见于多胎妊娠，其影像表现也跟前面章节描述的一样（图12.5）。少许已发表的文章表明，在大多数情况下，MRI在多胎妊娠中较超声而言，能提供重要的新的诊断信息（图12.6）[6, 13, 14]。

正确的诊断对多胎妊娠的管理有很大影响，这与单胎妊娠不同，多胎妊娠的父母有三种选择：

1. 继续妊娠
2. 终止妊娠
3. 选择性终止受累的胎儿[15]

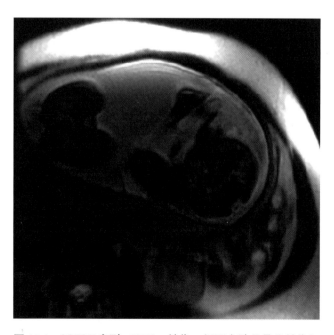

图12.4　SSFSE序列、T₂WI，轴位。经两个胎儿骨盆轴位切面图，可以诊断两个胎儿都有椎管闭合不全和脊髓脊膜膨出

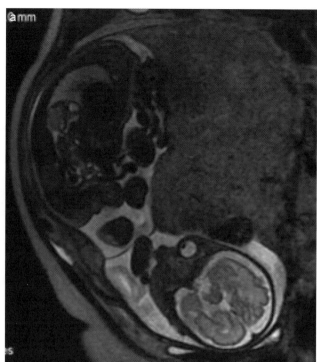

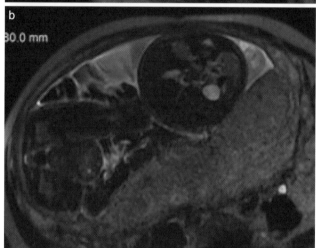

图12.5　胎儿MRI，SSFSE序列、T₂WI。经左侧胎儿的斜矢状位切面图，可以观察到胃肠疝。在其下方可以看到一个圆形组织块（a），而在其他序列和图像内膀胱未显影——这与膀胱外翻相符（b）

在提供第三种选择之前了解绒毛膜性（见章节12.6）非常重要，因为单绒毛膜妊娠中未累及的胎儿被累及的风险将增加。

在大多数国家，终止妊娠允许胎龄为24周，因此早期诊断很有必要。如果在之后出现异常或检测到异常，则仍需要在出生后到新生儿门诊进行重症监护，父母也要有心理准备。

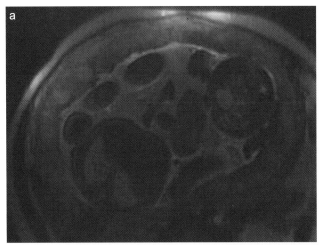

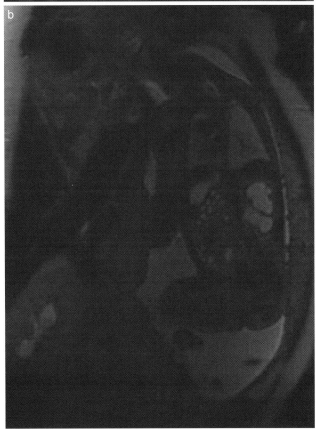

图 12.6　妊娠 30 周双胎，超声见其中一个胎儿右肾积水及巨输尿管征，并且没有发现左肾。MRI（SSFSE，T₂WI）发现右侧胎儿的异位左肾位于膀胱和脊柱之间，并且同时印证了其他发现（a- 轴位图，b- 冠状位图）

选择性终止妊娠也有发生神经系统并发症的风险：单绒毛膜双胎妊娠中选择终止有异常的胎儿，剩余胎儿长期结果包括 5% 可能性的神经发育障碍和 2% 的脑瘫。因此建议在选择性单胎终止妊娠后，对剩下的胎儿进行监测（见章节 12.6.1）。

12.6　双胎妊娠的并发症

如前所述，单合子具有较高的畸形风险，但是绒毛膜性是双胎妊娠结果的主要决定因素[3]，单绒毛膜单卵性最易导致异常和死亡[4]。因此，尽快了解其绒毛膜性至关重要，在妊娠早期，超声有助于确定绒毛膜性和羊膜腔性以及区别单 - 双卵双胎妊娠，其中最佳检查时间为第 10 周左右，这是基于以下因素：

- 在双绒毛膜双羊膜囊妊娠，羊膜间存在绒毛膜并形成较厚的隔膜，形如"Y"征，λ 征或双峰征
- 单绒毛膜双羊膜囊妊娠由两层羊膜形成较薄的垂直于胎盘的隔膜（"T"征）
- 单绒毛膜单羊膜囊妊娠，只有一个胎盘，胎儿间缺乏隔膜，两者脐带非常靠近或有着增宽的脐带[3, 12]

了解绒毛膜，可以解释双胞胎大小的差异：在双绒毛膜双胎中，较小的胎儿能诊断出胎儿宫内发育迟缓，而在单绒毛膜妊娠中，虽然不是每一个不一致的单绒毛膜双胎都有双胎输血综合征，但仍需要考虑双胎输血综合征（章节 12.6.2）：选择性胎儿生长受限也需考虑。

双胎妊娠特异性并发症包括双胎之一宫内死亡、双胎输血综合征、双胎贫血 - 红细胞增多综合征、双胎反向动脉灌注综合征以及联体双胎。

12.6.1　双胎之一宫内死亡

这里我们还是要描述单个胎儿宫内死亡，虽然不是每一个病例中单个胎儿宫内死亡都可以看做是双胎妊娠的特有并发症，因为单胎妊娠也可能有导致胎儿宫内死亡的相同问题，例如，结构异常、早剥、胎盘功能不全、生长受限、脐带异常、感染和母体疾病。据估计，在妊娠中晚期，有高达 7% 的双胎妊娠存在单个胎儿宫内死亡。据一些作者称，有超过 20% 的双胎妊娠，在妊早期 7 周时会出现早期胎盘消失（双胎消失综合征）[16]。

在单绒毛膜妊娠中，双胎消失综合征是最常见的并发症，可被认为是多胎妊娠的自发减少。消失的胎儿可部分或全部被另一个胎儿重新吸收。如果胎儿的再吸收过程失败，则死胎将被共同生长的另一个胎儿压扁成扁平形态，称为压扁胎，其可在妊娠后半期通过成像（超声、MRI）看到。在极少数情况下，它可能会阻塞子宫颈而需要剖宫产分娩存活

胎儿。

在双绒毛膜妊娠中，幸存的胎儿通常是正常的——有 1% 的可能发生损伤。而在单绒毛膜妊娠中结果就明显差很多，损伤率达 18%。在这些病例中可以看到包括中枢神经系统、胃肠系统、肾和肺的损伤[9]。建议在其中一个胎儿死亡 3~4 周后进行超声和 MRI 检查，以监测幸存胎儿的异常情况[17]。如今，这种时间的延迟检查已不再合理，因为 DWI 可以早在 24 小时后即可检测到急性脑损伤[18]。

在大约 4% 的双绒毛膜妊娠和 12% 的单绒毛膜妊娠中可见另一个胎儿死亡[17]。

12.6.2　双胎输血综合征

双胎输血综合征（twin-to-twin-transfusion syndrome, TTTS）发生于大约 10% 的单绒毛膜双胞胎，其被定义为严重的羊水不协调。这种综合征的分期是根据 Quintero 评分，其同时适用于超声和 MRI：

Ⅰ 期：供者羊水过少，受者羊水过多。
Ⅱ 期：Ⅰ 期 + 供者的膀胱不能识别。
Ⅲ 期：Ⅰ 期和 Ⅱ 期 + 双胞胎脐带的异常血流（脐动脉、脐静脉及大脑中动脉异常多普勒超声表现）。
Ⅳ 期：Ⅰ、Ⅱ 和 Ⅲ 期 + 受者胎儿积水。
Ⅴ 期：Ⅰ、Ⅱ、Ⅲ 期、Ⅳ 期 + 一个或两个双胞胎死亡（通常供者先死亡）[19]（图 12.7a）。

血液流动的特点不能在 MRI 上显示，这些数据在 MRI 检查中会丢失，但其余特征均可以通过两种方法评估。在这两种检查中，供者多尿症表现为膀胱扩张，MRI 研究表明肾盂扩张出现于 50% 以上的受者，且心脏肥大，提示有心功能不全[20]。

双胞胎中一个胎儿的死亡引起的急性出血通过浅层胎盘吻合到第二个胎儿。这可能导致第二个胎儿的死亡，也可能不会，大约 1/4 的幸存者患有严重的神经发育障碍，包括脑的多囊性变和脑萎缩。

严重的脑发病率在产前经胚胎激光手术的双胎输血综合征患者中也可获得：出血和缺血（双绒毛膜双胎）是最常见的脑损伤（分别为控制组中的 52% 和 17%）[21]。这是 MRI 需要发挥作用的地方，因为即使在 75% 的病例中，甚至在三级中心进行的产前超声也低估了这种风险。有些作者建议在激光手术

后 1 周进行胎儿 MRI 检查[22]；其他人则强调了尽早检测急性缺血的必要性：甚至在手术 24 小时后[23]。不仅缺血性脑损伤很重要，异常皮质卷入缺血区也很重要（图 12.7b~e）。根据双胎输血综合征脑损伤的时间，不同形式的缺血性损害可被观察到。时间阈值为胎龄 26~28 周。如果损伤发生于此胎龄之前，我们需处理积水性无脑、胼胝体坏死、脑穿通畸形、多小脑回畸形 / 异位、脑室扩张合并大脑萎缩和脑室周围白质软化。如果损伤发生于此胎龄之后，我们能观察到脑室扩大伴有脑萎缩、脑室周围白质软化、多囊性脑白质病、皮质下脑白质软化、豆状核纹状体血管病变和基底核损害。无论任何胎龄，出血性损伤均可能发生，包括生发基质出血、脑室扩大合并血栓、实质出血和弥漫性出血[24]。胎儿 MRI 相对于超声的优越性表现为这些大脑异常的可视化已经有据可查，特别是超声难以检测的脑灰质和白质异常的损害（图 12.7 和 12.8）[25]。

双胎输血综合征可能会导致功能性和结构性心脏畸形，尤其是双胞胎的受者。受者血容量过多可能导致双心室肥厚和增生及心室运动功能减退。心脏增大是由于肥大而不是扩张。右心室受累比左心室要早。如果双胎输血综合征接受羊膜引流，心血管疾病会恶化。接受涉及病理生理学的激光凝固疗法，心血管疾病就会好转。低血容量性双胞胎供者更可能有主动脉缩窄和（或）发育不全的主动脉弓[26]。这也是胎儿心脏 MRI 技术可进一步发展的领域。

胎儿肢体缺血性坏死也常常发生在双胎输血综合征——羊膜带综合征发生在多达 3% 的双胎输血综合征胎儿。

12.6.3　双胎贫血红细胞增多综合征

双胎贫血红细胞增多综合征（twin anemia-polycythemia syndrome, TAPS）是一种严重的血红蛋白双胎间不平衡。它发生于大约 5% 的单纯性单绒毛膜妊娠和 10% 经过激光治疗双胎输血综合征后的妊娠，后者会造成持续的胎盘血管吻合。在这些情况下，它可以被认为是医源性的。在双胎贫血红细胞增多综合征中没有羊水过少 / 过多，而是出现供者贫血（较小胎儿）和受者红细胞增多（较大胎儿）。如果未被发现，这个综合征将导致脑损伤或宫内发育迟缓。脑损伤的典型表现为受者脑梗死和供者脑出血。大约 8% 患有双胎贫血红细胞增多综合征的患儿存在严重的大脑损伤。此外，双胎贫血红细胞增多

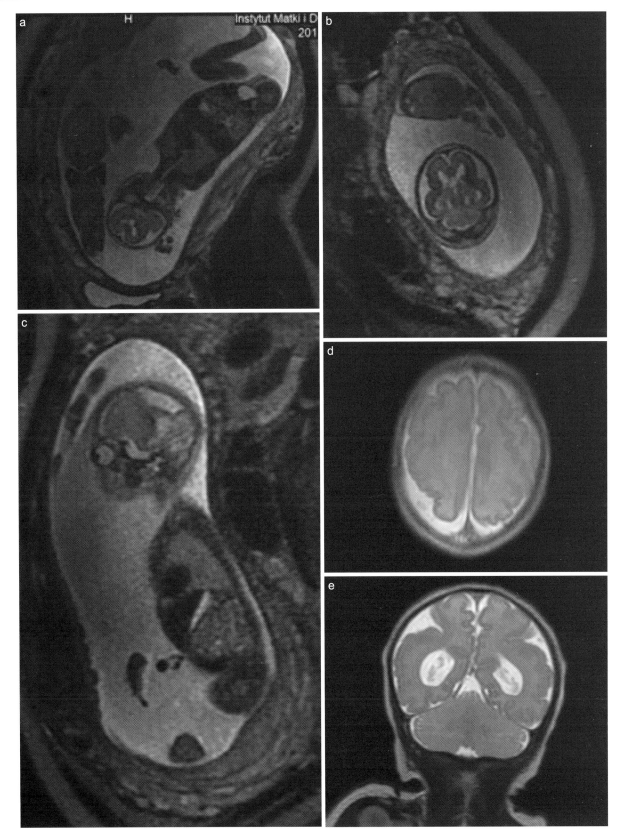

图 12.7（a～c）SSFSE/T₂WI。在胎龄 22 周，被诊断为双胎输血综合征 V 期（a），幸存者疑有皮质折叠异常（b，c）。（d，e）FSE/T₂WI，该表现在新生儿 MRI 中被证实——显示异常皮质折叠并多小脑回畸形

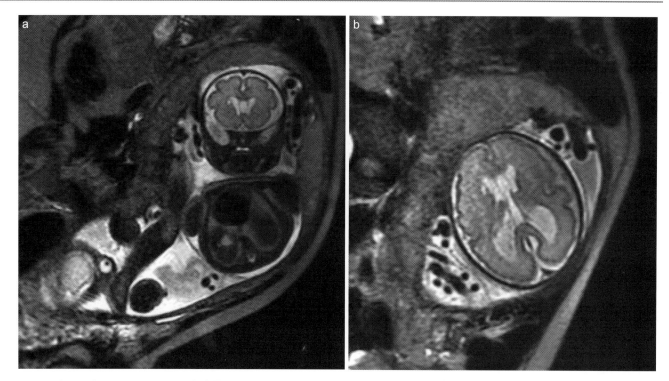

图 12.8 （a，b）SSFSE/T$_2$WI。双胎胎龄 29 周，仅其中一个胎儿超声诊断为脑室扩大，而 MRI 显示 2 个双胞胎均存在脑室旁囊性病变

综合征导致贫血胎儿患心力衰竭水肿，红细胞增多的双胞胎患肢体缺血性病变的风险。

产前诊断双胎贫血红细胞增多综合征是基于多普勒测量大脑中动脉的收缩期峰值速度在供体和受体之间存在明显的差异：供体值的增加表明胎儿缺血，受体值的减少表明红细胞增多症。

双胎贫血红细胞增多综合征的胎盘也可显示一些特征：供者的回声增高且厚，受者的回声减低且薄。这些特征未被纳入诊断标准，但可以辅助诊断。肝显示类似的回声：超声显示供者的肝亮、受者的肝暗。这些特征最好体现在 MRI 信号强度（signal intensity，SI）变化上——受体肝的铁沉积导致信号的减低，这需要进一步的研究。

如果其中一个胎儿脑损伤，对于双胎贫血红细胞增多综合征，选择性堕胎是一种治疗方案。当父母做出这个选择时，MRI 在这些最困难的情况下是非常有用的，因为脑损伤必须被毫无疑问地记录下来。

12.6.4　双胎反向动脉灌注综合征

双胎反向动脉灌注综合征（twin reversed-arterial-perfusion syndrome，TRAPS）在同卵双胎妊娠的出现率大约为 1%。在这种综合征中，有一个无心畸形的患儿遭受不同程度的发育不全，通常发生在身体上部（最常见的是无头无心变异，缺乏头部和上肢，仅有残缺的胸腹部器官）。还存在一个有正常"泵"（心脏）的胎儿提供循环给其孪生兄弟。有输血"泵"的胎儿由于代偿性心室肥大从而导致心脏肥大，进一步发生腹水、胸腔积液、心包积液、肝肿大和羊水过多等心力衰竭的迹象。早期诊断很有必要，将无心畸形的胎儿脐带阻断可防止另一胎儿的心脏衰竭和死亡。

有心脏的那个胎儿也容易发生脑缺血损伤，MRI 是最好的评估方法[27]。当超声检查不确定时，MRI 也有助于区分无定形无心寄生胎（acardius amorphous）与子宫包块[28]。

12.6.5　连体双胞胎

连体双胞胎是单绒毛膜、单羊膜的。他们形成于一个分裂不完全的受精卵母细胞，在受精 12～15 天后（尽管有人提出，连体双胞胎可能是由于最初单独的单卵胚胎融合所导致）。其发生率在妊娠期为

1：30000 ~ 1：100000，在活体婴儿为 1：250000。多种类型的连体双胞胎被记录，一些种类还建立起了取决于连体位置和范围的分类[29]，但每组这样的双胞胎是独一无二的，都有自己的特点，需要详细地分析。80% 的连体双胞胎伴有其他异常。对共享器官及相关异常的准确诊断对于预后很重要，对咨询和计划手术分离也十分重要[14]。在任何一例选择终止妊娠是不明确的——例如，臀部连胎（双胞胎联

合在较低的脊柱和臀部）或头连双胎（除了脸和枕骨大孔联合位于头盖骨的任何部分）没有重要的器官共享，所以具有良好的预后。例如在第二种情况下，MRI 是用来评估分离可能性的最好方法，排除两大脑间大脑皮质之间的融合（图 12.9）。虽然连体双胞胎通常是用超声诊断的，但在孕后期可能需要 MRI 以更好地显示异常的空间关系和共享器官[30]。

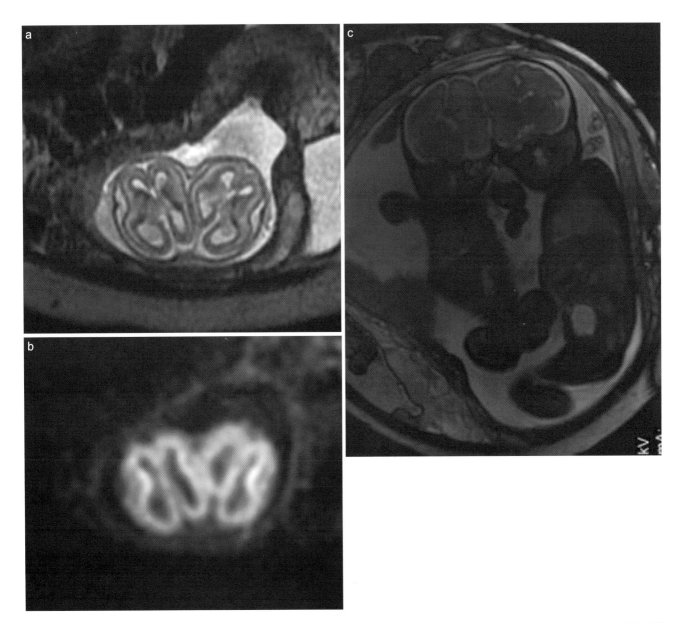

图 12.9 单绒毛膜单羊膜双胎被 MRI 诊断为头颅连胎。第一次 MRI 在胎龄 19 周时：（a）SSFSE/T₂WI，（b）DWI。分离的大脑在胎龄 30 周进行的第二次 MRI 检查时被证实（c，FIESTA/2D）。分离的大脑也在产后 MRI 和血管成像中被证实，两女婴已准备好了做外科手术分离（已人工植皮），但她们死于肾功能不全

12.7　胎儿 MRI 检查的心理因素

　　MRI 的作用不仅是进行确认及进一步描述异常，当产前超声诊断可疑或错误时也可以排除错误及某些异常。排除与诊断疾病同等重要（图 12.10）。它对于准父母来说极其重要，并且能对其心理状态产生重大影响，尤其是母亲。这个因素在产前 MRI 检查和放射科医师在其中的作用在文献中没有充分强调[31]。在可查阅的文献中，大多强调的是与检查相关的焦虑：身体抑制、噪声水平、检查持续时间和因严格的转诊而增加的对胎儿的焦虑[32]。但是 MRI 作为诊断链中的最后一个非侵入性的方法，也可以缓解和减少父母在接下来的妊娠期中感受到的紧张和压力。在双胎妊娠中，当第一个胎儿存在先天性缺陷时，排除第二个是否存在异常通常是一个问题。在极少数的连体双胞胎中，确定分离的可能性是一个问题（图 12.9）。

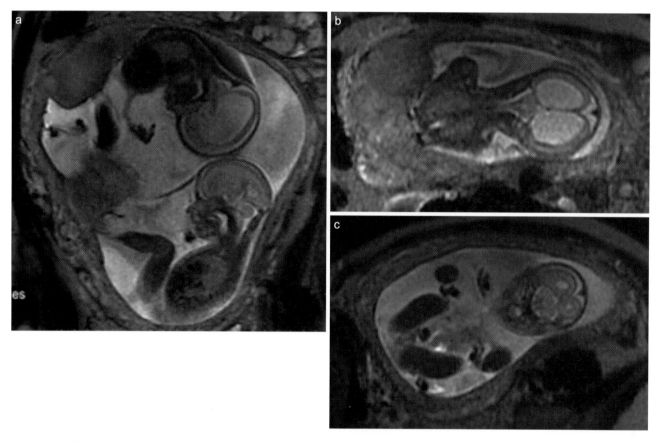

图 12.10　胎龄 21 周的双胎妊娠 SSFSE/T$_2$WI。超声显示第一个胎儿脑积水、小脑发育不全，第二个胎儿被诊断小脑发育不全。MRI 证实了异常的双胞胎（a，b），并显示了第二个胎儿正常的大脑半球和小脑半球（c），从而消除了父母从对第二个孩子有异常的恐惧情绪

（Monika Bekiesinska-Figatowska　著）

参考文献

1. Brown CE, Weinreb JC (1988) Magnetic resonance imaging appearance of growth retardation in a twin pregnancy. Obstet Gynecol 71(6 Pt 2):987–988

2. Blickstein I (2014) MC twining as an embryonic accident. In: Materials of twins 2014: the joint 3rd world congress on twin pregnancy a global perspective and the 15th congress of the international society twin studies (ISTS), Budapest, 16–19 Nov 2014

3. Krampl-Bettelheim E (2011) Problems of multiple pregnancies. Ultrasound and MRI. In: Prayer D (ed) Fetal MRI. Springer, Berlin/Heidelberg, pp 443–452

4. Baldwin VJ (ed) (1994) Pathology of multiple pregnancy. Springer, New York

5. Khalil A, Townsend R, Papageorghiou A et al (2014) Crown-rump length discordance and fetal structural abnormalities in twin pregnancies. In: Best 15 abstracts in the obstetrical and gynecological field. The joint 3rd world congress on twin pregnancy a global perspective and the 15th congress of the international society twin studies (ISTS), Budapest, 16–19 Nov 2014

6. Griffiths PD, Russell SA, Mason G et al (2012) The use of in utero MR imaging to delineate developmental brain abnormalities in multifetal pregnancies. AJNR Am J Neuroradiol 33(2):359–365

7. Dubois J, Benders M, Borradori-Tolsa C et al (2008) Primary cortical folding in the human newborn: an early marker of later functional development. Brain 131(Pt 8):2028–2041

8. Knickmeyer RC, Kang C, Woolson S et al (2011) Twin-singleton differences in neonatal brain structure. Twin Res Hum Genet 14(3):268–276

9. Smith APM (2000) Abnormalities of twin pregnancies. In: McHugo JM, Pilling DW, Twining P (eds) Textbook of fetal abnormalities. Churchill Livingstone, London/New York, pp 389–410

10. Amiel-Tison C, Pettigrew AG (1991) Adaptive changes in the developing brain during intrauterine stress. Brain Dev 13(2):67–76

11. Sokol R (2014) Timing of delivery of twins. Materials of twins 2014: the joint 3rd world congress on twin pregnancy a global perspective and the 15th congress of the international society twin studies (ISTS), Budapest, 16–19 Nov 2014

12. Sebire NJ, Sepulveda W, Jeanry P, Nyberg DA, Nicolaides KH (2003) Multiple gestations. In: Nyberg DA, McGahan JP, Pretorius DH, Pilu G (eds) Diagnostic imaging of fetal anomalies. Lippincott Williams & Wilkins, Philadelphia, pp 777–814

13. Hu LS, Caire J, Twickler DM (2006) MR findings of complicated multifetal gestations. Pediatr Radiol 36(1):76–81

14. Bekiesinska-Figatowska M, Herman-Sucharska I, Romaniuk-Doroszewska A et al (2013) Diagnostic problems in case of twin pregnancies – US versus MRI study. J Perinat Med 41(5):535–541

15. Rochon M, Stone J (2003) Invasive procedures in multiple gestations. Curr Opin Obstet Gynecol 15(2):167–175

16. Blickstein I, Perlman S (2013) Single fetal death in twin gestations. J Perinat Med 41:65–69

17. Senat MV (2009) Intrauterine death and twin pregnancy. J Gynecol Obstet Biol Reprod (Paris) 38(8 Suppl):S100–S103

18. Hoffmann C, Weisz B, Yinon Y et al (2013) Diffusion MRI findings in monochorionic twin pregnancies after intrauterine fetal death. AJNR Am J Neuroradiol 34(1):212–216

19. Quintero RA, Morales WJ, Allen MH et al (1999) Staging of twin-twin transfusion syndrome. J Perinatol 19:550–555

20. Kline-Fath BM, Calvo-Garcia MA, O'Hara SM et al (2007) Twin-twin transfusion syndrome: cerebral ischemia is not the only fetal MR imaging finding. Pediatr Radiol 37:47–56

21. Spruijt M, Steggerda S, Rath M et al (2012) Cerebral injury in twin transfusion syndrome treated with fetoscopic laser surgery. Obstet Gynecol 120(1):15–20

22. Kilby M (2014) Fetal brain injury in survivors of twin pregnancies complicated by demise of one twin as assessed by in utero MR imaging. In: Materials of twins 2014: the joint 3rd world congress on twin pregnancy a global perspective and the 15th congress of the international society twin studies (ISTS), Budapest, 16–19 Nov 2014

23. Weisz B, Hoffmann C, Ben-Baruch S et al (2014) Early detection by diffusion-weighted sequence magnetic resonance imaging of severe brain lesions after fetoscopic laser coagulation for twin-twin transfusion syndrome. Ultrasound Obstet Gynecol 44(1):44–49

24. Quarello E, Molho M, Ville Y (2007) Incidence, mechanisms, and patterns of fetal cerebral lesions in twin-to-twin transfusion syndrome. J Matern Fetal Neonatal Med 20(8):589–597

25. Jelin AC, Norton ME, Bartha AI et al (2008) Intracranial magnetic resonance imaging findings in the surviving fetus after spontaneous monochorionic cotwin demise. Am J Obstet Gynecol 199(4):398.e1–398.e5

26. Manning N (2014) Cardiac manifestations of TTTS, Functional and acquired cardiovascular anomalies in monochorionic twins. In: Materials of twins 2014: the joint 3rd world congress on twin pregnancy a global perspective and the 15th congress of the international society twin studies (ISTS), Budapest, 16–19 Nov 2014

27. Guimaraes CV, Kline-Fath BM, Linam LE et al (2011) MRI findings in multifetal pregnancies complicated by twin reversed arterial perfusion sequence (TRAP). Pediatr Radiol 41(6):694–701

28. Azian AA, Roslani AL (2011) Acardius amorphus: magnetic resonance imaging (MRI) can be helpful in the diagnosis when ultrasound (US) is inconclusive. Med J Malaysia 66(5):510–512

29. Spencer R (1996) Anatomic description of conjoined twins: a plea for standardized terminology. J Pediatr Surg 31:941–944

30. McHugh K, Kiely EM, Spitz L (2006) Imaging of conjoined twins. Pediatr Radiol 36(9):899–910

31. Bekiesinska-Figatowska M, Herman-Sucharska I, Duczkowska A et al (2013) Prenatal MRI as a method of controlling fetal pathology. Ginekol Pol 84(6):436–443

32. Leithner K (2011) The psychic state of the pregnant woman and prenatal diagnostic procedures. In: Prayer D (ed) Fetal MRI. Springer, Berlin, pp 55–64

第 13 章　胎盘 MRI

13.1　胎盘解剖及变异

尽管 MRI 技术不断进步，但由于超声临床的广泛应用、对胎盘异常的高灵敏度、在产科护理中常规应用、安全性高等因素，使得其在胎盘影像中仍然是主要检查技术。熟悉胎盘的声像图表现可以使超声与 MRI 结果直接相关联，同时，在解读 MRI 时，也有助于直接找到关键区域。正常的胎盘在声像图上表现为均匀的中等回声，回声略高于子宫肌层，在子宫肌层和基底蜕膜之间有低回声界面[1]。

大多数胎盘呈圆形或盘状，但也有其他形状。从胎盘的主要部分分离出来的一个小的胎盘小叶被称为副胎盘。描述副胎盘的出现十分重要，因为存在血管破裂或分娩时副胎盘滞留风险，而这两者都可导致大出血[1]。如果有两个大小相似的胎盘叶，则可以描述为胎盘分裂。轮状胎盘常表现为有卷边。在对 7666 例分娩产妇的回顾性分析中，轮状胎盘出现胎盘早剥的概率为 13.1%（95% 可置信区间 5.65 ~ 30.2）[2]。当妊娠早期绒毛未蜕化时，会出现膜状胎盘或"扩散胎盘"，导致胎膜上仍然覆盖着绒毛膜。这种罕见的实体的存在伴随着薄的弥漫的胎盘覆盖在子宫腔，并与胎盘侵入相关[3]。环状胎盘是膜状胎盘的一种变异，其表现为环形且有类似的出血和生长受限的风险[4]。

正常胎盘的厚度在 2 ~ 4 cm 之间，随着孕周的增加而增加[1]。当胎盘增厚（>4 cm），尤其在妊娠早期，往往表明染色体异常、母体感染或积水，不过胎盘在子宫内膜收缩或子宫壁极度弯曲的区域也会显得增厚。局限性胎盘增厚需评估胎盘内肿块或血肿，后者通常在 T_1WI 上表现为高信号。胎盘可位于子宫的任何部位，但通常位于正中前壁、后壁或子宫底部。由于前置胎盘易诱发宫颈扩张及子宫下段展平期间出血，胎盘的边缘侵犯子宫颈的程度也

应使用转诊产科医师的标准用语来描述[4]。不完全性前置胎盘是指胎盘没有完全覆盖子宫颈内口，完全性前置胎盘是指胎盘完全覆盖子宫颈内口。当胎盘的下缘距离子宫颈内口小于 2 cm 时，我们称为"低置胎盘"[5]。值得注意的是，在妊娠早期发现的低置胎盘中，有 90% 会在妊娠晚期消失[6,7]。由于营养需要，随着妊娠的进展，胎盘远离子宫颈，逐渐朝着血管丰富的子宫肌层生长。某些母体因素，如先前的剖宫产，会增加妊娠后期胎盘前置的风险[8]。迄今为止，大多数数据显示，如果超过妊娠中期存在胎盘前置性疾病，分娩前大多不会有所改善[8]。因此，被诊断为低置胎盘或前置胎盘的女性通常会在 34 周或以上进行后续超声评估，以制订分娩计划。

底蜕膜起源于母体子宫内膜。正常情况下，胎盘和子宫肌层是分开的，但影像学不能清晰直观地分辨它们的结构。底蜕膜的缺乏可能导致异常胎盘。包蜕膜和壁蜕膜组成了蜕膜的其他部分。

正常的脐带长 50 ~ 60 cm，包含两个脐动脉和一个静脉，通常起源于胎盘中央[9]。边缘性脐带入口常出现在胎盘边缘 1 ~ 2 cm 范围内，又称为球拍状胎盘。帆状胎盘时，胎盘血管与胎盘分离，并在进入胎盘之前在羊膜囊和绒毛膜之间穿过[10]。在帆状插入的情况下，脐血管穿过子宫颈，这种情况叫做血管前置，其容易导致胎儿脐动脉的致命性出血[9]。未确诊的血管前置胎儿死亡率接近 60%[7]。

胎盘膜（绒毛膜）和胎膜（羊膜囊）通常在妊娠 14 周后融合。当妊娠早期之后仍未融合时，应该描述绒毛膜羊膜囊分离，因为它常与染色体异常有关并且有可能使羊膜囊穿刺更困难。在妊娠期间任何时候成像都应描述双胎妊娠的绒毛膜性和羊膜囊性[11]，尽管其通过超声成像最容易在妊娠早期确诊。双绒毛膜双羊膜囊双胞胎不共享同一个胎盘，他们之间由 4 层膜组成（即羊膜囊 - 绒毛膜 - 绒毛膜 - 羊膜囊）。"双

峰"征常提示双绒毛膜双羊膜囊妊娠，其表现为延伸在融合的双胎膜之间一个小的三角形胎盘组织[1]。单绒毛膜双羊膜囊妊娠共用一个胎盘，并有由两层融合的羊膜囊组成的非常薄的双胎间膜，而无之间的绒毛膜。单绒毛膜单羊膜囊双胎也有一个共同的胎盘，但缺少一个双胎间膜。单绒毛膜双胎有发生双胎输血综合征、生长不协调和其他并发症的风险，这是由于两个胎儿的循环系统存在血管异常吻合[12]。MRI 通常能够根据这些典型的超声检查结果来确定绒毛膜性和羊膜囊性。

通过影像学显示的叶状轮廓会随着胎盘的成熟而变化，并不是所有的胎盘都能在短期内显示成熟胎盘的影像学特征。超声根据超声学特征表现将胎盘分为 0～3 级，3 级代表成熟胎盘[13]。随着胎盘的成熟，内部回声变得不均匀，其发展过程是从绒毛膜表面凹凸不平到绒毛膜板分叶状，再到钙化[13]。这种形态特征在 MRI 上较少显示，部分原因是由于 MRI 对钙化显示的局限性。尽管胎盘早成熟可能与胎儿宫内发育迟缓、染色体异常和母体感染有关，但胎盘的正常成熟和子叶轮廓不要误认为是疾病表现。

13.2　胎盘 MRI

在目前的临床实践中，要求对胎盘进行专门的 MRI 评估意味着存在超声检测的异常（或潜在的异常）。这增加了预发概率，并必然导致 MRI 胎盘评估的偏倚。然而，在所有的成像方式中，超声仍然是有缺陷的，受制于从业人员的技巧和经验。因此，分析胎盘 MR 影像学检查的医师应该客观地回顾这些资料，以期获得所有可用的影像学和临床数据。

T_2WI 多平面单次激发 / 快速自旋回波序列（例如，属于 RARE 序列的 HASTE）在显示胎盘和子宫肌层的内部结构及胎儿解剖结构等方面有较强的优势（图 13.1）。矢状位是评估子宫浆膜和膀胱表面的非常重要的方位，但是由于子宫解剖结构弯曲且胎盘位置多变，轴位和冠状位也往往是有所帮助

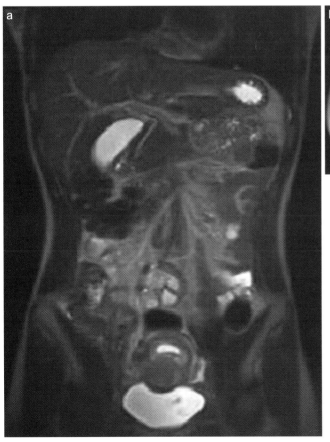

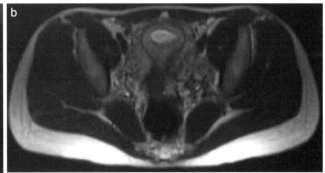

图 13.1　27 岁孕妇的腹盆腔 MRI，妊娠 6 周子宫收缩。冠状位（a）和轴位（b）T_2WI 显示早期宫内妊娠。尽管胚胎部分（胚极或卵黄囊）是存在的，但通常在早期妊娠的 MRI 上不能显示。冠状位图像在子宫前壁肌层内（箭号）显示类似肿块样低信号区域，在随后的图像解析中，发现其与局部肌层收缩一致。局灶性肌层收缩常在产前 MRI 中发现，其与平滑肌瘤的区别在于它们是短暂性的

的。在检查开始时我们常用非屏气状态下 T₁WI 梯度回波图像对整个妊娠子宫进行初步评估，以确保至少有一个 T₁WI 序列可用于在患者不能忍受或继续治疗的情况下进行复查。在成像后期，高质量屏气 3D T₁WI 脂肪饱和 GRE 图像被用来进一步评估胎盘出血、胎盘内脂肪和静脉流量。我们发现整个胎盘可以在三次短屏气矢状位得到最佳的评估（图 13.2）。应注意尽量减少在妊娠期患者屏气次数和屏气持续时间，特别是在晚期妊娠期的患者，因此，我们的屏气时间常设定为 16s 以内。平衡 SSFP 序列在显示胎盘陷窝、血管和肿块方面有优势（图 13.3）。

我们建议医生对胎盘异常进行 MRI 检查时可以根据需要进行额外序列的检查，如怀疑有含脂肪的病变时，可选择脂肪抑制和同反相位成像，如进一步评估血管结构还可以进行 TOF 成像。DWI、磁敏感加权成像（susceptibility-weighted imaging, SWI）和其他功能 MRI 已应用于胎盘 MRI 评估，但临床适用性仍在研究中（图 13.4）。Bonel 等研究发现，弥散受限和 ADC 值降低与胎盘功能障碍有关，这一表现已在胎儿宫内发育迟缓中发现[14]。在图 13.5 所示的胎儿宫内发育迟缓病例中，b 值为 0 和 1000，最严重的异常区域的平均 ADC 值为 137 s/mm²（标准差 13 s/mm²），参照他们的标准提示这与胎盘功能不全有关。增强检查在妊娠期间不常规使用，我们也没有用增强方法来评估胎盘情况。

在妊娠早期和中期，正常胎盘 T₁WI、T₂WI 呈现相对均匀信号（图 13.1）。随着胎盘的成熟，胎盘表面出现凹凸不平、内部出现圆形小叶使得其信号变得不均匀。应当注意不要把正常的子叶误认为是疾病（图 13.6）。在妊娠早期，T₂WI RARE 序列上，胎盘与子宫肌层呈相对均匀的等信号，在妊娠中期，胎盘相对子宫肌层呈稍低信号。胎盘小叶多在 24～31 周之间形成，因此在妊娠中期之前，胎盘常表现为等信号[15]。随着胎盘小叶的形成，胎盘表面信号变得不均匀，表现为在 T₂WI 上胎盘小叶间出现线状低信号影。子宫内膜随着妊娠的进展而变薄，这并不意味着胎盘侵入[16]。平滑肌瘤或子宫肌收缩导致肌层局灶性增厚，且常表现为子宫肌壁 T₂ 值缩短。子宫肌层的收缩与平滑肌瘤的区别在于收缩是短暂性的（图 13.7 和图 13.8）。T₁WI 对胎盘和子宫肌层的软组织分辨不足，但其也有助于异常胎盘的诊断。

在胎盘 MRI 评估中，子宫颈内管中的高信号在 T₁WI 上可以被识别。通常这可能与正常的子宫颈黏液有关，但出血也可能是此种表现。尤其在前置胎盘中，宫颈管内少许 T₁WI 高信号很常见，应当引起注意。尽管正常状态下妊娠晚期宫颈管长度会缩短，但也要注意妊娠早期宫颈管的长度，特别是那些宫颈成漏斗形或有早产史的孕妇。

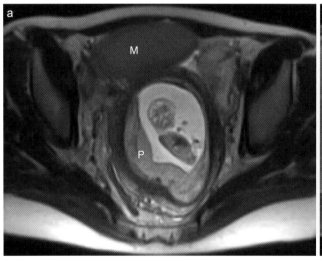
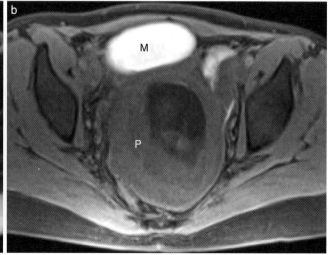

图 13.2　30 岁，G1，MRI 评估双侧附件肿块的图像上显示妊娠 11 周的正常胎盘。轴位 RARE（a）和脂肪抑制 GRE（b）序列显示了早期宫内妊娠和正常形态的胎盘（"P"）。需要注意子宫前的巨大卵形肿块（"M"），已被确诊为巨大的子宫腺肌瘤

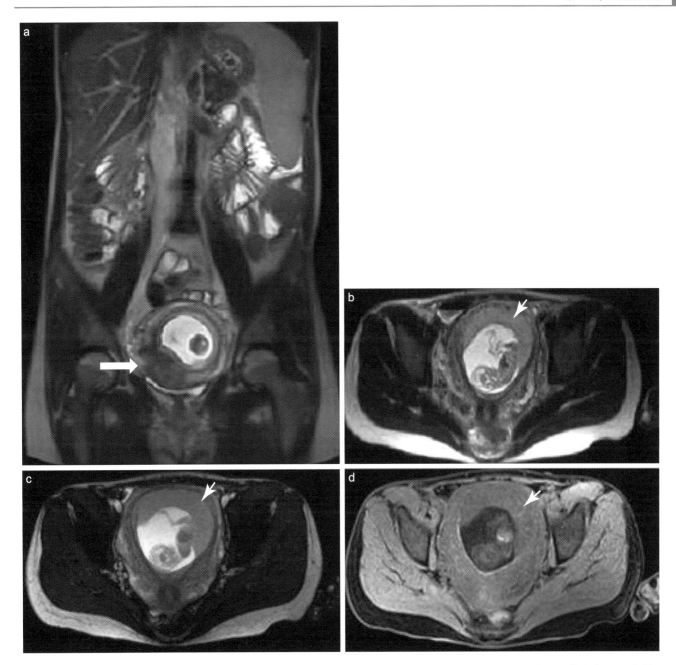

图 13.3　25 岁孕妇，孕 13 周，腹盆部 MRI 显示正常胎盘。冠状位（a）和轴位（b）T₂WI 显示为后段的早期妊娠。子宫前壁类似肿块样区域（箭号）在后续的图像被证实是子宫局限性一过性收缩所致。轴位平衡 SSFP 序列（c）和脂肪抑制 T₁WI GRE（d）图像显示这个胎龄的正常胎盘外观（小箭号）。胎盘位于子宫前壁、信号均匀、轮廓光滑。胎儿在这个层面也可以看到。在妊娠早期，许多胎盘位置低下，但大多数情况下，随着胎龄增加，胎盘和子宫颈内口之间的距离会增大

13.3　胎盘血肿

　　胎盘血肿可分为发生在近胎儿面的前血肿和发生在近母体面的后血肿。当血肿沿着胎盘边缘渗透时，被称为边缘性血肿；而胎盘内血肿则出现在胎盘实质中。在超声检查中，胎盘亚急性期血肿可呈等回声，但典型的急性或慢性期血肿则表现为低回声或无回声。彩色多普勒成像血肿内缺乏血流信号。在 MRI 上，血肿有不同的信号表现，常表现为 T₁值的缩短且弥散受限。

　　胎盘早剥是一种临床诊断，包括急性起病的阴道出血、腹痛、子宫收缩和胎心监护提示的胎儿心

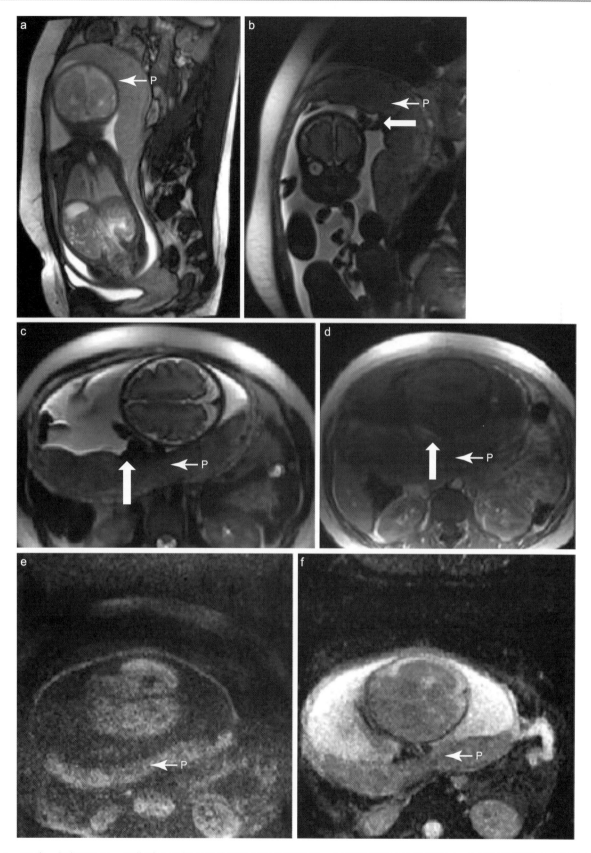

图 13.4   19 岁，妊娠 32 周，臀位胎儿的颅内评估图像显示正常胎盘。矢状位平衡 SSFP 序列（a）显示位于子宫底部的正常胎盘（P）。在 RARE 序列矢状位（b）与轴位（c）图像上，胎盘分叶及脐带（箭号）更清晰可见。轴位 T$_1$WI（d）显示邻近脐带（箭号）的血流相关信号，不要与胎盘出血混淆。轴位 DWI（e）和 ADC（f）图像显示了胎盘的正常信号强度，无弥散受限或子叶形成

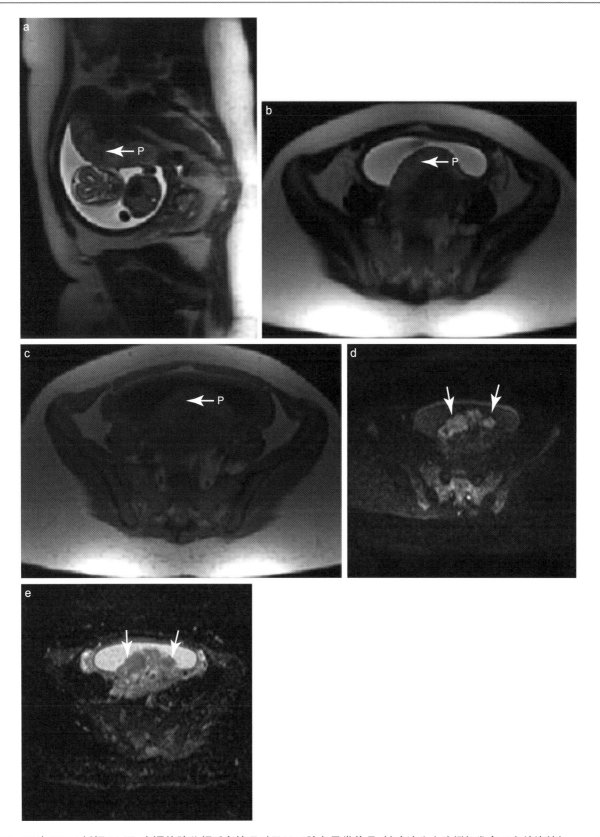

图 13.5　27 岁 G5P1 妊娠 21 周，在评估胎儿颅后窝情况时显示了胎盘异常信号，被确诊为小脑蚓部发育不全并旋转（ hypoplastic vermis with rotation, HVR ）（ 图中未显示 ）。矢状位（ a ）和轴位（ b ~ e ）T₂WI 显示了妊娠中期子宫后壁的胎盘刚在病变早期出现的不均匀信号。可见小叶状 T₁ 值缩短（ 不是局灶性血肿造成的 ）的区域（ c ）。整个胎盘内有明显的球状弥散受限区域（ d ），相应的 ADC 值降低（ e ），该异常表现（ 箭号 ）与胎儿宫内发育迟缓有关

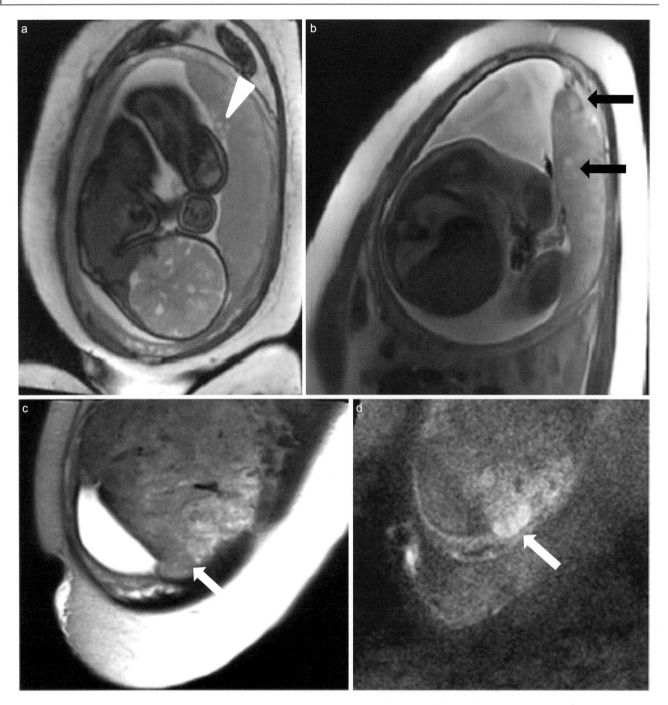

图 13.6　25 岁，妊娠 36 周正常胎盘，胎儿脑室扩大和羊水过多。胎儿胼胝体发育不全。冠状位平衡 SSFP 序列（a）显示了一个略偏心但仍然正常的脐带（箭号）及成熟的分叶状的胎盘。轴位 T₂WI（b）显示早期子叶发育（黑箭号）。虽然在冠状位 T₂WI（c）上很难看到子叶（箭号），但在同一层面的 DWI（d）上可以显示器官信号增高，这是妊娠晚期圆形子叶形成的典型影像表现（箭号）

率不稳。临床疑似早剥认为是一种医疗紧急情况，因为它往往提示母体急性动脉性胎盘后出血，而其临床处理是基于临床标准而不是影像学检查结果。虽然 MRI 对亚急性出血比超声更敏感，但它也不太

可能改变基于临床特征的治疗方法 [17, 18]。无症状妇女的出血区域被认为是由远处静脉自发出血引起的，治疗预后通常比较好。在妊娠中，早期出血并不少见，一旦发现，应该详细描述，包括多方位测量，

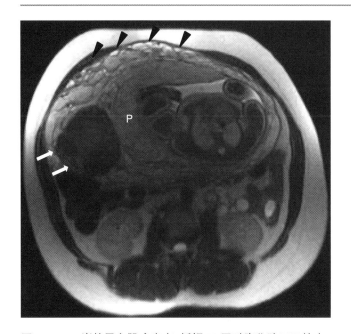

图 13.7　39 岁的子宫肌瘤患者，妊娠 32 周时腹盆腔 MRI 检查。RARE 轴位 T₂WI 显示子宫肌层内边界清楚的低信号肿块（箭号），这个肿块在整个妊娠期一直存在，最终确诊为子宫肌瘤。胎盘（"P"）在靠近平滑肌瘤附近处有植入。右前外侧胎盘轮廓光滑、部分信号不均，这都是妊娠晚期正常胎盘成熟的表现。子宫突出和胎盘前的血管（黑箭头）应当被注意，这在早产中并不罕见

确定出血位置以及与脐血管起始部和宫颈的距离。产科医生将利用这些信息制订合适的临床和超声随访间隔，以评估胎儿生长、母体贫血和压力情况（图 13.9，13.10 和 13.11）。

13.4　胎盘侵入

胎盘侵入包括胎盘粘连、胎盘植入和胎盘穿透，分别包含滋养细胞侵入越过底蜕膜并绒膜绒毛附着于子宫肌层、侵入子宫肌层或穿透子宫浆膜[7]。据报道，胎盘侵入的孕产妇死亡风险高达 7%[19]。此外，超过一半的女性住院时需要进重症监护病房和（或）签署大量输血协议，高达 40% 的患者会出现术后并发症[20]。

需要注意的是，在讨论胎盘侵入时，产后的病理评估是有限的，也有可能因为组织病理学的取样误差导致不能识别胎盘侵入[21]。一组 653 例剖宫产妇中，15 例因出血并发症而需要做子宫切除术，然而仅 9 例胎盘侵入经病理证实[5]。理论上，侵袭性胎盘在组织学上与非侵袭性胎盘不同[5]，然而，出于各种目的，外科医生的观点可能比最终的组织

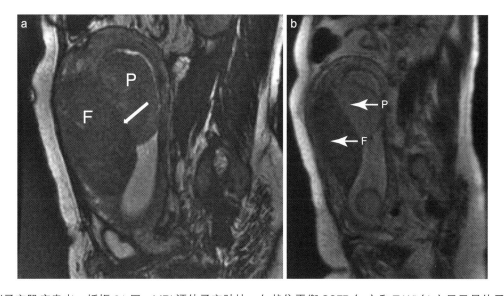

图 13.8　41 岁子宫肌瘤患者，妊娠 21 周，MRI 评估子宫肿块。矢状位平衡 SSFP（a）和 T₂WI（b）显示母体子宫肌层内一个巨大子宫平滑肌瘤（"F"）。胎盘（"P"）植入了该肿块内（细箭号，a 和 c）。轴位平衡（c）、T₂WI（d）和 T₁WI（e）显示胎盘（箭头）边缘的脐带附着处，可能是由于向营养性，胎盘远离平滑肌瘤而寻求更好的血管供应所致。靠近脐带附着处的一个小的新月形 T₁ 值缩短信号（箭号）被确诊为一个小的边缘血肿。这个信号的定位是非常重要的，因为在 GRE 图像上的脐带内的流动伪影可以引起类似的表现

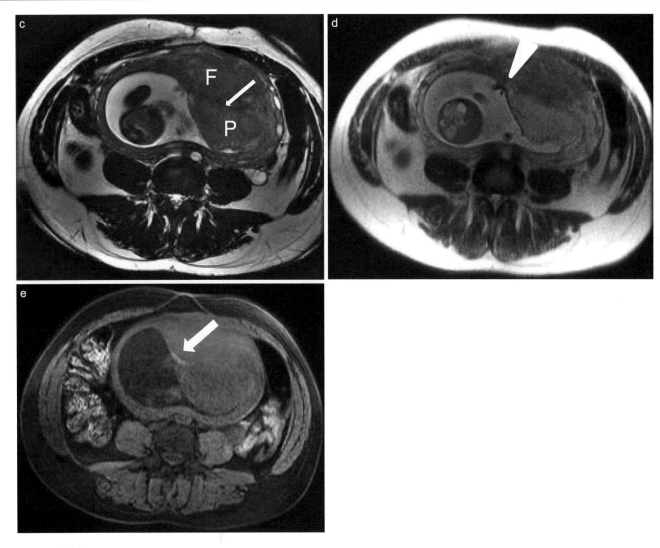

图 13.8（续）

学诊断更重要。在临床实践中，我们通过参考妇产科手术医生的反馈来加强对胎盘侵入的认识，因为它通常具有最大的临床相关性[22]，妇产科医生可在术中确定胎盘侵入的深度（粘连、植入或穿透）。区别局限性胎盘植入在于其在术中可以人为从深部子宫肌层或浆膜层侵袭处取出，这对剖宫产子宫切除术是一项具有挑战性的任务，也是 MRI 的一个很好的目标（图 13.12，图 13.13 和图 13.14）。

胎盘侵入最常发生在前置胎盘中。这些患者往往有子宫前切口或子宫内膜基底层损害（刮除术、肌瘤切除术或消融术）的手术病史。在前置胎盘患者中，先前剖宫产的次数与胎盘侵入的风险有相关性[23]。例如，在一次剖宫产后，胎盘侵入的风险

为 11%，而在 4 次或 4 次以上的剖宫产后，风险为 67%[24]。胎盘侵入的其他危险因素包括高龄产妇、吸烟、多胎妊娠、剖宫产后妊娠间隔时间短和子宫前照射[7]。在有子宫内膜消融病史的女性中，因为其基底层已经被热损坏，因此应该认为是有胎盘侵入。虽然并非所有子宫内膜消融术后的妊娠都有胎盘侵入的组织学证据，但胎盘发育异常、与胎儿生长有关的妊娠并发症和产科大出血所致产科高级护理以及大量的患者咨询可能与其高度相关[25]。

除了建立概率预测机制，了解患者病史可能有助于对先前子宫完整性破坏的定位。例如，有剖宫产病史的患者可以采用垂直的子宫切口代替传统的低横切的子宫切口。在子宫成形术或子宫肌瘤切除

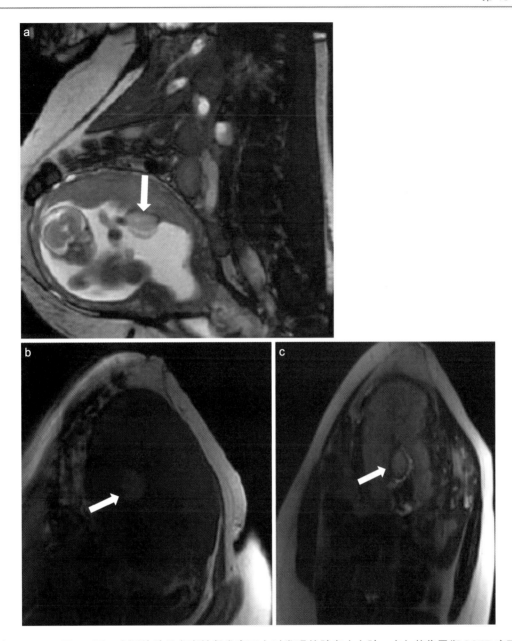

图 13.9 36 岁，G4P3，孕 21 周，在评估胎儿多囊性肾发育不良时发现的胎盘小血肿。在矢状位平衡 SSFP 序列（a）上，沿着胎盘（箭号，a、b）发现了一个肿块，在随后的轴位 T₁WI（b）和 T₂WI（c）上显示该肿块与小亚急性血肿信号一致。血肿位于胎盘的胎儿面，即胎盘前。应提供血肿与胎盘血管起始部的关系，并建议进行超声随访

术后，由于术区常存在手术相关的材料，在 T₁WI 梯度回波序列利用相对较长的 TE 值使其更加容易显示。

对怀疑胎盘异常需进行 MRI 检查的患者，应在妊娠晚期进行 MRI 检查，以帮助制订分娩计划。其早期诊断困难，但在剖宫产子宫切除术之前应当先考虑患者的存活率。我们通常不使用静脉注射的钆

对比剂来评估胎盘异常，尽管有些人认为这是有用的 [26]。在对胎盘侵入的 MRI 评估中，适当的膀胱充盈是非常重要的（过度的充盈或膀胱充盈不佳都将掩盖真实表现）。为使母体膀胱适度充盈，我们常要求患者进入 MRI 室后不上卫生间。检查前开机及序列准备大约需要 30 分钟时间，在此期间让患者喝一大杯水。无论是在成像开始时或成像结束时，这通常

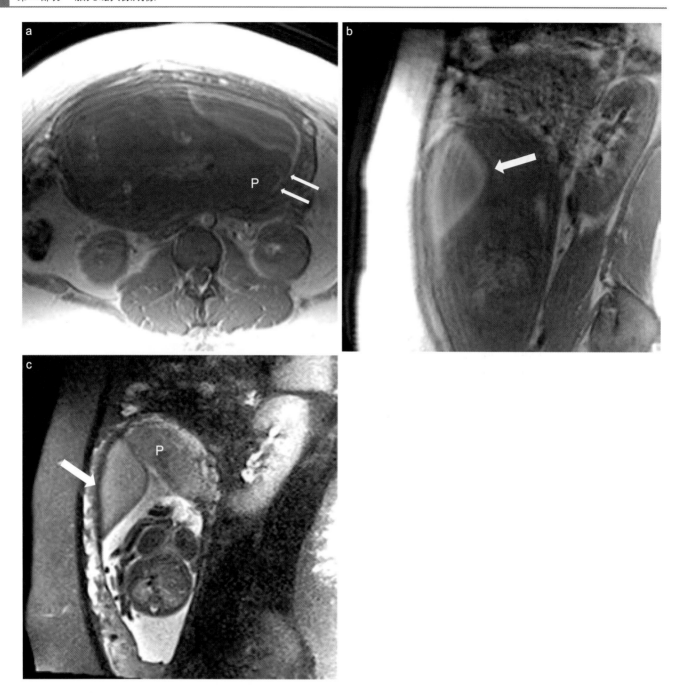

图 13.10 21 岁，G3P2，妊娠 25 周，双绒毛膜双胎妊娠。在剖宫产子宫切除术中证实胎儿 B 亚急性近母体面的后血肿为胎儿 A 的胎盘侵犯所致（另见**图 13.15**）。轴位（a）和矢状位（b）T₁WI 显示双凸透镜形高信号影（箭号），该影像与母体左侧胎膜下的血液信号一致。少量的血肿（细箭号）延伸到胎盘（"P"）下面。矢状位（c）T₂WI 与图（b）为同一层面，显示血肿（箭号）的外周信号强度降低，同时也显示了血肿与胎儿 B 宫底胎盘的关系

都能使膀胱足够充盈。图像采集的顺序是根据母体膀胱的外观而定的，例如，如果第一张图片上的膀胱没有充分充盈，那么首先获得胎儿生物指标测定，而如果在成像开始时膀胱已经充盈，则快速进行子宫浆膜 - 膀胱界面的评估。

理想情况下，胎盘的 MRI 应该利用现有的超声数据进行解释。胎盘陷窝是胎盘侵入的声像图表现，虽然两者相似，但胎盘陷窝的血流通常是环状的层流，而侵袭性胎盘奇异的陷窝的血流通常是杂乱的湍流[27]。Finberg 等提出的侵袭的其他标准包

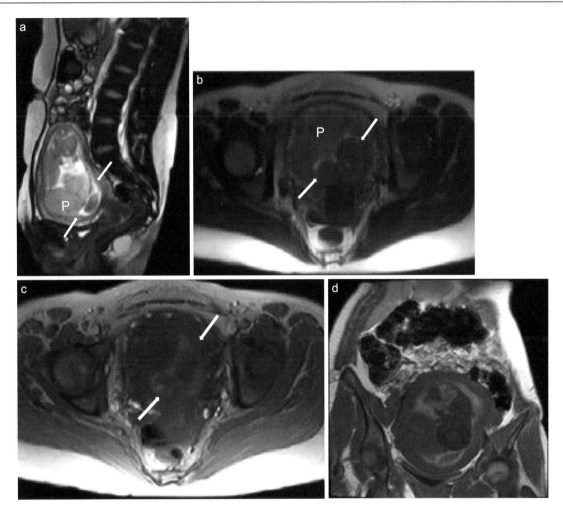

图 13.11　35 岁，妊娠 19 周，胎后血肿伴羊水过少和阴道出血。矢状位平衡 SSFP 序列（a）显示完全覆盖宫颈内口的完全型前置胎盘（"P"），其胎盘下方信号不均（细箭号）且覆盖内部。轴位 T_2WI（b）和 T_1WI（c）显示胎盘信号不均匀（细箭号），其信号特征与急性 / 亚急性出血一致。冠状位 T_1WI（d）显示胎儿周围少许液性高信号影，其与羊膜腔内出血信号一致

括：表现为低回声的胎盘后子宫肌层的缺失、高回声的子宫浆膜 - 膀胱界面变薄或中断以及局部外生的肿块 [28]。巨大的线性胎盘陷窝与胎盘侵入有关，但陷窝的位置并不一定与组织学上的侵袭区域相关 [23]。在 Rac 等的回顾性研究中，胎盘粘连指数（placenta accreta index, PAI）被确定，其为胎盘侵入的超声特征提供了权重。在预测胎盘侵入的回归方程中，大的、形状奇特的（3 级）陷窝权重最高 [23]。然而，在最近的 meta 分析中，发现陷窝对侵袭的灵敏度和特异度（分别为 77% 和 95%）与其他超声参数主要包括血管分布和子宫 - 膀胱界面异常不一样 [29]。在 Twickler 等的一系列报道中，彩色多普勒显示的子宫浆膜 - 膀胱界面与胎盘后血管之间的距离小于 1 mm

的所有病例都经病理证实了有子宫肌层侵袭，但这一发现并没有出现在所有需要剖宫产子宫切除术的女性身上，而且只有 72% 的特异度 [5]。

根据我们的经验，MRI 诊断胎盘异常的难易程度与侵袭深度密切相关。巨大的侵袭性胎盘（比如胎盘穿透）并不难识别，因为混杂不均匀信号的胎盘组织可直接穿过肌层，严重情况下侵犯邻近结构。子宫轮廓的局限性凸出在这些患者中通常可见，且胎盘异常的其他征象比如由于血管陷窝和胎盘内暗带而引起的信号不均匀在 T_2WI 上通常能清晰显示（图 13.15、图 13.16 和图 13.17）。由于其视野范围大，除了剖宫产瘢痕外，MRI 在胎盘组织全方位评估方面相对超声有更广阔的的应用前景，尽管这方面前瞻性

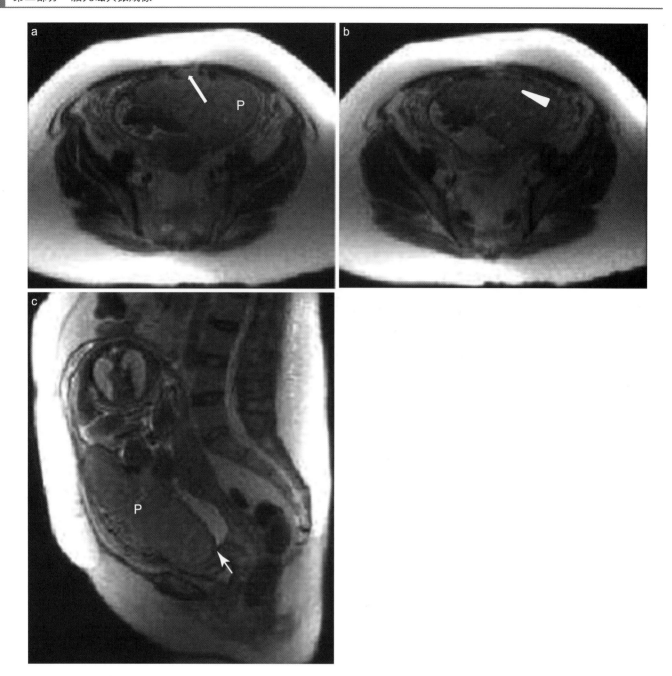

图 13.12 36 岁，妊娠 30 周，术中发现胎盘粘连。轴位（a，b）和矢状位（c）T₂WI 通过子宫下段显示轻度增厚的胎盘（"P"），在近中央部（箭头）有少许黑色线条状影，估计在先前低横向子宫切口的位置。胎盘前方的子宫肌层有细微的、局灶性的破坏（细箭号）。矢状位图像显示了一个低置胎盘，胎盘的下缘距离子宫颈内口（箭头）<5 mm

评估仍有进步空间。在胎盘穿透中，详细描述所涉及的结构如膀胱、肠或盆壁将有助于外科医生参考，而在一些中心，妇科肿瘤医生将协助手术切除胎盘。宫颈侵袭表现为正常宫颈解剖被与胎盘相连的异常信号代替，对宫颈侵袭的认识是非常重要的，其与子宫后壁的受侵密切相关。

低横切切口的剖宫产术破坏膀胱和子宫之间的筋膜，子宫肌层在多次剖宫产后明显变薄（图 13.18）。仔细评估低横切子宫瘢痕是很重要的，因为膀胱可能与子宫紧密粘连，使正常的子宫浆膜 -

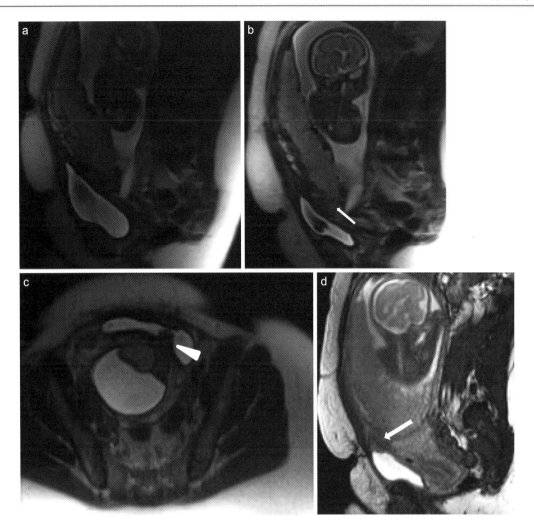

图 13.13 35 岁，G7P3，妊娠 26 周，超声提示胎盘侵入。矢状位 T₂WI（a，b）显示不完全性的前置胎盘。在胎盘的下边缘（细箭号）有极小的局部暗线带影。轴位 T₂WI（c）显示膀胱腔内肿块影（箭头），在随后的矢状位平衡序列中仍可显示（d，箭号）。胎盘本身在外观上是相对均匀的，没有明显的继发性侵袭征象。由于担心侵袭膀胱因而准备行剖宫产子宫切除术。手术时胎盘没有侵袭且容易切除

膀胱界面消失，甚至是浆膜层的缺失。胎盘侵犯膀胱的 MRI 证据可能迫使泌尿外科或妇科肿瘤医师参与术前膀胱镜检查和输尿管支架置入。膀胱充分充盈有助于区分膀胱壁穿透和膀胱静脉曲张，但过度充盈的膀胱可能导致缺乏经验的医生过度诊断膀胱侵犯。尤其是多次剖宫产术后子宫浆膜 - 膀胱界面消失，因此熟悉胎盘侵入的形态学表现是十分有必要的。

程度较轻的胎盘侵犯（比如：粘连和植入）的 MRI 诊断主要靠细微的影像学表现。胎盘陷窝最初是在胎盘侵入的超声表现中被描述，在 T₂WI 上，胎盘陷窝表现为在中等信号胎盘实质内的低信号灶。胎盘陷窝在平衡 SSFP 序列上表现为信号增高，这一特征可以将胎盘异常血管与典型的胎盘内暗带分开，同时也提示胎盘异常。形状不规则和分布紊乱有助于陷窝和胎盘内带与胎盘子叶形成过程中的胎盘隔的鉴别 [16]。在 T₂WI 上，胎盘内暗带呈线状和不规则状，常从胎盘子宫肌层界面延伸至胎盘实质。大量回顾性研究报道显示，MRI 检测胎盘侵入灵敏度为 80%～88%，特异度为 65%～100%，PPV 为 67%～100%，NPV 为 79%～82%[17, 26, 30]。

在最近的一项关于胎盘侵入的 MRI 检查结果的

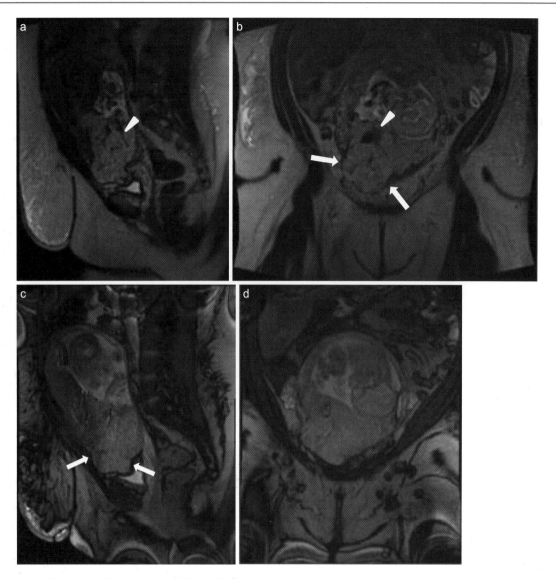

图 13.14 28 岁，妊娠 29 周，胎盘穿透。矢状位和冠状位 T₂WI（a，b）及平衡 SSFP 序列（c，d）显示胎盘明显局限性凸起（箭号）并穿透子宫肌层。胎盘内也可见紊乱的暗线带影（箭头），这是胎盘侵入的次要征象

meta 分析中，所有评估的征象相似，包括子宫增大、胎盘内信号不均匀、胎盘内暗带、子宫肌层局部连续性中断以及膀胱隆起。MRI 对侵袭性胎盘的诊断整体有较高的准确性，超声和 MRI 的预测准确率也相当[31]。然而，众所周知，这项研究进行 MRI 评估的人群中有近 75% 胎盘侵入患病率，这使得 MRI 诊断准确性的正确评估是有限的，但在理论上，MRI 适用于临床上评估胎盘侵入的人群。

尽管超出了讨论的范围，但 MRI 在胎盘滞留和大的异位妊娠时评估胎盘组织及其与子宫肌层的关系也很有价值（图 13.19 和图 13.20）。

13.5 胎盘实性肿块

胎盘实性肿块罕见，绒毛膜血管瘤是胎盘中最常见的肿瘤，在所有胎盘的组织学评估中，绒毛膜血管瘤高达 1%。绒毛膜血管瘤在活产儿中的发病率高达 1∶3500，引起了临床关注[32]。这些肿块通常大小为 >5 cm，可能与羊水过多、胎儿水肿、胎儿宫内发育迟缓和由于肿块丰富的血管而导致胎儿充血性心力衰竭有关。绒毛膜血管瘤是一种良性肿瘤，可表现为瘤内出血。在超声评估中，利用彩色多普勒完全可以鉴别胎盘血肿与实性肿块，如绒毛膜血

图 13.15　21 岁，G3P2，妊娠 25 周，双绒毛膜双胎妊娠（与**图 13.10** 为同一患者）。通过子宫下段（a，b）的矢状位 T₂WI 显示不规则的陷窝和暗线状带（箭号）以及完全型前置胎盘。在 T₁WI（c）上宫颈管内和胎盘下方有表现为高信号的出血信号（大箭号），患者曾出现反复的阴道出血。轴位 T₂WI（d）示暗线状带（大箭号）贯穿整个胎盘。最终病理结果显示，胎盘穿透超过子宫下段的肌层

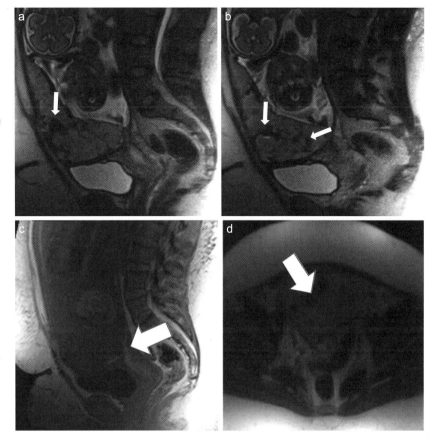

图 13.16　36 岁，G4P1，妊娠 28 周，曾剖宫产 1 次。轴位（a）和矢状位（b，c）T₂WI 显示一个主要位于右前侧的胎盘。这是一个完全型前置胎盘并右侧前外侧壁（箭号）、中线突起的后壁（细箭号）侵袭和暗线状带（箭头）的胎盘侵入。在 MRI 和超声检查中，宫颈几乎不能看见，后方侵袭使手术切除更加困难。在 SSFP 图像（d）上，注意直肠内口服铁剂所致的磁化伪影会导致信号丢失和失真，如矢状面 ADC 图（箭号）所示（d）

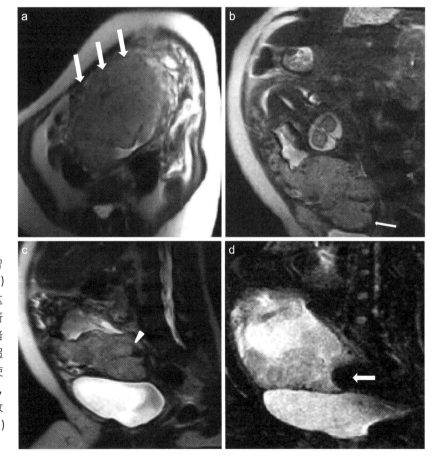

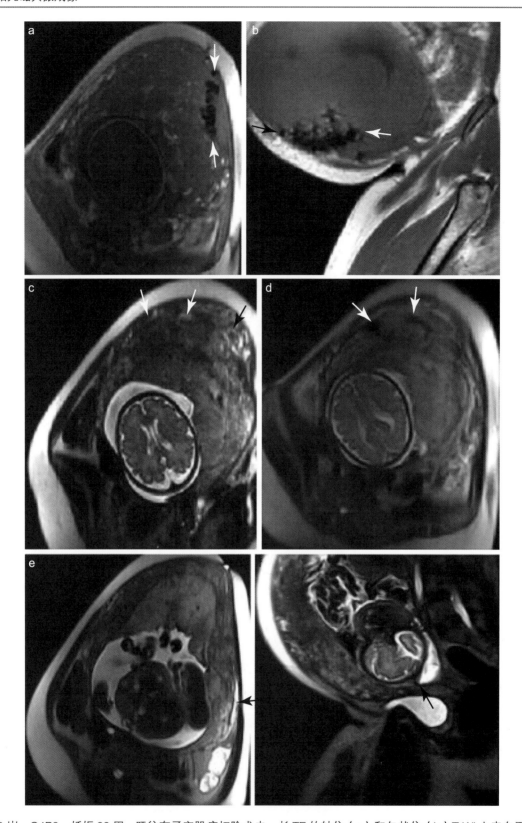

图 13.17 40 岁，G4P2，妊娠 32 周，既往有子宫肌瘤切除术史。长 TE 的轴位（a）和矢状位（b）T₁WI 上来自于广泛术后子宫的磁化伪影即信号缺失的黑色区域（箭号）被识别。并非所有子宫肌瘤切除术后的部位都会出现如此显著的磁化伪影。轴位（c～e）T₂WI 显示胎盘后子宫肌层界面严重变形（c）、胎盘中的暗线状带（d）和胎盘局部变薄（e）（左侧）。矢状位 T₂WI（f）上胎盘未显示低置和前置。然而，由于先前的子宫肌瘤切除术，如果手术部位存在胎盘植入、并且存在胎盘侵入的次要征象时，即使剖宫产中证实没有前置胎盘的情况下，胎盘侵入的风险仍然很高

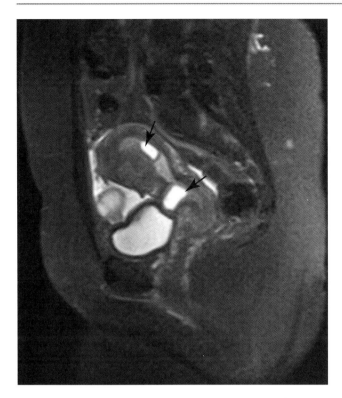

图 13.18　35 岁，G2P1，妊娠 6 周时发现与剖宫产有关的异位妊娠声像图表现。矢状位脂肪饱和的 T_2WI 显示两个妊娠囊（箭号），一个突出到先前剖宫产术子宫横切切口的瘢痕处。患者选择保守治疗这个双胎妊娠并在 34 周接受剖宫产子宫切除术，这需要签署大量输血和入住 ICU 协议。组织学报告为胎盘侵入。婴儿和母亲随访时均健康

虽然胎盘畸胎瘤是非常罕见的，但它和其他组织的畸胎瘤类似，胎盘畸胎瘤几乎可以包含任何组织类型，包括脂肪、钙化、液体和头发，在病例报告中，妊娠结局通常是好的[35]。虽然超声声像图可以很容易地鉴别脂肪和钙化，但与异常额外妊娠或不定形无心畸胎鉴别有困难时，可能就需要进行 MRI 检查。MR 由于有较大的视野，一次采集可较容易地评估子宫全部信息，其也有助于多胎妊娠、胎动频繁或母性体质不适的检查。利用脂肪饱和技术对大体积脂肪的采集，以及反相位成像来鉴别体内脂肪，可能有助于诊断畸胎瘤。胎儿部分的识别能提示在肿块内的异常额外妊娠，并且在 T_2WI 和平衡 SSFP 成像中更容易看到。识别脐带（畸胎瘤中无脐带）也可以帮助鉴别[35]。

13.6　未来的发展方向

目前，在美国，游离细胞胎儿 DNA 作为染色体异常的筛选被频繁使用。随着这项技术的发展，一些研究者已经考虑用母体血浆中游离细胞胎盘 mRNA 来更好地识别需要子宫切除的胎盘植入患者，也可以作为超声结合的工具来提高诊断准确性[36, 37]。在有胎盘侵入危险因素的患者中，实验室血清测试与超声和（或）MRI 结合可能产生最一致的结果。

在 Salomon 等进行的一项研究中，将超声图像和 MR 容积融合在胎儿产前评估中是可行的[38]。利用具有实时彩色多普勒功能的高分辨率超声图像可以帮助确定组织的血管，尤其是在妊娠患者钆对比剂不被常规使用的情况下。这种能力可能在胎盘评估中特别有意义。胎儿 MRI 在对双胎输血综合征的评估中没有显著的作用；然而，也有病例报告使用 MR 引导的高强度聚焦超声消融双胎输血综合征中的异常血管[39]。

与身体的其他部位一样，功能性 MR 技术正在被应用于胎盘以更好地评估正常生理和病理状态。利用 DWI 技术，在胎盘功能不全导致胎儿发育迟缓的研究中表现为胎盘弥散受限和 ADC 值降低（图 13.6）[14]。DWI 也被用于胎盘侵入的评估。由于钆对比剂在妊娠中不常规使用，因此有人提出了非对比剂流量敏感方法如动脉自旋标记来评估胎盘灌注[40]。

管瘤[33]。然而，当肿块内发生出血性梗死或血栓形成导致内部血流受限，使得其难以诊断。绒毛膜血管瘤在 T_1WI 和 T_2WI 上可表现为几乎与胎盘信号相接近的均匀信号（图 13.21）。它们通常是圆形的，并可突出于胎盘表面。在 T_2WI 上可表现为一个非常微小的薄壁的囊，它和正常的胎盘隔不一样。在已有的病例报告中描述了内部边缘区域出血表现为 T_1 值缩短[32, 34]。同样，当肿块内部有梗死或出血时 T_2 信号增高、内部信号明显不均匀也被报道过。报告肿块表面沿着胎儿体表有突出的血管存在是非常重要的，因为其会对胎儿造成血流动力学的影响。如果存在胎儿水肿的早期征象应立刻报告。

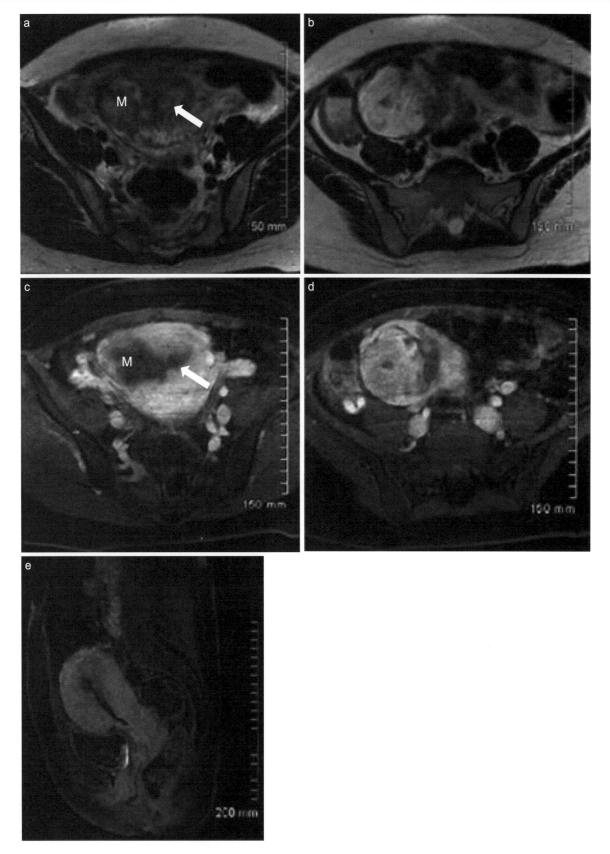

图 13.19　36 岁,G9P4A5,在失败的扩张和刮宫术后胎盘滞留至妊娠 19 周。轴位 T₂WI（a,b）和增强 T₁WI（c,d）显示蜕膜（箭号）与子宫右侧不均匀的肿块（M）分离。图像（b）和（d）更向头侧。肿块由一个薄的子宫肌层所包围，肿块内部信号明显不均匀性强化。增强矢状位 T₁WI（e）显示子宫内膜腔强化不明显。在子宫切除术中，发现了一个包含胎盘的沟通性残角子宫。M 表示子宫右外侧不均匀性肿块，应在图像（b）和（d）上标注

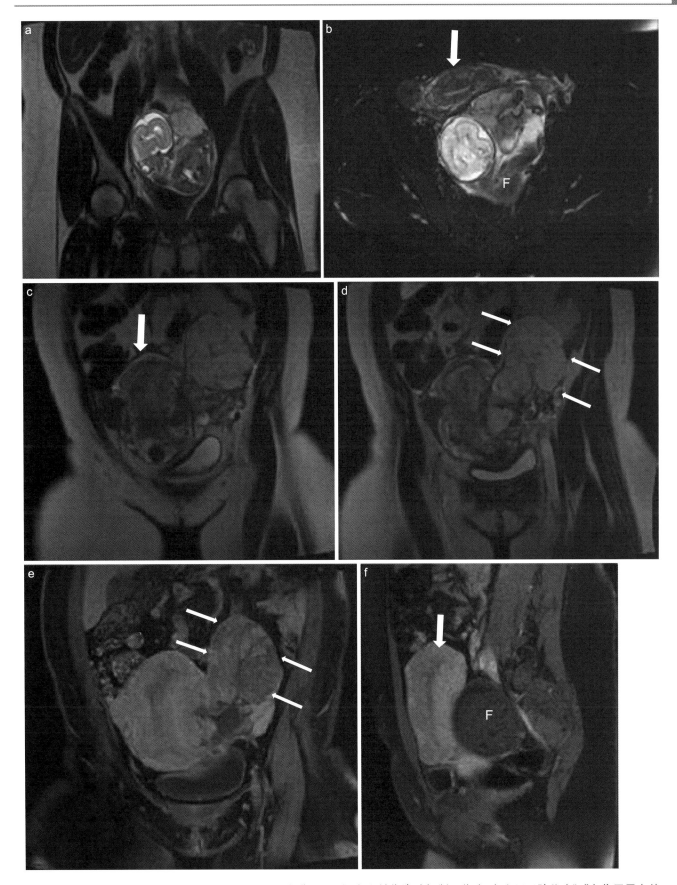

图 13.20　41 岁，妊娠 18 周。在母体骨盆 T₂WI、冠状位 T₂WI（a）和轴位脂肪抑制图像（b）上显示胎儿（"F"）位于子宫外，胎儿周围无羊水，子宫（箭号）空虚。冠状位 T₂WI（c，d）和增强 T₁WI（e）有助于更好地描述胎盘侵入（细箭号）。矢状位增强 T₁WI（f）显示母体子宫空虚。术中证实左侧输卵管异位妊娠破裂合并感染

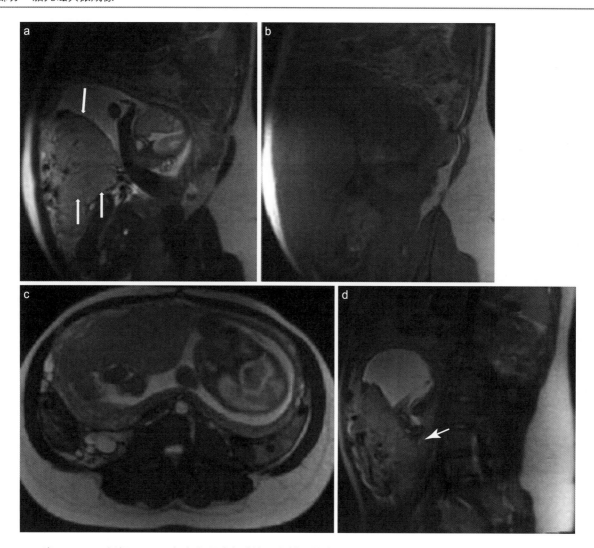

图 13.21　25 岁，G3P1，妊娠 28 周，超声发现胎盘肿块。在斜矢状位 T₂WI（a）和 T₁WI（b）上，胎盘（细箭号）中发现一个等信号肿块区域。同样，在平衡 SSFP 轴位序列（c）上，肿块和邻近胎盘的结构有细微的变化。注意胎盘脐带附着处与肿块的关系是非常重要的。矢状位 T₂WI（d）显示胎盘脐带附着于肿块后、右侧（箭号）。影像学上怀疑绒毛膜血管瘤并后经手术证实

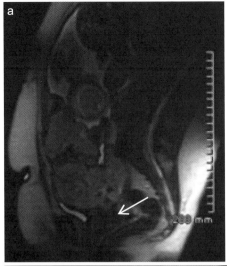

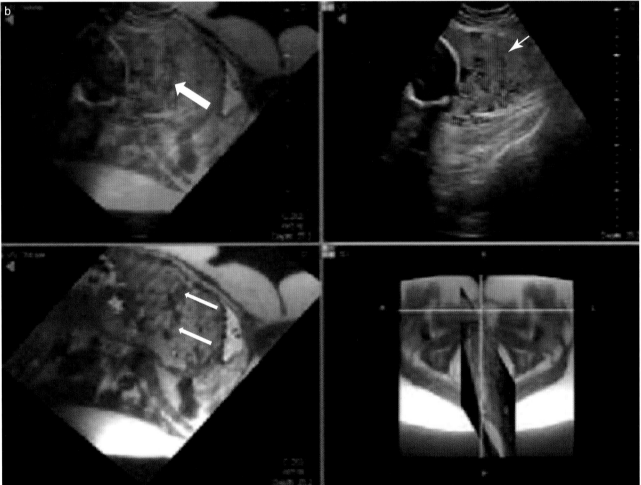

图 13.22　27 岁，G3P2，妊娠 31 周，超声发现胎盘侵入。矢状位 T₂WI（a）显示胎盘侵入，其表现为子宫下段膨出、不规则陷窝，以及通过胎盘的暗线带。子宫颈（线性箭号）信号出现衰减，提示受累。实时 US-MR 融合（b）对胎盘内暗线带和陷窝内的血管进行进一步评估。在融合检查图像屏幕上，在左下象限，矢状位 MR 研究显示子宫下段多个陷窝和暗线带（细箭号）。实时彩色超声图像（箭号）及超声和 MR 融合图像在同一图像上（大箭号）显示了暗线带和血管。36 周时剖宫产子宫切除术提示胎盘穿透伴宫颈受累

（April A. Bailey, Diane M. Twickler, John R. Leyendecker　著）

参考文献

1. Elsayes KM et al (2009) Imaging of the placenta: a multimodality pictorial review. Radiographics 29(5):1371–U207

2. Suzuki S (2008) Clinical significance of pregnancies with circum-vallate placenta. J Obstet Gynaecol Res 34(1):51–54

3. Pereira N et al (2013) Placenta membranacea with placenta accreta: radiologic diagnosis and clinical implications. Prenat Diagn 33(13):1293–1296

4. Cunningham F, Leveno KJ, Bloom SL, Spong CY, Dashe JS, Hoffman BL, Casey BM, Sheffield JS (2013) Williams obstetrics, 24th ed. McGraw-Hill, New York

5. Twickler DM et al (2000) Color flow mapping for myometrial invasion in women with a prior cesarean delivery. J Matern Fetal Med 9(6):330–335

6. Wexler P, Gottesfeld KR (1979) Early diagnosis of placenta previa. Obstet Gynecol 54(2):231–234

7. Rao KP et al (2012) Abnormal placentation: evidence-based diagnosis and management of placenta previa, placenta accreta, and vasa previa. Obstet Gynecol Surv 67(8):503–519

8. Dashe JS et al (2002) Persistence of placenta previa according to gestational age at ultrasound detection. Obstet Gynecol 99(5):692–697

9. Dudiak CM et al (1995) Sonography of the umbilical-cord. Radiographics 15(5):1035–1050

10. Di Salvo DN et al (1998) Sonographic evaluation of the placental cord insertion site. Am J Roentgenol 170(5):1295–1298

11. Abboud P et al (2003) Chorioamniotic separation after 14 weeks' gestation associated with trisomy 21. Ultrasound Obstet Gynecol 22(1):94–95

12. Lewi L et al (2010) Monochorionic diamniotic twin pregnancies: natural history and risk stratification. Fetal Diagn Ther 27(3):121–133

13. Grannum PAT, Berkowitz RL, Hobbins JC (1979) Ultrasonic changes in the maturing placenta and their relation to fetal pulmonic maturity. Am J Obstet Gynecol 133(8):915–922

14. Bonel HM et al (2010) Diffusion-weighted MR imaging of the placenta in fetuses with placental insufficiency. Radiology 257(3):810–819

15. Chantraine F et al (2012) Abnormal vascular architecture at the placental-maternal interface in placenta increta. Am J Obstet Gynecol 207(3):188.e1–188.e9

16. Leyendecker JR et al (2012) MRI of pregnancy-related issues: abnormal placentation. Am J Roentgenol 198(2):311–320

17. Masselli G et al (2011) MR imaging in the evaluation of placental abruption: correlation with sonographic findings. Radiology 259(1):222–230

18. Linduska N et al (2009) Placental pathologies in fetal MRI with pathohistological correlation. Placenta 30(6):555–559

19. OBrien JM, Barton JR, Donaldson ES (1996) The management of placenta percreta: conservative and operative strategies. Am J Obstet Gynecol 175(6):1632–1638

20. Rosen T (2008) Placenta accreta and cesarean scar pregnancy: overlooked costs of the rising cesarean section rate. Clin Perinatol 35(3):519–529

21. Tikkanen M et al (2011) Antenatal diagnosis of placenta accreta leads to reduced blood loss. Acta Obstet Gynecol Scand 90(10):1140–1146

21. Tikkanen M et al (2011) Antenatal diagnosis of placenta accreta leads to reduced blood loss. Acta Obstet Gynecol Scand 90(10):1140–1146

22. Palacios-Jaraquemada JM, Bruno CH, Martin E (2013) MRI in the diagnosis and surgical management of abnormal placentation. Acta Obstet Gynecol Scand 92(4):392–397

23. Rac M et al (2014) Ultrasound predictors of placental invasion: the accreta index. Am J Obstet Gynecol 210(1):S120–S120

24. Clark SL, Koonings PP, Phelan JP (1985) Placenta previa accreta and prior cesarean-section. Obstet Gynecol 66(1):89–92

25. Holt R et al (2013) Sonographic findings in two cases of complicated pregnancy in women previously treated with endometrial ablation. J Clin Ultrasound 41(9):566–569

26. Warshak CR et al (2006) Accuracy of ultrasonography and magnetic resonance imaging in the diagnosis of placenta accreta. Obstet Gynecol 108(3):573–581

27. Baughman WC, Corteville JE, Shah RR (2008) Placenta accreta: spectrum of US and MR imaging findings. Radiographics 28(7):1905–1916

28. Finberg HJ, Williams JW (1992) Placenta accreta: prospective sonographic diagnosis in patients with placenta previa and prior cesarean section. J Ultrasound Med 11(7):333–343

29. D'Antonio F, Iacovella C, Bhide A (2013) Prenatal identification of invasive placentation using ultrasound: systematic review and meta-analysis. Ultrasound Obstet Gynecol 42(5):509–517

30. Dwyer BK et al (2008) Prenatal diagnosis of placenta accreta – sonography or magnetic resonance imaging? J Ultrasound Med 27(9):1275–1281

31. D'Antonio F et al (2014) Prenatal identification of invasive placentation using magnetic resonance imaging: systematic review and meta-analysis. Ultrasound Obstet Gynecol 44(1):8–16

32. Kawamoto S et al (2000) Chorioangioma: antenatal diagnosis with fast MR imaging. Magn Reson Imaging 18(7):911–914

33. Sepulveda W et al (2000) Prenatal diagnosis of solid placental masses: the value of color flow imaging. Ultrasound Obstet Gynecol 16(6):554–558

34. Mochizuki T et al (1996) Antenatal diagnosis of chorioangioma of the placenta: MR features – case report. J Comput Assist Tomogr 20(3):413–416

35. Ahmed N et al (2004) Sonographic diagnosis of placental teratoma. J Clin Ultrasound 32(2):98–101

36. Miura K et al (2008) Increased level of cell-free placental mRNA in a subgroup of placenta previa that needs hysterectomy. Prenat Diagn 28(9):805–809

37. El Behery MM, Rasha EL, El Alfy Y (2010) Cell-free placental mRNA in maternal plasma to predict placental invasion in patients with placenta accreta editorial comment. Obstet Gynecol Surv 65(7):411–412

38. Salomon LJ et al (2013) MRI and ultrasound fusion imaging for prenatal diagnosis. Am J Obstet Gynecol 209(2):148.e1–148.e9

39. Ichizuka K et al (2012) High-intensity focused ultrasound treatment for twin reversed arterial perfusion sequence. Ultrasound Obstet Gynecol 40(4):476–478

40. Morita S, Ueno E, Fujimura M, Muraoka M, Takagi K, Fujibayashi M (2009) Feasibility of diffusion-weighted MRI for defining placental invasion. J Magn Reson Imaging 30(3):666–671

第 14 章 异常侵入性胎盘的处理与手术：MRI 的影响

14.1 引言

异常侵入性胎盘是指一组胎盘组织异常侵入到子宫内或周围组织中的病症。这种情况通常会引起母体产生严重的并发症，如大量出血、器官损伤、器官衰竭甚至死亡[1]。在术语"植入"中，涉及不同程度的胎盘侵入，根据组织学分类命名为植入性胎盘和穿透性胎盘，而在临床上称它们为异常侵入性胎盘[2,3]。剖宫产率的上升是全世界急需解决的问题，它们与异常侵入性胎盘的指数风险有关。在这些情况下，超声和多普勒被认为是优秀的诊断工具[4,5]。虽然所有方法的诊断准确性均取决于操作者，但这个问题在超声研究中尤为重要，因为图像采集是由操作员亲自指导的。最近，在一些论文中分析了这个问题，并且还需要建立国际共识来确定诊断标志的最准确值[6]。

1991 年首次使用 MRI 诊断胎盘疾病[7]（pMRI，胎盘 MRI）。在那时，它是在超声研究后出现疑问时用于进行确诊的工具。起初，MRI 时间很长，并且由胎动引起的伪影常见。由于这个原因且为了获得更好的图像，使用了一种名为钆的顺磁对比剂[8]。当母体的风险大于胎儿潜在的副作用时，该产品在异常侵入性胎盘中的使用已被美国食品药品监督管理局批准。但是几年之后，MRI 设备和软件的技术提升使缩短成像时间成为可能，并且不同的采集模式变得没有必要常规使用对比度[9]。MRI T$_2$ 快速技术为液体提供了自然的白色对比，虽然序列名称可能因设备而异，但技术是一样的（表 14.1）。由于大多数异常侵入性胎盘位置较低且靠前部，当膀胱充盈时，与胎盘和子宫（低信号）形成鲜明的对比。

在第二阶段，产科医生要求通过胎盘 MRI 来了解侵入深度[10]，尽管这种差异通常并未改变治疗策略或手术技术。另外，众所周知，不同程度的入侵通常在同一个患者中共存[11]。一位病理学家认识到了这种差异，他认为一个简单的样本并不是诊断异常侵入性胎盘的"金标准"[12]。

在第三阶段，要求通过胎盘 MRI 来了解侵入的解剖结构，特别是检查宫旁和胎盘间的界面、侵入的子宫肌层和膀胱[9-13]。但对于少数研究者，这些信息并没有改善或修改手术计划。部分原因是使用了长期存在的技术（1933），例如将胎盘留在原位[14]，但主要是因为产科医生没有受过分析这些图像的正式训练。放射科医师在没有经过异常侵入性胎盘图像正式培训的情况下进行研究，同样也会发生这种情况[15]。手术后缺乏条件来重新评估图像也是其中一部分原因。在某种程度上，胎盘 MRI 与超声相比有很大的不同，因为超声主要由有权进行手术的产科医生执行，这使其可立即获得相关的影像资料。

表 14.1　不同 MRI 设备的参数

MRI 设备	Picker 1.5 edgepicker 1.5 edge	Siemens Espree 1.5 T	GE 3 T signa HDxt	Philips Achieva 1.5 T
序列	FSE	Haste	SSFSE3	ssh-TSE4
TR	3500	850	2399	712
TE	168	101	141	110
视野	290~360	300~400	300~400	300~400
层厚	8	6	6	6
矩阵大小	192 × 256	320 × 320	320 × 320	288 × 288

然而，胎盘 MRI 是评估异常侵入性胎盘的一个优秀工具，因为它是一项多平面研究，可对受累区域进行全面采集[16]。这一事实使得研究特定的区域成为可能，而这些区域通过超声不容易获得，例如宫旁或后部的侵入。此外，正如之前提到的，不同程度的侵入可能共存于同一患者体内，虽然不常见，但同一患者可能有前胎盘植入和大量宫旁侵入，这完全改变了手术方法[17]。

由于这种情况存在潜在的生命威胁，在开始手术之前使用不同的图像技术增强了医生的信心。换句话说，超声、多普勒和胎盘 MRI 是确定相同诊断的不同方法；它们是获取不同信息、作出积极决策的补充技术，以便计划和预测进一步的并发症[18]。

14.2　定义和诊断问题

长期以来，产科医师和影像研究者使用胎盘侵入的组织学分类来报告异常侵入性胎盘病例的影像，但是这些标准可能因为手术问题或错误解读而被弃用[11]。组织学分类命名的粘连性胎盘是指胎盘侵入子宫肌层而没有基底膜的介入。那些侵入深达子宫肌层的胎盘被称为植入性胎盘，并且术语"植入"是指那些到达或超过子宫肌层的胎盘侵入，但是，由于大多数异常胎盘位于之前的瘢痕或其附近位置，因此大多数应该被称为植入，因为瘢痕区一般很薄，胎盘侵入通常到达浆膜，从外科的角度来看这是不对的。因此，使用组织学分类可能会混淆异常侵入性胎盘的产前诊断。同样，当胎盘自开裂的瘢痕凸出时，从组织学的角度来看，这将被称为植入，事实上这是不正确的，并且它可能会导致像子宫切除术这样的过度治疗，甚至在年轻女性中也是如此[19]。因此，我们需要知道异常侵入性胎盘的诊断有一些局限性，这可能会在手术探查后被证实并可能修正产前计划。

从产前和手术的角度来看，可以将这些胎盘侵入分为三组：

1. 异常侵入性胎盘 0 级（假性异常侵入性胎盘）：在本组中，胎盘自瘢痕凸出，子宫肌层很薄，但子宫 - 膀胱界面没有新生血管或其他问题（图 14.1）。影像可能会显示一个明显的胎盘组织，它可能达到或似乎在膀胱内。利用超声评估缺乏相

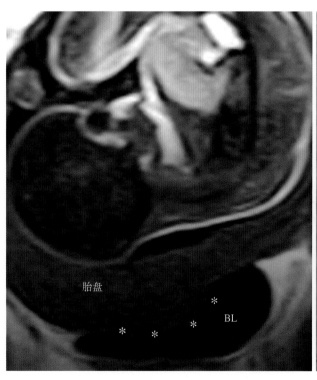 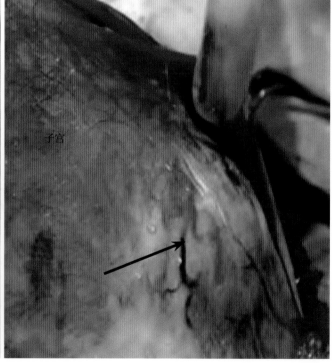

图 14.1　左图：冠状位 T₂ 图像，胎盘突出并进入膀胱（BL，白色星号）。在这个位置没有新形成的血管可见。右图：手术视图中，切开子宫可见隆起的胎盘。子宫和膀胱之间没有血管连接。第一次超声诊断为透壁性胎盘，但第二次超声检查修正诊断为瘢痕裂开或异常侵入性胎盘 0 级（子宫瘢痕裂开）

应的征象，而利用胎盘 MRI 多平面分析可排除侵入的可能性。在这些情况下，当产科医生决定将胎盘留在原位时，通常在短时间内将其排出而不会出现出血或其他并发症。

2. 异常侵入性胎盘 1 级（经典异常侵入性胎盘）：在本组中，胎盘具有与生长因子刺激一致的特定结构，例如腔隙、小叶和暗带。有可能看到模糊的子宫 - 膀胱界面，子宫段可能在小的区域中断，并且在胎盘和膀胱之间存在稀少的血管（图 14.2）。该组与粘连性胎盘或植入性胎盘的组织学分类一致。

3. 异常侵入性胎盘 2 级（高度侵入异常侵入性胎盘）：在本组中，入侵的解剖证据很充足，尤其是在胎盘、侵入性子宫肌层和逼尿肌（膀胱肌）之间存在多层或多发新生血管。特别是在子宫节段中，子宫肌层受到高度侵入，在剥离时特别容易破裂和出血（图 14.3）。观察胎盘湖，新形成的血管和胎盘囊泡是显而易见的。当胎盘、侵入性子宫肌层和膀胱之间的关系不清时，称为膀胱侵入。但严格来说，这不是一种像恶性肿瘤一样的真正的器官侵入。它是从胎盘肌层血管到逼尿肌的血管侵入，所有这些都涉及不同程度的贴壁组织过程[11]。

尽管最常见的是 0 或 1 级，但异常侵入性胎盘 0、1 和 2 级也可延伸至子宫段的外侧部分（宫旁）。2 级特别少见，但在初始子宫段外侧植入中常见（图 14.4）。在这种类型的外侧侵入中存在的血管在轴位胎盘 MRI 是明显的。这种手术通常非常困难，因为输尿管和自髂内，至至髂外动脉的盆腔壁分支间存在交通血管，这个深而窄的区域非常困难[11]。

组织学 像和术中特征之间的这种差异可能会让人在做 定的时候产生疑惑，对那些不专门治疗此类疾病的产科医生来说尤其如此（图 14.5）。由于这个原因，强烈建议在诊断和术语方面达成一致，从而确切地说明所描述的是何种类型的侵入，然后对其进行更好的治疗。许多中心讨论全部相关专家的产前和产后调查结果，他们评论诊断的弱点和优势，以便学习和修改手术方法和技术。虽然这种学习活动在改善诊断和治疗方面有很多丰富的内容，但由于许多原因，这种做法并不普遍。

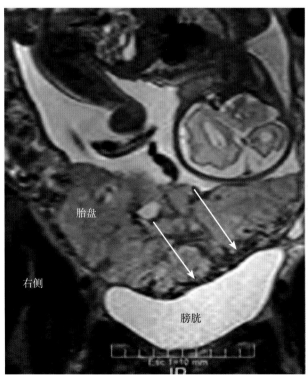
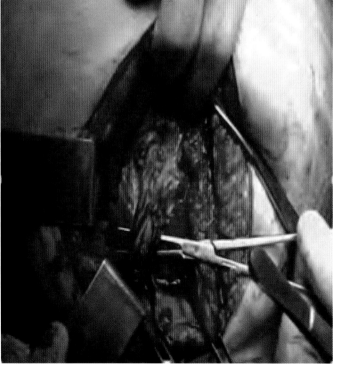

图 14.2 左图：冠状位 T₂ 像，胎盘侵入膀胱的外层。在子宫 - 膀胱间（白箭号）清楚可见圆形低信号（新形成的血管）。侵入区大部分肌层信号不存在。右图：手术视图，行胎盘 - 子宫肌层到膀胱开腹术后，新形成血管的存在是明显的

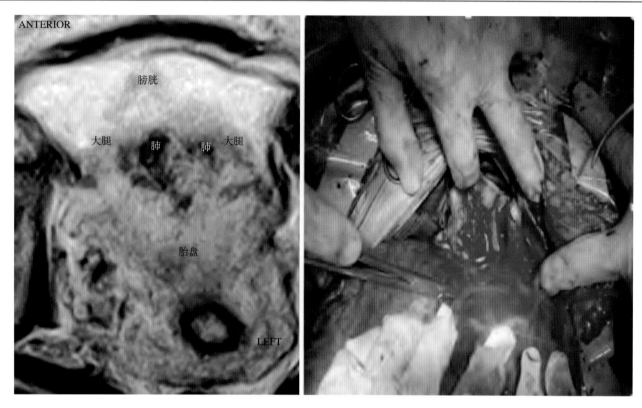

图 14.3 左图：轴位 T₂ 图像，膀胱后壁被胎盘侵入。子宫和膀胱之间没有可识别的平面。不规则的胎盘湖的存在与异常侵入性胎盘和谐相处。右图：手术视野，膀胱后壁完全侵入。器官之间的组织非常坚硬，也贴附在宫旁右侧。这些组织在清扫过程中容易发生破裂和出血

14.3   产科 MRI 与胎盘 MRI

虽然最初这两项研究，产科 MRI 和胎盘 MRI，可能被认为是相同的，但对胎盘的分析需要特别注意，以获得对诊断和手术规划重要和有用的图像。产科 MRI 用于研究各种各样的胎儿解剖学，例如脊柱、颈部、神经系统、胸腔、泌尿生殖道和四肢等。胎盘 MRI 特别关注与周围组织相关的胎盘解剖结构，尤其是膀胱和盆腔器官。由胎盘 MRI 提供的信息作为产前指导手术方法以及血管控制尤其重要。产科 MRI 必须包含所有的非常清晰的骨盆解剖结构，而不是在外周区域进行 MRI 检查。

14.4   胎盘 MRI：诊断

在过去的 10 年中，有大量研究分析并比较了胎盘 MRI 相对于超声和多普勒的灵敏度和特异度 [20]，但结果并无显著差异，尽管研究设计因可行性和费用而有所不同。在 MRI 征象的阳性或显著征象中，

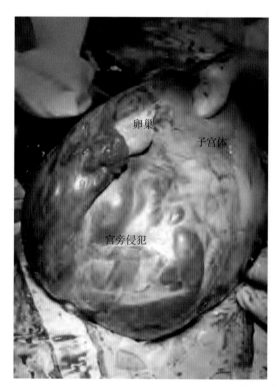

图 14.4 手术视野：完全性和宫旁左侧侵入。子宫的所有侧面均被胎盘侵入。患者病史：1 CS，剖宫产后异常低位子叶刮除术，在剖宫产后 4 个月第二次妊娠

胎盘湖的存在、子宫肌层的变薄（图 14.6）、新生血管的存在是诊断异常侵入性胎盘最重要的因素之一。这些血管是生长因子作用于子宫和周围组织（通常为膀胱）之间的微吻合血管的作用的结果。严格意义上，这些血管不是新形成的，因为它们是连接器官的，尽管肉眼不可见。由于不正常的动脉压，中膜（肌肉）发育不良或实际上不存在[11]。由于这个原因，这些新形成的血管很容易塌陷。作为胎盘 MRI 中的证据，它们不能被膀胱压迫。因此，在进行胎盘 MRI 检查时膀胱应处于半充盈状态，因为这是观

察异常循环的最佳方式。如果膀胱是空的，胎盘向耻骨联合压迫血管和膀胱，而且它们在研究中将无法观察。另一方面，如果膀胱过度充盈，新生血管被压向胎盘，这通过胎盘 MRI 也观察不到[9]。如果患者在研究前 45 分钟内摄入 600 ml 液体，可以更好地观察子宫 - 膀胱界面。

前置异常侵入性胎盘是最常见的位置，因为它也是先前瘢痕（剖宫产）最常见的部位。然而，由于缺乏自然对比或液体，超声不能将子宫的外侧部分（宫旁）显现出来。但近年来，一些研究调查了探索宫颈癌宫旁区域的可能性[23, 24]。虽然宫旁侵入并不常见，但这种情况在不安全堕胎之后出现相对频繁。在外侧滞留胎盘、异常子叶刮除术或短期剖宫产术后刮除术的情况下，这种情况也必须怀疑[11]。胎盘 MRI 的冠状位和轴位可有力证明（图 14.7 和 14.8）这种侵入[13]。正如之前所说，外侧侵入可能有两种

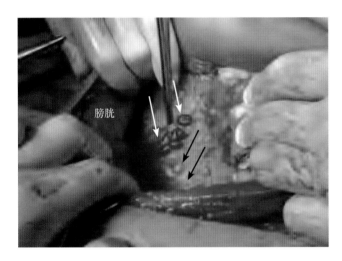

图 14.5　手术视野：子宫节段表面上的平行血管（白箭号）。周围胎盘循环（黑箭号）加上平行血管看起来类似于穿透性胎盘。异常侵入性胎盘患者的手术探查对于确认产前诊断并避免治疗过程中或过度治疗很有必要

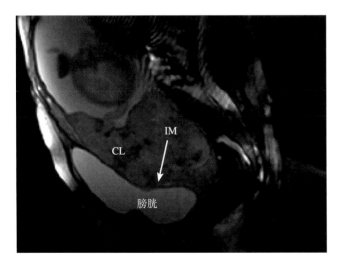

图 14.6　矢状位 T₂ 图像：融合胎盘湖（CL）明显靠近子宫 - 膀胱间隙。子宫节段子宫肌层被中断（IM）或极度变薄。在这个区域，胎盘到达子宫浆膜

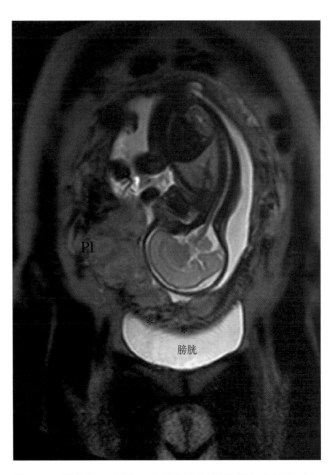

图 14.7　冠状位 T₂ 图像：如果超声怀疑前侵入（黑星号），此时要做 MRI 检查。子宫右侧有明显的宫旁侵入（PI）。后来患者承认其有流产史

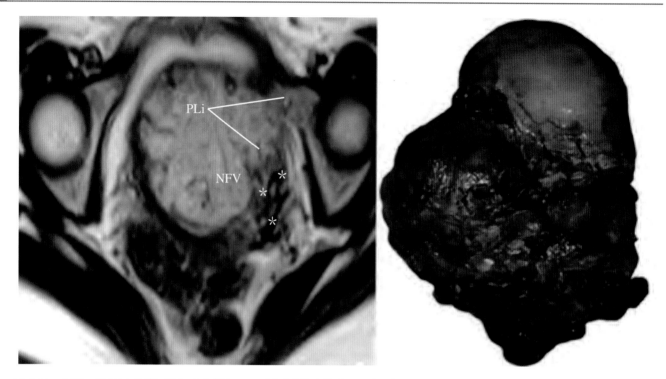

图 14.8　左图：轴位 T₂ 图像，PLi, 宫旁侵入；NFV 新形成的血管（星号）。右图：大量低位宫旁侵入。子宫节段没有被胎盘侵入。如果超声怀疑前侵入，此时要做 MRI 检查

亚型：（1）缺乏子宫肌层的支持，因为它看起来很薄；胎盘明显突出直达外侧骨盆壁。（2）除了胎盘突出（外侧凸）外，侵入周围的血管信号很明显。虽然很难解决，但后一种侵入非常罕见。虽然其他侵入适合将胎盘留在原位，但这对于宫旁侵入 2 型尤其危险。产后子宫收缩可能会导致薄弱的外侧子宫肌层意外裂伤并开始出现大量出血。紧急情况包括严重的低血容量性休克、腹腔内或腹膜后出血以及深部胎盘侵入大量扩展的血管，这是一个真正的手术难题[25]。除少数特殊情况外，这是导致死亡的原因，因为几乎不可能很快解决所有问题。虽然这些病例没有报告或发表出来，但在大会上可以与其他大会专家通过非正式交谈了解这些。

虽然宫旁侵入病例数尚不清楚，但这种变异的诊断可能意味着手术计划需要做一些改变[13]。1 型和 2 型是输尿管导管插入术的指征，以防止在切除术（子宫切除术）期间出现意外损伤。当无法插管时，手术识别对预防输尿管损伤非常有用。虽然这种操作通常由泌尿科医师完成，但有时候非常难以完成，因为这些标志因胎盘向外侧骨盆壁突出而改变，从而缺乏解剖学标志[26]。2 型宫旁侵入的诊断表明，

与子宫动脉无关的血管可能出现大量出血。在这些情况下，在开始子宫切除术之前必须采取准确和有效的近端血管控制措施。在低宫旁区域，血管有不同的来源，栓塞通常根本无用（图 14.9）。在这种情况下，尝试进行控制意味着失败的高风险以及非目标栓塞。

14.5　胎盘 MRI：侵入范围

历史上，经常用两个蒂来描述子宫（下部）灌注血管及子宫（上部）和卵巢动脉。然而，在使用栓塞术处理不同类型的产科出血后，经典解剖学不能解释一些并发症和手术失败。一项初步研究表明，该研究通过使用子宫压迫器（肌瘤治疗）证明，子宫动脉上方的子宫组织的外侧向压迫在 6 小时内出现子宫坏死[27]。该首次发表的研究证明，在子宫动脉结扎或栓塞后，上蒂（卵巢和圆韧带动脉）不能替代子宫血流。几年后，一项解剖学研究显示阴道和子宫动脉之间有一个厚而宽的吻合口[28]。子宫上部和下部动脉的灌注区域不同，血管起源也不相同。子宫动脉产生于髂内动脉的前分支，而阴道分支产生于

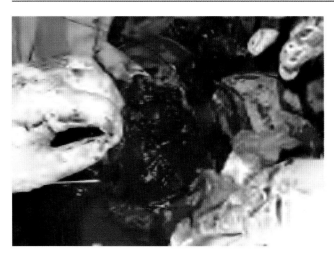

图 14.9 外科视野：在子宫切除术中发现意外的宫旁侵入。髂内外闭塞不能有效止血并且无法成功剥离。插入紧急主动脉球囊，并召集专家组完成手术

后分支。子宫灌注区位于腹膜反折处，包括子宫 S1 区（腹膜反折上方）和 S2 区（腹膜反折下方）。S1 区主要由子宫动脉供血，而 S2 区则通过阴部内动脉的分支供血。胎盘侵入的范围能提示选择哪条近端血管进行术中阻断[29]。若胎盘侵入 S1 区（较少发生），髂内动脉前支阻断是有效的；对于胎盘侵入 S2 区，控制阴部内动脉分支的血流量及其吻合连接是有必要的，所以最准确的血管阻断是在髂总动脉或主动脉血管[30]。

通过胎盘 MRI 矢状位可以确定 S1 和 S2 区域（图 14.10）。与膀胱后壁相垂直且经过后壁中点的一条线，可以划分出上部的 S1，该区域主要对应于子宫体，该线下方的一个区域名为 S2，涉及子宫下段、子宫颈和上部阴道[9]。异常侵入性胎盘大部分位于 S2 区，这也解释了使用子宫或髂内血管控制的高失败率。

14.6 胎盘 MRI：侵入深度

在第二阶段，要求通过胎盘 MRI 可以了解胎盘侵入的深度[10]，尤其是膀胱是否被侵入。但膀胱侵入是一种血管现象，与肿瘤组织侵入完全不同。在这些情况下，胎盘从膀胱外层获得血流灌注，由于子宫肌层、膀胱壁和（或）两者之间的纤维组织变薄，子宫与膀胱交界处可能会发生变化。一些作者认为，当膀胱受累及时，可行胎盘保留术，但这并

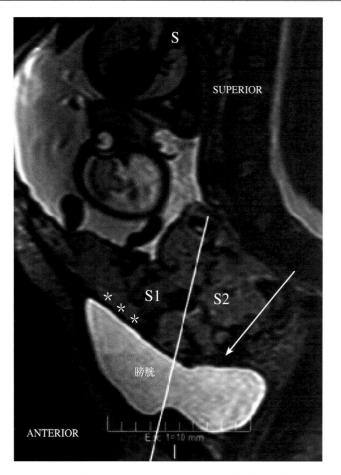

图 14.10 矢状位 MRI T_2 图像：与膀胱后壁的垂直线将 S1 和 S2 划分开。白箭号显示肌层中断。在子宫肌层和膀胱之间的血液淤积清晰可见

非是强制性的方案。通过胎盘轴位 T_2WI 可看到该交界面的更详细结构。当该图像（轴位 T_2WI）垂直于膀胱后壁时，胎盘 - 膀胱界面的解剖结构不会发生扭曲变形，因而能清晰显示[13]。该界面可能会因胎盘表面的外周循环（充血的浅表血管和血液淤积）或胎盘和膀胱之间的新生血管而被扭曲。在膀胱下、后部（颈部和三角区）存在的圆形低信号（为新生血管），可以作为子宫与膀胱分界的可靠标志（通常情况下分界很困难）[13]。

胎盘 MRI 是一项全面的采集研究；因此，它允许分析整个侵入区域，可以显示同一患者的不同侵入程度。矢状位更适合评估子宫前壁的完整性和厚度。这在计划保守性切除术时特别有用，因为它可通过了解侵入区域下是否有健康的子宫肌层来进行子宫前壁修复（手术前）。正如之前所提到的，宫旁侵入不是一个常见事件，但是当它存在时，手术

可能会发生根本性改变。由于这个原因，强调胎盘MRI不是诊断异常侵入性胎盘的初始方法非常重要，但一些其他信息，特别是侵入范围，比如宫旁侵入[9-22]，在其他方法可能观察不到。尽管一些专家认为，MRI在异常侵入性胎盘中的应用成本较高，但当严重并发症出现时[31-35]，其成本显然物有所值，因为这可以减少严重并发症。

14.7 胎盘MRI：异常侵入性胎盘的诊断征象

胎盘MRI诊断异常侵入性胎盘时的征象与超声的描述类似[13, 23-38]。子宫肌层中断或变薄并不是异常侵入性胎盘特异性征象，而是一种常见表现。当胎盘位于子宫下段时，先前的剖宫产瘢痕容易产生一定程度的裂开。由于这个原因，有这个标志并不表示是异常侵入性胎盘，尽管在组织学上它可能与胎盘粘连、胎盘植入或胎盘穿透一致。胎盘湖的存在，尤其是多个，汇合和相互交流可能是异常侵入性胎盘（超声和胎盘MRI）最可信的征象。膀胱的隆起被描述为是异常侵入性胎盘的征象[20]，但这个标

志不是特定的，外科手术中意味着膀胱粘连到先前的瘢痕。虽然子宫鼓胀被认为是诊断的有用征象之一，但这并不完全是特定的，因为在前置胎盘中简单的子宫瘢痕裂开可产生相同的征象。一些作者认为，没有暗带可排除异常侵入性胎盘，但这种说法是基于一个小部分病例。在异常侵入性胎盘中常常出现分叶现象[38]，尽管它们没有出现并不能作为是排除的征象。由于这个原因，正如超声分析的那样，异常侵入性胎盘的产前诊断是基于一组征象，尽管其中部分迹象比其他迹象更能预测为异常侵入性胎盘。MRI检查可让不同观察者随时进行重新评估（图14.11和图14.12），而这是超声通常不可能实现的，因为超声的图像采集取决于操作者。

14.8 胎盘MRI：信息准确性

只有部分产科医师知道这一事实，最初使用超声进行异常侵入性胎盘诊断是用于回顾性研究[39]。

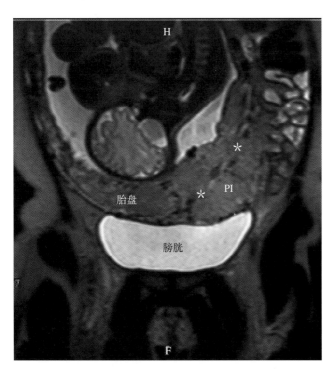

图14.11 最初的影像学评估为前胎盘植入，这与超声评估一致。之后，第二位MRI专家描述了左侧宫旁侵入（PI）。星号显示了间断的外侧肌层

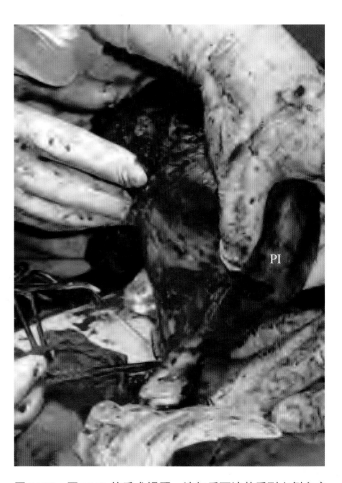

图14.12 图14.11的手术视野：清扫后可清楚看到左侧宫旁侵入（PI）

1983 年，一群优秀的研究人员不断地对此进行研究，最后发现了有助于更精确地诊断为异常侵入性胎盘的客观征象。即使在今天，这些征象的意义仍在调查之中，因为超声征象与手术征象之间并不总是成正相关[40]。这不是一个无关紧要的细节，因为有可能出现轻度病例而做了子宫切除术（当子宫有可能保留时）或者低估侵入程度，结果比预期的更糟。出于这个原因，放射科医师和产科医师共同提供和接受反馈是必不可少的，这将改善未来的诊断结果。存在某些阻碍这一进程的逻辑问题：（1）产科医师接受过正式的超声和多普勒培训，但并未接受过对盆腔 MRI 进行解读的培训；（2）做超声、多普勒的妇产科医师以及手术者常常提供即时反馈；（3）很少有放射科医师在手术后被邀请去复查。由于这些问题，胎盘 MRI 的潜在帮助对产科医师而言是有限的。大部分胎盘 MRI 报告是由没有丰富的胎盘疾病诊断经

验的放射科医师进行评估的，因为报告通常只能证实超声的发现；因此，有些产科医师对这些信息不满意是可以理解的。从手术角度来看，给 MAP 患者做手术的产科医师需要知道以下几点：（1）诊断是否可靠，是否与病史相符；（2）胎盘的侵入范围，特别注意膀胱、宫旁和三角区（图 14.13、图 14.14、图 14.15、图 4.16、图 14.17 和图 14.18）；（3）各部位的侵入深度；（4）胎盘侵入与新血管生成或组织裂开是否相关[30]。

当由训练有素的操作员进行超声诊断时，其可靠性高。在这方面，专家可以通过这些征象之间的微小差异，做出出色的报告。在一些国家，当在超声扫描时有可疑之处，专家便会进行全面研究，以区分轻微、有害或假阳性病例。然而，专家可能会建议做胎盘 MRI 用于确认特殊位置的诊断（图 14.19）或者迹象很小或不确定时，如子宫后壁[41, 42]。除了小的指征外，合格的超声和胎盘 MRI 之间的诊断差

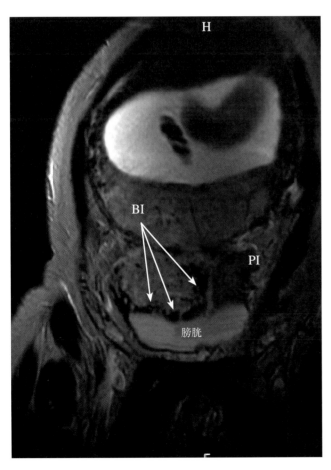

图 14.13　冠状位 T₂MRI：白箭号示异常侵入性胎盘 2 型（浆膜层）大范围膀胱侵入。注意胎盘是分叶的。膀胱的自然液体对比可以使我们正确识别新形成的血管，呈现低信号。PI，宫旁侵入

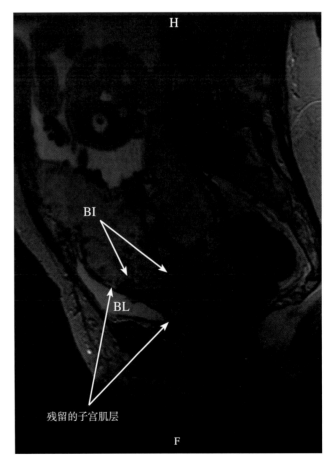

图 14.14　矢状位 T₂MRI：白箭号示膀胱血管侵袭。胎盘呈分叶状，前肌层中断融合和不规则的胎盘湖显而易见

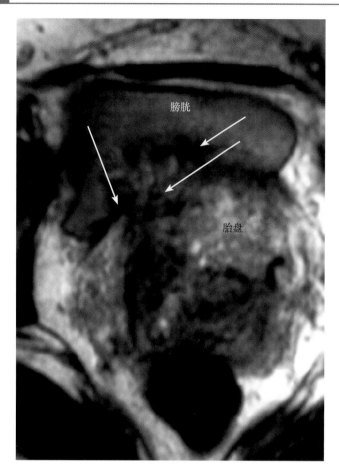

图 14.15 轴位 T₁ MRI：垂直于膀胱后壁的轴向切片对于发现膀胱侵入是最有价值。在这种情况下，可以看到膀胱和前肌层之间的纤维粘连。白箭号示新形成的血管。异常侵入性胎盘 2 型（浆膜层）

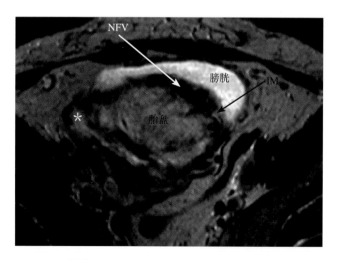

图 14.16 轴位 T₂ MRI：白箭号示子宫和膀胱之间新形成的血管。黑箭号示中断的肌层。异常侵入性胎盘 2 型（浆膜层），子宫肌层 - 膀胱间隙完全扭曲

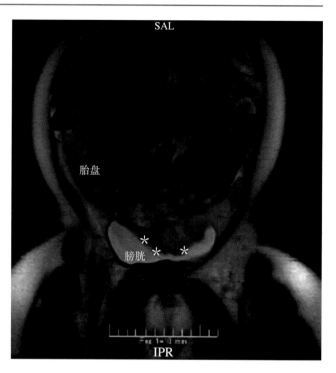

图 14.17 冠状位 T₂ MRI：膀胱内可见胎盘（星号）。其中一部分是子宫裂开，另一部分是异常侵入性胎盘 2 型（浆膜层）

别不大 [43]。

　　侵入范围对于计划手术方法至关重要，尤其是行子宫切除术或一期保守性手术等手术 [44]。两者都需要准确的解剖来断开侵入组织和正常组织；在这方面，三个区域值得特别关注：膀胱、三角区和宫旁。膀胱侵入不是常见的组织侵入，而是血管侵入（图 14.20）；由于这个原因，在粘连性胎盘或穿透性胎盘的手术治疗中切除部分膀胱不是必须的或强制性的。最初，胎盘长进子宫瘢痕（血管形成不良区域）并刺激周围组织中新形成的血管的发育，从而为胎盘提供额外的血液。受影响最大的器官是膀胱，特别是逼尿肌（膀胱肌），因为它有大量的吻合血管。膀胱和子宫之间的血管连接的诊断被称为膀胱侵入，对于许多医生而言，这是切除手术的禁忌证，这些血管可以改变手术技术。膀胱的上壁和后壁是新形成血管最常见的部位。在这方面，多平面胎盘 MRI 可以识别血管膀胱侵入的位置和延伸情况 [13]。由于骨盆形状的原因，较低的血管侵入更难以操作，尤其是位于三角区和子宫颈之间的血管侵入。这种血管侵入是因在狭窄纤细空间中进行扩大的阴道子宫吻合术而产生的。这种血管增生的位置特别适合于通过胎盘 MRI 进行确诊，表现为在膀胱的后壁和下

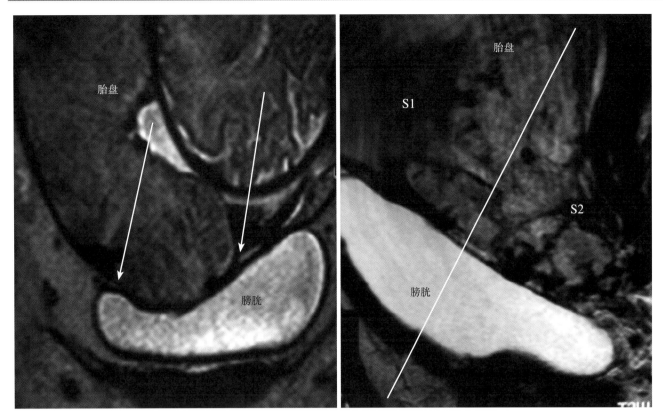

图 14.18　左图：冠状位 T₂ MRI，注意膀胱内没有任何新形成的血管，但子宫肌层明显中断。缺乏异常侵入性胎盘的其他特征有利于诊断为手术探查中已证实的异常侵入性胎盘 0 级（子宫瘢痕裂开）。对病变的评估不足可能导致不必要的子宫切除术。右图：矢状位 T₂ MRI，膀胱血管侵入细节（胎盘湖和新形成的血管明显）。S1 和 S2 子宫部分由穿过膀胱后壁中部的线分开

壁有一个球状的低信号影。了解它是胎盘侵入的继发性血管效应非常重要，它本身不是组织侵入。这种血管侵犯的图像识别可能从全切除改变为次全切，因为不需要的血管切割可能会产生大量和不可控的出血。在逼尿肌中生长的血管常常降低对牵引的抵抗力，这使得该区域特别易碎。一项未发表的病例表明，已知存在宫颈三角区血管增生，尝试宫颈切除术，结果出现完全的三角分离和大出血，其在主动脉受压后才被控制。迄今为止，这种类型的血管增生仅在胎盘 MRI 研究中有所描述，并且与肉眼血尿的病例有临床相关性 [13]。肉眼血尿（图 14.21）和宫颈三角血管增生（异常侵入性胎盘病例）之间的这种关系也具有其他治疗意义。由于新形成的血管没有中膜，使用膀胱镜电灼术治疗血尿特别危险，因为它会加重血管损伤，并可能在数分钟内导致危及生命的出血 [1]。

胎盘侵入深度不均匀（图 14.22）这一事实已为病理学家所熟知，并且组织学报告可能与手术结果是否一致决于取样的区域。这种评估有利于切除手术，尤其是在解剖操作过程中，因为侵入区域的延伸可能会导致采取其他措施，如输尿管导管插入或特定类型的血管控制。虽然侵入深度的诊断在手术切除重建技术中特别有用 [44]，但尚未有一项随机试验证明其益处。

与异常侵入性胎盘相关的新血管生成的存在表明要有不同的方法或手术治疗。虽然超声可以看到这些差异，但是很难从新形成的血管区分周围胎盘循环（腔隙血流），特别是当膀胱壁非常薄时。在这方面，超声和胎盘 MRI 很难诊断，即便因为可以从不同视角检查同一区域，多平面图像的分析可能会使 MRI 有一定的优势。无论如何，来自任何来源的补充信息对做出积极的决定都特别有用 [45]。这不是一个小问题，因为近年来，第一次剖宫产后发生了许多异常侵入性胎盘病例，因此必须谨慎决定是否进行子宫切除术。

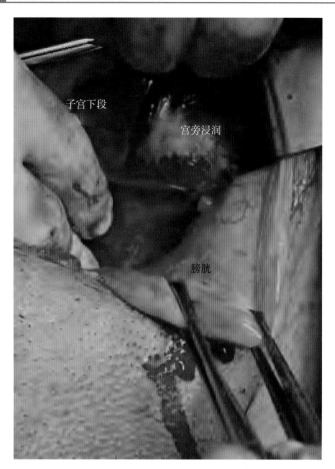

图14.19　外科视野：超声检查怀疑外侧壁有一些损伤，但患者拒绝做胎盘MRI。在手术探查期间，确认了外侧旁的宫旁浸润。为了看到这种侵入，完整的后壁膀胱清扫是强制性的

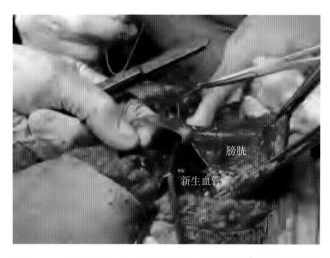

图14.20　手术视野：从子宫到膀胱的血管侵入在结扎之间轻轻分开。这种操作使得在手术期间避免切除任何膀胱组织。异常侵入性胎盘2型（浆膜层）

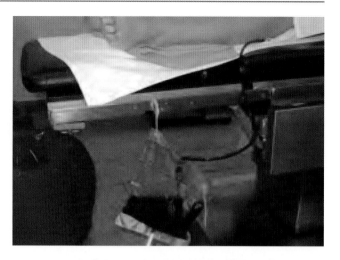

图14.21　在异常侵入性胎盘病例中肉眼血尿并不常见，但它与三角区侵入密切相关。这些病例需要特别关注并充分运用各种诊断资源。三角区和子宫颈之间的粗大血管出血非常难以解决，并且可能导致危及生命的出血

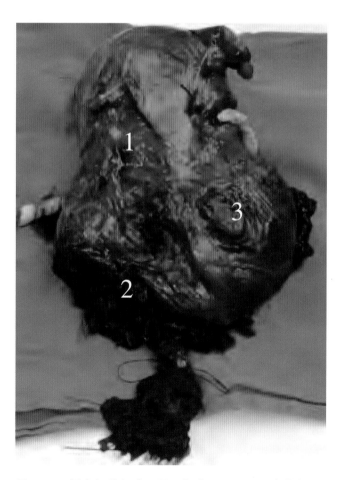

图14.22　子宫切除标本：同一标本可见不同程度的侵入：（1）异常侵入性胎盘1型（粘连性胎盘）、（2）异常侵入性胎盘2型（浆膜层）和宫旁侵入（3）。取决于选取的病理样本位置，组织学诊断可能完全不同于手术特征（不是"金标准"诊断）

14.9　胎盘 MRI：影像资料的反馈

回顾性分析手术后的图像对于改善研究、知识和信息以作出未来决定至关重要。放射科医师对此感兴趣，但这项活动还取决于产科医师和放射科医师之间的互动。互动反馈有利于使 MRI 和手术图像相吻合，尤其是对于腹膜反折区下方（S2 区）的图像。但是，有时要获得它们并不容易。在某些情况下，只有胎盘存在隆起区或发现新生血管时，行胎盘保留术或子宫切除术才有相应的指征；因此，回顾性分析从未完成。

另一点是要了解产前诊断的差异是否可以改变手术计划。目前的选择包括子宫切除术、胎盘保留术以及其他切除重建技术，如一期保守性手术（图 14.23、14.24、14.25 和 14.26）或 3P 手术（译者注：切除植入区域后缝合周围结构）。除产前诊断有价值外，前两种选择方式不需要获取额外的信息。也许由于这个原因，一些产科医师不再使用胎盘 MRI。然而，在手术中可能会发现意外的侵入，使得进行子宫切除更加困难或成为不可能。遗憾的是，由于多种原因这些病例并未被公布，大多数产科医师都不知道这个问题。尽管像这样的病例并不常见，但是在制订手术计划之前，成本、效益关系值得对每个病例充分研究。一期保守性手术需要侵入范围信息，以了解特定细节的扩展和定位以规划手术操作。在三 P 手术中，剥离达到膀胱上方的腹膜反射区域，

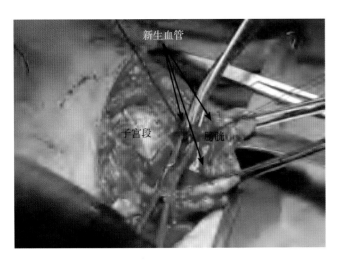

图 14.23　手术视野（一期保守性手术）：将胎盘 - 子宫肌层和膀胱之间的所有连接在结扎间分开从而暴露侵入的组织

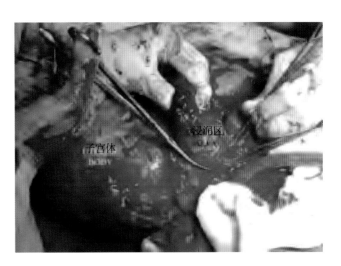

图 14.24　手术视野（一期保守手术）：分娩后，所有侵入组织和整个胎盘都被移除

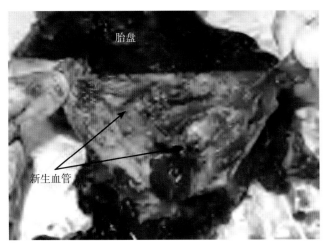

图 14.25　手术视野（一期保守手术）：图片显示侵入肌层的切除标本（病理标本）。可确定子宫和膀胱之间的结扎的新生血管

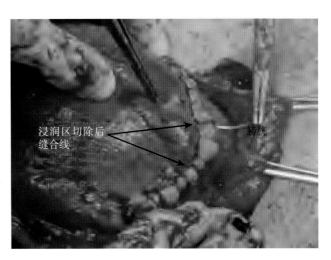

图 14.26　手术视野（一期保守手术）：缝合之后观察到的子宫。执行该保守性手术时，必须要识别胎盘植入以外的健康组织

因此低于此的侵入范围信息不是必需的。

14.10　胎盘 MRI：异常侵入性胎盘和人工流产

　　在一些国家流产是非法的，确认或怀疑流产时检查所有子宫壁非常重要。如图 14.7 所示，流产后的子宫肌层损伤可能导致未预料到的异常侵入性胎盘。后方的异常侵入性胎盘并不常见，但可以通过胎盘 MRI 轻松诊断（图 14.27，图 14.28）。低后位异常侵入性胎盘通常由直肠上动脉发出的后吻合支（图 14.29）供血。这不是一个小问题，因为直肠上动脉是位于主动脉分支上的肠系膜下动脉的末端分支。因此，即使行腹主动脉或双侧髂总动脉闭塞，这些病例的胎盘剥离也可能导致大量出血。这些情况下的血管阻断可以通过在肾动脉开口处下方 4 ~ 5 cm 处放置主动脉球囊或通过将血管与腹直肌弹性钳夹来完成。

14.11　综合诊断

　　由于异常侵入性胎盘病例的并发症很多，使用多种产前诊断方法可以完善细节和侵入特征（表

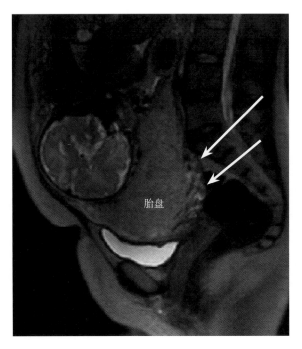

图 14.27　矢状位 T₂ MRI。白箭号示有突出血管的后异常侵入性胎盘。由于怀疑子宫前壁（子宫段）病变要求进行胎盘MRI 检查；发现有后侵入

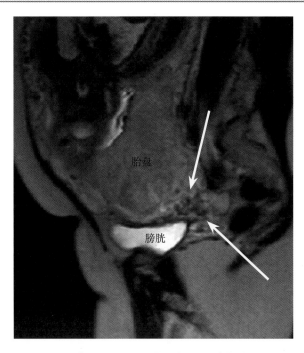

图 14.28　矢状位 T₂ MRI 另一个后侵入。胎盘在子宫颈区域有很多血管（白箭号）。2 CS 患者，2 次自然流产和 2 次人工流产

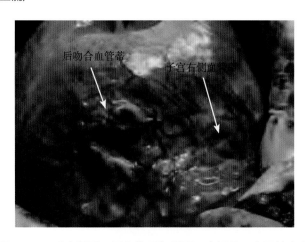

图 14.29　手术视野：子宫的后部视野，中间是一个厚的来自直肠上动脉的后吻合血管蒂

14.2）。这些信息与手术方式的变化密切相关[9]（表14.3）。出于这个原因，我们认为，讨论的重点不应集中在哪项研究比其他研究更好，而是需要哪些信息来进行更好的产前评估（表 14.4），以尽可能降低风险来规划手术，尽管其中许多使用会增加成本。

14.12　胎盘 MRI：产前研究的未来

　　多项研究证实，超声和 MRI 之间的诊断差异并不显著[43]，并且他们仅将胎盘 MRI 指标定位于非确

表 14.2　产前诊断的方法特点

	诊断	侵入深度	侵入范围	膀胱侵入	宫旁侵入	CTVH
胎盘 MRI	高	高	高	高	高	高
超声	高	高 /NC	高 / 中等	高 / 中等	差	ND
多普勒	高	高	受限	中等	差	ND
3D 多普勒	高	高 /LE	受限	高	ND	ND
膀胱镜检查	差	差	差	中等	NP	ND

ND：未描述，CTVH：颈部三角区血管增生，NP：不可能

表 14.3　通过产前诊断引起的变化

诊断	膀胱侵入	宫旁侵入	CTVH	S1 侵入	S2 侵入
引起的变化	输尿管插管 Foley 氏三腔导尿管 亚甲蓝控制	输尿管插管 髂总动脉或主动脉控制	输尿管插管 髂总动脉或主动脉控制	保守切除术的可能性 子宫或 Ⅱ A 控制	输尿管插管 髂总动脉或主动脉控制
	泌尿科、妇科、肿瘤医师的最终要求	深度剥离 输尿管、NFV 止血	子宫次全切除术	子宫保守切除术的可能性很高	如果在侵入下有健康的子宫肌层保守治疗

NFV：新形成血管，CTVH：颈部三角区血管增生

表 14.4　分娩前用于计划策略的产前信息

	诊断	侵犯深度	侵犯范围	膀胱侵犯	宫旁侵犯	CTVH
子宫切除	是	是	是	是	是	是
一期保守手术	是	是	是	是	是	是
三 P 术	是	ND	ND	NN	ND	ND
原位留置胎盘	是	否	NN	是	ND	ND

ND：未描述，NN：没有必要，CTVH：颈部三角区血管增生

定性病例 [46] 或疑似有后侵入时。也许和超声与多普勒发生的情况一样，有必要促进与产科医师的密切参与，以增强对其他异常侵入性胎盘特征的了解。在其他方面，如果其他外科保守修复术在全球范围内被采纳，胎盘 MRI 检查可能是必要的。在这方面，将有更新的兴趣进一步了解它们，特别是因为原位留置胎盘技术比通常报告得更复杂。虽然学习保守切除术需要特殊的培训和努力，但熟练的产科医师可以在指导下很快完成。全球异常侵入性胎盘的增加说明医学领域在这方面需要付出尽可能多的努力。

（José M. Palacios-Jaraquemada，Claudio Hernán Bruno　著）

参考文献

1. Abbas F, Talati J, Wasti S, Akram S, Ghaffar S, Qureshi R (2000) Placenta percreta with bladder invasion as a cause of life threatening hemorrhage. J Urol 164(4):1270–1274
2. Guleria K, Gupta B, Agarwal S, Suneja A, Vaid N, Jain S (2013) Abnormally invasive placenta: changing trends in diagnosis and management. Acta Obstet Gynecol Scand 92(4):461–464
3. Chantraine F, Langhoff-Roos J (2013) Abnormally invasive placenta–AIP. Awareness and pro-active management is necessary. Acta Obstet Gynecol Scand 92(4):369–371
4. Comstock CH, Bronsteen RA (2014) The antenatal diagnosis of placenta accreta. BJOG 121(2):171–181
5. D'Antonio F, Iacovella C, Bhide A (2013) Prenatal identification of invasive placentation using ultrasound: systematic review and meta-analysis. Ultrasound Obstet Gynecol 42(5):509–517
6. Bowman ZS, Eller AG, Kennedy AM, Richards DS, Winter TC 3rd, Woodward PJ, Silver RM (2014) Interobserver variability of sonography for prediction of placenta accreta. J Ultrasound Med 33(12):2153–2158
7. Kay HH, Spritzer CE (1991) Preliminary experience with magnetic resonance imaging in patients with third-trimester bleeding. Obstet Gynecol 78(3 Pt 1):424–429
8. Palacios-Jaraquemada JM, Bruno C (2000) Gadolinium-enhanced MR imaging in the differential diagnosis of placenta accreta and placenta percreta. Radiology 216(2):610–611
9. Palacios-Jaraquemada JM, Bruno CH (2005) Magnetic resonance imaging in 300 cases of placenta accreta: surgical correlation of new findings. Acta Obstet Gynecol Scand 84(8):716–724
10. Algebally AM, Yousef RR, Badr SS, Al Obeidly A, Szmigielski W, Al Ibrahim AA (2014) The value of ultrasound and magnetic resonance imaging in diagnostics and prediction of morbidity in cases of placenta previa with abnormal placentation. Pol J Radiol 79:409–416
11. Palacios-Jaraquemada JM (2012) Placental adhesive disorders. DeGruyter Ed, Berlin
12. Khong TY, Werger AC (2001) Myometrial fibers in the placental

basal plate can confirm but do not necessarily indicate clinical placenta accreta. Am J Clin Pathol 116(5):703–708

13. Palacios-Jaraquemada JM, Bruno CH, Martín E (2013) MRI in the diagnosis and surgical management of abnormal placentation. Acta Obstet Gynecol Scand 92(4):392–397

14. Capechi E (1933) Placenta accreta abandonata in utero cesarizzato. Ritorno progressivo di questo allo stato normales enza alcuna complicanza (reasorbimiento autodigestione uterina della placenta?). Policlinic 40:347 [In Italian]

15. Alamo L, Anaye A, Rey J, Denys A, Bongartz G, Terraz S, Artemisia S, Meuli R, Schmidt S (2013) Detection of suspected placental invasion by MRI: do the results depend on observer' experience? Eur J Radiol 82(2):e51–e57

16. Masselli G, Gualdi G (2013) MR imaging of the placenta: what a radiologist should know. Abdom Imaging 38(3):573–587

17. Palacios-Jaraquemada JM, Pesaresi M, Nassif JC, Hermosid S (2004) Anterior placenta percreta: surgical approach, hemostasis and uterine repair. Acta Obstet Gynecol Scand 83(8):738–744

18. Podrasky AE, Javitt MC, Glanc P, Dubinsky T, Harisinghani MG, Harris RD, Khati NJ, Mitchell DG, Pandharipande PV, Pannu HK, Shipp TD, Siegel CL, Simpson L, Wall DJ, Wong-You-Cheong JJ, Zelop CM (2013) ACR appropriateness Criteria® second and third trimester bleeding. Ultrasound Q 29(4):293–301

19. Palacios-Jaraquemada JM, Bruno CH, Clavelli WA (2007) Morbid adherent placenta: prediction, diagnosis and management. Fetal Matern Med Rev 18(4):357–381

20. D'Antonio F, Iacovella C, Palacios-Jaraquemada J, Bruno CH, Manzoli L, Bhide A (2014) Prenatal identification of invasive placentation using magnetic resonance imaging: systematic review and meta-analysis. Ultrasound Obstet Gynecol 44(1):8–16

21. Levine D, Hulka CA, Ludmir J, Li W, Edelman RR (1997) Placenta accreta: evaluation with color Doppler US, power Doppler US, and MR imaging. Radiology 205(3):773–776

22. Elhawary TM, Dabees NL, Youssef MA (2013) Diagnostic value of ultrasonography and magnetic resonance imaging in pregnant women at risk for placenta accreta. J Matern Fetal Neonatal Med 26(14):1443–1449

23. Chiappa V, Di Legge A, Valentini AL, Gui B, Miccò M, Ludovisi M, Giansiracusa C, Testa AC, Valentin L (2014) Agreement of two-dimensional and three-dimensional transvaginal ultrasound with magnetic resonance imaging with regard to parametrial infiltration in cervical cancer. Ultrasound Obstet Gynecol. doi:10.1002/uog.14637

24. Byun JM, Kim YN, Jeong DH, Kim KT, Sung MS, Lee KB (2013) Three-dimensional transvaginal ultrasonography for locally advanced cervical cancer. Int J Gynecol Cancer 23(8):1459–1464

25. Seoud M, Cheaib S, Birjawi G, Tawil A, Jamali F (2010) Successful treatment of severe retro-peritoneal bleeding with recombinant factor VIIa in women with placenta percreta invading into the left broad ligament: unusual repeated ante-partum intra-abdominal bleeding. J Obstet Gynaecol Res 36(1):183–186

26. Tam Tam KB, Dozier J, Martin JN Jr (2012) Approaches to reduce urinary tract injury during management of placenta accreta, increta, and percreta: a systematic review. J Matern Fetal Neonatal Med 25(4):329–334

27. Wranning CA, Mölne J, El-Akouri RR, Kurlberg G, Brännström M (2005) Short-term ischaemic storage of human uterine myometrium–basic studies towards uterine transplantation. Hum Reprod 20(10):2736–2744

28. Palacios-Jaraquemada JM, García Mónaco R, Barbosa NE, Ferle L, Iriarte H, Conesa HA (2007) Lower uterine blood supply: extrauterine anastomotic system and its application in surgical devascularization techniques. Acta Obstet Gynecol Scand 86(2):228–234

29. Palacios-Jaraquemada JM, Karoshi M, Keith LG (2012) Uterovaginal blood supply: the S1 and S2 segmental concepts and their clinical relevance. In: A comprehensive textbook of postpartum hemorrhage: an essential clinical reference for effective management, 2nd edn. Sapiens Publishing Ltd, London, pp 19–23

30. Palacios-Jaraquemada JM (2013) Caesarean section in cases of placenta praevia and accreta. Best Pract Res Clin Obstet Gynaecol 27(2):221–232, Review

31. Al-Omari W, Elbiss HM, Hammad FT (2012) Placenta percreta invading the urinary bladder and parametrium. J Obstet Gynaecol 32(4):396–397

32. Vahdat M, Mehdizadeh A, Sariri E, Chaichian S, Najmi Z, Kadivar M (2012) Placenta percreta invading broad ligament and parametrium in a woman with two previous cesarean sections: a case report. Case Rep Obstet Gynecol 2012:251381. doi:10.1155/2012/251381, Epub 2012 Oct 14

33. Borekci B, Ingec M, Kumtepe Y, Gundogdu C, Kadanali S (2008) Difficulty of the surgical management of a case with placenta percreta invading towards parametrium. J Obstet Gynaecol Res 34(3):402–404

34. Lee LC, Lin HH, Wang CW, Cheng WF, Huang SC (1995) Successful conservative management of placenta percreta with rectal involvement in a primigravida. Acta Obstet Gynecol Scand 74(10):839–841

35. Varghese B, Singh N, George RA, Gilvaz S (2013) Magnetic resonance imaging of placenta accreta. Indian J Radiol Imaging 23(4):379–385

36. Rezk MA, Shawky M (2014) Grey-scale and colour Doppler ultrasound versus magnetic resonance imaging for the prenatal diagnosis of placenta accreta. J Matern Fetal Neonatal Med 23:1–6

37. Patenaude Y, Pugash D, Lim K, Morin L, Diagnostic Imaging Committee, Lim K, Bly S, Butt K, Cargill Y, Davies G, Denis N, Hazlitt G, Morin L, Naud K, Ouellet A, Salem S (2014) The use of magnetic resonance imaging in the obstetric patient. J Obstet Gynaecol Can 36(4):349–363

38. Allen BC, Leyendecker JR (2013) Placental evaluation with magnetic resonance. Radiol Clin North Am 51(6):955–966

39. Pasto ME, Kurtz AB, Rifkin MD, Cole-Beuglet C, Wapner RJ, Goldberg BB (1983) Ultrasonographic findings in placenta increta. J Ultrasound Med 2(4):155–159

40. Koai E, Hadpawat A, Gebb J, Goffman D, Dar P, Rosner M (2014) Clinical outcomes and efficacy of antenatal diagnosis of placenta accreta using ultrasonography and magnetic resonance imaging. Obstet Gynecol 123(Suppl 1):61S. doi:10.1097/01.AOG.0000447363.70482.2

41. Riteau AS, Tassin M, Chambon G, Le Vaillant C, de Laveaucoupet J, Quéré MP, Joubert M, Prevot S, Philippe HJ, Benachi A (2014) Accuracy of ultrasonography and magnetic resonance imaging in the diagnosis of placenta accreta. PLoS One 9(4):e94866. doi:10.1371/journal.pone.0094866, eCollection 2014

42. Abuhamad A (2013) Morbidly adherent placenta. Semin Perinatol 37(5):359–364

43. Meng X, Xie L, Song W (2013) Comparing the diagnostic value of ultrasound and magnetic resonance imaging for placenta accreta: a systematic review and meta-analysis. Ultrasound Med Biol 39(11):1958–1965

44. Palacios-Jaraquemada JM (2012) One-step conservative surgery for abnormal invasive placenta (placenta accreta–increta–percreta) section 5: placental abnormalities. In: A comprehensive textbook of postpartum hemorrhage: an essential clinical reference for effective management, 2nd edn. Sapiens Publishing Ltd, London, pp 263–274

45. Primo LF, Arbogast K, Digiacomo T, Shepherd K, Gardner MO, Doyle NM (2014) Placenta accreta: can we forecast its arrival? Obstet Gynecol 123(Suppl 1):166S. doi:10.1097/01.AOG.0000447171.60522.8

46. Maher MA, Abdelaziz A, Bazeed MF (2013) Diagnostic accuracy of ultrasound and MRI in the prenatal diagnosis of placenta accreta. Acta Obstet Gynecol Scand 92(9):1017–1022

第三部分
妊娠期母体疾病磁共振成像

第 15 章　妊娠期脑部疾病 MRI

妇女妊娠期和产后出现的急性神经系统症状可能是由于先前存在的神经系统疾病（如多发性硬化、癫痫）恶化或与妊娠不相关的神经系统疾病（如脑肿瘤）首次出现引起的。患者妊娠期或产后出现新发的急性神经系统状况是很常见的。了解与妊娠相关的这些状况有助于识别其影像特征，进而做出正确诊断。

15.1　临床表现

15.1.1　头痛—急性神经系统损伤—癫痫发作

原发性头痛是妇女妊娠期和和产后头痛的最常见原因。通常，由于妊娠期雌激素水平的升高，孕妇的偏头痛会得到改善。当妊娠患者头痛出现新发、加重或者性质发生改变时，可能存在继发性原因[1]。

先兆子痫通常与阵发性头痛有关[2]；当患者出现严重异常的头痛，即所谓的雷击样头痛时，需要及时检查，蛛网膜下腔出血可能表现上述症状[3]。

在接受脊髓麻醉手术的患者中，新发性头痛可能与脑脊液漏出引起的低颅压有关；通常在产后1～7天出现[4]。

当妊娠期患者出现短暂的运动、感觉或视觉症状时，通常患有先兆偏头痛。这种神经系统症状是可逆的，会在20～30分钟内消失[1]。

妊娠期和产后妇女的癫痫发作可以分为三类：妊娠前已确诊过癫痫发作、新发的与妊娠无关的癫痫发作（脑肿瘤或低血糖）以及与新发的与妊娠相关的癫痫发作（子痫、可逆性后部脑病综合征和脑静脉血栓）[1]。

15.2　脑血管并发症

15.2.1　可逆性后部脑病综合征

可逆性后部脑病综合征（posterior reversible encephalopathy syndrome, PRES）是 Hinchey 等于1996年提出的一种急性发作且演变迅速的临床疾病[5]。可逆性后部脑病综合征主要特征为头痛、恶心呕吐、视觉感知异常、警觉性和行为改变、精神状态异常、癫痫发作和偶发的局灶性神经系统体征[2]。

大多数病例报告都来自妇产科文献，并与患有先兆子痫或子痫的产科患者有关。尽管这些症状可以在分娩前出现，但大部分患者是在产后立即发生[2]。

最初认为可能是妊娠期先兆子痫／子痫、抗高血压治疗中断或其他因素造成可逆性后部脑病综合征的原因。随着可逆性后部脑病综合征研究的进展，发现高血压性脑病、肾病和环孢素 A 或其他免疫抑制药物的神经毒性也与可逆性后部脑病综合征相关[6]。

先兆子痫是与可逆性后部脑病综合征相关的最常见情况之一。胎盘异常导致其为多系统疾病。子痫是指惊厥发作或在先兆子痫情况下出现的其他任何征兆的意识改变，是先兆子痫的主要神经系统并发症。分娩是先兆子痫的唯一治疗方法[7]。

可逆性后部脑病综合征的一个重要特征是，在适当治疗数天后其异常影像具有可逆性。如果治疗不及时，可能出现脑梗死和脑出血，进而继发永久性神经损伤的风险增高[8]。

从本质上讲，可逆性后部脑病综合征的诊断是回顾性的。神经放射学异常影像的显著逆转可提示诊断。MRI 在可逆性后部脑病综合征的诊断中起决定性作用。

可逆性后部脑病综合征患者的 MRI 存在特异性，表现为 T_2WI 及 FLAIR 图像上顶枕叶皮质下白质和相应皮质区域广泛的双侧对称性高信号[6]（图 15.1a, b）。

信号异常脑区通常对称，但脑区异常程度可能不对称[2]（图 15.2a ~ h）。

在基底节、颞叶后部、额叶、放射冠、脑干和小脑信号也可以出现较小程度改变[6, 7]（图 15.3a ~ e）。

可逆性后部脑病综合征患者的 DWI 显示，由于存在血管源性水肿，弥散不受限，扩散增加，ADC 值升高。不过这种征象在血管性和细胞毒性水肿共存的病例中也存在[6]。

尽管大多数文献都强调白质损伤，但是 Casey 等最近的一项研究中发现，灰质损伤可能比以前认为的更加常见[7, 9]。

癫痫发作的患者很少累及皮质，自身免疫性疾病患者容易出现小脑受累；脓毒症或活动性感染的患者更容易发生皮质受累[10]。

对比妊娠期和非妊娠期患者，尽管妊娠期患者的临床症状存在差异，但头痛和视力障碍比非妊娠期患者更常见[11]；大脑病变区域分布两者无明显差异。在两组患者中，最常受损的区域为顶枕叶，其次是额颞叶[10]。

可逆性后部脑病综合征的病理生理学机制仍未完全明确。

第一种可能的机制是高血压诱发潜在的可逆性血管痉挛，尤其是大脑后部，以细胞毒性水肿为特征，治疗失败可能演变为缺血性病变[6]。对先兆子痫 / 子痫患者进行多次血管成像评估可检测到广泛的颅内血管痉挛[12]。另一方面，有几个因素与该假设冲突。如果我们接受小动脉痉挛和末端缺血为主要病变这个假设，那么平均动脉压急剧下降应该会造成这些区域灌注减少；然而，大多数患者对抗高血压治疗反应良好，缺血性梗死非常罕见[6]。

第二种假设认为内皮功能障碍，在先兆子痫、子痫和败血病中发现了相关证据[10]。

第三种被广泛接受的假设认为脑灌注自动调节状态发生了改变。

脑灌注是通过肌源性和神经源性反应（交感神经支配）组成的自动调节系统来保持稳定的。强制性

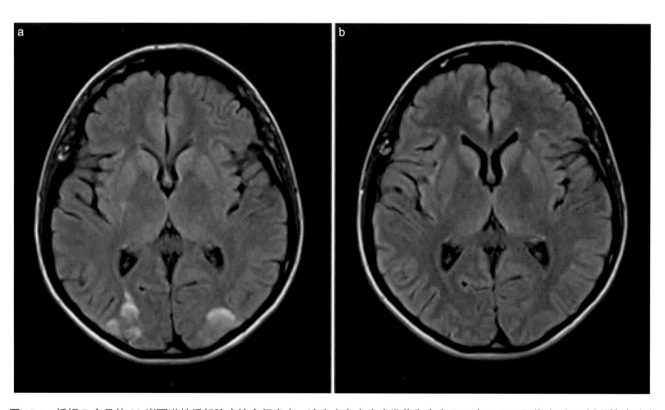

图 15.1　妊娠 7 个月的 28 岁可逆性后部脑病综合征患者。该患者存在癫痫发作和高血压。在 FLAIR 图像（a）双侧顶枕叶对称性高信号。（b）在随访检查（10 天后）脑实质信号未见明显异常

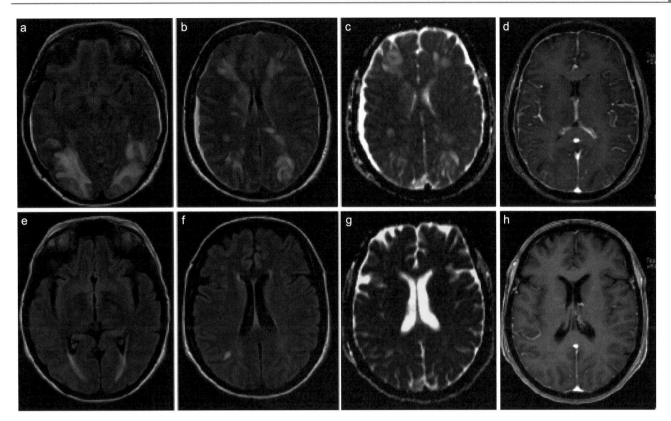

图 15.2　脊髓麻醉分娩后的可逆性后部脑病综合征和低颅内压综合征。30 岁女性。分娩后 3 天出现癫痫发作和直立性头痛。在 MRI 中,双侧顶枕叶脑血管性水肿明显,双侧额叶(a~c)水肿范围较小。增强扫描(d)后侧脑室减小,脑膜明显强化。15 天后,脑实质损伤消失和侧脑室体积恢复正常(e~h)

扩张小动脉会导致脑自动调节系统的短暂破坏而引起血清从毛细血管壁渗漏至脑间质[2, 6, 8]。

自动调节功能可以用自动调节指数表示,其中 0 表示不存在,9 表示完全自动调节。自动调节指数在先兆子痫中低于血压正常的对照组[14]。

脑血管调节主要由交感神经支配,该分布具有前后梯度,大脑动脉后循环的神经支配相对减少。当血压急性升高时,大脑后部区域容易突破自动调节的上限,这也是白质病变主要在脑后部分布的原因,它还解释了脑自动调节对高血压的神经源性反应。

有人提出,妊娠期特别是妊娠晚期,体液积聚使脑血管内皮通透性增加。渗透性增加会促进高血压发生[8]。

皮质盲是先兆子痫罕见且严重的并发症。缺血性损伤继发的枕叶皮质下点状出血灶和局灶性脑水肿以及引起毛细血管通透性增加的血管源性水肿被认为是先兆子痫皮质盲发病的重要特征[15]。

可逆性后部脑病综合征在自身免疫性疾病中不太常见。自身免疫性疾病的独特作用常被并发的高血压、肾疾病和免疫抑制剂的使用所掩盖[10]。在自身免疫性疾病中,可逆性后部脑病综合征发病原因部分是由于炎症细胞因子反应导致自身免疫介导的内皮细胞水通道蛋白 4(AQP4)的破坏,进而引起内皮功能障碍[10]。

众所周知,患有先兆子痫的女性在晚年患高血压、缺血性和出血性卒中等心脑血管疾病的风险升高。这种情况下先兆子痫患者相比正常妊娠妇女脑白质病变的次数以及脑白质损伤严重程度都更甚。先兆子痫尤其是早发型先兆子痫可以作为脑白质病变的独立危险因素[16]。

另一项研究表明,可逆性后部脑病综合征在脑白质损伤中占据越来越重要的角色,可以出现肉眼可见的额叶而非枕叶白质高信号。严重的血管源性水肿被认为是脑区灌注减少的潜在过程,它将导致细胞毒性水肿、梗死和白质病变的长期发展。该研

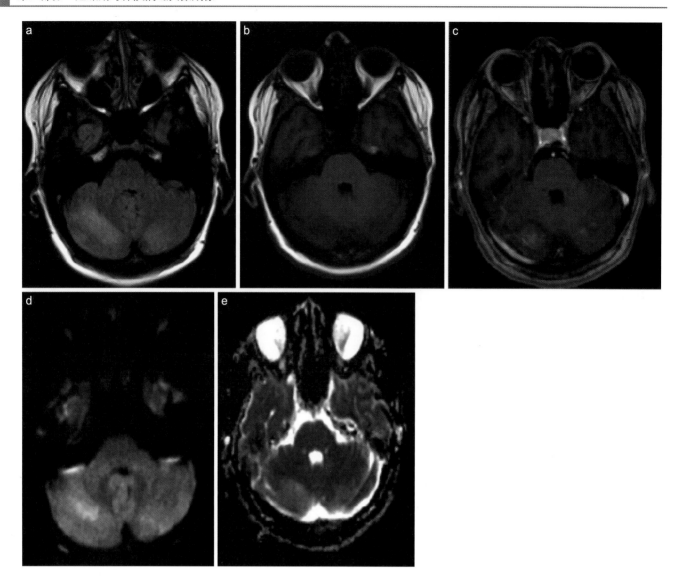

图 15.3　妊娠 6 个月的 30 岁女性可逆性后部脑病综合征小脑病变。（a，b）双侧小脑半球血管源性水肿，（c）增强后水肿脑区稍强化。未发现弥散减低（d，e）

究也表明，与对照组的经产妇相比，妊娠合并先兆子痫或子痫的患者更容易出现脑白质病变[16]。

另外，Okada 等研究报道了两种与妊娠相关的血管性脑病病理机制：HELLP（溶血 - 肝酶升高 - 低血小板）综合征和可逆性脑血管收缩综合征[18]。HELLP 综合征与强烈的上腹痛、肝衰竭、弥散性血管内凝血和脑内出血有关。该综合征是由一氧化氮的胎盘基因低表达引起的。通常，HELLP 综合征与可逆性后部脑病综合征（脑水肿）的 MRI 结果可能重叠，多累及基底节和脑干[19]，腔隙性病变也很常见[18]。

可逆性脑血管收缩综合征的典型症状是由多灶性或节段性脑血管痉挛引起的"雷击样"头痛，该病可在 12 周内消退，在 MR 血管成像中可以见到。实质病变通常位于前循环区域[18]。

15.2.2　缺血性卒中、静脉血栓形成和脑出血

妊娠期和产褥期卒中的风险会增加。颅内出血多继发于妊娠期高血压，出现比例较小，与动脉瘤和动静脉畸形破裂有关。皮质静脉血栓形成是一个很小但很重要的因素。通常伴有头痛或癫痫发作，伴或不伴局灶性脑损伤[20]。

妊娠期和产褥期机体被认为是高凝状态。缺血性梗死和颅内出血的风险随着年龄的增长而增加，

并且在围生期和产褥期更高，但妊娠期间不存在这种情况[21]。

脑静脉血栓可以出现于妊娠期和产褥期的任何时间内，而且产褥期的最初 2 周是高风险期。CT 图像上的静脉窦密度增高和 MRI 上的静脉血管流空信号缺失是典型表现（图 15.4a~e）。静脉梗死与灰白质交界面的出血有关，与动脉供血区域明显不一致[22]。

蛛网膜下腔出血（subarachnoid hemorrhage，SAH）是美国妊娠期妇女死亡的第三大原因。由于颅内动脉瘤破裂导致的孕产妇死亡率为 13%~35%[23]。

妊娠期动脉瘤 SAH 的发生率随着胎龄的增加而增加，超过 50% 的颅内动脉瘤破裂发生在妊娠晚期[24]。

蛛网膜下腔出血的发生与妊娠状态下血容量、血压以及激素的增加相关。据报道，颅内动脉瘤可

在妊娠期间形成、扩大和破裂[25]。颅内动脉瘤的常见部位是颈内动脉颅内段[24]。

MR 血管成像是一种能够筛查颅内血管病变的技术[23]。

血管畸形如动静脉畸形、烟雾病和海绵状血管瘤会在雌激素的影响下发生形态学变化，血管生长因子的浓度升高会导致出血发生率增加[26]。

15.3　肿瘤

对于妊娠和非妊娠妇女，脑肿瘤的发生率相似[27]，而妊娠似乎与某些颅内肿瘤的生长有关。

由于黄体酮和雌激素受体较为常见，许多研究报告表明妊娠与脑膜瘤的生长有关[28]。该现象在 20 世纪 30 年代首次被识别，并有多个研究报告表明患有脑膜瘤的妇女在妊娠时出现脑膜瘤临床症状，而

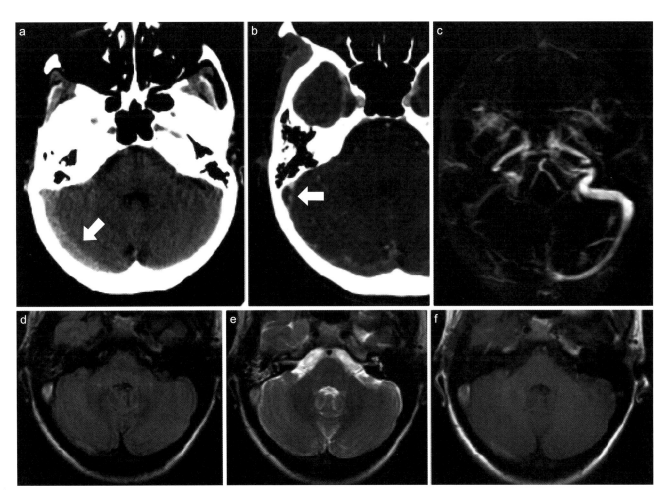

图 15.4　妊娠第 3 个月年轻女性的静脉血栓形成。横窦和乙状窦密度明显增高（a，箭号）；增强后强化不明显的静脉窦（三角征，b，箭号）。MR 中静脉结构显示高信号，MRA（c）、FLAIR（d），T₂（e）和 T₁WI（f）示静脉血栓形成部位

在产后症状消失[29]。其他颅内肿瘤比如血管母细胞瘤和前庭神经鞘瘤在妊娠期间也会变大。

大量研究报告表明，妊娠本身不会影响患胶质瘤的风险[30]。但是妊娠对胶质细胞生长的作用存在争议。一些学者认为妊娠对胶质瘤的发生率或行为没有显著影响[21]；而另一些学者则认为妊娠可能会影响胶质瘤的行为，而胶质瘤也可能影响妊娠过程[30]。

另有学者提到，妊娠期胶质瘤患者未发现临床症状之前，神经影像学就可以明确显示肿瘤体积增加[30]。

这些现象可能与激素引起的血容量增加有关，血容量增加导致肿瘤周围水肿和占位效应加重。这种机制可以解释分娩后肿瘤占位效应恢复到妊娠前的原因[30]。

两个小型回顾性病例研究分析了妊娠对神经胶质细胞生长和向高级别肿瘤转化的潜在影响[31, 32]。关于脑膜瘤的研究也有类似的结果[33]。肿瘤的生长速度加快与癫痫发作的频率增加有关，也与激素和生长因子增加有关。

目前已经有人提出几种理论来解释妊娠期脑肿瘤的发展进程。妊娠期间激素的变化、生长因子和血管生成因子水平的增加会影响脑肿瘤的生长速度[34]。血管内皮生长因子（vascular endothelial growth factor, VEGF）和胎盘生长因子水平增加是胶质母细胞瘤中已确立的血管生成因子[35]。

最近的一项研究表明，Ⅰ级胶质瘤在妊娠期和产后可以保持稳定。不同的肿瘤生物学研究解释了Ⅰ级胶质瘤在胶质瘤里最小的肿瘤浸润和无血管生成为特征，这也可以解释肿瘤进展停止的过程[36]。

脑肿瘤和激素之间的联系是众所周知的。

特定肿瘤的生长取决于妊娠的阶段，脑膜瘤发生于妊娠晚期，胶质瘤发生于妊娠早期[29]。在健康的妊娠期妇女中，新发的高级别胶质瘤主要出现在妊娠中晚期[30]。

脑膜瘤更常见的表现为黄体酮和糖皮质激素受体水平升高；与间变性和低级别星形细胞瘤相比，胶质母细胞瘤中可观察到更高水平的孕酮受体[29]。

15.4　垂体疾病

妊娠期间，垂体卒中极为罕见，文献中仅有少数相关病例报告[37]。

妊娠期间，正常的脑垂体会通过生理性适应以满足以母胎为单位的代谢需求增加[21]。

MRI 显示垂体体积可增加 45%；妊娠期正常垂体的平均高度为 9.6 ~ 10 mm，产后上升为 10.2 ~ 12 mm（图 15.5a ~ d）。

妊娠期间，母体脑垂体血流动力学会发生显著变化。垂体大小的增加伴随着催乳素细胞和血清催乳素的增加。胎盘雌激素也会强化此过程。如果同时存在垂体腺瘤，那么肿瘤的血供增加会导致垂体更易梗死或出血。

MRI 是一种重要的诊断工具，可确诊 90% 以上患者的垂体卒中[38]。

垂体卒中与垂体出血性脑梗死关系密切，而垂体出血性脑梗死与颅内压增高、眼肌麻痹和全身垂体功能低下有关[39, 40]。通常垂体卒中与先前存在的腺瘤相关，尽管在少数情况下卒中的报告中没有显示脑垂体疾病，如 Sheehan 综合征[41]。

垂体卒中最常见的症状是头痛，发作率为 90% ~ 97%；通常被描述为突发剧烈的头痛，定位在眼眶后部[39, 40]。这种"雷击样头痛"与蛛网膜下腔出血、脑静脉血栓形成和颈动脉夹层相似[3]，其他常见症状包括视物障碍、恶心、呕吐、眼麻痹和脑膜炎表现。

尽管大多数患者在急诊多采用 CT 扫描，但 CT 在检测垂体出血时灵敏度较低[42]。这可能与腺体类似的高密度有关，包括动脉瘤、Rathke 囊肿、生殖细胞肿瘤和淋巴瘤等，出血量少时受颅底解剖结构部分容积效应影响有关。另一个原因是症状急性发作后的几天内血液降解造成密度改变混淆诊断。

MRI 主要表现为鞍上增大的肿块，T_1WI 和 T_2WI 上具有不同信号强度，这与出血是否存在及其阶段相关。

T_1WI 高信号、T_2WI 信号不均匀、增强后轻度强化是腺体内出血的典型征象[43]。

在 T_2 和 T_2^* 加权 GRE 中可以看到外周含铁血黄素低信号环；这是一个少见征象，因为垂体瘤缺乏血脑屏障，通常不会发生含有含铁血黄素的巨噬细胞的积聚[44]。

肿块内液 - 液平面提示亚急性出血后期，蝶窦黏膜增厚与静脉扩张相关，这些都是垂体卒中的重要 MR 表现[45]。

垂体卒中不伴出血性梗死很罕见，表现为 T_1WI 和 T_2WI 低信号，增强后病灶未见明显强化，周边呈环形强化[46]。

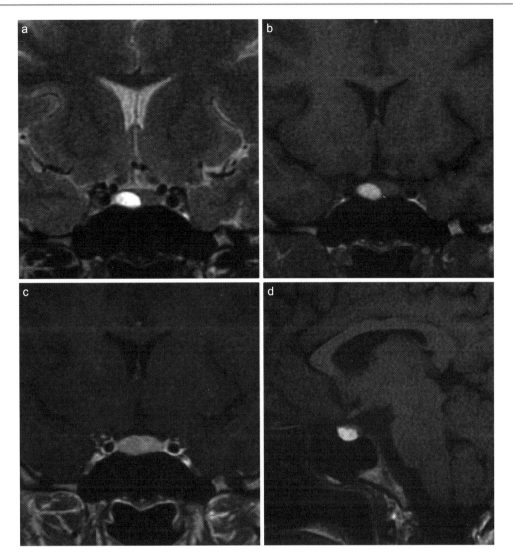

图 15.5　妊娠 2 个月的女性，27 岁。因患严重的头痛和高催乳素血症入院，考虑垂体卒中。(a，b，d) MRI 显示右侧腺垂体体积增大，出血区域增加。(c) 增强扫描垂体微腺瘤出血与正常垂体相似，无法区分

许多其他病理征象与垂体卒中类似。颈内动脉虹吸部动脉瘤、Rathke 囊肿、颅咽管瘤、脂肪瘤或皮样囊肿的 T_1WI 表现为与垂体卒中类似的高信号，可通过临床病史和症状鉴别诊断。

Sheehan 综合征是由于垂体梗死导致全垂体功能减退的一种临床表现，多发生在分娩时与产科相关的低血压发作之后。影像表现为完全或部分空蝶鞍 [21,41]。

淋巴细胞性腺垂体炎是一种罕见的垂体前叶炎性疾病，可能会影响围生期的年轻女性。产后低催乳素血症是急性炎性反应引起的垂体实质损伤，影像学表现为垂体向鞍上延伸；漏斗部增厚和早期强化是其特征性表现 [21]。

15.5　多发性硬化症

妊娠对多发性硬化症的影响存在争议。由于妊娠可能会加重多发性硬化症，因此不鼓励患有多发性硬化症的女性妊娠 [47]。

妊娠期间，尤其是妊娠晚期多发性硬化症复发率显著下降，但在分娩后的头 3 个月复发率增加 [47,48]。现在已知多发性硬化症在妊娠期间活动性减少。妊娠期间雌激素水平升高，基础研究表明雌激素对免疫细胞具有免疫调节作用 [49]。

从妊娠中期开始到随后的 21 个月，多发性硬化症的年复发率略有下降，但是与妊娠前一年的复发率没有显著差异 [47]。

由于多发性硬化症在妊娠期复发率增加，并且妊娠期间残疾状态量表评分较高，这与本病复发发生率显著相关[47]。

考虑到女性多发性硬化症患者未来妊娠的可能性，必须从临床和治疗进行管理：需要平衡药物疗效与药物可能对生育、妊娠、胎儿产生的影响。在有妊娠计划的情况下，停药的时间和方式也需要考虑[50]。

由于一些药物使用中断（如：那他珠单抗），有在分娩后多发性硬化症又复发的病例报道[50]。

（ Alberto Pierallini, Andrea Romano　著）

参考文献

1. Edlow JA, Caplan LR, O'Brien K, Tibbles CD (2013) Diagnosis of acute neurological emergencies in pregnant and post-partum women. Lancet Neurol 12:175–185

2. Powell ES, Goldman MJ (2007) Posterior reversible encephalopathy syndrome (PRES) in a thirty-six-week gestation eclamptic. J Emerg Med 33:377–379

3. Schwedt TJ, Matharu MS, Dodick DW (2006) Thunderclap headache. Lancet Neurol 5:621–631

4. Klein AM, Loder E (2010) Postpartum headache. Int J Obstet Anesth 19:422–430

5. Hinchey J, Chaves C, Appignani B et al (1996) A reversible posterior leukoencephalopathy syndrome. N Engl J Med 334:494–500

6. Finocchi V, Bozzao A, Bonamini M, Ferrante M, Romano A, Colonnese C, Fantozzi LM (2005) Magnetic resonance imaging in Posterior Reversible Encephalopathy Syndrome: report of three cases and review of literature. Arch Gynecol Obstet 271:79–85

7. Porcello Marrone LC, Gadonski G, Passamani Diogo L et al (2014) Posterior reversible encephalopathy syndrome: differences between pregnant and non-pregnant patients. Neurol Int 6:11–13

8. Ko ML, Pan HS, Huang LW, Hwang JL, Chen SC, Chang JZ (2008) Posterior reversible encephalopathy syndrome in a pregnant woman. Taiwan J Obstet Gynecol 47:98–100

9. Casey SO, Sampaio RC, Michel E, Truwit CL (2000) Posterior reversible encephalopathy syndrome: utility of fluid-attenuated inversion recovery MR imaging in the detection of cortical and subcortical lesions. AJNR Am J Neuroradiol 21:1199–1206

10. Fugate JE, Claassen DO, Cloft HJ, Kallmes DF, Kozak OS, Rabinstein AA (2010) Posterior reversible encephalopathy syndrome: associated clinical and radiologic findings. Mayo Clin Proc 85:427–432

11. Roth C, Ferbert A (2009) Posterior reversible encephalopathy syndrome: is there a difference between pregnant and non pregnant patients? Eur Neurol 62:142–148

12. Oehm E, Hetzel A, Els T, Berlis A, Keck C, Will HG, Reinhard M (2006) Cerebral hemodynamics and autoregulation in reversible posterior leukoencephalopathy syndrome caused by pre-/eclampsia. Cerebrovasc Dis 22:204–208

13. Dekker GA, Sibai BM (1998) Etiology and pathogenesis of preeclampsia: current concepts. Am J Obstet Gynecol 179: 1359–1375

14. Van Veen TR, Panerai RB, Haeri S, Singh J, Adusumalli JA, Zeeman GG, Belfort MA (2015) Cerebral autoregulation in different hypertensive disorders of pregnancy. Am J Obstet Gynecol 212(4):513.e1–513.e7

15. Onderoglu LS, Dursun P, Gultekin M, Celik NY (2007) Posterior leukoencephalopathy syndrome as a cause of reversible blindness during pregnancy. J Obstet Gynaecol Res 33:539–542

16. Aukes AM, De Groot JC, Wiegman MJ, Aarnoudse JG, Sanwikarja GS, Zeeman GG (2012) Long-term cerebral imaging after preeclampsia. BJOG 119:1117–1122

17. Wiegmen MJ, Zeeman GG, Aukes AM, Bolte AC, Faas MM, Aarnoudse JG, de Groot JC (2014) Regional distribution of cerebral white matter lesions years after preeclampsia and eclampsia. Obstet Gynecol 123:790–795

18. Okada T, Kanagaki M, Yamamoto A, Fushimi Y, Togashi K (2013) Magnetic resonance imaging of vascular encephalopathy related to pregnancy. Neurol Med Chir 53:520–525

19. Negro A, Zuccoli G, Regolisti G, Mastrangeli S, Rossi E (2005) Reversible posterior leukoencephalopathy associated with postpartum HELLP syndrome. Eur J Intern Med 16:291–293

20. Khan M, Wasay M (2013) Haemorrhagic strokes in pregnancy and puerperium. Int J Stroke 8:265–272

21. Zak IT, Dulai HS, Kish KK (2007) Imaging of neurologic disorders associated with pregnancy and the postpartum period. Radiographics 27:95–108

22. Provenzale JM, Joseph GJ, Barboriak DP (1998) Dural sinus thrombosis: findings on CT and MR imaging and diagnostic pitfalls. AJR Am J Roentgenol 170:777–783

23. Kataoka H, Miyoshi T, Neki R, Yoshimatsu J, Ishibashi-Ueda H, Iihara K (2013) Subarachnoid haemorrhage from intracranial aneurysms during pregnancy and the puerperium. Neurol Med Chir 53:549–554

24. Dias MS, Sekhar LN (1990) Intracranial haemorrhage from aneurysms and arteriovenous malformations during pregnancy and the puerperium. Neurosurgery 27:855–865

25. Nelson LA (2005) Ruptured cerebral aneurysm in the pregnant patient. Int Anesthesiol Clin 43:81–97

26. Yamada S, Nakase H, Nakagawa I, Nishimura F, Motoyama Y, Park YS (2013) Cavernous malformations in pregnancy. Neurol Med Chir 53:555–560

27. Roelvink NC, Kamphorst W, van Alphen HA, Rao BR (1987) Pregnancy-related primary brain and spinal tumors. Arch Neurol 44:209–215

28. Wahab M, Al-Azzawi F (2003) Meningioma and hormonal influences. Climacteric 6:285–292

29. Daras M, Cone C, Peters KB (2014) Tumor progression and transformation of low-grade glial tumors associated with pregnancy. J Neurooncol 116:113–117

30. Zwinkels H, Dorr J, Kloet F, Taphoorn MJ, Vecht CJ (2013) Pregnancy in women with gliomas: a case-series and review of literature. J Neurooncol 115:293–301

31. Pallud J, Mandonnet E, Deroulers C, Fontaine D, Badoual M, Capelle L, Guillet-May F, Page P, Peruzzi P, Jouanneau E, Frenay M, Cartalat-Carel S, Duffau H, Taillandier L (2010) Pregnancy increases the growth rates of World Health Organization grade II gliomas. Ann Neurol 67:398–404

32. Pallud J, Duffau H, Razak RA, Barbarino-Monnier P, Capelle L, Fontaine D, Frenay M, Guillet-May F, Mandonnet E, Taillandier L (2009) Influence of pregnancy in the behaviour of diffuse gliomas: clinical cases of a French glioma study group. J Neurol 256: 2014–2020

33. Smith JS, Quinones-Hinojosa A, Harmon-Smith M, Bollen AW, McDermott MW (2005) Sex steroid and growth factor profile of a meningioma associated with pregnancy. Can J Neurol Sci 32(1): 122–127

34. Chaudhuri P, Wallenburg HC (1980) Brain tumors and pregnancy. Presentation of a case and a review of the literature. Eur J Obstet Gynecol Reprod Biol 11:109–114

35. McNamara MG, Mason WP (2012) Antiogiogenic therapies in glioblastoma multiforme. Expert Rev Anticancer Ther 12:643–654

36. Yust-Katz S, de Groot JF, Liu D, Wu J, Yuan Y, Anderson MD,

Conrad CA, Milbourne A, Gilbert MR, Armstrong TS (2014) Pregnancy and glial tumors. Neuro Oncol 16:1289–1294

37. Couture N, Aris-Jilman N, Serri O (2012) Apoplexy of a microplactinoma during pregnancy: case report and review of literature. Endocr Pract 18:147–150

38. Piantanida E, Gallo D, Lombardi V, Tanda ML, Lai A, Ghezzi F, Minotto R, Tabano A, Cerati M, Azzolini C, Balbi S, Baruzzi F, Sessa F, Bartalena L (2014) Pituitary apoplexy during pregnancy: a rare, but dangerous headache. J Endocrinol Invest 37:789–797

39. Wakai S, Fukushima T, Teratomo A, Sano K (1981) Pituitary apoplexy: its incidence and clinical significance. J Neurosurg 55:187–193

40. Dubuisson AS, Beckers A, Stevenaert A (2007) Classical pituitary tumour apoplexy: clinical features, management and outcomes in a series of 24 patients. Clin Neurol Neurosurg 58:315–320

41. Sheehan HL, Stanfor JP (1961) The pathogenesis of postpartum pituitary necrosis of the anterior lobe of pituitary gland. Acta Endocrinol 37:479–510

42. Bills DC, Meyer FB, Laws ER et al (1993) A retrospective analysis of pituitary apoplexy. Neurosurgery 33:602–609

43. Boellis A, Di Napoli A, Romano A, Bozzao A (2014) Pituitary apoplexy: an update on clinical and imaging features. Insights Imaging 5:753–762

44. Piotin M, Tampieri D, Rufenacht DA et al (1999) The various MRI pattern of pituitary apoplexy. Eur Radiol 9:918–923

45. Bonneville F, Cattin F, Marsot-Dupuch K, Dormont D, Bonneville JF, Chiras J (2006) T1 signal hyperintensity in the sellar region: spectrum of findings. Radiographics 26:93–113

46. Ostrov SG, Quencer RM, Hoffman JC, Davis PC, Hasso AN, David NJ (1989) Haemorrhage within pituitary adenomas: how often associated with pituitary apoplexy syndrome? Am J Roentgenol 153:153–160

47. Vukusic S, Hutchinson M, Hours M, Moreau T, Cortinovis-Tourniaire P, Adeleine P, Confavreux C (2004) Pregnancy and multiple sclerosis (the PRIMS study): clinical predictors of post-partum relapse. Brain 127:1353–1360

48. Tsang BK, Macdonell R (2011) Multiple sclerosis- diagnosis, management and prognosis. Aust Fam Physician 40:948–955

49. Niino M, Hirotani M, Fukazawa T, Kikuchi S, Sasaki H (2009) Estrogens as potential therapeutic agents in multiple sclerosis. Cent Nerv Syst Agents Med Chem 9:87–94

50. De Giglio L, Gasperini C, Tortorella C, Trojano M, Pozzilli C (2015) Natalizumab discontinuation and disease restart in pregnancy: a case series. Acta Neurol Scand 131(5):336–340

第 16 章　妊娠期胸部疾病 MRI

16.1　引言

妊娠并发症是妊娠期发生的健康问题。妊娠并发症会给孕产妇和婴儿健康带来严重的风险与各种不良后果，包括流产、出血、早产和胎儿低体重[1]。发达国家有 4% 的孕妇伴发心肺疾病，这可能与妊娠年龄的增加和育龄妇女心肺疾病患病比例增加有关。事实上，引起产妇死亡和疾病最常见的三个可预防病因为产科出血、妊娠高血压和肺血栓栓塞[2-4]。

虽然有不同的成像技术可以用于检查胸部疾病，但是 CT 仍然是目前最常用的成像方法。电离辐射已经被证明对年轻人或孕妇是有害的，所以 CT 的临床应用正逐步受到限制。因此，主要使用 CT 平扫评估形态学改变。目前的风险模型评估表明，40 岁女性进行 CT 肺血管成像其辐射诱发癌症的风险为 1/620 的概率，而 20 岁女性的风险则加倍[5]。

胸部 MRI 可以安全地评估形态学、解剖学或功能学信息来提高诊断价值。目前使用的显示形态学的成像序列包括平衡 SSFP（balanced steady-state free precession, bSSFP）、T_1WI 同反相位 GRE 序列、笛卡尔坐标或辐射轨迹的 T_1WI 脂肪抑制 3D GRE（Cartesian and radial T_1-weighted fat-suppressed 3D GRE）和 T_2WI 的 SSFSE（single-shot fastspin-echo, SS-FSE）[5, 6]。功能成像包括使用基于钆对比剂（gadolinium-based contrast agents, GBCA）的动态增强 MRI（dynamic contrast-enhanced MRI, DCE-MRI）或灌注[7-10]或非增强的序列，如 DWI[11, 12]。平扫 MRI 对胎儿来说是安全的。尽管静脉注射钆对比剂是一个值得关注的问题，但是妊娠的患者使用钆对比剂对胎儿的影响仍然不确定[13]。众所周知，少量的钆对比剂会穿过胎盘屏障并渗入到羊水里，然而，迄今为止，还没有关于妊娠期钆对比剂使用对胎儿的不良影响的文献

记录[14, 15]。在我们看来，在对风险获益比率进行仔细评估后，可考虑使用钆对比剂。

16.2　MRI 序列

胸部 MRI，特别是肺部 MRI 一直极具挑战性。肺实质的结构独特，与其他器官和组织有很大差异，主要的问题是肺内广泛存在的空气 - 肺实质界面引起的磁敏感伪影和肺内空气的质子密度低，这两个因素导致正常肺呈现低信号强度，另一个问题是呼吸和心脏循环产生的持续运动伪影，这些伪影在胸部的下部和前部是最突出的。过去，MRI 不能有效地评估胸部。近年来，并行采集、梯度场强增加、3D 成像、容积成像、呼吸门控和心电门控等 MRI 技术的进步有效地提高了图像质量，从而使应用 1.5T、3T 的肺部 MRI 来满足临床需要成为可能[5, 6, 11, 16-18]。在诊断肺部及心血管疾病中，最先进的 MRI 已有取代 CT 的可能，或可与 CT 成像技术互补。目前的文献表明 MRI 可以发现典型的肺部 CT 表现[19]。

当前，常规的胸部扫描规范包括 SSFP 序列（各厂家的具体名称不同，如 true FISP、平衡 FFE 或 FIESTA）、对运动不敏感的 SSFSE T_2WI 序列和超短回波时间成像、可以增加或不加脂肪抑制的同反相位的 GRE 以及增强前后带有脂肪抑制的 3D GRE T_1WI 序列。

本章节不包括对胸部技术方面的详细解释[7, 18, 20]，但也会涉及一部分。

肺实质是由多个空气 - 软组织小界面组成，这就产生了高度不均匀的局部磁场梯度。这种不均匀性使得肺组织在梯度回波序列中表现为短 T_2^* 衰变，在 1.5T 上可能 2 ms 左右。因此，GRE 序列变得具有挑战性，且需要超短 TE 的脉冲序列。B0 的增加

会增加磁场的不均匀性，因此在更高场强下甚至需要更短 TE 的脉冲序列。目前的 1.5T MRI 系统配备了可以容许更短 TE 的强大梯度系统，因此更适合用于胸部 MRI。

在肺成像中经常使用的序列有一些共同特征，如极短的 TE 和并行采集。虽然目前径向 k 空间填充的自由呼吸技术（T$_1$WI 辐射坐标 3D GRE）和消除运动伪影序列（例如平衡 SSFP 或 T$_2$WI SSFSE）已被广泛使用，但是目前更常用的还是屏气序列。

根据临床患者的情况，胸部 MRI 检查通常需要不同且互补的方法。尽管如此，最近的一项关于肺 MRI 的研究发现[6]，GRE、SSFSE 和平衡 SSFP 序列是应用最多的成像序列。

可以使用不同的血管成像技术来评估肺血管。增强和不增强的 MRI 血管成像（MRA）技术将在肺栓塞部分描述。

常规功能成像通常使用 DWI 序列，如果能选定中心则可以使用灌注序列和通气技术。最近，胸部成像使用 DWI 已经变得可行。DWI 可以非侵入性地研究机体水分子的随机微观运动[12]。水分子在组织中移动时会遇到各种各样的限制和障碍。因此，DWI 可以对大体解剖学的微观结构进行功能评估。自旋水分子的运动引起相位衰减从而导致信号强度缺失。ADC 可以定量评估信号强度缺失[21]。

非对比增强的灌注成像可能是孕妇的最佳选择，然而，它仍然停留在实验阶段。它是基于动脉自旋标记或傅里叶分解。目前，肺灌注首选基于钆对比剂团注和时间分辨 GRE（TR-MRI）序列的首过对比增强技术[21]。

MRI 肺通气技术也是处于试验阶段。它是在吸入纯氧、雾化对比剂或超极化惰性气体后进行。基于低频肺信号分解的傅里叶转换在没有对比剂情况下使得肺通气情况变得可视化[21]。

16.3 肺

妊娠期间发生的一系列组织和生理变化可能会影响呼吸系统，使孕妇出现一些急性肺部疾病，如误吸、血栓栓塞性疾病和肺水肿。此外，妊娠也可能会导致某些慢性肺部疾病恶化，如哮喘和结节病。这些肺部疾病如果控制不好会对妊娠产生不利影响[22]。一般来说，除非患者有 α$_1$-抗胰蛋白酶缺乏症，继发于吸烟的慢性阻塞性肺疾病直到 60 岁以后才会出现症状[22]。

16.3.1 急性肺部疾病

16.3.1.1 肺炎

在妊娠期肺炎虽不常发生，但它是非产褥期最常见的感染疾病，其可能会引起并发症、增加母亲和胎儿的疾病发病率和死亡率。患有肺炎的妇女更容易发生早产，致使新生儿出生体重轻、个头更小[23]。在妊娠的前期，患肺炎的可能性更大[23]。

孕妇似乎更容易受到由细胞介导的免疫过程的病原体（如病毒、真菌和分枝杆菌）的影响。由于可能罹患疾病的孕妇数量不断增加，肺炎的发病率似乎在增加[21]。

在放射影像不能确诊的情况下，MRI 可以替代CT，特别是对电离辐射更敏感的孕妇[24-27]。

MRI 可鉴别包括社区获得性肺炎、脓胸、真菌感染和慢性支气管炎等疾病[27]。MRI 可以显示结节，其灵敏度和特异度与 CT 相当[26, 28]。然而，MRI 对磨玻璃影的评估可能不准确[17]。磨玻璃影表现为 T$_2$均匀高信号，可见其周围支气管血管束（图 16.1）。但是平扫 MRI 对小血管结构的显示没有 CT 清晰。

由感染性肺炎引起的实变影（图 16.2）是一个充满液体的体积正常、密度增加的区域。因为含水量高，在 MR T$_2$WI 上显示为高信号（图 16.3），其内血管和支气管显示不清，可能出现支气管充气征。支气管充气征表现为实变影内沿支气管走行的低信号区域（图 16.4）。由于纤维灶的 T$_2$ 时间相对较短，MRI 可以区分实变影中的纤维组织[17]。

实变影的鉴别诊断包括可能会填充支气管肺泡的各种物质，如渗出液、血液、脓液和细胞。这些病变的 CT 表现是非特异性的，但是由于不同组织在 MR 加权图像上的信号强度不同有助于评估实变影中的组织成分[17]。例如，因肺泡出血引起的肺梗死的局部实变影或与 Goodpasture 综合征、侵袭性曲霉病相关的肺出血，由于亚急性期高铁血红蛋白形成，通常在 T$_1$WI 上表现为高信号。

肺炎常伴有胸腔积液。超过 40% 的细菌性肺炎和 60% 的肺炎球菌肺炎并发胸腔积液。

肺炎并发胸腔积液表现为可随体位改变的镰状影（多位于后方），在 T$_2$WI 上表现为高信号，T$_1$WI 上表现为低信号。

包裹性积液表现为不随体位改变的梭形影，通常在胸腔积脓时出现。注射对比剂后可见胸膜明显强化。在不能使用对比剂时，例如妊娠，MRI 可用

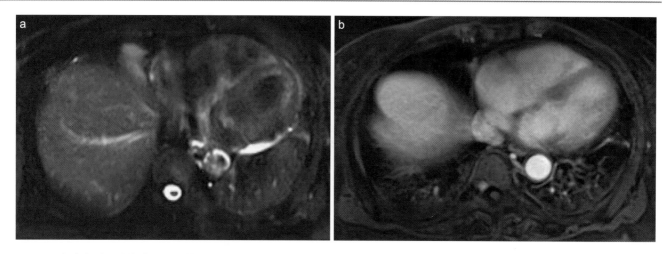

图16.1 磨玻璃影。轴位脂肪抑制快速自旋回波 T_2WI（a）和轴位自由呼吸增强后脂肪抑制 3D GRE T_1WI（径向 VIBE）（b）。在以上两个序列中，左肺下叶的磨玻璃影表现为高信号，可见其周围支气管血管束

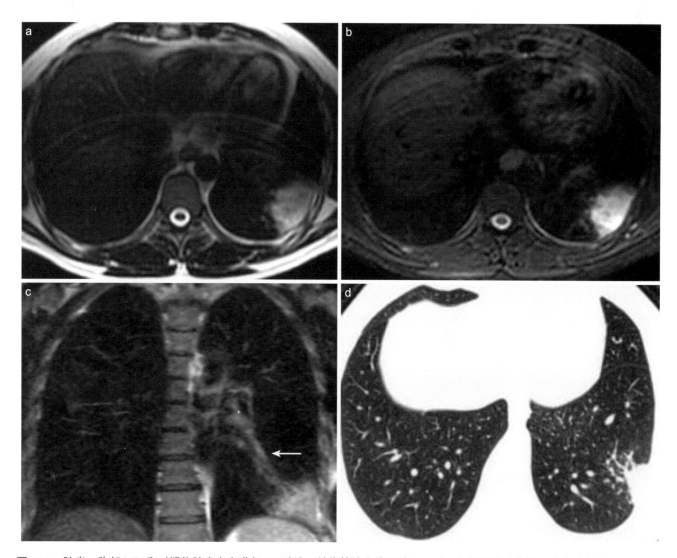

图16.2 肺炎。胸部 MRI 和对疑似肺炎患者进行 CT 随访。轴位快速自旋回波 T_2WI（a）、轴位快速自旋回波脂肪抑制 T_2WI（b）、冠状位快速自旋回波 T_2WI（c）和轴位 CT 图像（d）。左肺下叶楔形实变影，T_2WI（a～c）高信号，提示活动性炎症。注意有一个线性结构向实变影会聚（箭号,c）,在 T_2WI 上也显示为高信号,为增厚支气管壁伴管腔内渗出液聚集。治疗 2 周后胸部 CT（d）显示实变影范围减小

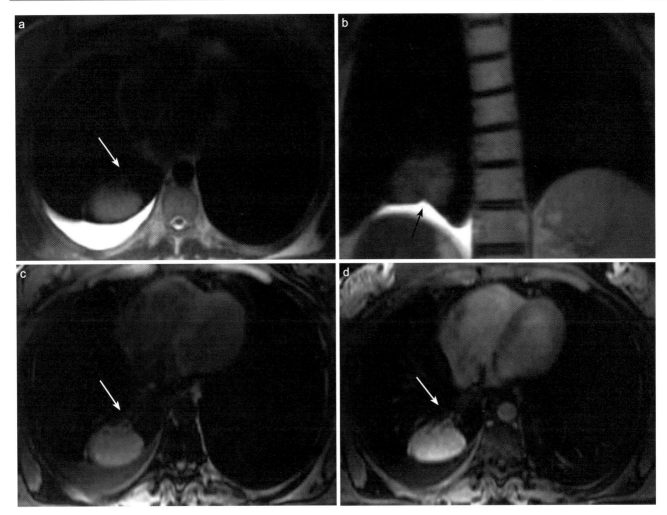

图 16.3　肺实变（圆形肺不张）。一名 X 线随访的胸腔积液患者，胸部 MRI 扫描发现一个肺部肿块。轴位快速自旋回波脂肪抑制 T_2WI（a）、冠状位快速自旋回波 T_2WI（b）和轴位增强前（c）和增强后（d）脂肪抑制 3D GRE T_1WI。血管和气管壁边缘模糊，其信号强度区域与实变影一致。可见与胸腔积液有关的典型圆形肺不张。MRI 很好地显示了反折的脏胸膜（黑箭号，b）以及沿血管和支气管走行的肺不张（白箭号，a，c，d）

于评估胸膜增厚情况。

16.3.1.2　肺结核

2013 年，全球女性中估计有 330 万罹患肺结核。在妊娠期间，肺结核可能会造成一些不良后果，包括增加新生儿和孕妇死亡率[29]。

有人提出 MRI 可用于对肺部疾病的诊断评估，也可替代 CT 来诊断妊娠期妇女肺结核。

MRI 和 CT 对实变、结节和空洞影的发现有很好相关性。实变发生液化坏死时表现为 T_2WI 高信号，而发生干酪样坏死时在 T_2WI 和短 T_1 反转恢复（STIR）序列上表现为低信号，可能是由于巨噬细胞中存在顺磁自由基，使 T_2 缩短或者影响 T_2WI 序列的磁化率[30]。

MRI 可显示肺实质内直径大于 5 mm 的结节和微结节[31]。3D GRE 和 T_2WI SSFSE 是检测肺结节最广泛使用的序列，然而，MRI 上不能很好地显示结节的三种解剖分布特征（小叶中心、淋巴管周围或者随机）。空洞是肺实变、肿块或结节内的含气部分[32]。MRI 可以评估洞壁厚度和气液平以及对空洞内容物的鉴别[17]。Leutner 等[33] 阐述了 MRI 可以显示机会性肺炎的各种特征，包括众所周知的 CT 发现的空洞。MRI 和 CT 对肺结核性空洞的诊断高度一致。"树芽征"和磨玻璃影在 MRI 上更难以诊断[34]。

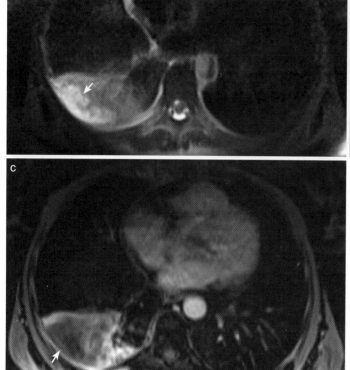
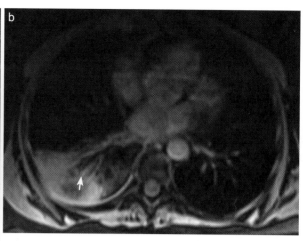

图 16.4　坏死性肺炎。轴位脂肪抑制快速自旋回波 T_2WI（a）和轴位增强后脂肪抑制 3D GRE T_1WI（b，c）。右下肺叶可见 T_2WI 高信号的肺实变影（箭号，a），支气管血管束边缘模糊，可见支气管充气征（箭号，b）。实变影内可见一个无强化的 T_2 信号更高的区域，此区域为坏死影

因其良好的软组织分辨率，MRI 比 CT 平扫能更准确地显示淋巴结受累、胸膜异常以及肺实质干酪性坏死情况。

16.3.1.3　先兆子痫以及与保胎有关的肺水肿

先兆子痫是一种多系统疾病，影响 2%～5% 美国孕妇，全球发生率为 3%～8%。各种严重并发症会增加孕妇的死亡率。肺水肿虽然罕见，但与其相关的死亡率接近 10%[35, 36]。

利托君和特布他林等 β 肾上腺素能药物通常用于抑制早产，与此同时，也会造成肺水肿而引起急性呼吸衰竭，但其病因尚不清楚[22]。

目前没有关于 MR 诊断肺水肿的单独研究，然而，MRI 上也可以看到 CT 上典型肺水肿的征象，比如小叶间隔增厚和实变影（后期）。小叶间隔增厚在 T_2WI 上表现为轮廓光滑的小叶间质线状高信号，并且将会出现如上述肺炎所见的实变影。

16.3.2　慢性疾病

16.3.2.1　哮喘

全球 3%～12% 的孕妇患有哮喘，且患病率正在上升。20～50 岁之间的女性哮喘似乎更加严重，预后比男性差[22, 37]，其原因尚不明确。

妊娠对哮喘的影响尚不明确，还有待讨论。然而，患有哮喘的孕妇中约有 20% 病情会发生恶化，发生重度哮喘的女性患者大幅增加[37]。此外，个别患者在连续妊娠期间其哮喘症状可能一致[22]。哮喘急性发作需要适当的治疗，以尽可能保护胎儿免受不良后果，特别是可能导致胎儿出生时体重过低，致使其生后易患疾病[37]。

目前，肺功能检查被认为是最重要的评估方法，也是哮喘诊断和管理应用最广泛的方法。

气道平滑肌高反应性和肥大、黏液生成增加及上皮纤维化是哮喘中常见的病理变化，在标准 MRI 序列

中不容易被发现。通过使用吸入超极化惰性气体的阳性对比剂成像，如 3He 和 129Xe 或 OE-MRI 的新型研究技术已被证明对哮喘患者的评估很有前景[25, 38]。这种技术可以评估气流阻塞引起的区域变化。由于哮喘引起中小气道阻塞远端的支气管内没有阳性对比气体，所以健康肺表现出均匀高信号，而哮喘患者的肺在 T_1WI 上表现为低信号的楔形区[25]，并在运动或给予支气管收缩剂（乙酰胆碱）时更明显，使用沙丁胺醇后好转。OE-MRI 是一种非电离增强技术，可能在妊娠期哮喘评估中起作用[25]，但需要进一步试验来验证并拓展其在孕妇中的应用。

16.3.2.2　囊性纤维化

囊性纤维化是一种常染色体隐性遗传病，其特征是外分泌腺功能障碍，肺和胰腺是主要受累器官。肺部疾病包括慢性、反复感染，支气管扩张和气道阻塞。随着治疗方法的改进，患者可在妊娠期间病情控制良好。妊娠应当在病情稳定的情况下进行。通常情况下，短期内肺功能显著下降的患者和频繁感染加重的患者最好不要妊娠[22]。

胸部影像学对诊断呼吸系统疾病中的囊性纤维化至关重要[39]。电离辐射暴露对于患有慢性疾病的年轻患者，尤其是孕妇，是一个重要问题。

MRI 对囊性纤维化肺部疾病如支气管扩张、支气管壁增厚、黏液阻塞、气 - 液平以及节段性实变和结构破坏（图 16.5）的显示同 CT 一样清楚。由于 T_2WI 上液体表现为高信号，因此即使是小气道中的黏液阻塞，MRI 也能很好地显示出来，已成功用于诊断以及随访囊性纤维化患者[17, 21, 39, 40]。

16.3.2.3　结节病

结节病是一种病因不明的疾病，其特征是全身组织的肉芽肿性炎症，最常受累的是肺、肝、淋巴结、眼睛和皮肤。患者往往没有任何临床症状，常在拍胸片时偶然发现[22]。

妊娠期结节病是一种罕见疾病，会增加分娩的风险。结节病患者可以成功妊娠，但是应该告知其风险较高。

CT 是诊断肺结节病的"金标准"。但是，在妊娠期 MRI 可替代 CT，因为这种情况下，MRI 和 CT 的诊断结果一致[19]。

结节病在 MRI 上表现为实质异常信号影，包括磨玻璃影、实变影、条索或瘢痕形成（定义为细线

状或盘状信号异常区域）、结节、肺不张和结节状结构畸变的局灶区域[19]（图 16.6）。

Chung 等[19]发现，MRI 和 CT 对实质异常信号影和网状结构的评估相当一致，而 CT 对肺结节的显示更好。但是他们的研究并未包括 MRI 短 T_1 反转恢复（STIR）图像，据报道，这是诊断亚结节最敏感的序列[41, 42]。

16.3.3　其他实质性肺部疾病

其他不太常见的实质性肺部疾病也可能影响育龄妇女，如淋巴管肌瘤病或间质性肺疾病（图 16.7）。

临床上这类患者做 MRI 检查相对较少，这是由于 MRI 在该领域的应用正处于起步阶段。尽管如此，已公布的数据表明，肺部 MRI 至少可用于以下三种情况：（1）形态学变化的显示和诊断，（2）疾病炎症活动评估，（3）肺的形态学改变对功能参数的影响，如对比度增强和灌注[24]。

16.3.4　孤立性肺结节

孕妇的胸部 X 线片偶尔会发现小的肺结节，她们之前可能没有做过 X 线片以做比较。即使是吸烟患者，35 岁以下（约 5%）患恶性肿瘤的可能性也比较低。此外，几乎没有证据表明孤立性肺结节延迟几个月治疗会降低治愈率[43]。但是，这种情况可能会对妊娠决定产生影响。

研究显示，MRI 可用于诊断肺结节（图 16.8）。实际上，MRI 因其非电离辐射特性已作为理想的筛查方式而被广泛接受[44]。MRI 对于直径大于 5 mm 结节的灵敏度约为 95%[45]（图 16.9）。诊断肺结节最可靠的序列是 STIR、T_2WI FSE 或 SSFSE 以及 T_1WI 3D GRE 序列[41, 42, 46]。

肺癌、肺转移瘤和低级别恶性肿瘤（类癌和淋巴瘤）等肺结节在 T_1WI 上表现为低到中等信号，T_2WI 上表现为稍高信号。

DWI 可以区分良恶性孤立性肺结节，其灵敏度和特异度分别为 70.0% ~ 88.9% 和 61.1% ~ 97.0%[47-49]。其特异度与 FDG-PET/CT 相当[47]。因此，平扫 MR 技术有助于鉴别恶性和良性孤立性肺结节，并且其诊断效果与 FDG-PET 或 PET/CT 相当。

有些肺结节有其自身的特点，如肺错构瘤。肺错构瘤是第三常见的孤立性肺结节。含有脂肪是诊断这种良性病变的关键特征。脂肪抑制和同反相位

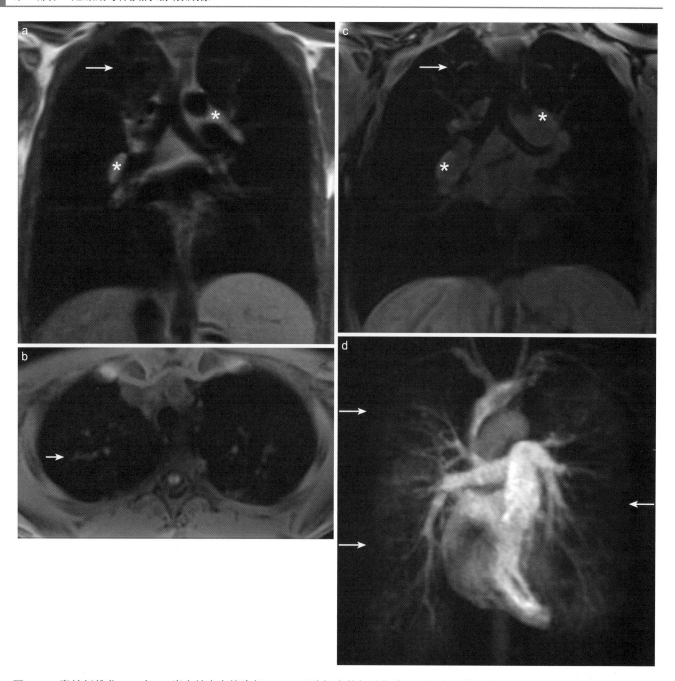

图 16.5　囊性纤维化。一名 20 岁女性患者的胸部 MRI，因肺部症状加重住院。冠状位自旋回波 T_1WI（a）、轴位（b）和冠状位（c）平扫 3D GRE T_1WI，以及增强时间分辨 MRA 灌注图像的 MIP（最大密度投影）重建（d）。可见尖段支气管扩张和黏液栓（箭号，a ~ c）以及肺门区肿大的淋巴结（星号，a,c）。灌注研究显示灌注减少的区域（d 中的箭号），对应小气道黏液阻塞的低通气区域（箭号 c）

可以很好地显示脂肪组织（图 16.10）。

16.3.5　原发性肺癌

妊娠期间癌症的发病率一般较为罕见，平均为 1/1000。妊娠期间诊断的最常见癌症类型是乳腺癌、宫颈癌、淋巴瘤、黑色素瘤和白血病[50]。

妊娠期间发生原发性肺癌是非常罕见的。

MRI 可以进行肺癌分期。MRI 可以提供全面的形态学 TNM 评估。纵隔、肺门和锁骨上淋巴结肿大的程度可通过良好的软组织对比来评估[24]。平扫 MRI 和 CT 在鉴别 T_1 ~ T_2 期和 T_3 ~ T_4 期肿瘤时无明显差别。MRI 对评估心包（T_3）和心脏（T_4）受累情

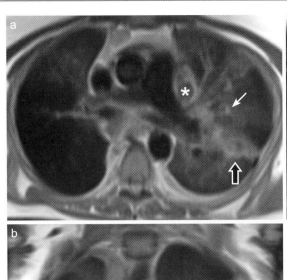
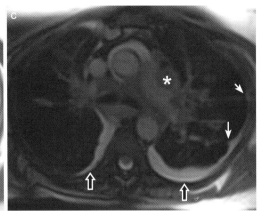
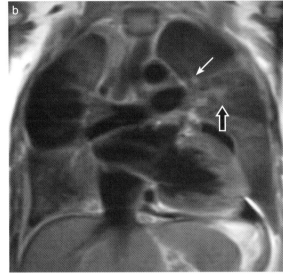

图 16.6 结节病。女性患者结节病胸部 MRI 随访。轴位（a）和冠状位（b）快速自旋回波 T₂WI 和轴位平衡 SSFP 图像（c）。趋于实变的左肺（空箭号，a，b）可见一些磨玻璃影和结节影（箭号，a~c），诊断为肺结节病。以上两幅轴位图像（星号，a，c）可以很好地阐释结节病，还可见胸膜收缩（箭号，c）和胸腔积液（空箭号，c）

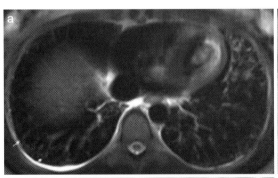
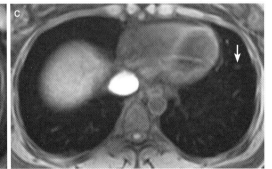
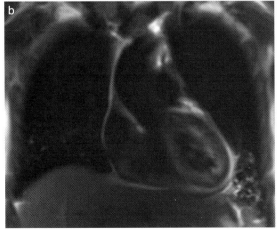

图 16.7 间质性肺炎。一名 32 岁的孕妇出现呼吸系统症状，胸部 X 线表现异常，之后做了胸部 MRI 检查。轴位快速自旋回波脂肪抑制 T₂WI（a）、冠状位快速自旋回波 T₂WI（b）和平扫轴位脂肪抑制 3D GRE T₁WI（c）。可见小叶间隔轻中度增厚（短箭号），T₂WI 上表现为高信号。T₁WI 上间隔增厚不明显，可见小叶中心结节（箭号，c）以及右侧胸腔少量积液

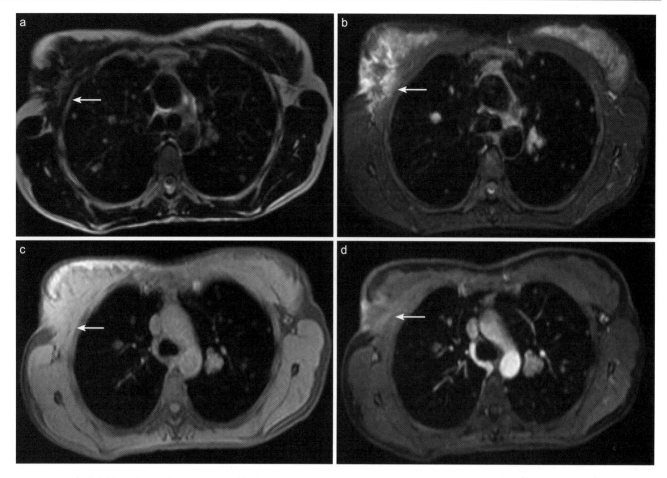

图 16.8   乳腺肿瘤伴肺转移。胸部 MRI 对乳腺肿瘤分期。轴位快速自旋回波 T_2WI（a）、轴位快速自旋回波脂肪抑制 T_2WI（b）和轴位增强前（c）、后（d）脂肪抑制 3D GRE T_1WI。在右乳腺外侧（箭号，a~d）有一软组织肿块影，从皮肤延伸到胸肌下，在 T_2WI 脂肪抑制（b）和 T_1WI 增强后（d）显示更清楚。双肺弥漫分布多个类圆形结节影，符合转移瘤表现，这说明了 MRI 发现小结节的能力

况显示更好。对比增强 MRI 血管成像（CE-MRA）也是一种评估肺门是否受侵的良好成像方法，并且一些研究显示其比 CT 有更高的灵敏度和特异度[51]。MRI 对由中心性肿块引起的肺不张也可显示得更好[52]（图 16.11）。

Liu 等最近发表了一篇文章[53]，认为 DWI 上测量肺癌 ADC 值是评估病理分级和肿瘤细胞密度有用的方法。因此，将 ADC 的定量分析与常规 MRI 表现结合起来可为评估肺部肿瘤提供更有价值的信息。

对于淋巴结的评估，MRI 不仅可以像 CT 那样显示其形态学特征，而且可以用 DWI 进行功能评估。将平扫 STIR 序列和 DWI 结合可以准确无创地对淋巴结进行分期[51, 52, 54]。

经皮穿刺活检已被证明是一种对肺部病变进行组织诊断的微创、灵敏手段。最近，Liu 等表明 MRI

引导下的经皮穿刺活检是安全可行的，并且是用于肺结节病理诊断的高准确率的诊断技术。

16.4 纵隔

妊娠期纵隔肿瘤可偶见于因其他原因进行的胸部检查，由于无明显临床症状，该类疾病较少见。在成年人中，大多数纵隔肿瘤为原发性胸腺瘤、甲状腺肿块或淋巴瘤[55]。

传统的放射学检查手段可以评估纵隔疾病，横断面成像方法可以使诊断更为准确。胸部 CT 是最常用的检查手段，碘对比剂增强效果更理想。MRI 不仅具有无辐射的优点，而且对软组织具有较高的分辨率，在不需要使用钆剂对比剂的情况下能对多数纵隔肿块较好显示。MRI 不但是多参数形态学评估

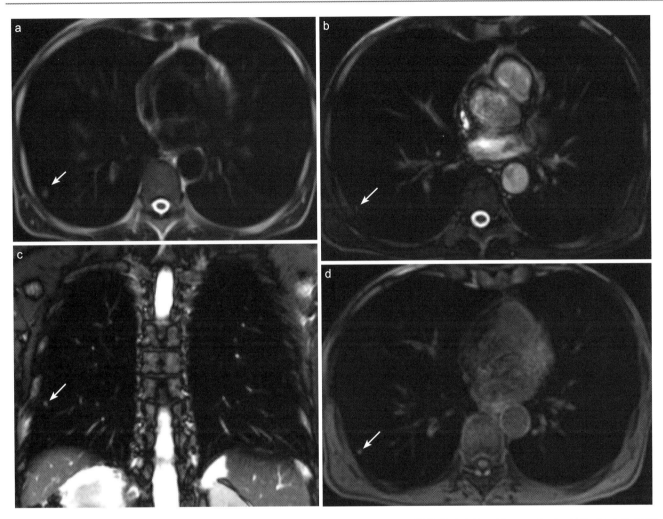

图 16.9　肾细胞癌的小转移瘤。对有肾细胞癌病史的患者进行胸部平扫 MRI。轴位快速自旋回波 T₂WI（a）、轴位（b）和冠状位平衡 SSFP 图像（c）以及轴位脂肪抑制 3D GRE T₁WI（d）。在所有序列（箭号，a~d）上可见一个小的实性结节（5 mm），表明 MRI 能够显示肺小结节

手段（T₁WI 和 T₂WI 序列，使用或不使用脂肪抑制以及钆对比剂），而且可以进行 DWI 功能成像。

　　最近，Seki 等[56] 的研究表明单独使用 DWI 就能分辨肿瘤病灶是否需要进一步干预或治疗，并能达到 CT 扫描同等诊断效能。其他研究也表明，MRI 平扫对于囊性病灶的显示优于 CT[57, 58]。因此，在纵隔肿块，特别是孕妇的纵隔肿块评估中，除 CT 之外，MRI 是一种很好的一线检查手段。

　　为了简洁和更好地鉴别诊断，笔者在本章中的描述将遵循经典的纵隔解剖分区（即前、中、后纵隔）[59]。

16.4.1　前纵隔

　　前纵隔上界为胸腔入口，下界为膈肌，后界为心包、主动脉和头臂血管，前界为胸骨。前纵隔任何内容物的病变都可能形成肿块，因此，熟悉前纵隔正常组织将有助于提高对肿块的鉴别诊断能力。

　　甲状腺（如果突入纵隔）在传统上被认为是前纵隔的腔内结构。其他内容物还包括脂肪组织、乳腺内部血管、神经、淋巴结及胸腺[59, 60]。

　　前纵隔肿块占据所有纵隔肿块的 50%[61]。尽管三分之二以上的纵隔肿瘤为良性病变，但大多数前纵隔肿瘤为恶性病变[62]。本章将介绍成年人前纵隔最常见的几种肿块，包括胸腺肿块、胸内甲状腺肿、畸胎瘤和淋巴瘤。

16.4.1.1　胸腺

　　胸腺的形态多样性使得 MRI 显示具有难度。

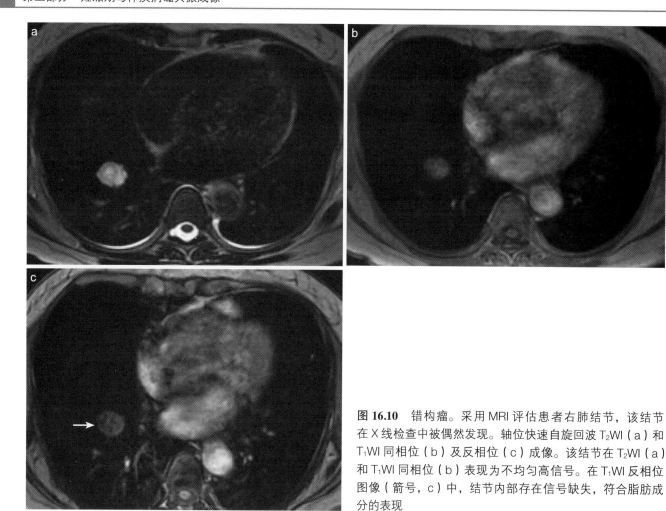

图 16.10 错构瘤。采用 MRI 评估患者右肺结节，该结节在 X 线检查中被偶然发现。轴位快速自旋回波 T_2WI（a）和 T_1WI 同相位（b）及反相位（c）成像。该结节在 T_2WI（a）和 T_1WI 同相位（b）表现为不均匀高信号。在 T_1WI 反相位图像（箭号，c）中，结节内部存在信号缺失，符合脂肪成分的表现

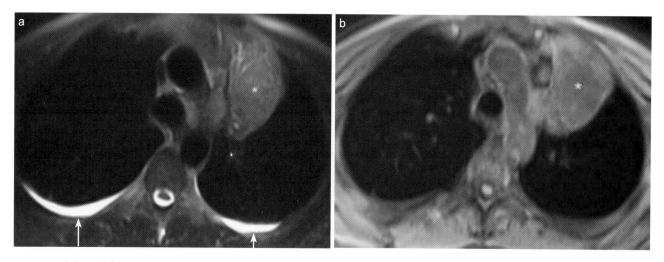

图 16.11 中央型肺癌。采用 MRI 平扫对中部偏左侧的肿块进行评估。轴位脂肪抑制快速自旋回波 T_2WI（a）、轴位（b，e，g）和冠状位（c，d，f，h）以及增强前（b~d）、增强后（e~h）脂肪抑制 3D GRE T_1WI。图像显示中部偏左侧的一个原发性肺肿瘤（星号，a~c，e，f）伴有肺门的浸润和左上肺叶不张。在平扫 T_1WI 上，可以看到肺门浸润（c），相对肺不张（c 和 f 图中的黑箭号）而言肿瘤表现为低信号，显示出胸部 MRI 平扫对于中央型肺癌的评估价值。这些结果在增强序列上可得到进一步的证实（f）。还可见由于左肺体积减小所致的左侧纵隔移位和左侧膈肌上升。MRI 还可以显示双侧胸腔积液（箭号，a）和双肺转移灶（空箭号，d，g，h），表明 MRI 有助于对肺癌患者进行分期

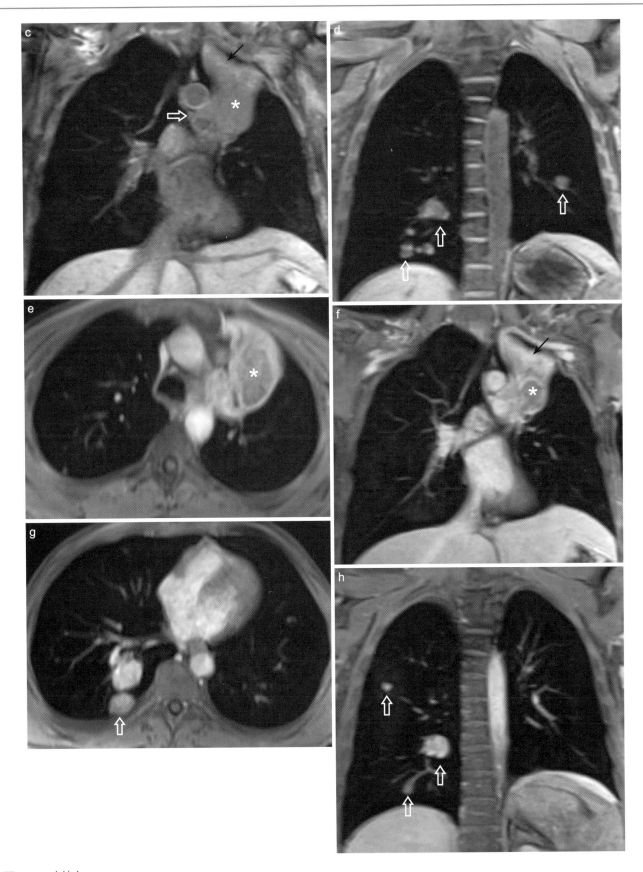

图 16.11 （续）

MRI 的发展克服了大血管的规律搏动、心脏跳动以及肺部运动等影响图像质量的因素。

　　成年人胸腺萎缩并主要被脂肪替代，在 T_1WI 和 T_2WI 中呈高信号。当胸腺组织接近完全消失时，正常情况下仍可能存在网织结节条索状胸腺组织或偶见的小圆形岛状残余胸腺（<7 mm）[63]。

　　增生的胸腺与正常胸腺较难区分。一些鉴别标准包括：不存在大于 7 mm 的圆形软组织、19 岁以后不存在突出胸腺轮廓的组织、不存在分叶状软组织影、不存在过度的胸腺组织增厚（20 岁之后正常胸腺厚度≤1.3 mm）、无胸腺增大或增生相关的病史、成年后不存在间断的胸腺组织增大。

　　在 Inaoka 等 [64] 的一项前瞻性研究中，正常或增生的胸腺由于在非肿瘤胸腺组织存在散在的小脂肪灶，因而可通过非增强的化学位移成像（同相位和反相位 T_1 序列）进行区分（图 16.12）。因为其既没有电离辐射，也不需要血管内对比剂，所以对孕妇应用特别有意义。

　　相对于 CT 检查，MRI 平扫对胸腺囊肿和实性病灶的区分较为容易，且结果一致性更高。在 CT 图像上，高密度的胸腺囊肿常常被误认为是实性病灶 [63]。胸腺瘤的 T_1 信号强度主要取决于囊内容物（出血、脂肪及蛋白质可增加 T_1 信号强度），但总体而言，它们在 T_1WI 上表现为低信号。事实上，虽然信号强度不是总能与脊髓脑脊液信号相当，但是所有胸腺囊肿在 T_2WI 上基本上均表现为高信号 [63]（图 16.13）。先天性囊肿倾向于单囊、壁薄，而后天的囊肿常表现为多房、厚壁。后天性囊肿本质上属于炎性改变。评估胸腺囊性病变的时候，我们应该清楚，囊性病灶可能发生于胸腺肿瘤内，比如胸腺瘤

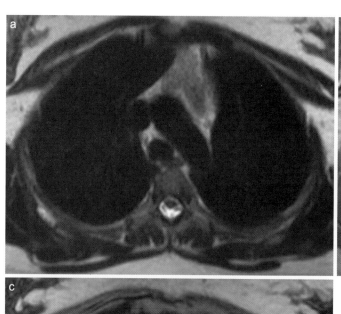
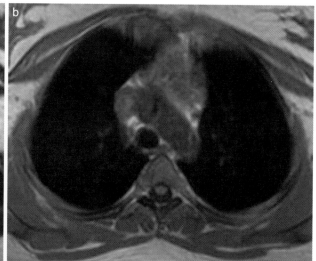
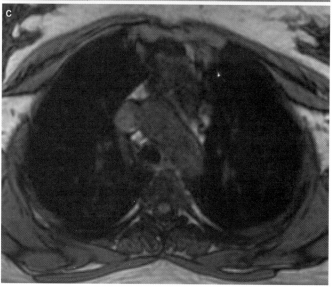

图 16.12　胸腺增生。对一名正在接受乳腺癌化疗的妇女进行胸部 MRI 检查评估前纵隔肿块。轴位快速自旋回波 T_2WI（a），轴位 GRE 同相位（b）和反相位（c）T_1WI。该肿块在 T_2WI（a）和同相位 T_1WI（b）中显示为中等信号强度，并在反相位 T_1WI（c）表现为均匀的信号抑制。这些特征与显微镜下胸腺组织内存在脂肪的胸腺增生表现一致，几乎可以排除胸腺肿瘤

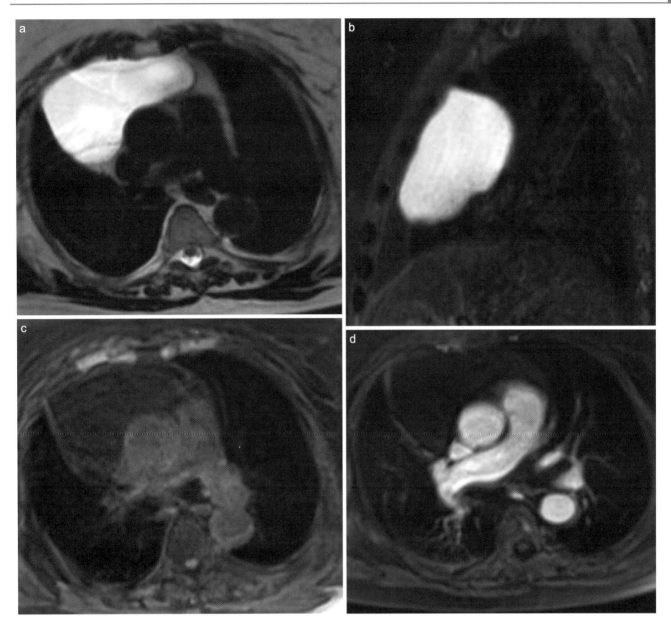

图 16.13　胸腺囊肿。X 线检查中偶然发现纵隔扩张，通过胸部 MRI 检查对其进行评估。轴位快速自旋回波 T_2WI（a）、矢状位快速自旋回波脂肪抑制 T_2WI（b）、轴位增强前（c）和增强后（d）脂肪抑制 3D GRE T_1WI。可见前纵隔内存在一个较大的病灶，在 T_2WI 上表现为高信号（a，b），在 T_1WI 上表现为低信号（c），增强扫描未见强化（d），符合囊性病变的特征。该病灶可能起源于胸腺

和淋巴瘤。

胸腺瘤在组织学上分为低侵袭性（A 型、AB 型和 B1 型的 5 年生存率大于 94%）、高侵袭性和预后不良型（B2 型、B3 型及胸腺癌）[65]。

对于妊娠期妇女，通过 MRI 平扫（形态学和功能成像）区分胸腺瘤的不同类型具有重要意义。根据临床情况，具有较好预后的病变可以等到分娩之后再做手术等治疗。

胸腺瘤在 T_1WI 上呈现为低到中等信号，在 T_2WI 上呈现为高信号（图 16.14）。当肿瘤发生坏死、出血或囊性改变时，信号强度不均匀。

形态学 MRI 可对一些胸腺瘤亚型进行区分。圆形、边缘光滑、有包膜的肿瘤是典型的 A 型胸腺瘤；当肿块在 T_2WI 上出现低信号灶（无论是否存在出血、流空或钙化）同时存在纵隔淋巴结肿大，则倾向于胸腺癌[63]。Seki 等[56]最近发现，单独 DWI 成像对区

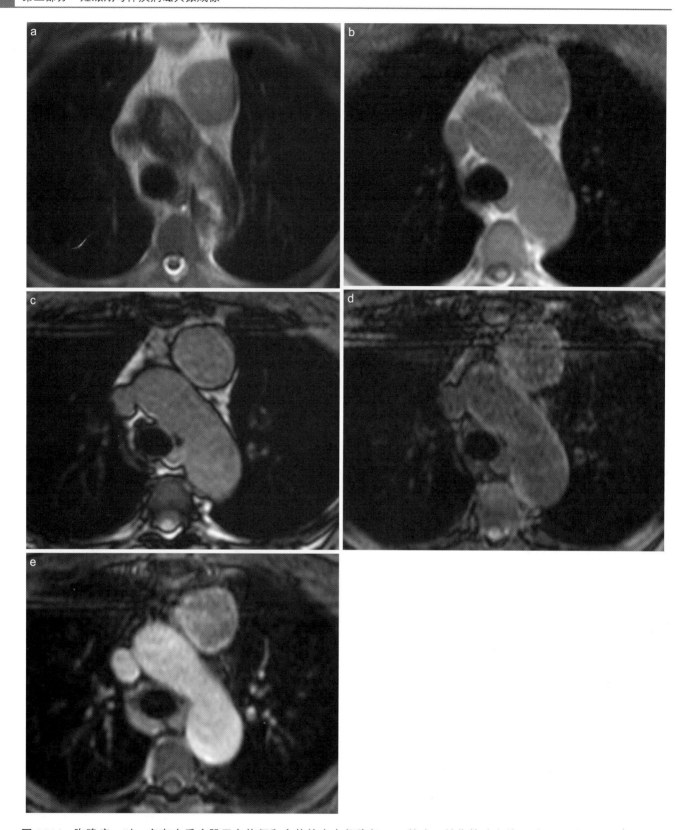

图 16.14 胸腺瘤。对一名存在重症肌无力体征和症状的患者行胸部 MRI 检查。轴位快速自旋回波 T₂WI（a）、轴位同相位（b）和反相位（c）GRE T₁WI、轴位增强前（d）和增强后（e）脂肪抑制 3D GRE T₁WI。肿块在 T₂WI 上表现为稍高信号（a），在 T₁WI 上表现为中等强度信号（b~d），增强后表现为均匀强化（e）。值得注意的是，相对于同相位 T₁WI（b），肿块在反相位 T₁WI 上未出现信号抑制（c），这符合肿瘤组织的表现而不是增生的表现

分肿瘤是否需要接受进一步的干预和治疗已经可以达到与 CT 相同的水平。此外，对 A 组、B 组之间及 B 组内胸腺恶性肿瘤、胸腺瘤之间的 ADC 值做比较，可以发现显著的差异。

胸腺脂肪瘤是一种较少见的良性、有包膜的肿瘤，一般发生于年轻的成年人，无性别倾向。胸腺脂肪瘤在组织学上由不同比例的成熟脂肪组织和胸腺组织构成。在妊娠期妇女，MRI 平扫可以准确显示包膜内大量的脂肪成分（在 T_1WI 和 T_2WI 上均显示高信号，使用脂肪抑制序列则信号下降），因而作为推荐检查手段 [55,60]。

16.4.1.2　甲状腺

在纵隔肿块中，胸内、胸骨后甲状腺肿占 3%～6%，并主要分布于前纵隔。最常见的类型为继发性的颈部甲状腺肿块直接向下突入 [60]（图 16.15）。通过异位甲状腺组织发展而来的胸内甲状腺肿块，比较罕见，这种肿块与颈部的甲状腺之间没有解剖连接 [55]。

尽管甲状腺肿大会阻塞呼吸道或神经血管而产

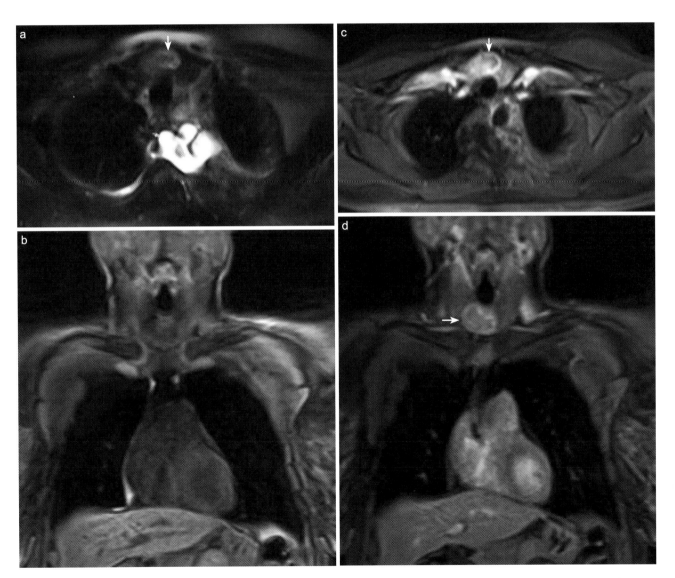

图 16.15　甲状腺肿。一名患者在 X 线检查中偶然发现前纵隔肿块，通过胸部 MRI 对其进行评估。轴位快速自旋回波脂肪抑制 T_2WI（a）、冠状位增强前脂肪抑制 3D GRE T_1WI（b）、轴位增强后脂肪抑制 3D GRE T_1WI（c）以及冠状位增强后脂肪抑制 3D GRE T_1WI（d）。增大的甲状腺到达胸廓入口，在 T_2WI 上表现为稍高信号（a），在 T_1WI 上表现为中等强度信号（b）。甲状腺结节在 T_2WI 上表现为稍高强度信号（箭号，a），增强扫描强化明显（箭号，c，d）。胸椎神经孔附近可见多个界限清晰的病灶，在 T_2WI 上表现为高信号，没有强化（短箭号，a）。该患者有神经纤维瘤病史，这些结果与神经纤维瘤表现一致

生危及生命的症状，但大多数肿大的甲状腺功能正常且仅偶然发现。与单纯的甲状腺肿相比，胸内甲状腺肿的恶性程度并不增加。约有 5% 的甲状腺结节为恶性。

从颈部的甲状腺组织直接突入胸廓的非均质肿块是诊断胸内甲状腺肿的最佳线索。甲状腺评估通常使用头部和颈部成像方案。碘对比剂可能给后期 1~2 个月内的影像检查和放射性碘治疗带来干扰，而 MRI 能够确定甲状腺肿块起源，不需要血管内对比剂即可很好地显示异质性结节，因此相对于 CT 检查，MRI 检查常常作为首选[66]。对于甲状腺恶性肿瘤，MRI 可对患者颈部淋巴结进行评估。最近的研究表明，MRI 可能在区分恶性肿瘤和良性结节方面发挥作用。Wu 等[67]的研究结果显示，大于 1 cm 的恶性和良性甲状腺结节存在 ADC 值的显著差异。Sasaki 等[66]通过动态增强和 DWI 等多参数 MRI 对恶性和良性甲状腺结节进行区分的灵敏度和特异度分别达到了 100% 和 71%，准确率高达 91%。这些结果虽然展现了一定前景，但需要进一步的研究证实。

16.4.1.3　畸胎瘤

生殖细胞瘤是一组由原始生殖细胞层（外胚层、中胚层和内胚层）产生的组织病变。在成年人中，生殖细胞瘤占前纵隔肿瘤的 15%。男性中恶性病例更为常见。畸胎瘤是生殖细胞瘤中最常见的类型（70%），包含来源于三个胚层的组织，一般发生于年轻的成年人。它们可分为三种亚型：成熟型、不成熟型和伴有其他恶性成分的亚型。绝大多数病例都是成熟的畸胎瘤，其中含有分化良好的组织。它们通常含有脂肪，而且几乎都是良性的，但仍有较低的恶性概率。另一方面，尽管通常是良性的，不成熟的畸胎瘤的恶性潜力与神经外胚层和间叶组织的不成熟程度成比例。畸胎瘤伴有癌、肉瘤或其他生殖细胞瘤的成分，是较为罕见的病变[60,62]。

MRI 可以很容易且准确地显示脂肪含量高的畸胎瘤，病灶在 T_1WI 和 T_2WI 有很高的信号强度，使用脂肪抑制成像则信号强度下降。

至于其他的生殖细胞肿瘤，发生在女性的畸胎瘤大部分是良性的，而发生在男性中有很大一部分是恶性的。因此，在我们看来，孕妇的畸胎瘤除非证实良性病灶里具有恶性的成分，否则手术可能会被推迟到分娩后。

16.4.1.4　原发性纵隔淋巴瘤

纵隔淋巴结肿大常见于肿瘤或感染性病变。肿瘤可为原发性（纵隔淋巴瘤）或继发于其他部位的淋巴瘤、非淋巴瘤的其他恶性肿瘤。

成人中 20% 的纵隔肿瘤是原发性淋巴瘤，通常发生在前纵隔。50%~70% 的纵隔淋巴瘤为霍奇金淋巴瘤，这种疾病没有性别倾向，多发生于育龄期妇女和 50 岁以上的患者，呈现出双峰年龄分布。青年或中年患者发生的非霍奇金淋巴瘤被归类为大 B 细胞淋巴瘤。

通常，霍奇金淋巴瘤表现为前纵隔的均质软组织肿块，可有分叶，轻度到中度强化。偶尔可出现囊性改变和坏死[62]。

MRI 是一种确定淋巴结存在和大小的有效方法。形态学 MRI 序列仅能评估病灶的大小、形状、轮廓和均匀性。为了打破形态学分析的局限性，FDG-PET/CT 可作为淋巴瘤分期的参考标准。众所周知，FDG 可穿过人的胎盘并在胎儿体内积累，因此在 CT 检查辐射的基础上，增加了局部的电离辐射[67]。

与 FDG-PET/CT 相比，全身 DWI 已经成功地用于淋巴瘤的检测和分期。近期发表的一篇论文认为，全身 DWI 应作为对辐射敏感特别是妊娠妇女患者的推荐检查手段。

16.4.2　中纵隔

中纵隔上界为胸廓入口，下界为膈肌，后界为心包后部和气管后壁，前界为心包前部。其内容物包括心包、升主动脉、横主动脉、上腔静脉、下腔静脉、头臂血管、肺血管、气管和主支气管、淋巴结，以及膈神经、迷走神经和左喉返神经[59]。鉴别诊断基于中纵隔的内容物，包括：心血管起源的病变（例如升主动脉动脉瘤、心包囊肿）、囊肿（支气管、前肠、神经管原肠）、气管病变或淋巴结病变。

除了淋巴结病变（见前述），中纵隔的其他鉴别病变还包括良性病变，这些病变在本质上大部分都属于囊性病灶。我们已经知道，MRI 扫描对于囊性病变的显示优于 CT 扫描。如果图像特征显示为单纯的囊性改变，那么患者就可以排除肿瘤的可能性而避免手术[58]。

由于某些囊肿存在出血或蛋白质内容物，对 X 射线具有较高的衰减值，因而在 CT 平扫图像上看起来可能为实性或难以明确。多参数 MRI 评估可显示病灶在 T_1WI 上为低信号，在 T_2WI 上为高信号。出血和蛋白质内容物会增加 T_1 信号强度，减低 T_2 信号强度（图 16.16）。最近，有报告表明，平扫 DWI 可以分辨纵隔内病变的成分，其可信度高于 CT 或常规 MRI[58]。尽管在单纯囊肿病例中一般不使用钆对比剂，但在不确定的情况下使用对比剂，囊肿在增强 MRI 扫描中表现为不强化（如果出现可疑强化，可以使用减影技术进行确定）。

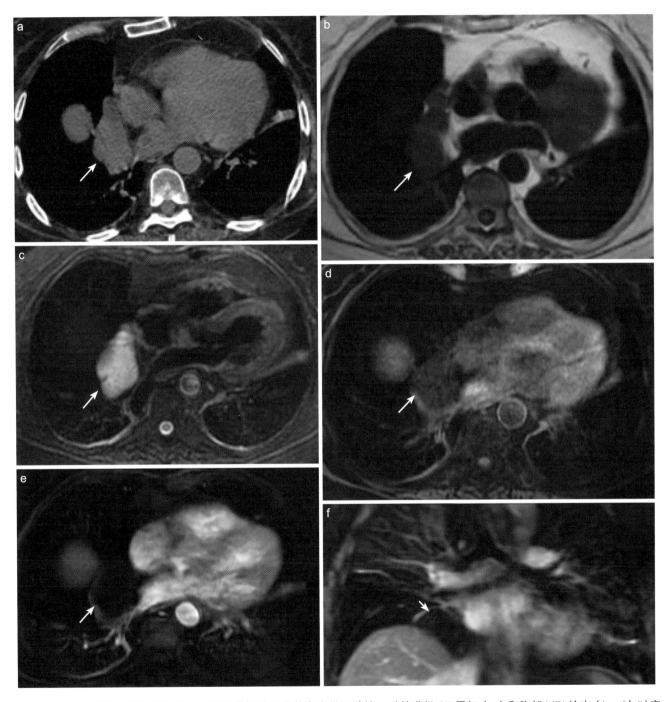

图 16.16　心包囊肿。通过 X 线检查一名患者偶然发现其有中纵隔肿块，对其进行 CT 平扫（a）和胸部 MRI 检查（b~f）对病灶进行评估。轴位 CT 平扫图像（a）、轴位自旋回波 T_1WI（"黑血"）（b）、轴位快速自旋回波脂肪抑制 T_2WI（c）、轴位增强前（d）和增强后（e）脂肪抑制 3D GRE T_1WI 以及冠状位增强后脂肪抑制 3D GRE T_1WI（f）。CT 图像显示心旁右侧一个边缘清晰的非特异性肿块，表现为软组织密度。MRI 显示一个轻度不均匀信号的病灶，在 T_1WI 上为低信号（b，d），在 T_2WI 上为中到重度高信号（c），符合良性囊性病变的特点（心包囊肿）。增强后图像进一步发现病灶无强化（e，f），证实了该诊断

16.4.3 后纵隔

后纵隔上界为胸廓入口，下界为膈肌，后界为脊柱，前界为气管和心包后壁。对后纵隔腔内容物的了解有助于疾病的鉴别诊断，其内容物包括食管、降主动脉、奇静脉和半奇静脉、胸导管、迷走神经和脑神经、淋巴结和脂肪[62]。

肋间神经分支或交感神经链来源的肿瘤占后纵隔肿块的95%。因此，到目前为止，神经源性肿瘤是后纵隔腔最常见的肿瘤[55]。

70%～80%的神经源性肿瘤都是良性的，近一半无症状。它们被分为周围神经肿瘤（占神经源性纵隔肿瘤的70%）、交感神经节肿瘤（占神经源性纵隔肿瘤的25%）以及纵隔副神经节瘤（罕见）[55]。

在周围神经肿瘤中，神经鞘瘤最为常见（占所有纵隔神经肿瘤的50%），影响20～30岁的育龄期患者[55]。交感神经节的肿瘤包括一系列疾病，从纯良性的囊性神经节神经瘤到恶性神经节细胞瘤，再到恶性神经母细胞瘤。大约三分之二的病例发生于20岁以下的患者，且大多数为恶性[68]。

由于MRI具有多平面成像能力和高对比度分辨率，它可以评估胸内神经源性肿瘤的位置和范围。高密度的骨骼结构往往会影响CT图像质量，但在MRI上不显示，因而有助于提高脊柱旁区域神经源性肿瘤显示的清晰度。

一般来说，神经鞘瘤在 T_1WI 上显示为低至中等信号强度，在 T_2WI 上显示为中到高等信号强度（图16.17）。有时囊性病变会在 T_2WI 上显示为很高的信号强度。如果非常有必要对病灶进行完整的显示，可以采用钆对比剂行MRI增强扫描。在 T_2WI 上，神经鞘瘤会在病灶周围出现增强，而在病灶内的囊性区域无增强[68,69]。

另一方面，神经纤维瘤在 T_2WI 上可显示特征性的靶征（外周比中心区域表现出更高的信号强度）[69]。与神经鞘瘤相似，病灶在 T_1WI 上显示为中到高等强度的均质信号。

神经节细胞瘤在 T_1WI 和 T_2WI 上表现为均匀的中等信号强度，有时会因为低信号强度的曲线或结节而呈现旋涡征[68]。

神经母细胞瘤在所有序列上可表现为均匀或不均匀的信号强度。在MRI平扫图像中可见囊性（ T_2WI 高信号）和出血性（ T_1WI 高信号）病灶。钙化可表现为信号缺失，但显示效果不如CT图像。在增强扫描中，肿瘤可表现为不均匀强化[68]。

16.5　胸膜和胸壁

对于原发性胸壁肿瘤（图16.18）、胸壁感染（图16.19和图16.20）、疝（图16.21）及胸廓内肿块突入胸壁或膈膜，MR是一种优秀的影像评估手段。MRI平扫可以很好地替代CT平扫。如果有必要使用对比剂，T_1WI 脂肪抑制 3D GRE 成像具有特别的价值。

外伤患者或者怀疑存在骨皮质肿瘤侵袭的患者，最好使用CT检查。

除气胸（通常由创伤导致）和胸膜积液外，妊娠期的其他胸膜疾病较为少见。胸膜积液在 T_2WI 上呈高信号，在 T_1WI 上呈低信号（见图16.6、图16.7和图16.11）。在 T_2WI 上，膈膜可表现为胸膜积液高信号中的线状低信号。出血和蛋白质成分主要表现为 T_1WI 上高信号。胸膜强化可见于感染并发症，如胸膜积脓或原发和转移的胸膜病变。

16.6　肺栓塞

孕妇妊娠时期的血液高凝状态是为分娩做准备的机体生理反应，但这一反应可能会导致静脉血栓栓塞的产生。静脉血栓栓塞是发达国家孕产妇死亡的主要原因。准确的诊断是选择治疗这种致命疾病或避免不必要治疗的基础，这关乎母亲和胎儿的安全[16,70]。作为一种横断面成像方法，MRI不仅可排除或确认肺栓塞，还可提供一种可供选择的诊断方法来阐明临床表现[15]。

肺血管MRI基于形态学序列，同时可以添加功能影像。形态学评估的主要目的是提供关于血管直径和管腔通畅性的信息。与CT不同，MRI还可以提供肺灌注信息的功能评估，这可能适用于某些特定的临床状况。先进的技术正朝着快速、可靠和可重复的方向发展。

如上所述，可以在评估风险获益比后考虑使用钆对比剂，但应尽可能避免这种情况，因为其对胎儿的风险仍然未知。在下面的章节中，我们将讨论非增强血管成像（NCE-MRA）和增强血管成像（CE-MRA）。

16.6.1　非增强血管成像

非增强血管成像是用于评估肺血管的成熟技术。

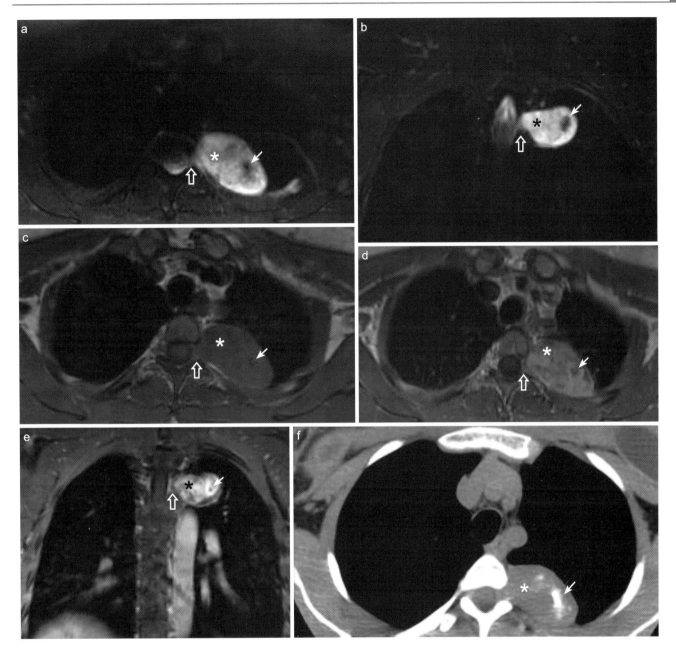

图 16.17 神经鞘瘤。在一名 29 岁的女性患者的胸部 X 线检查中发现肺尖阴影,通过胸部 MRI 检查对病灶进一步诊断。轴位(a)和冠状位(b)脂肪抑制快速自旋回波 T₂WI、轴位增强前(c)和增强后(d)快速自旋回波 T₁WI、冠状位增强后脂肪抑制 3D GRE T₁WI(e)以及轴位 CT 平扫图像(f)。可见一个边界清楚的椭圆形病灶(星号),在 T₂WI 上表现为不均匀的高信号(a,b),在增强 T₂WI 上表现为不均匀显著强化(d,e)。该肿块沿着左侧第 2 肋骨的下缘延伸,并通过邻近扩张的椎间孔(空箭号),符合神经源性肿瘤的表现。注意肿块的钙化灶,在所有 MRI 上均表现为信号缺失,这在 CT 图像上得到了证实(箭号)。这些表现均指向神经鞘瘤的诊断

目前不同类型的序列均可用于 MRA,包括:"黑血"序列(快速自旋回波序列)和"亮血"序列〔(TOF)、相位对比 MRA(PC-MRA)、bSSFP 序列〕。

16.6.1.1 "黑血"序列

这些技术因为血液流动异常导致信号丢失而得名。它们包括常规或回波链自旋回波技术,通常采用

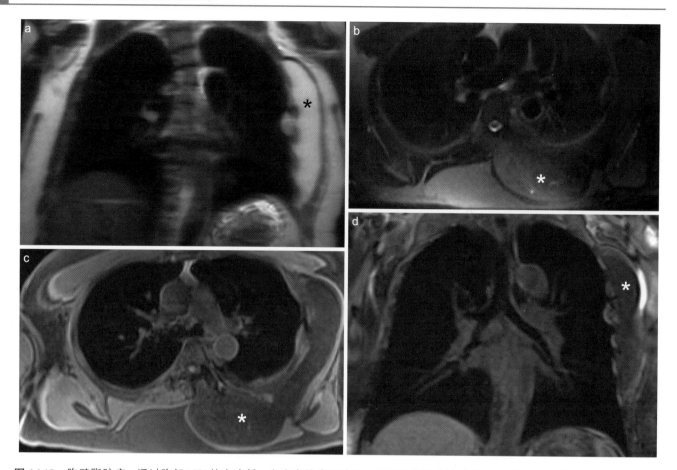

图 16.18　胸壁脂肪瘤。通过胸部 MRI 检查诊断一名患者的胸壁肿瘤。冠状位快速自旋回波 T₂WI（a）、轴位脂肪抑制快速自旋回波 T₂WI（b）、轴位脂肪抑制 3D GRE T₁WI 平扫图像（c）和冠状位脂肪抑制 3D GRE T₁WI 平扫图像（d）。可见左侧胸壁的一个膨胀性病灶，在快速自旋回波 T₂WI 上表现为高信号（星号，a），在脂肪抑制序列图像上表现为低信号（星号，b~d），符合脂肪瘤的表现。病灶信号均匀，缺少软组织信号区域，表明肿块为良性

ECG 门控，利用快速流动的血液和血管壁之间产生的信号对比来成像[71, 72]。黑血 MRA 可用于描述腔内异常，如游离皮瓣和肿瘤血栓。在回波链期间射频重聚焦脉冲不能反复聚焦从成像层面流出的自旋信号，这个信号的缺失是黑血 2D FSE 成像的前提[72]。因此，低流量和进/出口切面现象可能在血管腔内产生高信号，可能会被误认为是病变。黑血技术的目标是尽可能消除血管腔内流动血流的信号（图 16.22），从而使得其可以准确地描述血管壁疾病，所以其在主动脉成像中特别有用。

黑血技术常常与 CE-MRA 和（或）非增强"亮血"技术等其他成像序列结合使用。

16.6.1.2　"亮血"序列

TOF 序列采集时间长以及几乎不可避免的运动伪影限制了其在肺血管成像术中的应用，而主要用于神经影像血管成像[73]。与 CE-MRA 或 SSFP 序列不同，PC-MRA 可用于肺血管血流定量测量（速度和梯度）。PC 成像中，通过相位对比技术利用流动引起的横向磁化的相位偏移形成血管的图像。流速快的质子比流速慢的质子经历更大的相位偏移，从而可计算流速。对于 PC-MRA，血液的信号强度与其流速成正比，而流动的方向可以根据相位偏移的主要方向来确定[72]。

对于肺血管的形态学评估，最好的"亮血"序列是 bSSFP 序列。bSSFP 是保留横向磁化矢量的梯度回波序列，使用了短的 TE 和 TR（TR 时间短于组织 T₁ 和 T₂ 值）。因为 bSSFP 序列主要取决于 T₂/T₁ 的比值，所以即使在湍流的情况下，腔内信号通常也非常高且相对均匀[72]（图 16.23）。

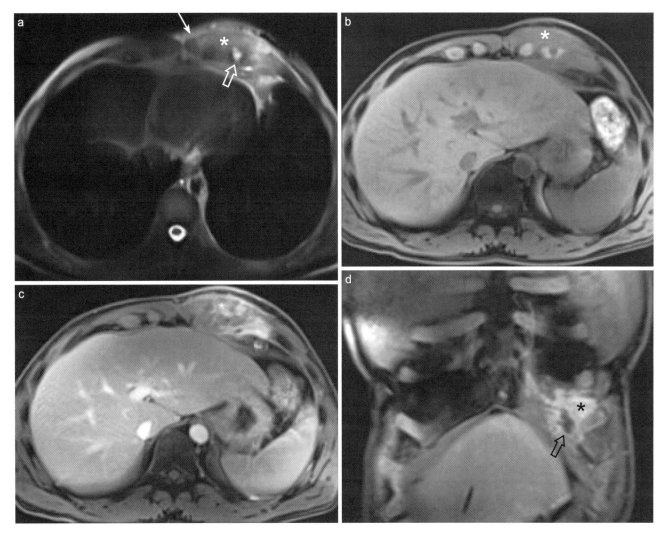

图 16.19　胸壁感染。对一名存在胸壁疼痛性肿块的患者进行胸部 MRI 检查。轴位脂肪抑制快速自旋回波 T₂WI（a）、轴位增强前（b）和增强后（c）脂肪抑制自由呼吸径向 3D GRE T₁WI 及冠状位增强后脂肪抑制 3D GRE T₁WI（d）。左侧胸壁损伤显示病灶累及胸壁肌肉和肋软骨（星号，a，b）。该损伤在快速自旋回波 T₂WI（星号，a）上表现为高信号，病灶周围存在水肿（箭号，a）。在增强后图像中，病灶表现为不均匀增强（星号，c，d）。肋软骨较厚的地方存在一处坏死区域，在 T₂WI 上表现为高信号（空箭号，a），增强后在 T₁WI 上没有显示增强（空箭号，d）。值得注意的是，尽管在自由呼吸状态下，径向 3D GRE 序列采集仍具有很高的图像质量

16.6.2　钆对比剂增强 MRA

　　钆对比剂增强 MRA 最早在 1994 年被用于对比剂增强 MRA[74]。对比剂的使用通过钆的 T₁ 缩短效应大大加强了血液流入的信号，导致血管成像信号提高[72, 73]。

　　CE-MRA 最常用的序列是重 T₂ 加权 3D GRE 序列[75, 76]。其中 3D 采集优势明显，因为它可以在单次屏气和 3D 重建期间获得薄层连续图像（图 16.24）。通常，该技术使用具有超短 TR 和 TE 的

3D GRE 序列，而翻转角保持在 25° ~ 60° 处以饱和静止组织。因为没有足够的时间恢复纵向磁化（T₁弛豫），这导致来自静止组织的信号减少。饱和效应对 CE-MRA 没有影响，因为 CE-MRA 主要利用的是对比剂团注首次通过组织期间钆的 T₁ 缩短效应。

　　标准屏气 T₁WI 脂肪抑制 3D GRE 序列可作为以往序列的补充或替代，使用短翻转角以保持短 TE 和 TR。这个序列不仅可以精确评估肺血管，而且还可以评估主动脉、肺实质、胸膜、纵隔和胸壁（图 16.25）。通常先以 2.5 ~ 3 ml/s 的流速注射标准

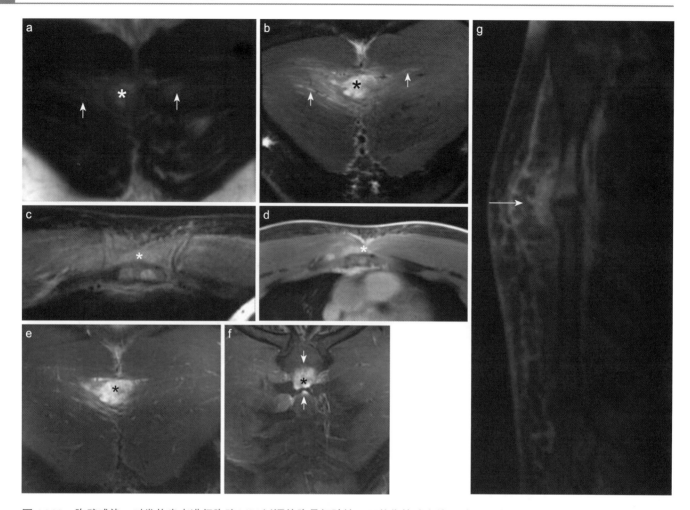

图16.20 胸壁感染。对发热患者进行胸壁MRI以评估胸骨柄肿块。冠状位快速自旋回波T_2WI（a）、冠状位短TI反转恢复（STIR，b）、轴位增强前（c）和后（d）脂肪抑制3D GRE T_1WI、冠状（e）和矢状位（f）增强脂肪抑制3D GRE T_1WI。中心位于骨柄胸骨关节处的病灶在T_2WI（星号a，b）上显示高信号，其被大量的胸大肌外周水肿（箭号a，b）包围。该病变在T_1WI上呈现轻微的高信号强度（箭号，c）并显示明显强化（星号，d-f）伴有关节和骨受累（箭号，f，g），同时可能存在骨髓炎及脓毒性动脉炎

剂量（0.1 ml/kg）的对比剂，接着在注射对比剂后立即以相同流速注射20 ml盐水冲洗，以实现完整的团注扫描[5]。

标准屏气脂肪抑制3D GRE T_1WI序列容易出现呼吸运动伪影，有时会降低图像的质量。患有肺栓塞的患者难以配合呼吸控制。因此，近期一项仍在试验中的使用径向k空间填充（T_1WI径向3D GRE）的自由呼吸技术能够提供高质量的诊断图像（图16.26）。

由于CE-MRA的信号增强和整体图像质量取决于动脉内对比剂的浓度，因此对比剂注入后的正确成像时机非常关键。患者之间动脉增强峰值的时间可能会有很大差异，所以CE-MRA检查需要针对个体对比剂到达时间进行调整。

为了尽可能获得最佳扫描时机而开发了一些技术。一种方法是使用1 ml对比剂团注追踪测试以确定对比剂到达延迟时间或者使用实时团注监测[6, 77]。使用实时团注监测不需使用少量对比剂测试，而是注射总量的对比剂，当感兴趣区的动脉达到期望的信号增强时或者通过操作技术人员的视觉反馈来进行3D CE-MRA采集。实时MRA荧光透视技术还将监测阶段和成像阶段集成到单个脉冲序列中。利用MRI荧光透视方法，通过使用以血管床为中心成像的连续快速2D GRE脉冲序列进行监测。

或者，可以使用具有数据视图共享的时间分辨（TR-MRA）4D采集，例如TWIST或TRICKS序

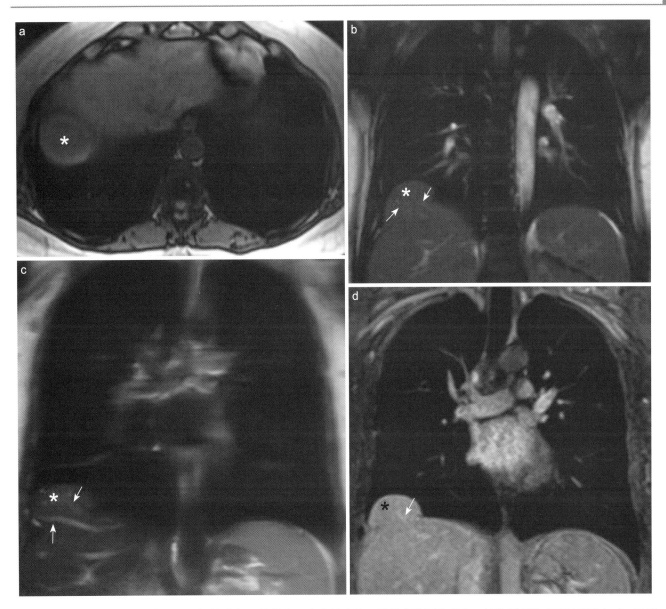

图 16.21　胸腹膜裂孔疝。胸部 MRI 评估胸部 X 线检查不确定的病灶，显示右肺下叶病变。轴位反相位 GRE T₁WI（a）、冠状位 bSSFP（b）、冠状位快速自旋回波 T₂WI（c）和冠状位增强脂肪抑制 3D GRE T₁WI（d）。本图描绘了右侧膈疝，其包含右肝叶（星号）的一部分。在疝内可见肝血管，明确了疝内容物的肝性质（箭号，b~d）

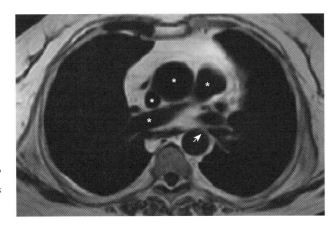

图 16.22　"黑血"图像。肺动脉水平自旋回波轴位 T₁WI（"黑血"技术）。请注意血管内部的信号缺失（星号）和清晰显示的血管壁（箭号）

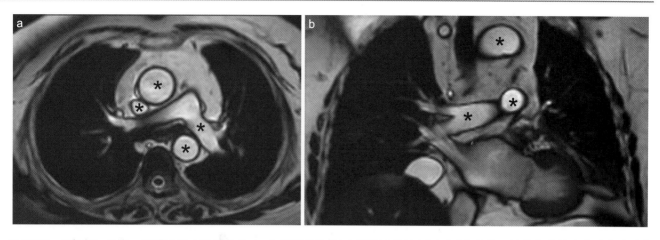

图 16.23 "亮血"图像。在肺动脉水平的轴位（a）和冠状位（b）平衡 SSFP（"亮血"）图像。请注意血管内流动血液的高信号强度（星号）

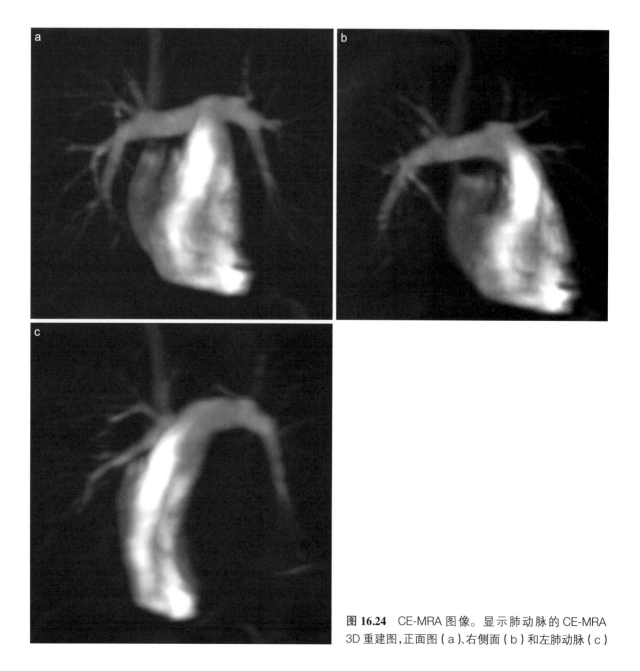

图 16.24 CE-MRA 图像。显示肺动脉的 CE-MRA 3D 重建图，正面图（a）、右侧面（b）和左肺动脉（c）

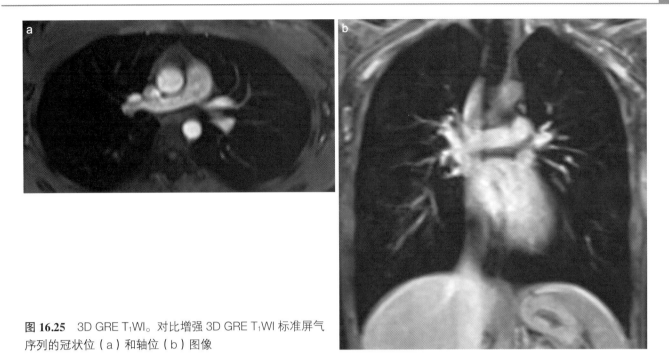

图 16.25　3D GRE T₁WI。对比增强 3D GRE T₁WI 标准屏气序列的冠状位（a）和轴位（b）图像

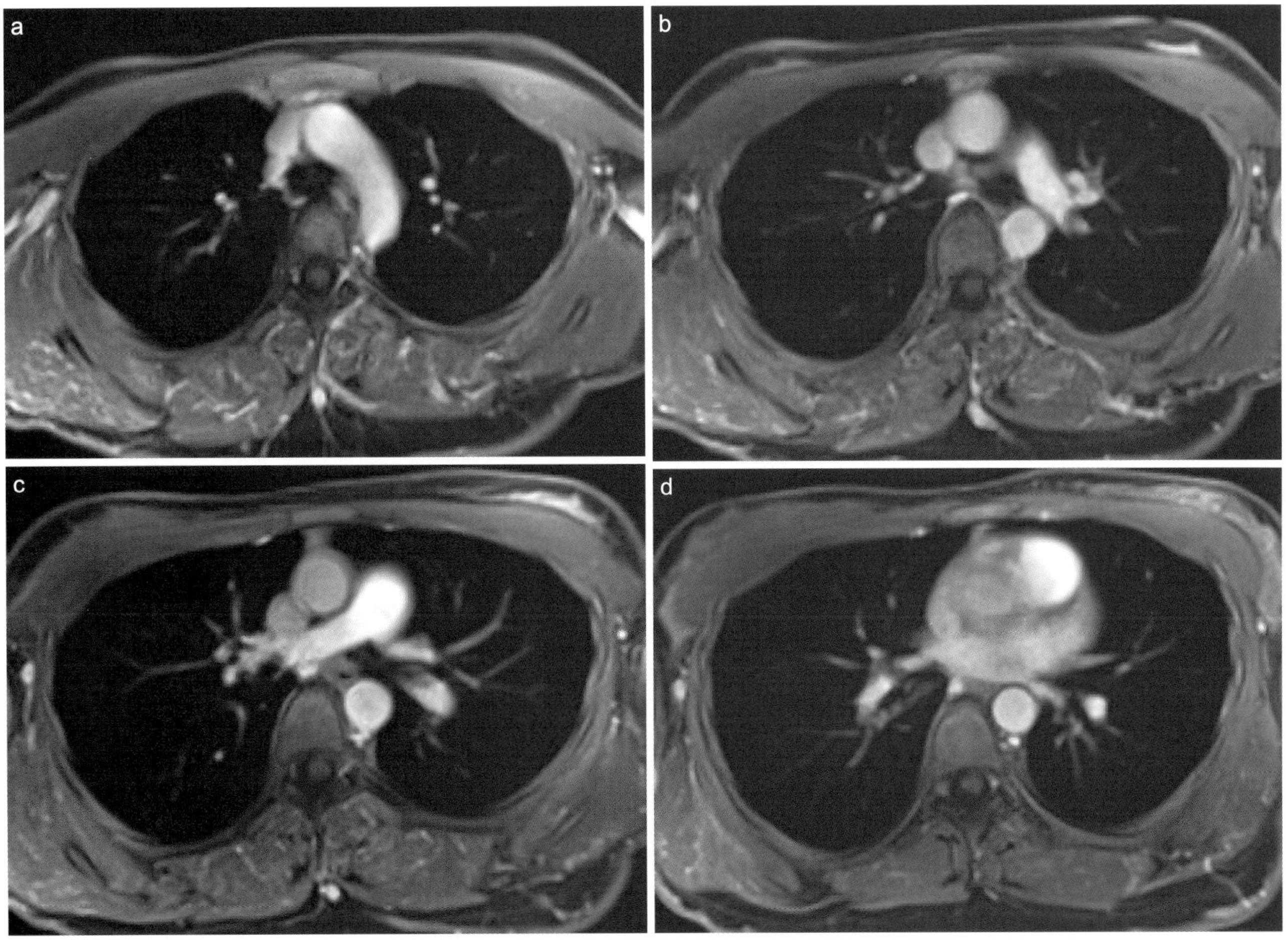

图 16.26　自由呼吸径向 3D GRE T₁WI。采用径向 k 空间采集（径向 3D GRE）的轴位（a~d）对比增强 3D GRE T₁WI。该序列允许以高空间分辨率自由呼吸技术进行采集，对于不能呼吸配合的患者尤其有用。这对评估怀疑有肺栓塞的患者有潜在的应用价值。高对比度和高空间分辨率允许对血管进行分段评估（a，d）

列。较高的时间分辨率允许在一次屏气的几秒钟内进行多达 9 次采集（图 16.27）。该序列可显示动脉和静脉局部血流动力学、局部灌注缺损和心脏分流。使用 TR-MRA，连续数据集之间共享 k 空间数据 [6]。高时间分辨率会降低空间分辨率。需要在空间分辨率和时间分辨率之间权衡，以便将采集控制在一次屏气内 [78]。

16.6.3　动态对比增强 MRI 和灌注

自 20 世纪末以来，大量实验研究了使用动态对比增强 MRI（dynamic CE-MRI, DCE-MRI）无创性评估肺灌注 [79, 80]。随着硬件和序列发展的最新进展，动态对比增强 MRI 可检测急性和慢性 PE 引起的实质性低灌注，并且与 SPECT 和 CT 血管成像检查具有良好的一致性，其灵敏度和特异度范围分别是 83% ~ 100% 和 90% ~ 100% [81-84]。但重要的是这些技术使用对比增强 3D TR-MRA 序列评估肺灌注（图 16.28），限制了其在妊娠期间的使用。

不使用对比剂的 MRI 灌注新技术使得其在孕妇中尤其有用。最近发表的研究成果表明，这些非增强灌注加权 MRI 功能序列，联合形态学上的非增强 GRE、bSSFP 序列，具有广阔前景 [84]。

16.6.4　肺血栓栓塞性疾病的检查方案选择

具体临床情况（急性或慢性肺栓塞）决定了检查方案的选择。对孕妇进行影像学检查时，放射科医师必须为母亲和胎儿选择侵入性和有害性最小的检查方法，并且尽可能提供最准确的诊断。为了安全诊断肺栓塞，应优先采用平扫 MRI 序列。正如 CT 那样，应该规定一个尽量短的扫描时间和可靠的方案。因此，在急性情况下，扫描方案应该包括 2 个或 3 个平面的 bSSFP（最好有心电图和呼吸触发）序列且应在前 5 分钟内完成。

这些无运动伪影的数据集应足以获得肺血管的整体形态和排除近端肺栓塞 [5, 24]。Revel 等 [83] 发现，对于近端肺栓塞，非增强型屏气 bSSFP 序列具有高

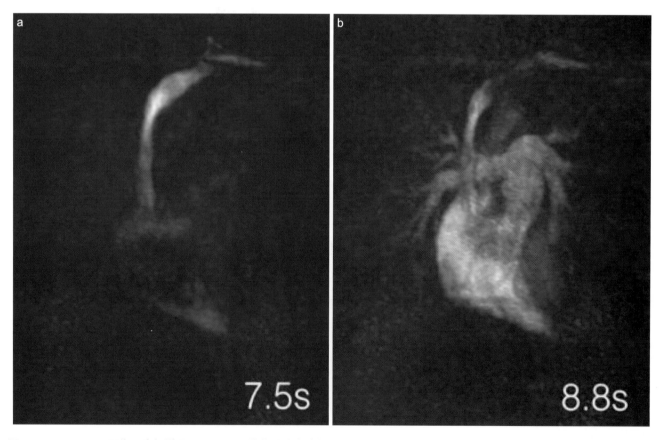

图 16.27　TR-MRA 图像。胸部增强 TR-MRA 图像的最大密度投影（maximum intensity projections, MIP）。每张图像上的数字对应于注射对比剂后延迟采集的时间（以秒为单位）。第一个图像（a）显示了通过左头臂静脉主干和下腔静脉到达右心房腔的钆对比剂。注意动脉良好的增强效果以及评估肺灌注的可能性

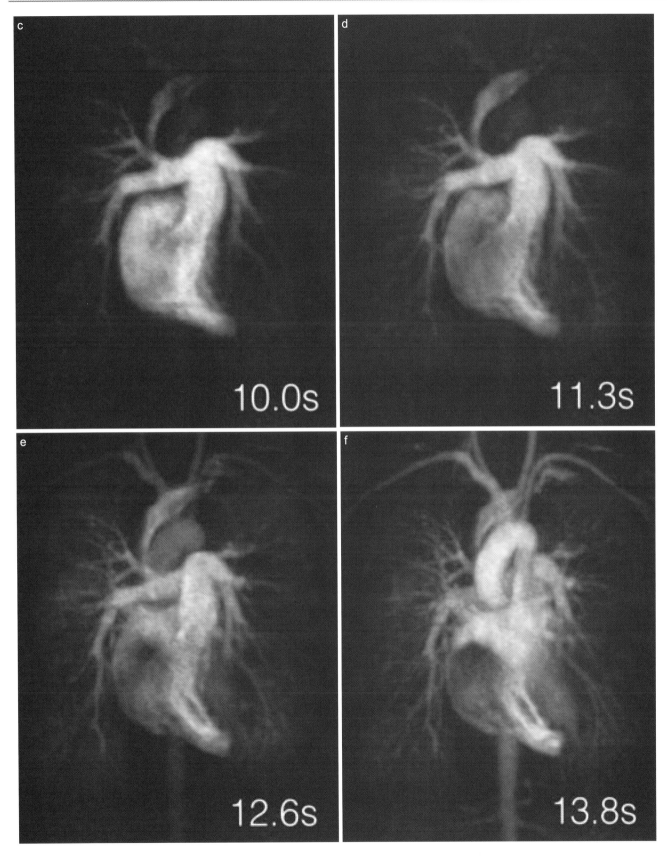

图 16.27 （续）

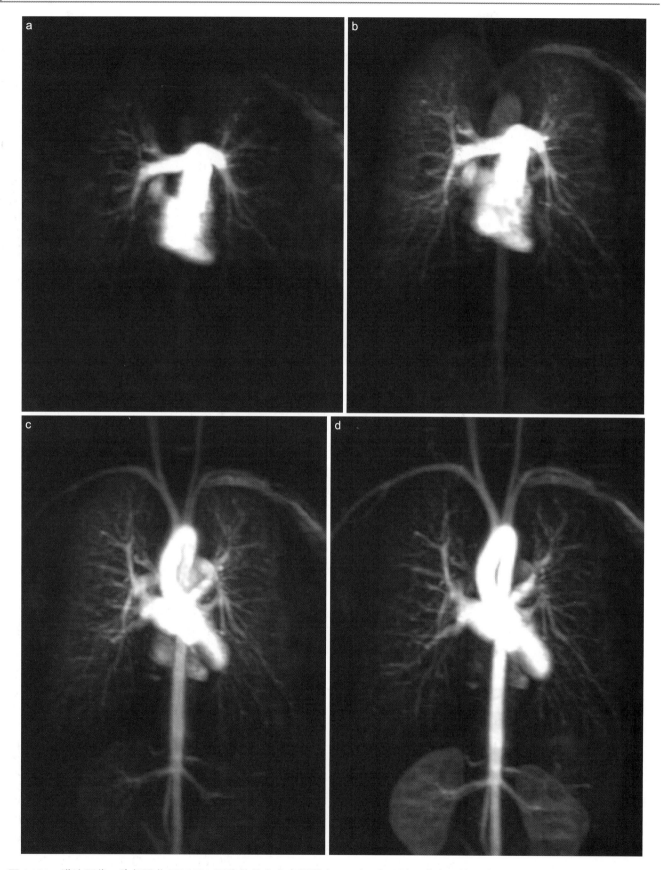

图 16.28 灌注图像。胸部强化 TR-MRA 图像的最大密度投影（a~e）。在两肺，灌注图像正常且对称，图（b）中显示出最大的强化

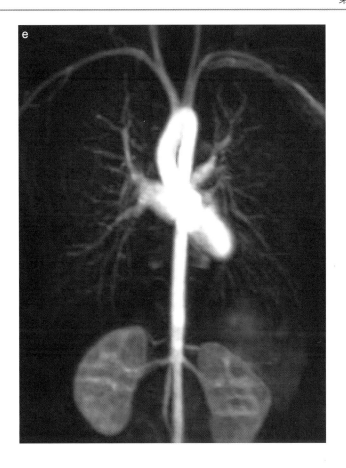

图 16.28（续）

特异度和灵敏度（分别高达 99.1％ 和 100％）。如果仍有疑问，仍然可以给予静注钆对比剂来提高诊断效果。

　　肺栓塞诊断前瞻性研究第三期（PIOPED Ⅲ）是迄今为止最大的用 MRI 检测肺栓塞的研究[76]。其结果显示，不同中心的灵敏度在 45％ ～ 100％之间，平均为 78％。本研究的局限之一是仅使用单一序列（CE-MRA）。由于临床 MRI 的使用基于对疾病的多序列和多参数评估，这些结果不应被视为反映真实的临床情况，因为非增强和增强 MRI 的结合能降低 MRI 诊断的不确定性[5, 83]。最近的一项研究[5]显示肺部血管成像检出肺栓塞的灵敏度为 55％、bSSFP 序列的灵敏度为 67％、3D GRE MRI 的灵敏度为 73％。将三个 MR 序列结合可使总体灵敏度提高到 84％。所有检测方法的特异度均为 100％，只有 MR 肺血管成像有 1 例假阳性病例。钆剂的显像比 CT 图像的碘具有更大的时间窗，因此它采集的时间要求没有 CT 严格，并且允许只注射一次对比剂扫描不同的 CE-MRA。

　　对慢性肺栓塞的针对性研究应仔细评估。通常，在这些临床环境中，检查可以推迟到分娩。大多数治疗方案必须推迟以尽量减少胎儿的风险。如果仍然需要，可以使用对比剂增强 MRI 进行评估，这种方法可以检测由慢性肺栓塞引起的肺实质低灌注，并且已经证实与单光子发射断层扫描（SPECT）和 CT 血管成像具有良好的一致性，检测肺栓塞灵敏度和特异度分别为 83％～100％ 和 90％～100％[82, 85]。

16.6.5　急性肺栓塞的影像学表现

　　非对比剂增强 MRA（NCE-MRA）序列，即平衡 SSFP 提供了直接观察血管内血块的机会，因为在血管腔内循环的血液呈高信号，血块则信号强度缺失（图 16.29）。如前所述，这种技术在近端肺栓塞方面特别有用。根据我们的经验，我们发现 bSSFP 是可视化妊娠患者中央和肺叶肺动脉并评估胸部疾病过程的完整图像的有效手段。

　　在 CE-MRA 中，栓子表现为持续性的血流减少

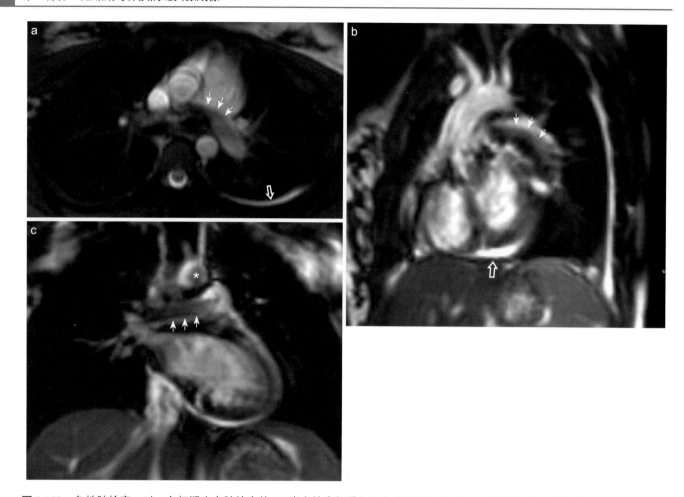

图 16.29　急性肺栓塞。对一名怀疑患有肺栓塞的 20 岁女性胸部进行了自由呼吸 MRI 检查。轴位（a）、矢状位（b）和冠状位（c）平衡 SSFP 图像显示由高信号血流包围的腔内低信号影像。这与中央鞍形肺血栓相符。血栓（箭号）在右肺动脉的冠状位和轴位图像，以及左肺动脉的矢状位图像上均可显示。注意冠状位主动脉（星号，c）处出现的低信号伪影，未在其他平面上显示，胸腔积液（空箭号 a）和心包积液（空箭号 b）

（对比剂缺失）或信号突然中断的图像（图 16.30）。多平面重建和 3D 渲染或最大密度投影（maximum intensity projection, MIP）图像等多种成像方法可以促进诊断并进一步提高该方法的灵敏度（图 16.31）。更重要的是，使用 3D GRE 序列可以检测肺动脉中的肺栓塞，也可以发现肺栓塞的继发征象，包括少血区域、肺出血（图 16.32）、梗死（图 16.33）以及其他胸部疾病包括实质病变（见前文）。由于钆的显示时间窗比碘在 CT 图像上大，因此在延迟采集时通常也可以检测到肺栓塞。获得多次 MRI 采集的可能性（由于缺乏电离辐射和钆在血管内停留时间长）提高了对诊断的信心。

右心功能可以用 bSSFP 电影成像评估，功能性成像即灌注可以进一步评价外周血管。

16.6.6　慢性肺栓塞的影像学表现

通常，在急性肺栓塞发作后，栓子可以完全溶解；然而，在极少数情况下，它们可能会遵循机化和再通的异常途径，导致特征性异常，如腔内网和带、动脉袋状末端、动脉壁不规则、狭窄病变和完全闭塞（图 16.34）。重复和无症状的小型肺栓塞事件也可以导致这些情况。慢性血栓栓塞性肺动脉高压（CTEPH）是慢性肺栓塞的主要并发症。这是一种罕见的疾病，其发病率尚不清楚，在急性肺栓塞后估计为 0.5%～3.8%，而在有复发肺栓塞病史的患者中估计为 10%[86]。在妊娠患者中该并发症的情况尚不清楚。

慢性肺栓塞改变，如不规则的血管壁、由于血

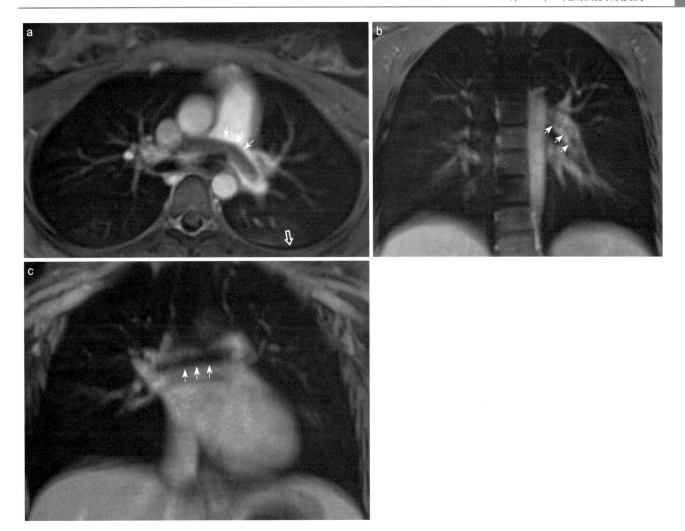

图 16.30　急性肺栓塞。20 岁女性胸部的对比增强 MRI。轴位（a）和冠状位（b,c）自由呼吸脂肪抑制对比增强 3D GRE T₁WI（径向 VIBE）显示相同的中央鞍形肺血栓，表现为腔内充盈缺损（箭号，a，c）。在冠状位图像（b）上，可以更好地观察血栓。注意上图中显示的胸腔积液在 T₁WI 上的低信号强度

管壁黏附凹形血栓而增厚、管腔内条纹和条带、异常近端锥形改变和不对称 / 节段血管缺失以及周围灌注缺损（图 16.35），均可以通过 MRI 来识别。

　　MRI 可以在一次无创检测中提供信息。一次检查中可以行高分辨 3D CE-MRA、ECG 门控相位对比 MRI 和电影 MRI 以评估动脉形态、灌注和心脏功能分析。但是目前在大多数医学中心，这不是常规的临床实践。

结　论

　　MRI 评估胸部的使用逐步增加，特别是在妊娠的患者中。MRI 可以通过使用不同且常常互补的方法对胸部进行综合评估，包括肺实质、纵隔、胸壁和肺动脉。检查方案根据临床问题而定，包括形态和功能评估等手段。妊娠的患者可能会从这种方式中获益最多。我们相信，MRI 与 CT 在识别孕妇可能发生的肺部主要形态学改变方面实力相当，MRI 在组织成分识别方面优于 CT，这对于纵隔和胸壁病变诊断尤其有利。此外，我们认为肺血管（即灌注）以及气道（即通气和换气）的功能研究很可能在不久的将来成为临床常规的一部分。

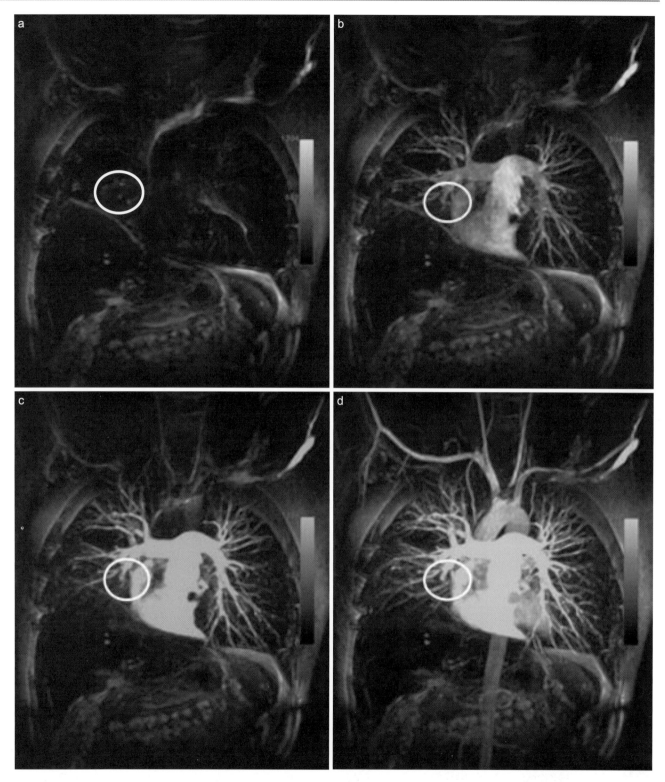

图 16.31　一位 33 岁的女性肺栓塞患者。时间分辨 MRA 显示腔内缺损和受累血管突然终止（白色圆圈）。请注意右肺下叶的实质性肺血减少

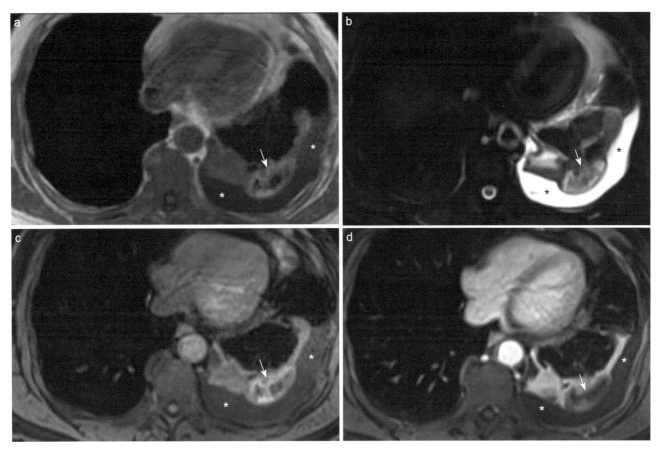

图 16.32　肺梗死。重新评估 35 岁有肺栓塞病史的患者。轴位 2D GRE T₁WI（a）、脂肪抑制快速自旋回波 T₂WI（b）以及对比剂增强前（c）和后（d）脂肪抑制 3D GRE T₁WI。这些图像显示了 T₂WI 上的中度高信号（b，箭号）、增强前 T₁WI 上的轻度高信号（a,c,箭号）以及增强后 T₁WI 上没有增强（箭号,d）。该病变与肺梗死相符,伴有轻度出血成分。注意中度胸腔积液（星号）

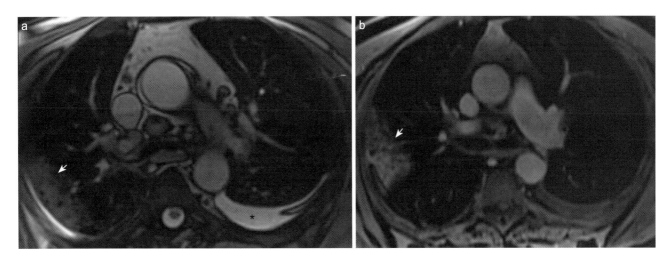

图 16.33　肺梗死。最近诊断为 PE 的 28 岁患者。轴位 bSSFP（a）和增强对比轴位和冠状位脂肪抑制 3D GRE T₁WI（b）。图像显示了与肺梗死相符合的肺楔形外周实变影（箭号）。注意左侧轻度胸腔积液（星号，a）

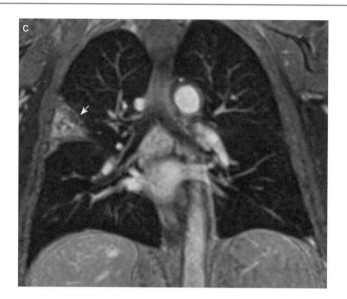

图 16.33 （续）

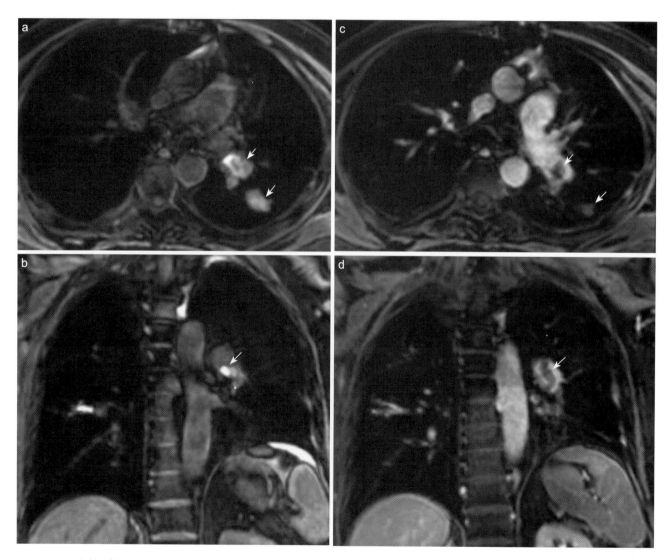

图 16.34　亚急性 / 慢性肺栓塞。进行胸部 MRI 以重新评估有肺栓塞病史的患者。轴位和冠状位增强前(a,b)和增强后对比(c,d)脂肪抑制 3D GRE T₁WI。平扫图像显示了肺动脉内部的自发性腔内血栓（箭号，a，b）。在增强图像上（箭号，c，d），这些发现与亚急性 / 慢性肺栓塞相符

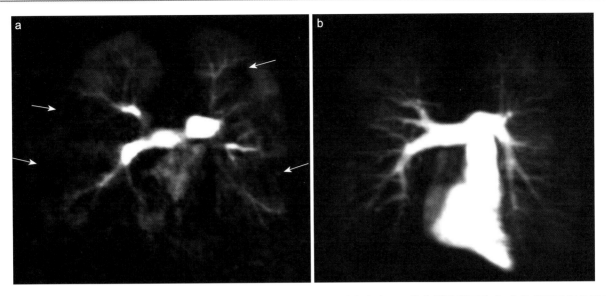

图 16.35 慢性肺栓塞。对患者进行胸部 MRI 灌注研究以评估其慢性肺栓塞病史。冠状位增强前图像（a）和增强时间分辨 MRA 灌注的最大密度投影（b）。注意在这种情况下，异质性区域和明显减少的肺区域灌注（箭号，a），其与远端动脉闭塞相符

（ António P. Matos, Fernanda Garozzo Velloni, Mamdoh AlObaidy, Rogério Zaia Pinetti, Richard C. Semelka, Miguel Ramalho　著 ）

参考文献

1. American Pregnancy Association, Pregnancy Complications. http://www.americanpregnancy.org/pregnancycomplications

2. Creanga AA, Berg CJ, Syverson C, Seed K, Bruce FC, Callaghan WM (2015) Pregnancy-related mortality in the United States, 2006–2010. Obstet Gynecol 125:5–12

3. Nair M1, Kurinczuk JJ, Brocklehurst P, Sellers S, Lewis G, Knight M (2015) Factors associated with maternal death from direct pregnancy complications: a UK national case-control study. BJOG 122(5):653–662. doi: 10.1111/1471-0528.13279. http://www.ncbi.nlm.nih.gov/pubmed/25573167. Epub 2015 Jan 9.

4. Litmanovich DE, Tack D, Lee KS, Shahrzad M, Bankier AA (2014) Cardiothoracic imaging in the pregnant patient. J Thorac Imaging 29:38–49

5. Kalb B, Sharma P, Tigges S, Ray GL, Kitajima HD, Costello JR, Chen Z, Martin DR (2012) MR imaging of pulmonary embolism: diagnostic accuracy of contrast-enhanced 3D MR pulmonary angiography, contrast-enhanced low–flip angle 3D GRE, and nonenhanced free-induction FISP sequences. Radiology 263:271–278

6. Wild JM, Marshall H, Bock M, Schad LR, Jakob PM, Puderbach M, Molinari F, Van Beek EJR, Biederer J (2012) MRI of the lung (1/3): methods. Insights Imaging 3:345–353

7. Koenigkam-Santos M, Optazaite E, Sommer G, Safi S, Heussel CP, Kauczor H-U, Puderbach M (2015) Contrast-enhanced magnetic resonance imaging of pulmonary lesions: description of a technique aiming clinical practice. Eur J Radiol 84:185–192

8. Salehi Ravesh M, Brix G, Laun FB, Kuder TA, Puderbach M, Ley-Zaporozhan J, Ley S, Fieselmann A, Herrmann MF, Schranz W, Semmler W, Risse F (2012) Quantification of pulmonary microcirculation by dynamic contrast-enhanced magnetic resonance imaging: comparison of four regularization methods. Magn Reson Med 69:188–199

9. Kim KW, Lee JM, Jeon YS, Kang SE, Baek JH, Han JK, Choi BI, Bang Y-J, Kiefer B, Block KT, Ji H, Bauer S, Kim C (2012) Free-breathing dynamic contrast-enhanced MRI of the abdomen and chest using a radial gradient echo sequence with K-space weighted image contrast (KWIC). Eur Radiol 23:1352–1360

10. Lin Y-R, Tsai S-Y, Huang T-Y, Chung H-W, Huang Y-L, Wu F-Z, Lin C-C, Peng N-J, Wu M-T (2013) Inflow-weighted pulmonary perfusion: comparison between dynamic contrast-enhanced MRI versus perfusion scintigraphy in complex pulmonary circulation. J Cardiovasc Magn Reson 15:21

11. Koyama H, Ohno Y, Seki S, Nishio M, Yoshikawa T, Matsumoto S, Maniwa Y, Itoh T, Nishimura Y, Sugimura K (2015) Value of diffusion-weighted MR imaging using various parameters for assessment and characterization of solitary pulmonary nodules. Eur J Radiol 84:509–515

12. Liu H, Liu Y, Yu T, Ye N, Wang Q (2014) Evaluation of apparent diffusion coefficient associated with pathological grade of lung carcinoma, before therapy. J Magn Reson Imaging. doi: 10.1002/jmri.24823. [Epub ahead of print]

13. Expert Panel on MR Safety, Kanal E, Barkovich AJ, Bell C, Borgstede JP, Bradley WG Jr, Froelich JW, Gimbel JR, Gosbee JW, Kuhni-Kaminski E, Larson PA, Lester JW Jr, Nyenhuis J, Schaefer DJ, Sebek EA, Weinreb J, Wilkoff BL, Woods TO, Lucey L, Hernandez D (2013) ACR guidance document on MR safe practices: 2013. J Magn Reson Imaging 37:501–530

14. Webb JAW, Thomsen HS, Morcos SK, Members of Contrast Media Safety Committee of European Society of Urogenital Radiology (ESUR) (2004) The use of iodinated and gadolinium contrast media during pregnancy and lactation. Eur Radiol 15:1234–1240

15. Leung AN, Bull TM, Jaeschke R, Lockwood CJ, Boiselle PM, Hurwitz LM, James AH, McCullough LB, Menda Y, Paidas MJ, Royal HD, Tapson VF, Winer-Muram HT, Chervenak FA, Cody DD, McNitt-Gray MF, Stave CD, Tuttle BD (2011) An Official American Thoracic Society/Society of Thoracic Radiology clinical practice guideline: evaluation of suspected pulmonary embolism in pregnancy. Am J Respir Crit Care Med 184:1200–1208

16. Heredia V, Altun E, Ramalho M, de Campos R, Azevedo R, Pamuklar E, Semelka RC (2012) MRI of pregnant patients for suspected pulmonary embolism: steady-state free precession vs postgadolinium 3D-GRE. Acta Med Port 25:359–367

17. Barreto MM, Rafful PP, Rodrigues RS, Zanetti G, Hochhegger B, Souza AS Jr, Guimaraes MD, Marchiori E (2013) Correlation

between computed tomographic and magnetic resonance imaging findings of parenchymal lung diseases. Eur J Radiol 82:e492–e501

18. Mulkern R, Haker S, Mamata H, Lee E, Mitsouras D, Oshio K, Balasubramanian M, Hatabu H (2014) Lung parenchymal signal intensity in MRI: a technical review with educational aspirations regarding reversible versus irreversible transverse relaxation effects in common pulse sequences. Concepts Magn Reson Part A Bridg Educ Res 43A:29–53

19. Chung JH, Little BP, Forssen AV, Yong J, Nambu A, Kazlouski D, Puderbach M, Biederer J, Lynch DA (2013) Proton MRI in the evaluation of pulmonary sarcoidosis: comparison to chest CT. Eur J Radiol 82:2378–2385

20. Corteville DM1, Kjïrstad Å, Henzler T, Zöllner FG, Schad LR (2015) Fourier decomposition pulmonary MRI using a variable flip angle balanced steady-state free precession technique. Magn Reson Med 73(5):1999–2004. doi: 10.1002/mrm.25293. http://www.ncbi.nlm.nih.gov/pubmed/24845240

21. Biederer J, Heussel C, Puderbach M, Wielpuetz M (2014) Functional magnetic resonance imaging of the lung. Semin Respir Crit Care Med 35:074–082

22. Leighton B, Fish J (2008) Pulmonary Disease in Pregnancy. Glob. libr. women's med., (ISSN:1756–2228) doi: 10.3843/GLOWM.10170

23. Chen YH, Keller J, Wang IT, Lin CC, Lin HC (2012) Pneumonia and pregnancy outcomes: a nationwide population-based study. Am J Obstet Gynecol 207:288–289

24. Biederer J, Mirsadraee S, Beer M, Molinari F, Hintze C, Bauman G, Both M, Van Beek EJR, Wild J, Puderbach M (2012) MRI of the lung (3/3)-current applications and future perspectives. Insights Imaging 3:373–386

25. Liszewski MC, Hersman FW, Altes TA, Ohno Y, Ciet P, Warfield SK, Lee EY (2013) Magnetic resonance imaging of pediatric lung parenchyma, airways, vasculature, ventilation, and perfusion. Radiol Clin North Am 51:555–582

26. Attenberger UI, Morelli JN, Henzler T, Buchheidt D, Fink C, Schoenberg SO, Reichert M (2014) 3Tesla proton MRI for the diagnosis of pneumonia/lung infiltrates in neutropenic patients with acute myeloid leukemia: initial results in comparison to HRCT. Eur J Radiol 83:e61–e66

27. Hirsch W, Sorge I, Krohmer S, Weber D, Meier K, Till H (2008) MRI of the lungs in children. Eur J Radiol 68:278–288

28. Eibel R, Herzog P, Dietrich O, Rieger CT, Ostermann H, Reiser MF, Schoenberg SO (2006) Pulmonary abnormalities in immuno-compromised patients: comparative detection with parallel acquisition MR imaging and thin-section helical CT 1. Radiology 241:880–891

29. Sugarman J, Colvin C, Moran AC, Oxlade O (2014) Tuberculosis in pregnancy: an estimate of the global burden of disease. Lancet Glob Health 2:e710–e716

30. Peprah KO, Andronikou S, Goussard P (2012) Characteristic magnetic resonance imaging low T2 signal intensity of necrotic lung parenchyma in children with pulmonary tuberculosis. J Thorac Imaging 27:171–174

31. Vogt FM, Herborn CU, Hunold P, Lauenstein TC, Schroder T, Debatin JF, Barkhausen J (2004) HASTE MRI versus chest radiography in the detection of pulmonary nodules: comparison with MDCT. AJR Am J Roentgenol 183:71–78

32. Hansell DM, Bankier AA, MacMahon H, McLoud TC, Muller NL, Remy J (2008) Fleischner Society: glossary of terms for thoracic imaging 1. Radiology 246:697–722

33. Leutner CC, Gieseke J, Lutterbey G, Kuhl CK, Glasmacher A, Wardelmann E, Theisen A, Schild HH (2000) MR imaging of pneumonia in immunocompromised patients: comparison with helical CT. AJR Am J Roentgenol 175:391–397

34. Rizzi EB, Schinina V, Cristofaro M, Goletti D, Palmieri F, Bevilacqua N, Lauria FN, Girardi E, Bibbolino C (2011) Detection of pulmonary tuberculosis: comparing MR imaging with HRCT. BMC Infect Dis 11:243

35. Lin S, Leonard D, Co MAM, Mukhopadhyay D, Giri B, Perger L, Beeram MR, Kuehl TJ, Uddin MN (2015) Pre-eclampsia has an adverse impact on maternal and fetal health. Transl Res 165:449–463

36. Pereira A, Krieger BP (2004) Pulmonary complications of pregnancy. Clin Chest Med 25:299–310

37. Murphy VE (2006) Asthma exacerbations during pregnancy: incidence and association with adverse pregnancy outcomes. Thorax 61:169–176

38. Bauman G, Eichinger M (2012) Ventilation and perfusion magnetic resonance imaging of the lung. Pol J Radiol 77:37–46

39. Sileo C, Corvol H, Boelle P-Y, Blondiaux E, Clement A, Le Pointe HD (2014) HRCT and MRI of the lung in children with cystic fibrosis: comparison of different scoring systems. J Cyst Fibros 13:198–204

40. Failo R, Wielopolski PA, Tiddens HAWM, Hop WCJ, Pozzi Mucelli R, Lequin MH (2009) Lung morphology assessment using MRI: a robust ultrashort TR/TE 2D steady state free precession sequence used in cystic fibrosis patients. Magn Reson Med 61:299–306

41. Luboldt W, Wetter A, Eichler K, Vogl TJ, Wagner TOF, Seemann MD (2006) Determination of the optimal MRI sequence for the detection of malignant lung nodules. Eur J Med Res 11:336–342

42. Frericks BB, Meyer BC, Martus P, Wendt M, Wolf K-J, Wacker F (2008) MRI of the thorax during whole-body MRI: evaluation of different MR sequences and comparison to thoracic multidetector computed tomography (MDCT). J Magn Reson Imaging 27:538–545

43. Leppert PC, Peipert JF (2004) Primary care for women. Lippincott Williams & Wilkins, Philadelphia

44. Lin W-C, Chang Y-C, Chang C-Y, Cheng Y-C, Hwang J-J (2012) Primary lung cancers <1 cm found with MR screening appeared larger with half-Fourier sequences than with three-dimensional acquisition techniques. J Clin Imaging 36:739–745

45. Wang Y-XJ, Gong J-S, Suzuki K, Morcos SK (2014) Evidence based imaging strategies for solitary pulmonary nodule. J Thorac Dis 6:872–887

46. Biederer J (2008) MRI of pulmonary nodules: technique and diagnostic value. Cancer Imaging 8:125–130

47. Uto T, Takehara Y, Nakamura Y, Naito T, Hashimoto D, Inui N, Suda T, Nakamura H, Chida K (2009) Higher sensitivity and specificity for diffusion-weighted imaging of malignant lung lesions without apparent diffusion coefficient quantification 1. Radiology 252:247–254

48. Mori T, Nomori H, Ikeda K, Kawanaka K, Shiraishi S, Katahira K, Yamashita Y (2008) Diffusion-weighted magnetic resonance imaging for diagnosing malignant pulmonary nodules/masses: comparison with positron emission tomography. J Thorac Oncol 3:358–364

49. Satoh S, Kitazume Y, Ohdama S, Kimula Y, Taura S, Endo Y (2008) Can malignant and benign pulmonary nodules be differentiated with diffusion-weighted MRI? AJR Am J Roentgenol 191:464–470

50. Sarıman N, Levent E, Yener NA, Orki A, Saygı A (2013) Lung cancer and pregnancy. Lung Cancer 79:321–323

51. Ohno Y (2014) New applications of magnetic resonance imaging for thoracic oncology. Semin Respir Crit Care Med 35:027–040

52. Henzler T, Schmid-Bindert G, Schoenberg SO, Fink C (2010) Diffusion and perfusion MRI of the lung and mediastinum. Eur J Radiol 76:329–336

53. Liu S, Li C, Yu X, Liu M, Fan T, Chen D, Zhang P, Ren R (2015) Diagnostic accuracy of MRI-guided percutaneous transthoracic needle biopsy of solitary pulmonary nodules. Cardiovasc Intervent Radiol 38:416–421

54. Hasegawa I, Boiselle PM, Kuwabara K, Sawafuji M, Sugiura H (2008) Mediastinal lymph nodes in patients with non-small cell lung cancer: preliminary experience with diffusion-weighted MR imaging. J Thorac Imaging 23:157–161

55. Juanpere S, Canete N, Ortuno P, Martinez S, Sanchez G, Bernado L (2012) A diagnostic approach to the mediastinal masses. Insights Imaging 4:29–52

56. Seki S, Koyama H, Ohno Y, Nishio M, Takenaka D, Maniwa Y, Itoh T, Nishimura Y, Sugimura K (2014) Diffusion-weighted MR imaging vs. multidetector row CT: direct comparison of capability for assessment of management needs for anterior mediastinal solitary tumors. Eur J Radiol 83:835–842

57. Tomiyama N, Honda O, Tsubamoto M, Inoue A, Sumikawa H, Kuriyama K, Kusumoto M, Johkoh T, Nakamura H (2009) Anterior mediastinal tumors: diagnostic accuracy of CT and MRI. Eur J Radiol 69:280–288

58. Shin KE, Yi CA, Kim TS, Lee HY, Choi YS, Kim HK, Kim J (2013) Diffusion-weighted MRI for distinguishing non-neoplastic cysts from solid masses in the mediastinum: problem-solving in mediastinal masses of indeterminate internal characteristics on CT. Eur Radiol 24:677–684

59. Whitten CR, Khan S, Munneke GJ, Grubnic S (2007) A diagnostic approach to mediastinal abnormalities 1. Radiographics 27:657–671

60. Shahrzad M, Le TSM, Silva M, Bankier AA, Eisenberg RL (2014) Anterior mediastinal masses. AJR Am J Roentgenol 203:W128–W138

61. Strollo DC, de Christenson MLR, Jett JR (1997) Primary mediastinal tumors. Part 1: tumors of the anterior mediastinum. Chest 112:511–522

62. Duwe BV, Sterman DH, Musani AI (2005) Tumors of the mediastinum. Chest 128:2893–2909

63. Ackman JB, Wu CC (2011) MRI of the thymus. AJR Am J Roentgenol 197:W15–W20

64. Inaoka T, Takahashi K, Mineta M, Yamada T, Shuke N, Okizaki A, Nagasawa K, Sugimori H, Aburano T (2007) Thymic hyperplasia and thymus gland tumors: differentiation with chemical shift MR imaging 1. Radiology 243:869–876

65. Chen MM, Coakley FV, Kaimal A, Laros RK (2008) Guidelines for computed tomography and magnetic resonance imaging use during pregnancy and lactation. Obstet Gynecol 112:333–340

66. Sasaki M, Sumi M, Kaneko K-I, Ishimaru K, Takahashi H, Nakamura T (2012) Multiparametric MR imaging for differentiating between benign and malignant thyroid nodules: initial experience in 23 patients. J Magn Reson Imaging 38:64–71

67. Wu Y, Yue X, Shen W, Du Y, Yuan Y, Tao X, Tang CY (2013) Diagnostic value of diffusion-weighted MR imaging in thyroid disease: application in differentiating benign from malignant disease. BMC Med Imaging 13:23

68. Tanaka O, Kiryu T, Hirose Y, Iwata H, Hoshi H (2005) Neurogenic tumors of the mediastinum and chest wall: MR imaging appearance. J Thorac Imaging 20:316–320

69. Kiryu T, Ohashi N, Hoshi H, Iwata H, Shimokawa K, Kawaguchi S (2003) Mediastinal schwannoma: MR imaging findings of an unusual case presenting as a lobulated mass with internal fibrous septa. Clin Radiol 58:652–655

70. Bourjeily G, Paidas M, Khalil H, Rosene-Montella K, Rodger M (2010) Pulmonary embolism in pregnancy. Lancet 375:500–512

71. Russo V, Renzulli M, Buttazzi K, Fattori R (2005) Acquired diseases of the thoracic aorta: role of MRI and MRA. Eur Radiol 16:852–865

72. Wheaton AJ, Miyazaki M (2012) Non-contrast enhanced MR angiography: physical principles. J Magn Reson Imaging 36:286–304

73. Miyazaki M, Akahane M (2011) Non-contrast enhanced MR angiography: established techniques. J Magn Reson Imaging 35:1–19

74. Prince MR (1994) Gadolinium-enhanced MR aortography. Radiology 191:155–164

75. Stein PD, Gottschalk A, Sostman HD, Chenevert TL, Fowler SE, Goodman LR, Hales CA, Hull RD, Kanal E, Leeper KV, Nadich DP, Sak DJ, Tapson VF, Wakefield TW, Weg JG, Woodard PK (2008) Methods of Prospective Investigation of Pulmonary Embolism Diagnosis III (PIOPED III). Semin Nucl Med 38:462–470

76. Stein PD, Chenevert TL, Fowler SE, Goodman LR, Gottschalk A, Hales CA, Hull RD, Jablonski KA, Leeper KV, Naidich DP, Sak DJ, Sostman HD, Tapson VF, Weg JG, Woodard PK, Woodard PK (2010) Gadolinium-enhanced magnetic resonance angiography for pulmonary embolism: a multicenter prospective study (PIOPED III). Ann Intern Med 152:434–443

77. Riederer SJ, Bernstein MA, Breen JF, Busse RF, Ehman RL, Fain SB, Hulshizer TC, Huston J, King BF, Kruger DG, Rossman PJ, Shah S (2000) Three-dimensional contrast-enhanced MR angiography with real-time fluoroscopic triggering: design specifications and technical reliability in 330 patient studies. Radiology 215:584–593

78. Ersoy H, Goldhaber SZ, Cai T, Luu T, Rosebrook J, Mulkern R, Rybicki F (2007) Time-resolved MR angiography: a primary screening examination of patients with suspected pulmonary embolism and contraindications to administration of iodinated contrast material. AJR Am J Roentgenol 188:1246–1254

79. Hatabu H, Tadamura E, Levin DL, Chen Q, Li W, Kim D, Prasad PV, Edelman RR (1999) Quantitative assessment of pulmonary perfusion with dynamic contrast-enhanced MRI. Magn Reson Med 42:1033–1038

80. Hatabu H, Gaa J, Kim D, Li W, Prasad PV, Edelman RR (1996) Pulmonary perfusion: qualitative assessment with dynamic contrast-enhanced MRI using ultra-short TE and inversion recovery turbo FLASH. Magn Reson Med 36:503–508

81. Zhang LJ, Luo S, Yeh BM, Zhou CS, Tang CX, Zhao Y, Li L, Zheng L, Huang W, Lu GM (2013) Diagnostic accuracy of three-dimensional contrast-enhanced MR angiography at 3-T for acute pulmonary embolism detection: comparison with multidetector CT angiography. Int J Cardiol 168:4775–4783

82. Rajaram S, Swift AJ, Telfer A, Hurdman J, Marshall H, Lorenz E, Capener D, Davies C, Hill C, Elliot C, Condliffe R, Wild JM, Kiely DG (2013) 3D contrast-enhanced lung perfusion MRI is an effective screening tool for chronic thromboembolic pulmonary hypertension: results from the ASPIRE Registry. Thorax 68:677–678

83. Revel MP, Sanchez O, Lefort C, Meyer G, Couchon S, Hernigou A, Niarra R, Chatellier G, Frija G (2013) Diagnostic accuracy of unenhanced, contrast-enhanced perfusion and angiographic MRI sequences for pulmonary embolism diagnosis: results of independent sequence readings. Eur Radiol 23:2374–2382

84. Schönfeld C1, Cebotari S2, Voskrebenzev A1, Gutberlet M1, Hinrichs J1, Renne J1, Hoeper MM3, Olsson KM3, Welte T3, Wacker F1, Vogel-Claussen J1 (2015) Performance of perfusion-weighted Fourier decomposition MRI for detection of chronic pulmonary emboli. J Magn Reson Imaging 42(1):72–79. doi: 10.1002/jmri.24764. http://www.ncbi.nlm.nih.gov/pubmed/25227559. Epub 2014 Sep 17.

85. Nikolaou K, Schoenberg SO, Attenberger U, Scheidler J, Dietrich O, Kuehn B, Rosa F, Huber A, Leuchte H, Baumgartner R, Behr J, Reiser MF (2005) Pulmonary arterial hypertension: diagnosis with fast perfusion MR imaging and high-spatial-resolution MR angiography—preliminary experience 1. Radiology 236:694–703

86. Wirth G, Bruggemann K, Bostel T, Mayer E, Duber C, Kreitner K (2014) Chronic thromboembolic pulmonary hypertension (CTEPH) – potential role of multidetector-row CT (MD-CT) and MR imaging in the diagnosis and differential diagnosis of the disease. Fortschr Rontgenstr 186:751–761

第 17 章　妊娠期心血管疾病 MRI

17.1　妊娠对心血管功能的影响

建立对妊娠期和围生期血流动力学变化的理解是应用 MRI 作为心血管系统评估的工具的关键。尽管文献中有不同程度的报告，在妊娠早期，钠和水的潴留导致总血容量增加，据估计，总血容量增加约为 50%[28]。血容量的增加通常在妊娠中期达到高峰，并在围生期继续升高。虽然血浆容积的增加与红细胞生成的增加有关，但通常仍可观察到患者红细胞比容的轻度下降，这会导致稀释性贫血[58]。生理性血容量增加大部分分布在胎盘以及母体肾和皮肤。

血容量的增加导致心输出量代偿性地增加。心输出量即每搏输出量乘以心率，已被证明最多上升到约基线的 50% 以上。虽然这些变化与左心房和左心室增大、瓣膜口面积和左心室壁厚度的逐渐增加相关[68]，但在健康的孕妇中，左心室功能似乎保持良好表现[51]。心输出量的增加是对血容量增加导致的前负荷增加和全身血管阻力降低导致的后负荷减少的生理性代偿反应。

此外，妊娠期间血管顺应性普遍增加。这种现象是多因素的，可能受多种因素的影响，包括激素水平的改变、心脏供血量的增加以及血管壁结构的变化[29]。血管顺应性的提高使患者血管并发症的风险增加，如夹层和动脉瘤形成。

妊娠也会导致高凝状态。从根本上讲，多种凝血因子产生增加，蛋白 S 产生降低和纤溶系统受抑制[74]。当伴有其他影响时，例如由妊娠子宫压迫下腔静脉引起的静脉回流受阻引起静脉曲张，以及不活动和卧床时间较长发生血栓栓塞的风险急剧增加[74]。

分娩过程可能与突然和剧烈的血流动力学变化有关。不仅是由于血液循环，疼痛和焦虑以及在分娩过程中使用麻醉都会引起的心输出量的增加[29]。

当然，在剖宫产的情况下，并不存在心输出量的显著增加，仅可观察到产后心输出量的轻度增加[29]。

在产后早期，由于子宫恢复，伴随有心脏输入的增加，随后在产后最初几个月逐渐恢复到基线[14]。

总体而言，心功能、血管内容积和血管顺应性的改变使孕妇面临一系列临床危险因素。根据动态的心血管系统的资料进行细致的评估是及时和准确诊断的关键。本章讨论了用以评估孕妇心血管系统的变化的 MRI。

17.2　妊娠期心血管疾病的影像学检查

在妊娠期间和围生期出现的各种心血管疾病需要对其进行准确和迅速的诊断。心脏计算机断层扫描和传统血管成像通常用于非妊娠人群，由于胎儿有暴露于电离辐射的风险，在妊娠患者中通常避免使用它们（参见在妊娠患者中使用电离辐射的综述[1]）。

因此，主要的影像选择包括经胸和经食管超声心动图和 MRI。超声心动图仍然是妊娠期间许多不同的心血管疾病最初诊断的主要工具。然而，MRI 技术的持续进步使其成为在某些临床情况下与超声心动图相当甚至超过超声心动图的一种技术。

本章将详细介绍 MRI 对先天性和后天性心血管疾病的诊断价值。MRI 可以很好地评估左心室形态、功能以及瓣膜病。MRI 被认为优于其他成像方式，特别是用于心包疾病的评估[1]。磁共振电影成像检查可以评估心脏功能和血流动力学。非对比 MR 血管成像技术可以详细评估血管病变。

必须慎重考虑使用基于钆的对比剂。基于钆的对比剂是 FDA C 类药物，钆的致畸作用已在动物实验中得到证实，该实验是让动物暴露于 3 ~ 33 倍临床人类每日剂量 12 天[18]。关于钆和 MRI 对胎儿的安全性的进一步讨论详见本书其他章节。

在选择成像技术时，必须考虑完成 MRI 检查所需的时间。在紧急的临床情况下，成像检查的时间长度可能会妨碍其使用。此外，很多 MRI 检查也不适合需要生命支持和高级的 ICU 级护理的危重患者。因此，在危重患者中更适合使用可以在床边完成更快的检查或更快的检查手段。

通常超声心动图检查可能受到较差的声学窗口或心脏结构的视觉效果的限制。在这种情况下，MRI 经常被用作解决争议的工具，以获得对患者更完整的评估[78]。MRI 对主动脉病变、复杂先天性心脏病和心脏肿瘤尤其有益（图 17.1）。

在 Ducas 等的 CHIRP 研究（妊娠期心血管 MRI）中[25]，MRI 和经胸超声心动图的前瞻性比较表明，两者的左心室质量、每搏输出量和心输出量方面的数据有良好的相关性。有趣的是，经胸超声心动图所得到的始终是低估数据。这项研究为我们提供了正常妊娠的心脏参考指标以供将来与各种病理条件比较。

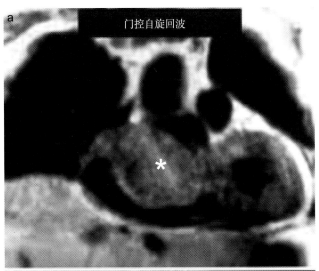
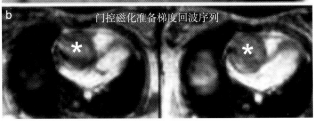

图 17.1 37 岁妇女，G3P2，在妊娠 24 周时表现为不断加重的呼吸急促。冠状门控自旋回波（A）和轴向梯度回波电影图像（B）显示右心房内 5cm 带蒂肿块（*）。28 周手术分娩后进行了右房黏液瘤切除术

17.3 妊娠期母体心脏 MRI 基础

虽然传统的和实验的 MRI 序列都可以用来评估心血管系统，但一些关键的序列本质上才是心血管 MRI 的主力序列。基本的解剖评估常规依赖黑血和亮血序列。在自旋回波技术的黑血成像中，心脏组织表现出高信号，血液具有低信号强度，因此呈黑色。在梯度回波技术的亮血序列中，心脏组织具有低信号强度和血池具有高信号强度。亮血技术不仅是有利于解剖评估，也有利于评估左心室和瓣膜功能以及评估各种心内分流。类似于亮血技术，SSFP 序列具有良好的时间和空间分辨率，有时用于电影成像。为了完成瓣膜和任何心内分流的功能评估，经常使用流速编码技术或相位对比技术。

为确保良好的诊断质量，心电和呼吸门控可能是需要的。传统上，心电门控被用于整个成像采集过程。心房颤动或过度不规则搏动的存在会干扰心电门控，并影响图像质量。呼吸运动的存在也会降低图像质量。根据每个序列的图像采集所需的时间长度，应使用屏气技术或呼吸门控。另外，超快速"实时"心脏 MR 可以在没有心电或呼吸触发的情况下进行[60]。

应特别注意患者的体位。妊娠子宫可引起静脉压迫，从而影响血流动力学的基线。Rossi 等[69]进行的一项研究得出结论：患者的体位影响静脉回流、每搏输出量和心输出量。建议从妊娠第 20 周开始，患者应置于左侧卧位，而不是仰卧位。这对于在整个妊娠期间接受系列检查的患者来说非常重要。体位应保持在左侧卧位以确保功能的变化不会被仰卧位混淆。

CHIRP 研究[25]对正常健康孕妇的 MRI 表现进行了详细的研究。了解发生在妊娠期间的预期生理变化和相关的 MRI 表现至关重要。作者的研究表明妊娠晚期表现为左心室舒张末期容积和左心室舒张末期内径的增加，左心室质量也有显著增加。心率和每搏输出量的增加也导致心输出量的增加。

CHIRP 研究还显示右心室舒张末期内径、右心室质量和右心室容积显著增加。此外在妊娠晚期还有双心房扩大。有趣的是，在整个妊娠期间，主动脉根部或升主动脉的大小或形状没有变化。

17.4　先天性心血管疾病的评估

17.4.1　房间隔缺损

房间隔缺损（atrial septal defects, ASD）是一种很常见的先天性心脏畸形，约占全世界先天性心脏病的13%[76]。器官发育过程中，心脏胚胎形成过程中的异常可导致多种不同的缺陷。房间隔缺损的两种最常见的类型是原发孔房间隔缺损和继发孔房间隔缺损。原发孔房间隔缺损发生于房间隔尖部。这一缺陷为心内膜垫的发育异常。这种类型的房间隔缺损常常合并房室瓣畸形以及室间隔缺损。继发孔房间隔缺损是第二房间隔（继发间隔）的发育终止的结果。或者，这种缺陷也可能是第一房间隔（原发房间隔）过度吸收的结果。继发孔房间隔缺损比原发孔房间隔缺损更常见，在女性中前者是后者的2倍[43]。房间隔缺损也可累及静脉窦和冠状窦。静脉窦房间隔缺损非常罕见，可导致上、下腔静脉和右肺静脉之间连通。Ganigara 等[34]的研究表明，这个疾病的诊断尤其具有挑战性，而 MRI 是不可或缺的诊断工具。累及冠状窦被认为是最罕见的类型。在此型中，无顶冠状静脉窦直接与左心房相连。

房间隔缺损患者的临床表现可根据缺陷的大小和左向右分流的血流动力学改变而变化。虽然一些患者可能在相当长的一段时间内无症状，但妊娠等生理状态增加了对心血管系统的需求，可能导致一些临床表现。常见的临床表现包括房性心律失常、全身疲劳以及呼吸困难。在体格检查中，患者可能表现为胸骨旁右心室抬高。典型的是在听诊中可听到第二心音分裂。虽然收缩期喷射杂音经常存在，但这很容易被忽视，因为它可能和妊娠的生理杂音十分相像。在妊娠期间，大的房间隔缺损可能导致充血性心力衰竭，或者患者也可能发展为房性心律失常。考虑到妊娠导致的高凝状态，外周深静脉血栓形成的发展特别值得关注，因为理论上存在可能的栓塞风险。

根据临床表现，可接受包括心电图和特殊情况下的胸片检查在内的初步医学检查。心电图可能表现为右束支传导阻滞。根据缺陷的大小，X 线照片可以显示右心的扩大和肺血管充血的迹象。超声心动图是诊断缺陷的位置和程度的首选诊断检查手段。然而，在更复杂的情况下，心脏 MRI 是有用的。事实上，MRI 正在成为完整诊断工作的重要组成部分[67]。特别有利的是，Beerbaum 等的研究[9]表明，心脏 MRI 可以使用相位对比电影技术来量化血流。心脏 MRI 可以提供缺陷大小和位置的详细评估，也有助于检测其他相关的情况，如肺静脉回流异常。此外，MRI 可用于诊断更罕见类型的房间隔缺损，例如冠状静脉窦房间隔缺损[15]。在直接将心脏 MRI 与经食管超声心动图进行比较时，Piaw 等[64]的研究表明，心脏 MRI 平衡快速场回波电影成像和相位对比技术与超声心动图的测量结果有很好的相关性，并提供了额外的关于解剖学的信息。

Alpendurada 等[3]建议使用如单次激发快速自旋回波序列和单次激发平衡 SSFP 序列在横断面、冠状面和矢状面上进行解剖结构中的初始 MRI 评估。电影成像也被推荐用于充分的解剖学评估。特别是对于房间隔缺损，房室平面中的短轴电影图像对于精确评估可能特别关键。最后，流量测量可用于评估房间隔缺损对心功能的动态影响。同样，Gulati 等[42]在描述他们如何评估房间隔缺损时，建议使用轴向黑血快速自旋回波序列图像，其次是亮血 SSFP 序列。最后，可使用速度编码的电影序列来评估流量。

在需要紧急侵入性介入干预如经皮经导管房间隔缺损闭合术的孕妇中，MRI 已被证明是评估干预效果的一种有价值的工具。例如，Burgstahler 等[13]证明了使用 MRI 精确评估房间隔缺损关闭后的心功能。为了获得更详细和准确的评估，Chen 等[16]提出了一种技术，即：在获得解剖成像后，标记前置脉冲形成跨越心室底部心肌的标记线，并用一个梯度平面回波电影成像序列进行采集。然后可以测量和跟踪右心室标签位移，以标准化测量右心室功能。

17.4.2　室间隔缺损

室间隔缺损尽管是最常见的先天性心脏缺陷，但是由于自发性闭合的缘故使得其在成人人群中很少见。根据 Morello[47]的分类，按照解剖位置进行划分，室间隔缺损有四种主要类型。1 型是漏斗部缺损，即室上嵴与主、肺动脉瓣之间存在室间隔缺损，常并发主动脉瓣反流。2 型是膜部缺损，是最常见的室间隔缺损类型。如果缺损伸入肌部，可被分为膜周部室间隔缺损。3 型是流入道部缺损，缺损位于二尖瓣和三尖瓣的水平以下。4 型是肌间隔缺损，这种类型不位于心脏瓣膜附近。房室室间隔缺损或称 Gerbode 缺损，其特征是左室与右房间隔膜的缺损，这种类型极为罕见。

临床症状的严重程度取决于缺陷的大小和位置以及左向右血液分流的严重程度。虽然大多数妇女在妊娠期间无症状，但较大的缺陷可能导致与左心室过载相关的症状，包括劳累和呼吸困难。较大的室间隔缺损也可能会导致肺动脉高压或主动脉瓣反流。在Karamlou 等[50] 的一项研究中，室间隔缺损妇女的死亡率和围生期并发症的风险增高，在医疗中心却往往没能得到诊断和治疗。考虑到未修复室间隔缺损的妇女会有子痫前期、早产以及小于胎龄儿出生风险的增加，恰当的诊断检查和治疗是关键[80]。

诊断性工作往往始于显示左心室肥厚的心电图。胸部 X 线摄影（如果获得）经常显示非特异性征象，如肺充血和左心增大。超声心动图往往是缺损显示和分类的诊断成像检查。然而，MRI 可能是更全面地评估和确定是否需要潜在干预以及干预时机的检查方式。MRI 可以提供更详细的肺血管的解剖学评估以及使用相位对比技术定量评估左到右分流[24]。具体的技术和推荐的序列类似于评估房间隔缺损中所详述的技术。

17.4.3　动脉导管未闭

动脉导管未闭（patent ductus arteriosus, PDA）是胎儿动脉导管或连接主动脉和肺主动脉之间的动脉在胎儿出生后不能自然闭合。虽然大部分的动脉导管未闭在儿童时期得以诊断和治疗，但是少数的病变会持续到成年。潜在的肺血管阻力增加风险，取决于动脉导管未闭的大小和从左到右的分流的结果。如果缺陷很大，患者可能会因为妊娠期心血管需求增加而出现子痫前期和心力衰竭[2]。

胸片表现有左心室和肺动脉扩大以及肺血管充血。如果动脉导管未闭较小，胸片表现可能正常。侧位胸片偶尔可见导管钙化。超声心动图的典型表现是肺动脉内连续流动的血流信号[28]。MRI 对于更复杂的病例和手术计划是有用的。MRI 可以精确地描述动脉导管未闭的大小和钙化程度[4]。

因为许多动脉导管未闭在儿童时期得以诊断和治疗，所以治疗对患者的潜在影响会贯穿成人阶段的生活。许多治疗装置和线圈不具有 MRI 兼容性，因此限制了患者在妊娠期和围生期时的诊断评估。Grifka 等[40] 展示了使用非铁磁栓塞线圈用于经导管动脉导管未闭封堵术，因此未来有希望使用心脏MRI 评估动脉导管未闭。

17.4.4　主动脉瓣狭窄

主动脉瓣狭窄有多种潜在原因。值得注意的是，除了瓣膜水平之外，狭窄可以发生在主动脉瓣上和下水平。主动脉狭窄可能是先天性地由于一个异常的单尖瓣或双尖瓣形成钙化引起。另外，钙化可发生在三尖瓣上，从而导致狭窄。风湿性心脏瓣膜病也可能导致主动脉狭窄，这部分将在本章后面讨论。主动脉狭窄根据血液在异常瓣膜上的流速进行监测和分类，可对左心室射血障碍进行分级。

主动脉狭窄可以是无症状的，直到流出道梗阻使得血流动力学发生显著改变。症状是相对非特异性的，包括气短、晕厥前状态 / 晕厥或心绞痛。理想情况下，妊娠前应该诊断和治疗，因为妊娠期和围生期主动脉狭窄患者的死亡率和发病率会增加。此外，在妊娠期间有严重症状的主动脉狭窄的妇女需要产后心脏干预的风险会增加[75]。ACC/AHA 指南的 2008 年更新版指出，严重主动脉狭窄会引起妊娠期间孕妇高危状况。此外，指导方针是建议咨询是否需要治疗后延迟受孕。

主动脉狭窄诊断检查通常包括心电图和胸片。胸片可能是正常表现，也可能表现为左心室增大或狭窄后主动脉扩张。诊断和评估常规使用超声心动图，该技术可以详细分析主动脉瓣。虽然超声心动图是评估主动脉瓣的金标准，心脏 MRI 已被证明可以用于评估相关特征。心脏 MRI 可以评估左心室容积和功能。此外，MRI 可以更详细评估心肌。

17.4.5　二尖瓣脱垂

二尖瓣脱垂可导致不同程度的二尖瓣反流。脱垂可能是先天性或后天性的。脱垂是收缩期一个或两个二尖瓣瓣叶突出到左心房。这可能是由于瓣叶、腱索或乳头肌的异常或破坏所致，也可能存在瓣叶黏液变性。二尖瓣脱垂时常发生，与妊娠和围生期相关的死亡率和发病率相关关系相对较低。然而，人们必须考虑妊娠的心脏需求增加容易诱发心律失常。此外，还存在感染性心内膜炎的风险，因此临床上可以预防性使用抗生素。

虽然超声心动图是评估二尖瓣和评估与瓣膜脱垂相关的反流程度的首选，但是 MRI 正在成为有助于诊断的有价值的工具。MRI 不仅可以准确评估二尖瓣功能，通常还可以阐明功能异常的根本原因。心脏 MRI 可以很好地评估二尖瓣环形状。如 Melele

和 Gelfand[59] 所详述的，二尖瓣脱垂的程度的最佳评估方法是左室流出道斜冠状 SSFP 成像或四腔心层面成像观察。MRI 可进一步用容积法或流速图来定量反流的严重程度。二尖瓣反流的精确容积甚至可以通过左心室流入量减去主动脉流量来获得[59]。心脏 MRI 也可用于评估二尖瓣反流的长期影响以及左心室肥厚和右心室结构形状的其他变化。

17.4.6 主动脉缩窄

主动脉缩窄通常被定义为降主动脉狭窄，通常在左锁骨下动脉远端动脉导管的插入部位。这种先天性解剖异常会导致左心室后负荷增加。值得注意的是，缩窄通常伴随其他心脏异常，例如瓣膜异常、房间隔缺损或室间隔缺损。

如果这一疾病直到成年时期才确诊，其最常见的临床表现是高血压。在严重的情况下，也可以看到高血压的并发症，如卒中或主动脉夹层。在体格检查中，上下肢之间的收缩压有差异，上肢显示高血压，而下肢常为低血压。

心电图通常是正常的。胸片有典型表现，如肋骨切迹和主动脉缩窄处的主动脉轮廓形成经典的"3"符号。超声心动图通常是首选的成像方式。然而，ACC/AHA 成人先天性心脏病指南[12] 规定，每个已知主动脉缩窄的成年人，无论是否治疗，都要求至少进行一次心脏 MRI（或 CT）用于完整的诊断评估。MRI 可以详细地评估缩窄的解剖学位置和程度以及侧支血管。MRI 已被证明可以在高血压出现前预测高血压事件的风险。Jimenez-Juan 及其同事的研究[48] 表明，妊娠期主动脉缩窄妇女的主动脉径线与高血压事件的风险显著相关。MRI 也被证明是一种能准确预测导管测定狭窄处压力梯度的工具，因此是妊娠期间血管造影的理想替代检查[61]。

17.4.7 肺动脉狭窄

肺动脉狭窄可发生在瓣膜、瓣下或瓣上水平。先天性肺动脉狭窄患者通常有纤维增厚的三尖瓣。瓣叶通常具有特征性"鱼嘴"征。肺动脉狭窄常伴随右心室肥大。双尖瓣中也可以见到罕见性的狭窄。

这种异常在儿童时期经常被忽略，并可能在成年后随着心血管需求的增加而出现症状，如妊娠。患者可能会出现疲劳、晕厥前症状/晕厥或心绞痛。在听诊中，可以检测到第二心音的分裂或右侧的第四心音。超声心动图被认为是评估肺动脉瓣的金标准。一般来说，肺动脉狭窄在围生期不会显著增加死亡率或发病率。

虽然超声心动图传统上是诊断的金标准，但 MRI 可用于更复杂的病例或计划干预方案。利用 SSFP 成像可以得到肺动脉瓣的专用序列，从而精确分析肺动脉瓣的功能。可采用速度编码的相位图像分析跨瓣血流。此外，也可以用 3D 快速小角度激发扰相梯度回波血管成像序列来评估肺血管[66]。MRI 电影图像显示增厚的瓣叶由于运动受限而成穹顶状外观。此外，由于高速率引起的去相位而在电影图像上常显示为穿过肺动脉瓣的黑色喷射[66]。

17.4.8 法洛四联症

法洛四联症，于 1889 年由 Étienne-Louis Arthur Fallot 首次描述，是最常见的先天性发绀性心脏病。虽然诊断和手术修复在患儿出生后不久变得越来越普遍，但的确有极少数的未治疗的妇女在妊娠期间或围生期出现症状。法洛四联症包括四个主要解剖异常。首先，肺动脉狭窄。最狭窄部位可以存在变异，但最常见的是漏斗部。第二，通常有一个大的室间隔缺损。值得注意的是，可能存在多个室间隔缺损。室间隔缺损通常存在于膜周部，并可延伸至肌间隔。第三，主动脉向右偏移，使得主动脉覆盖室间隔缺损从而接收两个心室的血流。第四，肺动脉狭窄导致右心室肥厚。术后评估将在本章后面讨论。

由于血流动力学改变，患者对全身血管阻力的变化非常敏感。发生在妊娠特别是分娩期间的变化会产生潜在的急性发绀的情况，使母亲和胎儿都有很高的死亡率和发病率。

胸片上最先呈现的是"靴形"心表现。超声心动图常常是诊断和评估的主要方法。Partington 和 Valente[62] 详细描述了如何用心脏 MRI 进行评估。右心室流出道（RVOT）的整体显示及评估至关重要。法洛四联症表现为不同程度梗阻。右心室流出道应该在长轴和两腔心电影序列上显示，以便可以精确评估三尖瓣的血流动力学。医生应该仔细观察右心室流出道是否有动脉瘤和瓣膜异常。如果远端肺动脉狭窄的情况下，额外的序列，如 MRA，应该用于进一步评估肺动脉。尤其是围生期，需要对右心室功能进行详细而准确的评估。还应评估左心室的潜在功能障碍。通常与右心室流出道（RVOT）同时出现的肺反流可以很容易地在心脏 MRI 上识别和评估。在法洛四联症中可以发现大量的变异和异常，心脏 MRI 可以提供极详细的解剖评估。人们可以评估冠状动脉解剖结构的变化、右位动脉弓以及肺动脉的异常。心脏 MRI 可以提供重要的诊断细节，提供关于整个心脏、瓣膜和许多相关血管异常的解剖信息。

17.4.9　三尖瓣下移畸形

三尖瓣下移畸形（Ebstein anomaly, EA）是由三尖瓣和右心室先天畸形引起的。通常，瓣膜由三个小叶组成：前叶、后叶和隔叶。三尖瓣下移畸形中，瓣叶延伸到解剖环以下，并形成附着到心室的不同类型。瓣叶本身往往显示形态异常，具有不同程度的发育不良和功能障碍。几种分类系统已经被提出，用以描述包括病理和功能在内的病理学分类（见文献 [35] 综述）。最近，Derani 和 Danielson[23] 提出了也许是与放射学描述最相关的分类方法，它结合了超声心动图和手术中的评估，将其分为 I ~ IV 级。

这种先天性发绀性心脏病常在婴儿期或儿童期被查到，在成人人群中可能罕见。在成人中，三尖瓣下移畸形最有可能出现心律失常。当然，妊娠期心血管需求的增加可能会引起心律失常等症状。

胸片往往显示右心房扩大，心电图将有同样的表现，并经常显示右束支传导阻滞。更全面的评估通常用超声心动图进行。然而，MRI 是评估更复杂情况的有用工具。MRI 可以进一步详细评估三尖瓣反流的严重程度，并提供心室和心室容积的功能数据。如果在某些情况下存在从右到左的分流，其严重程度也可以用 MRI 评估。在三尖瓣下移畸形中，右心室被分为两部分。心房化部分位于异常瓣叶附着的上方，其余功能性右心室位于瓣叶附着的下方。心脏 MRI 可以通过使用四腔心层面轴位和短轴层面电影成像全面分析心房化部分、功能性右室和全部右心室[35]。

17.4.10　三尖瓣闭锁

三尖瓣闭锁有三尖瓣先天性缺失或发育不全，这导致右心房和右心室之间缺少血流流通。基于解剖学发现，有几种不同类型的三尖瓣闭锁，例如肌性闭锁、膜闭锁和瓣膜闭锁。瓣膜畸形通常与房间隔缺损有关，这使得血液从右心室流向左心室。此外，由于血流动力学改变导致右心室肥大。通常情况下，还会伴有室间隔缺损。其他可能的潜在联合畸形有肺流出道阻塞和肺动脉发育不良。大动脉可能处于正常的解剖位置或转位。根据解剖，三尖瓣闭锁一般分为三种类型。

极少数情况下，三尖瓣闭锁直到成年也可能没有被发现。然而，已经有几个病例报告未矫正的三尖瓣闭锁的妇女成功生产[10]。心脏 MRI 有助于鉴别三尖瓣闭锁与三尖瓣下移畸形。胸片的早期非特异性表现取决于肺血流量，有时会伴随右心房扩大。患者通常用超声心动图进行评估。然而，MRI 正在成为诊断工作中越来越重要的一部分，尤其是术前和术后评估。MRI 可以提供关于心室容积和分流动力学的基本信息，以及提供关于瓣膜的详细解剖信息。MRI 根据房室沟的信号强度可以鉴别三尖瓣闭锁的不同类型（I ~ IV 型）[32]。

17.4.11　大血管转位

大血管转位最常见于右心室变异型。肺动脉起源于左心室，主动脉来自右心室。

因为大血管的转位几乎总是在婴儿期被发现且被手术矫正，在妊娠期和围生期出现的症状与其原始状态的相关性很小。

17.4.12　永存共同动脉干

在永存共同动脉干中，一个大的动脉干起源于两个心室并发出主动脉和肺动脉。这种发绀型先天性病变有一个半月瓣，它可以表现出各种各样的形态。这种变异通常伴随室间隔缺损以及主动脉的变异异常，如右侧主动脉弓。患者在没有手术治疗的情况下一般不会生存到生育年龄。

如果患者在没有手术的情况下存活到成年，他们通常会显示与艾森曼格综合征（Eisenmenger syndrome）相一致的临床症状（稍后讨论），这会导致妇女在妊娠期具有较高的发病率和死亡率。心脏 MRI 可以提供解剖和功能信息。如 Fogel 和 Crawford[33] 所解释的，使用 SSFP、电影成像和速度成像（velocity mapping）的详细分析可以评估共同主干的确切类型以及分支和侧支血管，另外还可以评估半月瓣功能。确定主动脉弓发育不全或中断对于确定分类尤为重要。

17.4.13　单心室

单心室患者只有一个增大的心室，同时接收右心房和左心房的血液。这种罕见的疾病伴随着大血管转位和肺动脉狭窄。虽然有一些成功的妊娠案例，但是这种病变在围生期往往有着母亲和胎儿的高发病率和死亡率。患者会发生血栓栓塞和充血性心力衰竭的风险最大。MRI 可以在任何手术干预之前和之后提供关于心室容积和功能的关键信息。

17.4.14　艾森曼格综合征

艾森曼格综合征（Eisenmenger syndrome）包括各种会导致严重的肺动脉高压和肺血管阻塞性疾病的先天性病变。包括房间隔缺损、室间隔缺损和动脉导管未必在内的病变会导致体循环和肺循环的混合，从而导致发绀。肺血管闭塞性疾病导致反向或双向分流。在这种罕见的情况下，围生期的孕产妇死亡率和发病率大大增高[53]。不建议有这种情况的妇女妊娠。在妊娠期间，当外周血管阻力减少时，右向左分流血液增加，导致动脉血氧饱和度降低。最终，这会增加高凝状态并增加血栓栓塞的风险。分娩期间对突然发生的血流动力学变化的耐受性差是特别危险的。

艾森曼格综合征的详细诊断评估非常重要。鉴于母体和胎儿死亡率和发病率的高风险，艾森曼格综合征的诊断可能会需要终止妊娠。此外，准确的产前诊断很重要，因为它会影响患者做出是否进行妊娠的决定。

早期胸片表现常常是肺动脉的扩张以及血管周围截断征。心脏 MRI 表现右心室肥厚和室间隔向左心室反常隆起。随着疾病越发严重，可以在电影成像上看到右心室增大和运动减弱。MRI 可以详细地评估产生分流的解剖缺陷并量化分流程度。此外，MRI 还可以评估三尖瓣和肺动脉瓣反流。MRI 和其他成像方式的解剖评估可以为临床决策和预后评估提供精确的信息。

17.4.15　Marfan 综合征

Marfan 综合征（马方综合征）是常染色体显性结缔组织病。这种疾病影响全身，其中在眼、心血管系统、肌肉骨骼系统、呼吸系统和皮肤中有显著的病理学特征。具体而言，在心血管系统中，主动脉根部经常有动脉瘤样扩张，可能存在主动脉瓣反流，也可能存在二尖瓣脱垂等二尖瓣叶形态的异常。

由于 Marfan 综合征的主动脉根部常常有异常扩张，围生期患者发生主动脉夹层、主动脉反流甚至主动脉破裂的风险极高。见图 17.2。主动脉夹层的风险增加原因很多，可能是由于血流动力学的改变、

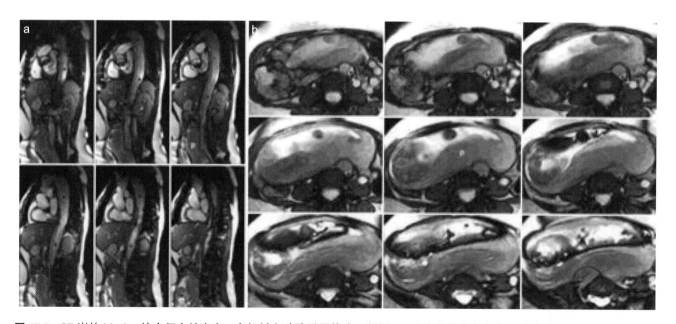

图 17.2　27 岁的 Marfan 综合征女性患者，有机械主动脉瓣置换史，妊娠 27 周时出现背痛和右股动脉搏动减弱。矢状位（a）和轴位（b）屏气门控 SSFP-MRI 显示胸骨外科术后和机械主动脉瓣（卵圆，a），降主动脉夹层（星号指示真腔），胎儿及胎盘（P），右髂动脉剥离延长（圆，b）（Reprinted with permission from the American Journal of Roentgenology Colletti et al. [19]）

激素水平的变化和主动脉壁弹性纤维的先天缺陷[39]。胸片通常显示胸主动脉扩张。在妊娠患者中，进一步的心脏 MRI 解剖评估优于心脏 CT。Krishnam 等[54]发现，在不需要含钆对比剂的情况下，使用非增强稳态自由动进序列 MRI 血管成像可以用于胸主动脉疾病的准确诊断和评估。

2010 年 ACCF/AHA/AATS/ACR/ASA/SCA/SCAI/SIR/STS/SVM 的胸主动脉疾病诊断和治疗指南[44]指出，MRI 由于可以全面评估解剖变异、侧支循环、瓣膜异常和左室功能等疾病，这使其比超声心动图更具优势。主动脉根部扩张的功能数据有利于医生管理或决定是否需要外科修复。如果主动脉夹层等并发症发生在妊娠期或围生期，心脏 MRI 是用于评估和后续治疗或手术后管理的一种有价值的工具。

17.4.16　左心包缺失

先天性心包缺失较为罕见，但其诊断很重要。这种先天性异常可导致左侧心包缺失或整个心包缺失。虽然整个心包的缺失通常是无症状的，并且在妊娠中具有低的死亡率和发病率，但左心包的缺失可能导致左心耳的绞窄。患者可出现胸痛、晕厥前症状 / 晕厥。当伴有其他相关的先天性异常时，如房间隔缺损，患者也会有栓塞的风险。

胸片和超声心动图对心包的准确评估是不理想的。因此，妊娠期 MRI 是诊断这种先天性缺陷的首选诊断方法。在 Yamano 等[79]报告的一例病例中，一位患者出现非典型胸痛。虽然放射学和超声心动图有助于心包完全缺失的诊断，但是心脏 MRI 可以更详细地评估并显示左心包缺失，从而进行预防性手术管理。

17.5　获得性心血管疾病的评估

17.5.1　子痫前期

妊娠期高血压相当常见，需要仔细的诊断检查和充分的临床处理以避免潜在的母体和胎儿并发症。子痫前期是当血压正常的妇女在妊娠 20 周后出现新发的高血压和器官功能障碍或蛋白尿。子痫是由子痫前期发展成更为严重的症状，引起抽搐发作。虽然妊娠期高血压并不直接单独影响心肌，但血流动力学的改变可能在心脏 MRI 上表现为明显的功能变化。正如 Hamad 等[65]所详述的，正常妊娠的血流动力学特征是心输出量的增加和全身血管阻力的降低。然而，子痫前期的心输出量减少和全身血管阻力增加[65]，这种转变常常导致左心室结构和功能的改变。最后，作者展示了子痫前期患者的左心室功能受损、左室壁厚度增加和心房增大。

虽然子痫前期患者的评估和随访中不会优先选择心脏 MRI，但许多子痫前期患者的心脏状况可能比较复杂，并且会根据不同诊断目的选择合适的成像方式。因此，了解和认识左心室结构和功能的细微变化非常重要，这些可以通过心脏 MRI 解剖和电影成像实现。

17.5.2　心肌炎

心肌炎是一种炎症反应，可局灶性或弥漫性影响心肌。心肌炎症有很多潜在的原因，包括感染性疾病，如细菌和病毒感染，其他更罕见的病因，如真菌或寄生虫等生物。此外，还有非感染性原因。

临床表现是非特异性的，通常是典型的病毒感染症状，如发热和肌痛。心脏相关症状的严重程度可随心肌受累程度而变化。心脏症状也是非特异性的，通常包括发热、疲劳、气短或心悸，经常会出现心动过速。严重的弥漫性心肌受累患者可能伴有循环衰竭。心肌炎常伴有心包积液的存在，因此也可能存在心包填塞。最严重的情况下，心肌炎可能导致猝死。

胸片上的初步表现是心脏扩大和（或）心包积液导致心脏轮廓扩大。超声心动图常显示心肌水肿。其他典型的并发症包括附壁血栓。另外还必须仔细评估二尖瓣和三尖瓣是否存在反流。

心脏 MRI 正逐渐成为诊断非缺血性心脏病的重要工具。心脏 MRI 可以准确地显示左心室体积和功能，更重要的是增强扫描显示斑片状局灶性的延迟强化。De Cobelli 等[22]通过对比活检和增强 MRI 的研究表明，MRI 是一种诊断心肌炎的有用的非侵入性工具。然而，妊娠期通常尽量避免使用含钆对比剂。因此，GoeKa 等[38]详细介绍了 T_2 mapping 技术的应用。由于水肿心肌中迁移率增加引起 T_2 弛豫时间延长，进而导致 T_2 信号强度增加。定量 T_2 mapping 技术可更敏感和准确地反映数据的变化。作者提出 T_2 SSFP 技术是首选。心脏 MRI 可用于监测疾病进展和（或）观察治疗的预后。

17.5.3　围生期心肌病

围生期心肌病（或妊娠相关的心肌病）是一种罕见的疾病，但在围生期中后期有可能导致心力衰竭。围生期心肌病是特发性的。虽然已经提出了各种潜在的病理生理过程，但是目前还没有明确的病因。因此，对围生期心肌病是进行排除诊断。先天性结构缺陷和代谢或毒性等导致心力衰竭的原因必须排除。

患者通常伴有呼吸困难和心力衰竭的其他经典症状。因为出现肺栓塞的概率很高，所以常常会有咳嗽和咯血。初始胸片为非特异性的表现，如心脏轮廓扩大，有可能存在肺水肿和胸腔积液的征象。超声心动图常常显示左心室功能明显下降且没有明显的结构缺陷，右心室也可能受累。心脏 MRI 是一个更具体和详细的评估工具，并且一般诊断该疾病需要进行心脏 MRI 扫描。除了左心室容积和功能，心脏 MRI 可以详细评估心肌特征。

Arora 和他的同事[6]用心脏 MRI 评估了一组围生期心肌病。作者建议采用标准的心脏 MRI 技术，包括两腔和四腔心层面、SSFP 序列、屏气 T_2、双反转恢复序列和 T_2 比值来评估水肿。特别是，对比剂给药后 15 分钟使用屏气反转恢复梯度回波序列评

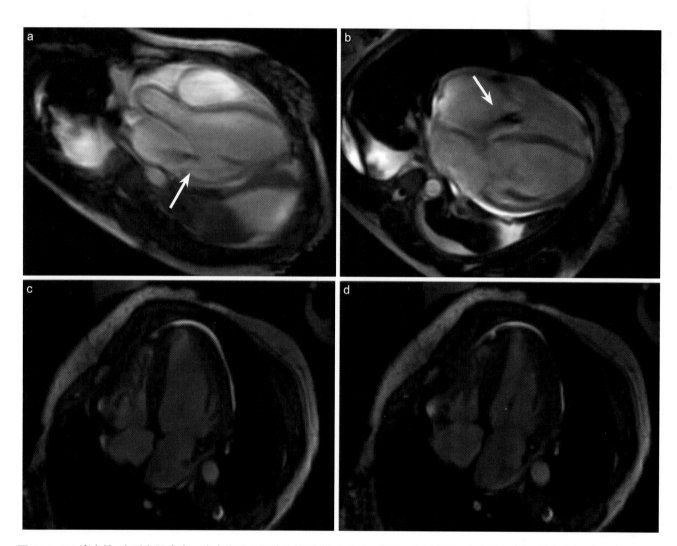

图 17.3　31 岁女性，产后心肌病史。患者表现为四腔的扩张、收缩力差、中度二尖瓣反流、中度至重度三尖瓣反流、少量心包积液。左心室在整个心动周期内表现为低收缩性和低血流动力学表现。射血分数：11.5%（正常范围 50% ~ 70%）。舒张末期容积指数：116.8 ml/m²（正常范围 50 ~ 84 ml/m²）。收缩末期容积指数：102.8 ml/m²（正常范围 17 mL/m² ~ 37 mL/m²）。每搏输出量：27.7 ml。心输出量：0.12 lt/min/m²（正常范围 2.6 ~ 4.2 lt/min/m²）。还发现双侧胸腔积液和双侧基底段肺实变。（a）SSFP 序列三腔图像显示二尖瓣反流（箭号）。（b）SSFP 四腔造影图像显示三尖瓣反流（箭号）。（c）为舒张末期的 SSFP 序列四腔图像。（d）为收缩末期的 SSFP 四腔图像

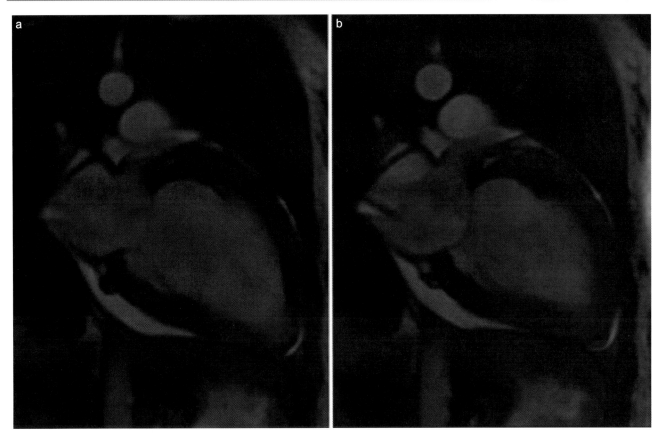

图 17.4 26 岁女性，近期妊娠后有急性胸痛、严重高血压和心肌病。患者左心室肥厚，左心室扩大，双心室心肌病、弥漫性收缩性减低，轻度二尖瓣和三尖瓣反流。有少量的心包积液。左室舒张末期容积为 246.2 ml（正常范围为 52～141 ml）。收缩末期容积为 192.7 ml（女性正常范围为 13～51 ml）。左心室每搏输出量为 53.5 ml（正常范围为 33～97 ml）。左心室重量为 279.4 g（女性正常范围为 75～175 g）。射血分数降低 21.7%（正常范围为 56%～78%）。右室舒张末期容积为 249.7 ml（女性正常范围为 58～154 ml）。收缩末期容积为 153.5 ml（女性正常范围为 12～68 ml）。每搏输出量为 96.1 ml（女性正常范围为 35～98 ml）。右心室射血分数也减低，但较左心室减低的程度小，是 33.5%（女性正常范围 47%～80%）。（a）两腔心舒张末期亮血 SSFP 序列。（b）两腔心收缩末期亮血 SSFP 序列

估心肌延迟强化。作者通过回顾性研究发现，心肌延迟强化与围生期心肌病患者预后不良有关。类似地，在另一个研究[7]中，心脏 MRI 表现为整体性室壁运动减弱、左心室功能降低、T_2 成像上心肌炎症／水肿的表现，最重要的是心肌延迟强化（图 17.3、图 17.4、图 17.5 和图 17.6）。心脏 MRI 也可用于识别潜在的心肌活检部位以及是否需要进一步的组织取样[11]。

17.5.4　肥厚型心肌病

肥厚型心肌病易发生于遗传易感性的个体，导致其左心室肥厚的不同形态表现。结构改变导致心室功能亢进，并根据病变部位不同而导致左心室流出道梗阻甚至舒张功能障碍。其临床表现因解剖位置及肥厚程度而异。患者可以几乎无症状，也可有严重的心力衰竭，甚至还会死亡。值得注意的是，即使对于受孕前无症状的患者，妊娠期血流动力学功能的改变也可导致症状的出现和心力衰竭的恶化。这种患者理论上有心律失常加重的潜在风险。在对大量样本的肥厚型心肌病的研究中，Maron 等[57]发现使用心血管 MRI 发现左心室肥厚的区域通常是节段性的和非弥漫性的。此外，左心室前壁病变更常见和最易被累及。

虽然临床上诊断评估通常使用超声心动图，但是最近许多人注意到心血管 MRI 可以进行更完善和具体的评估。在肥厚型心肌病中，室间隔呈典型的不对称性增厚。在左心室肥厚节段的详细评估中，MRI 被认为优于超声心动图，因为后者可能会漏诊

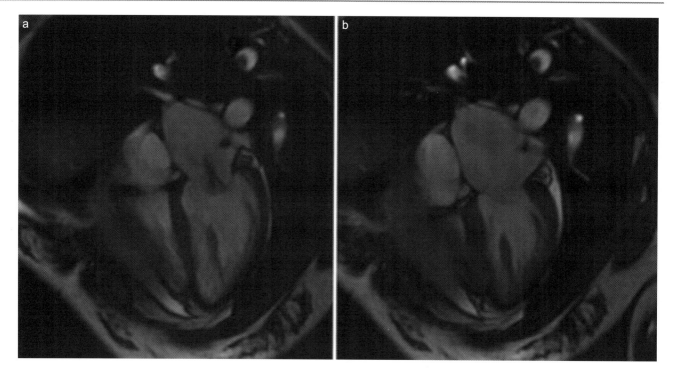

图 17.5 患者为一名 36 岁女性，患有围生期心肌病。检查显示左室整体运动减弱伴左室、左房增大。也有轻度二尖瓣反流和微量主动脉反流。左室舒张末期容积为 162 ml（女性正常范围为 52～141 ml）。收缩末期容积为 116 ml（女性正常范围为 13～51 ml）。左心室每搏输出量为 46 ml（正常范围为 33～97 ml）。射血分数降低至 28%（正常范围为 56%～78%）。（a）四腔心舒张末期亮血 SSFP 序列。（b）四腔心收缩末期亮血 SSFP 序列

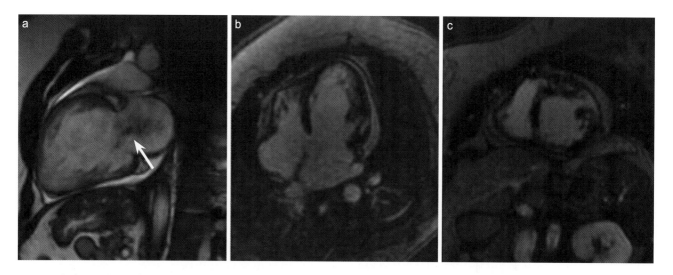

图 17.6 患者为一名 28 岁女性，患有围生期心肌病。资料显示为扩张型心肌病。提示左心室致密化不全。此外，有斑片状延迟强化，也有中度二尖瓣和轻度三尖瓣反流。有少量心包积液并伴有双侧胸腔积液。顺便指出，有一个正常牛型主动脉弓变异和一个可能的卵圆孔未闭。左室舒张末期容积为 179.9 ml（正常范围为 52～141 ml），收缩末期容积为 119.4 ml（女性正常范围为 13～51 ml）。左心室每搏输出量为 60.5 ml（正常范围为 33～97 ml）。射血分数降低至 33.6%（正常范围为 56%～78%）。（a）两腔心舒张末期亮血 SSFP 序列显示二尖瓣反流（箭号）。（b）四腔心延迟强化显示以心系膜为主，几乎整个左心室延迟增强。（c）短轴延迟增强图像显示左心室延迟增强

或误诊[56]。此外，心脏 MRI 还可以发现其他潜在的病变，如心尖瘢痕动脉瘤、收缩功能障碍和左心室明显肥厚[56]。在产后患者中，对比剂强化研究还可以评估心肌纤维化，这可以更好地进行风险分层和选择适当的诊疗管理。

17.5.5　急性心包炎

急性心包炎可能是多种病因引起。心包炎最常见的形式是特发性，其他常见的原因包括创伤后、医源性和感染性（病毒和细菌）。患者通常表现为胸痛，典型的是前倾时胸痛加重。虽然心包炎的病程往往缓慢和具有自限性，妊娠期心血管需求的增加也可能会加重症状。胸片表现是非特异性的，可能显示出心脏轮廓扩大。虽然妊娠期传统上使用超声心动图成像，但是心脏 MRI 正在成为一个进行详细评估的工具。MRI 不仅提供了涉及心包病变程度的信息，还可以发现其他的异常。在欧洲心血管成像协会的《心包疾病的多模态成像》[21]中，Cosyns 等详细介绍了心脏 MRI 在心包炎评估中的优势。如作者所详述的，黑血 T_1 自旋回波序列是心包解剖学评估的理想选择，可以测量心包厚度并检测其他胸廓异常。而黑血 T_2WI 自旋回波序列可以很好地评估心包积液和心肌水肿。SSFP 梯度回波序列电影图像可以评估心功能。标记技术（tagging techniques）可用于进一步评估缩窄性心包炎的心包粘连。动态对比增强技术和延迟强化可以更进一步地评估产后患者的血供和潜在受累心肌。

显然，诸如此类 MRI 序列有助于评估心包积液和心包囊肿或心包限制性疾病。

17.5.6　冠状动脉疾病和心肌梗死

冠状动脉疾病谱涵盖范围包括从临床表现不显著的病变到导致急性心肌梗死的严重病变。典型心绞痛的评估包括心电图、胸片、超声心动图、心脏负荷试验和能够根据临床需要进行干预的血管成像评估。然而，妊娠的患者会面临一系列特殊的挑战。如果可能的话，应尽量减少孕妇在电离辐射下的暴露。近年来，孕产妇的平均年龄逐渐增加，甚至有些孕妇年龄 40 多甚至 50 多岁。因此，在妊娠人群中的心血管疾病数量和严重程度均有所上升。

妊娠人群中不仅存在动脉粥样硬化性血管疾病，而且还有其他的冠状动脉病变，如夹层、血栓、痉挛和栓塞[27]。

幸运的是，MRI 已成为一种准确评估冠状动脉病变的工具。冠状动脉 MR 血管成像可以在不使用对比剂，且没有电离辐射的情况下进行无创性评估。技术的发展提高了影像诊断质量，并提高了其临床实用性。Ishida 和 Sakuma[46]详细研究了不同血管成像技术的细微差别。简而言之，作者建议使用一种自由呼吸、呼吸导航门控技术，同时使用腹带减少患者的运动。另外作者推荐了一个窄数据采集窗口。其他标准的心脏 MRI 序列可以进一步评估心肌梗死患者的心功能。具体而言，T_2WI 可以检测急性梗死相关的心肌水肿[27]。值得注意的是，心肌 MRI 上心肌水肿的区域通常大于不可逆心肌损伤的区域[81]。

有趣的是，由 Elkayam 等[30]进行的一个大样本研究显示，与未妊娠的患者相比，妊娠患者的大部分心肌梗死实际上不是由于冠状动脉粥样硬化性疾病导致。值得注意的是，作者还发现，妊娠的患者经常累及左前降支和左主干，并且最常见的受累区域是前壁。这可能导致心功能降低和潜在更严重的临床表现，包括心源性休克。

17.5.7　风湿性心脏病

尽管发达国家风湿性心脏病患病率不断下降，但在不发达国家这种疾病仍然相当普遍。急性风湿热是由 A 组乙型溶血性链球菌感染引起的。在最初被细菌感染的 2~3 周潜伏期后，患者可能出现急性心肌炎。急性期的表现通常涉及整个心脏和瓣膜炎的部分。继急性风湿热出现后会出现明显的慢性期后果，即风湿性心脏病。

虽然妊娠患者通常用超声心动图进行初步评估，但是，MRI 具备能提供关于疾病严重程度的更详细的解剖评估的潜能。急性风湿热通常累及心包。心包积液常常是复杂性的和包裹性的[55]。此外，MRI 有助于区分缩窄性心包炎和限制型心肌病[55]。MRI 还可以评估心脏容积和功能。

慢性风湿性心脏病最常导致二尖瓣狭窄。这将最终导致舒张压差增大、左心房压力升高和肺水肿的发生[31]。患者常出现呼吸困难和液体潴留的症状。随着妊娠期和分娩期血流动力学的突然改变，病变严重的患者会有很高的死亡率和发病率。虽然慢性风湿性心脏病最常见的是二尖瓣狭窄，但是也经常发生二尖瓣反流、主动脉狭窄和主动脉反流。

17.5.8　原发性肺动脉高压

原发性肺动脉高压是一种罕见但很危险的临床疾病。因为肺动脉高压没有已知明确的病因，所以对原发性肺动脉高压一般进行排除性诊断。疾病进展会伴有呼吸急促、疲劳、疼痛和晕厥。症状逐渐恶化会缩短患者的预期寿命。

因为对原发性肺动脉高压进行的是排除诊断，所以临床上需要进行大量的辅助检查。超声心动图和肺功能检查往往发挥着核心作用。除此之外也经常进行其他检查，如通气灌注扫描。心脏 MRI 能够准确地评估右心室大小和功能，使其成为一种重要的诊断工具。因此，MRI 有助于准确评估临床预后以及指导临床决策[41]。此外，Grothues 等[41] 的研究证明心脏 MRI 在评估右心室功能上有良好的可重复性。所以，心脏 MRI 是进行随访检查以及检测病程的良好工具。

在妊娠期间，必须尽量避免胎儿受到电离辐射，因此，应考虑进一步评估原发性肺动脉高压的其他非传统性诊断技术。除了提供心室容积和功能的解剖评估和功能评估外，相位对比速度成像（velocity mapping）可用于评估血流模式[63]，可以详细评估肺动脉内的血流动力学改变。MRA 也可用于肺动脉的评估。

17.5.9　感染性心内膜炎

感染性心内膜炎可由多种基础疾病引起，如风湿性心脏病和静脉药物滥用。在孕妇中，及时诊断是避免严重的母婴死亡率和发病率的关键。血液培养可以发现病原性链球菌、肠球菌或金黄色葡萄球菌等微生物。超声心动图通常是首选的诊断方式，其可以用于评估瓣膜赘生物。在超声心动图使用受限的情况下，例如，超声难于获得良好的声学窗，心脏 MRI 可以用于进一步评估瓣膜。

值得注意的是，在这个全身性疾病进程中，MRI 可以评估心外并发症。脑 MRI 对脑血管并发症的评估尤为重要。MR 血管成像也可以评估真菌性动脉瘤是否存在或进行随访[73]。

17.5.10　血管夹层和动脉瘤

随着妊娠人群心血管疾病发病率增加，早期诊断和对血管病变的随访至关重要。急性主动脉综合征包括一系列疾病，如主动脉夹层、壁内血肿和穿透性主动脉溃疡。妊娠和分娩过程中血压和血流动力学的突然变化可导致急性心血管并发症。尽管 MRI 可以详细评估血管病变的解剖学改变，但是其检查所需的时间较长，因此这限制了其在紧急情况下的临床应用。然而，在患者病情稳定之后，MRI 可以用于后续检查或手术后修复评估。如 Clough 和 Nienaber[17] 所详述的，MR 血管成像可以初步评估主动脉，T_1 和 T_2 黑血序列可以评估主动脉管腔口径、管壁厚度和主动脉壁的信号。此外，还可根据 T_1 和 T_2 信号特征来估计壁内血肿情况。另外，SSFP 序列可详细评估主动脉根部和瓣膜。

脾动脉瘤是最常见的内脏动脉瘤[52]。脾动脉瘤在妊娠晚期、分娩和产后早期有很高的破裂风险。在急性破裂的情况下，最常见的症状是疼痛和急性心力衰竭[52]，有时也会出现恶心和呕吐，此时应行超声评估和手术干预。待患者病情稳定性后可以使用 MR 血管成像进行进一步评估和随访。

同样，妊娠晚期、分娩和产后早期也存在肾动脉瘤、卵巢动脉瘤或子宫卵巢静脉破裂的风险[8]。在这些情况下，患者往往病情不够稳定以至于不能在行介入手术前行广泛扫描。然而，MR 血管成像是评估干预措施和随访的有力工具[49]。

17.6　血栓栓塞性疾病

17.6.1　深静脉血栓形成

妊娠和产后患者有较高的深静脉血栓形成风险。早期诊断至关重要，但是因为正常妊娠可以掩盖其典型症状而使得诊断具有挑战性。有趣的是，妊娠妇女大多数的深静脉血栓发生在左下肢或骨盆[37]。诊断和随访评估通常使用超声检查。然而，尤其对于盆腔静脉血栓的检测，MR 静脉成像是一种合理的选择。TOF 技术可以避免使用钆对比剂。见图 17.7。Sampson 等[70] 通过一项大样本 meta 分析得出以下结论：与超声相比，MRI 在诊断 DVT 方面有相同的灵敏度和更高的特异度。然而，目前仍然需要更多的数据验证 MRI 在诊断深静脉血栓形成方面相对于超声的优势。

17.6.2　肺栓塞

肺栓塞可能是由深静脉血栓形成引起的，并且在妊娠和围生期根据栓子大小不同而具有潜在的高

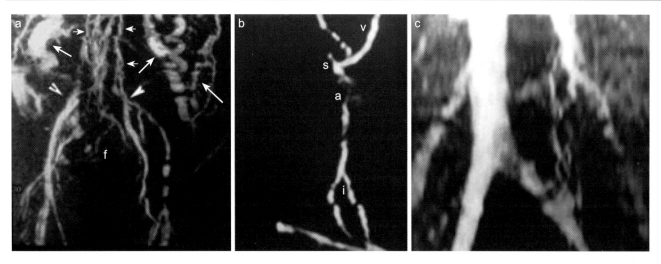

图 17.7　一名 32 岁妇女在妊娠 30 周出现腿部明显肿胀。多普勒显示双侧静脉通畅，无血栓形成。采用过饱和脉冲的 2D TOF MR 静脉成像（a）显示双侧髂静脉受压（空箭头）并形成严重的腹腔血管（较大的箭号）以及椎旁和硬膜外静脉（小箭号）的侧支循环。顺便发现了胎儿血管（f）。（b）图显示分离重建出来的胎儿血管，图像显示胎儿的锁骨下静脉（v）、上腔静脉（s）、主动脉弓（a）和髂动脉（i）。当胎儿为头先露时，因为母亲的过饱和带（注：胎儿头部信号被母体过饱和带掩盖），可以只检测选定的血管以便显示尾部血流。分娩后再次进行过饱和度脉冲 2D TOF MR 静脉成像（c）显示正常的盆腔静脉。很明显，妊娠可能会引起外周静脉显著压迫伴有侧支形成和增加血栓形成的风险

死亡率和发病率。见图 17.8。诊断和评估肺栓塞的金标准仍然是通气灌注扫描和 CT 肺动脉成像。虽然 MRI 肺血管成像也可以用于诊断肺栓塞，但是其诊断可靠性还缺乏数据支持。

17.6.3　大动脉炎

大动脉炎是一种特发性慢性血管炎，主要影响主动脉及其分支。急性起病可能伴有发热、疲劳和体重减轻。因为患者可能由于严重的血管疾病而出现高血压，所以对该疾病的诊断和适当的管理至关重要。

美国风湿病学会 1990 年动脉炎分类标准[5]把病变描述为："整个主动脉及其主要分支、上肢或下肢近端动脉的狭窄或闭塞，并且这些病变不是由动脉硬化、肌纤维发育不良或其他原因造成。"使用基于时间飞跃成像技术的非增强 MR 血管成像可以发现这些特征性表现[71]。如果需要还可以在产后进行常规血管成像或 CT 血管成像。

17.6.4　羊水栓塞

羊水栓塞，也被称为妊娠过敏样综合征，是一种十分危险的临床综合征。如果子宫静脉和羊膜囊相通，羊水可以进入静脉循环。这可能会引起过敏

反应和休克症状，导致严重的循环衰竭和低氧血症，并有很高的死亡率和发病率[36]。

如果患者能度过急性期，MRI 可以评估心肌损害情况。延迟强化表明可能有局灶性心肌损伤[45]。通过对一个病例的分析，Hosoya 等[45] 提出，延迟强化证明羊水栓塞引起的心脏并发症可能是由于直接免疫反应引起的左心室心肌损伤，而不是由肺动脉栓塞造成。

17.7　心血管疾病术后的评估

17.7.1　人工心脏瓣膜

虽然本书的其他地方详细讨论了关于胎儿发育的 MRI 安全问题，但人工瓣膜 MRI 评估的安全性需要特殊考虑。大多数人工心脏瓣膜 MRI 被认为是安全的。然而，在经导管主动脉瓣植入术中使用的瓣膜在进行 MRI 时是有条件限制的。在任何成像前应仔细询问患者的病史，并确认患者适合做 MRI。

考虑到心血管并发症在妊娠期和围生期的发生或恶化的可能性，术后心脏可能需要进行诊断评估。MRI 可以详细评估天然瓣膜和人工瓣膜。类似于天然瓣膜的评估，MRI 可用于评估人工瓣膜的结构和

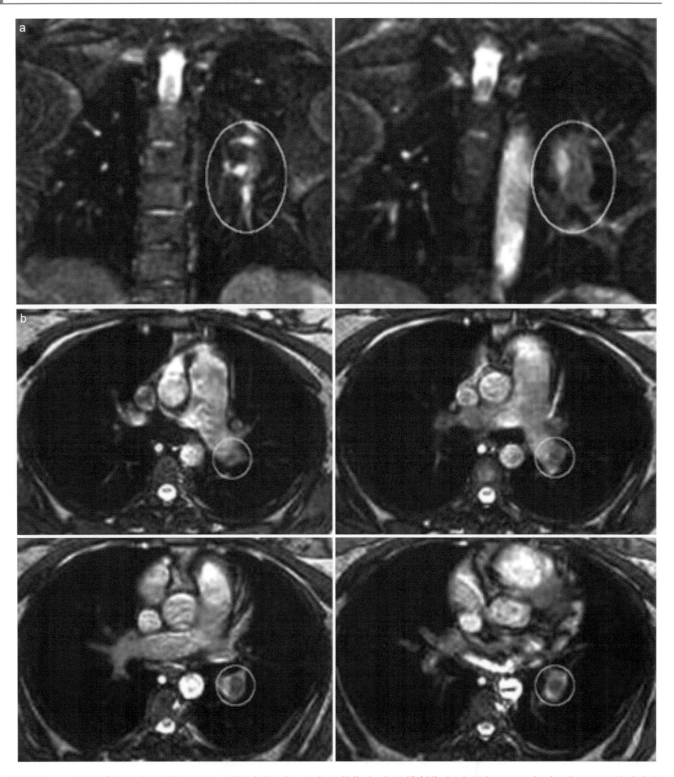

图 17.8 一名 36 岁的妇女已妊娠 36 周，呼吸急促。（a，b）冠状位（a）和横断位（b）屏气 SSFP 序列图像显示左肺动脉充盈缺损（卵圆，a；圆，b），被诊断为急性肺栓塞。无需进一步检查（Reprinted with permission from the American Journal of Roentgenology Colletti et al.[19]）

功能。准确诊断人工瓣膜心内膜炎具有重要意义。

17.7.2　心脏手术

有胸骨钢丝的患者被认为是适合行 MRI 检查的，并且通常不会显著降低 MRI 的诊断质量[77]。类似的血管夹、支架、环和许多假体也被认为是不会影响 MRI 质量的[77]。

植入心脏起搏器和植入式心脏除颤器的患者可能有行 MRI 检查的条件，并且患者会随身携带一张写有设备具体信息的卡片，上面写有具体安全和不安全的 MRI 条件。

各种先天性心脏病常在出生时或出生后不久修复。MRI 是对心脏术后结构和功能进行详细的解剖学评估的理想成像方式，可以评估分流情况和心

室功能。由于 MRI 越来越普遍地应用于儿童先天性缺陷的术前和术后评估，因此，理论上可以将妊娠期间获得的数据与前期的检查相比较以获得对术后血流动力学改变的准确评估。见图 17.9。例如，Assenza 等[26] 的一项研究评估了有法洛四联症手术修复史的妊娠患者。在这项小样本研究中，作者证明妊娠会加速右室重构，但是右心室收缩功能相对保持。

17.7.3　心脏移植

随着移植医学的不断发展，越来越多的移植后患者妊娠时需要进行复杂的围生期监测和护理。心脏 MRI 是监测和评估移植后潜在的急性和慢性移植并发症的理想工具。MRI 可以评估左心室结构

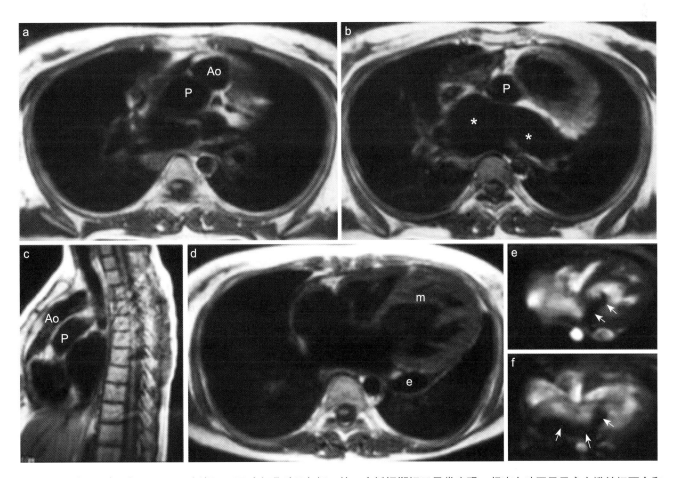

图 17.9 一名 32 岁孕妇，G2P1。妊娠 28 周时出现呼吸急促。第一次妊娠期间无异常表现。超声心动图显示房室瓣关闭不全和左心室及左心房扩张。门控自旋回波序列（a ~ c）显示大动脉转位。（d）显示右心室扩张和肥厚。节制索 "m" 肥厚，左心房 "*" 扩张，后心包有少量积液 "e"。轴向梯度回波序列（e，f）显示房室瓣关闭不全后方低信号射流（箭号）。修正转位的患者，右心室有三尖型房室瓣。修正转位的患者易发生心力衰竭和房室瓣关闭不全。这两种情况都可能在妊娠期间或分娩之后立即出现。Ao 主动脉，P 肺动脉，* 左心房扩张，m 节制索

和功能。在产前和产后，增强扫描可以进一步评估心肌梗死、病毒性心肌炎、心肌病和排斥反应的征象[72]。

17.8 总结和建议

心脏 MRI 在妊娠期和围生期心血管疾病的评估中具有巨大潜力。非电离辐射以及大多数成像技术可以在不使用含钆对比剂的情况下进行，使得这种技术对于妊娠期患者的评估是非常理想的。此外，MRI 是发现细微解剖异常和评估复杂心血管疾病血流和功能改变的理想工具。

超声心动图通常是临床评估的最初和最优的成像方式。然而，超声会受到多种原因的限制，包括妊娠期声窗较差。MRI 是完成诊断和充分表征疾病的首选检查方式。

随着 MRI 技术的快速发展，图像质量将会继续提高，临床应用范围将继续扩展。

（Kristina E. Hoque, Patrick M. Colletti 著）

参考文献

1. Ain DL, Narula J, Sengupta PP (2012) Cardiovascular imaging and diagnostic procedures in pregnancy. Cardiol Clin 30(3):331–341
2. Akintunde AA, Opadijo OG (2011) Case report of a 26 year old primigravida with patent ductus arteriosus (PDA) in heart failure. Afr Health Sci 11(1):138–140
3. Alpendurada F, Wage R, Mohiaddin R (2008) Evaluation of a sinus venosus atrial septal defect by magnetic resonance: a case report. Rev Port Cardiol 27(10):1317–1321
4. Anilkumar M (2013) Patent ductus arteriosus. Cardiol Clin 31(3):417–430
5. Arend WP, Michel BA, Bloch DA, Hunder GG, Calabrese LH, Edworthy SM, Fauci AS, Leavitt RY, Lie JT, Lightfoot RW Jr et al (1990) The American College of Rheumatology 1990 criteria for the classification of Takayasu arteritis. Arthritis Rheum 33(8):1129–1134
6. Arora NP, Mohamad T, Mahajan N, Danrad R, Kottam A, Li T, Afonso LC (2014) Cardiac magnetic resonance imaging in peripartum cardiomyopathy. Am J Med Sci 347(2):112–117
7. Barone-Rochette G, Rodière M, Lantuejoul S (2011) Value of cardiac MRI in peripartum cardiomyopathy. Arch Cardiovasc Dis 104(4):263–264
8. Barrett JM, Van Hooydonk JE, Boehm FH (1982) Pregnancy-related rupture of arterial aneurysms. Obstet Gynecol Surv 37(9):557–566
9. Beerbaum P, Körperich H, Barth P, Esdorn H, Gieseke J, Meyer H (2001) Noninvasive quantification of left-to-right shunt in pediatric patients: phase-contrast cine magnetic resonance imaging compared with invasive oximetry. Circulation 103(20):2476–2482
10. Berg C, Lachmann R, Kaiser C, Kozlowski P, Stressig R, Schneider M, Asfour B, Herberg U, Breuer J, Gembruch U, Geipel A (2010) Prenatal diagnosis of tricuspid atresia: intrauterine course and outcome. Ultrasound Obstet Gynecol 35(2):183–190
11. Bhattacharyya A, Basra SS, Sen P, Kar B (2012) Peripartum cardiomyopathy: a review. Tex Heart Inst J 39(1):8–16
12. Bonow RO, Carabello BA, Chatterjee K, de Leon AC Jr, Faxon DP, Freed MD, Gaasch WH, Lytle BW, Nishimura RA, O'Gara PT, O'Rourke RA, Otto CM, Shah PM, Shanewise JS (2008) American College of Cardiology/American Heart Association Task Force on Practice Guidelines. 2008 focused update incorporated into the ACC/AHA 2006 guidelines for the management of patients with valvular heart disease: a report of the American College of Cardiology/American Heart Association Task Force on Practice Guidelines (Writing Committee to revise the 1998 guidelines for the management of patients with valvular heart disease). Endorsed by the Society of Cardiovascular Anesthesiologists, Society for Cardiovascular Angiography and Interventions, and Society of Thoracic Surgeons. J Am Coll Cardiol 52(13):e1–e142
13. Burgstahler C, Wöhrle J, Kochs M, Nusser T, Löffler C, Kunze M, Höher M, Gawaz MP, Hombach V, Merkle N (2007) Magnetic resonance imaging to assess acute changes in atrial and ventricular parameters after transcatheter closure of atrial septal defects. J Magn Reson Imaging 25(6):1136–1140
14. Capeless EL, Clapp JF (1991) When do cardiovascular parameters return to their preconception values? Am J Obstet Gynecol 165 (4 Pt 1):883–886
15. Chaturvedi A, Dubinsky TJ, Maki JH (2012) MR findings of a rare defect, coronary sinus ASD. Int J Cardiovasc Imaging 28(2): 429–430
16. Chen SS, Keegan J, Dowsey AW, Ismail T, Wage R, Li W, Yang GZ, Firmin DN, Kilner PJ (2011) Cardiovascular magnetic resonance tagging of the right ventricular free wall for the assessment of long axis myocardial function in congenital heart disease. J Cardiovasc Magn Reson 13:80
17. Clough RE, Nienaber CA (2015) Management of acute aortic syndrome. Nat Rev Cardiol 12(2):103–114
18. Colletti PM (2014) Magnetic resonance imaging in the pregnant patient. In: Shellock FG, Crues JV (eds) MRI bioeffects, safety, and patient management, 1st edn. Biomedical Research Publishing Group, Los Angeles, pp 217–241
19. Colletti PM, Lee KH, Elkayam U (2013) Cardiovascular imaging and the pregnant patient. Am J Roentgenol 200:1–7
20. Colletti PM, Sylvestre PB (1994) Magnetic resonance in pregnancy. MRI Clin North Am 2(2):291–307
21. Cosyns B, Plein S, Nihoyanopoulos P, Smiseth O, Achenbach S, Andrade MJ, Pepi M, Ristic A, Imazio M, Paelinck B, Lancellotti P, On behalf of the European Association of Cardiovascular Imaging (EACVI) and European Society of Cardiology Working Group (ESC WG) on Myocardial and Pericardial diseases (2015) European Association of Cardiovascular Imaging (EACVI) position paper: multimodality imaging in pericardial disease. Eur Heart J Cardiovasc Imaging 16(1):12–31
22. De Cobelli F, Pieroni M, Esposito A, Chimenti C, Belloni E, Mellone R, Canu T, Perseghin G, Gaudio C, Maseri A, Frustaci A, Del Maschio A (2006) Delayed gadolinium-enhanced cardiac magnetic resonance in patients with chronic myocarditis presenting with heart failure or recurrent arrhythmias. J Am Coll Cardiol 47(8):1649–1654
23. Dearani JA, Danielson GK (2000) Congenital Heart Surgery Nomenclature and Database Project: Ebstein's anomaly and tricuspid valve disease. Ann Thorac Surg 69(4 Suppl):S106–S117
24. Debl K, Djavidani B, Buchner S, Heinicke N, Poschenrieder F, Feuerbach S, Riegger G, Luchner A (2009) Quantification of left-to-right shunting in adult congenital heart disease: phase-contrast cine MRI compared with invasive oximetry. Br J Radiol 82(977):386–391
25. Ducas RA, Elliott JE, Melnyk SF, Premecz S, daSilva M, Cleverley K, Wtorek P, Mackenzie GS, Helewa ME, Jassal DS (2014) Cardiovascular magnetic resonance in pregnancy: insights from the cardiac hemodynamic imaging and remodeling in pregnancy (CHIRP) study. J Cardiovasc Magn Reson 16:1

26. Egidy Assenza G, Cassater D, Landzberg M, Geva T, Schreier J, Graham D, Volpe M, Barker N, Economy K, Valente AM (2013) The effects of pregnancy on right ventricular remodeling in women with repaired tetralogy of Fallot. Int J Cardiol 168(3):1847–1852

27. El-Deeb M, El-Menyar A, Gehani A, Sulaiman K (2011) Acute coronary syndrome in pregnant women. Expert Rev Cardiovasc Ther 9(4):505–515

28. Elkayam U, Gleigher N (1998) Cardiac evaluation during pregnancy. In: Elkayam U, Gleigher N (eds) Cardiac problems in pregnancy, 3rd edn. Wiley-Liss, New York, pp p23–p32

29. Elkayam U, Hameed A (1998) Vascular dissections and aneurysms during pregnancy. In: Elkayam U, Gleigher N (eds) Cardiac problems in pregnancy, 3rd edn. Wiley-Liss, New York, pp p23–p32

30. Elkayam U, Jalnapurkar S, Barakkat MN, Khatri N, Kealey AJ, Mehra A, Roth A (2014) Pregnancy-associated acute myocardial infarction: a review of contemporary experience in 150 cases between 2006 and 2011. Circulation 129(16):1695–1702

31. Essop MR, Sareil P (1998) Theumatic valvular disease and pregnancy. In: Elkayam U, Gleigher N (eds) Cardiac problems in pregnancy, 3rd edn. Wiley-Liss, New York, pp p23–p32

32. Fletcher BD, Jacobstein MD, Abramowsky CR, Anderson RH (1987) Right atrioventricular valve atresia: anatomic evaluation with MR imaging. AJR Am J Roentgenol 148(4):671–674

33. Fogel MA, Crawford M (2012) Cardiac magnetic resonance of the common arterial trunk and transposition of the great arteries. Cardiol Young 22(6):677–686

34. Ganigara M, Tanous D, Celermajer D, Puranik R (2014) The role of cardiac MRI in the diagnosis and management of sinus venosus atrial septal defect. Ann Pediatr Cardiol 7(2):160–162

35. Geerdink LM, Kapusta L (2014) Dealing with Ebstein's anomaly. Cardiol Young 24(2):191–200

36. Gilmore DA, Wakim J, Secrest J, Rawson R (2003) Anaphylactoid syndrome of pregnancy: a review of the literature with latest management and outcome data. AANA J 71(2):120–126

37. Ginsberg JS, Brill-Edwards P, Burrows RF, Bona R, Prandoni P, Büller HR, Lensing A (1992) Venous thrombosis during pregnancy: leg and trimester of presentation. Thromb Haemost 67(5):519–520

38. Goenka AH, Wang H, Flamm SD (2014) Cardiac magnetic resonance imaging for the investigation of cardiovascular disorders. Part 2: emerging applications. Tex Heart Inst J 41(2):135–143

39. Goland S, Elkayam U (2009) Cardiovascular problems in pregnant women with marfan syndrome. Circulation 119(4):619–623

40. Grifka RG, Fenrich AL, Tapio JB (2008) Transcatheter closure of patent ductus arteriosus and aorto-pulmonary vessels using non-ferromagnetic Inconel MReye embolization coils. Catheter Cardiovasc Interv 72(5):691–695

41. Grothues F, Moon JC, Bellenger NG, Smith GS, Klein HU, Pennell DJ (2004) Interstudy reproducibility of right ventricular volumes, function, and mass with cardiovascular magnetic resonance. Am Heart J 147(2):218–223

42. Gulati GS, Hoey ET, Gopalan D, Agrawal BS, Screaton NJ (2010) Sinus venosus atrial septal defect in adults: utility of cardiovascular MRI in resolving this diagnostic dilemma. Heart Lung Circ 19(10):615–619

43. Helgason H, Jonsdottir G (1999) Spontaneous closure of atrial septal defects. Pediatr Cardiol 20(3):195–199

44. Hiratzka LF, Bakris GL, Beckman JA, Bersin RM, Carr VF, Casey DE Jr, Eagle KA, Hermann LK, Isselbacher EM, Kazerooni EA, Kouchoukos NT, Lytle BW, Milewicz DM, Reich DL, Sen S, Shinn JA, Svensson LG, Williams DM, American College of Cardiology Foundation, American Heart Association Task Force on Practice Guidelines, American Association for Thoracic Surgery, American College of Cardiology, American Stroke Association, Society of Cardiovascular Anesthesiologists, Society for Cardiovascular Angiography and Interventions, Society of Interventional Radiology, Society of Thoracic Surgeons, Society for Vascular Medicine (2010) 2010 ACCF/AHA/AATS/ACR/ASA/SCA/SCAI/SIR/STS/SVM guidelines for the diagnosis and management of patients with thoracic aortic disease: executive summary. A report of the American College of Cardiology Foundation/American Heart Association Task Force on Practice Guidelines, American Association for Thoracic Surgery, American College of Radiology, American Stroke Association, Society of Cardiovascular Anesthesiologists, Society for Cardiovascular Angiography and Interventions, Society of Interventional Radiology, Society of Thoracic Surgeons, and Society for Vascular Medicine. Catheter Cardiovasc Interv 76(2):E43–E86

45. Hosoya Y, Watanabe M, Terashima M, Amiya E, Nakao T, Hasegawa A, Hyodo H, Ando J, Fujii T, Nagai R, Komuro I (2013) Cardiac magnetic resonance imaging in a patient with amniotic fluid embolism associated with severe cardiopulmonary complications. Int Heart J 54(2):119–122

46. Ishida M, Sakuma H (2015) Coronary MR angiography revealed: how to optimize image quality. Magn Reson Imaging Clin N Am 23(1):117–125

47. Jacobs JP, Burke RP, Quintessenza JA, Mavroudis C (2000) Congenital Heart Surgery Nomenclature and Database Project: ventricular septal defect. Ann Thorac Surg 69(4 Suppl):S25–S35

48. Jimenez-Juan L, Krieger EV, Valente AM, Geva T, Wintersperger BJ, Moshonov H, Siu SC, Colman JM, Silversides CK, Wald RM (2014) Cardiovascular magnetic resonance imaging predictors of pregnancy outcomes in women with coarctation of the aorta. Eur Heart J Cardiovasc Imaging 15(3):299–306

49. Kabul HK, Hagspiel KD (2006) Cross-sectional vascular imaging with CT and MR angiography. J Nucl Cardiol 13(3):385–401

50. Karamlou T, Diggs BS, McCrindle BW, Welke KF (2011) A growing problem: maternal death and peripartum complications are higher in women with grown-up congenital heart disease. Ann Thorac Surg 92(6):2193–2198; discussion 2198–2199

51. Katz R, Karliner JS, Resnik R (1978) Effects of a natural volume overload state (pregnancy) on left ventricular performance in normal human subjects. Circulation 58(3 Pt 1):434–441

52. Khurana J, Spinello IM (2013) Splenic artery aneurysm rupture: a rare but fatal cause for peripartum collapse. J Intensive Care Med 28(2):131–133

53. Krexi D, Sheppard MN (2015) Pulmonary hypertensive vascular changes in lungs of patients with sudden unexpected death. Emphasis on congenital heart disease, Eisenmenger syndrome, postoperative deaths and death during pregnancy and postpartum. J Clin Pathol 68(1):18–21

54. Krishnam MS, Tomasian A, Malik S, Desphande V, Laub G, Ruehm SG (2010) Image quality and diagnostic accuracy of unenhanced SSFP MR angiography compared with conventional contrast-enhanced MR angiography for the assessment of thoracic aortic diseases. Eur Radiol 20(6):1311–1320

55. Maksimović R, Seferović PM, Ristić AD, Vujisić-Tesić B, Simeunović DS, Radovanović G, Matucci-Cerinic M, Maisch B (2006) Cardiac imaging in rheumatic diseases. Rheumatology (Oxford) 45(Suppl 4):iv26–iv31

56. Maron BJ, Maron MS (2015) The 20 advances that have defined contemporary hypertrophic cardiomyopathy. Trends Cardiovasc Med 25(1):54–64

57. Maron MS, Maron BJ, Harrigan C, Buros J, Gibson CM, Olivotto I, Biller L, Lesser JR, Udelson JE, Manning WJ, Appelbaum E (2009) Hypertrophic cardiomyopathy phenotype revisited after 50 years with cardiovascular magnetic resonance. J Am Coll Cardiol 54(3):220–228

58. Metcalfe J, Ueland K (1974) Maternal cardiovascular adjustments to pregnancy. Prog Cardiovasc Dis 16(4):363–374

59. Morello A, Gelfand EV (2009) Cardiovascular magnetic resonance imaging for valvular heart disease. Curr Heart Fail Rep 6(3):160–166

60. Nayak KS, Cunningham CH, Santos JM, Pauly JM (2004) Real-time cardiac MRI at 3 tesla. Magn Reson Med 51(4):655–660

61. Nielsen JC, Powell AJ, Gauvreau K, Marcus EN, Prakash A, Geva T (2005) Magnetic resonance imaging predictors of coarctation

severity. Circulation 111(5):622–628

62. Partington SL, Valente AM (2013) Cardiac magnetic resonance in adults with congenital heart disease. Methodist Debakey Cardiovasc J 9(3):156–162

63. Pawade T, Holloway B, Bradlow W, Steeds RP (2014) Noninvasive imaging for the diagnosis and prognosis of pulmonary hypertension. Expert Rev Cardiovasc Ther 12(1):71–86

64. Piaw CS, Kiam OT, Rapaee A, Khoon LC, Bang LH, Ling CW, Samion H, Hian SK (2006) Use of non-invasive phase contrast magnetic resonance imaging for estimation of atrial septal defect size and morphology: a comparison with transesophageal echo. Cardiovasc Intervent Radiol 29(2):230–234

65. Rafik Hamad R, Larsson A, Pernow J, Bremme K, Eriksson MJ (2009) Assessment of left ventricular structure and function in preeclampsia by echocardiography and cardiovascular biomarkers. J Hypertens 27(11):2257–2264

66. Rajiah P, Nazarian J, Vogelius E, Gilkeson RC (2014) CT and MRI of pulmonary valvular abnormalities. Clin Radiol 69(6):630–638

67. Rigatelli G, Cardaioli P, Hijazi ZM (2007) Contemporary clinical management of atrial septal defects in the adult. Expert Rev Cardiovasc Ther 5(6):1135–1146

68. Robson SC, Hunter S, Boys RJ, Dunlop W (1989) Serial study of factors influencing changes in cardiac output during human pregnancy. Am J Physiol 256(4 Pt 2):H1060–H1065

69. Rossi A, Cornette J, Johnson MR, Karamermer Y, Springeling T, Opic P, Moelker A, Krestin GP, Steegers E, Roos-Hesselink J, van Geuns RJ (2011) Quantitative cardiovascular magnetic resonance in pregnant women: cross-sectional analysis of physiological parameters throughout pregnancy and the impact of the supine position. J Cardiovasc Magn Reson 13:31

70. Sampson FC, Goodacre SW, Thomas SM, van Beek EJ (2007) The accuracy of MRI in diagnosis of suspected deep vein thrombosis: systematic review and meta-analysis. Eur Radiol 17(1):175–181

71. Shafi NA, Malik A, Silverman DI (2009) Management of Takayasu arteritis during pregnancy. J Clin Hypertens (Greenwich) 11(7):383–385

72. Steen H (2011) Cardiac magnetic resonance imaging in heart transplant patients. Transplantationsmedizin 23:91–95

73. Thuny F, Gaubert JY, Jacquier A, Tessonnier L, Cammilleri S, Raoult D, Habib G (2013) Imaging investigations in infective endocarditis: current approach and perspectives. Arch Cardiovasc Dis 106(1):52–62

74. Toglia MR, Weg JG (1996) Venous thromboembolism during pregnancy. N Engl J Med 335(2):108–114

75. Tzemos N, Silversides CK, Colman JM, Therrien J, Webb GD, Mason J, Cocoara E, Sermer M, Siu SC (2009) Late cardiac outcomes after pregnancy in women with congenital aortic stenosis. Am Heart J 157(3):474–480

76. van der Linde D, Konings EE, Slager MA, Witsenburg M, Helbing WA, Takkenberg JJ, Roos-Hesselink JW (2011) Birth prevalence of congenital heart disease worldwide: a systematic review and meta-analysis. J Am Coll Cardiol 58(21):2241–2247

77. von Knobelsdorff-Brenkenhoff F, Trauzeddel RF, Schulz-Menger J (2014) Cardiovascular magnetic resonance in adults with previous cardiovascular surgery. Eur Heart J Cardiovasc Imaging 15(3):235–248

78. Waksmonski CA (2014) Cardiac imaging and functional assessment in pregnancy. Semin Perinatol 38(5):240–244

79. Yamano T, Sawada T, Sakamoto K, Nakamura T, Azuma A, Nakagawa M (2004) Magnetic resonance imaging differentiated partial from complete absence of the left pericardium in a case of leftward displacement of the heart. Circ J 68(4):385–388

80. Yap SC, Drenthen W, Pieper PG, Moons P, Mulder BJ, Vliegen HW, van Dijk AP, Meijboom FJ, Jaddoe VW, Steegers EA, Boersma E, Roos-Hesselink JW, ZAHARA Investigators (2010) Pregnancy outcome in women with repaired versus unrepaired isolated ventricular septal defect. BJOG 117(6):683–689

81. Zaidi AN, Raman SV, Cook SC (2008) Acute myocardial infarction in early pregnancy: definition of myocardium at risk with noncontrast T2-weighted cardiac magnetic resonance. Am J Obstet Gynecol 198(3):e9–e12

第 18 章　妊娠期急性腹痛和盆腔疼痛的 MRI

18.1　引言

对妊娠期急性腹痛和急性盆腔疼痛的诊断极富挑战性。妊娠患者腹痛和盆腔疼痛非产科原因与非妊娠患者的相似，其鉴别诊断范围广泛，包括胃肠道、胆道、泌尿生殖系统和妇科病因[1]。临床评估受到妊娠子宫的限制，同时，一些异常的检验指标被当做妊娠期间的正常生理性改变，比如轻度的白细胞增多、贫血和碱性磷酸酶升高。在没有特别严重的腹部和盆腔病变时，恶心、呕吐和腹痛是妊娠患者普遍会产生的症状。因此，临床医生很难仅依靠临床表现和检验结果做出精确诊断。影像检查在准确诊断和处理妊娠患者急性腹痛或盆腔疼痛中起着非常重要的作用。关于具体器官系统的详细论述将在随后章节介绍，本章旨在提供一个综合性的概述。

超声由于其使用广泛、价格便宜和安全性的优点，是妊娠期腹部疼痛的常规检查方法。但是，超声诊断除了会受到操作者水平的影响以外，还受解剖结构移位和肠胃道内气体的影响。鉴于辐射暴露"放射防护最优化（as low as reasonably achievable，ALARA）"的原则，传统的 X 线照相术和 CT 由于其固有的电离辐射作用，在非创伤性腹痛和盆腔疼痛的检查中很少使用。MRI 没有电离辐射，可提供精确的解剖细节和组织对比度。绝大多数情况下 MRI 不需要静脉注射对比剂，并且可以使用相对较少的 MRI 序列。如果超声检查不能准确解决临床问题，而 MRI 又能够解决的话，那么进一步的 MRI 是合适的辅助诊断手段。延误诊断是构成妊娠患者急性腹部疾病发病率和死亡率的一个重要因素[2]。

胎儿 MRI 不需要患者进行特别的准备。不过，一些研究者建议患者应该在检查前 4 小时开始禁食以减少肠道蠕动和胎动[3]。对大多数患者采取仰卧位扫描，特别是在妊娠早期。然而在妊娠晚期，考虑到患者舒适度和妊娠子宫对下腔静脉的压力，检查体位应优先选择左侧卧位。对于临床疑似左肾及输尿管积水的患者，可采用右侧卧位来减轻妊娠子宫对左侧腹部脏器的压力[2]。如果多个相控阵线圈无法使用，在整个检查期间通常使用单个相控阵线圈并结合特供大体积患者所使用的体部线圈。

理想情况下，放射科医师会监测检查结果，并选择耗时最少的扫描序列来回答临床问题。妊娠患者腹痛和盆腔疼痛所采用的典型 MRI 包括轴位 T_1WI 双回波 GRE 和轴位、冠状位和矢状位 T_2WI 单次激发快速自旋回波（例如 SSFSE 或 HASTE）图像，以及轴位和冠状位 T_2/T_1WI 快速成像与 SSFP（如 FISP 或 FIESTA）图像（图 18.1a ~ d）。附加序列包括脂肪抑制 T_2WI 或短 TI 反转恢复（评估炎症）；脂肪抑制 T_1WI GRE（评估受脂肪影响的血液成分）；附加的倾斜成像平面或更薄层厚的 SSFSE/HASTE 图像或 DWI 序列（图 18.2a ~ e）用以评估较小的结构。如果需要 MRCP 或 MRU，可以附加。扫描薄层 3D 重 T_2 加权回波链自旋回波序列（图 18.2f）。如果可行，应由放射科医师审查图像，并根据需要扫描附加序列。目前，含钆静脉对比剂被 FDA 认定为妊娠 C 类药物，很少用于对妊娠患者急性腹痛或盆腔疼痛的准确诊断中。

在妊娠早期，子宫以外的盆腔解剖尚未显著改变，类似于未妊娠的女性。子宫保持其形态和屈曲位，通常呈前位，在矢状面图像上显示最为清晰。膀胱位于子宫前下方，阴道位于膀胱和尿道后方。直肠和肛门位于阴道后方。卵巢的典型位置在中线子宫的外侧，由于卵泡在 T_2WI 中呈高信号，卵巢通常容易识别。在妊娠的中、晚期，子宫由于体积增大而变成腹腔内器官，从而使邻近盆腔脏器移位。阑尾及附件结构向上移位。

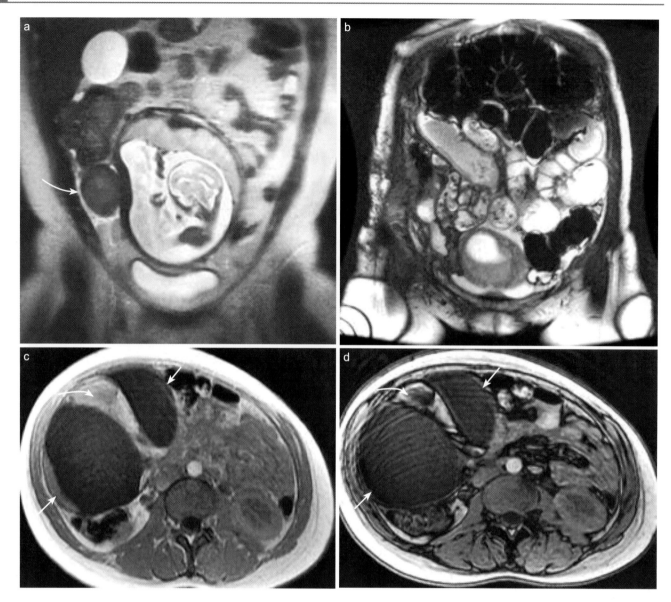

图 18.1　评估妊娠患者的腹痛和盆腔疼痛的常规非增强 MR 序列。轴位 T_2WI 单次激发自旋回波图像（a）显示子宫肌瘤呈稍高的 T_2WI 信号，周围液体提示肌瘤变性（箭号）。不同患者的 T_2WI/T_1WI SSFP 图像示例（b）。在第三名患者中，同相位（c）和反向位（d）的 T_1WI 双回波梯度回波图像显示大的皮样囊肿（直箭号）内部含有脂肪成分（弯箭号）。影像学检查病变无扭转迹象

18.2　妊娠期急性腹痛和急性盆腔疼痛的原因

18.2.1　胃肠道

18.2.1.1　急性阑尾炎

急性阑尾炎是妊娠期最常见的非产科手术病症[4, 5]。早期准确的诊断至关重要，因为阑尾破裂使胎儿流产率增加 30%，而无阑尾破裂时，胎儿流产率低于 2%[6]。由于妊娠子宫推压盲肠及阑尾上移导致疼痛部位不典型[2]，同时妊娠期出现生理性白细胞增多，给阑尾炎的临床诊断带来困难。如果能够观察到正常阑尾，MRI 有助于排除阑尾炎（图 18.3）。与超声相比，MRI 在显示正常阑尾方面具有优越性[7]，并且在妊娠患者中阑尾显示的准确率为 83%～91%[8-10]。在急性期，MRI 对阑尾炎的诊断准确性高，灵敏度为 80%～100%，特异度为 93.6%～100%[7, 9]。

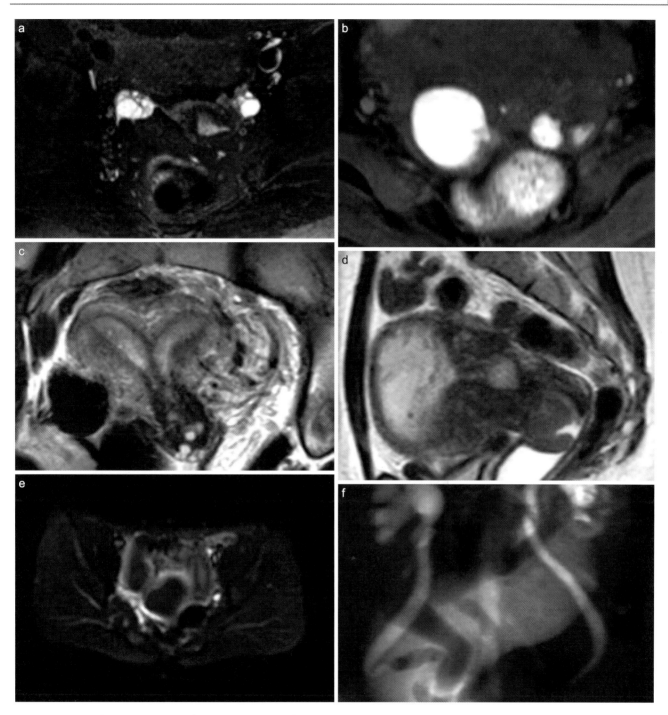

图 18.2　可选非增强 MR 序列。正常卵巢的轴位 T₂WI 脂肪抑制图像（a），子宫内膜异位症患者 T₁WI 脂肪抑制 GRE 图像（b），子宫异常患者的斜面 T₂WI（c），妊娠期宫颈癌患者的高分辨率 T₂WI（d），双子宫伴有阴道纵隔患者的 DWI 图像（e），以及妊娠期生理性肾积水患者的 MR 尿道造影的薄层 3D 重 T₂ 加权图像（f）

　　妊娠患者的急性阑尾炎的 MRI 表现与非妊娠患者的相似。T₂WI 成像显示扩张的阑尾和阑尾壁增厚（图 18.4）。在 T₂WI 上，阑尾周边液体表现为高信号，并且使用脂肪抑制技术更容易显示。在阑尾破裂的情况下可以观察到阑尾周围脓肿（图 18.5）。增强检查很少用于诊断；如果进行增强扫描，则表现为阑尾壁强化。

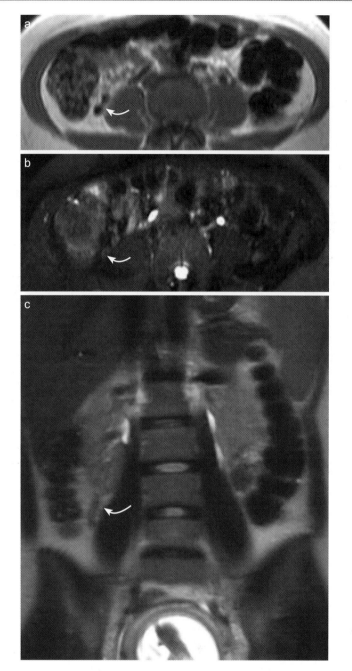

图 18.3 正常阑尾。轴位 T_1WI（a），轴位 T_2WI 脂肪抑制（b）和冠状位 T_2WI（c）MRI 显示阑尾无扩张且无相邻炎症反应（弯箭号）

图 18.4 急性单纯性阑尾炎。轴位 T_2WI（a）和 T_2WI 脂肪抑制（b）MRI 显示阑尾扩张，壁增厚，邻近脂肪炎症（弯箭号）。另一患者的冠状位 T_2WI（c）显示类似的影像表现，即阑尾扩张积液，伴有轻度阑尾周围炎症（箭号）

18.2.1.2 炎症性肠病

炎症性肠病（inflammatory bowel disease，IBD）的峰值年龄分布与女性的育龄期相似，发病高峰在 15 ~ 25 岁[11]。炎症性肠病是阑尾炎的常见鉴别诊断，其中约有 80% 的炎症性肠病患者的末端回肠受累[11, 12]。患者通常会出现弥漫性腹痛、腹泻、恶心

和呕吐。在大约 50% 的病例中，病变会累及结肠和小肠，15% ~ 20% 的病例仅结肠受累[11]。MRI 能够准确评估炎症性肠病及其并发症，并发症包括脓肿、瘘管和肠道狭窄[11, 12]。

炎症性肠病典型的影像特征包括肠壁同心圆样增厚、肠壁和肠系膜水肿，表现为急性期的 T_2WI 成

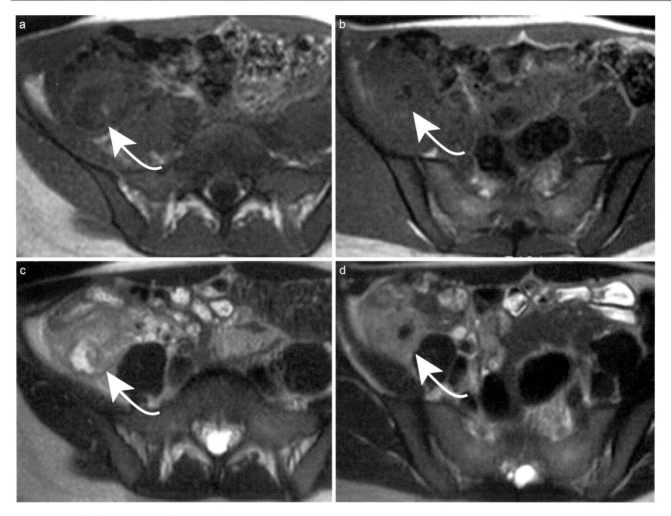

图 18.5　阑尾炎伴有破裂和脓肿。轴位 T_1WI（a，b）和 T_2WI（c，d）显示右下腹部不均匀信号肿块，穿孔阑尾及肿块周围炎症（箭号；a，c）。炎症中心的小的低信号结构说明有阑尾内小粪石（箭号，b，d）

像高信号[13, 14]。可能伴有肠系膜淋巴结肿大或纤维脂肪增生，以及反应性游离积液[13, 14]。

18.2.1.3　肠梗阻

　　妊娠期间大多数肠梗阻继发于肠粘连，发病率估计高达 58%[15]。其他原因包括肠扭转、肠套叠和炎症性肠病。其影像特征包括扩张的小肠和（或）结肠肠腔内充满液体。肠管扩张的诊断标准是小肠直径大于 2.5 cm[16]，而结肠直径大于 6 cm 或盲肠直径大于 9 cm[17]。怀疑肠梗阻时最好用 HASTE/SSFSE或 FISP/FIESTA 成像（图 18.6）。

18.2.1.4　腹壁疝

　　扩大的妊娠子宫和腹腔内脏器移位可导致小肠或网膜由于先天或后天腹壁缺损或脐部向外突出形成腹壁疝。这可能导致肠梗阻或网膜缺血和嵌顿性疼痛（图 18.7）。提示嵌顿的征象包括疝囊内的液体、疝内肠袢管壁增厚以及疝近端肠管扩张[18]。

18.2.2　肝胆系统疾病

18.2.2.1　急性胆囊炎

　　急性胆囊炎是妊娠期需进行手术的第二常见病症[12]。90% 的妊娠期急性胆囊炎病例继发于胆石症[15]。妊娠是胆石症的一个确定危险因素，这是因为妊娠状态下，雌激素会增加胆固醇合成，黄体酮会减少胆囊运动[19]。超声是其主要的诊断方法，但 MR 具有相对较高的灵敏度（88%）和特异度（89%）[15]。急性胆囊炎的影像表现包括胆囊壁增厚、

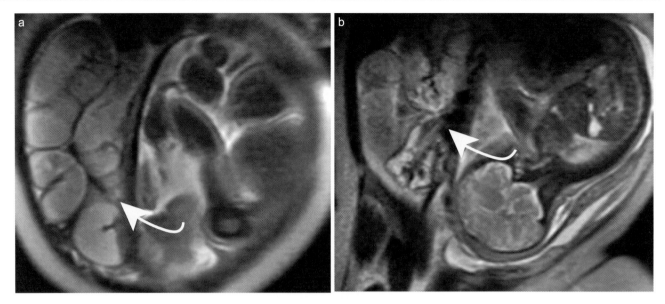

图 18.6 小肠梗阻。冠状位 T_2WI(a,b)显示右下腹部扩张的小肠肠袢(弯箭号,a),胃肠减压后小肠肠管直径基本正常(弯箭号,b)

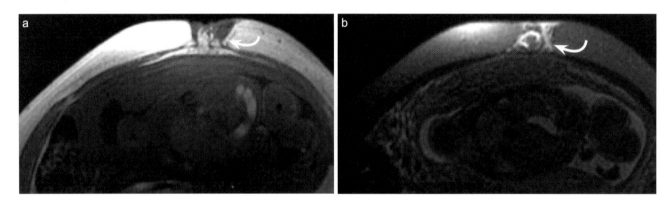

图 18.7 嵌顿性脐疝。轴位 T_1WI（a）和 T_2WI 脂肪抑制（b）图像显示了一个伴有周围炎症的小的脐部脂肪疝（弯箭号，a、b）

水肿和周围液体，在 T_2WI 上表现为高信号。虽然这些表现很容易用超声诊断，但仅用超声很难诊断胆总管结石。MRCP 诊断胆管结石的灵敏度为 89%～100%，特异度为 83%～100% [20]。胆总管结石表现为 T_2WI/MRCP 图像上的低信号充盈缺损，充盈缺损以上水平胆管扩张 [20]（图 18.8）。对于胆总管结石，必须注意不要将流动伪影误当成是胆管结石，鉴别点为前者是单个序列中位于中心位置的中等信号充盈缺损 [21]。当 MRCP 未发现胆道系统结石时，可以避免不必要的 ERCP 检查。

18.2.2.2　急性胰腺炎

大多数妊娠期胰腺炎病例继发于胆石症 [12]。其临床表现类似于非妊娠女性的急性胰腺炎，包括腹痛、恶心和呕吐。诊断多依靠临床表现，血清淀粉酶／脂肪酶是妊娠期间可靠的血清标志物。MR 可根据 T_2WI 上胰周炎症和（或）液体聚集情况对急性胰腺炎的严重程度进行分期，同时评估其并发症 [22]。

18.2.3　肾疾病

18.2.3.1　肾盂积水

妊娠期间肾盂积水十分常见，病因为激素变化导致的输尿管的平滑肌松弛以及输尿管在盆腔上口受到的外在压迫 [4]。妊娠生理性肾盂积水通常无症状，无需干预。生理性肾盂积水在 T_2WI 表现为扩张输尿管在骶骨岬处逐渐变窄，并盆腔段输尿管塌陷（图 18.9）。超声检查通常是评估肾盂积水的首选诊断方法；然而对远端输尿管成像存在困难。在患者

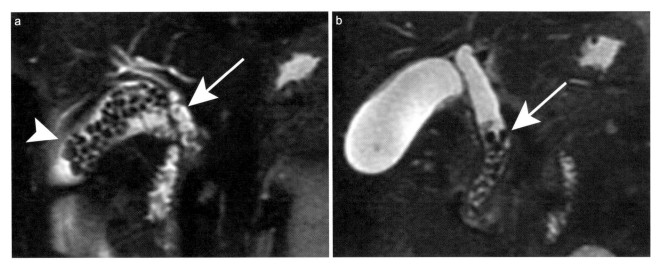

图 18.8　胆石症。重 T_2WI 冠状位 MRCP 图像显示胆囊内有多发低信号结石（箭头，a），以及胆囊管小结石，即扩张胆囊管内的几个小填充缺损（箭号，a）。另外的 MRCP 图像显示胆总管结石，表现为扩张胆总管内多发充盈缺损（箭号，b）

出现侧腹疼痛的情况下，应排除输尿管梗阻性结石，MR 适用于妊娠患者接下来的检查。患者检查体位选择有症状的一侧向上的侧卧位，这样可以通过减轻盆腔边缘子宫对输尿管的压迫以识别阻塞性输尿管远端结石[2]。输尿管结石表现为输尿管内低信号充盈缺损伴上部输尿管扩张[23]。

18.2.3.2　肾盂肾炎

肾盂肾炎多继发于尿潴留，在妊娠患者中比非妊娠患者更为常见[2]。其常见症状有发热、腰痛和恶心，与非妊娠患者相似。诊断主要依靠临床和治疗经验，影像学检查用于复发性肾盂肾炎或检查、排除并发症（如肾周脓肿）。MR 的特征包括肾大及邻近肾周积液[24]（图 18.10）。肾水肿可导致相应区域皮质信号强度增加或信号不均。

18.2.4　妇科 / 产科

18.2.4.1　子宫

子宫平滑肌瘤（肌瘤）在妊娠期间会迅速生长，导致占位效应、变性或扭转[25, 26]。其中任何一种情况都会导致患者明显的疼痛。MR 在妊娠期子宫肌瘤的诊断中很有价值[27]。单纯性平滑肌瘤的 MR 特征与非妊娠患者的相同，都表现为子宫浆膜包裹的边界清楚的肿块。外生性肌瘤可显示从子宫到肿块的桥血管。大多数平滑肌瘤在 T_2WI 上表现为低信号，在 T_1WI 上表现为低到中等信号[28]。在急性变性的情况下，平滑肌瘤将在 T_2WI 上显示中心高信号强度[28]

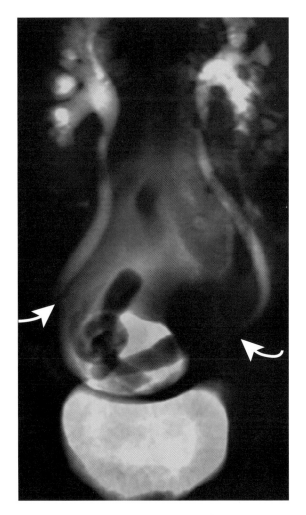

图 18.9　妊娠期肾盂积水。重 T_2WI 冠状位 MRU 图像显示了至骨盆入口的双侧肾盂输尿管积水（弯箭号），未见梗阻性结石的散在充盈缺损的征象。注意盆腔输尿管没有扩张，表明无远端结石阻塞。影像表现与妊娠期肾盂积水一致

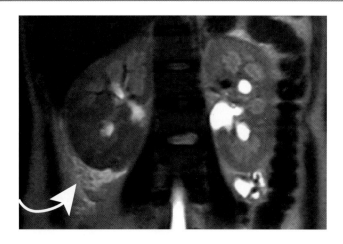

图 18.10 肾盂肾炎。右侧腹痛患者的冠状位 T₂WI 显示右肾周间隙积液（弯箭号）

（图 18.11）。由于肿瘤内的静脉血栓形成或壁内动脉破裂[28]引起出血性梗死，妊娠患者容易发生平滑肌瘤的红色变性，在大体病理学上表现为特征性的红

色外观（出血）[28]。典型的 MR 表现包括 T₁WI 上呈外周或弥漫的高信号，T₂WI 上呈可变的信号。子宫和肌瘤在妊娠时迅速增大，带蒂的子宫平滑肌瘤也容易扭转。平滑肌瘤扭转表现为带蒂或浆膜下肿块，T₁WI 信号多变，T₂WI 呈中心高信号（图 18.12）。虽然肌瘤扭转罕见，但 MR 也可在超声不能确诊时对疑似附件肿块是否为良性平滑肌瘤进行鉴别。

18.2.4.2 附件扭转

妊娠期间发现的大部分附件肿块是无症状的，多为良性卵巢囊肿，如黄体、卵泡、出血和子宫内膜异位[12]。卵巢扭转好发于妊娠患者，可发生于正常卵巢或附件肿块。症状可能与阑尾炎相似，包括盆腔疼痛、恶心和呕吐。卵巢的血管蒂扭转，使卵巢血供受到限制，导致卵巢增大和水肿，MR 表现为 T₂WI 上卵巢间质信号增高（图 18.13）。T₁WI 信号强度取决于是否存在出血。

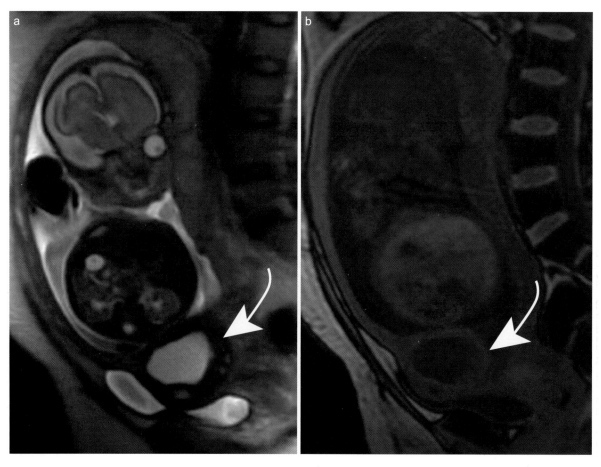

图 18.11 子宫肌瘤变性。矢状位 T₂WI（a）和 T₁WI（b）显示子宫下段肌层内不均质肿块（箭号，a，b）。肿块内部 T₂ 信号增高提示肌瘤变性

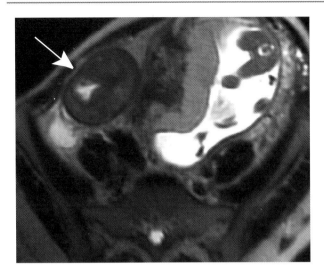

图 18.12　子宫肌瘤扭转。轴位 T₂WI 显示带蒂的浆膜下肌瘤（箭号），病灶内部信号强度增加提示肌瘤变性。邻近右下腹部有少量积液和炎症。手术探查证实了浆膜下肌瘤扭转

18.2.4.3　宫外孕

宫外孕是妊娠早期孕产妇死亡的主要原因，占所有妊娠的 1%～2% [29, 30]。超声是首选的影像检查方法，但有时，仅靠超声不能完全排除异位妊娠。这种情况下，由于 MRI 有更高的组织对比度分辨率及解剖定位，可显示未知的或罕见的异位妊娠，因而 MRI 极为有用。大约 98% 的异位妊娠发生在输卵管中，特别是壶腹部分 [30]。输卵管异位妊娠的 MR 表现是附件厚壁囊状病变或附件区肿块，在 T₁WI 上呈等信号至低信号、T₂WI 上呈高信号 [30]（图 18.14）。出血时可以看到 T₁WI 上高信号和 T₂WI 上低信号

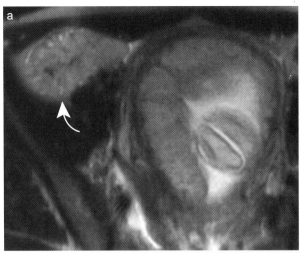

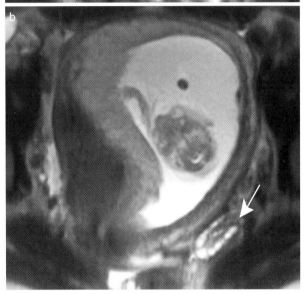

图 18.13　卵巢扭转。轴位 T₂WI 显示右侧卵巢扭转，表现为与正常的左侧卵巢（箭号，b）相比，右侧卵巢肿大和水肿（弯箭号，a）

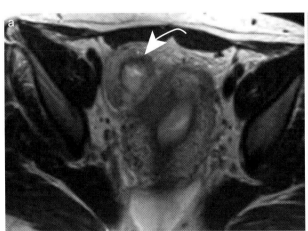

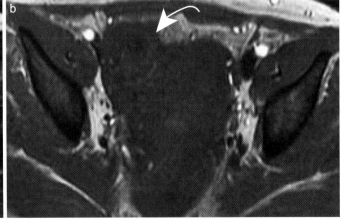

图 18.14　宫外孕。轴位 T₂WI（a）和 T₁WI（b）显示在右下腹子宫旁（弯箭头，a、b）不均质信号厚壁肿块。卵巢扭转可见出血，但本例未见出血征象。未见宫内妊娠囊。可见正常的右侧卵巢（未标出）。符合右侧输卵管异位妊娠表现

区域。DWI 上可见高信号强度的环状或点状区域。伴有腹腔积血或输卵管积血，在 T_1WI 上显示高信号 [30]。

（Shaun R. Best, Lorene E. Romine, Michele A. Brown　著）

参考文献

1. Wallace GW, Davis MA, Semelka RC, Fielding JR (2012) Imaging the pregnant patient with abdominal pain. Abdom Imaging 37(5):849–860
2. Brown MA, Birchard KB, Semelka RC (2005) MR evaluation of pregnant patients with acute abdominal pain. Semin Ultrasound CT MR 26:206–211
3. Leyendecker JR, Gorengaut V, Brown JJ (2004) MR imaging of maternal diseases of the abdomen and pelvis during pregnancy and the immediate postpartum period. Radiographics 24:1301–1316
4. Cappell MS, Friedel D (2003) Abdominal pain during pregnancy. Gastroenterol Clin North Am 32(1):1–58
5. Stone K (2002) Acute abdominal emergencies associated with pregnancy. Clin Obstet Gynecol 45(2):553–561
6. Mazze RI, Kallen B (1991) Appendectomy during pregnancy: a Swedish registry study of 778 cases. Obstet Gynecol 77(6):835–840
7. Israel GM, Malquria N, McCarth S, Copel J, Weinreb J (2008) MRI vs ultrasound for suspected appendicitis during pregnancy. J Magn Reson Imaging 28(2):428–433
8. Cobben LP, Groot I, Haans L, Blickman JG, Puylaert J (2004) MRI for clinically suspected appendicitis during pregnancy. Am J Roentgenol 183(3):671–675
9. Pedrosa I, Levine D, Eyvassadeh AD et al (2006) MR imaging evaluation of acute appendicitis in pregnancy. Radiology 238(3):891–899
10. Oto A, Ernst RD, Shah R et al (2005) Right lower quadrant pain and suspected appendicitis in pregnant women: evaluation with MR imaging – initial experience. Radiology 234(2):428–433
11. Furukawa A, Saotome T, Yamasaki M et al (2004) Cross sectional imaging in Crohn disease. Radiographics 24(3):689–702
12. Spalluto LB, Woodfield CA, DeBenedectis DM, Lazarus E (2012) MR imaging evaluation of abdominal pain during pregnancy: appendicitis and other non-obstetric causes. Radiographics 32(2):317–334
13. Koh DM, Miao Y, Chinn RJ et al (2001) MR imaging evaluation of the activity of Crohn's disease. Am J Roentgenol 177(6):1325–1332
14. Grand DJ, Beland M, Harris A (2013) Magnetic resonance enterography. Radiol Clin North Am 51(1):99–112
15. Mkpolulu CA, Ghobrial PM, Catanzano TM (2012) Nontraumatic abdominal pain in pregnancy: imaging considerations for a multiorgan system problem. Semin Ultrasound CT MR 33(1):18–36
16. Silva AC, Pimenta M, Guimardes LS (2009) Small bowel obstruction: what to look for. Radiographics 29(2):423–439
17. Krajewski K, Siewert B, Eisenberg RL (2005) Colonic dilation. Am J Roentgenol 193(5):W363–W372
18. Rettenbacher T, Hollerweger A, Macheiner P et al (2001) Abdominal wall hernias: cross sectional imaging signs of incarceration determined with sonography. Am J Roentgenol 177(5):1061–1066
19. Van bodegraven AA, Bohmer CJ, Manoliu RA, Paalman E, Van der Klis AH, Roex AJ, Kruishoop AM, Deville WL, Lourens J (1998) Gallbladder contents and fasting gallbladder volumes during and after pregnancy. Scand J Gastroenterol 33(9):993–997
20. Yeh BM, Liu PS, Soto JA, Corvera CA, Hussain HK (2009) MR imaging and CT of the biliary tract. Radiographics 29(6):1669–1688
21. Irie H, Honda H, Kuroiwa T et al (2001) Pitfalls in MR cholangiopancreatographic interpretation. Radiographics 21(1):23–37
22. Miller FH, Keppke AL, Dalal K, Ly JN, Kamler VA, Sica GT (2004) MRI of pancreatitis and its complications: part 1, acute pancreatitis. AJR Am J Roentgenol 183(6):1637–1644
23. Spencer JA, Chahal R, Kelly A et al (2004) Evaluation of painful hydronephrosis in pregnancy: magnetic resonance urographic patterns in physiological dilatation versus calculous obstruction. J Urol 171(1):256–260
24. Stunnell H, Buckley O, Feeney J et al (2007) Imaging of acute pyelonephritis in the adult. Eur Radiol 17(7):1820–1828
25. Fielding JR, Chin BM (2006) Magnetic resonance imaging of abdominal pain during pregnancy. Top Magn Reson Imaging 17(6):409–416
26. Coronado GD, Marshall LM, Schwartz SM (2000) Complications in pregnancy, labor, and delivery with uterine leiomyomas: a population based study. Obstet Gynecol 95(5):764–769
27. Sherer DM, Maitland CY, Levine NF et al (2000) Prenatal MRI assisting in differentiating between large degenerating intramural leiomyoma and complex adrenal mass during pregnancy. J Matern Fetal Med 9:186–189
28. Murase E, Siegelman ES, Ouwater EK, Perez-Jaffee LA, Tureck RW (1999) Uterine leiomyomas: histopathologic features, MR imaging findings, differential diagnosis, and treatment. Radiographics 19(5):1179–1197
29. Takahashi A, Takahama J, Marugami N et al (2013) Ectopic Pregnancy: MRI findings and clinical utility. Abdom Imaging 38(4):844–850
30. Brennan DF III, Yano M, Tai AW et al (2012) MR imaging findings of ectopic pregnancy: a pictoral review. Radiographics 32(5):1445–1460

第 19 章　妊娠期产科疾病 MRI

19.1　引言

根据世界卫生组织 2013 年的数据，每天约有 800 名妇女死于妊娠和分娩并发症。死亡率和发病率可能与直接的产科原因或与妊娠、分娩和产褥期等无关的其他医疗条件有关。与妊娠期母体并发症增加相关的危险因素包括：高龄产妇、非裔美国人种族、既往的妊娠期并发症病史以及产前护理缺乏[1]。处于妊娠晚期的产妇最容易发生并发症，且大部分并发症发生于分娩后 24 小时内[2]。并发症可以影响不同的器官系统，通常需要紧急治疗。放射科医师在使用不同的影像方式进行精确诊断方面发挥着重要作用。他们需要选择具有最大诊断效益和最小风险的影像学检查手段。超声检查应该是评估孕妇的最基本检查手段，在超声检查和诊断受限的情况下，应使用其他检查方式。超声检查的优势在于便宜、快速和无辐射。但超声检查对操作人员有一定技术要求，且可能受到患者体型及肠道气体的影响。在超声检查结果不确定的情况下，MRI 是评估妊娠相关产科并发症的最佳方式。MR 具有良好的软组织对比度，可以提供较大的诊断视野，具有多平面成像的优点。本章对 MRI 在妊娠相关产科并发症中的作用进行了全面介绍。

19.2　MRI

19.2.1　患者检查前的准备和体位

由于胎儿运动和母体呼吸困难导致图像质量变差，妊娠期 MRI 具有挑战性。妊娠期检查方案应做修改，以最短的时间和最少的产妇不适来完成临床检查和诊断。除非诊疗收获大于风险，否则在妊娠早期应避免使用 MRI 检查。患者通常采用仰卧位。

然而，为改善患者的舒适程度和减少静脉回流受阻的风险，在妊娠晚期首选左侧卧位。通常选择多通道相控阵表面线圈以保证最大成像范围。但对于晚期妊娠患者多选择体部线圈。扫描时通常应充盈膀胱，以准确地检测出胎盘植入的情况[3]。

19.2.2　MR 的安全性

MRI 中使用的射频脉冲不是电离辐射。然而，射频脉冲会导致能量吸收，并可能导致组织加热。MRI 检查中，在患者体内吸收的能量被称为特定吸收率（specific absorption rate, SAR），单位为瓦特 / 千克。特定吸收率随静态磁场强度、翻转角、射频脉冲的数量和间隔增加而增大。通常情况下，单次激发快速回波序列的 SAR 值高[4]。而梯度回波序列，由于其不依赖于射频重聚焦，其 SAR 值较低。

MRI 具有不同的磁场和脉冲的射频梯度，理论上可能增加不良生物效应的危险和流产的风险[5, 6]。目前还没有确切的证据表明 MRI 对发育中的胎儿有任何有害影响[7-9]。尽管美国放射学院（American College of Radiology, ACR）批准了妊娠患者在妊娠任何阶段的 MR 检查，但应避免不必要的妊娠期 MR 检查[10]。在 MR 照射时长达到 1 h 时，全身暴露的能量吸收总量应限制在 120 Wmin/kg 内（译者注：Wmin/kg 指每千克体重每分钟吸收的能量，W 指瓦特），以免使正常个体的体温调节系统失常[10]。对于孕妇的暴露，建议将这些值降低 2 倍。

19.2.3　MR 序列

在获得定位图像后，通常使用快速自旋回波序列或梯度和自旋回波序列获得非增强的 T_1WI、脂肪抑制 T_1WI、脂肪抑制 T_2WI 和重 T_2WI。脂肪抑制的 T_1WI 有助于区分血液与脂肪，包括肿瘤内的脂肪，如畸胎瘤。脂肪抑制技术也可以增加炎症性病变的明显程度。此外，在 T₂WI 上可以很容易地识别腹水和混合液体。T₂WI 可以鉴别出血和气体。此外，对比增强成像可用于评估病灶的血供、病灶与盆腔血管的毗邻关系，以及是否有活动性出血及其发生部位。然而，如果宫内妊娠，则应尽量避免使用钆类对比剂。

19.2.4　静脉内对比剂

钆被美国 FDA 列为 C 类药物[11]。2010 年美国放射学院关于 MRI 安全操作指南建议，在妊娠期间应避免静脉注射钆对比剂，只有在绝对必要的情况下才使用。钆剂通过静脉进入胎盘，并可能进入胎儿循环，从胎儿膀胱排泄到羊膜腔。尽管有动物实验数据显示妊娠期使用钆可能会有不良反应，但目前还没有报告显示钆对人类胎儿有不良作用[12]。建议根据目前的证据取得孕妇的知情同意。

在哺乳期间使用 MR 对比剂也有争议。在哺乳期，不到 0.04% 的对比剂会排泄至母乳中[13]，分泌到母乳中的这少量对比剂也只有 0.8% 会真正被婴儿吸收[14]。据美国放射学院 2010 药物与对比剂委员会称，母亲和婴儿在接受 MRI 对比剂后继续母乳喂养是安全的，还是应在告知这些事实后，由母亲决定是否暂时停止母乳喂养。

19.3　产科疾病

在妊娠和产褥期间有较多的疾病可以影响孕妇的生殖系统。MR 不仅可以为诊断这些复杂的疾病提供重要的信息，还可以为临床治疗提供相应信息，决定是否进行外科治疗。下面将简短地讨论这些疾病。

19.3.1　胎盘并发症

正常的胎盘附着于子宫前壁或子宫后壁。脐带通常是从中央起源的，但也可能发生偏心性和帆状的起源。整个胎盘的外观在妊娠过程中会随着时间而发生变化，胎盘的中央部通常在 2~4 cm 之间。妊娠可并发胎盘形态、位置或着床异常。

19.3.1.1　胎盘早剥

胎盘早剥是指正常附着胎盘的过早分离，新生儿中发生率为 0.4%~1%[15,16]。胎盘早剥的危险因素包括先兆流产、吸烟、外伤、可卡因滥用、多胎妊娠、高血压、子痫前期、血栓形成、高龄、胎膜早破、宫内感染和羊水过多[15,17]。妊娠 24~26 周时胎盘早剥发病率最高，随妊娠期进展而降低[18]。孕妇若发生较小的腹部创伤，5%~6% 会出现胎盘早剥，较大的腹部创伤，多达 20%~50% 会引起胎盘早剥[19,20]。

根据出血部位将胎盘早剥分为三个亚型：胎盘后（出血发生在胎盘后方）（图 19.1），边缘或绒毛膜下（仅为胎盘的边缘剥离），胎盘前（出血液发生在胎盘前方，由于脐带压迫而受限）。临床上胎盘早剥多表现为阴道出血、腹痛和子宫压痛。胎盘早剥可

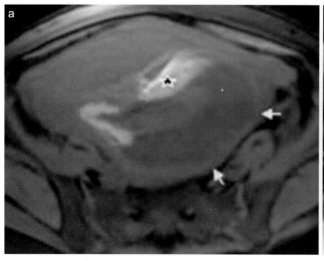
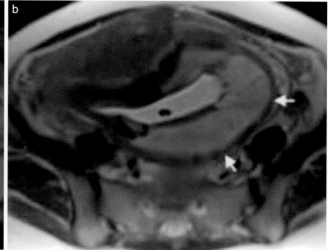

图 19.1　胎盘早剥。横断位 T₁WI（a）和 T₂WI（b）MRI 显示胎盘后区线性 T₂WI 低信号，相应区域 T₁ 呈稍高信号（箭号），符合胎盘后出血。同时还可见宫腔内高 T₁WI 信号，提示羊膜内出血（*）

导致孕产妇低血容量性休克、DIC、肾衰竭甚至死亡。更严重的是可导致胎儿早产、出生低体重和胎儿宫内窒息。

超声检查通常是对阴道出血进行评估的首选检查手段，它可以显示胎盘前液体（胎盘和羊水之间）；胎儿活动引起的绒毛膜运动；边缘、绒毛膜下或羊膜内血肿；以及胎盘早剥患者的胎盘不均匀增厚（垂直平面 >5 cm）[21]。然而，超声检查具有低灵敏度（24% ~ 53%）和高特异度（85% ~ 96%）[22, 23]。对于高度怀疑早剥而超声检查评估为阴性的患者，MRI 是进行进一步评估的首选成像方式。MRI 特别是 T_1WI 结合 DWI，对胎盘早剥诊断的敏感度可达到100%[22]。宫内血肿一般边界清楚（图 19.2）；信号强度随时间的变化而变化。根据 T_1、T_2 和 DWI 图像的信号强度变化，特别参照高铁血红蛋白的顺磁效应，可以估计出出血和血肿的时期，准确的分类如下：超急性期（最初数小时，细胞内氧血红蛋白），急性期（1 ~ 3 天，细胞内脱氧血红蛋白），亚急性早期（3 ~ 7 天，细胞内高铁血红蛋白），亚急性晚期（>14天，细胞外高铁血红蛋白），慢性期（>4 周，细胞内含铁血黄素和铁蛋白）。超急性 / 急性血肿和较大的血肿很危险，需要紧急治疗[22]。

对胎盘早剥的处理取决于其临床表现、患者胎龄和有无母胎损害。

19.3.1.2 胎盘异常附着

前置胎盘是指胎盘附着在子宫下段，可以分为完全型 / 中央型或部分型[24]。前置胎盘的发生率为0.3% ~ 1%[25]。前置胎盘常见于经产妇，多胎妊娠产妇，高龄产妇（>40 岁），既往有剖宫产史（高 1.5 ~ 5倍的风险）、流产史和前置胎盘病史的孕妇[26]。胎盘前置会导致胎盘早剥、出血、胎儿畸形、胎儿生长受限、早产、宫颈出口阻塞，需要进行剖宫产或子宫切除术。胎盘前置常伴有脐带入口异常、轮状胎盘和胎盘植入（在前置胎盘患者中的发生率为3% ~ 5%）。胎盘前置（70% 病例）的临床表现是妊娠中晚期的无痛性阴道出血（鲜血）。总之，前置胎盘能使围产儿死亡率比正常妊娠增加 3 ~ 4 倍。

在影像学上，前置胎盘通过胎盘部分或完全覆盖宫颈内口来确诊（图 19.3）。在显示胎盘位置时，超声检查通常是首选。但 MRI 可以解决一些疑难问题，它能准确发现病变，包括后壁前置胎盘，以及合并的一些异常，如胎盘粘连、胎盘穿透或者胎盘早剥，这些通常对超声是个挑战（图 19.4 和 19.5）。在诊断时考虑孕周非常重要，因为大多数（>90%）在孕 20 周诊断出的前置胎盘，在足月时会自动好转。

对前置胎盘的管理包括仔细监测孕妇和胎儿直到足月或胎儿成熟和选择性剖宫产。只有在妊娠 35周时，宫颈内口到胎盘距离大于 2 cm 时，才建议进

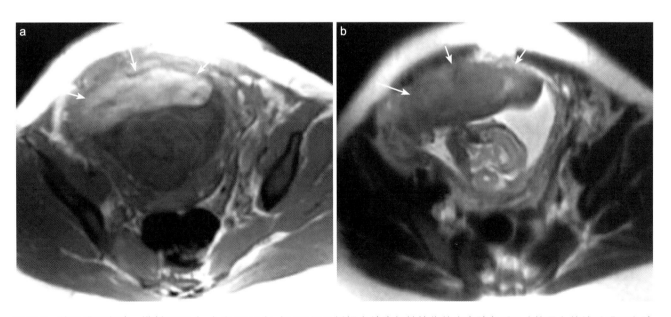

图 19.2 绒毛膜下血肿。横断 T_1WI（a）和 T_2WI（b）MRI 显示妊娠合并腹部钝挫伤的患者胎盘后区（箭号）的绒毛膜下血肿，呈 T_1WI 高信号，T_2 稍低信号

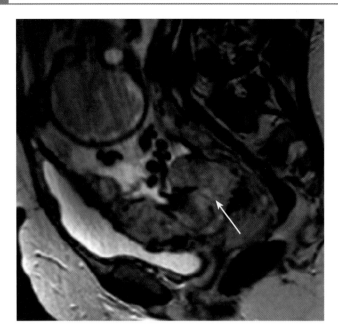

图 19.3 完全型前置胎盘。患者为 30 岁女性，矢状单发快速回波序列图像显示胎盘完全覆盖了宫颈内口（箭号）

行阴道分娩。

19.3.1.3　胎盘粘连性疾病

　　胎盘粘连性疾病（placental adhesive disorders，PAD）是由于基底膜异常导致绒毛膜直接侵入子宫肌层的结果。根据胎盘黏附程度和肌层穿透程度，可进一步分类为胎盘粘连（仅粘连，无肌层浸润）、胎盘植入（侵及肌层而不穿透浆膜层）和胎盘穿透（侵及浆膜和邻近结构）（图 19.6）。胎盘黏附异常的发生率在 1/2500 ～ 1/500 之间[27, 28]。既往有剖宫产史、子宫手术史和前置胎盘史是导致胎盘粘连异常的危险因素[28, 29]。

　　影像学在早期识别这些胎盘疾病中发挥着重要作用，这些疾病可能导致产后出血和（或）妊娠物残留。超声检查和 MRI 在诊断胎盘植入异常方面都是互补的，在文献中报告 MRI 诊断的灵敏度和特异度分别为 72% ～ 90% 和 81% ～ 94%[30-32]。正常的子宫肌层在 T_2WI 上呈现三层，中间的一层是血管层，呈不均匀高信号，两侧较薄的肌层呈低信号。胎盘黏附异常有多种影像学表现，包括子宫肌层变薄、子宫肌层中断、胎盘母体分叶、胎盘内暗带、胎盘血管异常、胎盘向外膨胀导致子宫外轮廓畸形或不光整（图 19.7），以及子宫下段扩大呈沙漏形子宫[22, 24, 33, 34]。治疗方式是剖宫产术，有时需要行子宫切除术。

19.3.1.4　胎盘肿瘤

　　胎盘源性肿瘤主要起源于滋养层细胞。关于其他罕见胎盘肿瘤的讨论不在本章范围内。

　　妊娠滋养细胞疾病（gestational trophoblastic disease，GTD）是指胎盘滋养层细胞不受抑制地生长所引起的各种疾病，其严重程度从癌前病变葡萄胎到恶性侵袭性葡萄胎、绒毛膜癌、胎盘滋养细胞瘤和上皮样滋养细胞瘤。葡萄胎，通常称为葡萄胎妊娠，占所有妊娠滋养细胞疾病的 80%[35]。据估计，在北美地区，每 1000 例妊娠中有 0.6 ～ 1.1 例葡萄胎[36]。绒毛膜癌很少见，估计在 2 万到 4 万例妊娠中有 1 例绒毛膜癌[36]。大约 50% 的绒毛膜癌继发于葡萄胎妊娠，25% 发生于足月妊娠或早产，其余发生于妊娠终止[37]。高危因素包括亚洲人种、口服避孕药使用史、既往有葡萄胎和母亲年龄（< 20 岁或 > 40 岁）[38, 39]。

葡萄胎

　　葡萄胎分为两种亚型：完全型和部分型，具有独特的组织学、临床、影像学和遗传特征[35]。完全性葡萄胎是由一个空卵泡细胞的受精而产生的，随后发生了父系染色体的复制，为二倍体。滋养层组织的大体病理形态被经典地描述为"葡萄串"，在超声检查上表现为"暴风雪样"[40]，未能形成正常可识别的胎儿及组织。在 20% ～ 46% 的病例中，异常滋养层细胞过度产生 β-hCG，从而导致卵巢过度刺激形成黄体囊肿[41]。

　　部分性葡萄胎较少见，由 1 个正常卵细胞和 2 个精子结合，形成 69, XXX 或 69, XXY 的染色体组[42]，为 3 倍体。胎儿组织可能存在，这有助于与完全性葡萄胎鉴别。

　　超声检查通常是评估患者闭经和妊娠早期常规检查的首选影像检查手段。大多数的葡萄胎妊娠表现为早期妊娠失败，而不是典型的"葡萄串"样表现[43]。超声对妊娠滋养细胞疾病的检测不太敏感，特异度不高，且对葡萄胎的诊断率低于 50%[43, 44]。总体来说，与部分性葡萄胎相比，超声诊断完全性葡萄胎更准确，在妊娠第 16 周后优势明显增加[42]。MRI 通常不用于常规的葡萄胎的评估，但可以用来判断葡萄胎组织是否侵袭到子宫肌层或子宫外。MRI 表现是非特异性的，与宫内妊娠物残留物有相似特征。葡萄胎表现为扩大子宫腔内的不均匀组织，T_1WI 多呈低信号，T_2WI 呈高信号，增强后可见明显强化（图

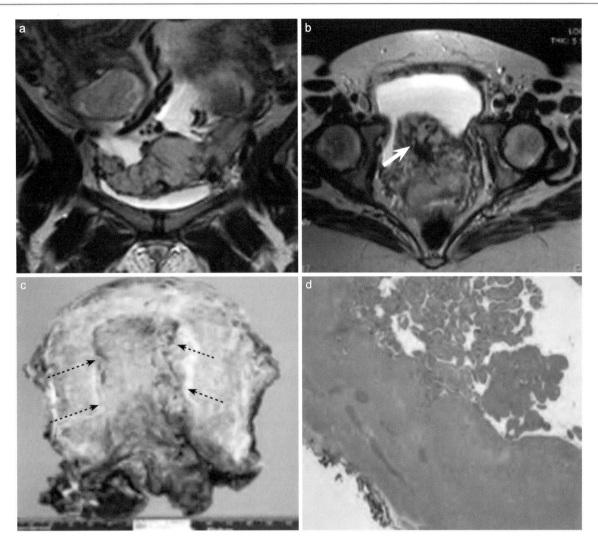

图 19.4　前置胎盘伴胎盘植入。冠状位（a）和轴位（b）T₂WI 显示子宫丧失正常梨形，前下段胎盘内可见随机分布低信号条带（粗白箭号），提示胎盘植入可能。（c）大体病理标本显示胎盘组织附着粘连到子宫肌层（黑色虚线箭号）。（d）同样的组织病理学切片证实了妊娠晚期绒毛在子宫内膜层面侵入子宫肌层，中间没有蜕膜结构（另见书后彩图）

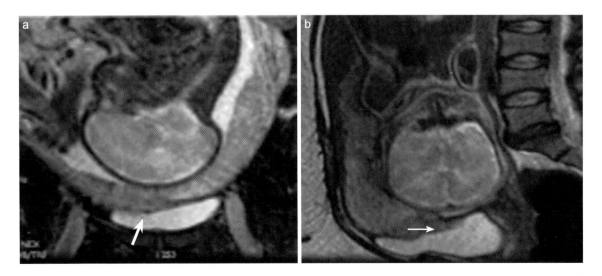

图 19.5　胎盘前置合并胎盘穿透。冠状位（a）和矢状位（b）T₂WI 显示胎盘穿透子宫肌层侵及膀胱（箭号），符合胎盘穿透。在胎盘侵入部位，膀胱穹隆的正常 T₂WI 低信号消失（箭号）

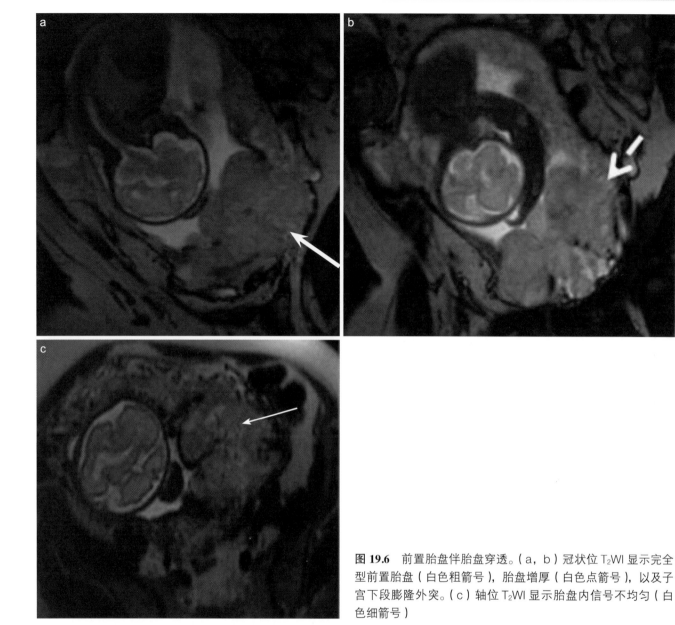

图 19.6 前置胎盘伴胎盘穿透。（a，b）冠状位 T_2WI 显示完全型前置胎盘（白色粗箭号），胎盘增厚（白色点箭号），以及子宫下段膨隆外突。（c）轴位 T_2WI 显示胎盘内信号不均匀（白色细箭号）

19.8），可见出血和囊变灶[45]。葡萄胎组织周围是否有完整的正常子宫肌层低信号，有助于区分葡萄胎是否具有侵袭性[45]。

侵袭性葡萄胎和绒毛膜癌

侵袭性葡萄胎指滋养层组织向子宫肌层内或穿越子宫肌层生长。侵袭性葡萄胎被认为是局部侵袭性肿瘤。绒毛膜癌可以侵袭局部，但也可能转移，多表现为血源性转移，肺是最常见的转移部位（76%~87%），其他是肝（10%）、大脑（10%）、肾、胃肠道和脾[42,46,47]。阴道是第二常见的转移部

位（30%），但这是通过直接浸润[22,48]。

侵袭性葡萄胎和绒毛膜癌的影像学表现大多相似。β-hCG 水平较低（<500 mIU/ml）的患者通常具有正常的 MRI 表现。绒毛膜癌瘤体内易出现更多的坏死、出血和实性成分强化[4]。绒毛膜癌通常采用 CT 分期，因为 CT 可以检测远处转移。MRI 可以显示子宫内膜和周围组织浸润，从而有助于疾病的解剖分期。绒毛膜癌表现为宫内肿块，在 T_2WI 上表现为不均匀高信号，在增强后表现为明显的强化，该表现反映了肿瘤的富血供性。肿瘤血管在 T_1WI 和 T_2WI 上表现为灶性留空信号影。肌层浸润表现为子

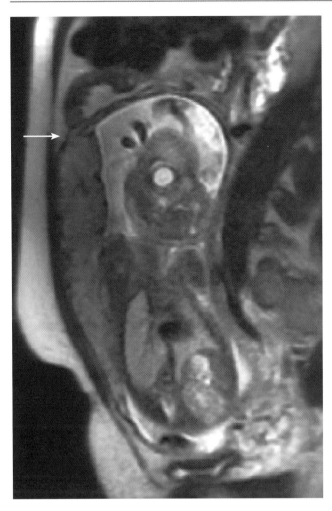

图 19.7 矢状 T₂WI 显示子宫前上肌壁延伸的局灶性肌层外胎盘（extra-myometrial-placental）（箭号）

宫肌层内的高信号影，导致结合带的破坏，并在增强图像上显示强化。异常强化的软组织是局部转移的特征。MRI 还有助于检测转移性疾病，特别是在盆腔器官和淋巴结内。妊娠滋养细胞疾病的治疗主要是通过手术切除肿瘤，根据疾病分期，决定是否进行放化疗。

19.3.2 子宫相关并发症

19.3.2.1 子宫破裂 / 瘢痕裂开

子宫破裂占孕产妇死亡病例的 20%，估计在 1146 例妊娠中有 1 例子宫破裂（0.07%）。大多数子宫破裂（90%）与先前的剖宫产史有关（图 19.9）；低位横向切口的子宫破裂发生率为 0.2%～1.5%，经典切口的子宫破裂发生率为 4%～9%[49, 50]。子宫破裂的其他危险因素包括子宫手术史（图 19.10）、多胎妊娠、多次妊娠、羊水过多、胎盘摘除术，以及其他侵入性手术，如刮宫术[3]。

子宫破裂的临床表现为腹部疼痛和阴道出血伴休克，胎儿监护显示胎儿心率的变化，而且子宫测量仪常显示子宫缺乏收缩或过度刺激，没有分娩进展时应怀疑子宫破裂。

经阴道超声通常是首选的影像检查手段，可显示与子宫相关的腹腔内或腹膜外血肿、胎儿部分位于子宫外、羊膜腔内出血、子宫破裂处的膜性膨出[51]。

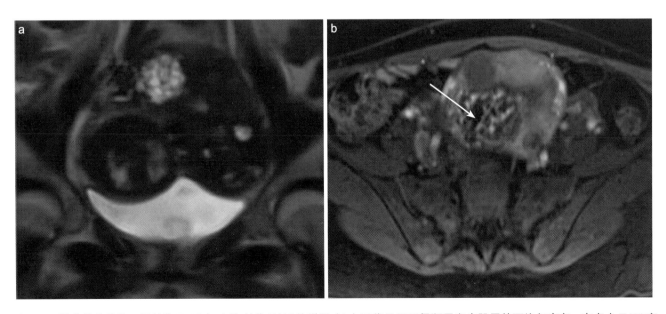

图 19.8 侵袭性葡萄胎。冠状位 T₂WI（a）和轴位 T₁WI 钆增强（b）图像显示了侵犯子宫底肌层的不均匀病变，有多个 T₂WI 高信号囊性灶，增强后囊性病灶无强化，其内间隔不均匀强化（细箭号）（感谢 Dr Christine O. Menias 供图）。胎儿在冠状位上显示

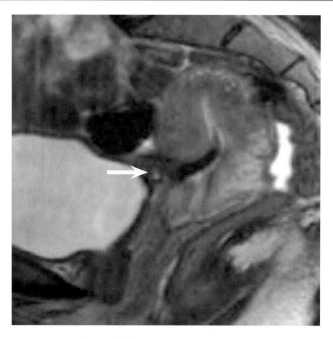

图 19.9　子宫切口破裂，下段剖宫产术后。既往有剖宫产史的患者中，出现了急性盆腔疼痛和阴道出血，矢状位 T_2WI 显示子宫前下段一个大的裂口，符合子宫破裂的表现（箭号）

MRI 可以显示无痛性的不典型病例中是否存在破裂以及破裂的程度。瘢痕裂开和子宫破裂的区别在于，瘢痕裂开是旧的子宫肌层瘢痕的断裂，而没有穿透子宫浆膜层（图 19.11）。MRI 上剖宫产后切口部位的正常表现显示信号强度与假定切口部位的子宫肌层内亚急性血肿一致；但子宫内膜和浆膜层是连续的，未见肌层缺损。子宫破裂的主要 MR 征象包括子宫内膜或浆膜层断裂伴切口部位积液或积血；切口部位低信号表明有产气性感染。

子宫破裂通常需要紧急手术，包括手术分娩和子宫修复。

膀胱瓣血肿是指发生在手术切口下方及靠近子宫下段切口的腹膜反折部位的产后血肿。虽然在剖宫产术后常出现膀胱瓣区的血肿，但其大小一般不超过 5 cm[52]。在 MRI 和 CT 上，膀胱瓣血肿表现为膀胱与子宫下段之间（膀胱子宫陷凹）不同信号强度 / 密度和大小的不均匀性病变[53]。矢状面图像有助于定位病变位置和评估邻近结构（如膀胱）。为了更好地显示子宫肌层的间隙，建议垂直于切口平面进行扫描[52]。如果在血肿中发现气体，表明合并感染。如果血肿引起临床症状或合并感染，通常需要手术干预。

19.3.2.2　急性子宫肌瘤变性

子宫肌瘤是一种良性的平滑肌肿瘤，在妊娠期间发生率为 11%[54]。它们可能完全无症状，在妊娠期间由于激素变化而增大。子宫肌瘤在妊娠期间由于快速生长、扭转或红色变性而有症状。子宫肌瘤在妊娠期间的其他并发症包括疼痛、出血、自然流产、胎盘早剥、胎儿畸形和宫颈机械性阻塞。

红色变性是一种由静脉血栓形成或瘤内动脉破裂引起的出血性梗死，通常发生在妊娠后期或产褥期。在 MRI 中表现为黏膜下、子宫肌层内或浆膜下的边界清晰的低信号肿块。由于变性程度不同，大于 3 cm 的肌瘤信号通常不均匀。体积增加超过 200 cm³ 以上的肌瘤并发症发生率明显增加[55]。红色变性在 T_1WI 上表现为弥漫或周围高信号，在 T_2WI 上表现为可变的信号，这取决于瘤内出血的程度（图 19.12）[10]。这些影像表现与病变周围充满红细胞的大量扩张血管一致。肌瘤红色变性采取保守治疗，包括卧床休息、镇静和镇痛，症状在 7 ~ 10 天内消除。

19.3.2.3　宫内妊娠物残留

宫内妊娠物残留（retained product of conception, RPOC）最常发生在妊娠中期分娩或终止后，临床表现为疼痛、发热和阴道出血。彩色多普勒超声是首选的超声检查方法，其影像表现为子宫内膜回声增厚（>10 mm），血流增加，提示妊娠物残留。但超声检查的假阳性率高达 17% ~ 51%，血凝块是最常见的误诊原因[56]。其他富血供病变如子宫动静脉畸形（arteriovenous malformation, AVM）、子宫内膜息肉、黏膜下肌瘤和侵袭性葡萄胎等，均与妊娠物残留难以鉴别[57]。MRI 有助于诊断该病，在 T_2WI 和平扫 T_1WI 上表现为信号可变的肿块，其信号强度取决于出血和组织坏死的程度，可能表现为不同强化程度的内膜肿块伴子宫形态紊乱，因此与妊娠滋养层疾病难以区分（图 19.13）。然而，β -hCG 水平有助于临床区分这两种疾病。MRI 也有助于显示疑似妊娠物残留患者的阻碍宫腔探查的解剖变异[58]。妊娠物残留的治疗方案包括子宫药物治疗、甲氨蝶呤、动脉栓塞、扩刮宫术以及宫腔镜取出术。

19.3.2.4　子宫内膜炎 / 伤口感染

产后子宫内膜炎是指子宫内膜或蜕膜的感染，伴或不伴有子宫肌层和子宫旁组织受累。它常为多菌性的混合感染（75%），由阴道菌群上行性感染导

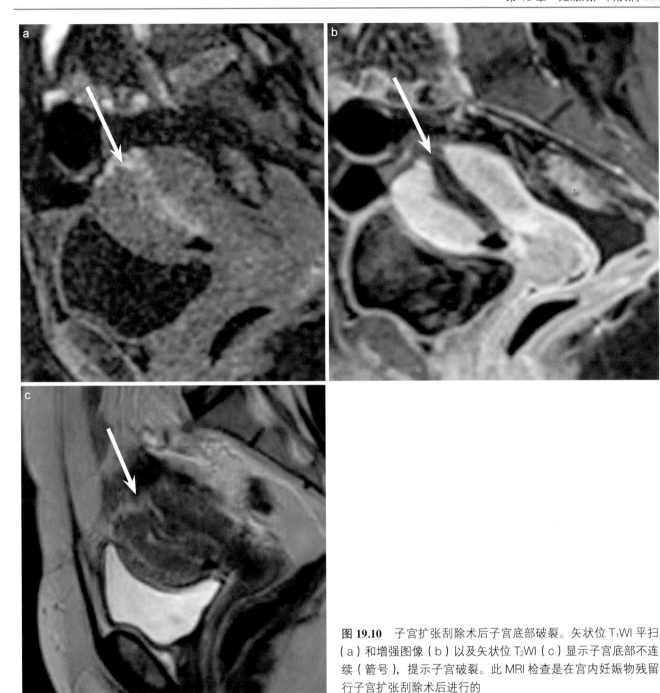

图 19.10　子宫扩张刮除术后子宫底部破裂。矢状位 T$_1$WI 平扫（a）和增强图像（b）以及矢状位 T$_2$WI（c）显示子宫底部不连续（箭号），提示子宫破裂。此 MRI 检查是在宫内妊娠物残留行子宫扩张刮除术后进行的

致。阴道分娩后子宫内膜炎的发生率为 1% ~ 3%，剖宫产后子宫内膜炎的发生率约为 20%[59]。剖宫产、产程侵入性操作、胎膜早破、早产和胎盘残留是产后感染的危险因素。产后子宫内膜炎可分为早期（48 小时内）或晚期（产后 3 天 ~ 6 周）。如果不对产妇进行治疗，子宫内膜炎可能发展为子宫肌炎、盆腔脓肿或化脓性血栓性静脉炎。子宫内膜炎是临床诊断，其临床症状包括：发热、下腹痛、阴道分泌物

恶臭、阴道出血、心动过速和白细胞增多。

　　MRI 显示子宫内膜腔内的积气和积液；子宫内膜厚而不均匀的异常强化（图 19.14）；子宫旁受累、盆腔脓肿以及合并盆腔感染的卵巢血栓性静脉炎。伴有浅表伤口感染可导致脂肪受累和脓肿形成（图 19.15）。盆腔脓肿表现为形态不规则的异常强化的厚壁肿块，内部液体成分在 T$_1$WI 上呈低到中等信号，T$_2$WI 上呈高信号。子宫内膜炎的治疗包括使用

广谱抗生素，伴发脓肿可行脓肿清除术。

19.3.2.5　产后出血

产后出血（postpartum hemorrhage, PPH）是指阴道分娩者出血量超过 500 ml，剖宫产分娩者出血量超过 1000 ml[60]。该病可由子宫收缩乏力、妊娠物残留（图 19.16）或分娩创伤（血管和非血管性损伤）所致，常发生于产后 24 小时内，属于原发性产后出血。延迟出血发生在产后 24 小时至 6 周之间，为继发性

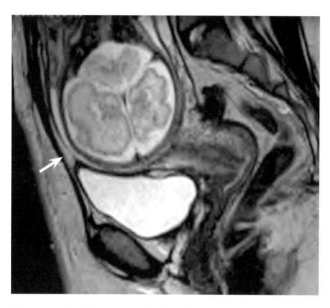

图 19.11　瘢痕裂开。有剖宫产史的患者矢状位 T₂WI 显示子宫下段肌层变薄，浆膜连续（箭号），提示瘢痕裂开

产后出血，可能与子宫复旧不全、子宫内膜炎或绒毛膜癌有关。

超声检查是产后出血的首选影像学检查。疑似病例可选择 MR 或 CT 检查，以评估子宫损伤或感染等隐匿性疾病，以及评估血管因素，如假性动脉瘤和动静脉畸形[61]。患者临床表现为疼痛，血红蛋白下降，严重时出现血流动力学不稳定。由于 CT 血管成像能够快速和易于评估血管因素，常作为首选检查手段。在 MRI 上，正常的产后子宫常表现为子宫增大，然后在 6～11 周内逐渐恢复到无妊娠状态。子宫腔可能有少量的血液或液体，但 MR 增强检查没有发现宫腔内有对比剂外渗现象。

子宫动静脉畸形在 MRI（SE 序列）上表现为蜂窝状流空信号伴宫旁扩张的血管（图 19.17）和结合带的局灶性破坏。而 MR 血管成像显示子宫动脉瘤为局灶性对比剂填充。血流动力学稳定的患者可行子宫动脉栓塞术，成功率达 95%。当血流动力学不稳定，患者无法手术时，子宫动脉栓塞术常成为其第二选择。

19.3.3　异位妊娠

囊胚植入在子宫内膜以外部位的妊娠称为异位妊娠。据报告，异位妊娠占妊娠病例的 1%～2%，占所有妊娠所致的死亡病例的 9%[62]。异位妊娠的主要危险因素包括异位妊娠史、盆腔炎、体外受精、宫内节育器、先天性子宫畸形、子宫内膜异位症和妇科手术[3]。异位妊娠的临床表现通常在月经周期

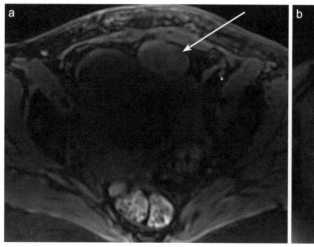
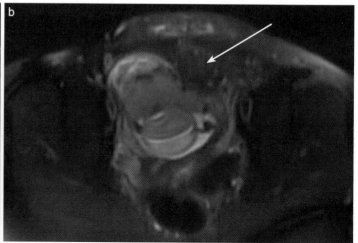

图 19.12　子宫肌瘤红色变性。妊娠 20 周时患者出现急性左半盆腔疼痛，轴位脂肪抑制 T₁WI（a）和 T₂ 加权图像（b）显示圆形的浆膜下肌瘤，病变内出血导致 T₁ 延长、T₂ 缩短

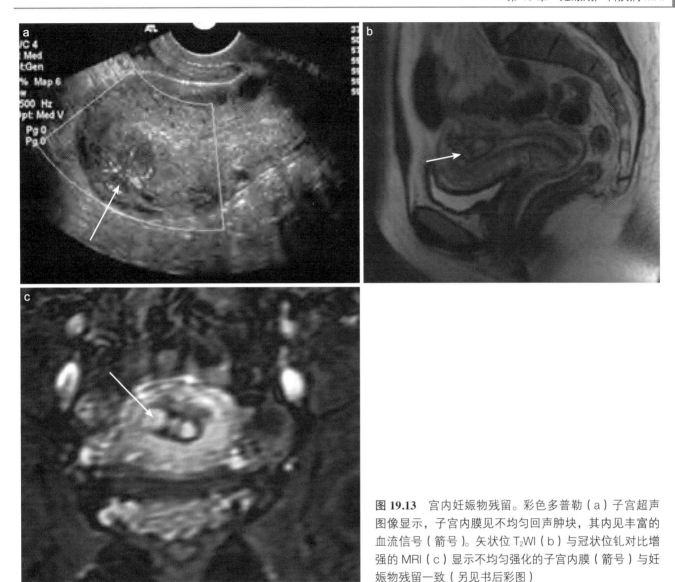

图 19.13 宫内妊娠物残留。彩色多普勒（a）子宫超声图像显示，子宫内膜见不均匀回声肿块，其内见丰富的血流信号（箭号）。矢状位 T₂WI（b）与冠状位钆对比增强的 MRI（c）显示不均匀强化的子宫内膜（箭号）与妊娠物残留一致（另见书后彩图）

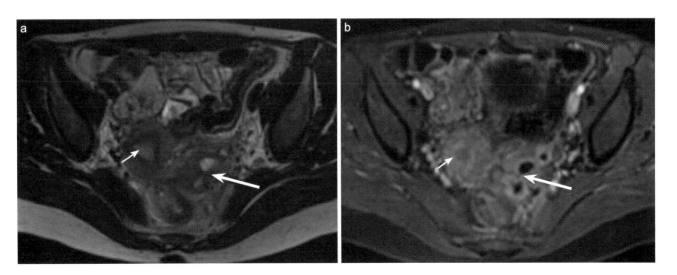

图 19.14 急性子宫内膜炎。轴位 T₂（a）和 T₁ 增强（b）图像显示子宫内膜管腔内积液伴子宫内膜线样强化（细箭号）。注意子宫周围及附件区炎性改变（粗箭号）

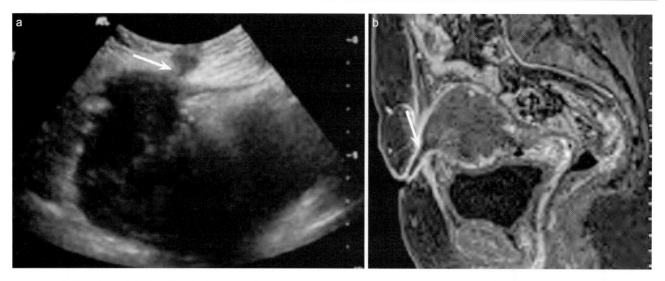

图19.15　慢性子宫内膜炎引起的子宫腹壁瘘。横切面灰阶超声（a）和矢状位增强MR（b）显示，由于慢性子宫内膜炎，皮肤和子宫内膜腔直接以瘘管相沟通（箭号）

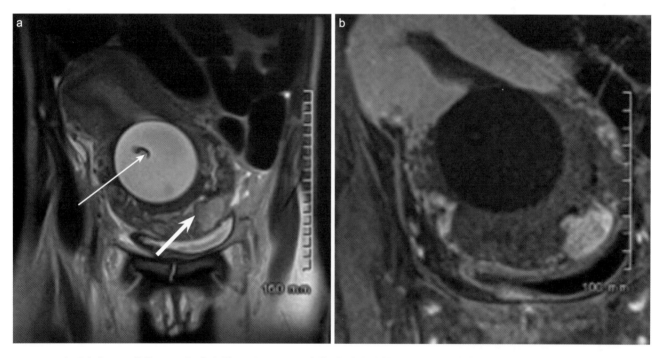

图19.16　产后出血。冠状位T_2WI（a）和增强后T_1WI显示妊娠物残留（箭号，b），用球囊填塞（细箭号）治疗产后出血时间延长

后6～8周出现。异位妊娠的典型三联征包括腹痛或盆腔疼痛、阴道出血和附件包块[63]。异位妊娠破裂的患者常伴有休克症状，如低血压、心动过速、反跳痛和红细胞比容降低[64]。

超声检查通常是妊娠试验阳性患者确诊宫内妊娠的首选方式。在血清β-hCG试验阳性的患者中，

未见明显宫内妊娠提示可能为妊娠早期、妊娠失败或异位妊娠，最初的超声检查可以是隐匿性的[65]。由于患者体型、声窗差和操作者经验不足的影响，超声检查可能受到限制[63]。超声对不典型的异位妊娠（附件肿块方面）的诊断也是有限的，在这种情况下，MRI显得非常有用。在患者血流动力学和临床

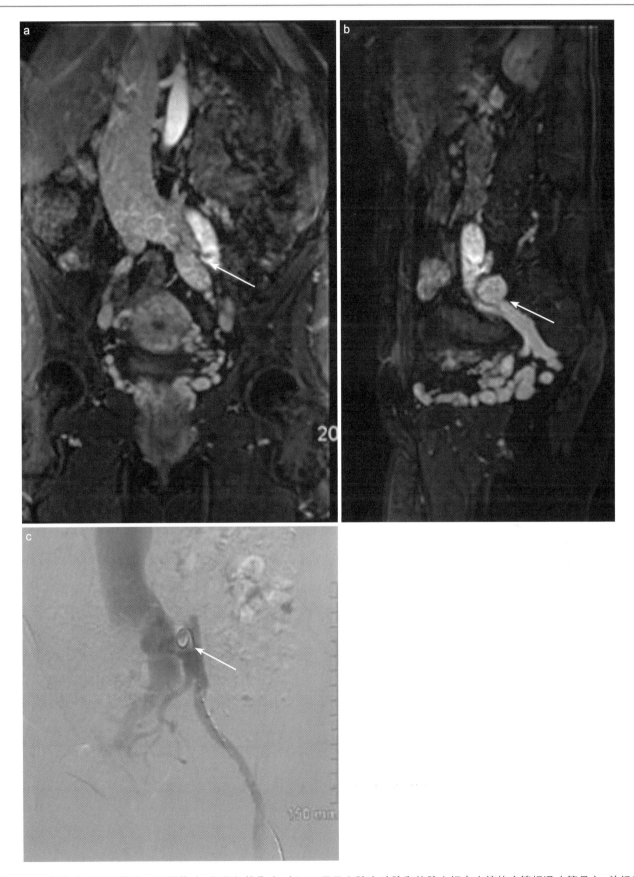

图 19.17　剖宫产后动静脉瘘。冠状位（a）和矢状位（b）MRI 显示左髂内动脉和静脉之间有直接的瘘管相通（箭号），并经导管造影证实（c）。盆腔内有多条侧支血管及下腔静脉扩张，患者接受血管内支架治疗

稳定的情况下，MRI 能够获得更多的信息来指导患者的治疗决策。

异位妊娠可发生在腹部和盆腔的不同部位。95%的异位妊娠是输卵管异位妊娠，最常发生在输卵管壶腹部（图 19.18）。其他受累部位依次为间质部 / 宫角（2% ~ 4%）、卵巢（3%）、宫颈（<1%）、腹腔（1.4%）或剖宫产瘢痕区（0.15%）。MRI 表现因病灶部位不同而异。输卵管异位妊娠的 MRI 表现包括输卵管积血伴或不伴输卵管扩张、出血性或混杂性肿块、腹水或腹腔积血和壁强化[66]。异位妊娠最特异的表现是宫外孕囊，典型表现为一个厚壁的包绕的囊状结构，与声像图上所见的输卵管环征相对应。这种囊状结构的壁在 T$_2$WI 上常呈高信号，出血区域 T$_2$WI 上呈明显低信号，T$_1$WI 上呈等或高信号，还能观察到出血性肿块中代表胎儿胎盘组织的实性成分强化。盆腔内 T$_1$WI 上呈高信号的液体提示出血。10% 的病例可显示子宫腔内的液体，代表假孕囊。不明确的复杂性附件肿块伴盆腔内游离液体 / 出血，应怀疑异位妊娠破裂（图 19.19）[67]。不连续的输卵管壁异常强化并周围急性血肿提示输卵管破裂。复杂出血性肿块的其他 MRI 鉴别包括黄体囊肿、脓肿或肿瘤[68]。输卵管间质部或宫角妊娠表现为结合带连续，孕囊与子宫内膜分离[69]。卵巢异位妊娠表现为卵巢上或卵巢内的孕囊样结构，常伴有 T$_2$WI 上明显低信号的急性血肿[65]。宫颈妊娠（图 19.20）在 T$_2$WI 上可能表现为混杂信号的分叶状肿块和边缘部分或完整的低信号环[70]。

对于腹腔妊娠的病例（图 19.21），MRI 可以在子宫浆膜、网膜、盆腔壁、阔韧带、直肠子宫陷窝、盆腔大血管、腹部器官和膈肌等不同部位确定腹腔妊娠的位置。MRI 对胎盘的准确定位、动脉供血的检查和胎盘对周围器官黏附性的评估等方面具有重要意义[71]。瘢痕妊娠（图 19.22）发生在有过剖宫产史的女性，在再次妊娠的时候，孕囊着床在子宫原瘢痕处，导致孕囊被子宫肌层和纤维组织包围。在子宫下段的前壁内可见孕囊，可通过观察剖宫产瘢痕扩大和瘢痕部位的混合肿块或孕囊来做出诊断[72]。母体膀胱壁和孕囊间可见非常薄的子宫肌层。瘢痕组织内植入孕囊，滋养细胞侵入可能导致子宫破裂出血，危及生命。异位双胎妊娠（图 19.23）是指在两个不同的着床部位同时发生妊娠，通常是宫腔内妊娠和异位妊娠的结合[73]。这种情况非常罕见，在有过辅助生殖治疗史的妇女中相对常见[74]。

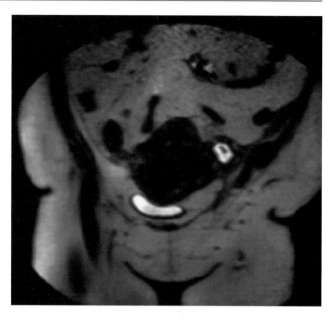

图 19.18 输卵管异位妊娠。冠状位 T$_2$WI 显示左侧输卵管异位妊娠。超声证实了有胎心搏动（未显示）

19.3.4 卵巢并发症

19.3.4.1 卵巢扭转

妊娠期卵巢扭转约占卵巢肿块的 7%[75]。妊娠期卵巢扭转的发病率为 1/1800[76]。卵巢扭转最常发生在妊娠早期。成熟囊性畸胎瘤是卵巢扭转最常见的原因（图 19.24），其次是黄体囊肿。临床上，患者常伴有急性腹痛或盆腔疼痛。如果首次超声检查没有明确诊断，则可进行 MRI 检查。典型的 MRI 表现为卵巢增大，中线移位，水肿，周围小卵泡。卵巢间质在 T$_2$WI 上呈中等信号。晚期卵巢扭转由于发生坏死及卵巢周围脂肪浸润，在 T$_2$WI 上表现为信号增高。另一个特征性影像学表现为输卵管增厚、扭曲[10]。T$_1$WI 上卵巢扭转信号强度与卵巢内是否存在出血有关。对宫内妊娠的识别有助于卵巢扭转与异位妊娠的鉴别。卵巢扭转的治疗包括急诊肿瘤切除及卵巢复位。

19.3.4.2 卵巢静脉血栓形成

600 例足月妊娠中有 1 例合并卵巢静脉血栓形成，多数发生在右侧[77]。产褥期脓毒症患者可伴发血栓。临床上，当患者在产后出现发热、白细胞计数增加及急性的单侧腹痛而无感染源时，放射科医师应该评估卵巢静脉是否存在血栓。及时的诊断可

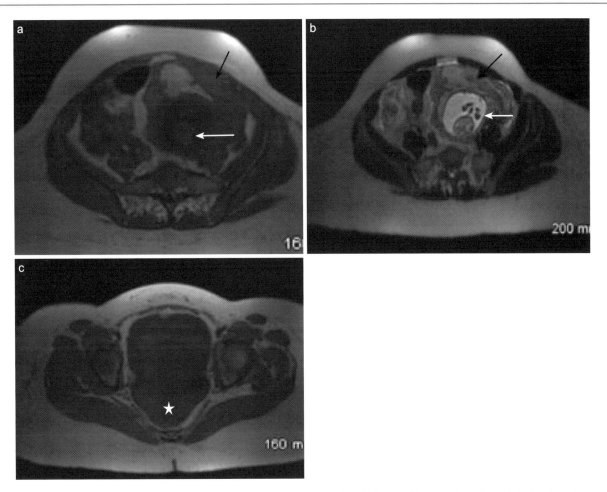

图 19.19　宫角异位妊娠破裂。轴位 T$_1$WI（a，c）和 T$_2$WI（b）显示子宫外软组织边界不清，与异位妊娠破裂引起的血肿表现相符（黑箭号）。同样值得注意的是宫角妊娠处的胚芽（白箭号）和盆腔出血（c，★）

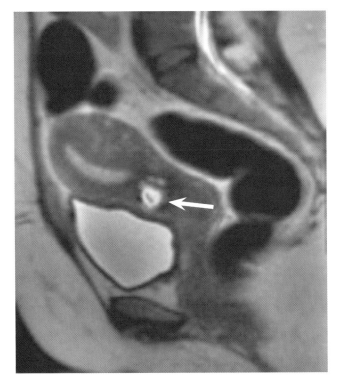

图 19.20　宫颈异位妊娠。矢状位 T$_2$WI 上显示子宫内膜腔空虚，子宫颈内有孕囊（箭号）

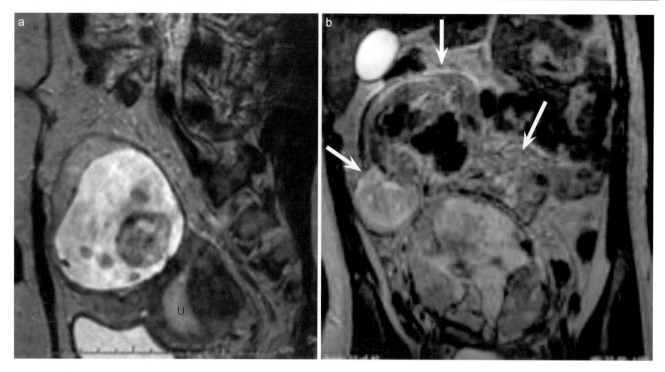

图19.21 腹腔妊娠。患者闭经初期的矢状位 T₂WI（a）显示胎儿和胎盘位于子宫腔外（U）。患者失访，并于3个月后再次出现腹痛，行MRI（b）显示腹腔内游离漂浮的胎儿（箭号）提示腹腔妊娠

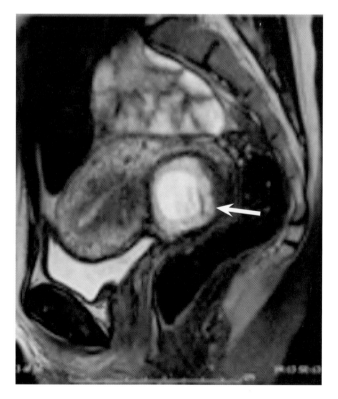

图19.22 剖宫产异位妊娠。矢状位 T₂WI 上显示孕囊位于子宫前段，相邻肌层变薄。孕囊的中心位于剖宫产瘢痕处，提示剖宫产瘢痕妊娠

及早进行抗凝治疗，避免血栓延伸到下腔静脉而引起肺栓塞。MRI 是最重要的检查手段，其灵敏度和特异度均为100%[78]。增强CT或MRI更容易发现卵巢静脉内的充盈缺损并评估下腔静脉是否受累。卵巢静脉壁增厚伴腔内血栓和静脉周围侧支循环建立有助于诊断血栓性静脉炎（图19.25）。MR 上亚急性血栓呈 T₁/T₂WI 高信号，有助于急性血栓与亚急性血栓的鉴别[78]。治疗主要包括应用抗生素和抗凝血治疗。

19.3.5 创伤

5%~7%的孕妇受到创伤后可能受到影响，机动车碰撞是造成创伤的最常见原因。所有器官都可能受到损害，妊娠特有的损伤可能导致胎盘早剥、子宫破裂、胎膜早破和自然流产[20]。由于MR检查时间较长，CT是创伤患者首选的影像学检查方法。关于创伤特有损伤的影像表现超出本章的范围，其详细内容将在本书的其他章节讨论。

总之，MRI是一种有价值的诊断工具，如果使用得当，可以在适当的临床环境下提供准确的诊断结果，为产科患者治疗提供帮助。

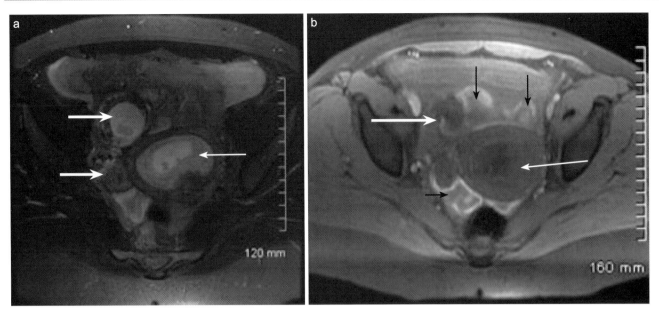

图 19.23　异位妊娠。轴位 T₂WI（a）和 T₁WI（b）显示宫内孕囊（细白箭号）。右侧附件区可见多个复杂囊性病变（粗白箭号）提示多发性异位妊娠。T₁WI 上游离液体中出现的高信号（黑箭号）代表异位妊娠破裂引起的盆腔出血

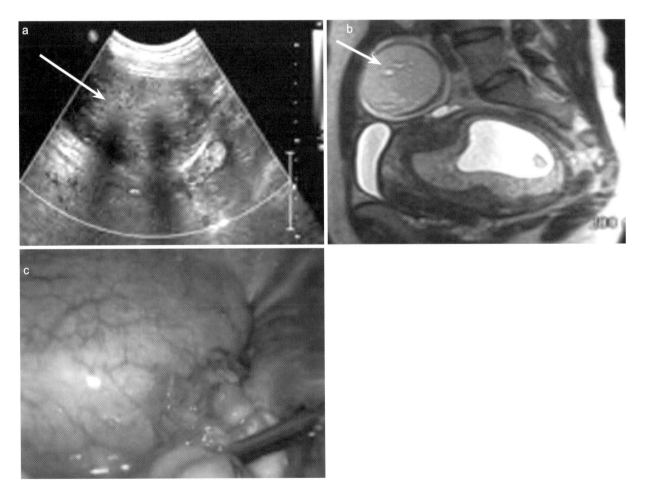

图 19.24　卵巢畸胎瘤扭转的孕妇突发右下腹痛。横断位彩超（a）和矢状位 MRI（b）显示右中腹可见含脂肿块（箭号）。彩超显示肿块内血流信号稀少。手术病理（c）证实为卵巢畸胎瘤扭转（另见书后彩图）

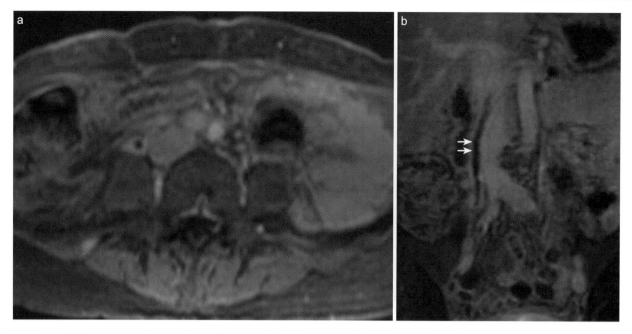

图 19.25 卵巢静脉血栓形成。轴位（a）和冠状位（b）T₁WI 脂肪抑序列显示右侧卵巢静脉内充盈缺损（b，箭号），与卵巢静脉血栓表现相符

（Ashish Khandelwal, Alampady Shanbhogue 著）

参考文献

1. Berg CJ, Chang J, Callaghan WM, Whitehead SJ (2003) Pregnancy-related mortality in the United States, 1991–1997. Obstet Gynecol 101(2):289–296, PubMed Epub 2003/02/11.eng

2. Rigo J Jr, Csakany G, Laky M, Nagy B, Horvath E, Joo JG (2014) Trends in maternal mortality in Hungary between 1978 and 2010. Eur J Obstet Gynecol Reprod Biol 173:29–33, PubMed Epub 2013/11/28.eng

3. Shanbhogue AK, Menias CO, Lalwani N, Lall C, Khandelwal A, Nagar A (2013) Obstetric (nonfetal) complications. Radiol Clin North Am 51(6):983–1004, PubMed Epub 2013/11/12.eng

4. Leyendecker JR, Gorengaut V, Brown JJ (2004) MR imaging of maternal diseases of the abdomen and pelvis during pregnancy and the immediate postpartum period. Radiographics Rev Publ Radiol Soc N Am Inc 24(5):1301–1316, PubMed Epub 2004/09/17.eng

5. De Wilde JP, Rivers AW, Price DL (2005) A review of the current use of magnetic resonance imaging in pregnancy and safety implications for the fetus. Prog Biophys Mol Biol 87(2–3):335–353, PubMed Epub 2004/11/24.eng

6. Gowland PA, De Wilde J (2008) Temperature increase in the fetus due to radio frequency exposure during magnetic resonance scanning. Phys Med Biol 53(21):L15–L18, PubMed Epub 2008/10/10.eng

7. Kanal E, Barkovich AJ, Bell C, Borgstede JP, Bradley WG Jr, Froelich JW et al (2013) ACR guidance document on MR safe practices: 2013. J Magn Reson Imaging 37(3):501–530, PubMed PMID: 23345200. Epub 2013/01/25.eng

8. Strizek B, Jani JC, Mucyo E, De Keyzer F, Pauwels I, Ziane S et al (2015) Safety of MR imaging at 1.5 T in fetuses: a retrospective case-control study of birth weights and the effects of acoustic noise. Radiology 275(2):530–537, PubMed PMID: 25575119. Epub 2015/01/13.eng

9. Patenaude Y, Pugash D, Lim K, Morin L, Lim K, Bly S et al (2014) The use of magnetic resonance imaging in the obstetric patient. J Obstet Gynaecol Can 36(4):349–363, PubMed PMID: 24798674. Epub 2014/05/07.engfre

10. Khandelwal A, Fasih N, Kielar A (2013) Imaging of acute abdomen in pregnancy. Radiol Clin North Am 51(6):1005–1022, PubMed PMID: 24210441. Epub 2013/11/12.eng

11. Chen MM, Coakley FV, Kaimal A, Laros RK Jr (2008) Guidelines for computed tomography and magnetic resonance imaging use during pregnancy and lactation. Obstet Gynecol 112(2 Pt 1):333–340, PMID: 18669732. Epub 2008/08/02.eng

12. Garcia-Bournissen F, Shrim A, Koren G (2006) Safety of gadolinium during pregnancy. Can Fam Physician 52:309–310, PubMed Pubmed Central PMCID: PMC1479713. Epub 2006/04/01.eng

13. Kubik-Huch RA, Gottstein-Aalame NM, Frenzel T, Seifert B, Puchert E, Wittek S et al (2000) Gadopentetate dimeglumine excretion into human breast milk during lactation. Radiology 216(2):555–558, PubMed PMID: 10924585. Epub 2000/08/05.eng

14. Rofsky NM, Weinreb JC, Litt AW (1993) Quantitative analysis of gadopentetate dimeglumine excreted in breast milk. J Magn Reson Imaging 3(1):131–132, PubMed PMID: 8428080. Epub 1993/01/01.eng

15. Tikkanen M (2011) Placental abruption: epidemiology, risk factors and consequences. Acta Obstet Gynecol Scand 90(2):140–149, PubMed PMID: 21241259. Epub 2011/01/19.eng

16. Ananth CV, Berkowitz GS, Savitz DA, Lapinski RH (1999) Placental abruption and adverse perinatal outcomes. JAMA 282(17):1646–1651, PubMed PMID: 10553791. Epub 1999/11/30.eng

17. Oyelese Y, Ananth CV (2006) Placental abruption. Obstet Gynecol 108(4):1005–1016, PubMed PMID: 17012465. Epub 2006/10/03.eng

18. Rasmussen S, Irgens LM, Bergsjo P, Dalaker K (1996) The occur-

rence of placental abruption in Norway 1967–1991. Acta Obstet Gynecol Scand 75(3):222–228, PubMed PMID: 2360584. Epub 1990/06/01.eng

19. Pearlman MD, Tintinallli JE, Lorenz RP (1990) A prospective controlled study of outcome after trauma during pregnancy. Am J Obstet Gynecol 162(6):1502–1507; discussion 7–10. PubMed PMID: 2360584. Epub 1990/06/01.eng

20. Raptis CA, Mellnick VM, Raptis DA, Kitchin D, Fowler KJ, Lubner M et al (2014) Imaging of trauma in the pregnant patient. Radiographics Rev Publ Radiol Soc N Am Inc 34(3):748–763, PubMed PMID: 24819793. Epub 2014/05/14.eng

21. Nyberg DA, Cyr DR, Mack LA, Wilson DA, Shuman WP (1987) Sonographic spectrum of placental abruption. AJR Am J Roentgenol 148(1):161–164, PubMed PMID: 3538831. Epub 1987/01/01.eng

22. Masselli G, Brunelli R, Di Tola M, Anceschi M, Gualdi G (2011) MR imaging in the evaluation of placental abruption: correlation with sonographic findings. Radiology 259(1):222–230, PubMed PMID: 21330568. Epub 2011/02/19.eng

23. Glantz C, Purnell L (2002) Clinical utility of sonography in the diagnosis and treatment of placental abruption. J Ultrasound Med Official J Am I Ultrasound Med 21(8):837–840, PubMed PMID: 12164566. Epub 2002/08/08.eng

24. Allen BC, Leyendecker JR (2013) Placental evaluation with magnetic resonance. Radiol Clin North Am 51(6):955–966, PubMed PMID: 24210438. Epub 2013/11/12.eng

25. Harper LM, Odibo AO, Macones GA, Crane JP, Cahill AG (2010) Effect of placenta previa on fetal growth. Am J Obstet Gynecol 203(4):330.e1–330.e5, PubMed Pubmed Central PMCID: PMC3128804. Epub 2010/07/06.eng

26. Oyelese Y, Smulian JC (2006) Placenta previa, placenta accreta, and vasa previa. Obstet Gynecol 107(4):927–941, PubMed PMID: 16582134. Epub 2006/04/04.eng

27. Wu S, Kocherginsky M, Hibbard JU (2005) Abnormal placentation: twenty-year analysis. Am J Obstet Gynecol 192(5):1458–1461, PubMed PMID: 15902137. Epub 2005/05/20.eng

28. Miller DA, Chollet JA, Goodwin TM (1997) Clinical risk factors for placenta previa-placenta accreta. Am J Obstet Gynecol 177(1):210–214, PubMed PMID: 9240608. Epub 1997/07/01.eng

29. Clark SL, Koonings PP, Phelan JP (1985) Placenta previa/accreta and prior cesarean section. Obstet Gynecol 66(1):89–92, PubMed PMID: 4011075. Epub 1985/07/01.eng

30. Warshak CR, Eskander R, Hull AD, Scioscia AL, Mattrey RF, Benirschke K et al (2006) Accuracy of ultrasonography and magnetic resonance imaging in the diagnosis of placenta accreta. Obstet Gynecol 108(3 Pt 1):573–581, PubMed PMID: 16946217. Epub 2006/09/02.eng

31. Dwyer BK, Belogolovkin V, Tran L, Rao A, Carroll I, Barth R et al (2008) Prenatal diagnosis of placenta accreta: sonography or magnetic resonance imaging? J Ultrasound Med Off J Am I Ultrasound Med 27(9):1275–1281, PubMed Pubmed Central PMCID: PMC2743470. Epub 2008/08/22.eng

32. Meng X, Xie L, Song W (2013) Comparing the diagnostic value of ultrasound and magnetic resonance imaging for placenta accreta: a systematic review and meta-analysis. Ultrasound Med Biol 39(11):1958–1965, PubMed PMID: 23972487. Epub 2013/08/27. eng

33. Alamo L, Anaye A, Rey J, Denys A, Bongartz G, Terraz S et al (2013) Detection of suspected placental invasion by MRI: do the results depend on observer' experience? Eur J Radiol 82(2):e51–e57, PMID: 23020968. Epub 2012/10/02.eng

34. Leyendecker JR, DuBose M, Hosseinzadeh K, Stone R, Gianini J, Childs DD et al (2012) MRI of pregnancy-related issues: abnormal placentation. AJR Am J Roentgenol 198(2):311–320, PubMed PMID: 22268173. Epub 2012/01/24.eng

35. Sebire NJ, Foskett M, Fisher RA, Rees H, Seckl M, Newlands E (2002) Risk of partial and complete hydatidiform molar pregnancy in relation to maternal age. BJOG 109(1):99–102, PubMed PMID:

11843379. Epub 2002/02/15.eng

36. Semer DA, Macfee MS (1995) Gestational trophoblastic disease: epidemiology. Semin Oncol 22(2):109–112, PubMed PMID: 7740310. Epub 1995/04/01.eng

37. Soper JT, Mutch DG, Schink JC (2004) Diagnosis and treatment of gestational trophoblastic disease: ACOG Practice Bulletin No. 53. Gynecol Oncol 93(3):575–585, PubMed PMID: 15196847. Epub 2004/06/16.eng

38. Palmer JR (1994) Advances in the epidemiology of gestational trophoblastic disease. J Reprod Med 39(3):155–162, PMID: 8035370. Epub 1994/03/01.eng

39. Buckley JD, Henderson BE, Morrow CP, Hammond CB, Kohorn EI, Austin DF (1988) Case-control study of gestational choriocarcinoma. Cancer Res 48(4):1004–1010, PubMed PMID: 3338071. Epub 1988/02/15.eng

40. Lazarus E, Hulka C, Siewert B, Levine D (1999) Sonographic appearance of early complete molar pregnancies. J Ultrasound Med Off J Am I Ultrasound Med 18(9):589–594; quiz 95–96. PubMed PMID: 10478967. Epub 1999/09/09.eng

41. Fatima M, Kasi PM, Baloch SN, Kassi M, Marri SM, Kassi M (2011) Incidence, management, and outcome of molar pregnancies at a tertiary care hospital in Quetta, Pakistan. ISRN Obstet Gynecol 2011:925316, PubMed Pubmed Central PMCID: PMC3195536. Epub 2011/10/27.eng

42. Shanbhogue AK, Lalwani N, Menias CO (2013) Gestational trophoblastic disease. Radiol Clin North Am 51(6):1023–1034, PubMed PMID: 24210442. Epub 2013/11/12.eng

43. Fowler DJ, Lindsay I, Seckl MJ, Sebire NJ (2006) Routine pre-evacuation ultrasound diagnosis of hydatidiform mole: experience of more than 1000 cases from a regional referral center. Ultrasound Obstet Gynecol Off J Int Soc Ultrasound Obstet Gynecol 27(1):56–60, PubMed PMID: 16217752. Epub 2005/11/08.eng

44. Kirk E, Papageorghiou AT, Condous G, Bottomley C, Bourne T (2007) The accuracy of first trimester ultrasound in the diagnosis of hydatidiform mole. Ultrasound Obstet Gynecol Off J Int Soc Ultrasound Obstet Gynecol 29(1):70–75, PubMed Epub 2007/01/04.eng

45. Barton JW, McCarthy SM, Kohorn EI, Scoutt LM, Lange RC (1993) Pelvic MR imaging findings in gestational trophoblastic disease, incomplete abortion, and ectopic pregnancy: are they specific? Radiology 186(1):163–168, PubMed PMID: 7677973. Epub 1993/01/01.eng

46. Allen SD, Lim AK, Seckl MJ, Blunt DM, Mitchell AW (2006) Radiology of gestational trophoblastic neoplasia. Clin Radiol 61(4):301–313, PubMed PMID: 16546459. Epub 2006/03/21.eng

47. Kumar J, Ilancheran A, Ratnam SS (1988) Pulmonary metastases in gestational trophoblastic disease: a review of 97 cases. Br J Obstet Gynaecol 95(1):70–74, PubMed PMID: 2829961. Epub 1988/01/01. eng

48. Berkowitz RS, Goldstein DP (1981) Pathogenesis of gestational trophoblastic neoplasms. Pathobiol Annu 11:391–411, PubMed PMID: 6276846. Epub 1981/01/01.eng

49. Neuhaus W, Bauerschmitz G, Gohring U, Schmidt T, Bolte A (2001) [Risk of uterine rupture after cesarean section--analysis of 1,086 births]. Zentralbl Gynakol 123(3):148–152, PubMed Epub 2001/05/09. Das Risiko der Uterusruptur nach vorausgegangenem Kaiserschnitt--eine Analyse von 1,086 Geburten.ger

50. Miller DA, Goodwin TM, Gherman RB, Paul RH (1997) Intrapartum rupture of the unscarred uterus. Obstet Gynecol 89(5 Pt 1):671–673, PubMed PMID: 9166298. Epub 1997/05/01.eng

51. Di Salvo DN (2003) Sonographic imaging of maternal complications of pregnancy. J Ultrasound Med Off J Am I Ultrasound Med 22(1):69–89, PubMed PMID: 12523613. Epub 2003/01/14.eng

52. Maldjian C, Milestone B, Schnall M, Smith R (1998) MR appearance of uterine dehiscence in the post-cesarean section patient. J Comput Assist Tomogr 22(5):738–741, PubMed PMID: 9754109. Epub 1998/10/01.eng

53. Laifer-Narin SL, Kwak E, Kim H, Hecht EM, Newhouse JH (2014)

Multimodality imaging of the postpartum or posttermination uterus: evaluation using ultrasound, computed tomography, and magnetic resonance imaging. Curr Probl Diagn Radiol 43(6):374–385, PubMed PMID: 25041975. Epub 2014/07/22.eng

54. Laughlin SK, Baird DD, Savitz DA, Herring AH, Hartmann KE (2009) Prevalence of uterine leiomyomas in the first trimester of pregnancy: an ultrasound-screening study. Obstet Gynecol 113(3):630–635, PubMed Pubmed Central PMCID: PMC3384531. Epub 2009/03/21.eng

55. Rosati P, Exacoustos C, Mancuso S (1992) Longitudinal evaluation of uterine myoma growth during pregnancy. A sonographic study. J Ultrasound Med Off J Am Inst Ultrasound Med 11(10):511–515, PubMed PMID: 1404579. Epub 1992/10/01.eng

56. Durfee SM, Frates MC, Luong A, Benson CB (2005) The sonographic and color Doppler features of retained products of conception. J Ultrasound Med Off J Am Inst Ultrasound Med 24(9):1181–1186; quiz 8–9. PubMed PMID: 16123177. Epub 2005/08/27.eng

57. Sellmyer MA, Desser TS, Maturen KE, Jeffrey RB Jr, Kamaya A (2013) Physiologic, histologic, and imaging features of retained products of conception. Radiographics Rev Publ Radio Soc N Am Inc 33(3):781–796, PubMed PMID: 23674774. Epub 2013/05/16.eng

58. Noonan JB, Coakley FV, Qayyum A, Yeh BM, Wu L, Chen LM (2003) MR imaging of retained products of conception. AJR Am J Roentgenol 181(2):435–439, PubMed PMID: 12876023. Epub 2003/07/24.eng

59. Dinsmoor MJ, Newton ER, Gibbs RS (1991) A randomized, double-blind, placebo-controlled trial of oral antibiotic therapy following intravenous antibiotic therapy for postpartum endometritis. Obstet Gynecol 77(1):60–62, PubMed PMID: 1984229. Epub 1991/01/01.eng

60. Lee NK, Kim S, Lee JW, Sol YL, Kim CW, Hyun Sung K et al (2010) Postpartum hemorrhage: clinical and radiologic aspects. Eur J Radiol 74(1):50–59, PubMed PMID: 19477095. Epub 2009/05/30. eng

61. Sierra A, Burrel M, Sebastia C, Radosevic A, Barrufet M, Albela S et al (2012) Utility of multidetector CT in severe postpartum hemorrhage. Radiographics Rev Publ Radio Soc N Am Inc 32(5):1463–1481, PubMed PMID: 22977030. Epub 2012/09/15.eng

62. Creanga AA, Shapiro-Mendoza CK, Bish CL, Zane S, Berg CJ, Callaghan WM (2011) Trends in ectopic pregnancy mortality in the United States: 1980–2007. Obstet Gynecol 117(4):837–843, PubMed PMID: 21422853. Epub 2011/03/23.eng

63. Levine D (2007) Ectopic pregnancy. Radiology 245(2):385–397, PubMed PMID: 17940301. Epub 2007/10/18.eng

64. Barnhart KT (2009) Clinical practice. Ectopic pregnancy. N Engl J Med 361(4):379–387, PubMed PMID: 19625718. Epub 2009/07/25. eng

65. Kao LY, Scheinfeld MH, Chernyak V, Rozenblit AM, Oh S, Dym RJ (2014) Beyond ultrasound: CT and MRI of ectopic pregnancy. AJR Am J Roentgenol 202(4):904–911, PubMed PMID: 24660723. Epub 2014/03/26.eng

66. Kataoka ML, Togashi K, Kobayashi H, Inoue T, Fujii S, Konishi J (1999) Evaluation of ectopic pregnancy by magnetic resonance imaging. Hum Reprod (Oxford, England) 14(10):2644–2650, PubMed Epub 1999/10/21.eng

67. Atri M, Leduc C, Gillett P, Bret PM, Reinhold C, Kintzen G et al (1996) Role of endovaginal sonography in the diagnosis and management of ectopic pregnancy. Radiographics Rev Publ Radio Soc N Am Inc 16(4):755–774; discussion 75. PubMed PMID: 8835969. Epub 1996/07/01.eng

68. Parker RA 3rd, Yano M, Tai AW, Friedman M, Narra VR, Menias CO (2012) MR imaging findings of ectopic pregnancy: a pictorial review. Radiographics Rev Publ Radio Soc N Am Inc 32(5):1445–1460, PubMed PMID: 22977029. Epub 2012/09/15.eng

69. Filhastre M, Dechaud H, Lesnik A, Taourel P (2005) Interstitial pregnancy: role of MRI. Eur Radiol 15(1):93–95, PubMed PMID: 15647954. Epub 2005/01/14.eng

70. Jung SE, Byun JY, Lee JM, Choi BG, Hahn ST (2001) Characteristic MR findings of cervical pregnancy. J Magn Reson Imaging 13(6):918–922, PubMed PMID: 11382953. Epub 2001/05/31.eng

71. Lockhat F, Corr P, Ramphal S, Moodley J (2006) The value of magnetic resonance imaging in the diagnosis and management of extrauterine abdominal pregnancy. Clin Radiol 61(3):264–269, PubMed Epub 2006/02/21.eng

72. Huang Q, Zhang M, Zhai RY (2014) The use of contrast-enhanced magnetic resonance imaging to diagnose cesarean scar pregnancies. Int J Gynaecol Obstet Off Organ Int Fed Gyn Obstet 127(2):144–146, PubMed PMID: 25035091. Epub 2014/07/19.eng

73. Eom JM, Choi JS, Ko JH, Lee JH, Park SH, Hong JH et al (2013) Surgical and obstetric outcomes of laparoscopic management for women with heterotopic pregnancy. J Obstet Gynaecol Res 39(12):1580–1586, PubMed PMID: 23875926. Epub 2013/07/24.eng

74. Perkins KM, Boulet SL, Kissin DM, Jamieson DJ (2015) Risk of ectopic pregnancy associated with assisted reproductive technology in the United States, 2001–2011. Obstet Gynecol 125(1):70–78, PubMed PMID: 25560107. Epub 2015/01/07.eng

75. Schmeler KM, Mayo-Smith WW, Peipert JF, Weitzen S, Manuel MD, Gordinier ME (2005) Adnexal masses in pregnancy: surgery compared with observation. Obstet Gynecol 105(5 Pt 1):1098–1103, PubMed PMID: 15863550. Epub 2005/05/03.eng

76. Spalluto LB, Woodfield CA, DeBenedectis CM, Lazarus E (2012) MR imaging evaluation of abdominal pain during pregnancy: appendicitis and other nonobstetric causes. Radiographics Rev Pub Radio Soc N Am Inc 32(2):317–334, PubMed PMID: 22411935. Epub 2012/03/14.eng

77. Menias CO, Elsayes KM, Peterson CM, Huete A, Gratz BI, Bhalla S (2007) CT of pregnancy-related complications. Emerg Radiol 13(6):299–306, PubMed PMID: 17216173. Epub 2007/01/12.eng

78. Virmani V, Kaza R, Sadaf A, Fasih N, Fraser-Hill M (2012) Ultrasound, computed tomography, and magnetic resonance imaging of ovarian vein thrombosis in obstetrical and nonobstetrical patients. Can Assoc Radiol J 63(2):109–118, PubMed PMID: 20870377. Epub 2010/09/28.eng

第 20 章 妊娠期妇科疾病 MRI

20.1 引言

妊娠过程中所表现出来的妇科疾病对妊娠进程和患者的诊断与管理都提出许多挑战。

在妊娠期间，胎儿的超声成像可同时显示子宫肌层和附件情况。部分妇科疾病，如子宫肌瘤或卵巢囊肿，可能在妊娠前明确诊断出来；还有些疾病可意外发现于胎儿初检或妊娠过程。当病变具有典型的超声表现、不需要进一步检查时，即可计划制订治疗方案。然而，当超声检查结果不能确诊时，在妊娠特殊时期医生如何选择进一步的检查方法是存在特殊困难的。妊娠期子宫解剖结构的扭曲会加大诊断难度，避免电离辐射和静脉对比剂使用进一步限制了对影像学检查手段的选择。对于妊娠期发现宫颈癌或宫颈癌保育手术后妊娠的患者，疾病的监测和分期非常重要，而成像对于患者和临床医生的决策至关重要。

20.1.1 目标及学习目的

- 了解 MRI 对妊娠期妇科疾病诊断的适应证、原则和扫描方案
- 熟悉妊娠期子宫、宫颈及附件的生理表现
- 了解妊娠期妇科疾病的 MR 表现，包括偶然发现的异常，孕前期已存在的病变及其并发症，具体如下述：
  - 熟悉妊娠期宫颈癌的分期
  - 熟悉妊娠期附件肿块的诊断方法
  - 了解妊娠期子宫平滑肌瘤及其并发症的典型影像学表现
  - 熟悉妊娠滋养细胞肿瘤的罕见表现及其影像学表现
- 能够正确评估 MR 在疾病诊断中的有效性

20.2 妊娠期 MRI 的适应证、原则及扫描方案

MRI 对妊娠期妇科疾病的检查通常是在临床和超声已形成"初始诊断"之后进行，以便于聚焦问题。在检查前，须告知要求进行 MR 扫描的妊娠患者这一点：目前没有科学证据表明胎儿成像技术存在风险，尽管许多医院都要求获得书面同意。技术指导原则如下：

- 灵活性——例如，虽然相控阵表面线圈能提供更适合高信噪比的信号，但对于大多数妊娠患者来说，体线圈往往更实用，可以在妊娠末期提供足够的覆盖率。
- 扫描时间最小化——胎儿运动是造成伪影的一个重要因素。
- 考虑患者的需要——患者在妊娠末晚期可以选择侧卧位进行扫描，以减少仰卧位胎儿对下腔静脉的压力。

成像是兼顾多平面、多参数及快速扫描时间因素下取得的平衡。在妊娠期患者的 MR 检查中静脉注射对比剂不常规使用，因为担心钆跨越胎盘，对胎儿未成熟肾有影响。因此，DWI 序列无需使用静脉注射对比剂，其获得的功能成像信息对诊断尤为重要。

常规基础序列为快速多平面屏气 T_2WI 序列（平衡梯度回波/半傅里叶重建）、T_1WI 梯度回波序列和 DWI 序列。具体检查序列及扫描视野（FOV）取决于临床情况和需要解决的问题。

表 20.1 给出了一个可用于评估妊娠期妇科疾病的多平面成像扫描方案。表 20.2 是一个简化的版本，显示根据临床问题确定的扫描方案。

表 20.1　妊娠期腹部和盆腔的 MR 扫描方案

参数	平衡梯度回波序列 （FIESTA, true FISP, SBSSFP）		T₂ 半傅里叶序列（HASTE）		T₁ 3D FS 梯度回波序列	DWI
	轴位	冠状位 / 矢状位	轴位 / 轴位 BFS	冠状位 / 矢状位	轴位 / 矢状位	轴位 / 矢状位
重复时间 / 回波时间（ms）	4.3/2.2	4.3/2.2	1000/90	1000/90	4.1/1.1	3200/75
翻转角度（°）	50	50	150	150	10	10
视野（mm）	320~400	320~400	320~400	320~400	320~400	320~400
矩阵	256 × 224	256 × 224	256 × 400	256 × 224	256 × 224	256 × 192
并行采集因子	2	2	2	2	3	2
截面层厚（mm）	5	5	4	4	2.5	10
层间距（mm）	0	0	0	0	0	0
NEX（激励次数）	1	1	1	1	1	6
接收器带宽（Hertz/pixel）	125	125	62.50	62.50	62.50	1930

Reproduced with permission from Masselli et al.[30]

DWI MRI 选择 b 值为 50、400 和 800 s/mm²

FISTA 快速成像采用稳态采集，FISP 稳态进动快速成像，BSSFP 平衡稳态自由进动，HASTE 半傅里叶采集单次激发快速自旋回波，FS 脂肪饱和

表 20.2　根据临床问题确定的妊娠期 MRI 方案

临床问题	建议成像序列
妊娠期子宫颈癌—评估和分期	腹部轴位 T₁ᵃ
	盆腔轴位及矢状位 T₂ᵇ
	盆腔斜轴位 T₂
	冠状位 T₁FSᶜ
	轴位及矢状位 DWI 50、400、800
妊娠期子宫平滑肌瘤—评估	腹部轴位 T₁
	盆腔轴位及矢状位 T₂
	盆腔斜轴位 T₂
	轴位及冠状位 T₁FS
	轴位 DWI 50、400、800
附件肿块特征评估	腹部轴位 T₁
	盆腔轴位 T₂
	盆腔斜轴位 T₂
	轴位及冠状位 T₁FS
	轴位 DWI 50、400、800

ᵃFOV 肝顶上缘至耻骨联合下缘

ᵇFOV 肾静脉上缘至耻骨联合下缘

ᶜFS（脂肪饱和）

20.3　妊娠期子宫、宫颈及附件的正常表现

妊娠期　正常宫颈 MR 表现随着妊娠进展而变化。随着胎龄的增加，子宫颈横截面积增加（在妊娠第 12 周，宫颈基质横截面积增加 31%）[23]。宫颈的长度将超过 3 cm。T₂WI 上宫颈外口信号强度高于宫颈内口，宫颈外部基质信号强度高于宫颈内部基质信号强度[8, 23, 40]（图 20.1）。

卵巢　妊娠期正常卵巢间质的 T₂ 信号强度较低，内含多个小泡（图 20.2）。随着妊娠期的进展，妊娠

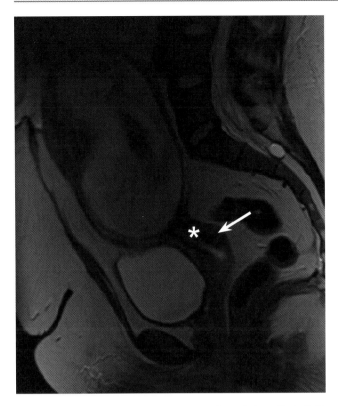

图 20.1　正常宫颈及妊娠子宫。妊娠期正常宫颈的矢状位 T₂WI。注意宫颈外部基质（箭号）信号强度高于内部基质（星号）信号强度

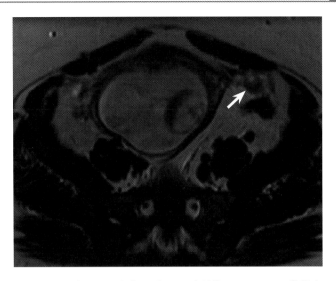

图 20.2　正常卵巢和妊娠子宫。盆腔轴位 T₂WI 显示正常的左侧卵巢（箭号）向前移位并高于妊娠子宫（18/40）

子宫使卵巢向前和向上移位。

子宫肌层　T₂WI 序列子宫肌层呈中等信号强度，子宫壁显示清晰。垂直于子宫肌层 - 胎盘交界部的薄层扫描可以减少部分容积效应，易于区分子宫肌层和胎盘（扫描层过厚的常见伪影）。

20.4　妊娠期宫颈癌

宫颈癌是妊娠期最常见的妇科恶性肿瘤。其妊娠期的发病率为 0.1/10000 ~ 12/10000[1]。

妊娠期宫颈癌患者的临床表现与非妊娠患者的相同，通常是无痛的接触性阴道出血。因为症状常被误认为是妊娠导致的，如果临床怀疑宫颈癌可能性较低，可能会延误诊断[34]。宫颈癌不会对妊娠产生不利影响，妊娠也不会改变癌症的进程。

MR 是评估宫颈癌侵犯范围唯一及最佳的成像方法，能准确显示宫颈肿瘤位置、肿瘤大小、间质浸润深度及是否侵犯子宫下段[48]。对这些因素进行准确预评估对于确定合适的治疗方案至关重要。

宫颈癌分期是基于 FIGO 的临床和病理分期系统（表 20.3）[41]。在 T₁WI 上，肿瘤与正常宫颈呈等信号，从而导致二者难以区分。在 T₂WI 上，宫颈癌表现为相对的高信号肿块，易于和低信号的宫颈基质进行区分（图 20.3）。体积较大的肿瘤可出现坏死。妊娠期宫颈癌的 MR 表现与非妊娠期的相似[35]。

然而，值得注意的是，正常宫颈的 MR 表现会随着妊娠进展而发生变化，这可能会使宫颈癌的分期更加复杂。综上所述，妊娠期间宫颈横截面积会增加，宫颈外口信号强度高于宫颈内口，外部基质的信号强度高于内部基质[8, 23, 40]。此外，MR 信号强度随着胎龄的增加而增加，产前达到最大。因此，与子宫颈的生理性高信号相比，妊娠期肿瘤可能表现为等信号或低信号强度。骨盆和腹主动脉旁区域的淋巴结能在 MRI 上进行分期，但准确性不高。妊娠导致盆腔静脉曲张，从而可能会影响对盆腔及子宫旁淋巴结的判断。

根据妊娠的阶段和宫颈疾病的范围，选择合适的影像学检查方法了解远处转移情况。在未来，全身 MRI 可用于判断远处转移（如果患者能够耐受扫描）。

传统上，尽量避免对妊娠期患者进行宫颈癌治疗，治疗策略为选择终止妊娠（如果在妊娠前两个阶段发现）或在妊娠晚期待胎儿成熟后进行治疗，并进行产后标准化治疗。近年来，保孕和妊娠期治疗变得越来越普遍。是否治疗和治疗方案的确定取决

表 20.3 宫颈癌的 FIGO 和 TNM 分期 [41]

FIGO 分期	TNM 分期	病变累及范围
-	Tis	原位癌
I	T_1	肿瘤局限于宫颈
I A	T_1a	镜下浸润癌
I A1	T_1a_1	浸润深度≤3 mm，浸润范围≤7 mm
I A2	T_1a_2	浸润深度大于 3 mm、小于 5 mm，浸润范围≤7 mm
I B	T_1b	临床肉眼可见病灶局限于宫颈，或镜下病灶大于 I A 期
I B1	T_1b_1	临床肉眼可见病灶最大直径≤4 cm
I B2	T_1b_2	临床肉眼可见病灶最大直径>4 cm
II	T_2	肿瘤已经超出宫颈，但未达盆壁，或未达阴道下 1/3
II A	T_2a	无宫旁组织浸润
II A1	T_2a_1	临床肉眼可见病灶最大直径≤4 cm
II A2	T_2a_2	临床肉眼可见病灶最大直径>4 cm
II B	T_2b	出现宫旁组织浸润
III	T_3	肿瘤侵及盆壁和（或）侵及阴道下 1/3 和（或）导致肾盂积水
III A	T_3a	肿瘤侵及阴道下 1/3，未侵及盆壁
III B	T_3b	肿瘤侵及盆壁和（或）导致肾盂积水
IV A	T_4	肿瘤侵及膀胱或直肠黏膜，或超出真骨盆
	N1	区域淋巴结转移
IV B	M1	远处转移

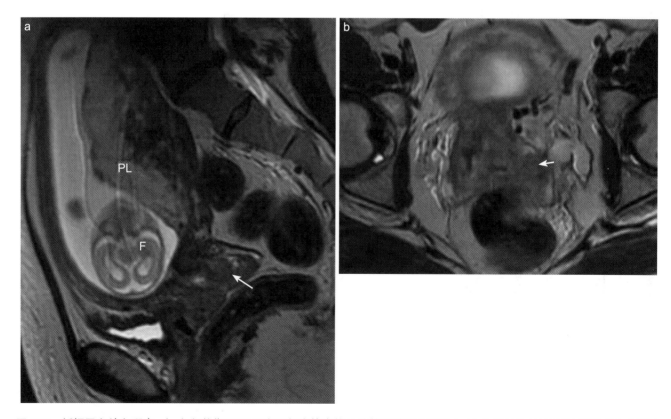

图 20.3 妊娠子宫并宫颈癌。（a）矢状位 T_2WI 示宫颈部中等度信号的筒形肿瘤（箭号）。（b）斜轴位 T_2WI 示宫颈肿瘤向宫颈左旁侵犯（箭号）。PL 胎盘，F 胎儿

于疾病所处阶段，影像学检查最主要的作用是协助准确分期及评估预后[21,34]。

鉴于该病的罕见性及各个病例的复杂性，标准化治疗的难度较大，目前的指导方针是根据少量病例组和专家意见制订的。当一名宫颈癌患者前来就诊时，多学科团队必须考虑以下几方面问题：疾病阶段、淋巴结情况、孕周、产科并发症，患者是否有终止妊娠的意愿（这一点最为重要）[21]。

20.4.1　宫颈癌保留生育术后注意事项

过去，侵袭性宫颈癌ⅠA至ⅡA期患者常采用传统的根治性子宫切除术或放射疗法来治疗。晚期出现宫旁侵袭则采用放化疗治疗。虽然这些根治性治疗有很高的存活率，但会造成患者不育。近年来，已经对处于疾病早期阶段的年轻女性采用不切除子宫的根治性肿瘤切除术，从而保留其生育能力以及

子宫和卵巢的功能。根治性子宫切除伴盆腔淋巴结清扫术是早期（IB1 期或以下）宫颈癌保守但有疗效的手术[47]。宫颈癌手术有很多种，但传统方法是把子宫颈（包含宫旁）和阴道穹窿上部切除，然后将剩余的子宫体吻合到阴道穹窿的其余部分（图 20.4a）。在吻合口的子宫体周围放置一根结扎线，以便保留妊娠中子宫的能力。环扎术的缝线会造成 MRI 伪影（图 20.4b）。

有研究证实，行宫颈切除术的患者可成功妊娠[6,45,46,47]，但早产儿胎膜早破的发生率增加，因此应该作为高危妊娠处理，分娩应该选择剖宫产。

孕妇患其他并发症的风险亦增加，如流产和出血。我们院收治了一个第 12 孕周胎盘静脉出血的患者，她于 6 年前因宫颈癌接受了宫颈切除术（图20.4）。做 MR 随访证实该患者无肿瘤复发征象，其出血症状自行消退（图 20.5）。这个病例说明临床检查与 MR 结合尤为重要。

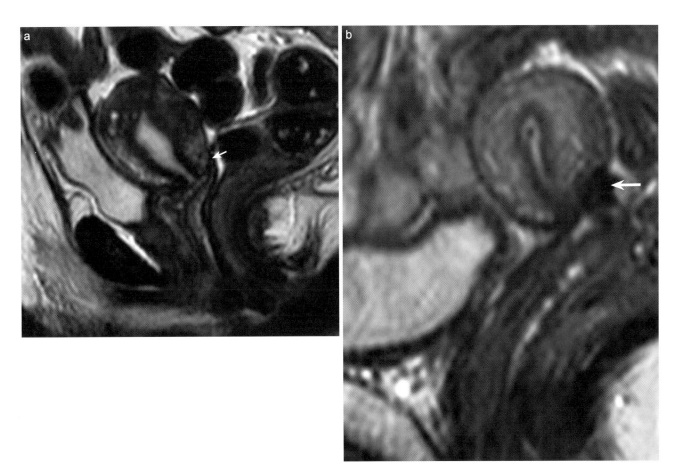

图 20.4　宫颈切除术后表现。（a）IB1 期宫颈腺癌患者行宫颈切除术后的矢状位 T2WI。注意子宫体和阴道穹窿的端到端吻合（箭号）。（b）矢状位 T2WI 显示另一位行宫颈切除术的患者环扎缝线造成明显磁敏感伪影（箭号）

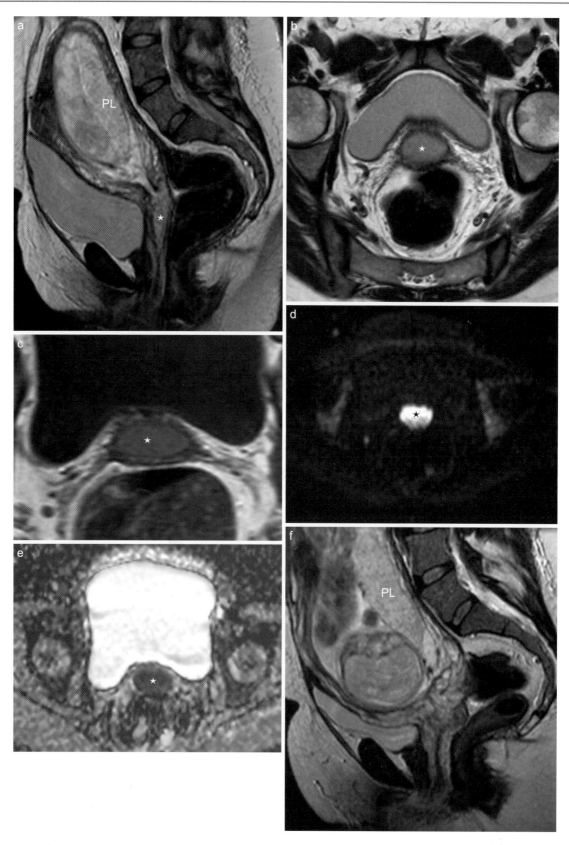

图 20.5　宫颈切除术后妊娠出血。（a）患者 6 年前行宫颈切除术（图 20.4a），12 孕周时阴道出血。矢状面 T₂WI 显示在宫颈区域（星号）的中等信号为扩张的阴道，但其形态正常。（b）斜轴位 T₂WI 显示在阴道上部中等信号的"肿块"（星号）。（c）轴位 T₁WI 为中等 T₁ 信号（星号）。（d，e）b 值 1200 弥散图像和对应的 ADC 图显示"肿块"弥散受限（星号）。临床检查无明显复发，这些影像学表现为血凝块表现。（f）6 周后复查（矢状位 T₂WI）显示宫颈正常，未见"肿块"。在这种情况下，临床评估和影像学检查同样重要并互为补充，以排除复发和鉴别并发症，避免发生误诊。PL 胎盘

20.5　妊娠期附件肿瘤

孕妇中附件肿块发生率为 1% ~ 2%[44]。超声是首选的成像方式，通常能为临床治疗提供足够的信息[7, 11]。选择保守治疗还是手术治疗取决于肿块的影像学表现、病变性质、胎龄、肿块大小和患者的意愿。对患者可以进行 MRI 检查，有助于定性诊断附件肿块，以确定肿块的来源和进行手术规划，而超声检查无法对附件肿块进行定性诊断。在急性期，MR 对评估附件肿块出血特别有用，但不能延误手术干预。提示附件肿块是良性的 MR 征象包括 T₁ 序列上的高信号（如脂肪、血液或含蛋白质 / 黏液成分），在脂肪抑制序列病变信号减低（提示病变含有脂肪成分），T₁ 脂肪抑制序列的高信号（提示病变有出血），T₂ 序列上的低信号（提示病变有纤维成分或含铁血黄素沉积）[32]。附件实性肿块在 T₂WI 序列及高 b 值弥散序列呈低信号，高度提示良性非侵袭性病变[53]。在临床实践中，妊娠后复查 MR 增强可进一步支持之前的诊断。

20.5.1　附件囊性病变

20.5.1.1　单纯性及出血性囊肿

妊娠期超声检查发现单纯性囊肿很常见。囊肿大小是评估是否需要监测或干预的有效指标，90% ~ 100% 的小于 5 cm 的囊肿可自行消退[54]。黄体囊肿在妊娠早期逐渐扩大，妊娠 12 周后缩小并逐渐消失。出血性黄体囊肿由于内部血凝块性质的改变而具有不同的超声表现。

单纯性附件囊肿是否需要进一步行 MR 检查需视具体情况而定。较大的囊肿会增加扭转、破裂和产科并发症的风险，在这种情况下，MR 有助于准确定位和评估囊肿的位置及其与其他结构的关系。单纯性卵巢囊肿壁薄且无特征性，T₁WI 序列呈低信号，T₂WI 呈高信号。与单纯性囊肿相比，黄体囊肿的壁厚，血管多普勒超声可显示增厚的囊壁内血流增多。囊肿因经常出血在 MRI 上信号表现多种多样，因此很少用 MR 进行辅助诊断，但是当使用 MR 检查时，出血性囊肿的 T₁ 和 T₂ 的值会缩短，在 T₁WI 序列上表现为高信号，在 T₂WI 序列上表现为低信号，在 T₁ 脂肪抑制序列上也表现为高信号[15, 37]。出血性黄体囊肿内血凝块的表现与实性结节或乳头状突起相似，容易误诊为恶性肿瘤，无法使用对比剂

增强，增加了 MRI 的鉴别难度。这种情况下 DWI 序列有助于鉴别囊肿性质，如果实性成分在高 b 值图像上呈低信号，良性病变的可能性很高。当怀疑黏附性血凝块但 MRI 和超声不能确诊时，患者可选择超声随访观察病变的变化，帮助鉴别出血性病变。

20.5.1.2　卵巢过度刺激

本病常见于卵巢诱导患者，表现为卵巢增大及多发囊肿，超过 90% 的患者会自行消退[11]。卵巢过度刺激综合征（ovarian hyperstimulation syndrome, OHSS）表现为卵巢明显增大，伴有血管外间隙积液，导致腹水、胸腔积液，血液浓缩导致血容量降低和脱水。增大的卵巢有扭转和出血的风险，但它们通常在妊娠或分娩后恢复。卵巢过度刺激综合征患者可行 MR 检查以排除卵巢扭转，并与卵巢肿瘤进行鉴别。过度刺激的卵巢表现为"辐轮状"外观，周围是增大的卵泡，中央为卵巢间质[24]。卵泡在 T₁WI 序列上表现为双侧对称性低信号（部分卵泡可能因为出血在 T₁WI 上呈高信号），在 T₂WI 序列上表现为多个均匀的高信号囊泡。中央卵巢基质表现为中到低 T₂ 信号（水肿则表现为高信号）。腹水为 T₂WI 上的高信号。卵巢过度刺激综合征通常采取保守治疗。

20.5.1.3　高反应性黄素化

高反应性黄素化非常罕见，其表现与卵巢过度刺激相似，但见于没有排卵诱导的患者。其病因是卵巢对人绒毛膜促性腺激素（human chorionic gonadotropin, hCG）过度敏感，可无临床症状，或表现为孕妇腹痛、腹胀、肝功能异常、呼吸困难和多毛症。MR 可用于区分卵巢过度刺激和卵巢肿瘤。高反应性黄素化的卵巢外观与卵巢过度刺激综合征相似，但不伴有液体外渗，因此没有明显的腹水或胸腔积液（图 20.6）。

相似表现有 14% ~ 30% 的概率与完全性葡萄胎有关（见下文）。

20.5.2　卵巢扭转

卵巢扭转分为卵巢血管蒂部分性或完全性扭转，引起静脉流出道和动脉流入道梗阻[9]。卵巢肿块的扭转通常发生在妊娠早期后段，此阶段妊娠子宫扩张最快[19]，在妊娠中此病发生率为 1/800[50]。卵巢扭转也可发生于正常卵巢，常发生于右侧卵巢[50]。如果超声和临床表现不能明确诊断时，MRI 能够辅助

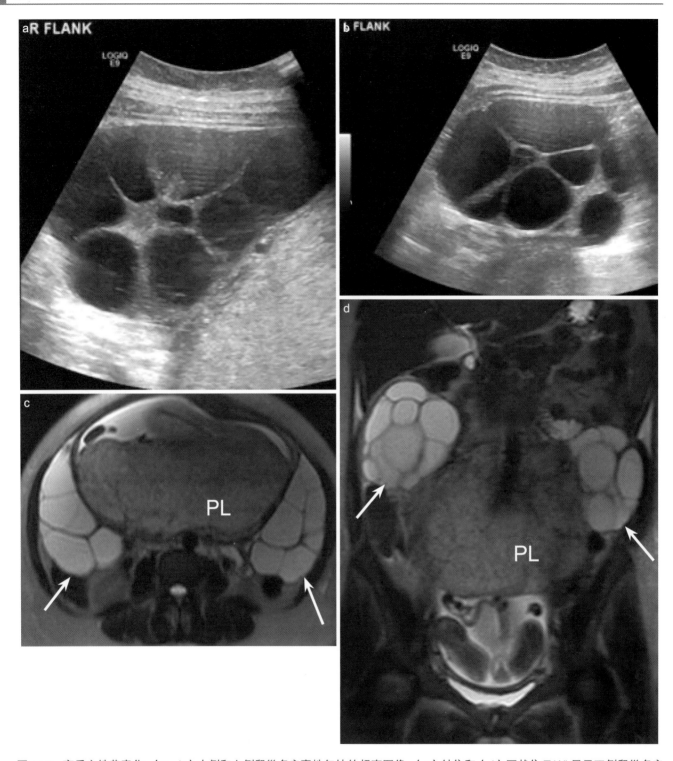

图 20.6　高反应性黄素化。（a，b）右侧和左侧卵巢多房囊性包块的超声图像。（c）轴位和（d）冠状位 T$_2$WI 显示双侧卵巢多房囊性包块（箭号）。PL 胎盘

诊断。卵巢扭转的 MR 表现取决于扭转的阶段，早期表现包括卵巢水肿增大和卵泡向周围移位，晚期表现为扭转的卵巢肿块增大且光整，子宫向扭转侧移位[10]。当卵巢间歇性扭转时发生卵巢水肿，阻碍卵巢静脉和淋巴回流，引起卵巢增大[11]。卵巢的 MR 表现为 T_1WI 上呈均匀低信号，T_2WI 上呈高信号，卵泡可能向外周移位，T_1WI 上可能出现出血及坏死，其他征象包括增厚的血管蒂血栓形成，即"旋涡"征，输卵管充血和血性腹水[30]（图 20.7）。

20.5.3 妊娠期黄体瘤

黄体瘤是发生于妊娠期的一种罕见肿瘤样病变，与雄激素水平升高有关，在三四十岁患者中更为常见，且在非裔美国人和多胎患者中患病率增加[12]。临床上，黄体瘤可以无症状或表现为男性化特征，当妊娠伴有多毛症及附件区发现实性肿块（复杂性

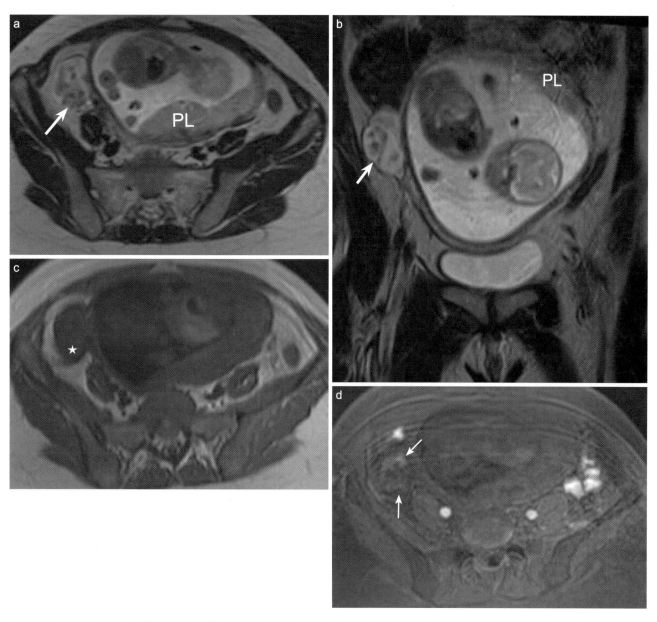

图 20.7 卵巢扭转。（a）轴位和（b）冠状位 T_2WI 显示右侧附件区（箭号）增大的卵巢。（c）轴位 T_1WI 显示增大的卵巢（星号）内细微高信号，该表现提示出血，患者临床症状为右侧腹痛。（d）轴位 T_1FS 图像显示右侧增大的卵巢内 T_1WI 高信号（箭号），与出血性梗死的表现一致。PL 胎盘

囊性病变较少见）时需要怀疑黄体瘤。2/3 的黄体瘤发生于单侧附件，1/3 的黄体瘤发生于双侧附件。其 MR 表现为 T_1WI 上呈中等信号，T_2WI 上呈低信号。黄体瘤缺乏恶性肿瘤的间接征象，产后卵巢可恢复正常，因此明确诊断可以避免卵巢切除[11]。

20.5.4　卵巢子宫内膜异位囊肿（巧克力囊肿）

尽管 30% ~ 50% 的子宫内膜异位症患者是不能生育的[17]，但是了解子宫内膜异位症在妊娠期间的表现很重要。由于它与不孕症有关，在常规产科影像学检查中很少发现确诊的子宫腺肌症。与非妊娠患者一样，MR 对于子宫内膜异位症的诊断具有特异性，其典型表现为 T_1 脂肪抑制序列上高信号的囊性病变，在 T_2WI 上信号应低于单纯性液体[55]，这被描述为"T_2 阴影"[49]。间接表现包括粘连、子宫内膜异位斑块和输卵管血肿。

妊娠可以改变子宫内膜异位症的表现。妊娠期孕激素水平升高可刺激子宫内膜间质细胞肥大，形成子宫血管蜕膜内膜（蜕膜化）。这种激素刺激也可以刺激子宫内膜异位症的异位子宫内膜间质细胞增大并形成血管壁结节，导致其表现多样。影像上蜕膜化子宫内膜异位症的表现与卵巢癌相似[4]（图

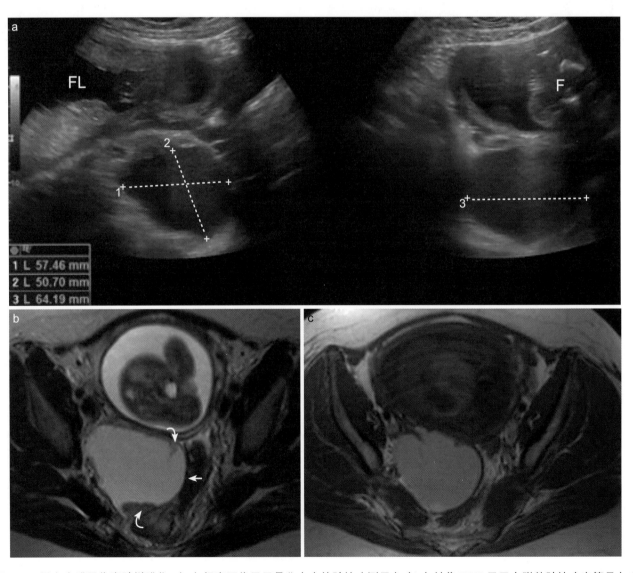

图 20.8　子宫内膜异位囊肿蜕膜化。（a）超声图像显示骨盆中央的肿块（测量）。（b）轴位 T_2WI 显示右附件肿块（直箭号）内部呈 T_2WI 高信号与外周呈中等信号的壁结节和突起（弯箭号）。（c）轴位 T_1WI 显示肿块呈高信号。（d）冠状位 T_1 脂肪抑制序列肿块内表现为明显高信号。剖宫产术中切除肿块，术后组织学证实为子宫腺肌瘤蜕膜化

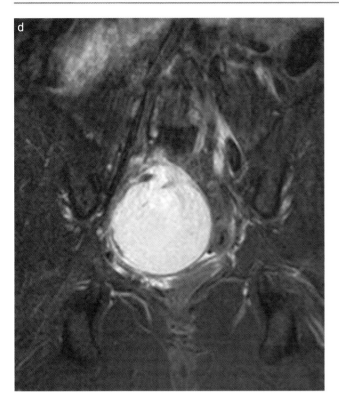

图 20.8 （续）

20.8 ）。MRI 的诊断线索是，壁结节呈 T_2WI 高信号，与增厚蜕膜化的子宫内膜信号相等。蜕膜化子宫内膜异位症可以保守治疗，通常在分娩后会消退或回缩[49]。

20.5.5 卵巢成熟囊性畸胎瘤

成熟的囊性畸胎瘤（皮样囊肿）具有典型的超声表现，但当病变非常大时可造成诊断困难，而且如果病变脂肪很少或有复杂的实性成分[22]，则无法充分评估病变。在这些情况下，MRI 有助于确认肿瘤内脂肪的存在。MR T_1WI 中病变含脂肪成分表现为非常高的信号（类似于腹膜后脂肪），钙化、骨骼、毛发和纤维组织表现为低信号，T_1 序列上脂肪的高信号在 T_1 脂肪抑制图像被抑制（图 20.9）。T_1WI 中"反相位"序列能够显示病变中极少量的脂肪成分，有助于畸胎瘤的诊断。MR 有助于确定肿块的大小，以考虑是否需要在妊娠期进行手术切除术。畸胎瘤可以带蒂，所以更容易扭转和破裂[11]。当子宫向患侧移位、患侧血管过度充盈、T_1WI 序列上出现高信号环时，提示畸胎瘤扭转可能[38]。肿瘤破裂引起化学性腹膜

炎是一种罕见的并发症，发生率低于 1%[14, 38]。

20.5.6 输卵管积水

输卵管积水的影像学表现是囊样扩张的管状附件结构，伴有与卵巢分离的不完全分隔。在整个妊娠过程中，它不会有任何改变[11]，但是增加了输卵管异位妊娠的风险。MRI 能够无创性评估输卵管扩张程度，并有助于鉴别输卵管积水和其他附件囊性肿块。

20.5.7 卵巢癌

妊娠期间附件恶性肿瘤的发生率为 2% ~ 3%[20, 27]。卵巢癌是继宫颈癌后第二常见的妇科肿瘤[36]。患者通常无症状，诊断通常基于超声检查偶然发现（这通常利于更早的诊断和更好的预后）。超声发现可疑病变时需要进一步检查肿瘤标志物，如果超声不能明确诊断或疾病需进一步分期，可进行 MR 检查。在妊娠状态下需要连续测量 CA-125 水平，只有当 CA-125 值随时间增加升高时对肿瘤诊断才有帮助，因为在妊娠早期 CA-125 水平会很高[21, 29]。分期基于 FIGO 或 TNM 分类（表 20.4）[33]。

附件侵袭性病变的 MR 表现提示恶性肿瘤的征象，这些表现包括囊实性肿块、实性病灶内的坏死、囊性病变囊壁或分隔的乳头状突起、囊壁及分隔不规则增厚、分隔增厚（大于 3 mm）、病变较大（大于 6 cm）、双侧病变和腹水、腹膜和淋巴结转移[32]。由于胎儿运动伪影和避免使用静脉钆对比剂对病变诊断有一定影响，DWI 序列可以起到补充作用：如果一个实性肿块在高 b 值序列不显示高信号，多提示良性病变，建议随访观察。而当附件实性肿块 T_2 呈中等信号、高 b 值弥散图像上呈高信号时，则不能排除恶性肿瘤的可能。

对妊娠期间无症状的附件病变的治疗仍有争议，由于胎儿健康与母亲最佳治疗方案之间存在冲突，因此妊娠期间卵巢恶性肿瘤的诊断及治疗极具挑战[36]。

卵巢转移可表现为卵巢肿块，MR 为恶性肿瘤的表现，例如我们医院的 2 个病例（图 20.10 和 20.11[26]）。

20.6　妊娠期平滑肌瘤

平滑肌瘤又称子宫肌瘤或肌瘤，是一种常见的良性平滑肌肿瘤，包含数量不等的结缔组织。育龄

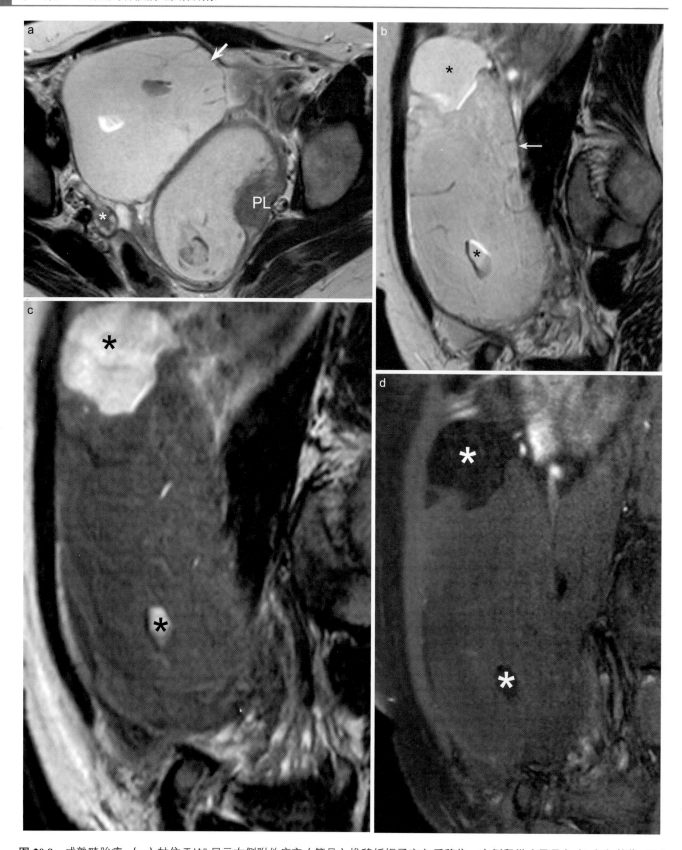

图 20.9　成熟畸胎瘤。（a）轴位 T₂WI 显示右侧附件病变（箭号）推移妊娠子宫向后移位。右侧卵巢（星号）。（b）矢状位 T₂WI 显示右侧附件混合性肿块（箭号），内部见 T₂WI 高信号区域（星号）。（c）矢状位 T₁WI 显示肿块内低信号与液体信号一致。病变内部 T₂WI 高信号区域于 T₁WI 序列亦呈高信号（星号）。（d）矢状位 T₁WI 脂肪饱和图像显示在病变内部信号被抑制区域为脂肪（星号）。PL 胎盘

表 20.4　卵巢癌的 FIGO 和 TNM 分期[33]

FIGO 分期	TNM 分期	病变累及范围
I	T_1	肿瘤局限于卵巢
I A	T_{1a}	肿瘤局限于一侧卵巢，包膜完整，卵巢表面无肿瘤，腹水和腹腔冲洗液无恶性细胞
I B	T_{1b}	肿瘤累及双侧卵巢，包膜完整，卵巢表面无肿瘤，腹水和腹腔冲洗液无恶性细胞
I C	T_{1c}	肿瘤局限于一侧或双侧卵巢
I C1		术中手术导致肿瘤破裂
I C2		术前肿瘤包膜破裂，或卵巢表面发现肿瘤
I C3		腹水或腹腔冲洗液发现恶性细胞
II	T_2	肿瘤累及一侧或双侧卵巢，伴有盆腔侵袭或腹膜癌
II A	T_{2a}	肿瘤侵袭至子宫或输卵管
II B	T_{2b}	肿瘤侵袭至盆腔其他腹膜内组织
III	$T_3 \pm N1$	肿瘤累及一侧或双侧卵巢，伴肿瘤扩散到骨盆外腹膜和（或）腹膜后淋巴结转移
III A	T_{3a}	腹膜后淋巴结转移，伴或不伴有骨盆外腹膜微小转移
III A1		腹膜后淋巴结转移
III A2		镜下骨盆外腹膜微小转移，伴或不伴腹膜后淋巴结转移
III B	T_{3b}	肉眼可见骨盆外腹膜转移灶小于 2 cm。包括肝 / 脾包膜受累
III C	$T_{3c} \pm N1$	肉眼可见骨盆外腹膜转移灶大于 2 cm，伴或不伴有腹膜后淋巴结转移，包括肝 / 脾包膜受累
IV A	M1	胸腔积液细胞学阳性
IV B		肝和（或）脾实质转移，转移至腹外器官（包括腹股沟淋巴结和腹腔外淋巴结）

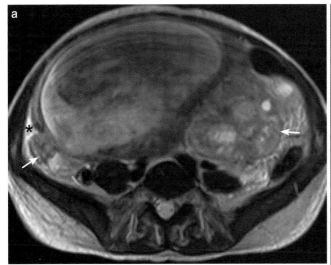
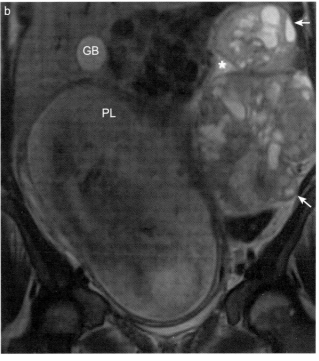

图 20.10　卵巢转移瘤。（a，b）轴位和冠状位 T_2WI 显示双侧附件区混杂信号肿块，内有实性成分（箭号）。有腹水（星号）。形态学表现为侵袭性病变。产后组织学证实是腹膜后子宫肉瘤。GB 胆囊，PL 胎盘

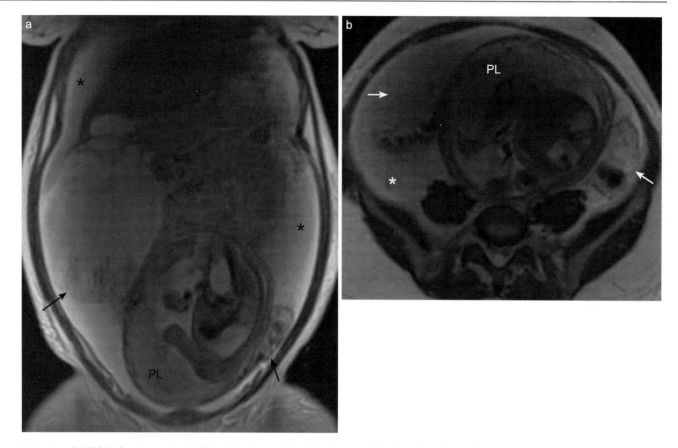

图 20.11   卵巢转移瘤。(a, b) 冠状位和轴位 T₂WI 显示妊娠子宫、双侧附件区混杂信号肿块 (箭号) 和腹水 (星号)。患者因子痫前期检查时偶然发现附件肿瘤，最终诊断是卵巢转移癌，其原发癌不明，最有可能是胃腺癌。PL 胎盘。完整病例报告见参考文献 [26]

妇女中的发病率为 20% ~ 30%[16]，在妊娠期的患病率为 1.6% ~ 10.7%，这与评估所处妊娠时期和病变大小有关 [18, 28, 42, 51, 52]，在非洲裔妇女中发病率较高，且随年龄增长而增加。大多数平滑肌瘤位于子宫肌层 (壁内)，但带蒂的筋膜下和阔韧带平滑肌瘤表现与卵巢肿块相似。

大多数妊娠期平滑肌瘤没有任何相关并发症。疼痛是最常见临床症状，因为妊娠期间雌激素合成增加导致子宫肌瘤体积增大 [43]。关于子宫肌瘤发生产科并发症的证据各不相同，有研究认为子宫肌瘤患者的自然流产风险概率增加，多发性肌瘤患者的流产发生率较高 [5, 13]。一项有争议的理论认为，胎盘下病变可能导致胎盘早剥的风险增加 [39]。

妊娠期平滑肌瘤首选的检查方法是超声检查，MR 应作为辅助手段。对于平滑肌瘤的检测和定位，

MR 是最准确的成像方式，特别是对超出超声探头视野的子宫后壁肌层或骨盆深处病变。MR 能够鉴别类似平滑肌瘤病变，包括附件肿块。

非变性的子宫平滑肌瘤 MR 表现为边界清楚的肿块，其内部信号特征取决于病变的组织学成分。与外肌层相比，平滑肌瘤含有平滑肌细胞和胶原成分，呈均匀的 T₂WI 低信号强度。如果由致密的平滑肌细胞组成的病变细胞较多，其 T₂ 信号强度相对较高 [16]。在妊娠子宫中，应记录每个肌瘤的大小和位置，以及它们与胎盘的关系。这有助于为剖宫产手术患者制订外科手术计划 (图 20.12)。

每 500 名妊娠妇女中就有 1 名因子宫平滑肌瘤并发症而出现急性腹痛和子宫压痛 [56]。随着子宫肌瘤增大，病变供血不足发生变性。由于出血性栓塞引起的红色变性最常见于妊娠期平滑肌瘤。患者可

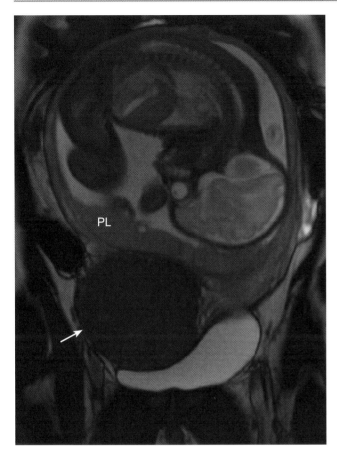

图 20.12　子宫肌瘤。冠状位 T₂WI 显示妊娠子宫的低位子宫肌瘤（箭号）。患者剖宫产前接受了 MRI 检查。PL 胎盘

能会出现疼痛和全身症状，如发热和白细胞增多。当超声探头放置在病灶上时有压痛。平滑肌瘤变性的超声表现为不均质性高回声病变。变性的平滑肌瘤在 T₁WI 和 T₂WI 上呈不同表现，已发生红色变的平滑肌瘤在 T₁WI 上表现为周边或弥漫性高信号，在 T₂WI 上信号多样，伴或不伴有 T₂WI 低信号[25]。T₁WI 上病变表现为高信号是由于含铁血红素或血液中的蛋白成分（图 20.13）。当变性的肌瘤在 MRI 上具有外周 T₁WI 高信号环时，组织学相关性表明血液局限于围绕肿瘤栓塞的血管内[16]，部分病变边缘见 T₂WI 高信号环，对应于淋巴管扩张、血管充血导致的静脉扩张和水肿[31]。由于梗死，带蒂的平滑肌瘤扭转也可能引起疼痛，在妊娠期间，由于雌激素刺激导致病变增大，更容易发生肌瘤扭转。

20.7　妊娠滋养细胞肿瘤

妊 娠 滋 养 细 胞 肿 瘤（gestational trophoblastic neoplasia, GTN）是一组发生于滋养层细胞的罕见异常病变，通常是一部分胚泡侵入子宫内膜，并发生异常增殖，增殖可以是局部的及非侵袭性的（如葡萄胎）或侵袭性的。当病变浸润局限于子宫时，称为侵袭性葡萄胎，但如果发生转移，称为绒毛膜癌。胎盘原位滋养细胞瘤（placental site trophoblastic tumour, PSTT）是妊娠滋养细胞肿瘤中最罕见的一种肿瘤，表现为妊娠后滋养细胞侵入原胎盘位置子宫肌层的肿瘤样增殖[2]。由于这组疾病通常无法正常妊娠，对该疾病的完整描述超出了本章的范围；但会简要描述葡萄胎的影像学表现，因为它们可能（很少）与双卵双胎妊娠共存。

葡萄胎约占妊娠病例的 0.1%。这在高龄妇女中比较常见。阴道出血、子宫迅速增大且血清 hCG 水平显著升高的患者应怀疑妊娠滋养细胞肿瘤，亦可能发生严重呕吐[57]。超声是诊断妊娠滋养细胞肿瘤的首选影像学方法，应排除宫内妊娠后再开始化疗。葡萄胎典型的超声表现是"葡萄串样"（由于绒毛膜绒毛广泛肿胀）[2]。对于复发性疾病，疑似胎盘滋养层肿瘤或进展期疾病的情况下选择 MR 检查。MR 表现是相对非特异性的，很难区分不完全流产或异位妊娠[3]。在 T₂WI 上，原发性葡萄胎可以表现为不同程度的高信号，子宫内膜增厚，扩大的子宫内见"葡萄串样"表现，周围环绕正常低信号子宫肌层。对于妊娠期及治疗后的 MR 表现的完整描述请参阅参考文献 [2]。图 20.14 是输卵管葡萄胎合并子宫内膜增生继发高 β-HCG 水平的病例。

结　论

MR 是评估妊娠期妇科疾病的有效检查手段。MR 检查应针对具体的临床问题，并且放射科医师应参与制订扫描序列。MR 能够减少延误诊断，并提高患者护理的安全性和成本效益。

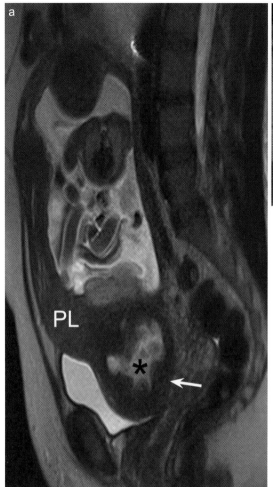

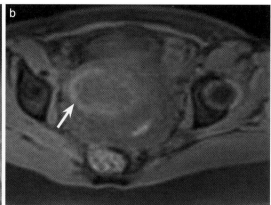

图 20.13　平滑肌瘤红色变性。（a）患者妊娠期间出现急性腹痛。矢状位 T$_2$WI 显示低位子宫肌瘤（箭号）内部呈 T$_2$WI 高信号（星号）。（b）轴位 T$_1$WI 显示肌瘤内出血呈 T$_1$WI 高信号（箭号）。PL 胎盘

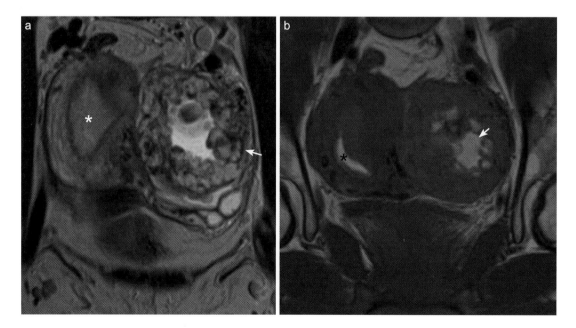

图 20.14　异位葡萄胎。（a）冠状位 T$_2$WI 显示左侧附件混杂信号病变（箭号），呈典型的"葡萄串样"表现，内部可见 T$_2$WI 高信号。激素刺激导致子宫内膜增厚（星号）。（b）冠状位 T$_1$WI 显示子宫内膜腔（星号）和左侧附件病变（箭号）内出血表现为 T$_1$WI 高信号

（Faye Cuthbert, Nishat Bharwani, Gabriele Masselli, Andrea G. Rockall　著）

参考文献

1. Al-Halal H, Kezouh A, Abenhaim HA (2013) Incidence and obstetrical outcomes of cervical intraepithelial neoplasia and cervical cancer in pregnancy: a population-based study on 8.8 million births. Arch Gynecol Obstet 287(2):245–250. doi:10.1007/s00404-012-2475-3

2. Allen SD, Lim AK, Seckl MJ, Blunt DM, Mitchell AW (2006) Radiology of gestational trophoblastic neoplasia. Clin Radiol 61(4):301–313. doi:10.1016/j.crad.2005.12.003

3. Barton JW, McCarthy SM, Kohorn EI, Scoutt LM, Lange RC (1993) Pelvic MR imaging findings in gestational trophoblastic disease, incomplete abortion, and ectopic pregnancy: are they specific? Radiology 186(1):163–168. doi:10.1148/radiology.186.1.7677973

4. Bennett GL, Slywotzky CM, Cantera M, Hecht EM (2010) Unusual manifestations and complications of endometriosis—spectrum of imaging findings: pictorial review. Am J Roentgenol 194(6 Suppl):WS34–WS46. doi:10.2214/AJR.07.7142

5. Benson CB, Chow JS, Chang-Lee W, Hill JA 3rd, Doubilet PM (2001) Outcome of pregnancies in women with uterine leiomyomas identified by sonography in the first trimester. J Clin Ultrasound 29(5):261–264. doi:10.1002/jcu.1031

6. Bernardini M, Barrett J, Seaward G, Covens A (2003) Pregnancy outcomes in patients after radical trachelectomy. Am J Obstet Gynecol 189(5):1378–1382

7. Bromley B, Benacerraf B (1997) Adnexal masses during pregnancy: accuracy of sonographic diagnosis and outcome. J Ultrasound Med 16(7):447–452

8. Chan YL, Lam WW, Lau TK, Wong SP, Li CY, Metreweli C (1998) Cervical assessment by magnetic resonance imaging – its relationship to gestational age and interval to delivery. Br J Radiol 71(842):155–159. doi:10.1259/bjr.71.842.9579179

9. Chang HC, Bhatt S, Dogra VS (2008) Pearls and pitfalls in diagnosis of ovarian torsion. Radiographics 28(5):1355–1368. doi:10.1148/rg.285075130

10. Cheng KL, Tsao TF (2010) Ovarian torsion: appearance on MRI. Pediatr Radiol 40(Suppl 1):S104. doi:10.1007/s00247-010-1652-4

11. Chiang G, Levine D (2004) Imaging of adnexal masses in pregnancy. J Ultrasound Med 23(6):805–819

12. Choi JR, Levine D, Finberg H (2000) Luteoma of pregnancy: sonographic findings in two cases. J Ultrasound Med 19(12):877–881

13. Ciavattini A, Clemente N, Delli Carpini G, Di Giuseppe J, Giannubilo SR, Tranquilli AL (2015) Number and size of uterine fibroids and obstetric outcomes. J Matern Fetal Neonatal Med 28(4):484–488. doi:10.3109/14767058.2014.921675

14. Comerci JT Jr, Licciardi F, Bergh PA, Gregori C, Breen JL (1994) Mature cystic teratoma: a clinicopathologic evaluation of 517 cases and review of the literature. Obstet Gynecol 84(1):22–28

15. Corwin MT, Gerscovich EO, Lamba R, Wilson M, McGahan JP (2014) Differentiation of ovarian endometriomas from hemorrhagic cysts at MR imaging: utility of the T2 dark spot sign. Radiology 271(1):126–132. doi:10.1148/radiol.13131394

16. Deshmukh SP, Gonsalves CF, Guglielmo FF, Mitchell DG (2012) Role of MR imaging of uterine leiomyomas before and after embolization. Radiographics 32(6):E251–E281. doi:10.1148/rg.326125517

17. Eskenazi B, Warner ML (1997) Epidemiology of endometriosis. Obstet Gynecol Clin North Am 24(2):235–258

18. Exacoustos C, Rosati P (1993) US diagnosis of uterine myomas and complications in pregnancy. Obstet Gynecol 82(1):97–101

19. Grendys EC Jr, Barnes WA (1995) Ovarian cancer in pregnancy. Surg Clin North Am 75(1):1–14

20. Grigoriadis C, Eleftheriades M, Panoskaltsis T, Bacanu AM, Vitoratos N, Kondi-Pafiti A, Tsangkas A, Tympa A, Hassiakos D (2014) Ovarian cancer diagnosed during pregnancy: clinicopathological characteristics and management. G Chir 35(3–4):69–72

21. Han SN, Mhallem Gziri M, Van Calsteren K, Amant F (2013) Cervical cancer in pregnant women: treat, wait or interrupt? Assessment of current clinical guidelines, innovations and controversies. Ther Adv Med Oncol 5(4):211–219. doi:10.1177/1758834013494988

22. Hertzberg, B. S., & Kliewer, M. A. (1996). Sonography of benign cystic teratoma of the ovary: pitfalls in diagnosis. AJR Am J Roentgenol, 167(5):1127–1133. doi: 10.2214/ajr.167.5.8911163

23. House M, O'Callaghan M, Bahrami S, Chelmow D, Kini J, Wu D, Patz S, Bhadelia RA (2005) Magnetic resonance imaging of the cervix during pregnancy: effect of gestational age and prior vaginal birth. Am J Obstet Gynecol 193(4):1554–1560. doi:10.1016/j.ajog.2005.03.042

24. Jung BG, Kim H (2001) Severe spontaneous ovarian hyperstimulation syndrome with MR findings. J Comput Assist Tomogr 25(2):215–217

25. Kawakami S, Togashi K, Konishi I, Kimura I, Fukuoka M, Mori T, Konishi J (1994) Red degeneration of uterine leiomyoma: MR appearance. J Comput Assist Tomogr 18(6):925–928

26. Kim S-H, Abd Halim SR, Siddiqui N, Park W-HE (2014) Disseminated cancer in pregnancy: Krukenberg tumour. Case Rep Obstet Gynecol 2014:4. doi:10.1155/2014/216969

27. Kondi-Pafiti A, Grigoriadis C, Iavazzo C, Papakonstantinou E, Liapis A, Hassiakos D (2012) Clinicopathological characteristics of adnexal lesions diagnosed during pregnancy or cesarean section. Clin Exp Obstet Gynecol 39(4):458–461

28. Laughlin SK, Baird DD, Savitz DA, Herring AH, Hartmann KE (2009) Prevalence of uterine leiomyomas in the first trimester of pregnancy: an US-screening study. Obstet Gynecol 113(3):630–635. doi:10.1097/AOG.0b013e318197bbaf

29. Marret H, Lhomme C, Lecuru F, Canis M, Leveque J, Golfier F, Morice P (2010) Guidelines for the management of ovarian cancer during pregnancy. Eur J Obstet Gynecol Reprod Biol 149(1):18–21. doi:10.1016/j.ejogrb.2009.12.001

30. Masselli G, Derchi L, McHugo J, Rockall A, Vock P, Weston M, Spencer J (2013) Acute abdominal and pelvic pain in pregnancy: ESUR recommendations. Eur Radiol 23(12):3485–3500. doi:10.1007/s00330-013-2987-7

31. Mittl RL Jr, Yeh IT, Kressel HY (1991) High-signal-intensity rim surrounding uterine leiomyomas on MR images: pathologic correlation. Radiology 180(1):81–83. doi:10.1148/radiology.180.1.2052728

32. Mohaghegh P, Rockall AG (2012) Imaging strategy for early ovarian cancer: characterization of adnexal masses with conventional and advanced imaging techniques. Radiographics 32(6):1751–1773. doi:10.1148/rg.326125520

33. Mutch DG, Prat J (2014) 2014 FIGO staging for ovarian, fallopian tube and peritoneal cancer. Gynecol Oncol 133(3):401–404. doi:10.1016/j.ygyno.2014.04.013

34. Nguyen C, Montz FJ, Bristow RE (2000) Management of stage I cervical cancer in pregnancy. Obstet Gynecol Surv 55(10):633–643

35. Nicolet V, Carignan L, Bourdon F, Prosmanne O (2000) MR imaging of cervical carcinoma: a practical staging approach. Radiographics 20(6):1539–1549. doi:10.1148/radiographics.20.6.g00nv111539

36. Oehler MK, Wain GV, Brand A (2003) Gynaecological malignancies in pregnancy: a review. Aust N Z J Obstet Gynaecol 43(6):414–420

37. Outwater EK, Dunton CJ (1995) Imaging of the ovary and adnexa: clinical issues and applications of MR imaging. Radiology 194(1):1–18. doi:10.1148/radiology.194.1.7997533

38. Outwater EK, Siegelman ES, Hunt JL (2001) Ovarian teratomas: tumor types and imaging characteristics. Radiographics 21(2):475–490. doi:10.1148/radiographics.21.2.g01mr09475

39. Ouyang DW, Economy KE, Norwitz ER (2006) Obstetric complications of fibroids. Obstet Gynecol Clin North Am 33(1):153–169. doi:10.1016/j.ogc.2005.12.010

40. Pates JA, Yost NP, Oliver Q, McIntire DD, Twickler DM (2007) Magnetic resonance signal characteristics of the cervix as pregnancy advances. Reprod Sci 14(5):440–444. doi:10.1177/1933719107306225

41. Pecorelli S (2009) Revised FIGO staging for carcinoma of the vulva, cervix, and endometrium. Int J Gynaecol Obstet 105(2):103–104

42. Qidwai GI, Caughey AB, Jacoby AF (2006) Obstetric outcomes in women with sonographically identified uterine leiomyomata. Obstet Gynecol 107(2 Pt 1):376–382. doi:10.1097/01. AOG.0000196806.25897.7c

43. Rein MS, Barbieri RL, Friedman AJ (1995) Progesterone: a critical role in the pathogenesis of uterine myomas. Am J Obstet Gynecol 172(1 Pt 1):14–18

44. Ribic-Pucelj M, Kobal B, Peternelj-Marinsek S (2007) Surgical treatment of adnexal masses in pregnancy: indications, surgical approach and pregnancy outcome. J Reprod Med 52(4):273–279

45. Rodriguez M, Guimares O, Rose PG (2001) Radical abdominal trachelectomy and pelvic lymphadenectomy with uterine conservation and subsequent pregnancy in the treatment of early invasive cervical cancer. Am J Obstet Gynecol 185(2):370–374. doi:10.1067/mob.2001.115866

46. Roy M, Plante M (1998) Pregnancies after radical vaginal trachelectomy for early-stage cervical cancer. Am J Obstet Gynecol 179(6 Pt 1):1491–1496

47. Sahdev A, Jones J, Shepherd JH, Reznek RH (2005) MR imaging appearances of the female pelvis after trachelectomy. Radiographics 25(1):41–52. doi:10.1148/rg.251045047

48. Sala E, Wakely S, Senior E, Lomas D (2007) MRI of malignant neoplasms of the uterine corpus and cervix. Am J Roentgenol 188(6):1577–1587. doi:10.2214/AJR.06.1196

49. Siegelman ES, Oliver ER (2012) MR imaging of endometriosis: ten imaging pearls. Radiographics 32(6):1675–1691. doi:10.1148/rg.326125518

50. Smorgick N, Pansky M, Feingold M, Herman A, Halperin R, Maymon R (2009) The clinical characteristics and sonographic findings of maternal ovarian torsion in pregnancy. Fertil Steril 92(6):1983–1987. doi:10.1016/j.fertnstert.2008.09.028

51. Stout MJ, Odibo AO, Graseck AS, Macones GA, Crane JP, Cahill AG (2010) Leiomyomas at routine second-trimester US examination and adverse obstetric outcomes. Obstet Gynecol 116(5):1056–1063. doi:10.1097/AOG.0b013e3181f7496d

52. Strobelt N, Ghidini A, Cavallone M, Pensabene I, Ceruti P, Vergani P (1994) Natural history of uterine leiomyomas in pregnancy. J Ultrasound Med 13(5):399–401

53. Thomassin-Naggara I, Aubert E, Rockall A, Jalaguier-Coudray A, Rouzier R, Darai E, Bazot M (2013) Adnexal masses: development and preliminary validation of an MR imaging scoring system. Radiology 267(2):432–443. doi:10.1148/radiol.13121161

54. Thornton JG, Wells M (1987) Ovarian cysts in pregnancy: does US make traditional management inappropriate? Obstet Gynecol 69(5):717–721

55. Togashi K, Nishimura K, Kimura I, Tsuda Y, Yamashita K, Shibata T, Nakano Y, Konishi J, Konishi I, Mori T (1991) Endometrial cysts: diagnosis with MR imaging. Radiology 180(1):73–78. doi:10.1148/radiology.180.1.2052726

56. Webb EM, Green GE, Scoutt LM (2004) Adnexal mass with pelvic pain. Radiol Clin North Am 42(2):329–348. doi:10.1016/j.rcl.2003.12.006

57. Zhou Q, Lei XY, Xie Q, Cardoza JD (2005) Sonographic and Doppler imaging in the diagnosis and treatment of gestational trophoblastic disease: a 12-year experience. J Ultrsound Med 24(1):15–24

第 21 章　妊娠期肝胆及胰腺疾病 MRI

21.1　引言

　　孕妇腹盆腔成像最常见的适应证除了用于胎儿评估外，便是用于腹痛的评估。虽然肝胆和胰腺疾病在妊娠期并不十分常见，但这些疾病一旦发生，会使母亲和胎儿处于危险之中；而且很多时候，它们的前驱症状没有特异性，使临床评估具有挑战性。因此，影像检查对于准确诊断和后续选择合适的治疗至关重要，能及时挽救母亲和胎儿的生命。最佳成像方式的选择受到各种因素的影响，包括胎儿的安全性、成像方法的有效性和检查时间。尽管从整体上来说，超声仍然是首选的成像方式，但 MRI 具有较高的软组织分辨率，即使不使用静脉注射钆对比剂，仍然可以提供重要的非侵入性诊断信息。针对特定临床问题制订的 MR 检查方案（例如 MRCP）可以增加检查的价值。

　　妊娠期肝胆疾病可分为妊娠期、产褥期特有疾病，以及与妊娠伴存的疾病。妊娠期特有肝胆疾病包括妊娠期肝内胆汁淤积、妊娠期急性脂肪肝、子痫前期 - 子痫相关的肝血肿与坏死、HELLP 综合征（溶血、肝酶升高、低血小板）。非妊娠特有肝胆疾病可以进一步分为与妊娠并存且有时可能因妊娠而加重的肝胆疾病，以及妊娠前已存在的疾病。与妊娠并存的肝胆疾病包括胆石症及其并发症（胆总管结石、急性胆囊炎和上行性胆管炎）、急性病毒性肝炎、化脓性肝脓肿、血管性疾病（布加综合征、门静脉血栓形成）及妊娠期意外发现或与妊娠状态相关的肝局灶性病变。慢性肝病背景下发生的妊娠期疾病包括慢性病毒性肝炎、肝硬化、自身免疫性肝胆疾病（包括自身免疫性肝炎、原发性胆汁性肝硬化和原发性硬化性胆管炎）和威尔逊病（Wilson disease）。此外，妊娠期存在胆汁淤积和瘙痒的状态，可揭示潜在的亚临床慢性肝病，如原发性硬化性胆管炎或丙型肝炎。

　　妊娠期发生的胰腺疾病并不常见，可分为炎症性病变和肿瘤。急性胰腺炎常继发于胆道结石。胰腺肿瘤在孕妇中很罕见，胰腺癌最常发生，其次是黏液囊腺瘤和实性假乳头状瘤；后两种胰腺肿瘤几乎均发生于女性，且对雌激素刺激敏感。

　　本章旨在讲述妊娠期发生的肝胆和胰腺疾病及其 MRI 表现。

21.2　MRI 技术

　　妊娠患者肝 MR 检查优先选在 1.5T 场强上进行，并且不施用静脉注射或口服对比剂。检查前禁食 6 小时可以减少母体和胎儿运动的影响，但前提是患者的临床状态可以接受额外的拖延。在妊娠晚期，患者屏气能力可能会受到限制，在这种情况下，可使用自由呼吸方案，呼气末的位置具有较大可重复性。我院对妊娠患者采用仰卧位成像，使用表面线圈来改善信噪比并提高分辨率。一般情况下，检查方案应做调适以解决特定的临床问题，且应尽可能缩短图像采集时间。表 21.1 和表 21.2 总结了我院的妊娠患者肝胆和胰腺成像技术。

21.3　肝

　　妊娠期伴随的生理变化不应与肝功能障碍相混淆（表 21.3）。胎盘产生血清碱性磷酸酶可使其升至正常值的 3 ~ 4 倍，纤维蛋白原和血浆铜蓝蛋白水平轻微增加，以及血清甲胎蛋白水平会有变化，这些变化均为正常妊娠的典型表现。参与纤维蛋白溶解的因子（抗凝血酶Ⅲ和蛋白 S）的轻度减少也是妊娠期典型表现，然而其凝血酶原时间不发生变化。

　　3% ~ 5% 的孕妇伴有真正的肝功能异常，常由

表 21.1 肝 1.5T MRI 参数

	定位相 T_2 SSFSE	T_2 2D SSFSE	T_2 2D SSFSE	T_2 2D FS FSE	T_1 2D SPGR Dixon	DWI b50,600	T_1 3D SPGR FS
采集层面	轴位、冠状位、矢状位	轴位	冠状位	轴位	轴位	冠状位	轴位
矩阵	256×128	256×160	256×192	320×160	256×160	128×128	256×160
TR/TE（ms）	828/63	1000/60	1000/60	2200/87	180/4.36(in), 2.06(out)	4100/64	3.63/1.73
反转角（°）	90 到 >150~180	90 到 >150~180	90 到 >150~180	90 到 >150~180	80	90	15
ST/SG（mm）	5.0/10.0	4.0/5.0	4.0/5.0	7.0/9.0	3.0/7.5	8.0/10.0	2.0/1.6
NEX	0.6	0.6	0.6	1	1	1（b50） 3（b600）	0.7
RBW	651	488	488	122.1	244	1953	300
相位编码方向	A to P, R to L, A to P	A to P	A to P	A to P	A to P	R to L	A to P
回波链长度	76	96	115	160	160	128（b50） 384（b600）	112
FOV（mm）	650	350~400	350~400	350~400	350~400	350~400	350~400
呼吸	BH	BH	BH	BH	BH	BH	BH
脂肪饱和	–	–	–	–	–	–	+
分次采集 a	1	2~3	2	2~3	2	1~2	1
并行采集（加速因子）	–	–	–	–	–	–	1.7/2.1

注：A to P 前 - 后，BH 屏气，FS 脂肪饱和，DWI 弥散加权成像，FOV 视野，NEX 激励次数，RBW 接收器带宽（单位：赫兹 / 像素），R to L 右 - 左，SSFSE 半傅里叶单次激发快速自旋回波序列，ST/SG 层厚 / 层间距，TE 回波时间，TR 重复时间，3D 三维，3D SPGR DIXON 用于化学位移成像的非脂肪饱和 3D 扰相梯度回波序列，3D SPGR FS 用于增强的脂肪饱和 3D 扰相梯度回波 T_1WI 序列，2D 二维。

a 分次采集：间隔采集或屏气的次数

各种肝胆疾病引起，包括感染性、自身免疫性、肿瘤性和遗传性疾病（表 21.4）。

虽然不常见，但是任何肝疾病均可发生在孕妇身上，同样，已有慢性肝病的人也会发生妊娠。然而，妊娠期大多数肝功能障碍常常是由于妊娠期 5 种特有肝疾病之一引起，包括妊娠剧吐症、妊娠期肝内胆汁淤积、妊娠期急性脂肪肝、子痫前期 - 子痫相关的肝血肿与坏死、HELLP 综合征（溶血、肝酶升高、低血小板）。这些疾病都是妊娠的并发症，并且发生于妊娠某一特定时期，妊娠剧吐症发生于妊娠早期，妊娠期肝内胆汁淤积发生于妊娠中期，其余三种发生于妊娠晚期（表 21.5）。

21.3.1 妊娠期特有肝疾病

一般而言，对于妊娠剧吐症和妊娠期肝内胆汁淤积症患者，MRI 除了用于排除导致肝功能障碍疾病的鉴别诊断之外无其他作用。

21.3.1.1 妊娠剧吐症

妊娠剧吐症使 0.3% 的妊娠病例复杂化，它是妊娠早期一种严重到需要静脉水化的难治性呕吐。与此病症相关的病因有甲状腺功能亢进、葡萄胎妊娠、既往糖尿病及多胎妊娠。50% 的患者存在肝功能障碍，转氨酶水平可能升高 20 倍，偶尔也会出现黄疸。妊娠期单纯性呕吐不会引起肝功能障碍。妊娠剧吐症的诊断必须排除病毒性肝炎以及引起肝功能障碍、呕吐的其他病因，如胆囊结石和胆总管结石。

21.3.1.2 妊娠期肝内胆汁淤积

妊娠期肝内胆汁淤积表现为瘙痒和血清胆汁酸水平升高，其在妊娠中期发病并在分娩后消失，通常会在以后的妊娠中复发。它是孕妇黄疸的一大病因，仅次于病毒性肝炎。所有妊娠患者中，妊娠期肝内胆汁淤积的发病率约为 0.7%。胆盐穿过小管膜的异常转运（例如胆汁淤积）与增加的雌性激素水平

表 21.2　胰腺及胆道 1.5T MRI 参数

	定位相 T₂ SSFSE	T₂ 2D SSFSE	T₂ 2D SSFSE	T₁ 2D SPGR dixon	DWI b50, 600	T₁ 3D SPGR FS	MRCP 2D thick slab	MRCP 3D thin slab
采集层面	轴位、冠状位、矢状位	轴位	冠状位	轴位	冠状位	轴位	冠状位	冠状位
矩阵	256×128	256×160	256×192	320×160	128×128	256×160	384×256	256×256
TR/TE（ms）	1500/60	1000/62	1000/60	180/4.36(in), 2.06(out)	4100/64	3.65/1.75	2284/600	3750/400
反转角（°）	90 到 >150~180	90 到 >150~180	90 到 >150~180	80	90	15	90	90
ST/SG（mm）	7.0/12.0	4.0/5.0	4.0/5.0	6.0/7.5	8.0/10.0	3.2/1.6	50/51	1.4/0.7
NEX	0.6	0.6	0.6	1	1.3	0.7	0.6	1
RBW	651S	390	390	488	1953		244	300
相位编码方向	A to P, R to L, A to P	A to P	A to P	A to P	R to L	A to P	A to P	A to P
回波链长度	76	96	115	160	128（b50） 384（b600）	112	154	256
FOV（mm）	450~500	350~400	350~400	350~400	350~400	350~400	350~400	350~400
呼吸	BH	BH	BH	BH	BH	BH	BH	BH
脂肪饱和	–	–	–	–	–	+	+	+
分次采集ᵃ	1	2~3	2	2	1~2	1	5	1
并行采集（加速因子）	–	–	–	–	–	1.7/2.1	–	3

注：A to P 前 - 后，BH 屏气，FS 脂肪饱和，DWI 弥散加权成像，FOV 视野，NEX 激励次数，RBW 接收器带宽（单位：Hertz/pixel），R to L 右 - 左，SSFSE 半傅里叶单次激发快速自旋回波序列，ST/SG 层厚 / 层间距，TE 回波时间，TR 重复时间，3D 三维，3D SPGR DIXON 用于化学位移成像的非脂肪饱和 3D 扰相梯度回波序列，3D SPGR FS 用于增强的脂肪饱和 3D 扰相梯度回波 T₁WI 序列，2D 二维。

a 分次采集：间隔采集或屏气的次数

表 21.3　妊娠期生理变化

升高

血清碱性磷酸酶（胎盘产生）

凝血因子：凝血因子 I（纤维蛋白原），凝血因子 VII、VIII、X、XII，血管性假性血友病因子，蛋白 S 结合蛋白，纤溶酶原激活物抑制剂（PAI）-1、PAI-2（PAI-2 由胎盘产生）

血浆铜蓝蛋白

转铁蛋白

甲胎蛋白

血容量、心率、心输出量

减低

纤溶因子：抗凝血酶 III、S 蛋白

尿酸

胆囊收缩性

白蛋白及总蛋白（血容量增加所致稀释效应）

血红蛋白（血容量增加所致稀释效应）

体循环血管阻力

血压

无变化

肝转氨酶：天冬氨酸转氨酶（AST）、丙氨酸转氨酶（ALT）、γ - 谷氨酰转移酶（GGT）

胆红素

凝血酶原时间（PT）

血小板计数（可因血容量增加所致稀释效应而轻微减低）

血清淀粉酶

表 21.4 妊娠期肝胆疾病病因

妊娠期特有疾病
妊娠剧吐症
妊娠期肝内胆汁淤积
妊娠期急性脂肪肝
子痫前期
HELLP 综合征（溶血、肝酶升高、血小板减低）
血容量、心率、心输出量
妊娠期伴发性疾病
胆石相关性疾病
　胆囊结石
　胆总管结石
　胆囊炎
　上行性胆管炎
　肝脓肿
　急性胰腺炎
急性病毒性肝炎
布加综合征
门脉血栓
局灶病变（肝腺瘤、肝细胞癌）
妊娠前已存在的疾病
慢性乙肝、丙肝
肝硬化、门脉高压
自身免疫性肝炎
原发胆汁性肝硬化
原发性硬化性胆管炎
肝豆状核变性
新生物（海绵状血管瘤、局灶性结节增生、肝腺瘤）

表 21.5 妊娠期特有肝胆疾病

疾病	妊娠期	发病率	症状	预后	确切治疗
妊娠剧吐症	妊娠早期 初产	0.3%	难治性恶心、呕吐	母体及胎儿预后良好	支持治疗，完全胃肠外营养
妊娠期肝内胆汁淤积	妊娠中期	0.7%	瘙痒	对胎儿及母体预后良好；胆石病增多	熊去氧胆酸；分娩
妊娠期急性脂肪肝	妊娠晚期 50% 初产者伴有子痫	1∶（10000~15000）	恶心、呕吐，右上象限或上腹痛，全身乏力，迅速发展为爆发性肝衰竭，DIC	母体死亡率 20%；胎儿死亡率达 45%	分娩 LCHAD 测试
子痫前期	妊娠中期及晚期 多产 多胎	5%	高血压，蛋白尿，水肿，癫痫，肾衰竭，肺水肿	母体死亡率 1%；早熟胎儿死亡率 30%	分娩
HELLP 综合征	妊娠中期及晚期，产后 12% 的产妇发生子痫 多产 多胎	0.5%	腹痛，癫痫，肾衰竭，肺水肿，肝血肿及破裂	发生肝破裂时母体死亡率约 60%；胎儿死亡率 30%	分娩

注：DIC, 弥散性血管内凝血；HELLP 综合征（溶血、肝酶升高、血小板减少）；LCHAD, 长链 3- 羟基酰基辅酶 A 脱氢酶

有关。多重耐药蛋白 -3（磷脂穿过小管膜的一种转运子）一个或多个位点突变所形成的遗传易感性以及一些外源因素（如饮食中的硒缺乏）在肝内胆汁淤积的发病过程中扮演至关重要的角色。妊娠期胆汁淤积的鉴别诊断范围很广泛，包括病毒性肝炎和胆结石[1]。

21.3.1.3　妊娠期急性脂肪肝

妊娠期急性脂肪肝（acute fatty liver of pregnancy, AFLP）是发生于妊娠晚期的一种疾病，据报告，此病在妊娠期的发生率为 1/15000 ～ 1/10000。患急性脂肪肝的母体及胎儿线粒体内长链脂肪酸异常氧化具有遗传倾向。母亲是有缺陷的长链 3- 羟酰基辅酶 A 脱氢酶基因的杂合子，而胎儿是纯合子。当长链脂肪酸氧化的需求随着胎儿的生长而增加时，胎儿不能代谢长链脂肪酸代谢物而将其运回母体循环中，而母体循环也无法代谢它们。因此，肝出现微泡状脂肪（游离脂肪酸）沉积，引起急剧肝衰竭及其并发症[2]。孕妇死亡率可高达 20%。妊娠期急性脂肪肝患者可出现恶心和呕吐（70%）、右上象限腹痛（50% ～ 80%）或伴有不适和厌食的病毒样综合征等非特异性临床症状。大约 50% 的急性脂肪肝患者也可伴发子痫前期，与 HELLP 综合征（溶血，肝酶升高及低血小板）也存在一些重叠[3]。黄疸通常在出现后持续 1 ～ 2 周。如果不及时治疗，急性脂肪肝会发展为暴发性肝衰竭、肝性脑病和肾衰竭。治疗方法选择及时分娩。一般来说，幸存的母亲没有长期后遗症，大多数人可完全康复[4]。

急性脂肪肝的 MRI 表现包括肝肿大和弥漫性肝实质脂肪变，其典型表现为反相位梯度回波 T_1WI 上肝实质信号较同相位梯度回波 T_1WI 明显减低（图 21.1），这一特征具有较大价值；目前的管理指南并不推荐常规肝活检，因为患妊娠期急性脂肪肝妇女的凝血障碍发病率很高[4]。

21.3.1.4　子痫前期及 HELLP 综合征

妊娠高血压影响到 5% ～ 10% 的孕妇，是人类妊娠所特有的疾病。它涵盖了一系列疾病，包括子痫前期、子痫和 HELLP 综合征。子痫前期是高血压、水肿和蛋白尿的临床三联征，主要发生于妊娠晚期。子痫是子痫前期的主要神经系统并发症，表现为癫痫发作和昏迷。高达 12% 的重度子痫前期可并发 HELLP 综合征。HELLP 综合征是溶血、肝酶升高和低血小板的实验室三联征，可导致血栓形成及出血的临床症状、体征同时出现，并影响多器官系统。肺部受累可导致急性呼吸窘迫综合征（acute respiratory distress syndrome, ARDS）；肾受累导致急性肾衰竭；肝受累导致坏死，实质内和包膜下出血，并可发展为肝包膜破裂[5,6]。

肝受累虽然不常见，但往往提示严重的子痫前期，它是妊娠期肝压痛和肝功能障碍的最常见原因。大多数 HELLP 综合征患者有上腹部或右上腹疼痛、萎靡不适、头痛以及高血压和蛋白尿。HELLP 综合征患者好发于年龄较大者、白种人和多次生产妇女。

虽然确切的病因仍未完全知晓，但据推测胎盘诱导的血管内皮损伤是其潜在诱因；内皮损伤使血管张力受损，导致高血压和蛋白质漏入尿液，从而

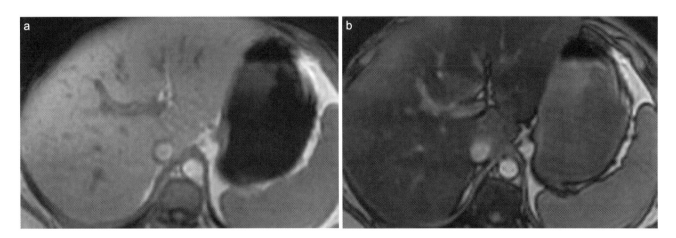

图 21.1　患脂肪肝的女性，25 岁，既往体健，首次妊娠 17 周发生右上腹痛。轴位正相位（a）及反相位（b）梯度回波 T_1WI 显示反相位图上肝实质信号弥漫性减低

引起水肿。严重的内皮损伤激活血小板，诱导微血管血栓形成、微血管病性溶血、微血管闭塞、缺血和出血。HELLP 综合征患者有右上腹痛或上腹疼痛被认为是由于肝窦内血流阻塞导致肝淤血所致。疾病进展可导致肝实质和肝包膜下血肿、肝破裂、梗死和暴发性肝衰竭。与子痫前期相关的缺血不仅会损害肝，还会损害胰腺和胆囊。母体和胎儿的预后取决于预产期的临近程度以及体征和症状的严重程度。本病唯一明确有效的治疗方法是分娩，如果妊娠超过 34 周可推荐该方法，因为这时胎儿肺已达成熟。HELLP 综合征的并发症包括弥散性血管内凝血（20%）、胎盘早剥（16%）、急性肾衰竭（7%）和肺水肿（6%）。

影像的作用主要是检测和评估肝并发症的程度。由于有肾功能不良的风险，应避免使用静脉注射碘对比剂，这使得 MRI 成为首选的断面成像方法。HELLP 综合征的影像学表现是非特异性的，包括肝大、腹水和胸腔积液。除了这些非特异性表现外，肝缺血、坏死、出血和破裂等并发症的形成在 MRI 上具有特征性表现。缺血和坏死可表现为肝水肿，在 T_1WI 上显示为地图样、楔形低信号区域，T_2WI 上呈高信号（图 21.2）。血管穿过这些区域提示病变没有占位效应。由于水肿，这些区域经常表现为弥散受限。T_1WI 上位于肝实质内、肝包膜下或肝外的高信号成分提示出血。除了毗邻肝的出血信号外，还可以在 T_2WI 上显示低信号包膜的不连续性。由于

右叶是肝最大的叶，在大多数情况下，肝实质和肝包膜下血肿常首先发生于肝右叶（发生率分别为：右叶高达 75%，左右叶 14%，左叶 11%）。

21.3.2   妊娠期伴发肝疾病

许多肝疾病可能与妊娠并存，要么是妊娠期间发病，要么是妊娠前已预先患有这些疾病。该类疾病包括急性或慢性病毒性肝炎、自身免疫性肝炎、原发淤胆性肝硬化、原发性硬化性胆管炎、肝豆状核变性、布加综合征和肝硬化。一般情况下，由于下丘脑 - 垂体功能轴受干扰中断，患有严重肝功能障碍的患者很少能够妊娠，并且在许多临床肝硬化患者中，激素失衡可阻止排卵。患有无临床症状的隐匿性肝疾病患者妊娠后其平衡状态可能会被打破，患者病情可能会出现恶化或得到改善；前者的一个例子便是代偿性肝硬化临床并发症的增加，例如肝性脑病和静脉曲张出血。后者的例子是自身免疫相关性疾病，例如自身免疫性肝炎和原发硬化性胆管炎，由于妊娠相关的细胞免疫耐受，通常在妊娠期表现出疾病缓解和肝功能检查的改善[2]。

21.3.2.1   病毒性肝炎

与普通人群相似，妊娠期急性病毒性肝炎可由多种病毒引起，包括甲型、乙型、丙型、丁型、戊型肝炎病毒、单纯疱疹病毒，巨细胞病毒和 EB 病毒。妊娠状态不会影响急性病毒性肝炎发病率；但甲型肝

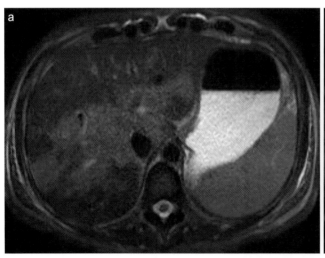
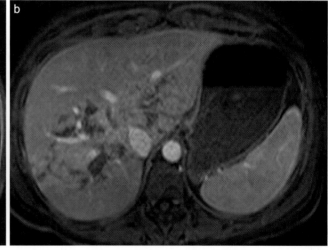

图 21.2   患 HELLP 综合征的女性，34 岁，首次妊娠 20 周伴上腹痛、肝酶升高、血小板减少。（a）轴位压脂 T_2WI 显示地图样、楔形高信号区。（b）钆剂增强压脂 T_1WI 门脉期图像显示不规则无强化实质病变，提示缺血组织（病例由 Thomas Jefferson 大学的 Sandeep Deshmukh 博士提供）

炎病毒、戊型肝炎病毒和单纯疱疹病毒在妊娠期更严重，特别是在妊娠晚期，更容易导致暴发性肝衰竭。在美国，40% 的妊娠期黄疸由病毒性肝炎引起。尽管暴发性单纯疱疹性肝炎可表现为整个肝多发结节性病变，但影像学在其诊断中的作用有限。

21.3.2.2　化脓性肝脓肿

妊娠期化脓性肝脓肿最常见的原因是胆道梗阻和胆管炎。三分之二肝脓肿发生在肝右叶，呈孤立性病灶。多发小脓肿，可呈现为位于肝不同部位的簇状病灶，最常发生于右后叶（第 VI 和第 VII 段）。与身体任何其他部位的脓肿相似，根据其化脓程度不同，肝脓肿可表现为一个边界清晰或不清晰的不规则病变，由于液化坏死的原因，在 T₂WI 上呈中心高信号，在同相位和反相位 T₁WI 上均呈低信号。早

期脓肿或蜂窝织炎 / 局灶性"肝炎"的边界不清、形态不规则，其 T₂WI 呈高信号，但由于组织尚未坏死液化，其信号不如液体信号高。完全成熟的脓肿可有不规则的厚壁，由于纤维成分、血液及坏死组织中的自由基引起的磁敏感效应，使其在 T₂WI 上呈低信号。周围的肝实质常有炎性水肿，导致 T₂WI 上的信号稍高于正常肝实质。DWI 常表现为显著的弥散功能受限信号，这对于明确诊断非常有帮助（图 21.3）。

21.3.2.3　自身免疫性疾病

自身免疫性肝炎是发生于育龄妇女的一种疾病，当类固醇和（或）免疫抑制剂能良好控制病情时，不是妊娠的禁忌证。大多数病情控制良好的妊娠患者将能顺利地分娩，通常在妊娠期间由于妊娠免疫耐

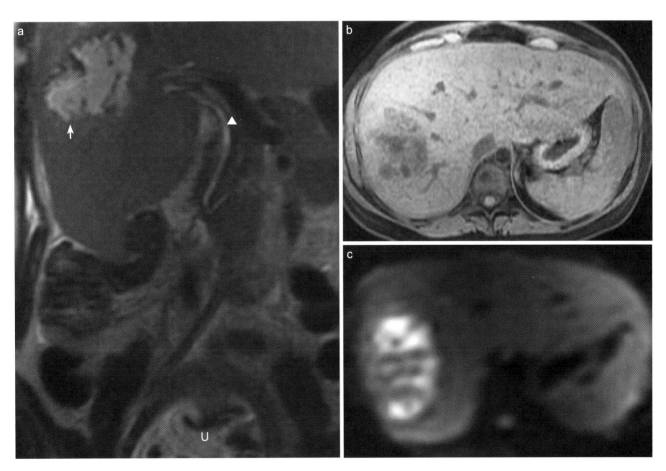

图 21.3　女性，31 岁，患肝脓肿，既往体健，首次妊娠 20 周出现右上腹痛及发热。（a）冠状位 HASTE T₂WI 显示边界清晰的不规则病灶，累及肝 S6、7（箭号），中央液化部分呈高信号，与未扩张的胆总管内胆汁信号（箭头）及子宫内羊水（U）信号相似。脓肿边缘不规则环形低信号由血液成分及坏死组织中自由基磁敏感效应引起。注意脓肿稍上方层面邻近肝实质高信号由水肿引起。（b）轴位压脂 3D 梯度回波 T₁WI 显示不均匀低信号。由于弥散功能受限，DWI 上呈高信号，有助于明确诊断。（c）该患者伴有胆石病（图中未显示）。在培养物中分离的致病因子为链球菌。经皮引流和抗生素治疗后，患者完全康复

受将减低疾病活动性。然而，大约 10% 的人会在妊娠期间出现疾病恶化，另外 25% 的人在妊娠期病情改善而产后恶化。与其他一些自身免疫性疾病相似，自身免疫性肝炎可发生于妊娠早期或产后。

21.3.2.4　血管性病变

正常妊娠在生理上是一种高凝状态，伴随着凝血因子 I（纤维蛋白原）、VII 和 VIII 以及血管性假性血友病因子的增加。纤溶酶原激活物抑制剂（plasminogen activator inhibitor, PAI）-1 水平增加 5 倍，胎盘产生的纤溶酶原激活物抑制剂 -2 水平在妊娠晚期显著增加（见表 21.3）。这些变化甚至会持续至产后 8 周以后。

布加综合征是由于肝静脉或肝段下腔静脉阻塞导致肝窦淤血，从而引起的缺血和门静脉高压。只有 25% 的病例是由潜在的血栓形成倾向或易诱发高凝状态的因素引起，如凝血因子 V、抗凝血酶 III、蛋白 C 缺乏，蛋白 S 缺乏或存在抗磷脂抗体。其余患者未发现诱发因素，可能是由于妊娠本身的生理性高凝状态引起的。妊娠前已存在的布加综合征在妊娠期间有发生恶化的风险[7]。

布加综合征明确诊断的首选方法是多普勒超声，当诊断仍未得到证实时，可以进行非增强流入反转恢复磁共振静脉成像（magnetic resonance venography, MRV）。与数字减影血管成像相比，最近研究显示该技术用于非妊娠患者灵敏度约 100%，特异度为 67.8%，是一种较为灵敏的方法[8]。

妊娠期间的门静脉阻塞很少见，常与局部原因相关，例如肝硬化、腹腔内感染或恶性肿瘤，或者较少见的导致高凝状态的全身性疾病（例如凝血因子 V 突变、抗磷脂综合征、骨髓增生性疾病）[7]。在既往存在肝外门静脉阻塞的情况下，妊娠相关的生理性促凝血状态可加重妊娠期血栓形成，门静脉高压可出现相应并发症。

21.3.2.5　威尔逊病

威尔逊病是一种常染色体隐性遗传疾病，在一般人群中发病率为 1:30000 ~ 1:50000，是由于铜转运异常导致铜不能排泄到胆汁中，循环中的铜过量，随后沉积在肝、角膜、大脑和肾。肝疾病可表现为慢性肝炎、肝硬化或暴发性肝功能衰竭。由于内分泌紊乱以及铜的避孕作用，威尔逊病患者的生育能力降低。铜蓝蛋白和血清铜水平在妊娠期的生理性升高有诱发暴发性肝衰竭的风险。

据报告，威尔逊病患者形成的 T_1WI 高信号、T_2WI 低信号结节是由铜的沉积及其顺磁效应引起。与反相位 T_1WI 相比，同相位图像没有信号减低（没有磁敏感效应），因为铜与铁的顺磁效应不同[9]。

21.3.2.6　肝硬化和门脉高压

与一般人群相似，酒精、病毒性乙型肝炎和丙型肝炎是孕妇肝硬化的最常见病因。如前文所述，肝硬化妇女因为下丘脑 - 垂体轴变化引起的内分泌失调，很少能妊娠。当肝硬化得到较好的代偿，且不存在门静脉高压时，便不是妊娠的禁忌证。然而，胎儿和围生期并发症的发生率高于一般人群，包括较高的自然流产率、宫内死亡率和早产率。由于血容量、血管阻力的生理性增加以及子宫生长对腹部脉管系统的机械压迫，预先存在的门静脉高压症在妊娠期间常常会加剧。门静脉高压恶化的并发症有肝性脑病和静脉曲张出血。静脉曲张出血风险的高峰期有两个时间点：其一为妊娠中期门静脉压力出现生理性增加时，其二为分娩期时用力可导致血压突然升高。

21.3.2.7　肿瘤

妊娠期肝肿瘤很少见，但可出现急性出血或破裂，尤其是肝细胞腺瘤或肝癌。

血管瘤是最常见的肝良性肿瘤，在女性中更为普遍，很少引起症状或并发症，常常是偶然发现。海绵状血管瘤增大或破裂、消耗性凝血障碍、血小板减少以及妊娠期间或产后发生的肿瘤内出血等相关病例在文献中已有报告。血管瘤根据其 MRI 表现容易做出诊断。血管瘤是一种边界清楚的分叶状病变，在 T_2WI 上呈明显高信号，同相位及反相位 T_1WI 均呈低信号[10, 11]。

局灶性结节性增生（focal nodular hyperplasia, FNH）是继血管瘤之后成人第二常见的肝良性肿瘤，主要见于 20 ~ 50 岁的女性，发病率为 0.3% ~ 3.0%。局灶性结节性增生不是真正的肿瘤，而是肝实质在中央发育畸形血管周围的增生反应，周围的肝实质通常是正常的。患有局灶性结节性增生的个体更可能并发肝血管瘤（20%），两者都是肝血液供应的局灶性异常。与肝腺瘤不同，局灶性结节性增生在妊娠期未被证实会发生变化。

在 T_2WI 上局灶性结节性增生的中央血管瘢痕相

对肝实质呈高信号，在 T_1WI 同、反相位图像上相对肝呈低信号（图 21.4）；T_2WI 上较高的信号被认为是继发于纤维基质黏液样变。中央瘢痕是局灶性结节性增生诊断最重要的特征。局灶性结节性增生瘢痕周围病变组织在 T_2WI 上相对于肝呈等信号或稍高信号，在 T_1WI 同、反相位图像上与肝实质呈等信号。DWI 和 ADC 不单独应用于区分肝局灶性病变的良恶性，因为病变表现可能存在大量重叠；例如，许多良性的局灶性结节性增生和肝腺瘤可表现为类似

于转移瘤的弥散受限 [10, 11]。

肝细胞腺瘤是肝细胞起源的良性肿瘤，好发于育龄妇女。如今，已知有 4 种不同的肝细胞腺瘤亚型，包括炎症型、肝细胞核因子 1α（HNF-1α）失活型、β - 连环蛋白激活型和未分类型，常各具特异性 MRI 特征。不论何种亚型，较大的腺瘤（>4 cm）有发生病灶内出血的风险 [11]。

女性雌激素与肝细胞腺瘤的发生、进展之间存在着明确的联系。尽管大多数腺瘤与口服避孕药

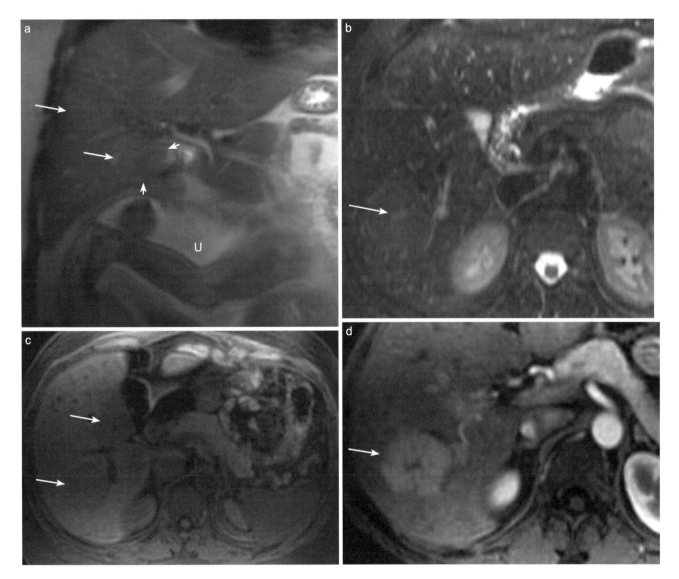

图 21.4　患局灶性结节增生的女性，30 岁，体健，第三次妊娠 33 周出现腹部右上象限疼痛，超声发现肝肿块。（a）冠状位 T_2WI HASTE 图像显示肝两个等信号病变（箭号）。肝右叶内侧的轮廓变形有助于显示等信号病变（短箭号）。在肝下方可以看到妊娠晚期的子宫（U）及胎儿腿。（b）轴位压脂 T_2WI 显示高信号的中央瘢痕，这是局灶性结节性增生典型表现（箭号）。（c）轴位压脂 3D 梯度回波 T_1WI 显示 2 个边界清楚、分叶状的低信号病变（箭号）。（d）在产后 5 个月获得的轴位压脂 3D 梯度回波 T_1WI 增强扫描动脉期图像显示具有中央瘢痕的明显强化病灶（箭号）。增强扫描晚期，病变与肝实质呈等信号，中央瘢痕延迟强化是局灶性结节性增生典型表现（图中未显示）

的使用有关，但部分病例在妊娠期首次发现。据报道，在妊娠前已患有腺瘤的孕妇中，有多达三分之一患者妊娠期出现肿瘤生长[10]。其最可怕的并发症是肿瘤破裂，可使孕妇死亡率高达 44%、流产率达 38%。妊娠晚期和产后即刻肝腺瘤破裂的风险增加，破裂风险与肿瘤大小和生长速率直接相关，尤其是当腺瘤超过 5 cm 时。在妊娠晚期，肝腺瘤破裂的风险最高，很可能是由高水平的雌激素和高动力循环共同所致。在产褥期，肝腺瘤出血的风险也很高，这是由于分娩后雌激素撤退导致病变突然退缩所致[12]。肝腺瘤生长或出血可出现局限于右上腹或上腹部的持续性或急性剧烈疼痛，其表现很难与妊娠期其他更常见的腹痛病因鉴别开来，如子痫前期、HELLP 综合征或其他非产科病变，如阑尾炎、胆绞痛。

尽管尚不知哪种亚型肝腺瘤在妊娠患者中发病率最高，但炎症亚型通常最常见（占所有腺瘤的 40% ~ 60%）。炎症型肝腺瘤在 T_2WI 上相对周围的肝实质呈稍高信号，在 T_1WI 上呈等信号至略高信号。在 T_2WI 上可出现病变外周部分特征性高信号带，其中心与周围的肝实质呈等信号，这种表现称为"环礁"征；这种环样高信号带由扩张的血窦形成[13]。在反相位图像中，周围的肝实质比肝腺瘤本身更容易因脂肪变而信号减低（图 21.5）。与局灶性结节性增生不同，肝细胞腺瘤通常不具有中心瘢痕。

虽然非常罕见，但肝细胞癌亦可发生于妊娠期间，纤维板层样肝细胞癌也有报道。妊娠期发生的肝细胞癌的中位生存期较非妊娠期患者缩短。妊娠期间较高水平的雌激素和免疫抑制在肝细胞癌进展过程中扮演重要作用。

肝细胞癌的影像学表现各不相同，但一般来说，T_2WI 上肝细胞癌相对周围肝实质呈轻度高信号，

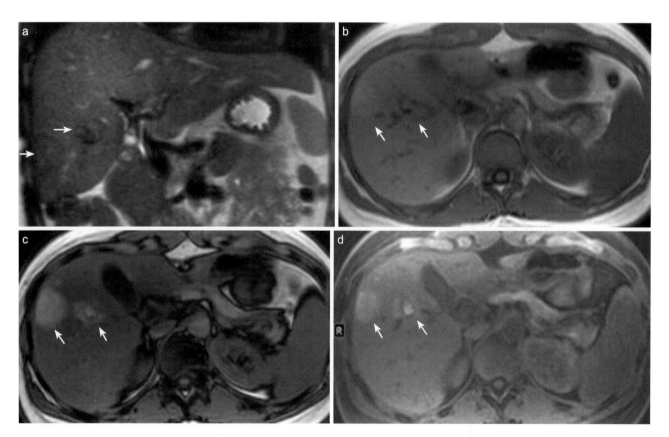

图 21.5　女性，28 岁，肝细胞腺瘤并出血，右上腹痛，发病时没有妊娠，但过去 10 年一直口服避孕药。（a）在冠状位 T_2WI HASTE 图像可以看到 2 个低信号病变（箭号），靠近中央的病灶内部存在不规则低信号区，这是由出血成分所致。在轴位同相（b）和反相（c）梯度回波 T_1WI 上，由于脂肪变性，反相位肝实质信号较同相位弥散性下降。反相位图像上肝腺瘤显示更清楚，因为它们内部不含脂肪，没有信号减低（箭号）。由于铁的磁敏感效应，同相位图像可以更好地显示靠近中央的肝腺瘤的内部出血。（d）轴位压脂 3D 梯度回波 T_1WI 显示腺瘤与周围肝实质（箭号）相比具有更高的信号强度，靠近中央病灶的内部出血呈高信号

T_1WI 上相对周围肝实质呈低信号。由于肝细胞癌的富细胞性，弥散功能受限常较为显著；肿瘤细胞内脂质沉积导致反相位 T_1WI 上的信号减低。肝细胞癌可能发生出血或糖原沉积，压脂 T_1WI 上表现为病灶内局灶高信号。纤维板层型肝细胞癌在 T_2WI 上可出现低信号中央瘢痕，这有助于与局灶性结节性增生鉴别，因为局灶性结节性增生的中心瘢痕通常在 T_2WI 上呈高信号。

21.4　胆囊及胆道系统

胆囊疾病是妊娠期和产后第一年住院治疗的主要非产科疾病。10% 的孕妇会出现胆汁淤积。孕妇胆结石发病率约为 12%，且随着胎龄的增加发病率逐渐增加，0.1%~0.3% 的患者会出现临床症状。急性胆囊炎是继急性阑尾炎之后需要在妊娠期间进行手术治疗的第二常见的非产科疾病，孕妇中的发病率为 1/10000~1/1600。

孕妇胆道疾病发生率高的部分原因是雌激素和黄体酮在胆汁转移和排泄过程中的主要效应。胆盐从肝细胞到胆小管的跨膜转运减少改变了胆汁中胆盐和胆固醇浓度之间的平衡，促进胆固醇结晶的沉积。此外，黄体酮可以松弛平滑肌张力，从而降低胆囊收缩力，促进胆汁淤滞和结石沉淀。妊娠期肝内胆汁淤积的患者胆囊结石和胆囊炎的发生率更高[14]。

21.4.1　胆囊结石与胆总管结石

超声仍然是评估肝和胆道系统的首选检查方法。虽然超声对胆囊结石和急性胆囊炎的诊断非常灵敏（阳性预测值为 95%），但其对胆总管结石的灵敏度有限（一般人群阳性预测值为 20%~38%）。MRCP 用于非妊娠患者胆总管结石诊断的价值与 ERCP 相当。与 ERCP 相比，MRCP 无创、无检查相关的并发症（如急性胰腺炎和胆管炎），这一点使其成为疑似胆总管结石患者的首选成像方法，除非检查前已高度怀疑并需要进行介入干预。此外，MRI 还具有可以显示其他病变的额外价值。在 MRI 中，胆总管结石在 T_2WI 上观察最佳，表现为胆总管内孤立的低信号圆形充盈缺损，伴有或不伴有肝内或肝外胆管扩张。冠状位厚层 SSFSE MRCP 图像有助于发现结石并显示胆管树扩张（图 21.6）。诊断胆总管结石时可能存在的"陷阱"，包括胆汁流空效应、胆总管中的气泡。这些情况均可较好做出鉴别，因为胆结石不是孤立的，而流空效应表现为胆道中心被胆汁高信号环绕的低信号，比胆汁轻的气泡上升贴于管壁。此外，MRCP 有助于区分胆总管结石与妊娠期肝内胆汁淤积，因为这两者的临床表现和生化指标存在重叠。胆总管结石的潜在并发症包括胆囊炎、胰腺炎（见后文）和上行性胆管炎。

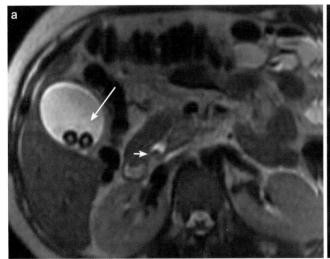
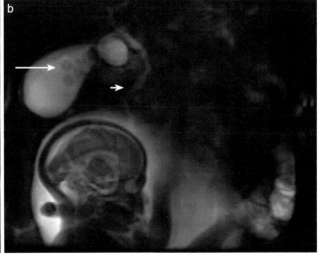

图 21.6　女性，35 岁，患胆囊结石及胆总管结石，第二次妊娠 30 周出现弥漫性上腹痛，已知胆囊结石病史。（a）轴位 T_2WI HASTE 图像显示胆囊结石（长箭号）和胆总管结石（短箭号）。（b）厚层 MRCP 图像显示胆囊（长箭号）和胆总管下段结石（短箭号）。羊水和含液体的胎儿结构（眼睛和脑脊液间隙）在重 T_2WI 自旋回波序列图像上也清晰显示

21.4.2　急性胆囊炎

急性胆囊炎是胆囊结石最常见的急性并发症。急性胆囊炎是继急性阑尾炎后妊娠期间需要手术治疗的第二常见疾病。虽然妊娠导致胆结石发病率增加，但与急性胆囊炎发生的风险增加无关。大多数急性胆囊炎病例是由嵌顿性胆结石阻塞胆囊管引起。MRI 对急性胆囊炎的诊断非常敏感，阳性预测值接近 100%。急性胆囊炎的 MRI 表现包括积水、胆囊壁增厚超过 3mm、水肿导致 T_2WI 上胆囊壁信号增高、胆囊周围积液导致 T_2WI 信号增高、阻塞导致胆囊管或胆囊颈内的无信号（图 21.7）。DWI 有助于急性胆囊炎的诊断，表现为胆囊壁和相邻肝实质的弥散受限。

21.4.3　上行性胆管炎

上行性胆管炎是胆总管结石的另一可能性并发症，临床表现为发热、右上腹痛和黄疸（夏柯三联征）。急性上行性胆管炎的另一潜在病因可能是原发性硬化性胆管炎，其常常因叠加感染而复杂化。

非增强 MRI 可显示急性胆管周围炎症，在 DWI 上表现为肝实质的线样高信号，提示胆管壁的扩散受限。肝压脂 T_2WI 也可显示胆道周围因水肿而形成的线样高信号。DWI 对急性炎症的确诊起着关键作用，因为急性和持续性胆管炎都可以在 T_2WI 上表现为胆管周围高信号，在这些区域中存在扩散受限提示急性炎症。

21.4.4　自身免疫性疾病

自身免疫性胆道疾病（原发性硬化性胆管炎，primary sclerosing cholangitis, PSC）和原发性胆汁性肝硬化（primary biliary cirrhosis, PBC）可与自身免疫性肝炎重叠。两者的特点均为免疫介导的肝内胆管破坏以及随后的纤维化和肝硬化。女性发生原发性硬化性胆管炎较男性少见，原发性硬化性胆管炎的患者很少能够生育。原发胆汁性肝硬化代偿良好时并不影响妊娠。妊娠极少发生，且妊娠患者出现肝衰竭、早产和自发流产的风险较高。

不同分级的胆道多发局限性不规则狭窄和扩张是原发性硬化性胆管炎的特点。肝轮廓分叶状、汇管区纤维化、选择性肝左叶和右前叶萎缩是疾病晚期的特征表现。此外，许多患者存在门静脉周围水

肿，以及扩张胆管周围炎症表现。胆管周围炎征象包括胆管壁增厚及弥散受限、邻近肝实质弥散受限，这一肝非增强成像特征对胆管炎活动性检测特别有用。

原发性胆汁性肝硬化患者肝内胆管细小或缺如，而胆总管存留；当在 T_2WI 上同时出现实质内花边样纤维化和门静脉周围晕征时，诊断原发性胆汁性肝硬化的敏感度达到 69%。门静脉周围晕征是由于水肿而形成的门静脉周围环形高信号。肝胃韧带和肝门区淋巴结肿大较常见。

21.5　胰腺

21.5.1　急性胰腺炎

妊娠期急性胰腺炎并不常见，发病率在 1/3500 ~ 1/1500。急性胰腺炎最常见的诱因是胆结石。大多数情况下，该病程度较轻，主要发生在妊娠晚期和产后早期，与妊娠后期胆结石和胆结石相关疾病的发病率增加一致[15]。其他诱因包括胰腺分裂、高甘油三酯血症及饮酒，极少病例由原发性甲状旁腺功能亢进引起。HELLP 综合征和子痫前期可引起产后急性胰腺炎，主要由血管内皮损伤引起。妊娠期急性胰腺炎的临床表现与非妊娠患者胰腺炎相似，包括上腹痛、恶心、呕吐、淀粉酶或脂肪酶水平升高。血清淀粉酶（不受正常妊娠影响）持续高于 1000 U/l。妊娠期急性重症胰腺炎通常发生在妊娠晚期，该类患者发生胎儿宫内死亡的风险很高，有妊娠期急性胰腺炎病例的围生期总死亡率约为 3.6%。

由于锰和蛋白质含量高，正常胰腺实质在 T_1WI 上呈高信号，但急性胰腺炎由于水肿而信号减低。胰腺炎引起的胰周积液和水肿在 T_2WI 上表现为围绕胰腺的高信号。DWI 能够显示水肿早期的弥散受限（图 21.8）。可以看到胆管和胰管扩张，提示梗阻的存在，必须寻找引起阻塞的结石，结石通常位于十二指肠乳头处。相反，在 MRCP 图像上胰管显示不清可排除梗阻的存在，因为胰腺实质水肿压迫胰管影响其分辨率。胰腺实质水肿也对可疑胰腺分裂者胰腺导管解剖结构的显示产生干扰。

在 MRI 上可显示的急性胰腺炎并发症包括胰腺实质坏死、坏死继发感染、假性囊肿形成和脾静脉血栓形成。正如体内任何部位的脓肿一样，感染性

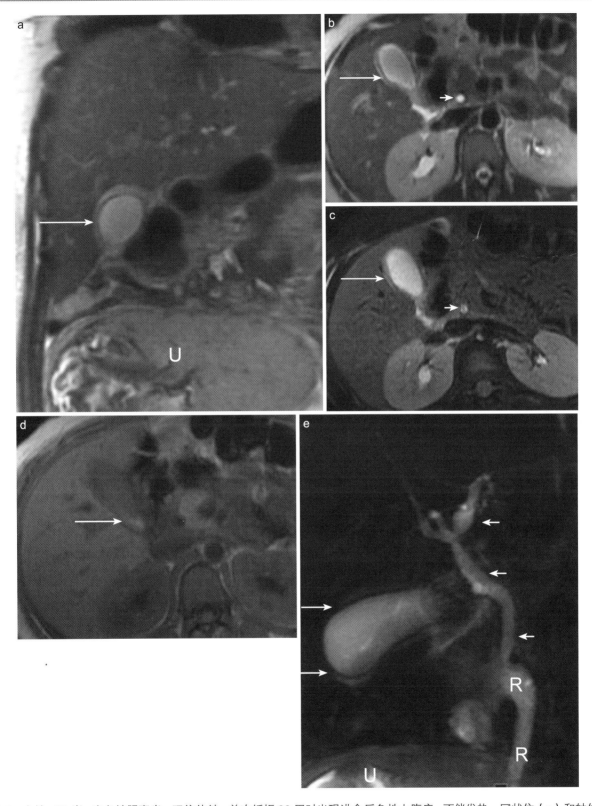

图 21.7　女性，20 岁，患急性胆囊炎，既往体健，首次妊娠 20 周时出现进食后急性上腹痛，不伴发热。冠状位（a）和轴位（b）T$_2$WI HASTE 图像显示胆囊壁增厚和周围水肿（长箭号）。胆总管未见扩张（短箭号），胆总管未见结石。子宫和胎盘（U）位于肝下方。（c）轴位压脂 T$_2$WI HASTE 图像能更好地显示胆囊周围积液（长箭号），同时去除腹膜脂肪的信号。胆总管中段内低信号是流空效应（短箭号），而真正的胆结石不是孤立的。轴位梯度回波 T$_1$WI（d）有助于识别胆囊内分层样胆结石和确定它们的成分，因为胆固醇结石在 T$_1$WI 上呈脂肪高信号（箭号）。厚层 MRCP 图像（e）显示胆囊周围、扩张的胆管内、羊膜囊（U）、右肾盂和输尿管（R）积液，这些是妊娠期较显著的生理性改变

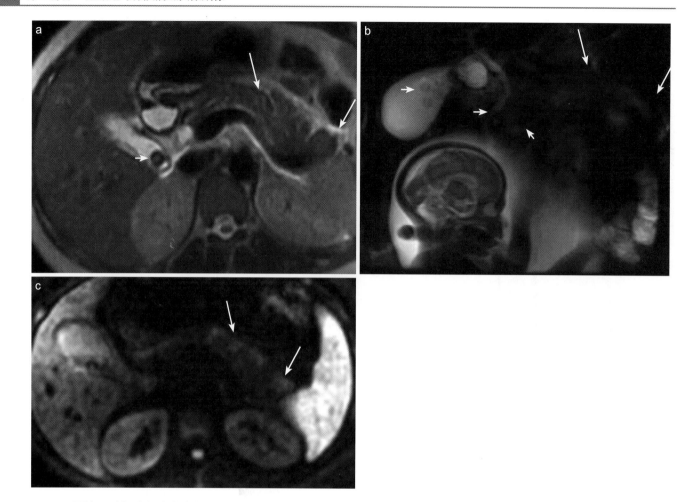

图 21.8　胆结石引起的急性胰腺炎。女性，35 岁，第二次妊娠 30 周伴弥漫性上腹痛。患者有胆囊结石病史。淀粉酶和脂肪酶大于 2000 u/L。决定是否 ERCP 之前，行 MRI 和 MRCP 检查以评估胆总管结石。（a）轴位压脂 T_2WI HASTE 图像图像显示胰腺周围的高信号水肿（长箭号）和胆囊结石（短箭号）。（b）厚层 MRCP 图像显示胆囊、胆总管下段的结石（短箭号）和胰腺周围的水肿（长箭号）。隐约可见的主胰管未见梗阻（箭头）。在该重 T_2WI 自旋回波序列中，羊水和含有液体的胎儿结构（眼睛和脑脊液间隙）也得到清晰的显示。（c）轴位 DWI（b 值为 600）显示由于水肿引起的胰腺实质信号增高区域（长箭号）

假性囊肿或包裹性坏死物在 T_2WI 上表现为边界清楚的高信号区域，内部脓液弥散受限。在完全成熟的脓肿周围可以看到由纤维组织构成的假包膜，在 T_2WI 上呈低信号。出血性内容物在压脂梯度回波 T_1WI 上呈高信号。由于妊娠患者不使用静脉注射钆对比剂，因而脓肿典型的环形强化特征无法评估；但是在适当的临床背景下出现了弥散受限的液体积聚需要高度怀疑脓肿形成，引流是下一步应该采取的措施。

21.5.2　胰腺肿瘤

胰腺肿瘤在一般的年轻女性，尤其是孕妇中非常罕见，最常见的是腺癌（图 21.9）。但在本文中应该强调的是一种罕见但独特的肿瘤，即黏液性囊性肿瘤（mucinous cystic neoplasm, MCN），因为胰腺黏液性囊性肿瘤几乎只发生于女性，好发于胰腺体 / 尾部，它们的激素反应性和较大的尺寸有助于它们在妊娠期的识别和增长。这类肿瘤从腺瘤到侵入性癌的自然发展，使得目前推荐对所有的胰腺黏液性囊性肿瘤进行根治性手术切除。

胰腺黏液性囊性肿瘤通常较大，由多发多房厚壁大囊肿组成（2~4 cm）。囊肿的内部信号特征可以根据内容物不同而变化。黏蛋白成分在 T_1WI 上可表现为高信号，而纯囊性成分在 T_1WI 上呈低信号、

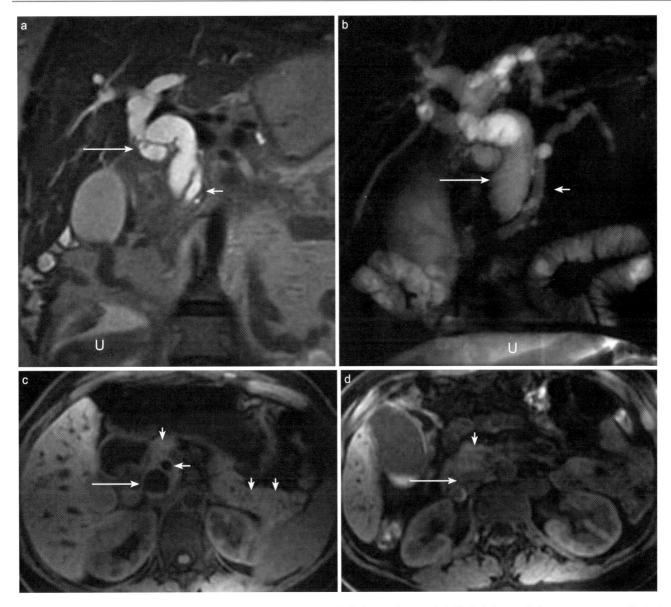

图 21.9　胰腺腺癌。女性，41 岁，第二次妊娠 26 周出现上腹部疼痛、恶心、呕吐和体重减轻。冠状位 T₂WI HASTE 图像（a）和厚层 MRCP 图像（b）显示扩张的胆总管（长箭号）和胰管（短箭号）在胰头部突然截断（"双管征"）。图像的下部见子宫（U）显示。轴位压脂 3D 梯度回波 T₁WI（c）显示胰腺头部扩张的胆总管（长箭号）和胰管（短箭号），胆总管层状高信号中存在液液平面，箭头所指为正常的胰腺实质，由于锰含量高，其在 T₁WI 上呈相对高的信号强度。图 c 下方层面的轴位压脂 3D 梯度回波 T₁WI（d）显示胰头肿块（长箭号），与图 c 中的胰腺实质比较，其信号低于正常的胰腺实质（箭头）

T₂WI 上呈高信号，形成马赛克样表现（图 21.10）。囊性成分和黏液区域没有弥散受限，而小灶性扩散受限区域提示为实性成分；其表现与卵巢黏液性肿瘤有一定的相似性。

实性假乳头状瘤（又称 Hamoudi 肿瘤）是另一种罕见的胰腺肿瘤，通常是良性的肿瘤，好发于二三十岁的年轻女性。大多数情况下是边界清楚的实性肿块，实性成分在 T₁WI 上呈不均匀低信号，在 T₂WI 上呈不均匀高信号，但低于液体信号；肿瘤实性成分弥散受限较典型。妊娠期实性假乳头状瘤破裂可引起急腹症，实性假乳头状瘤孕激素受体的表达可能是造成破裂的一个原因。

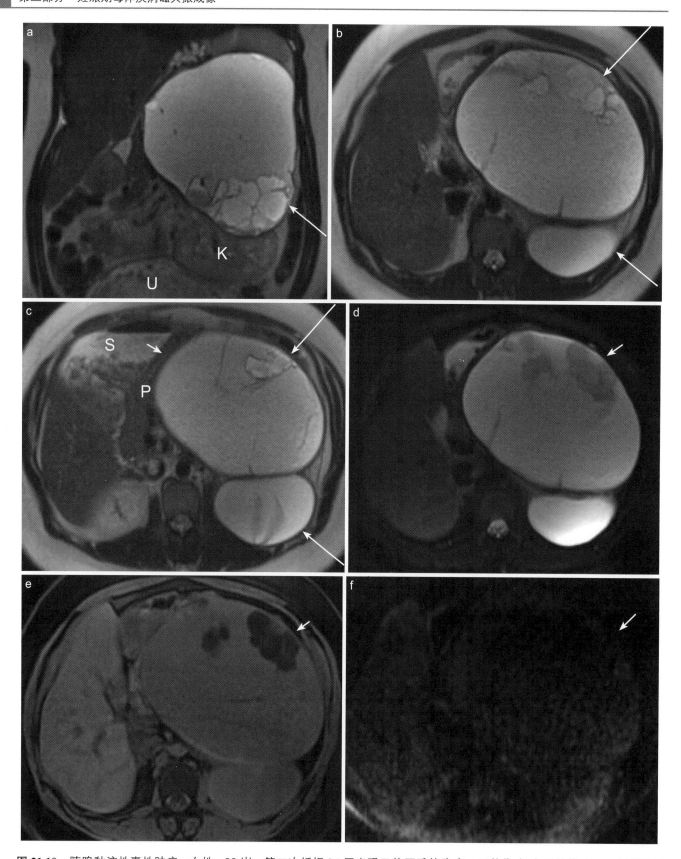

图 21.10　胰腺黏液性囊性肿瘤。女性，29 岁，第二次妊娠 24 周出现日趋严重的腹痛。冠状位（a）和轴位（b、c）HASTE T₂WI 显示胰尾巨大多囊性肿块（长箭号）。胰腺（P）及其导管（短箭号）、胃（S）受压向前和向右移位。左肾（K）向下移位。子宫（U）位于冠状图像（a）的底部。轴位压脂 T₂WI（d）、轴位压脂 3D 梯度回波 T₁WI（e）更好地显示病灶内部不同信号强度（箭号），这是由于其内蛋白质和黏液浓度不同引起的。（f）轴位 DWI（b 值为 600）显示大多数囊性病变没有扩散受限

结　论

　　妊娠期肝胆和胰腺疾病涵盖了多种严重程度不同的特殊或普通性疾病，妊娠期生理变化不应与真正的异常相混淆。这些疾病临床表现通常是非特异性的，其鉴别诊断范围很广，且临床检查具有挑战性；妊娠期的一些独特诱因应该予以考虑。分娩是一些患者唯一有效的治疗方法。激素敏感性疾病在孕妇中的患病率高于一般女性人群，如胆汁淤积、肝细胞腺瘤或胰腺黏液性囊性肿瘤。

（ Nadia Caplan, Koenraad J. Mortele　著 ）

参考文献

1. Ropponen A, Sund R, Riikonen S, Ylikorkala O, Aittomäki K (2006) Intrahepatic cholestasis of pregnancy as an indicator of liver and biliary diseases: a population-based study. Hepatology 43(4):723–728
2. Hay JE (2008) Liver disease in pregnancy. Hepatology 47(3):1067–1076
3. Dani R, Mendes GS, Medeiros Jde L, Péret FJ, Nunes A (1996) Study of the liver changes occurring in preeclampsia and their possible pathogenetic connection with acute fatty liver of pregnancy. Am J Gastroenterol 91(2):292–294
4. Knight M, Nelson-Piercy C, Kurinczuk JJ, Spark P, Brocklehurst P (2008) A prospective national study of acute fatty liver of pregnancy in the UK. Gut 57:951–956
5. Boregowda G, Shehata HA (2013) Gastrointestinal and liver disease in pregnancy. Best Pract Res Clin Obstet Gynaecol 27(6):835–853
6. Barton JR, Sibai BM (2009) Gastrointestinal complications of preeclampsia. Semin Perinatol 33(3):179–188
7. Perarnau JM, Bacq Y (2008) Hepatic vascular involvement related to pregnancy, oral contraceptives, and estrogen replacement therapy. Semin Liver Dis 28(3):315–327
8. Wu M, Xu J, Shi D, Shen H, Wang M, Li Y, Han X, Zhai S (2014) Evaluations of non-contrast enhanced MR venography with inflow inversion recovery sequence in diagnosing Budd-Chiari syndrome. Clin Imaging 38(5):327–632
9. Hope TA, Ohliger MA, Qayyum A (2014) MR imaging of diffuse liver disease. Radiol Clin 52(4):709–724
10. Cobey FC, Salem RRA (2004) A review of liver masses in pregnancy and a proposed algorithm for their diagnosis and management. Am J Surg 187:181–191
11. Siegelman ES, Chauhan A (2014) MR characterization of focal liver lesions. Magn Reson Imaging Clin N Am 22(3):295–313
12. Noels JE, van Aalten SM, van der Windt DJ, Kok NFM, de Man RA, Terkivatan T, Jzermans JNM (2011) Management of hepatocellular adenoma during pregnancy. J Hepatol 54(3):553–558
13. van Aalten SM, Thomeer MG, Terkivatan T, Dwarkasing RS, Verheij J, de Man RA, Ijzermans JN (2011) Hepatocellular adenomas: correlation of MR imaging findings with pathologic subtype classification. Radiology 261(1):172–181
14. Ko CW (2006) Risk factors for gallstone related hospitalization during pregnancy and the postpartum. Am J Gastroenterol 101:2263–2268
15. Pitchumoni CS, Balaji Yegneswaran B (2009) Acute pancreatitis in pregnancy. World J Gastroenterol 15(45):5641–5646

第 22 章　妊娠期肾疾病 MRI

22.1　引言

肾在妊娠期间可出现生理性变化。孕妇可能出现尿路感染、肾绞痛、结石及由妊娠高血压引起的肾功能改变。临床病史及血压测量、尿检和培养、血清电解质等的测量分析数据有助于临床医生对患者进行管理，但仍然需要进行影像检查。超声是妊娠患者主要的影像检查方法，因为它简单易行、无电离辐射或其他已证实的对胎儿的不良影响；而 CT 是非妊娠患者尿路结石的最佳检查方法。本章旨在帮助读者了解 MRI 如何应用于妊娠患者肾疾病成像。

22.2　妊娠期生理变化

妊娠早期的血流动力学和生物化学发生快速变化。心输出量和血浆容量上升达 40%，肾血管阻力降低，以上因素共同导致肾小球滤过率明显上升达 40% ~ 65%[1]；间质积液膨胀这一物理效应会使肾增大 1.0 ~ 1.5 cm。在生物化学方面，肌酐清除率增加，血肌酐和尿素水平降低。

酸碱平衡受相对呼吸性碱中毒的影响，导致肾碳酸氢盐排泄量的代偿性增加。

妊娠期间尿液成分的变化会导致结石成分发生改变，对妊娠期间发现的结石进行分析表明，与非妊娠人群相比，磷酸钙结石（约占总数的 66%）占主要部分，其余的是草酸钙结石。妊娠期间发生结石的患者中有 3/4 之前没有结石病史。磷酸钙结石的形成 pH 依赖性的，因此妊娠期间尿钙排泄增加及 pH 的生理性升高可能是磷酸钙结石占主要部分的原因[2,3]。

近几十年来，非妊娠人群的结石发病率有所增加，主要是由于饮食、肥胖、环境温度和糖尿病等因素影响所致。一家研究机构表明，尽管非妊娠人群的结石诊断率增加了近 3 倍，但妊娠期患者结石的发病率并没有增加[4]。

妊娠期肾盂肾盏和输尿管解剖结构发生变化，孕妇中 90% 发生右肾生理性肾积水，左肾发生率约 67%。其原因有两种理论假说：机械性和激素性[5]。

机械性理论假说是指真假骨盆分界处妊娠子宫压迫输尿管（图 22.1）。对这一理论的支持点包括真假骨盆分界下方输尿管未扩张，盆腔肾及尿路改道的患者也没有输尿管扩张。右侧扩张更加常见，因为正常妊娠子宫右旋，或者是因为乙状结肠保护左输尿管免受压迫。未生育过的患者肾积水的发生率较高，推测可能是因为她们具有更好的腹壁肌张力。

激素性理论假说是指黄体酮会影响平滑肌的舒张，导致蠕动减少和扩张更明显。这可能是妊娠早期泌尿系积水的主要原因，因为此时的子宫大小不足以产生机械性压迫；但妊娠后期，机械性因素占主导地位。

22.3　症状及流行病学

妊娠期肾病的症状几乎都与感染或绞痛有关。然而，妊娠本身的生理变化也可能产生症状，如腹部或腰部疼痛、恶心及下尿路症状，也可能存在其他与妊娠有关的难以分类且容易混淆的不适。

经产妇的结石形成风险高于初产妇女，白种人及有肾病和高血压病史的人群发病率较高。妊娠期间患有结石的孕妇女，多达 1/3 有既往结石病史[5]。

腰痛和腹痛是结石最常见的症状，在所有确诊病例中出现率高达 100%。其他疾病也可能出现类似疼痛，需要与诸如肾盂肾炎、阑尾炎、憩室炎或胎盘早剥等鉴别。另外，最需注意的是鉴别由输尿管结石引起的疼痛和生理性扩张相关性疼痛，结石通常会引起更严重的疼痛，需要较强的镇痛药止痛。

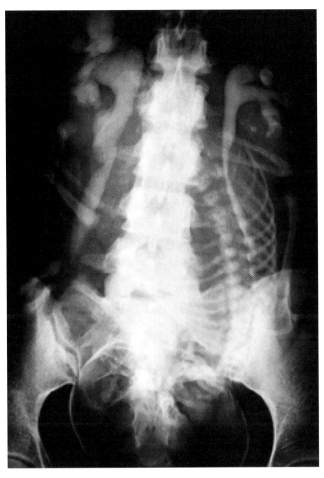

图 22.1　静脉肾盂造影显示扩张的右输尿管在通过妊娠子宫与真假骨盆分界之间时逐渐变细

左侧疼痛更可能是由结石引起[6]。结石常发生于妊娠中晚期[7]。

据报道，多达 1/3 的输尿管结石患者会出现肉眼血尿。镜下血尿更常见但无特异性，通常认为对结石鉴别无意义[8]。

孕妇结石与反复流产、子痫前期、慢性高血压、妊娠糖尿病和较高剖宫产率有关，它还与尿路感染有关。然而，妊娠期结石患者没有发现围生期不良事件[9]或先天性畸形[10]发生率的增加。结石对早产的影响尚无统一结论，一些研究发现其对早产没有影响[9, 10]，而其他研究显示结石患者早产率加倍[11]。

妊娠人群中症状性结石的患病率在 1/200 与更低值之间，大多数研究显示其范围为 1/300 ~ 1/200。因肾绞痛住院治疗的妇女真正由结石病引起的可能性约为 20%[12]。一些学者甚至指出，被诊断患有结石的女性中，几乎 25% 的诊断不准确[13]。

22.4　感染

泌尿系感染在孕妇中很常见。孕妇应该进行无症状性菌尿性筛查，如果结果为阳性则应进行治疗[14]。孕妇泌尿系统生理和结构的变化容易引发尿道上行感染。与菌尿阴性的女性相比，菌尿阳性的女性患肾盂肾炎的风险增加 20 ~ 50 倍。孕妇无症状菌尿的患病率约为 7%[15]。

妊娠期间超过 70% 的无症状菌尿感染是由大肠杆菌引起，其余部分多为克雷伯菌属、变形杆菌属（特别是在糖尿病患者或尿路梗阻者）、肠球菌、金黄色葡萄球菌、假单胞菌和链球菌引起。考虑到某些抗生素可能引起胎儿损害，妊娠期间的抗生素治疗需要进行适当调整。四环素、庆大霉素、其他氨基糖苷类及氯霉素都被证实会造成胎儿伤害，应避免使用。大量孕妇服用过阿莫西林、氨苄青霉素、呋喃妥因和青霉素，没有出现任何已知的胎儿危害。在选择新的抗生素治疗时，最好检查处方上写明的禁忌证。

对治疗有反应的非复杂性尿路感染不需要影像检查。如果女性患者对抗生素无反应、伴有腰痛、伴有提示肾盂肾炎或结石的其他症状时，影像检查是适宜的选择。超声是最好的一线检查方法，因为它随时可用且无电离辐射。

肾盂肾炎的超声特征包括整个肾肿胀及尿道壁增厚，可能出现正常皮质髓质分界消失及肾窦回声消失。局灶性肾盂肾炎可能表现为多种回声的肿块性病灶，有些是强回声，而有些则是弱回声（图 22.2）；病变可以是楔形的，通常边界不清；受感染区域在彩色多普勒上多表现为血流分布减少。

如果超声检查不明确或局灶性病变需清楚显示，则应选择 MR 扫描以进行进一步的成像检查。现已证实即使在非妊娠患者中，DWI 序列 MR 扫描在诊断肾盂肾炎方面优于 CT（DWI 的灵敏度为 95.3%，非增强 CT 的灵敏度为 66.7%，增强 CT 的灵敏度为 88.1%）[16]。同样，DWI 在检测肾盂肾炎方面与增强 MR 效果相仿，因此无需对孕妇进行钆对比剂增强检查[17]。扩散图像可以采用非屏气单次激发平面回波序列获得，b 值取 0、600 和 1000。炎症区域表现为扩散受限，并且在 T_2WI 上呈低信号（图 22.3）。其他序列 MR 扫描可用于提高分辨率或进一步寻找并发症，如脓肿形成。

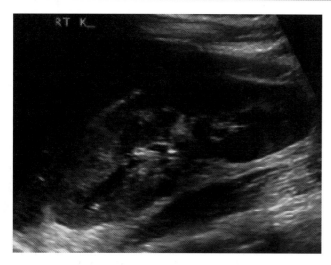

图 22.2 肾长轴超声图像显示皮质局灶性高回声，结合临床诊断为局灶性肾盂肾炎

22.5 泌尿系扩张与梗阻

22.5.1 诊断

在腰痛的情况下，成像检查的实质在于将妊娠期泌尿系生理性扩张与尿路结石引起的梗阻积水鉴别开，因为肾积水一般不会引起腰痛。一项关于孕妇的纵向研究表明，许多患有肾积水的患者没有腰痛，而患有腰痛的患者仅有 1/3 伴有肾积水[18]，所有病例均在产后 6 周好转。

22.5.2 影像学

22.5.2.1 一线成像技术

超声是主要的成像方式，由于无电离辐射、随时可用和成本低而得到所有学者的认可。超声技术应用包括灰度成像中识别泌尿系扩张和结石，使用彩色多普勒来寻找结石形成的振铃伪影及评估输尿管射流进入膀胱，使用频谱多普勒来评估肾叶间动脉血流阻力指数。超声无法观察输尿管全程且对小结石相对不敏感，因而其作用受到限制。经阴道超声可以改善远端输尿管的显示结果。实际上，发现真假骨盆分界层面（该处可发生生理性压迫）下方的输尿管扩张时，操作者应注意低位输尿管结石的可能性[19]。

由于生理性扩张的干扰，单独的肾盂肾盏系统扩张并无特异性（图 22.4）。生理性扩张常首先发生于右侧，左侧症状及泌尿系扩张与结石有较高的相关性。在无症状侧的肾盂直径≤17 mm 时可排除结石的存在。

由于具有后方声影的反射聚焦，因此结石可在超声图上得以显示（图 22.5）。彩色多普勒可显示结石后方振铃伪影，可以使结石显示更加清晰（图 22.6）。

输尿管结石的间接征象包括阻力指数（resistance index，RI）增高及输尿管射流消失。结石梗阻的肾内压力增高，影响血流通过肾，而生理性扩张不会发

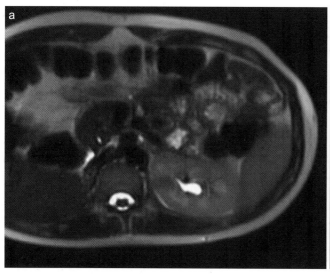
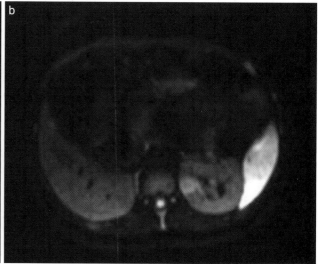

图 22.3 左肾局灶性肾盂肾炎的 T_2WI（a）及 DWI 序列（b）横断位图像。该病变在 T_2WI 上呈低信号，在 DWI 序列图像上呈明显高信号，DWI 序列图像使病变显示更加清晰

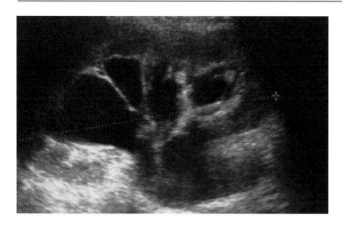

图22.4 肾长轴超声图像显示明显扩扎的肾盂肾盏。这一征象不能鉴别妊娠期生理性扩张与输尿管结石引起的阻塞

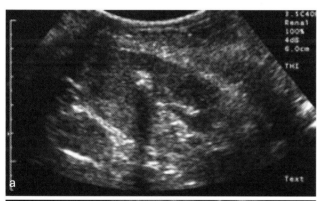

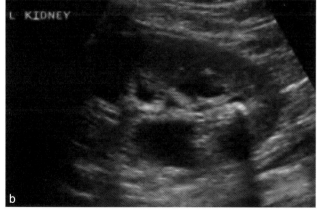

图22.5 2例肾结石的超声图像，均出现后方声影

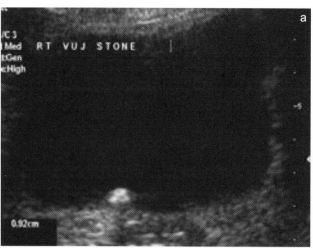

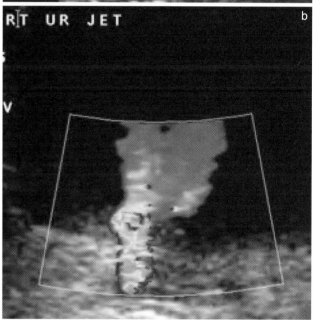

图22.6 在输尿管开口水平的膀胱的轴位灰度超声图像（a）显示一结石嵌在输尿管开口处。同一层面彩色多普勒图像（b）显示结石后面的振铃伪影和输尿管射流现象。后者表明输尿管射流的存在并不能排除结石（另见书后彩图）

生这种情况。阻力指数超过0.70或双肾之间的阻力指数差异大于10%与输尿管结石的存在具有相关性（图22.7）。阻力指数受限于既往肾疾病、非甾体类抗炎药治疗以及梗阻6小时内或梗阻48小时后检查等因素。

彩色多普勒图像上症状侧单侧输尿管 - 膀胱喷尿现象的消失与梗阻密切相关（图22.6和22.8）。

必须注意使孕妇对侧卧位，以避免子宫压迫该侧输尿管[20, 21]。

研究显示超声对妊娠期结石检测的灵敏度差异很大，这取决于操作者的专业技术和不同研究关注的重点，其灵敏度在1/3 ~ 9/10之间波动。

22.5.2.2 二线成像技术

当超声无法解决临床问题且患者保守治疗后仍然有症状时，应该进一步做什么检查？CT、诊断性输尿管镜检查或MR扫描可作为进一步检查的手段。

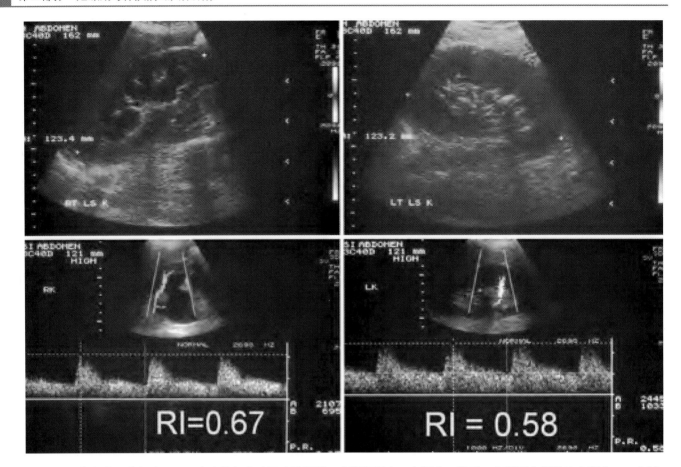

图 22.7 双肾超声图像组合图显示灰度特征和叶间动脉频谱。右肾肾积水，左肾有一结石。右肾阻力指数比左肾高 10% 以上，提示右肾盂肾盏扩张是由于输尿管结石引起

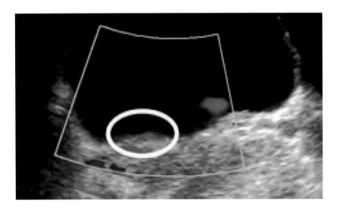

图 22.8 输尿管开口层面轴位超声图像。左侧输尿管可见喷尿，右侧未见喷尿。观察输尿管开口几分钟，计数双侧输尿管喷尿次数。较大的差异提示喷尿次数少这侧输尿管存在梗阻。圆圈显示右侧输尿管开口，着重显示右输尿管喷尿缺失（另见书后彩图）

CT 无疑是非妊娠患者泌尿系结石的最佳检查方法，它能观察整个腹盆腔其余部分的结构，可以检测出腰痛的其他原因。妊娠是 CT 检查的禁忌证，主要是因为 CT 本身的辐射剂量。伴随低剂量技术的应用，妊娠已变成 CT 检查的相对禁忌证，在不降低结石检测灵敏度的情况下，胎儿的辐射剂量可以减少到 4 mGy。在这种低剂量下，辐射导致确定性效应或随机效应（例如流产、致畸性或儿童白血病）的风险甚微，可以忽略不计。如 Austin 和 Frush 发表的指南纲要所示，对于妊娠患者，许多人仍主张使用 CT 检查[22]。人们还认识到 CT 技术和扫描仪比 MR 应用更为普遍，放射科医师在解释妊娠患者 CT 方面的经验远远超过 MR。但是，如果 MR 可供选择，那么 CT 应该作为最后的选择，因为其具有辐射性[23]。由于 CT 辐射剂量具有累积性，不建议在妊娠期间重复 CT 扫描。

透视或非透视下的输尿管镜检查被许多泌尿科医师当做是超声之外的第二选择，其优点是同时具有进行诊断与治疗的功效[24]。多达 2/3 的患者需要全身麻醉。输尿管镜下可以放置输尿管支架或进行气压弹道碎石术，一些学者报道碎石治疗后无石率

达 100%[25, 26]。需要注意的是，尽管它对孕产妇和胎儿的风险很低，但风险也并不是不存在，做的次数越多并发症的发生率越高；有研究报道了 4% 的早产率[27]；另一文献描述了输尿管穿孔的病例[28]。鉴于此，明智的做法应是在选择输尿管镜检查之前尽可能地使用非侵入性成像。

在理想情况下，如果超声检查和保守治疗未能解决问题，则应将 MR 作为排在 CT 或输尿管镜检查之前的二线成像检查。MR 具有无电离辐射的优点。无静脉注射钆对比剂的 MRI 被认为是一种安全的技术；美国放射学院指出孕妇可以进行 MRI 而不会对胎儿造成危害。1.5T 或更低磁场强度的 MRI 被用于评估妊娠期疾病已经超过 20 年，没有在任何文献中有有害影响的记载[29]。应避免在妊娠早期行 MRI 检查，因为此时是器官形成的活跃期，难以确定检查的安全性。高于 1.5T 的场强尚未被证明是安全的，但是在相对较短的采集时间内使用 3T 场强到目前为止未见不良事件报道。制造商对每个脉冲序列内置限制，使理论上的听力损伤或热损伤风险得到限制。

钆对比剂能穿过胎盘并通过胎儿肾排泄到羊水中，这种对比剂被美国食品药品监督管理局（FDA）归类为 C 类药物，动物研究显示其对胎儿有不良影响。目前尚无法对人类进行良好对照研究，但尽管存在潜在风险，钆对比剂使用获得的潜在益处可能会促使该药物在孕妇中使用。鉴于此，应该只使用最小剂量的最稳定的钆剂（大环）[30]，且最好是在实验条件内。

结石本身不会在 MR 检查中产生任何信号，因此 MR 需要在结石周围存在液体或组织产生的信号，以检测出结石这种信号缺失区（图 22.9）。MR 能够显示泌尿系结石梗阻的继发征象，如输尿管扩张、肾水肿和阻塞引起的肾周积液。一些学者建议用 MR 来确定梗阻层面，然后用 CT 在该层面进行靶扫描检测结石，从而在保持结石检测灵敏度的同时能大大减少辐射剂量[31]。在 MR 扫描之后直接进行 CT 扫描的这种方法存在明显的运作困难，使得该想法尚未被其他机构采用。

仅有少数已发表的研究是关于妊娠相关肾绞痛的 MR 应用[32, 33]。尚无研究评估 MRI 检测肾结石的灵敏度及特异度；通常，结石越大，在 MRI 上检出率越高。薄层扫描增加了较小结石的显示能力（图 22.10）。然而，胎儿运动限制了高分辨率 MRI 在妊娠患者中的使用。因此，在对梗阻层面成像时，能够一两秒内获取图像的序列优于需要较长采集时间

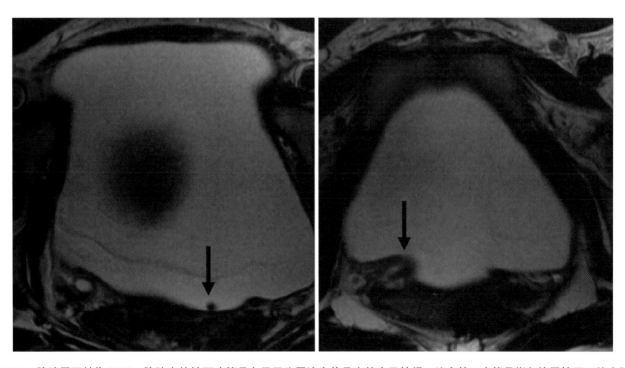

图 22.9　膀胱层面轴位 T_2WI。膀胱中的结石（箭号）显示为尿液高信号中的充盈缺损。注意第二个箭号指向输尿管开口处水肿，提示有结石通过

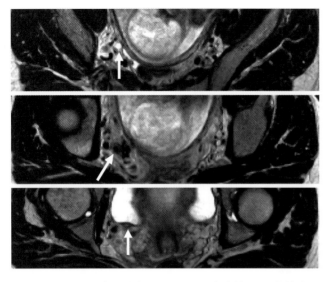

图 22.10　关注区域的轴位厚层 SSFSE 高分辨 T₂WI 能够在连续层面上追踪显示输尿管（箭号）并且显示结石（在中间图）

的序列。

　　由于患者患有幽闭恐惧症或是因为需要保持同一体位，妊娠患者对 MR 检查的耐受性很差。妊娠晚期的妇女通常更喜欢半卧位，因为平卧可以使妊娠子宫压迫腔静脉导致昏厥。对检查进行仔细解释及使用更宽孔径的扫描仪有助于最大限度地降低 MR 的不接受率。

　　理想情况下，放射科医师应首先使用冠状厚层 SSFSE MRU 成像提供泌尿系统的"行程图"（图 22.11），使用快速成像（如 FISP）及重水序列（如 SSFSE）寻找狭窄或口径变化及潜在的充盈缺损，然后使用更高分辨率的 T₂WI 着重显示这些感兴趣区域。早期报告中描述的使用钆剂做 MR 排泄性尿路造影的技术尚未被采用[34]，部分原因是由于钆对胎儿的未知影响，部分原因是它并不优于利用尿液固

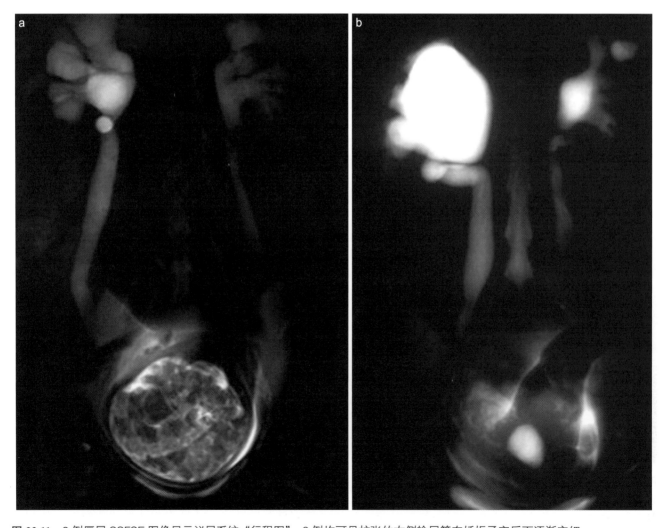

图 22.11　2 例厚层 SSFSE 图像显示泌尿系统"行程图"。2 例均可见扩张的右侧输尿管在妊娠子宫后面逐渐变细

有对比成像的 MRU。患侧泌尿系延迟排泄不会增加结石的检出率（图 22.12 ）。

MR 可用于鉴别生理性输尿管扩张与潜在的梗阻性尿路疾病。

在 MRI 上，生理性扩张表现为妊娠子宫和髂腰肌之间的输尿管中三分之一外压性梗阻而引起的特征性管腔变细（图 22.13 ）。

除了近段输尿管扩张外，真假骨盆界限水平以下输尿管柱存在，提示远段输尿管结石性梗阻（"双扭结征"）（图 22.14 和 22.15 ）[32]。阴道超声显示远段输尿管扩张时也是类似的表现。其他提示病理性而非生理性肾积水的 MR 特征包括"不寻常"的梗阻部位（如盆腔输尿管移行处或膀胱 - 输尿管交界处）、输尿管突然中断（而不是在真假骨盆分界水平的逐渐变细）、肾增大、肾周或输尿管周围水肿（图 22.15、22.16 和 22.17 ）[32]。

MRU 图像采用 2D SSFSE 和平衡式梯度回波序列获得 T₂WI 或重水加权图像，这些序列的优点是对运动不敏感，因此即使对不能很好屏气的患者也能进行检查。多平面成像单层采集时间是 1 秒。

基于半傅里叶重建技术的 RARE 或 SSFSE 的 T_2WI 序列使每幅图像都能够在 1 秒以内获得，这克服或限制了由于胎儿运动造成的伪影。T_2WI 单次激发成像的潜在缺陷包括患者自由呼吸时可能出现层间的空间误配。此外，T_2WI 单次激发图像上扩张的集合系统中可能出现流空效应伪影，可与充盈缺损

混淆，这些流动伪影通常位于中心位置，且与层面无关，所以容易被当成扩张集合系统中的结石。

急性腹痛时，急性炎症病变的成像检测是非常重要的。MRI 能够显示感染组织或其邻近组织 T_2 信号的升高，对炎症检测较灵敏[35]。这些异常升高的 T_2 信号可能被腹腔内和腹膜后脂肪的固有高信号所掩盖；因此，T_2WI 单次激发序列结合可靠的脂肪抑制技术进行图像采集显得尤为重要。研究发现，相对于常规反转恢复或脉冲饱和技术，使用绝热脉冲反转恢复技术（spectral adiabatic inversion recovery, SPAIR）能够改善脂质信号抑制，这种绝热脉冲反转恢复技术使压脂 T_2WI 成为水肿和炎症病变的敏感标志序列。

平衡式梯度回波序列包括 FIESTA、true FISP 及平衡 SSFP 序列，不同厂商命名各不相同。这些脉冲序列对于较大结石的显示特别有用，表现为被高信号尿液环绕的低信号充盈缺损，集合系统的扩张更加提示结石的可能性（图 22.18 ）。

平衡 SSFP 可以采用单次激发技术获取。与 T_2WI 单次激发成像类似，平衡 SSFP 序列对呼吸运动也不敏感，具有极高的层面内空间分辨率。平衡 SSFP 序列上含有液体的结构呈高信号。由于平衡 SSFP 序列对 T_2WI 上流动液体所致的伪影相对不敏感，因此存在流动效应时平衡 SSFP 序列可用作解决问题的序列。平衡 SSFP 序列图上血管结构表现为均匀的高信号，不需要静脉注射对比剂[35]。

22.5.3　管理

妊娠期间大多数输尿管结石会自发排出。一些泌尿道生理性扩张的患者即使在没有结石的情况下仍会出现难治性疼痛；因此，是否需要干预取决于患者个体的症状，而不仅仅取决于病因。

生理性扩张的保守治疗包括缓解疼痛，以及指导孕妇采取合适体位以减少妊娠子宫对真假骨盆分界处输尿管的压迫。一些学者提出头部低于骨盆的跪姿，以消除压迫；而其他人建议左侧卧位以缓解右侧症状。

据报道，包括对乙酰氨基酚和抗痉挛药物在内的标准镇痛治疗可以缓解 84% 孕妇的肾绞痛症状[36]；而对其中无反应者加用类固醇后可使 11% 的患者症状减轻。其他研究表明，多达 2/3 已确诊的结石会自发排出[8]；这意味着妊娠期间需要干预的孕妇数量非常少。有趣的是，是否需要干预可能与结石

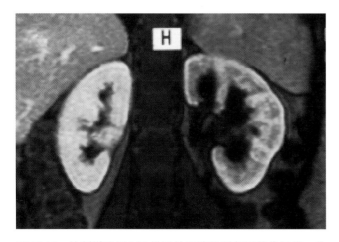

图 22.12　钆剂增强后 MR 排泄性尿路造影肾冠状位图像。注意左肾显示钆剂排泄延迟，这是输尿管阻塞的征象。然而，与非增强图像相比，该检查不会增加梗阻检测的灵敏度；并且由于钆对胎儿的未知影响，该技术已被废弃

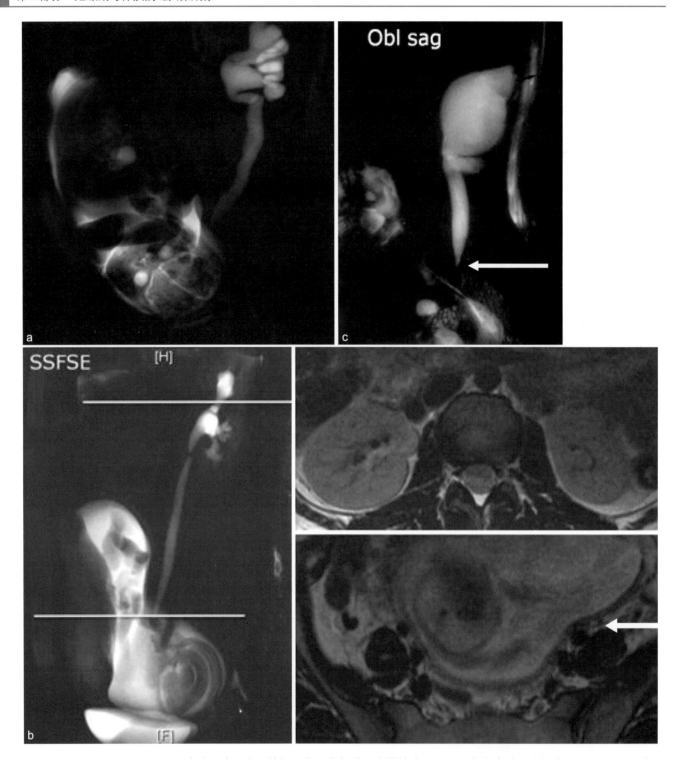

图 22.13 斜位厚层 SSFSE（a）有助于确认输尿管梗阻位于真假骨盆分界的水平。另一位患者的组合图像（b）展示了在肾水平和输尿管开口处采集轴位 T$_2$WI 的技术。第三位患者斜位厚层 SSFSE 序列（c）证实了输尿管在真假骨盆分界下方未见扩张。箭号指示受压的输尿管

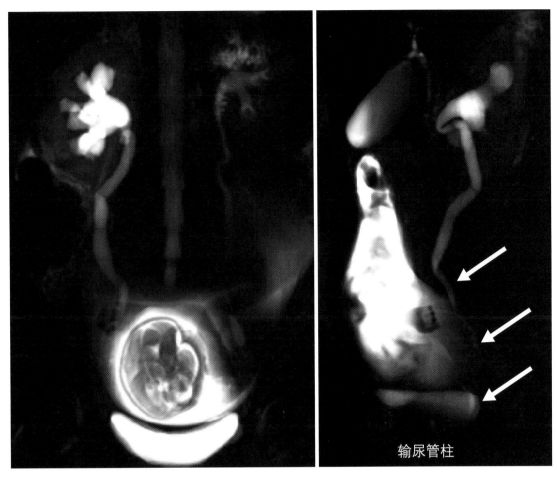

图 22.14　正位和斜位 SSFSE 图像显示，远段扩张输尿管在正位图上隐藏，但在斜位图上显露出来。箭号指示输尿管中的尿液柱低于子宫后方的常见压迫点

的存在无关，因为生理性扩张也会导致难治性疼痛。

　　干预的选择部分取决于当地的专业技术（图 22.19）。与非妊娠患者相似，妊娠患者输尿管镜检查、逆行支架置入或取石是安全可靠的[24, 37]。然而，一些医疗中心更多地采用肾造瘘这一暂时性手术。根据 van Sonnenberg 的研究[38]，脓毒症是选择肾造瘘术的一种指征。肾造瘘可以完全在超声引导下进行，而不需要透视。

22.6　妊娠前既存疾病

22.6.1　扩张与反流

　　必须要注意的是，并非所有妊娠期肾盂肾盏扩张都是由妊娠引起的。对患者档案和病史的回顾可

以了解既往病症，例如输尿管囊肿、重复肾或巨输尿管（图 22.20）。既往反流性肾病导致感染、高血压、蛋白尿和水肿发生率增加。肾瘢痕形成，尤其是双侧瘢痕形成，使母体并发症增加[39]。

22.6.2　胱氨酸尿症

　　胱氨酸尿症是一种易导致肾结石形成的疾病。非妊娠患者的标准治疗包括维持大量流食摄入。研究表明，相同的治疗方案在妊娠患者中仍然有效[40]。

22.6.3　血管平滑肌脂肪瘤

　　肾血管平滑肌脂肪瘤（angiomyolipoma, AML）是一种良性间叶来源肿瘤，具有形成动脉瘤的倾向，该动脉瘤可发生破裂。妊娠期间动脉瘤破裂的风险更大，可能是由于受 AML 中雌激素和孕激素受体

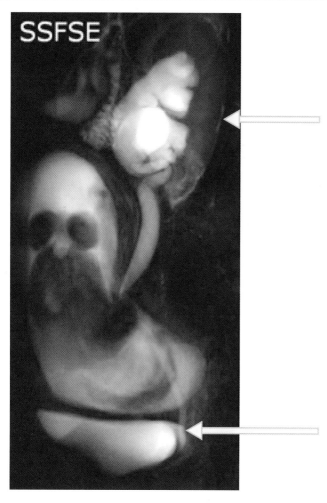

图 22.15　斜位厚层 SSFSE 图像显示远段输尿管扩张越过真假骨盆分界，即所谓的"双扭结征"。它提示比妊娠期生理性扩张更远端的梗阻，且结石可能性大。顶部箭号指示肾周水肿，底部箭号指示尿液柱

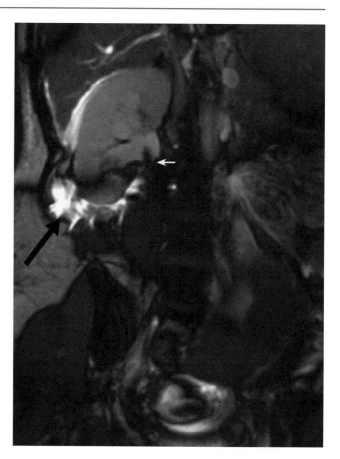

图 22.17　T$_2$WI 显示肾周围液体外渗，这是输尿管梗阻的另一个征象。黑箭号所指为肾周围水肿，白箭号指示肾盂 - 输尿管移行处结石

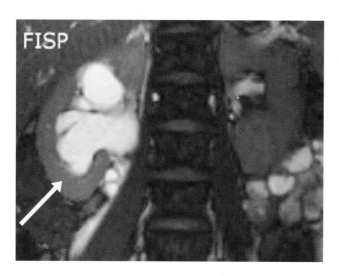

图 22.16　双肾层面冠状位 T$_2$WI。右肾的皮质信号高于左肾，这是继发于阻塞的皮质水肿的一个特征。箭号所指为肾皮质

的影响，以及由母体血液循环增加、妊娠期间腹内压升高引起。在过去的 35 年中，已有 22 例妊娠期肾血管平滑肌脂肪瘤出血的报告[41]，其中保守治疗 8 例，手术治疗 9 例，栓塞治疗 5 例。超声、CT 和 MR 均可用于该病的诊断（图 22.21）。超声和 MR 具有无电离辐射的优点，但静脉注射对比剂增强 CT 能够用于检测出血点。

肾细胞癌很少与妊娠共存，可用超声和 MR 进行诊断。如果肿瘤没有播散，主要治疗方法仍然是手术治疗[42]。

22.6.4　慢性肾病

患有慢性肾病的妇女生育能力下降；如果成功妊娠，则肾功能恶化风险增加，会影响自身健康；此外，胎儿不良事件发生的风险也会增加。除了正确识别妊娠期肾盂肾盏扩张，增加检测和治疗感

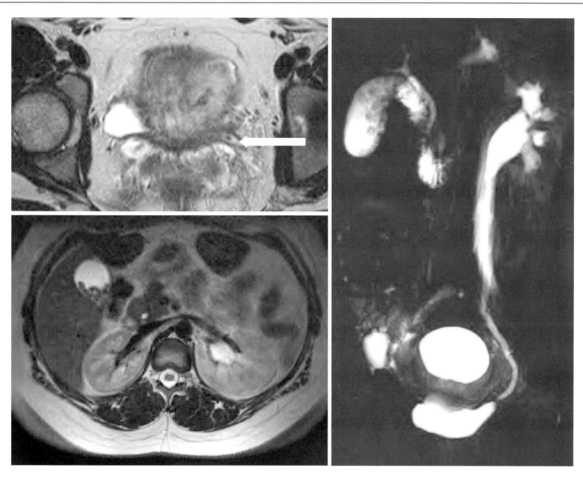

图 22.18　MR 序列组合图像显示左侧输尿管远段扩张、左肾皮质水肿和（箭号所示）输尿管远端被尿液勾勒出的结石

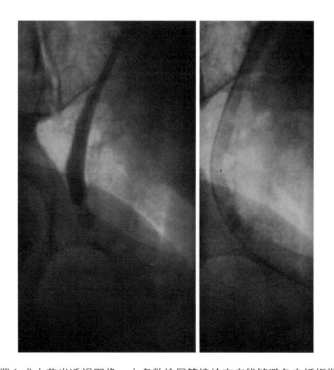

图 22.19　妊娠期尿道结石支架置入术中荧光透视图像。大多数输尿管镜检查者能够避免在妊娠期间行荧光透视检查，并将其使用限制在导丝或内镜通过不流畅时

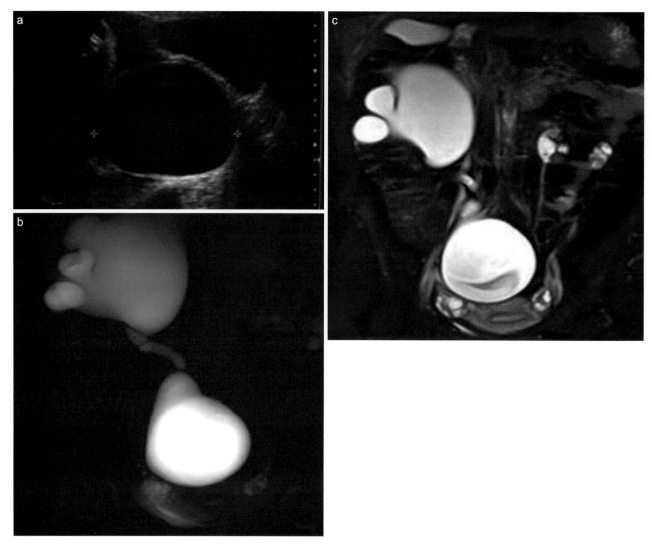

图 22.20　既往疾病可能会导致妊娠期感染率增加。超声图像(a)显示盆腔一个大的囊肿。胎儿头部只在囊肿上方图像的边缘可见。回顾先前 MR 扫描图像（b、c）发现囊肿实际上是先天性巨输尿管

染、结石的机会外，影像学在这些孕妇的管理中作用有限。慢性肾病使用超声和 MRI 的价值相似。尽管如此，当计划妊娠时，对患有慢性肾病的育龄妇女来说，仍有许多问题需要考虑[43]。

22.6.5　急性肾衰竭

人们普遍认为急性肾衰竭发生于 1％ 的重症子痫前期、3％ ~ 15％ 的 HELLP 综合征（溶血、肝酶升高、低血小板计数）和 60％ 的妊娠期急性脂肪肝[44]；尤其 HELLP 综合征患者产后出血易导致急性肾衰竭。有研究表明，妊娠期高血压的增加是造成加拿大产科急性肾衰竭增加的原因[45]。影像检查用于排除其他病因（主要是肾后性梗阻），并在必要时辅助进行组织活检。超声是急性肾衰竭的主要成像方法。

结　论

妊娠期母体肾成像主要用于检测腰痛原因以及鉴别妊娠期生理性扩张与输尿管结石性梗阻。超声是首选成像方法，与保守治疗联合将能有效解决绝大多数患者问题。当以上方法无效时，MR 扫描是进一步选择的成像方法，可用于疾病诊断，并决定是否需要进行更具侵入性的治疗。如果没有 MRI，那么输尿管镜检查是一种安全的替代方案，同时也可

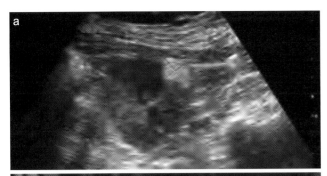

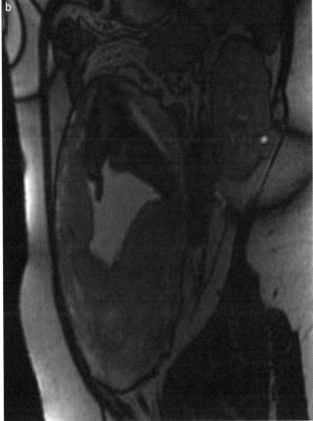

图 22.21 妊娠期血管平滑肌脂肪瘤超声图像（a）显示肾典型的高回声病变，MR 扫描图像（b）显示妊娠子宫和左肾病变。该病灶未出现任何并发症

以进行治疗。由于存在辐射（尽管很小），CT 被当做是最后选择的成像方法。当引起症状的原因可能不限于肾时，CT 确实有优势；但辐射剂量需要保持尽可能低。

（Michael Weston 著）

参考文献

1. Conrad KP, Lindheimer MD (1999) Renal and cardiovascular alterations. In: Lindheimer MD, Roberts JM, Cunningham FG (eds) Chesley's hypertensive disorders in pregnancy, 2nd edn. Appleton and Lange, Stamford, pp 263–326
2. Ross AE, Handa S, Lingeman JE, Matlaga BR (2008) Kidney stones during pregnancy: an investigation into stone composition. Urol Res 36:99–102
3. Meria P, Members of the French Urological Association Urolithiasis Committee (2010) Stone formation and pregnancy: pathophysiological insights gained from morphoconstitutional stone analysis. J Urol 183:1412–1416
4. Riley JM, Dudley AG, Semins MJ (2014) Nephrolithiasis and pregnancy: has the incidence been rising? J Endourol 28:383–386
5. Srirangam SJ, Hickerton B, Van Cleynenbreugel B (2008) Management of urinary calculi in pregnancy: a review. J Endourol 22:867–875
6. Andreoiu M, MacMahon R (2009) Renal colic in pregnancy: lithiasis or physiological hydronephrosis. Urology 74:757–761
7. Lewis DF, Robichaux AG 3rd, Jaekle RK, Marcum NG, Stedman CM (2003) Urolithiasis in pregnancy. Diagnosis, management and pregnancy outcome. J Reprod Med 48:28–32
8. Parulkar BG, Hopkins TB, Wollin MR, Howard PJ JR, Lal A (1998) Renal colic during pregnancy: a case for conservative treatment. J Urol 159:365–368
9. Rosenberg E, Sergienko R, Abu-Ghanem S et al (2011) Nephrolithiasis during pregnancy: characteristics, complications and pregnancy outcome. World J Urol 29:743–747
10. Banhidy F, Acs N, Puho EH, Czeizel AE (2007) Maternal kidney stones during pregnancy and adverse birth outcomes, particularly congenital abnormalities in the offspring. Arch Gynecol Obstet 275:481–487
11. Swartz MA, Lydon-Rochelle MT, Simon D, Wright JL, Porter MP (2007) Admission for nephrolithiasis in pregnancy and risk of adverse birth outcomes. Obstet Gynecol 109:1099–1104
12. Fontaine-Poitrineau C, Branchereau J, Rigaud J, Bouchot O, Caroit-Cambazard Y, Glemain P (2014) Renal colic in pregnancy: series of 103 cases. Prog Urol 24:294–300
13. Burgess KL, Gettman MT, Rangel LJ, Krambeck AE (2011) Diagnosis of urolithiasis and rate of spontaneous passage during pregnancy. J Urol 186:2280–2284
14. Matuszkiewicz-Rowinska J, Malyszko J, Wieliczko M (2015) Urinary tract infections in pregnancy: old and new unresolved diagnostic and therapeutic problems. Arch Med Sci 11:67–77
15. Sujatha R, Nawani M (2014) Prevalence of asymptomatic bacteriuria and its antibacterial susceptibility pattern among pregnant women attending the antenatal clinic at Kanpur, India. J Clin Diagn Res 8:DCO1–DCO3
16. Rathod SB, Kumbhar SS, Nanivadekar A, Aman K (2015) Role of diffusion-weighted MRI in acute pyelonephritis: a prospective study. Acta Radiol 56:244–249
17. Faletti R, Cassinis MC, Fonio P et al (2013) Diffusion weighted imaging and apparent diffusion coefficient values versus contrast-enhanced MR imaging in the identification and characterisation of acute pyelonephritis. Eur Radiol 23:3501–3508
18. Watson WJ, Brost BC (2006) Maternal hydronephrosis in pregnancy: poor association with symptoms of flank pain. Am J Perinatol 23:463–466
19. MacNeily AE, Goldenberg SL, DiSalvo DN, Brown DL, Frates MC, Laoughlin KR (1991) Sonographic visualisation of the ureter in pregnancy. J Urol 146:298–301
20. Shokeir AA, Mahran MR, Abdulmaaboud M (2000) Renal colic in pregnant women: role of resistive index. Urology 55:344–347
21. Pepe F, Pepe P (2013) Color Doppler ultrasound in the diagnosis of

obstructive hydronephrosis in the pregnant women. Arch Gynecol Obstet 288:489–493

22. Austin LM, Frush DP (2011) Compendium of national guidelines for imaging the pregnant patient. AJR Am J Roentgenol 97:W737–W746

23. Semins MJ, Matlaga BR (2013) Management of urolithiasis in pregnancy. Int J Womens Health 5:599–604

24. Ishii H, Aboumarzouk OM, Somani BK (2014) Current status of ureteroscopy for stone disease in pregnancy. Urolithiasis 42:1–7

25. Abdel-Kader MS, Tamam AA, Elderwy AA et al (2013) Management of symptomatic ureteral calculi during pregnancy: experience of 23 cases. Urol Ann 5:241–244

26. Keshvari Shiran M, Darabi Mahboub MR, Rahimi HR, Seyedi A (2013) The evaluation of ureteroscopy and pneumatic lithotripsy results in pregnant women with ureteral calculi. Nephrourol Mon 5:874–878

27. Johnson EB, Krambeck AE, White WM et al (2012) Obstetric complications of ureteroscopy during pregnancy. J Urol 188:151–154

28. Laing KA, Lam TB, McClinton S, Cohen NP, Traxer O, Somani BK (2012) Outcomes of ureteroscopy for stone disease in pregnancy: results from a systematic review of the literature. Urol Int 89:380–386

29. DeWilde JP, Rivers AW, Price DL (2005) A review of the current use of magnetic resonance imaging in pregnancy and safety implications for the fetus. Prog Biophys Mol Biol 87:335–353

30. Thomsen HS, Morcos SK, Almen T et al (2013) Nephrogenic systemic fibrosis and gadolinium-based contrast media: updated ESUR Contrast Medium Safety Committee guidelines. Eur Radiol 23:307–318

31. Blandino A, Minutoli F, Scribano E et al (2004) Combined magnetic resonance urography and targeted helical CT in patients with renal colic: a new approach to reduce delivered dose. J Magn Reson Imaging 20:264–271

32. Spencer JA, Chalal R, Kelly A, Taylor K, Eardley I, Lloyd SN (2004) Evaluation of painful hydronephrosis in pregnancy: magnetic resonance urographic patterns in physiological dilatation versus calculus obstruction. J Urol 171:256–260

33. Mullins JK, Semins MJ, Hyams ES, Bohlman ME, Matlaga BR (2012) Half Fourier single-shot turbo spin-echo magnetic resonance urography for the evaluation of suspected renal colic in pregnancy. Urology 79:1252–1255

34. Spencer JA, Tomlinson AJ, Weston MJ, Lloyd SN (2000) Early report: comparison of breath hold excretory urography, Doppler ultrasound and isotope renography in evaluation of symptomatic hydronephrosis of pregnancy. Clin Radiol 55:446–453

35. Kalb B, Sharma P, Salman K, Ogan K, Pattaras JG, Martin DR (2010) Acute abdominal pain: is there a potential role for MRI in the setting of the emergency department in a patient with renal calculi? J Magn Reson Imaging 32:1012–1023

36. Guichard G, Fromajoux C, Cellarier D et al (2008) Management of renal colic in pregnant women, based on a series of 48 cases [article in French]. Prog Urol 18:29–34

37. Bozkurt Y, Soylemez H, Atar M et al (2013) Effectiveness and safety of ureteroscopy in pregnant women: a comparative study. Urolithiasis 41:37–42

38. Van Sonnenberg E, Casola G, Talner LB, Wittich GR, Varney RR, D'Agostino HB (1992) Symptomatic renal obstruction or urosepsis during pregnancy: treatment by sonographically guided percutaneous nephrostomy. AJR Am J Roentgenol 158:91–94

39. El-Khatib M, Packham DK, Becker GJ, Kincaid-Smith P (1994) Pregnancy related complications in women with reflux nephropathy. Clin Nephrol 41:50–55

40. Gregory MC, Mansell MA (1983) Pregnancy and cystinuria. Lancet 2(8360):1158–1160

41. Preece P, Mees B, Norris B, Christie M, Wagner T, Dundee P (2015) Surgical management of haemorrhaging renal angiomyolipoma in pregnancy. Int J Surg Case Rep 7:89–92

42. Boussios S, Pavlidis N (2014) Renal cell carcinoma in pregnancy: a rare coexistence. Clin Transl Oncol 16:122–127

43. Tong A, Jesudason S, Craig JC, Winkelmayer WC (2015) Perspectives on pregnancy in women with chronic kidney disease: systematic review of qualitative studies. Nephrol Dial Transplant 30:652–661

44. Jonard M, Ducloy-Bouthors AS, Boyle E et al (2014) Postpartum acute renal failure: a multicenter study of risk factors in patients admitted to ICU. Ann Intensive Care 4:36

45. Mehrabadi A, Liu S, Bartholomew S et al (2014) Hypertensive disorders of pregnancy and the recent increase in obstetric acute renal failure in Canada: population based retrospective cohort study. BMJ 349:g4731

第 23 章　妊娠期阑尾炎和肠道疾病 MRI

23.1　引言

以前，由于肠道和胎儿的运动伪影以及静脉注射钆对比剂的安全问题，使用 MRI 来诊断妊娠人群母体肠道状况受到一定限制。随着超快成像技术的发展，MRI 技术在持续进步，另外，MRI 还具有极好的软组织对比和多平面成像的能力，目前，MRI 已成为疑似肠道疾病的妊娠患者的主要成像方式，并对诊断检查做出重大贡献。

23.2　MRI 方案

在使用 MRI 进行肠道评估时，临床指征可能相当宽泛，如一般性腹痛，或者已知肠道病理特征的特异性腹痛。我们采用了一种针对妊娠女性腹部成像的通用方案，该方案对速度、可行性和安全性进行了优化，并针对特定的临床情况进行了调整和补充。

下面详细介绍一个推荐方案（表 23.1）及其各种变化 [1-6]。这组序列经优化用于妊娠期间疑似阑尾炎的评估，这是该患者人群中最常见的 MRI 的适应证之一。

这个方案简约实用，每个序列用于特定的目的。采用 T$_2$WI 单次激发多平面成像相对运动不敏感，能最好地定位解剖结构。特别是在妊娠人群中，考虑胎儿运动和母体可能有限的屏气能力，这些序列极其有价值，有助于降低运动的影响。脂肪抑制的 T$_2$WI 和 DWI 能突出显示肠道炎症、水肿、渗出和局部损伤等病理状态，通常在这些序列上呈高信号。2D 双回波梯度回波 T$_1$WI 通过发现出血、脂肪和蛋白质成分来诊断软组织病变，这些通常在该序列上表现为高信号，以及由于空气、钙化或含铁血黄素对磁化率的影响，在较长的回波时间序列（1.5T 的

同相位序列）上，显示更加明显。最后，2D 时间飞跃成像有助于对肠道，特别是阑尾和血管（如盆底静脉曲张）进行区分。

在最优情况下，图像采集可以在大约 15 分钟内完成。当患者屏气不佳时，使用呼吸触发或导航技术可能会导致检查时间延长。呼吸触发的单次序列额外优点是可对肠道进行连续成像。当需要进行动态肠道评估时，可以考虑其他肠道序列，例如针对炎症性肠病的患者。这些序列包括具有多相位、多层面、电影成像特点的厚层重 T$_2$WI 和冠状 SSFP。前者可以动态评估肠蠕动和扩张性，而后者由于对运动不灵敏，可提供极好的解剖细节。

为了加快成像采集过程，怀疑患有阑尾炎的孕妇在进行 MRI 时不建议使用口服对比剂。尽管口服对比剂的益处具有争议性，特别是含铁的阴性对比剂，如曾经使用的非莫西尔（一种口服对比剂），但最近的文献证实，在没有使用它的情况下，MRI 诊断阑尾炎的灵敏度和特异度都很高 [1, 7-9]。

在妊娠期禁用静脉注射钆对比剂，只能在妊娠危急情况下使用，并且理论上它提供的信息价值要超过对胎儿的风险 [10]。通常情况下，不使用含钆的静脉对比剂，平扫检查就能收集足够的诊断信息，从而完成对肠道的评估 [11]。

23.3　急性阑尾炎

急性阑尾炎仍然是妊娠期间最常见的非妇科腹痛原因，需要手术治疗 [12]。妊娠期阑尾炎因为临床特征不明显，所以诊断比较复杂 [13]。此外，在妊娠期间阑尾穿孔会导致极其严重的后果 [14, 15]。因此，需要一种可靠和准确的成像方法来诊断阑尾炎。目前，怀疑患有阑尾炎的孕妇中，北美放射学会建议对超声诊断有疑问的病例使用 MRI[16]。在 92％的病

表 23.1 妊娠期疑似阑尾炎的 MRI 方案

参数	T_2WI			T_1WI	
	半傅里叶 SSFSE	脂肪抑制半傅里叶 SSFSE	DWI b800	2D 双回波梯度回波	2D 时间飞跃
平面	轴位、冠状位、矢状位	轴位	轴位	轴位	轴位
扫描范围	经过骨盆到胆囊上方	经过骨盆到胆囊上方	经过骨盆到胆囊上方	经过骨盆到胆囊上方	肾静脉到耻骨联合
视野（mm）	360~440	300~360	360	300~360	300~360
重复时间（ms）	800~1100	800~1100	10000	180~210	30
回波时间（ms）	60~80	50~70	55~80	2.2，4.4	4.5~10
层厚 / 层间距	4/1	4/1	5/0	5/1	3/1
激励次数	1	1	1	1	1
矩阵	256 × 192	256 × 192	64 × 64	256 × 160	256 × 128
呼吸	屏气	屏气	屏气	屏气	自由

例中，MRI 能显示阑尾[17]，MRI 对诊断阑尾炎具有极好的灵敏度和特异度，灵敏度约为 90%，特异度大于 95%[18-22]，与 CT 相当。由于 MRI 在排除阑尾炎方面具有极高的阴性预测价值[1, 17, 23]，以及其在妊娠患者中诊断其他右下腹疼痛的能力[24]，在孕妇右下腹疼痛的检查中使用 MRI 检查，可以降低腹腔镜检查呈阴性的比例[1, 17]。阑尾穿孔是阑尾炎一个危险的并发症，但由于增加 MRI 检查而导致的手术延迟并不会增加阑尾穿孔的发生率[1, 17]。

23.3.1 正常阑尾

正常的阑尾是由盲肠末端形成的一种盲管状结构。公认的正常尺寸为壁厚不超过 2 mm，直径不超过 6 mm。正常阑尾 T_1WI 和 T_2WI 均呈中等信号，和肌肉相似（图 23.1）[21]。虽然正常的阑尾可能会塌陷或部分充满液体和（或）气体，但在阑尾管腔内出现气体表明阑尾通畅，无论阑尾直径如何，实际上都排除了阑尾炎的诊断。T_1WI 同相位和反相位梯度回波成像可用于识别腔内气体，表现为在较长回波时间同相位图像上出现磁敏感伪影（在 1.5T 磁体上）（图 23.2）[7]。

通常 MRI 的限制因素是阑尾的识别。由于患者的体质和胎龄不同，妊娠子宫对阑尾的逐渐推移和邻近结构的压迫会使识别阑尾变得非常困难。随着胎龄的增加，阑尾向上迁移的趋势大致相同[25]。无论胎龄如何，盲肠倾斜角度都可以作为定位阑尾基底部的

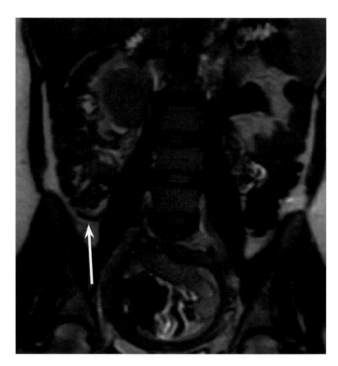

图 23.1 31 岁女性妊娠 12 周的冠状面 T_2WI 单次快速自旋回波图像，显示正常阑尾（箭号）

可靠方法。在矢状位或冠状位单次激发快速自旋回波图像上显示结果最佳，找到相对于患者纵轴成角大于 90° 的盲肠，阑尾基底部位于右上象限内[25]。识别盲肠的方法包括结肠的逆行追踪，以及回盲部的定位，阑尾通常起源于肠壁的同一侧，长度约 2.5 cm。

23.3.2　急性阑尾炎影像学特征

当管腔阻塞时，会发生急性阑尾炎。炎性改变的阑尾黏膜分泌液体积聚在管腔内，取代正常存在的气体并使阑尾逐渐扩张。阑尾壁的水肿和炎症导致壁增厚，这都有助于增加阑尾总直径。

在 MRI 上，急性阑尾炎常在 T_2WI 上观察到呈高信号的液体，阑尾直径大于或等于 7 mm，被认为是异常的（图 23.3）。水肿的阑尾壁和盲肠末端在 T_2WI 上相对其他部位的肠壁呈高信号（图 23.4）[26]。在 DWI 上，阑尾炎的扩散受限[2]，这增加了诊断急性阑尾炎的灵敏度（图 23.5）[27]。阑尾炎也可能在所

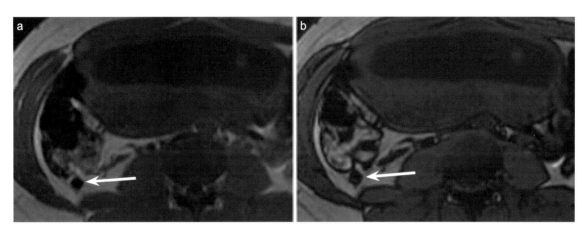

图 23.2　一名 28 岁妊娠 20 周患者的轴位 T_1WI 同相位（a）和反相位（b）梯度回波图像在较长回波时间同相位图像上出现与阑尾腔内气体相关的开花样伪影（磁敏感性不均匀所致）（箭号），证实为正常阑尾

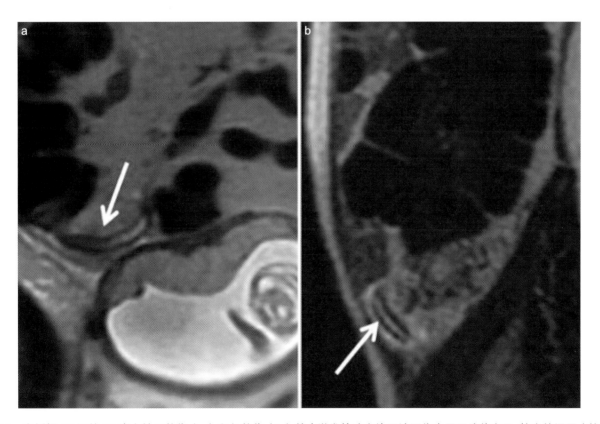

图 23.3　在妊娠 16 周的 28 岁女性冠状位（a）和矢状位（b）单次激发快速自旋回波图像中显示液体充盈、扩张的阑尾（箭号），壁增厚，相邻的脂肪模糊紊乱与急性阑尾炎相符

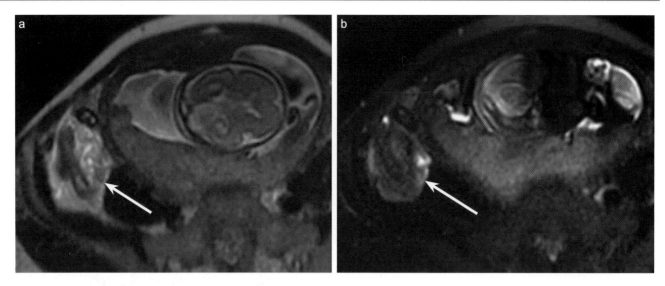

图 23.4　在妊娠 23 周的 34 岁女性中，没有（a）和有（b）脂肪抑制的轴向单次激发 T₂WI 显示扩张的阑尾伴壁增厚、水肿（箭号），邻近区域水肿、脂肪模糊紊乱，证实急性阑尾炎

有影像学序列上表现为低信号，这时 MRI 诊断就比较困难（图 23.6）。

阑尾周围炎症表现为邻近脂肪模糊紊乱，在 T₂WI，特别是脂肪抑制序列上表现为高信号（图 23.3、图 23.4 和图 23.5）。虽然阑尾周围的炎症通常是急性阑尾炎的可靠征象，但在正常妊娠期间，在右侧结肠旁沟中常可见少量游离液体，这一征象应该结合其他特征谨慎诊断。

当阑尾炎的影像学表现和临床表现均可疑时，阑尾穿孔的风险可能较低，可考虑密切观察和影像学复查。如果阑尾炎症状持续存在，并对抗生素治疗无效，随后的影像可能会明确诊断，并观察到阑尾炎的进展。

23.3.3　穿孔性阑尾炎

阑尾穿孔更常见于妊娠晚期，并对胎儿的结局有显著的负面影响，包括早产。遗憾的是，包括 MRI 在内的所有影像学检查方法在识别微穿孔方面的准确性仍然很差，多达一半的穿孔性阑尾炎被 MRI 和超声误诊为单纯性阑尾炎[28]。阑尾壁不连续，其周围出现大量炎性渗出时，可诊断为穿孔（图 23.7）。当管腔外出现气体或阑尾周围出现渗出时，可做出明确诊断。当这些征象都不明显时，DWI 诊断穿孔具有前瞻性的意义。已证实扩散受限程度与阑尾炎程度正相关，穿孔阑尾 ADC 值（0.79 mm²/s）相对于单纯阑

尾炎（1.11 mm²/s）和正常阑尾（1.85 mm²/s）明显降低（图 23.8）[2]。

23.3.4　类阑尾炎表现

阑尾炎的诊断误区包括漏诊和误诊。右下腹部内许多管状结构在口径上与阑尾相似。盲肠起源及阑尾盲端可以作为区分阑尾和未填充肠管的证据。小血管可能被误认为是正常阑尾，而充血的妊娠血管，如果误诊为阑尾，可能导致阑尾炎的假阳性诊断。2D 时间飞跃序列对于区分阑尾与右下腹血管（如性腺静脉和盆腔静脉曲张）至关重要。时间飞跃图像上血管内的血液显示为高信号，而静止的阑尾则显示为低信号（图 23.9）。

阑尾的慢性炎症也可表现为阑尾壁增厚和类急性阑尾炎（图 23.10）。阑尾腔是否积液、扩张，是否有壁水肿及周围炎症，以及采用化学移位 T₁WI 或脂肪抑制序列确定是否有壁内脂肪，均有助于区分阑尾的急性和慢性炎症。

23.3.4.1　阑尾子宫内膜异位症

子宫内膜异位症是异常的子宫内膜组织植入子宫外的组织，是一种常见疾病，并且有可能广泛累及多个组织，包括远离子宫的部位。阑尾子宫内膜异位症占子宫内膜异位症病例的 2.8%~4.1%，占育龄妇女的 0.4%[29, 30]。虽然通常无症状，但子宫内膜

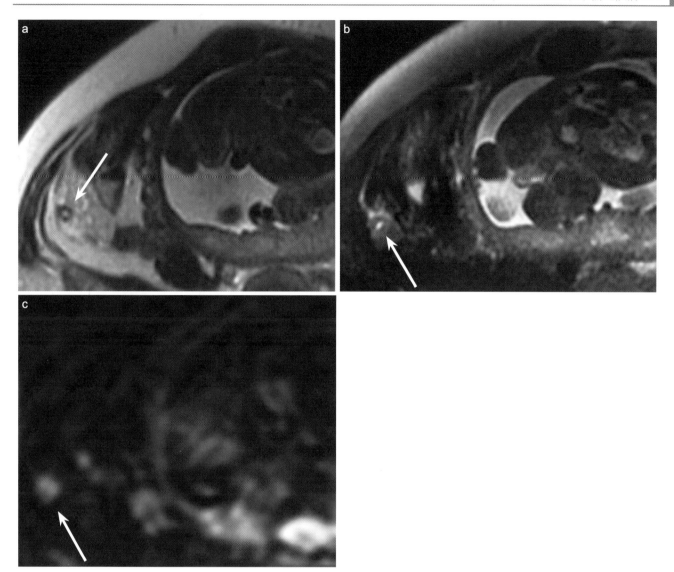

图 23.5 一位 41 岁妊娠 29 周的怀有双胞胎的女性有（a）和无（b）脂肪抑制的轴位 T_2WI 快速自旋回波图像,表现为厚壁阑尾（箭号）伴有壁水肿、管腔内液体以及阑尾周围脂肪模糊紊乱与急性阑尾炎相符。（c）轴位 DWI 上（b = 800 s/mm^2）在阑尾内有明显的高信号,与扩散受限相符（箭号）

异位症可能导致不明确的腹部不适，其病理基础考虑为月经期出现阑尾炎，在育龄妇女中，没有急性梗阻性组织学表现的阑尾切除术的发生率是同龄男性的 2 倍[31, 32]。继发于子宫内膜异位症的真性急性阑尾炎被认为是年轻女性右下腹疼痛的原因，特别是已知的子宫内膜异位症[33]。妊娠合并阑尾子宫内膜异位症较少见，据报道发病率为 0.03% ~ 0.08%[34]。子宫内膜植入物受妊娠激素的影响，可能是导致这些患者在妊娠早、中期穿孔风险较高的原因，子宫内膜异位症的壁间受累程度与穿孔风险之间可能存在相关

性[35-37]。

子宫内膜异位症的病例，阑尾浆膜表面的软组织植入物相对子宫肌层在 T_2WI 上呈低信号，在 T_1WI 上呈等信号。在少数病例中可见 T_2WI 高信号囊性病灶或 T_1WI 高信号出血病灶（图 23.11）[38]。子宫内膜异位的植入物三分之一表现为浅表性植入，三分之二表现为深部植入[39]。若侵入肌层，可见继发性肌层肥厚、纤维化和变形收缩。

阑尾子宫内膜异位症慢性、周期性活动可能导致其他阑尾病变，如黏液囊肿、阑尾周围炎性肿块、

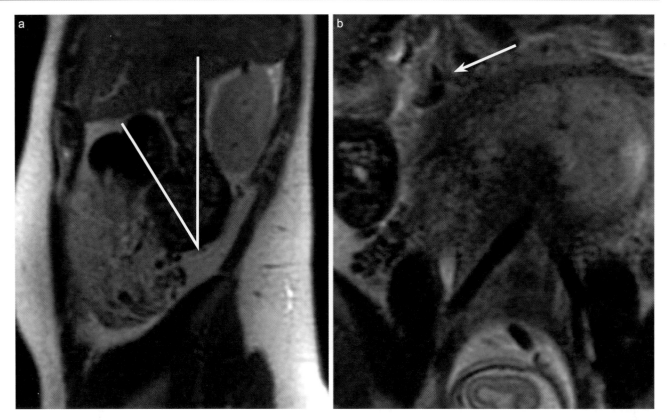

图 23.6（a）24 周孕龄的 21 岁女性矢状位单发快速自旋回波 T₂WI 上显示盲肠向上移位，盲肠倾斜约 140°。该角度帮助识别该患者右上腹部内发炎的阑尾，并且在（b）冠状位单次激发快速自旋回波 T₂WI 上发现阑尾基底部（箭号）中低信号阑尾结石

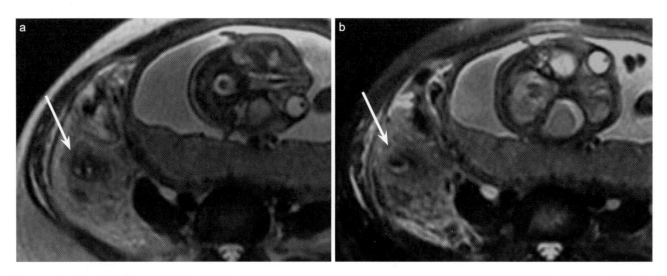

图 23.7（a）36 岁、孕龄 29 周的孕妇的轴向单次激发快速自旋回波 T₂WI 显示炎症性阑尾周围广泛的液体和水肿，其表现在（b）脂肪抑制图像上更加明显，也突出了不规则、不连续的阑尾壁（箭号）。虽然没有明确观察到腔外液体，检查结果高度提示穿孔性阑尾炎。术中及组织病理学检查证实急性坏疽性阑尾炎穿孔

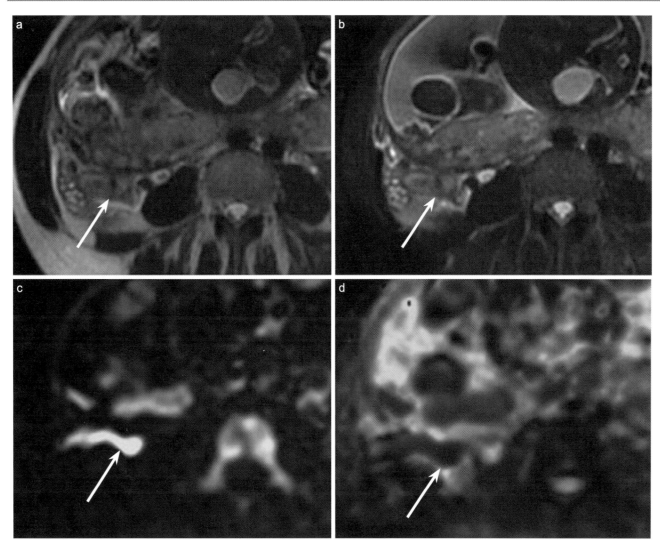

图 23.8 在妊娠 30 周的 32 岁妇女中，（a）没有和（b）有脂肪抑制的轴位单次激发快速自旋回波 T_2WI 显示扩张的阑尾伴液体填充腔内，壁增厚、水肿和阑尾周围脂肪模糊紊乱（箭号），相应的轴位（c）DWI（b = 800 s/mm²）和（d）ADC 图，在 DWI 上阑尾表现为高信号，ADC 上呈低信号，盲肠尖端具有最大的扩散受限（ADC = 7.2 mm²/s）（箭号）。通过手术证实急性阑尾炎伴微穿孔

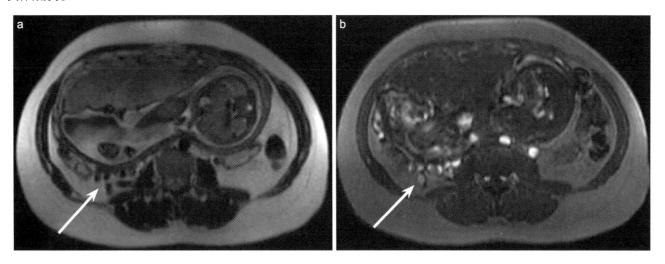

图 23.9 （a）27 岁、妊娠 26 周患者的轴位单次激发 FSE T_2WI 显示右后下腹部的圆形和管状结构，每个都可能被误认为是阑尾（箭号）。（b）在同一水平上的 2D 时间飞跃 GRE 图像显示这些结构内呈高信号，提示其具有流动性，证实这些结构都是血管（箭号）

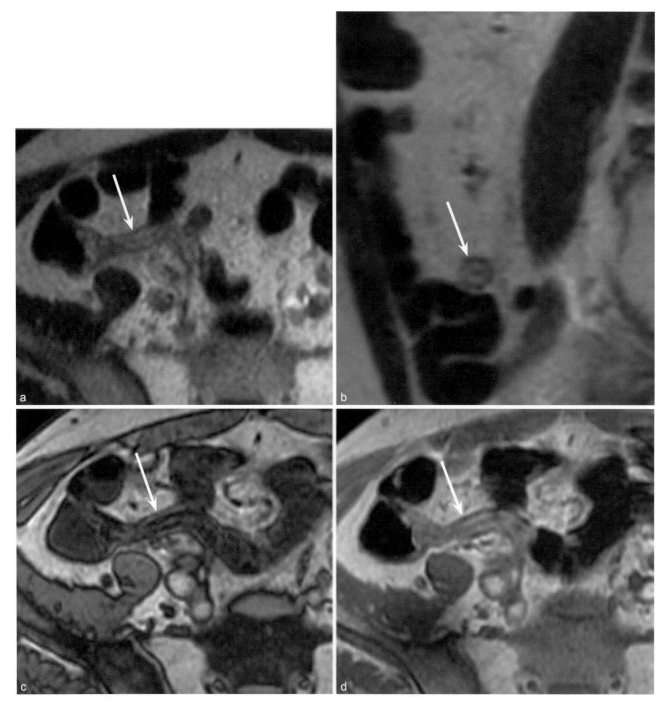

图 23.10 （a）轴位和（b）矢状位单次激发 FSE T$_2$WI 显示增厚、高信号的阑尾壁。请注意，管腔已凹陷。虽然这可能被误认为壁水肿，但化学位移成像证实 T$_2$WI 上的明亮信号是腔内脂肪，而与（d）同相位序列（箭号）相比，在（c）反相位 GRE T$_1$WI 上的阑尾壁信号丢失。由于先前或慢性炎症的后遗症，可以看到壁内脂肪的存在

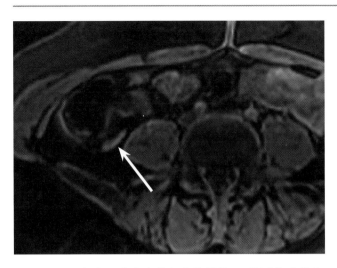

图 23.11　一名右下腹疼痛的妇女的轴位 3D 脂肪饱和扰相 GRE T$_1$WI 加权图像，可见阑尾内的高信号，与异位的子宫内膜侵袭阑尾（箭号）相一致，并经手术证实

肠套叠或缺血 [37]。

当然，也有必要了解除阑尾以外的其他肠道出现子宫内膜异位症的情况。肠道子宫内膜异位是生殖器外最常见累及的部位。最常见的肠段是直肠（52% ~ 65.7%），其次是乙状结肠（17.4% ~ 19.4%）、回肠（4.1% ~ 16.9%）、阑尾（5% ~ 6.4%）和盲肠（4.7% ~ 6.2%）（图 23.12）[38]。

23.3.4.2　阑尾黏液囊肿

腔内黏蛋白堆积导致阑尾扩张是非常罕见的，仅占阑尾疾病的约 0.3% [40]。通常表现为急性或慢性右下腹疼痛。病因从良性到恶性可分为 4 种组织学类型：单纯黏液囊肿（20%），其为阻塞性黏液潴留囊肿；黏膜增生（20%）；黏液性囊腺瘤（50%）；黏液性囊腺癌（10%）[41]。

考虑到壁间受累的深度，黏液性囊腺癌是导致黏液囊肿并发腹膜假黏液瘤的最常见原因；然而，所有组织学亚型都可能导致腹膜假黏液瘤，尤其是穿孔 [41, 42]。这种复杂性在黏液囊肿的组织学分类上导致了许多争议和可变性 [43]。为了准确预测预后，人们提出了许多分类方案 [41]。因此，阑尾黏液囊肿的术前诊断至关重要。术前有疑问时，开腹探查术优于腹腔镜手术，以尽量减少医源性囊肿穿孔和破裂的风险 [40]。

在 MRI 上，阑尾黏液囊肿是一种边界明确的囊状结构，起源于盲肠尖端，通常位于右侧髂窝内，

但在妊娠期间位置不固定。阑尾膨胀的程度通常与潜在的病因有关，单纯的黏液囊肿和黏膜增生直径通常不会超过 2 cm。黏液性囊腺瘤和囊腺癌的直径可达 6 cm [41]。黏液囊肿内容物在 T$_2$WI 上的信号强度通常很高（图 23.13）。在 T$_1$WI 上高蛋白质含量会导致信号强度的变化，但通常是中等强度 [44]。与急性阑尾炎不同，黏液囊肿除非因为感染或破裂，否则通常不会出现阑尾周围改变和壁增厚 [45]。壁结节的出现要考虑黏液性囊腺癌，而内部血管状况可以通过超声进一步评估，因为在妊娠时，通常不进行增强检查。与其他成像模式的特征相关，如 CT 上的曲线状钙化和超声上的同心"洋葱皮"改变可能会提高诊断黏液性囊肿的特异度。当穿孔时，黏液囊肿破裂的 MR 特征与穿孔急性阑尾炎几乎没有区别 [46]。

阑尾黏液囊肿已被证实与其他恶性肿瘤有关。该患者人群中结直肠癌的发病率大约是普通人群的 6 倍，大约为 17% [41]。在阑尾黏液囊肿患者中，乳腺、卵巢和肾肿瘤的发生率也更高 [47, 48]。意识到这些关联对后续的筛选工作至关重要。

23.4　炎症性肠病

炎症性肠病是引起孕妇腹痛的原因之一，怀孕前已经确诊和未确诊的妇女均需考虑到本病，因为生育年龄与克罗恩病和溃疡性结肠炎的发病高峰年龄一致 [49]。已知妊娠对炎症性肠病的活动性有影响。从既往看，妊娠期间炎症性肠病的活动性接近非妊娠患者。受孕时疾病的活动性可作为妊娠期间疾病活动性的预测指标：受孕时处于非活动期，约三分之一的患者预计会复发；受孕时处于活动期，预计三分之二的患者在妊娠期间疾病仍会处于活动期 [50, 51]。最近，有研究表明，与未妊娠的女性相比，妊娠期间克罗恩病的病程在统计学上并没有显著差异，证实妊娠对克罗恩病没有影响。然而，与非妊娠的女性相比，溃疡性结肠炎患者在妊娠期间复发的风险高 2 倍，特别是在妊娠早期和中期，以及产后 6 个月。这一进展的病理生理学可能与戒烟或胎盘激素分泌有关，但尚不完全清楚 [52]。阴道分娩对肛周疾病的影响已受到关注。尽管目前的趋势和建议是避免在伴有活动性肛周疾病时进行阴道分娩，但没有证据表明阴道分娩会刺激肛周克罗恩病的发展或恶化，也没有证据表明剖宫产对该疾病进展有保护作用。在没有活动性肛周疾病的情况下，克罗恩病

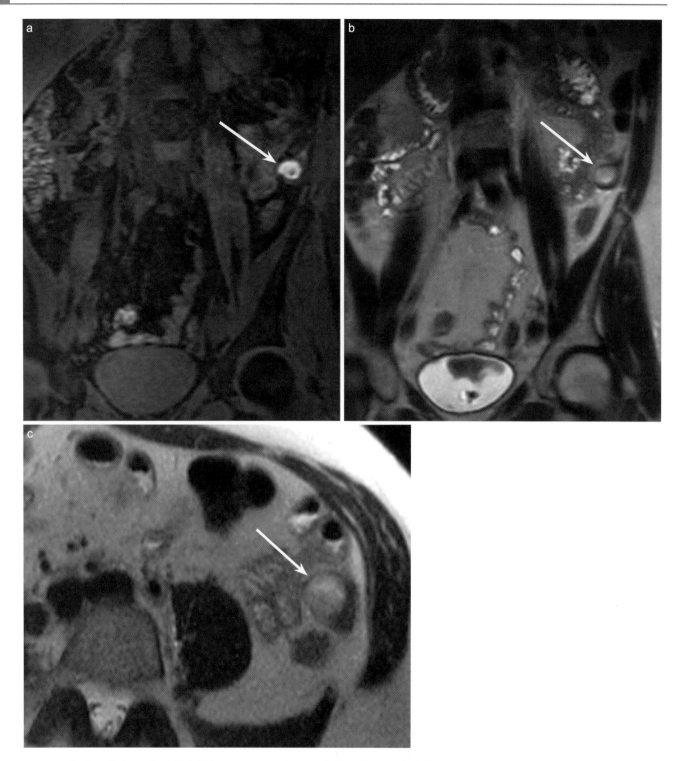

图 23.12 （a）冠状位 3D 脂肪饱和扰相 GRE T$_1$WI，（b）冠状位和（c）轴位单次激发 FSE T$_2$WI 显示子宫内膜异位症，子宫内膜沿降结肠浆膜表面植入（箭号）。植入物在 T$_1$WI 上表现出典型的高信号特征，在 T$_2$WI 上囊性成分信号不高，提示慢性出血

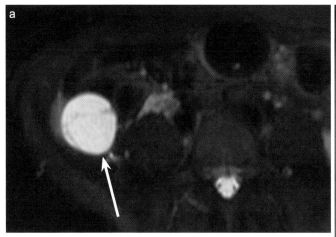
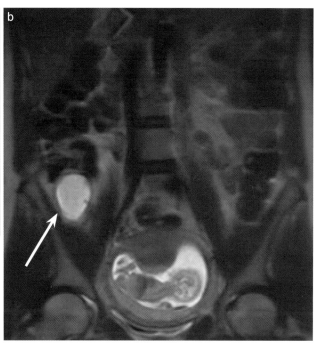

图 23.13　36 岁患者,妊娠 14 周。(a) 轴位单次激发脂肪抑制 T_2WI 和 (b) 冠状位单次 FSE T_2WI,显示阑尾扩张并呈高信号 (箭号)。阑尾扩张,但不伴有壁增厚及阑尾周围炎性改变,高度提示黏膜囊肿。病理证实是黏液性囊腺瘤而不是癌

患者可以遵循普通人群的分娩方式,但应避免会阴切开术 [53-55]。

炎症性肠病对妊娠的影响也被广泛研究。从受孕到整个妊娠期,炎症性肠病的活动程度与妊娠结局相关,只有活动期炎症性肠病会增加胎儿预后不良的风险,包括早产、低出生体重和流产 [55,56]。

23.4.1　克罗恩病 (Crohn disease, CD)

考虑到活动性克罗恩病会对孕妇和胎儿产生显著影响,必须对本病做出及时和准确的诊断,以便启动管控和手术干预。尽管可以对结肠和远端回肠使用内镜进行评估,但往往需要使用断层成像评估小肠病变和鉴别穿孔并发症 [57]。

磁共振小肠造影 (MR enterography,MRE) 长期以来被认为是一种安全而准确的评估克罗恩病的方法 [58]。常规 MRE 通过静推对比剂,以血管和灌注的强化程度作为标记来评估炎性肠病 [59]。肠道增强的程度和方式以及结合其他 MRI 特征如壁厚度、水肿和黏膜溃疡等,已被证明与内镜检查结果和广泛使用的克罗恩病内镜检查严重指数相关 [60]。随后发现,仅使用壁厚度和在 T_2WI 序列中肠壁信号的简单评分系统显示与 MRI 活动性指数和末端回肠炎的组织病理学评分相关 [61]。在普通人群中,肠道 MRI 对活动期炎症性肠病的诊断灵敏度为 91%,特异度为 71% [62]。

在妊娠期间,存在一些限制,可能导致对母亲肠道的 MRI 评估不够理想。运动伪影是妊娠患者成像时遇到的常见问题。这是由于多个运动部分 (胎儿、羊水、母体肠道和母体呼吸) 的组合以及单个序列相对较长的采集时间的影响。此外,肌内注射胰高血糖素 (一种通常与 MRE 一起用于非妊娠患者以助于减少肠道运动的抗蠕动剂),是妊娠 FDA C 类药物,可能对胎儿有不良影响,通常应该尽量避免使用。在妊娠期间避免静脉注射钆对比剂也进一步阻碍了克罗恩病的 MRI 评估。

这些限制可以部分地通过使用快速、对运动不敏感的序列和呼吸触发技术来克服。此外,使用惰性口服对比剂,如稀释钡,已知这些对胎儿没有有害影响,对小肠的扩张和影像学评估有潜在的帮助。建议先口服 900 ml 这种对比剂,然后口服 500 ml 的水,以达到最佳效果且患者可耐受。

尽管存在这些局限性,MRE 在妊娠期克罗恩病患者的治疗中发挥了关键作用。MRE 的检查结果不仅可以将患者区分为需要紧急手术治疗的患者和可

以延迟到分娩后再进行干预的患者，而且还有助于做出分娩方式决策[57]。

23.4.1.1 克罗恩病的影像学特征

克罗恩病可以以连续或跳跃方式涉及肠的任何部分，但最经常涉及回肠末端。

无并发症的活动性克罗恩病表现为是一段环状增厚的水肿性肠壁（图 23.14）。壁水肿导致 T_2WI 上呈高信号，在脂肪抑制序列上显示更加明显。在 T_2WI 上，肠壁呈中间层高信号、周围为中等信号的分层显示，是活动性炎症中常见的特征[63]。软组织的水肿和周围的游离液体提示跨壁炎症过程。管腔狭窄既见于活动性疾病（图 23.14），也可为慢性炎症后的继发性狭窄及纤维化（图 23.15）。后者可以通过缺乏相关的壁水肿和相邻的脂肪改变，以及上游肠道的扩张或阻塞来确定。动态多期、多层面、电影 T_2WI 可用于评估肠蠕动和扩张性，与未受影响的肠环相比，病变性、炎性或纤维化节段通常运动受限。

MRI 上也可检测到黏膜溃疡，如 T_2WI 上的壁不规则区域[64]。尽管在增强图像上显示效果最好，但非增强 SSFP 序列也可见肠系膜脂肪区域的血管充血，称为梳状征[63, 64]。

DWI 在妊娠中可能特别有用，因为它可用于识别克罗恩病中活动性炎症的部位，而无需静脉注射对比剂（图 23.16）。已显示 DWI 与多种传统 MRE 发现的活动性炎症相关，如壁增厚和肠系膜水肿。DWI 也显示出与动脉呈条纹状的过度强化相关，提示急性而非慢性炎症性肠病[65]。此外，在儿科患者中，用 DWI 替代增强的 MRI 序列评估克罗恩病活性方面也同样准确[66]。

MRE 常常可以很好地显示克罗恩病肠壁外的并发症。在 T_2WI 或 SSFP 序列上，盲端窦道和交通瘘管表现为信号异常的线状液性信号填充，采用脂肪抑制技术可以更好地显示。复杂肠管内的放射状信号与肠道牵拉和收缩有关[67]。肠系膜或肠周脂肪内不均匀、模糊的长 T_2 类软组织肿块区是典型的蜂窝织炎（图 23.17）。脓肿表现为壁外的管腔积液，有时也可含气（图 23.18）[45, 64]。

23.4.2 溃疡性结肠炎

溃疡性结肠炎是一种特发性的、以黏膜为基础的炎症性肠病，其特点是累及直肠，也可连续地向近端延伸累及多处结肠。直肠炎在活动性溃疡性结肠炎中非常普遍，在 35%～45% 的患者中可见全结肠炎，而累及到回肠末端（"逆流性回肠炎"）的仅占 5%[68]。

用 MRI 评估溃疡性结肠炎或克罗恩性结肠炎具有极佳的灵敏度、特异度和准确性。理想情况下，在 MRI 检查之前应进行结肠灌洗并充盈结肠[69]。通过使用 DWI 可以不必做口服药物和直肠准备，仍然可以保持准确性，特别是针对溃疡性结肠炎[70]。在鉴别结肠炎方面，DWI 也被证明具有增强序列相同的准确性。因此，对妊娠患者的结肠进行 MRI 评估，可以在没有外源性经口服、直肠或静脉对比剂给药的情况下进行，而不会降低诊断能力[70]。

溃疡性结肠炎的影像学表现因严重程度和慢性炎症而多变。从轻度到重度，成像特征可能表现为肠壁轻微增厚及扩展性降低，或肠壁广泛增厚（无论怎样，都不如克罗恩病那么明显），再到肠壁水肿、正常的黏膜皱襞丧失。溃疡是这种疾病的典型特征（必要条件），轻者可表现为黏膜粗糙，重者表现为黏膜缺损。壁间水肿但黏膜完整可呈息肉样外观，这一发现被称为假息肉。严重病变可见结肠周围水肿、小血管充血及结肠周围淋巴结，但浆膜表面通常保持光滑且轮廓分明。这与克罗恩病相反，克罗恩病因其跨壁特性，导致浆膜不规整。长期结肠炎后可出现肠管展平、结肠袋消失，管腔狭窄和僵硬。结肠周围纤维脂肪增生，直肠周围间隙扩大[68]。

23.5 缺血性肠病

缺血性肠病最常见于全身动脉粥样硬化的情况，易将患病人群范围缩小到老年人群。人们已经认识到，年轻人也可以患有一种缺血性肠病，通常是短暂的、良性的、具有自限性和不会复发。这些患者出现相似的左侧腹痛、恶心、呕吐和出血性腹泻等特征。虽然通常是健康人群，但一些患有缺血性肠病的年轻人有潜在的血管炎、糖尿病或凝血病。药物可使患者易患短暂性缺血性肠病，而在年轻的女性群体中，发现口服避孕药使相对风险增加了 6 倍。虽然生理学上还未得到证实，但考虑报告的缺血性肠道病例与使用普瑞马林有关，雌激素被认为是罪魁祸首，导致高凝状态。鉴于这种假设，我们有理由认为，除老年期外，妊娠期也是缺血性肠病的高发期[71, 72]。

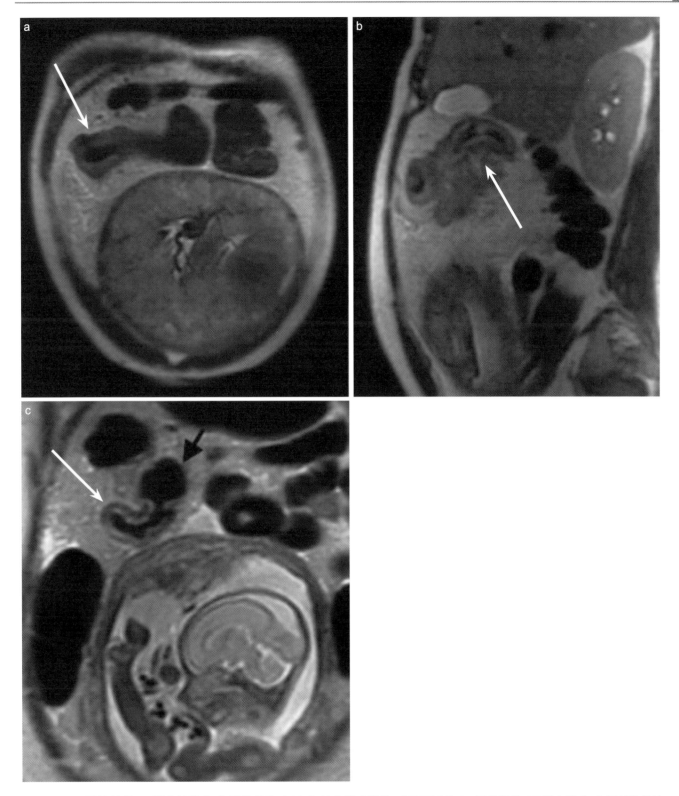

图 23.14　30 周孕龄的 33 岁女性的（a）冠状位和（b）矢状位单次激发 FSE T₂WI 和 25 周孕龄的 37 岁女性（c）冠状位单次激发 FSE T₂WI 显示右上腹内有活动性节段性小肠炎症，周围壁增厚和壁水肿（白箭号）。还可见到上游肠道扩张和胀气（黑箭号）

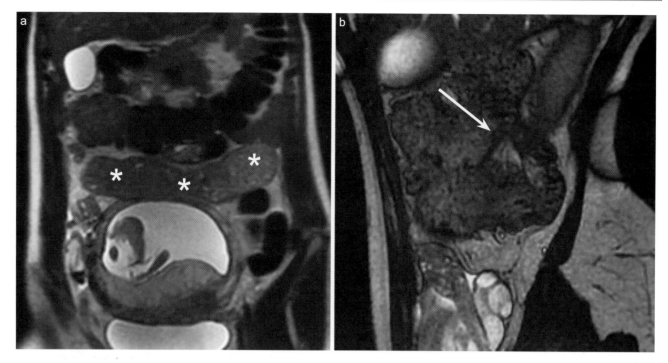

图 23.15   27 岁女性，有克罗恩病史，在妊娠 16 周时出现剧烈恶心和呕吐。（a）冠状位单次激发 FSE T₂WI 显示一含粪便的小肠祥，提示梗阻（星号）。（b）矢状位 SSFP 显示由于慢性炎症引起末端回肠（箭号）的牵拉和狭窄，导致部分小肠梗阻

使用 7T 对大鼠进行评估的研究，发现 MRI 是诊断缺血性肠病的可行方式[73]。随后将临床 MRI 与 CT、内镜和病理结果进行比较，证实了其准确性[74]。尽管缺乏特异性，但增强 MRI 可在正确的临床指导并充分预考虑基础上识别缺血性肠病。MRI 可以区分需要紧急手术干预的患者和能够支持治疗的患者。MRI 也可用于随访缺血性肠病患者。在这些检查中，MRI 可以替代侵入性和辐射性检查来进行对缺血性肠道的诊断和随访。

缺血性肠病在 MRI 上的表现是非特异性的，通常酷似炎性肠病或感染性疾病的表现。缺血性肠病表现为节段性肠壁增厚和肠壁水肿，伴有周围水肿和（或）渗出。病变肠壁在 T₂WI 上出现两层中等信号夹着一层高信号（靶征或晕征）的分层特征（图 23.19）。肠道的缺血段也可能扩张[67, 75]。肠道受累的分布和长度是可变的。缺血性结肠病特别容易受累的部分是脾曲，因为此处结肠边缘动脉纤细，有时缺乏连接肠系膜上、下动脉系统的结肠边缘动脉。由于肠系膜下动脉和下腹部动脉吻合口供血不足，

直肠乙状结肠交界处也存在风险[74]。

23.6   肠梗阻

妊娠期间肠道梗阻很罕见，发病率为 1/66000 ~ 1/1500。然而，其后果确实非常严重。并发症包括需要进行肠道切除（23%）、早产（62%）、产妇死亡（6%）和胎儿死亡（20% ~ 26%）[76-78]。不幸的是，常见的肠梗阻症状如恶心、呕吐和便秘与正常妊娠的症状重叠，因此当有腹痛和压痛时，在临床上，对妊娠患者必须考虑是否有肠梗阻。

妊娠期机械性肠梗阻发生率随着妊娠期胎龄的增加而增加[79]。原因包括粘连、肠扭转、肠套叠、肿瘤、疝和阑尾炎。迄今为止，粘连是最常见的病因（58%），尤其是那些有既往手术史的患者[80]。在妊娠期间，肠扭转的发病率也不成比例地高达 24%，而非妊娠妇女只有 3% ~ 5%[81, 82]。乙状结肠扭转是导致梗阻的原因之一，可以通过内镜或结肠镜技术进行减压和分离，而无需手术干预[83]。

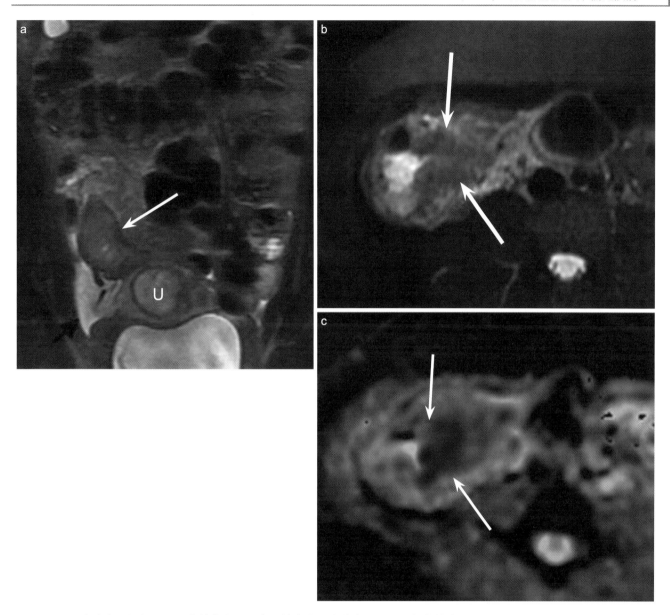

图 23.16　26 岁患者，妊娠 7 周，先前有克罗恩病，伴有右下腹疼痛。（a）冠状位单次激发 FSE T₂WI，（b）具有脂肪抑制的轴位单次激发 FSE T₂WI，和（c）轴位 ADC 图显示末端回肠的改变，有明显的壁增厚、壁水肿、广泛的周围炎症改变和扩散受限的液体（箭号），与活动性克罗恩病的跨壁炎症相一致。也可见妊娠子宫（U）

　　MRI，尤其是单次激发 T₂WI，被证明是一种很好的成像方式，可以在不使用口服或静脉对比剂的情况下确定小肠梗阻的位置和严重程度[84, 85]。无需口服或静脉对比剂的多平面 SSFP 成像，也已被证明可用于诊断妊娠期小肠梗阻和确定梗阻程度[86]。

　　在 MRI 上，肠梗阻导致肠扩张和梗阻以下肠祥减压。在病灶部位可能会发现一个突变点（图 23.20）。阻塞的肠道充满液体，通常在阻塞的节段中可见多个气液平面。并经常出现肠壁和肠系膜水肿以及腹水（图 23.21）。

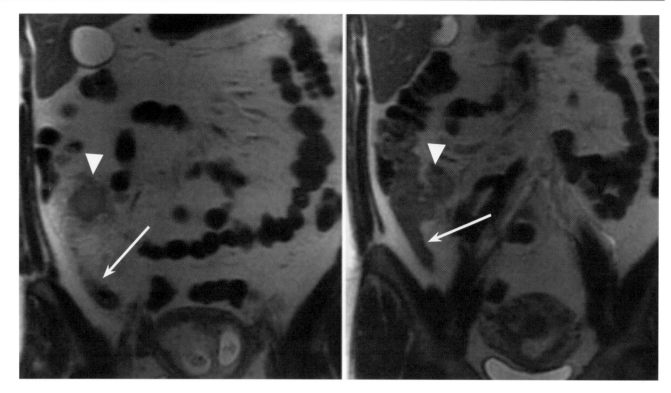

图 23.17　一名 37 岁怀有双胞胎的孕妇，11 周孕龄时的冠状位单次激发 FSE T₂WI 显示回肠末端炎症（箭号）和相邻的蜂窝织炎（箭头）

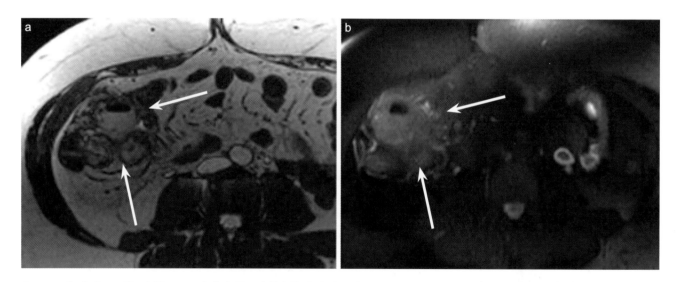

图 23.18　（a）在 37 岁、妊娠 11 周患有克罗恩病的妊娠患者的轴位 SSFP 图像和（b）具有脂肪抑制的单次激发 FSE T₂WI 上，在右下腹（箭号）显示液气平面，符合脓肿

23.7　肿瘤

　　肠道肿瘤在妊娠中很罕见，但可以用 MRI 来诊断和分期[87]。例如，尽管胃腺癌是世界上最常见的恶性肿瘤之一，但在妊娠期间仅诊断出 1% 的胃腺癌。即使在可进行手术的情况下，预后也很差。通过对原发肿瘤进行形态学分析（蕈伞型、凹陷型、溃疡或浸润型），MRI 有助于预后估算和决策管理。此外，MRI 可根据侵入深度确定 T 分期并评估淋巴结受累情况，其准确性等同于 CT 或更高（图 23.22）[88]。

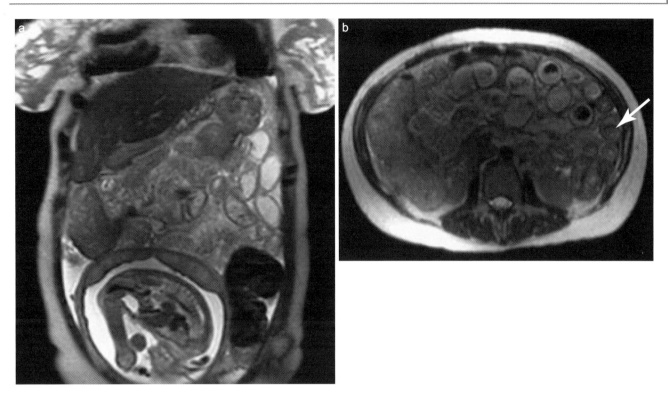

图 23.19　39 岁女性，妊娠 25 周，（a）冠状位和（b）轴位单次激发 FSE T₂WI。患者有剧烈腹痛，左腹部出现多个充满液体的扩张的小肠袢，并有壁分层（箭号），以及腹水。术中发现粘连性小肠扭转，导致缺血性肠病

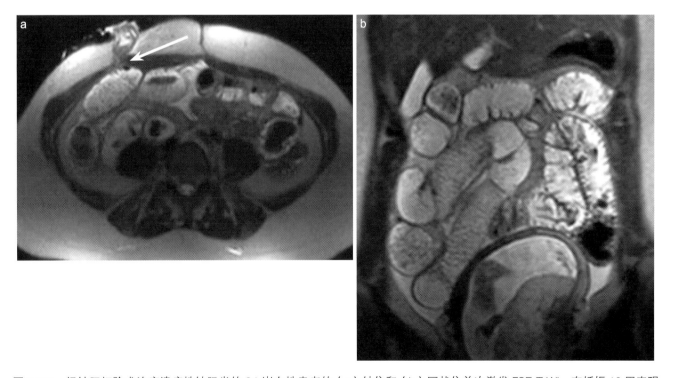

图 23.20　经结肠切除术治疗溃疡性结肠炎的 34 岁女性患者的（a）轴位和（b）冠状位单次激发 FSE T₂WI，在妊娠 16 周表现为弥漫扩张、充满液体的小肠袢和大量腹水，与小肠梗阻相符。在右下腹回肠造口处注意肠道压力突然减低（箭号）

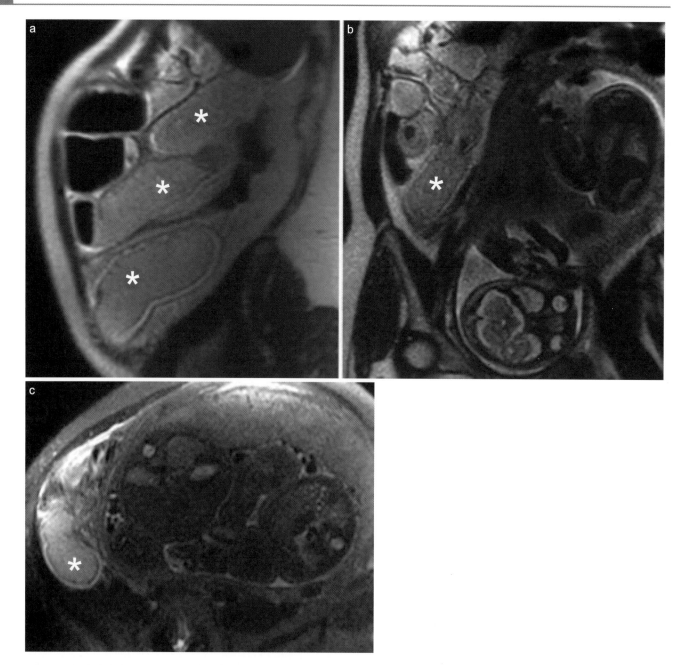

图 23.21 （a）在妊娠 33 周的 36 岁双胎孕妇的矢状位和（b）冠状位单次激发 FSE T₂WI，以及（c）具有脂肪抑制的轴位单次激发 FSE T₂WI 中，可见右下腹膨胀的、充满液体的小肠环（星号），伴有壁水肿和周围腹水。术中证实梗阻的病因是粘连

　　妊娠期间结直肠癌极其罕见，约占妊娠的 0.002%[89]。尽管它很罕见，但结直肠癌在妊娠期恶性肿瘤发病率中排第 8 位。无论是诊断和治疗都极具挑战性，往往需考虑胎儿胎龄。典型的隐匿性腹痛、贫血、直肠出血、排便习惯改变、恶心和呕吐等症状通常被妊娠掩盖，导致诊断延迟和预后不良[90]。在妊娠期间诊断为结直肠癌的妇女的平均生存期仅为 5 个月[91]。直肠是最常见的受累部位，通常在妊娠中期或妊娠晚期的第 3 阶段出现[92]。

　　结直肠癌的影像诊断模式的选择需考虑到对胎儿健康的影响。比如，CT 由于其电离辐射而被避免使用。超声可用于已知直肠癌的局部分期，但在整体范围内不可靠。柔韧的直肠乙状结肠镜检查可能是首选，并具有一些非增强 MRI 的潜在功能[93]。对

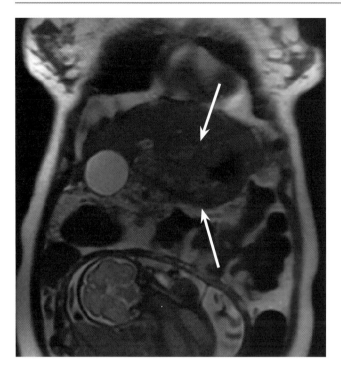

图 23.22　一名柬埔寨 47 岁患者，妊娠 28 周，冠状位单次激发快速自旋回波 T₂WI 显示远端胃（箭号）上广泛浸润性肿块

于通过 MRI 进行直肠癌的术前评估，关键序列是肿瘤呈直角平面上的高分辨率 T₂WI。该序列显示肿瘤

为稍高于肠壁信号的软组织影，而相对于周围脂肪为低信号（图 23.23）[94]。该序列也可用于确定肿瘤侵入到壁和壁外组织的程度，从而实现肿瘤分期。MRI 还可以可靠地评估肿瘤与直肠系膜筋膜的接近程度以及盆腔侧壁和肛门括约肌的受累情况，这些结果对确定治疗选择至关重要 [95]。DWI 可能有助于肿瘤的定位，但由于其对肠道气体的高灵敏度而受到限制。DWI 可能对鉴别盆腔淋巴结病变最为有用，但不能准确区分恶性和良性增生结节 [95]。

如果决定终止妊娠以便对母体进行更积极的治疗，可以扩大成像选择范围，包括所有可供非妊娠人群使用的方法，如包括使用静脉注射钆对比剂，这将突出显示异常增强的区域。

23.8　憩室炎

获得性结肠憩室是管腔内压力增加和结肠壁变薄导致肠壁外凸的后遗症。在西方老年人群中，憩室病很常见，80 岁以上人群的患病率为 75%，其中五分之一可能表现为并发阻塞性憩室炎 [96]。在年轻人中，憩室病很少发生，因此憩室炎极为罕见 [97]。在妊娠中，憩室炎仅在个别病例中有报告。无论如

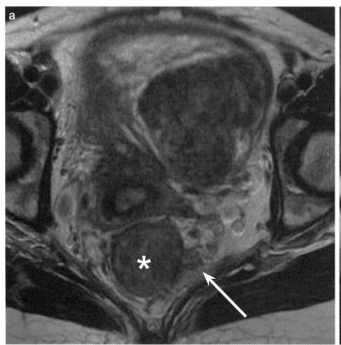
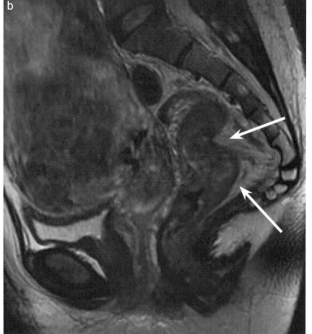

图 23.23　42 岁女性，妊娠 25 周。（a）轴位和（b）矢状位单次激发快速自旋回波 T₂WI，显示超出固有肌层的中段直肠肿块（星号）进入相邻的直肠系膜脂肪（箭号）。结果与 3 期直肠癌一致

何，在任何年龄，包括生育年龄，都可以看到憩室炎，尤其是鉴于西方目前的肥胖流行趋势和广泛的低纤维饮食。

一般人群中 MRI 诊断憩室炎和相关并发症的灵敏度和特异度分别为 86% ~ 94% 和 88% ~ 92%[63]。憩室炎的 MRI 表现与 CT 相似。局限的结肠壁增厚伴周围脂肪模糊紊乱，其中包括至少一个憩室，通常位于炎症的中心（图 23.24）。管腔外积液和积气是穿孔的征象，尽管 MRI 对小气灶的检测灵敏度有限。瘘管也可作为憩室炎的并发症而形成，通常在多平面 T2WI 上表现为瘘管内线状高信号影[98, 99]。

23.9   原发性肠脂垂炎

肠脂垂为腹膜移行为结肠带上的含脂肪囊，分布在盲肠到乙状结肠范围。尽管功能未知，但它们的多样性、带蒂形态和来自结肠动脉分支的血供不稳定易使这些结节扭转和梗死。这种情况最常发生在 20 ~ 50 岁肥胖患者的左下腹[100]。虽然有症状，但通常有自限性，可用药物治疗疼痛，预计在症状发作的 1 周内痊愈。

目前，关于妊娠期肠脂垂炎的发病率、治疗和结局的文献很少。由于该疾病一般无需手术，因此在妊娠期间的腹痛还需考虑到其他胃肠道疾病。

在 MRI 上，急性肠脂垂炎可被定义为以结肠旁脂肪为中心的局部炎症（图 23.25）。一个卵圆形病灶直径达几厘米，并具有脂肪的信号特征（在 T1WI 上呈高信号，在脂肪抑制像上信号降低），高度提示为肠脂垂。脏腹膜的边缘通常在 T1WI 和 T2WI 上表现为低信号。T1 或 T2WI 上的中心低信号点可能反映供血动脉血栓形成或中心坏死[100]。

以脂肪样病变为中心的结肠周围炎症是一个简单的鉴别诊断要点。首先，网膜局灶性梗死具有相似的临床和影像学特征。一个显著的特点是网膜的位置，与肠脂垂炎相比，结肠内侧以及大片网膜受累。当严重时，网膜梗死也可以保守治疗。其次，继发于其他疾病的肠脂垂炎，如憩室炎或阑尾炎，一般不考虑。在继发性肠脂垂炎中，尽管发现了肠系膜旁含有脂肪的结节并伴有周围炎性改变，应该注意到炎症中心是邻近的肠道，主要征象为肠壁增厚、水肿和炎症[101]。

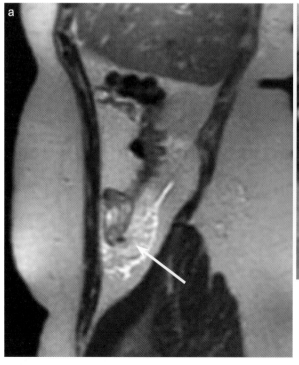
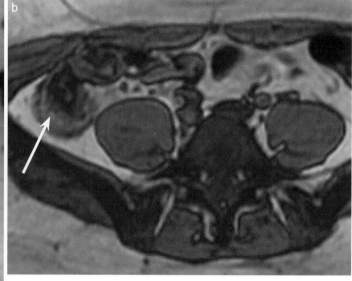

图 23.24　29 岁患者，妊娠 9 周，伴右下腹痛。（a）矢状位单次激发 FSE T2WI 和（b）轴位 SSFP 图像显示憩室周围的炎性改变（箭号），符合盲肠憩室炎

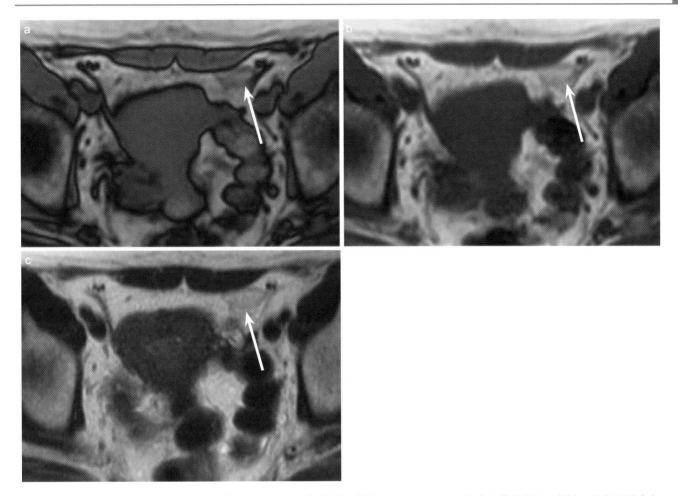

图 23.25　轴位（a）反相位和（b）同相位 T₁WI GRE 和（c）单次激发 SFE T₂WI 显示，盆腔左前份邻近乙状结肠的卵圆形病变，其内部信号特征为脂肪信号，周围边缘为低信号（箭号），与肠脂垂炎相符

结　论

妊娠中常见和罕见的胃肠道病变的诊断较复杂，并且通常取决于影像学诊断。MRI 由于其无电离辐射、多平面成像能力和出色的软组织对比度的优点，正在成为妊娠期间评估肠道病变的主要成像方式。然而，妊娠也给母体肠道 MRI 带来了许多挑战，其中一些挑战可以通过使用快速、个性化的 MRI 方案来解决，比如自主屏气序列和超快速序列。利用相对较新的序列，如 DWI，能够提高肠道疾病的鉴别能力和发现新的特征，而且不需要静脉或口服对比剂。随着未来 MRI 序列发展的进步，使用 MRI 诊断妊娠各种肠道疾病的准确性无疑将继续提高。

（Elena Resnick and Karen Lee　著）

参考文献

1. Rapp EJ, Naim F, Kadivar K, Davarpanah A, Cornfeld D (2013) Integrating MR imaging into the clinical workup of pregnant patients suspected of having appendicitis is associated with a lower negative laparotomy rate: single-institution study. Radiology 267(1):137–144

2. Avcu S, Çetin FA, Arslan H, Kemik Ö, Dülger AC (2013) The value of diffusion-weighted imaging and apparent diffusion coefficient quantification in the diagnosis of perforated and nonperforated appendicitis. Diagn Interv Radiol 19(2):106–110

3. Inci E, Hocaoglu E, Aydin S, Palabiyik F, Cimilli T, Turhan AN, Aygün E (2011) Efficiency of unenhanced MRI in the diagnosis of acute appendicitis: comparison with Alvarado scoring system and histopathological results. Eur J Radiol 80(2):253–258

4. Jang KM, Kim SH, Choi D, Lee SJ, Rhim H, Park MJ (2011) The value of 3D T1-weighted gradient-echo MR imaging for evaluation of the appendix during pregnancy: preliminary results. Acta Radiol 52(8):825–828

5. Cobben L, Groot I, Kingma L, Coerkamp E, Puylaert J, Blickman J (2009) A simple MRI protocol in patients with clinically suspected appendicitis: results in 138 patients and effect on outcome of

appendectomy. Eur Radiol 19(5):1175–1183

6. Nikolaidis P, Hammond N, Marko J, Miller FH, Papanicolaou N, Yaghmai V (2006) Incidence of visualization of the normal appendix on different MRI sequences. Emerg Radiol 12(5):223–226

7. Dewhurst C, Beddy P, Pedrosa I (2013) MRI evaluation of acute appendicitis in pregnancy. J Magn Reson Imaging 37(3):566–575

8. Israel GM, Malguria N, McCarthy S, Copel J, Weinreb J (2008) MRI vs ultrasound for suspected appendicitis during pregnancy. J Magn Reson Imaging 28(2):428–433

9. Singh AK, Desai H, Novelline RA (2009) Emergency MRI of acute pelvic pain: MR protocol with no oral contrast. Emerg Radiol 16(2):133–141

10. Expert Panel on MR Safety; Kanal E, Barkovich AJ, Bell C, Borgstede JP, Bradley WG Jr, Froelich JW, Gimbel JR, Gosbee JW, Kuhni-Kaminski E, Larson PA, Lester JW Jr, Nyenhuis J, Schaefer DJ, Sebek EA, Weinreb J, Wilkoff BL, Woods TO, Lucey L, Hernandez D (2013) ACR guidance document on MR safe practices: 2013. J Magn Reson Imaging 37(3):501–530

11. Leeuwenburgh MM, Jensch S, Gratama JW, Spilt A, Wiarda BM, Van Es HW, Cobben LP, Bossuyt PM, Boermeester MA, Stoker J, OPTIMAP Study Group (2014) MRI features associated with acute appendicitis. Eur Radiol 24(1):214–222

12. Tracey M, Fletcher HS (2000) Appendicitis in pregnancy. Am Surg 66(6):555–559; discussion 559–60

13. Brown JJ, Wilson C, Coleman S, Joypaul BV (2009) Appendicitis in pregnancy: an ongoing diagnostic dilemma. Colorectal Dis 11(2):116–122

14. McGory ML, Zingmond DS, Tillou A, Hiatt JR, Ko CY, Cryer HM (2007) Negative appendectomy in pregnant women is associated with a substantial risk of fetal loss. J Am Coll Surg 205(4):534–540

15. Conron RW Jr, Abbruzzi K, Cochrane SO, Sarno AJ, Cochrane PJ (1999) Laparoscopic procedures in pregnancy. Am Surg 65(3):259–263

16. Rosen MP, Ding A, Blake MA, Baker ME, Cash BD, Fidler JL, Grant TH, Greene FL, Jones B, Katz DS, Lalani T, Miller FH, Small WC, Spottswood S, Sudakoff GS, Tulchinsky M, Warshauer DM, Yee J, Coley BD (2011) ACR Appropriateness Criteria® right lower quadrant pain–suspected appendicitis. J Am Coll Radiol 8(11):749–755

17. Pedrosa I, Lafornara M, Pandharipande PV, Goldsmith JD, Rofsky NM (2009) Pregnant patients suspected of having acute appendicitis: effect of MR imaging on negative laparotomy rate and appendiceal perforation rate. Radiology 250(3):749–757

18. Incesu L, Coskun A, Selcuk MB, Akan H, Sozubir S, Bernay F (1997) Acute appendicitis: MR imaging and sonographic correlation. AJR Am J Roentgenol 168(3):669–674

19. Blumenfeld YJ, Wong AE, Jafari A, Barth RA, El-Sayed YY (2011) MR imaging in cases of antenatal suspected appendicitis–a meta-analysis. J Matern Fetal Neonatal Med 24(3):485–488

20. Oto A, Ernst RD, Ghulmiyyah LM, Nishino TK, Hughes D, Chaljub G, Saade G (2009) MR imaging in the triage of pregnant patients with acute abdominal and pelvic pain. Abdom Imaging 34(2):243–250

21. Pedrosa I, Levine D, Eyvazzadeh AD, Siewert B, Ngo L, Rofsky NM (2006) MR imaging evaluation of acute appendicitis in pregnancy. Radiology 238(3):891–899

22. Baron KT, Arleo EK, Robinson C, Sanelli PC (2012) Comparing the diagnostic performance of MRI versus CT in the evaluation of acute nontraumatic abdominal pain during pregnancy. Emerg Radiol 19(6):519–525

23. Nikolaidis P, Hwang CM, Miller FH, Papanicolaou N (2004) The nonvisualized appendix: incidence of acute appendicitis when secondary inflammatory changes are absent. AJR Am J Roentgenol 183(4):889–892

24. Vu L, Ambrose D, Vos P, Tiwari P, Rosengarten M, Wiseman S (2009) Evaluation of MRI for the diagnosis of appendicitis during pregnancy when ultrasound is inconclusive. J Surg Res 156(1):145–149

25. Lee KS, Rofsky NM, Pedrosa I (2008) Localization of the appendix at MR imaging during pregnancy: utility of the cecal tilt angle. Radiology 249(1):134–141

26. Furey EA, Bailey AA, Pedrosa I (2014) Magnetic resonance imaging of acute abdominal and pelvic pain in pregnancy. Top Magn Reson Imaging 23(4):225–242

27. Leeuwenburgh MM, Wiarda BM, Bipat S, Nio CY, Bollen TL, Kardux JJ, Jensch S, Bossuyt PM, Boermeester MA, Stoker J (2012) Acute appendicitis on abdominal MR images: training readers to improve diagnostic accuracy. Radiology 264(2):455–463

28. Leeuwenburgh MM, Wiezer MJ, Wiarda BM, Bouma WH, Phoa SS, Stockmann HB, Jensch S, Bossuyt PM, Boermeester MA, Stoker J, OPTIMAP Study Group (2014) Accuracy of MRI compared with ultrasound imaging and selective use of CT to discriminate simple from perforated appendicitis. Br J Surg 101(1):e147–e155

29. Giorgakis E, Karydakis V, Farghaly A (2012) Perforated endometrial appendicitis in pregnancy. Hippokratia 16(2):181–183

30. Gustofson RL, Kim N, Liu S, Stratton P (2006) Endometriosis and the appendix: a case series and comprehensive review of the literature. Fertil Steril 86(2):298–303

31. Barrier BF, Frazier SR, Brennaman LM, Taylor JC, Ramshaw BJ (2008) Catamenial appendicitis. Obstet Gynecol 111(2 Pt 2):558–561

32. Faucheron JL, Pasquier D, Voirin D (2008) Endometriosis of the vermiform appendix as an exceptional cause of acute perforated appendicitis during pregnancy. Colorectal Dis 10(5):518–519

33. Perez CM, Minimo C, Margolin G, Orris J (2007) Appendiceal endometriosis presenting as acute appendicitis during pregnancy. Int J Gynaecol Obstet 98(2):164–167

34. Dimitriadis PA, Makar RR, Kingston G, Farouk R (2013) Appendiceal endometriosis and carcinoid presented as acute appendicitis in pregnancy: a rare case report and review of the literature. Case Rep Obstet Gynecol 2013:360459

35. Gini PC, Chukudebelu WO, Onuigbo WI (1981) Perforation of the appendix during pregnancy: a rare complication of endometriosis. Case report. Br J Obstet Gynaecol 88(4):456–458

36. Nakatani Y, Hara M, Misugi K, Korehisa H (1987) Appendiceal endometriosis in pregnancy. Report of a case with perforation and review of the literature. Acta Pathol Jpn 37(10):1685–1690

37. Yantiss RK, Clement PB, Young RH (2001) Endometriosis of the intestinal tract: a study of 44 cases of a disease that may cause diverse challenges in clinical and pathologic evaluation. Am J Surg Pathol 25(4):445–454

38. Rousset P, Peyron N, Charlot M, Chateau F, Golfier F et al (2014) Bowel endometriosis: preoperative diagnostic accuracy of 30-T MR enterography–initial results. Radiology 273(1):117–124

39. Yoon J, Lee YS, Chang HS, Park CS (2014) Endometriosis of the appendix. Ann Surg Treat Res 87(3):144–147

40. Tsuda M, Yamashita Y, Azuma S, Akamatsu T, Seta T, Urai S, Uenoyama Y, Deguchi Y, Ono K, Chiba T (2013) Mucocele of the appendix due to endometriosis: a rare case report. World J Gastroenterol 19(30):5021–5024

41. Ruiz-Tovar J, Teruel DG, Castiñeiras VM, Dehesa AS, Quindós PL, Molina EM (2007) Mucocele of the appendix. World J Surg 31(3):542–548

42. Misdraji J, Yantiss RK, Graeme-Cook FM, Balis UJ, Young RH (2003) Appendiceal mucinous neoplasms: a clinicopathologic analysis of 107 cases. Am J Surg Pathol 27(8):1089–1103

43. Misdraji J (2010) Appendiceal mucinous neoplasms: controversial issues. Arch Pathol Lab Med 134(6):864–870

44. Puvaneswary M, Proietto A (2006) Mucocele of the appendix with magnetic resonance imaging findings. Australas Radiol 50(1):71–74

45. Pedrosa I, Zeikus EA, Levine D, Rofsky NM (2007) MR imaging of acute right lower quadrant pain in pregnant and nonpregnant patients. Radiographics 27(3):721–743; discussion 743–753

46. Bennett GL, Tanpitukpongse TP, Macari M et al (2009) CT diagnosis of mucocele of the appendix in patients with acute appendicitis. AJR Am J Roentgenol 192:W103–W110

47. Mourad FH, Hussein M, Bahlawan M, Haddad M, Tawil A (1999) Intestinal obstruction secondary to appendiceal mucocele. Dig Dis

Sci 44(8):1594–1599

48. Soweid AM, Clarkston WK, Andrus CH, Janney CG (1998) Diagnosis and management of appendiceal mucoceles. Dig Dis 16(3):183–186

49. Johnston RD, Logan RF (2008) What is the peak age for onset of IBD? Inflamm Bowel Dis 14(Suppl 2):S4–S5

50. Nielsen OH, Andreasson B, Bondesen S, Jarnum S (1983) Pregnancy in ulcerative colitis. Scand J Gastroenterol 18(6):735–742

51. Rogers RG, Katz VL (1995) Course of Crohn's disease during pregnancy and its effect on pregnancy outcome: a retrospective review. Am J Perinatol 12(4):262–264

52. Pedersen N, Bortoli A, Duricova D, D Inca R, Panelli MR, Gisbert JP, Zoli G, López-Sanromán A, Castiglione F, Riegler G, Annese V, Gionchetti P, Prada A, Pont ED, Timmer A, Felley C, Shuhaibar M, Tsianos EV, Dejaco C, Baert FJ, Jess T, Lebech M, Hommes DW, Munkholm P, European Crohn-Colitis Organisation-ECCO-Study Group of Epidemiology Committee-EpiCom (2013) The course of inflammatory bowel disease during pregnancy and postpartum: a prospective European ECCO-EpiCom Study of 209 pregnant women. Aliment Pharmacol Ther 38(5):501–512

53. Ilnyckyji A, Blanchard JF, Rawsthorne P, Bernstein CN (1999) Perianal Crohn's disease and pregnancy: role of the mode of delivery. Am J Gastroenterol 94(11):3274–3278

54. Smink M, Lotgering FK, Albers L, de Jong DJ (2011) Effect of childbirth on the course of Crohn's disease; results from a retrospective cohort study in the Netherlands. BMC Gastroenterol 11:6

55. Beniada A, Benoist G, Maurel J, Dreyfus M (2005) Inflammatory bowel disease and pregnancy: report of 76 cases and review of the literature. J Gynecol Obstet Biol Reprod (Paris) 34(6):581–588

56. Beaulieu DB, Kane S (2011) Inflammatory bowel disease in pregnancy. World J Gastroenterol 17(22):2696–2701

57. Stern MD, Kopylov U, Ben-Horin S, Apter S, Amitai MM (2014) Magnetic resonance enterography in pregnant women with Crohn's disease: case series and literature review. BMC Gastroenterol 14:146

58. Panes J, Bouhnik Y, Reinisch W, Stoker J, Taylor SA, Baumgart DC, Danese S, Halligan S, Marincek B, Matos C, Peyrin-Biroulet L, Rimola J, Rogler G, van Assche G, Ardizzone S, Ba-Ssalamah A, Bali MA, Bellini D, Biancone L, Castiglione F, Ehehalt R, Grassi R, Kucharzik T, Maccioni F, Maconi G, Magro F, Martín-Comín J, Morana G, Pendsé D, Sebastian S, Signore A, Tolan D, Tielbeek JA, Weishaupt D, Wiarda B, Laghi A (2013) Imaging techniques for assessment of inflammatory bowel disease: joint ECCO and ESGAR evidence-based consensus guidelines. J Crohns Colitis 7(7):556–585

59. Ziech ML, Bossuyt PM, Laghi A, Lauenstein TC, Taylor SA, Stoker J (2012) Grading luminal Crohn's disease: which MRI features are considered as important? Eur J Radiol 81(4):e467–e472

60. Rimola J, Ordás I, Rodriguez S, García-Bosch O, Aceituno M, Llach J, Ayuso C, Ricart E, Panés J (2011) Magnetic resonance imaging for evaluation of Crohn's disease: validation of parameters of severity and quantitative index of activity. Inflamm Bowel Dis 17(8):1759–1768

61. Steward MJ, Punwani S, Proctor I, Adjei-Gyamfi Y, Chatterjee F, Bloom S, Novelli M, Halligan S, Rodriguez-Justo M, Taylor SA (2012) Non-perforating small bowel Crohn's disease assessed by MRI enterography: derivation and histopathological validation of an MR-based activity index. Eur J Radiol 81(9):2080–2088

62. Spalluto LB, Woodfield CA, DeBenedectis CM, Lazarus E (2012) MR imaging evaluation of abdominal pain during pregnancy: appendicitis and other nonobstetric causes. Radiographics 32(2):317–334

63. Furukawa A, Saotome T, Yamasaki M et al (2004) Cross-sectional imaging in Crohn disease. Radiographics 24:689–702

64. Siddiki H, Fidler J (2009) MR imaging of the small bowel in Crohn's disease. Eur J Radiol 69:409–417

65. Ream JM, Dillman JR, Adler J, Khalatbari S, McHugh JB, Strouse PJ, Dhanani M, Shpeen B, Al-Hawary MM (2013) MRI diffusion-weighted imaging (DWI) in pediatric small bowel Crohn disease: correlation with MRI findings of active bowel wall inflammation. Pediatr Radiol 43(9):1077–1085

66. Neubauer H, Pabst T, Dick A, Machann W, Evangelista L, Wirth C, Köstler H, Hahn D, Beer M (2013) Small-bowel MRI in children and young adults with Crohn disease: retrospective head-to-head comparison of contrast-enhanced and diffusion-weighted MRI. Pediatr Radiol 43(1):103–114

67. Martin DR, Danrad R, Herrmann K et al (2005) Magnetic resonance imaging of the gastrointestinal tract. Top Magn Reson Imaging 16:77–98

68. Rimola J, Rodríguez S, García-Bosch O, Ricart E, Pagès M, Pellisé M, Ayuso C, Panés J (2009) Role of 30-T MR colonography in the evaluation of inflammatory bowel disease. Radiographics 29(3):701–719

69. Ordás I, Rimola J, García-Bosch O, Rodríguez S, Gallego M, Etchevers MJ, Pellisé M, Feu F, González-Suárez B, Ayuso C, Ricart E, Panés J (2013) Diagnostic accuracy of magnetic resonance colonography for the evaluation of disease activity and severity in ulcerative colitis: a prospective study. Gut 62(11):1566–1572

70. Oussalah A, Laurent V, Bruot O, Bressenot A, Bigard MA, Régent D, Peyrin-Biroulet L (2010) Diffusion-weighted magnetic resonance without bowel preparation for detecting colonic inflammation in inflammatory bowel disease. Gut 59(8):1056–1065

71. Okamoto Y, Fujii M, Tateiwa S, Sakai T, Ochi F, Sugano M, Oshiro K, Okabayashi Y, Maeda (2003) A case of ischemic colitis during pregnancy. J Gastroenterol 38(12):1195–1197

72. Frossard JL, Spahr L, Queneau PE, Armenian B, Bründler MA, Hadengue A (2001) Ischemic colitis during pregnancy and contraceptive medication. Digestion 64(2):125–127

73. Iacobellis F, Berritto D, Somma F, Cavaliere C, Corona M, Cozzolino S, Fulciniti F, Cappabianca S, Rotondo A, Grassi R (2012) Magnetic resonance imaging: a new tool for diagnosis of acute ischemic colitis? World J Gastroenterol 18(13):1496–1501

74. Mazzei MA, Guerrini S, Cioffi Squitieri N, Imbriaco G, Chieca R, Civitelli S, Savelli V, Mazzei FG, Volterrani L (2013) Magnetic resonance imaging: is there a role in clinical management for acute ischemic colitis? World J Gastroenterol 19(8):1256–1263

75. Pedrosa I, Rofsky NM (2003) MR imaging in abdominal emergencies. Radiol Clin North Am 42:1243–1273

76. Perdue PW, Johnson HW Jr, Stafford PW (1992) Intestinal obstruction complicating pregnancy. Am J Surg 164(4):384–388

77. Kalu E, Sherriff E, Alsibai MA, Haidar M (2006) Gestational intestinal obstruction: a case report and review of literature. Arch Gynecol Obstet 274(1):60–62

78. Connolly MM, Unti JA, Nora PF (1995) Bowel obstruction in pregnancy. Surg Clin North Am 75(1):101–113

79. Stukan M, Kruszewski Wiesław J, Dudziak M, Kopiejć A, Preis K (2013) Intestinal obstruction during pregnancy. Ginekol Pol 84(2):137–141

80. Unal A, Sayharman SE, Ozel L, Unal E, Aka N, Titiz I, Kose G (2011) Acute abdomen in pregnancy requiring surgical management: a 20-case series. Eur J Obstet Gynecol Reprod Biol 159(1):87–90

81. Gaikwad A, Ghongade D, Kittad P (2010) Fatal midgut volvulus: a rare cause of gestational intestinal obstruction. Abdom Imaging 35(3):288–290

82. Nameirakpam S, Keishing S, Laishram J, Devi SR (2014) Small intestine ischaemia due to volvulus during pregnancy. J Clin Diagn Res 8(4):ND01–ND02

83. Alshawi JS (2005) Recurrent sigmoid volvulus in pregnancy: report of a case and review of the literature. Dis Colon Rectum 48(9):1811–1813

84. Regan F, Beall DP, Bohlman ME et al (1998) Fast MR imaging and the detection of small-bowel obstruction. AJR Am J Roentgenol 170:1465–1469

85. Leyendecker JR, Gorengaut V, Brown JJ (2004) MR imaging of maternal diseases of the abdomen and pelvis during pregnancy and the immediate postpartum period. Radiographics 24:1301–1316

86. McKenna DA, Meehan CP, Alhajeri AN et al (2007) The use of MRI to demonstrate small bowel obstruction during pregnancy. Br J Radiol 80:e11–e14

87. Masselli G, Polettini E, Laghi F, Monti R, Gualdi G (2014) Noninflammatory conditions of the small bowel. Magn Reson Imaging Clin N Am 22(1):51–65

88. Liu B, Ramalho M, AlObaidy M, Busireddy KK, Altun E et al (2014) Gastrointestinal imaging-practical magnetic resonance imaging approach. World J Radiol 6(8):544–566

89. Khodaverdi S, Kord Valeshabad A, Khodaverdi M (2013) A case of colorectal cancer during pregnancy: a brief review of the literature. Case Rep Obstet Gynecol 2013:626393

90. Walsh C, Fazio VW (1998) Cancer of the colon, rectum, and anus during pregnancy. The surgeon's perspective. Gastroenterol Clin North Am 27(1):257–267

91. Chan YM, Ngai SW, Lao TT (1999) Colon cancer in pregnancy. A case report. J Reprod Med 44(8):733–736

92. Bernstein MA, Madoff RD, Caushaj PF (1993) Colon and rectal cancer in pregnancy. Dis Colon Rectum 36(2):172–178

93. Toosi M, Moaddabshoar L, Malek-Hosseini SA, Sasani MR, Mokhtari M, Mohammadianpanah M (2014) Rectal cancer in pregnancy: a diagnostic and therapeutic challenge. J Egypt Natl Canc Inst 26(3):175–179

94. Iafrate F, Laghi A, Paolantonio P, Rengo M, Mercantini P, Ferri M, Ziparo V, Passariello R (2006) Preoperative staging of rectal cancer with MR imaging: correlation with surgical and histopathologic findings. Radiographics 26(3):701–714

95. Kaur H, Choi H, You YN, Rauch GM, Jensen CT, Hou P, Chang GJ, Skibber JM, Ernst RD (2012) MR imaging for preoperative evaluation of primary rectal cancer: practical considerations. Radiographics 32(2):389–409

96. Ferzoco LB, Raptopoulos V, Silen W (1998) Acute diverticulitis. N Engl J Med 338(21):1521–1526

97. Bodner J, Windisch J, Bale R, Wetscher G, Mark W (2005) Perforated right colonic diverticulitis complicating pregnancy at 37 weeks' gestation. Int J Colorectal Dis 20(4):381–382

98. Destigter KK, Keating DP (2009) Imaging update: acute colonic diverticulitis. Clin Colon Rectal Surg 22(3):147–155

99. Buckley O, Geoghegan T, McAuley G, Persaud T, Khosa F, Torreggiani WC (2007) Pictorial review: magnetic resonance imaging of colonic diverticulitis. Eur Radiol 17(1):221–227

100. Garg AG, Singh AK (2008) Inflammatory fatty masses of the abdomen. Semin Ultrasound CT MR 29(5):378–385

101. Sirvanci M, Balci NC, Karaman K, Duran C, Karakaş E (2002) Primary epiploic appendagitis: MRI findings. Magn Reson Imaging 20(1):137–139

第 24 章　妊娠期骨骼肌肉疾病 MRI

24.1　引言

妊娠、分娩及哺乳均可能导致各种骨骼肌肉疾病[1-9]。许多妊娠期发生的变化可能与骨骼肌肉疾病的发生相关，比如体重增加、体液潴留、对钙的需求增加、葡萄糖/胰岛素比例变化，这些变化可对骨和关节施加压力，尤其是会对腰椎和骨盆造成超负荷。事实上，妊娠会导致体重在短时间内大幅增加，这将极大地增加下肢骨骼的压力，因此大多数疾病都发生在妊娠后期[1]。最常见的症状是关节和神经压迫产生的疼痛，但这种疼痛也有可能源于血源性感染。

24.2　妊娠相关的下背部疼痛和骨盆带疼痛

妊娠相关的下背部疼痛和骨盆带疼痛十分常见，妊娠期的发病率约为 45%，产后的发病率约为 25%[2]。大多数情况下，这两种疼痛都是短期且有自限性的，即使有 8%～10% 的患者持续疼痛 1～2 年，但大多数患者在分娩后的数周或数月内就会恢复[2,6,10]。然而，大约有 25% 的孕妇出现剧烈疼痛，大约 8% 会留下重度残疾[2]。研究报告显示，越来越多的患者要求通过引产或剖宫产来减轻症状，这给母亲和婴儿都带来了潜在风险[4,11,12]。

这些症状通常出现于妊娠的第 18 周，但也可能出现得更早，也可能推迟到产后第 3 周出现[2,4,13,14]。

导致下背部疼痛和骨盆带疼痛的危险因素是高强度工作、既往下背部疼痛病史、与妊娠相关的下腰疼痛及骨盆带综合征病史等。虽然服用避孕药、与上次妊娠间隔时间、身高、体重、是否吸烟及年龄不是发病的影响因素[15]，但是对年轻女性或第一次妊娠的女性，以及有组织损伤可能的高龄或再次

妊娠的孕妇来说，发病的风险还是较高。这背后的机制可能与生物力学、创伤、激素、代谢和退行性变有关[16,17]。

妊娠期间，耻骨松弛激素（一种由黄体和蜕膜产生的多肽激素）水平上升会使韧带松弛，尤其是骨盆的关节处，从而导致耻骨联合和骶髂关节的增宽[16,17]。这将导致骨盆关节的运动及炎性变化，并改变从躯干到腿部的负载传输效能，增加关节的剪切力，从而降低了骨盆的稳定性[4,18]。在正常情况下，骨盆的稳定性是通过骶髂关节、耻骨联合、骶骨以及所有与骨盆相连的肌肉、筋膜和韧带的完整性获得的[19,20]。妊娠相关的下背部疼痛和骨盆带疼痛主要依靠临床诊断，然而，鉴别诊断需要影像学[21,22]。

超声已被用于测量耻骨联合处耻骨间隙的宽度，但症状的严重程度与分离程度之间没有相关性[17]。像 CT 这样的 X 射线成像技术在妊娠期间并不是理想的选择[4]。因此，在妊娠患者疼痛原因调查时，MRI 检查（图 24.1）对一些高度疑似异常的疾病是必要的，例如出现神经系统体征、提示骨髓炎的局部炎性征象（图 24.2）、病理性骨浸润（图 24.3）、神经症状或马尾综合征的出现，以排除椎间盘突出或其他原因导致的压迫性变化。由血源性播散及关节细菌感染导致的骶髂关节、耻骨联合骨髓炎或化脓性关节炎较少见，这种情况通常发生在产后早期，但也可能由于单纯的泌尿系统损伤或子宫内膜炎而在妊娠期间发生，金黄色葡萄球菌是最常见的致病菌[23-26]。一旦怀疑有骨髓炎或化脓性关节炎，应立即行 MRI 检查，以确认该炎症是否累及软骨下骨质及周围软组织，是否有积液或积脓。

24.2.1　下背部疼痛、椎间盘病变及坐骨神经痛

下背部疼痛是妊娠期及产后最常见的症状之一，妊娠期妇女发病率超过 50%[27,28]。其特点是腰

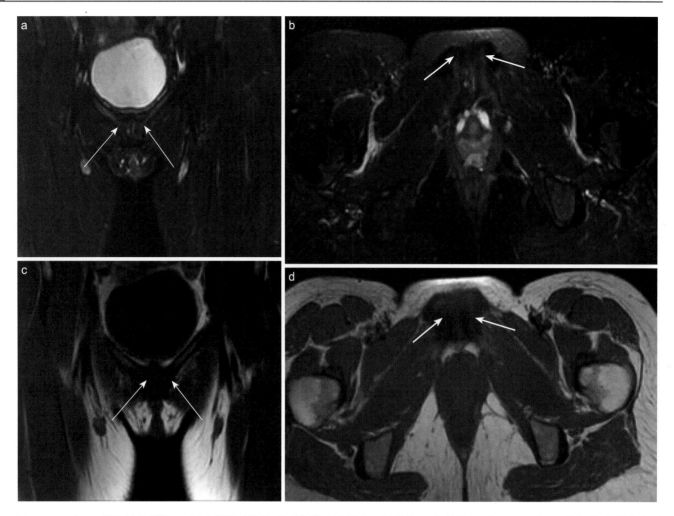

图 24.1　一名 32 岁女性在妊娠 20 周时出现耻骨炎,并反复发生耻骨痛。冠状位(a)、轴位(b)STIR 图像,冠状位(c)、轴位(d)MRI T₁WI, 显示耻骨联合处软骨下骨硬化(箭号),伴微小软骨下侵蚀,出现典型的耻骨不稳

部区域疼痛、前屈时加重并脊柱运动受限及竖脊肌触痛 [4, 19, 29]。

多个因素导致了妊娠期疼痛,包括腰椎前凸、来自妊娠子宫的直接压迫及松弛激素引起的韧带松弛。

脊柱的超负荷是由于体重的增加、身体重心的前移以及正常情况下起稳定脊柱作用的腹部肌肉的减少所致 [19, 20]。

女性真性坐骨神经痛发生率低于 1%[28]。临床诊断较容易, MRI 检查主要用在一些症状无法控制的病例上,特别是如果与椎管狭窄、强度和运动不足相关的病例 [1]。

椎间盘突出导致的神经根病在妊娠女性中的发病率约为 1/10000,在这些病例中,L5 或 S1 神经根通常受到横行压迫,同时大的中央型突出也可导致马尾神经综合征 [27, 28]。椎间盘突出是引起坐骨神经痛最常见

的原因,但一个罕见的原因可能是硬膜外静脉曲张压迫腰神经 [28, 30, 31]。硬膜外静脉作为无瓣膜静脉网的一部分,与下腔静脉、奇静脉和盆腔静脉相连,充血性心力衰竭、肝衰竭、肥胖、妊娠、腹部压迫及动静脉畸形均可导致硬膜外静脉扩张 [15, 27, 28, 32]。报告显示硬膜外静脉可引起神经根病、尿潴留、脊髓病变和下背部疼痛 [30-33]。

24.2.2　骨盆带疼痛综合征

在妊娠期和生育期,骨盆带疼痛很常见 [2-4]。骨盆带疼痛是由于臀部、骶髂关节和耻骨联合的超负荷,以及导致韧带松弛的松弛素增加所致 [16]。

疼痛通常定位于下脊柱,位于髂后嵴和臀沟之间,以骶髂关节为中心,向后辐射至大腿,但没有真性神经根分布特征 [15]。疼痛通常是间歇性的,也

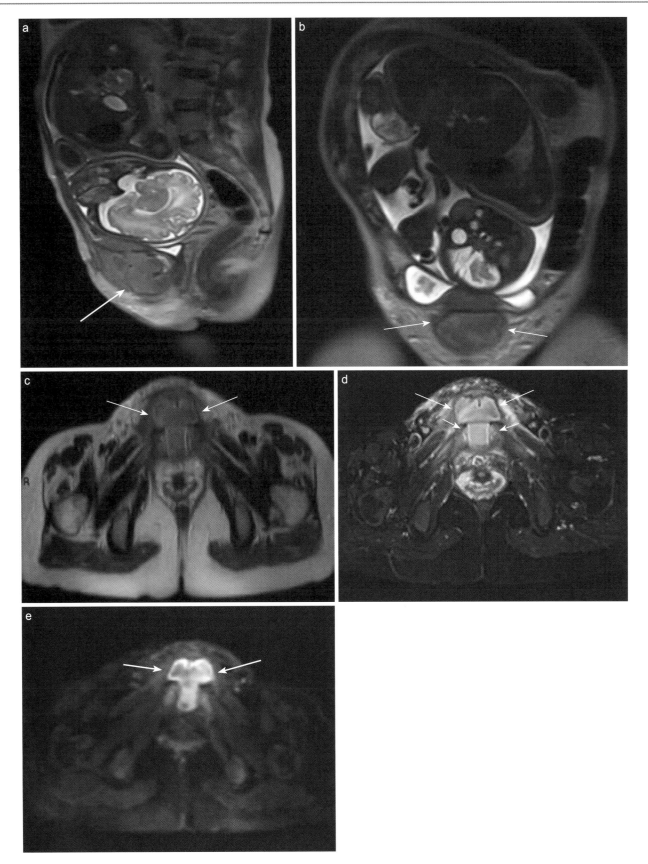

图 24.2　一名 35 岁女性耻骨骨髓炎并耻骨疼痛、发热、炎性标志物升高。矢状位（a）、冠状位（b）和轴位（c）T₂ 加权 HASTE 图像及轴位 STIR 图像（d）显示耻骨联合平面液性信号聚集（箭号），DWI（e）显示该区存在弥散受限，提示脓肿（箭号），这些征象符合骨髓炎改变

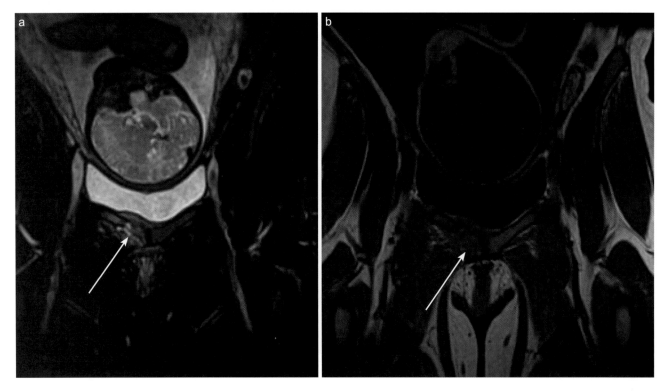

图 24.3　32 岁女性，妊娠 34 周患耻骨软骨肉瘤，并反复发生的耻骨痛。（a）冠状位 STIR 成像显示侵犯右侧耻骨及周围皮质的软组织肿块（箭号），注意小叶生长及扇形骨膜反应，（b）冠状位 T_1WI 序列显示骨破坏及皮质穿透（箭号）。分娩后经活检病理证实为软骨肉瘤

可能因为长时间保持一个姿势或简单运动（如走路、坐、站）而导致症状加重 [34]。这种情况通常在临床上很好评估，只有少数症状严重且不易控制的病例才需要接受影像学检查 [4, 27]。

耻骨联合的压力在妊娠期间会发生急剧变化，尤其是产后。即使是无症状的妊娠妇女，MRI 也能观察到软骨内的高含水量及副交感神经区的骨水肿 [35]。轻度增加的负荷便可损伤耻骨联合，目前将采用超声测量耻骨联合间隙超过 10 mm 或在耻骨联合区采集到液性信号作为诊断标准 [36]。

另一种罕见的情况是化脓性关节炎。它可累及骶髂关节或耻骨联合，通常是由于在分娩过程中，泌尿或生殖系感染导致的关节血源性感染所致（图 24.2）。然而，这种情况在妊娠期间很少发生 [23-26]。

24.2.3　尾骨痛

尾骨痛表现为坐姿时的尾骨区疼痛，分娩是其常见原因 [37]。尾骨痛通常在分娩后处于坐姿时出现，这种情况可以采用 X 线技术进行评估，能显示强直（与骶骨融合）、脱位、尾椎不稳（在过伸过屈位动

态摄片中角度大于 35°）[38]。但是当妊娠期出现尾骨痛，如短会阴患者 [37]，MRI 是最佳评估方法 [39]。MRI 脂肪抑制成像能很好地评估骨髓水肿和骶尾部关节周围软组织的改变，这些都可能为疼痛的来源（图 24.4）。

24.2.4　致密性髂骨炎

致密性髂骨炎是由于髂骨下侧靠近骶髂关节处的骨质硬化所致 [6, 40]。其在有妊娠史的女性中非常常见，但不是属于这个群体所独有的疾病 [41]。临床上，致密性髂骨炎表现为下背部疼痛和骶髂关节压痛，在需要与慢性骶髂关节炎鉴别时可行影像检查（图 24.5、图 24.6 和图 24.7）。

CT 能够很好地显示双侧骶髂关节髂骨侧的三角软骨下骨硬化 [42]。MRI 能显示沿髂骨翼的垂直骨折线，在 T_1WI、T_2WI 上为低信号，周围骨髓由于水肿呈 T_1WI 低信号、T_2WI 高信号 [1, 6]。

临床鉴别诊断包括炎性或感染性骶髂关节炎、腰椎退行性变及骶骨短暂性骨质疏松 [6]。对致密性髂骨炎较统一的诊断标准是：仅有骶髂关节沿髂骨

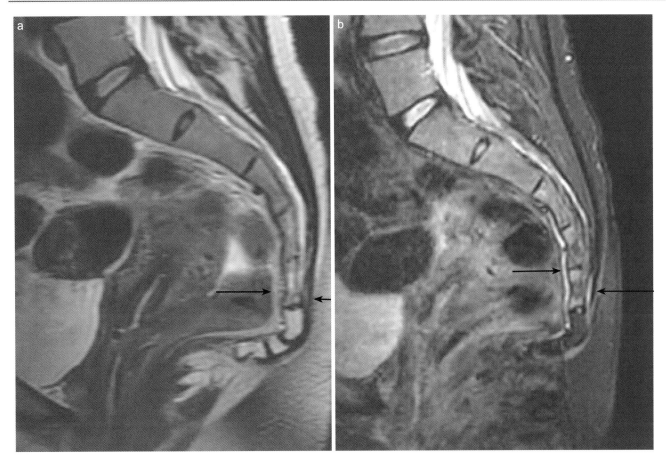

图 24.4　一名 29 岁女性在分娩 8 周后出现尾骨不稳并尾骨前倾。矢状位 FSE T₂WI（a）和 STIR（b）图像显示尾骨前后区高信号影，提示水肿（箭号）

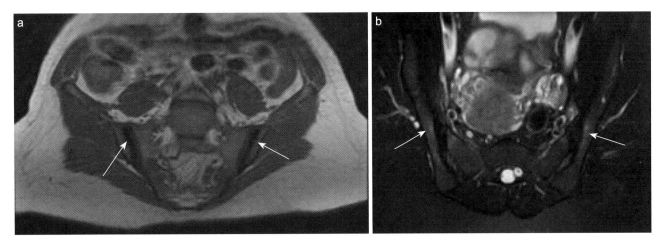

图 24.5　一名 38 岁女性的致密性髂骨炎，患者自述于妊娠 8 个月时出现进行性左骶部疼痛。斜轴位 T₁WI（a）和 STIR（b）采集于产后早期，显示严重的软骨下骨硬化（箭号），特别是髂骨面。轴斜位 STIR（b 图箭号）显示轻度骨髓水肿。注意没有骨侵蚀和反应性滑膜炎，可与慢性关节炎鉴别诊断

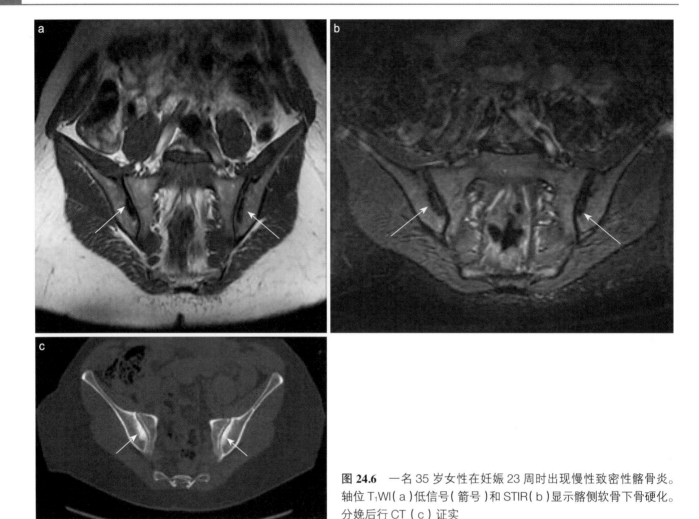

图 24.6   一名 35 岁女性在妊娠 23 周时出现慢性致密性髂骨炎。轴位 T₁WI（a）低信号（箭号）和 STIR（b）显示髂侧软骨下骨硬化。分娩后行 CT（c）证实

侧出现的软骨下骨质硬化；没有关节积液或侵蚀；并结合近期有无妊娠及分娩的临床病史[1]。致密性髂骨炎通常采取保守治疗，如卧床休息和服用止痛药，直至疼痛消失[40, 41]。

24.3   骨密度

在妊娠和哺乳期间，母体的钙平衡将发生明显变化[7]。目前一些研究数据有差异，有的研究报告认为骨密度随着钙向胎儿的转移而变化，同时肾对钙的重吸收减少，而另一些报告则认为因为雌激素水平增高，以及 1, 25- 二羟维生素 D 增加了肠道的钙吸收，以对抗骨质流失，所以骨密度没有改变，甚至增加了[7, 43-52]。不管怎样，大多研究报告一致认为妊娠是发生骨质疏松或既往骨质疏松加重的危险因素[43-57]。在妊娠和哺乳期间，骨密度逐渐降低，但真正的骨质疏松症却很少发生[1]。妊娠和哺乳导致可逆性的骨质丢失，在早期仅涉及骨小梁，但随着长期的哺乳，会涉及骨皮质[46, 58-61]。

一组对照队列研究[7]显示，与对照组比较，妊娠女性在腰椎骨密度下降1.8%，在髋关节下降3.2%，全身下降2.4%，前臂远端下降4.2%。产后母乳喂养对骨密度的下降有额外的影响，在产后 9 个月，如果母乳喂养时间小于 9 个月，骨密度与对照组相似，如果继续母乳喂养，骨密度在腰椎及髋关节将进一步下降。

在长期母乳喂养过程中，骨密度开始在大多数骨小梁位置恢复，但在富含皮质骨的部位会进一步降低[7]。同样，闭经时间也会影响骨密度的变化，与母乳喂养时间相关[7]。母乳喂养时间是一个独立影响因素，在产后 19 个月，骨密度恢复到产前水平。钙和维生素 D 摄入量与骨密度变化无关[7]。

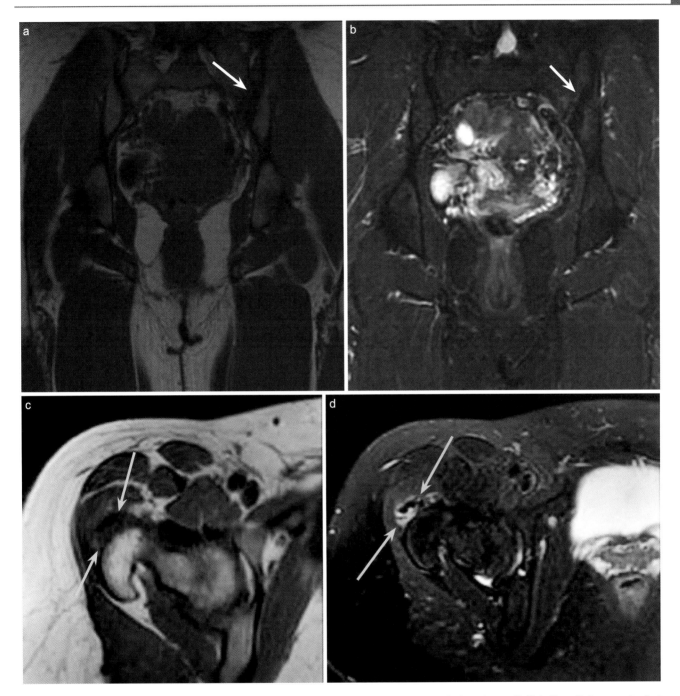

图 24.7 38 岁女性，致密性髂骨炎。患者自述于妊娠 7 个月时出现进行性左骶部疼痛。产后早期获得的冠状位 T_1WI（a）和 STIR（b）图像显示左侧骶髂关节轻度软骨下骨髓水肿（箭号）。同一患者也有髋关节过度外旋：轴位 T_1WI（c）和 STIR（d）图像显示股骨粗隆插入处臀中肌的部分撕裂（箭号），这与反应性粗隆滑膜炎相关

在妊娠期间，随着脂肪和肌肉组织的增加，身体成分也会发生变化。在产后，继续母乳喂养的女性脂肪组织下降速度较慢。妊娠和母乳喂养期间，骨密度的变化会增加患骨质疏松症和骨折的风险。

24.4　骨折

妊娠相关性骨折原因多样，可能源于正常骨骼的超负荷、疲劳或应力性骨折、负荷正常但骨质疏

松、不全骨折等[1]。脊柱、骶骨、髂骨和股骨均可发生。骨折在 MRI 所有序列均表现为关节面下的线状低信号影，且周围有骨水肿[1]。

　　骶骨应力性骨折的危险因素与妊娠和产后相关，包括阴道分娩高体重婴儿、腰椎前凸增大、体重过度增长和阴道快速分娩等[1]。骶骨应力性骨折除了与妊娠有关，也可发生于健康的女性，特别是长跑者或运动员[1]。妊娠相关骨折的影像学表现与更年期骨质疏松症相似，摄片检查可以为正常，也可表现为单侧或双侧沿髂骨翼的硬化区。髂骨应力性骨折线与骶髂关节平行，表现为典型的 T₁WI、T₂WI 低信号线，周围被 T₂WI 高信号的水肿区包绕[6, 62, 63]。鉴别诊断包括炎性或感染性骶髂关节炎、致密性髂骨炎、腰椎退行性变和短暂性骶骨局部骨质疏松。

　　股骨头应力性骨折通常发生于负荷最大区域，如股骨头前上部[62]。软骨下骨折表现为平行于软骨下骨的条带影并周围水肿[1, 5, 62, 63]。该影像学表现能区分骨折和股骨头缺血坏死，股骨头缺血坏死表现为锯齿状双信号影延伸至双侧软骨下骨，并能观察到梗死区[1, 5, 62, 63]。

24.5　髋关节病变

　　尽管有报告表明在妊娠期髋关节痛的发病率为38%，但在妊娠期及产后早期真性髋关节病变却非常少见（报告数据为 3/4900）[5]。但真性髋关节病变可能会导致严重的临床损伤，临床医生必须重视。在妊娠期间，髋关节病变通常累及股骨头，最常见的是短暂性骨质疏松和应力性骨折，而骨坏死则很少发生[5, 64]。

　　短暂性骨质疏松与妊娠有关，特别是与妊娠晚期有关[5, 65-67]。因而，妊娠可能是个诱发因素。当患者因为剧烈疼痛而运动受限时，临床检查常没有检测出来[67]。MRI 能显示股骨头和股骨颈的骨髓水肿（图24.8）、关节渗出和关节囊增厚，同时，可以利用双能量 X 线吸收检查[5] 显示局部骨质疏松[67] 和骨量减少。短暂性骨质疏松可以并发继发性自发骨折、软骨下骨折，表现为软骨下骨深部的线状低信号影。短暂性骨质疏松的发病机制与妊娠期间钙平衡的改变有关，但也有一些其他证据不太充分的假设，比如骨痛退化症、股骨头静脉血流抑制或神经压迫[5, 66-74]。

　　应力性骨折的症状通常较晚出现，在妊娠第32～41周，行走时出现剧烈疼痛，休息后缓解，在初次发病 2～5 个月后自行减轻[1]。据报告，这种情况是妊娠相关髋关节病变的第二种原因[5]。一种解释是这可能是短暂性骨质疏松导致的骨脆性增加，其可以是继发性骨折，比如骨质疏松的并发症，或者因为之前超负荷导致的骨脆性增加而形成的真性应力性骨折，或者两种情况都有[5]。真性应力性骨折的假设可被这样一个事实证实，即如果此病在妊娠早期行 MRI 检查便可显现，而此时传统的 X 线检查结果通常为阴性[5, 62]。在妊娠晚期，X 线检查（最好是产后进行）可显示代表骨折线的软骨下透光或硬化区，以及在股骨头轮廓上出现的小凹陷[62]。MRI检查显示骨折表现为在股骨头和（或）股骨颈上，或与软骨下骨平行的，出现在所有序列上的线状低信号影（图 24.9）[62, 63]。其他研究关注的是骨髓水肿、股骨头轮廓异常和关节腔积液，尽管与短暂性骨质疏松相比要更少见[5, 62]。发现周围包绕水肿的线状低信号影，对软骨下骨折来说具有特别的意义，因为此征象与骨坏死时清晰的带状分布可以明确区分[62, 63]。然而，如果股骨头发生进一步塌陷，这一征象可能会变得不明显，从而使区分这两种情况变得更具挑战性[62]。

　　相对于传统的 X 线检查，MRI 是另一种选择，没有电离辐射，并可在较早期显示征象（骨髓水肿和关节积液）。

　　短暂性骨质疏松和应力性骨折是可逆且有自限性的，其临床及影像特征在经过保守治疗后可以恢复，必须将其和股骨头坏死（osteonecrosis, ON）相鉴别[1]。

　　股骨头坏死较少发生，妊娠相关的股骨头坏死占所有病例的 2% 左右[5, 64, 75-78]，其影像特征与特发性股骨头坏死不好鉴别，有报告显示妊娠相关股骨头坏死更倾向于单侧发病，特别是左侧，另外，妊娠相关股骨头坏死容易发生于高龄并首次妊娠的女性[5]。妊娠相关股骨头坏死的发病原因目前尚不明确，只有一些假定的机制，如盆腔静脉淤血、脂代谢紊乱、高血清皮质醇和高凝状态等[5]。

　　MRI 对股骨头坏死的诊断有高灵敏度[79-84]（图24.10）。根据骨循环研究协会（Association Research Circulation Osseous, ARCO）分类，影像学上 1 级和2 级（没有骨皮质塌陷），在 T₁WI 序列，低信号带环绕正常的脂肪信号影，T₂WI 显示代表坏死区域边界的双线征；3 级（影像学塌陷）和 4 级病变表现为，T₁WI 序列坏死组织及修复组织呈混杂存在的低信号

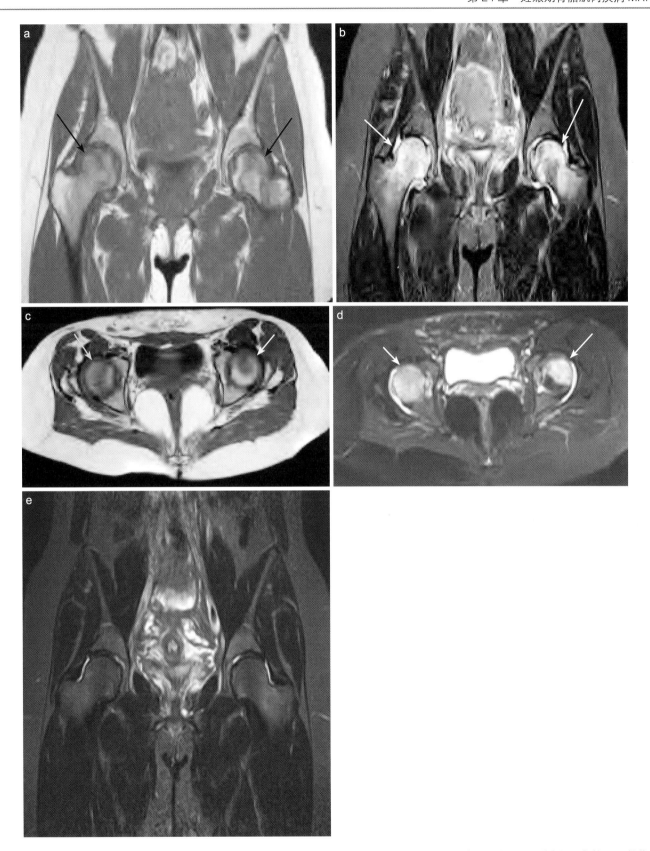

图 24.8　一名 35 岁女性双侧髋关节短暂性骨质疏松，最初于妊娠 6 个月时出现右髋关节痛，1 个月后左侧出现症状。冠状位 T_1WI（a）和 STIR（b）以及轴位 T_1WI（c）和 STIR（d），图像采集于产后早期，显示双侧股骨头骨髓水肿（箭号）及关节积液。冠状位 STIR 图像（e）显示经过 5 个月治疗，水肿消失

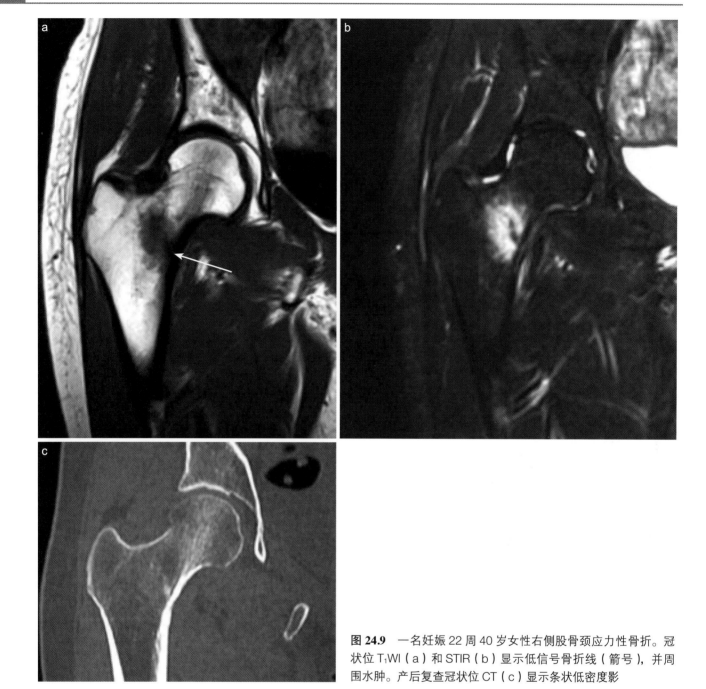

图 24.9　一名妊娠 22 周 40 岁女性右侧股骨颈应力性骨折。冠状位 T₁WI（a）和 STIR（b）显示低信号骨折线（箭号），并周围水肿。产后复查冠状位 CT（c）显示条状低密度影

区，有时 T₂WI 可以区分，坏死组织（呈脂肪信号或低信号）和修复组织（呈中等信号）。低信号影代表坏死，尽管坏死细胞在 T₂WI 也可呈高信号，直到坏死范围增大[63]。在静脉注射钆对比剂后病变出现增强，强化的区域代表纤维修复和骨髓修复组织，强化以外的区域代表坏死的骨小梁[63]。然而，目前对钆对比剂的使用应有所保留，因为其对胎儿是否存在副作用还不太清楚，其他外源性反应包括血管扩张和骨髓水肿[63]。在股骨头塌陷和未塌陷的病例中

均可显示代表修复过程的水肿区，在未塌陷病例中的水肿区可能开始出现了显微镜下的塌陷[63]。

24.6　神经疾病

24.6.1　腕管综合征

腕管综合征是妊娠期最常见的压迫综合征，尤其是在妊娠晚期，通常双侧发病[9]。发生腕管综合征

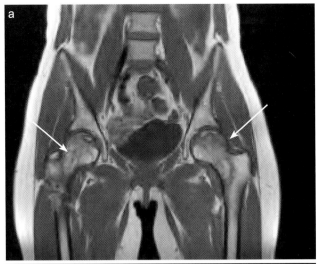

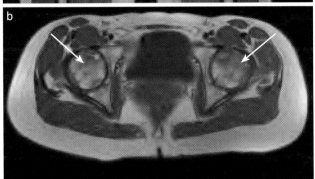

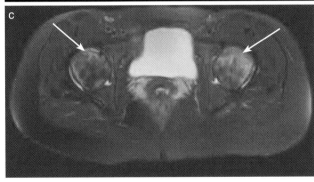

图 24.10　一名 25 岁女性股骨头缺血坏死，在妊娠晚期出现严重的髋关节痛，接受保守治疗。产后检查冠状位和轴位 T₁WI（a、b）以及轴位 STIR（c）显示股骨头缺血坏死区，呈典型的地图样形态（箭号）

的妊娠期女性的常见特征有：既往无生育史、年龄超过 30 岁、妊娠晚期、妊娠期并手部或全身水肿[9]。腕管综合征是由于与激素水平改变相关的体液潴留改变了腕管内的内容物与容量比值，从而压迫正中神经神经鞘[9-88]。MRI 和超声已被用于诊断腕管综合征，DTI 和纤维示踪技术可提供额外的诊断价值，以评估神经受损严重程度[89]。然而，一般不需要进

行影像学检查，因为大多数症状会在产后明显缓解，并且不需要手术干预[9]。

24.6.2　感觉异常性骨痛和其他神经疾病

妊娠子宫的占位效应会拉伸和压迫腹壁浅表神经，从而导致一种叫感觉异常性骨痛的疼痛综合征[8, 90]。这是由于压迫腹股沟韧带以下或内部的外侧皮神经导致的一种纯粹的敏感性神经疾病[90]。腹围的增加和腰椎前凸是其诱发因素[91, 92]。超声检查可以发现大腿外侧皮神经的异常[93]。其他累及神经包括下肋间神经和髂腹下神经[94, 95]。治疗仅为支持性的，因为正常情况下该病在产后能自然消失。

其他妊娠期神经疾病包括股神经和闭孔神经疾病[92]，其发病机制为妊娠和分娩期间胎儿头部对神经的压迫。产后足下垂是由于在分娩时损伤了神经根、神经丛、闭孔神经或腓总神经[96]。

结　论

妊娠、分娩、母乳喂养均可导致特定的骨骼肌肉疾病，尽管她们的影像特征和普通人群的影像特征可能相同，但放射科医师应当对这些疾病有所认识，因为这些疾病相对于过去更需要影像学检查。

（Gabriele Masselli, Maria Chiara Colaiacomo, Giuseppe Rossi,

Gianfranco Gualdi　著）

参考文献

1. Proisy M, Rouili A, Raoult H, Rozel C, Guggenbuhl P, Jacob D, Guilin R (2014) Imaging of musculoskeletal disorders related to pregnancy. AJR Am J Roentgenol 202:828–838
2. Wu WH, Meijer OG, Uegaki K, Mens JMA, van Dieen JH, Wuisman PIJM, Ostgaard NC (2004) Pregnancy-related pelvic girdle pain (PPP), I: terminology, clinical presentation, and prevalence. Eur Spine J 13:575–589
3. Bergstrom C, Persson M, Mogren I (2014) Pregnancy-related low back pain and pelvic girdle pain approximately 14 months after pregnancy – pain status, self-rated health and family situation. BMC Pregnancy childbirth 14:48
4. Vermani E, Mittal R, Weeks A (2010) Pelvic girdle and low back pain in pregnancy: a review. Pain Pract 10(1):60–71
5. Steib-Furno S, Mathieu L, Pham T, Armingeat T, Porcu G, Gamerre M, Chagnaud C, Lafforgue P (2007) Pregnancy-related hip diseases: incidence and diagnosis. Joint Bone Spine 74:373–378
6. Beltran LS, Bencardino JT (2011) Lower back pain after recently living birth: postpartum sacral stress fractures. Skeletal Radiol 40:481–482
7. Moller UK, Vio Streym S, Mosekilde L, Rejnmark L (2012) Changes in bone mineral density and body composition during pregnancy and postpartum. A controller cohort study. Osteoporos Int 23:1213–1223

8. William Sax T, Rosenbaum RB (2006) Neuromuscular disorders in pregnancy. Muscle Nerve 34:559–571

9. Padua L, Di Pasquale A, Pazzaglia C, Liotta GA, Librante A, Mondelli M (2010) Systematic review of pregnancy-related carpal tunnel syndrome. Muscle Nerve 42:697–702

10. Waynberger S, Potin J, Chevillot M, Perrotin F (2005) Physiologie de l'appareil locomoteur au cours de la grossesse. Rev Rhum Ed Fr 72:681–685

11. National Institute for Clinica Excellence. Cesarean section: clinical guideline 13 (2004) Avalable at: http://www.nice.org/CG013 NICEguideline Accessed 20 Apr 2009

12. Deneux-Tharaux C, Carmona E, Bouvier-Colle MH, Beart G (2006) Postpartum maternal mortality and cesarean delivery. Obstet Gynecol 108(Pt 1):541–548

13. Gutke A, Ostgaard HC, Oberg B (2006) Pelvic girdle pain and lumbar pain in pregnancy: a cohort study of the consequence in terms of health and functioning. Spine 31:E149–E155

14. Sihvonen T, Huttunen M, Makkonen M, Airaksinen O (1998) Functional changes in back muscle activity correlate with pain intensity and prediction of low back pain during pregnancy. Arch Phys Med Rehabil 79:1,210–1,212

15. Vleeming A, Albert HB, Ostgaard HC, Sturesson B, Stuge B (2008) European guidelines for the diagnosis and treatment of pelvic girdle pain. Eur Spine J 17:794–819

16. MacLennan AH, Nicolson R, Green RC, Bath M (1986) Serum relaxin and pelvic pain of pregnancy. Lancet 2:243–245

17. Bjorklund K, Naessen T, Nordstrom ML, Bergstrom S (1999) Pregnancy related back and pelvic pain and changes in bone density. Acta Obstet Gynecol Scand 78:681–685

18. Rungee JL (1993) Low back pain during pregnancy. Orthopedics 16:1339–1344

19. Ostgaard HC, Zetherstrom G, Roos-Hansson E, Svanberg B (1994) Reduction of back and posterior pelvic pain during pregnancy. Spine 19:894–900

20. Hansen A, Jensen DV, Wormslev M et al (1999) Symptom-giving pelvic girdle relaxation in pregnancy II. Symptoms and clinical signs. Acta Obstet Gynecol Scand 78:111–115

21. Wang PI, Chong ST, Kielar AZ, Kelly AM, Knoepp UD, Mazza MB, Goodsitt MM (2012) Imaging of pregnant and lactating patients: part 1, evidence-based review and recommendations. AJR Am J Roentgenol 198:778–784

22. Wang PI, Chong ST, Kielar AZ, Kelly AM, Knoepp UD, Mazza MB, Goodsitt MM (2012) Imaging of pregnant and lactating patients: part 1, evidence-based review and recommendations. AJR Am J Roentgenol 198:785–792

23. Gamble K, Dardarian TS, Finstein J, Fox E, Sehdev H, Randall TC (2006) Osteomyelitis of the pubic symphysis in pregnancy. Obstet Gynecol 107(2 Pt 2):477–481

24. Almoujahed MO, Khatib R, Baran J (2003) Pregnancy associated pyogenic sacroiliitis: case report and review. Infect Dis Obstet Gynecol 11:53–57

25. Ducrotoy V, Fournet P, Vittecoq O, Daragon A (1998) Postpartum septic arthritis: two case reports. J Gynecol Obstet Biol Reprod (Paris) 27:449–454

26. Dunk RA, Langhoff-Roos J (2010) Osteomyelitis of the pubic symphysis after spontaneous vaginal delivery. BMJ Case Rep 2010:ii

27. Weinreb JC, Wolbarsht LB, Cohen JM, Brown CE, MAravilla KR (1998) Prevalence of lumbosacral intervertebral disk abnormalities on MR images in pregnant and asymptomatic nonpregnant women. Radiology 170:125–128

28. Ostgaard HC, Andersson GB, Karlsson K (1991) Prevalence of back pain in pregnancy. Spine 16:549–552

29. Lile J, Perkins J, Hammer RL, Loubert PV (2003) Diagnostic and management strategies for pregnant women with back pain. JAAPA 16:31–44

30. Wong C, Thng PLK, Thoo F, Low C (2003) Symptomatic spinal epidural varices presenting with nerve impingement. Spine 28:E347–E350

31. Genevay S, Palazzo E, Huten D, Fossati P, Meyer O (2002) Lumboradiculopathy due to epidural varices: two cases reports and a review of the literature. Join Bone Spine 69:214–217

32. Bastiaanssen JM, de Bie RA, Bastiaenen CH, Essed CG, van den Brandt PA (2005) A historical perspective on pregnancy related low back and/or pelvic girdle pain. Eur J Obstet Gynecol Reprod Biol 120:3–14

33. Paksoy Y, Gormus N (2004) Epidural venous plexus enlargement presenting with radiculopathy and back pain in patients with inferior vena cava obstruction and occlusion. Spine 29:2419–2424

34. Roost CC, Jaqueline J, Kaiser A, Verhagen AP, Koes BW (2004) Pelvic pain during pregnancy: a descriptive study of signs and symptoms of 870 patients in primary care. Spine 29:2567–2572

35. Kurzel RB, Au AH, Rooholamini SA, Smith W (1996) Magnetic resonance imaging of peripartum rupture of the symphysis pubis. Obstet Gynecol 87:826–829

36. Bjorklund K, Nordstrom ML, Bergstrom S (1999) Sonographic assessment of symphyseal joint distension during pregnancy and post partum with special reference to pelvic pain. Acta Obstet Gynecol Scand 78:125–130

37. Maigne JY, Rusakiewicz F, Diouf M (2012) Postpartum coccydynia: a case series study of 57 women. Eur J Phys Rehabil Med 48:387–392

38. Maigne JY, Doursounian L, Chatellier G (2000) Causes and mechanisms of common coccydynia: role of body mass index and coccigea trauma. Spine 25:3072–3079

39. Maigne JY, Pigeau I, Roger B (2012) Magnetic resonance imaging findings in the painful adult coccyx. Eur Spine J 21:2097–2104

40. Jenks K, Meikle G, Gray A, Stebbings S (2009) Osteitis condensans ilii: a significant association with sacroiliac joint tenderness in women. Int J Rheum Dis 12:39–43

41. Mitra R (2010) Osteitis condensans ilii. Rheumatol Int 30:293–296

42. Gemmel F, de Coningh A, Collins J, Rijk P (2011) SPECT/CT of osteitis condensans ilii: one-stop shop imaging. Clin Nucl Med 36(1):59–61

43. Black AJ, Topping J, Durham B, Farquharson RG, Fraser WD (2000) A detailed assessment of alterations in bone turnover, calcium homeostasis, and bone density in normal pregnancy. J Bone Miner Res 15:557–563

44. Cross NA, Hillman LS, Allen SH, Krause GF, Vieira NE (1995) Calcium homeostasis and bone metabolism during pregnancy, lactation, and postweaning: a longitudinal study. Am J Clin Nutr 61:514–523

45. Ritchie LD, Fung EB, Halloran BP, Turnlund JR, Van Loan MD, Cann CE, King JC (1998) A longitudinal study of calcium homeostasis during human pregnancy and lactation and after resumption of menses. Am J Clin Nutr 67:693–701

46. Gallacher SJ, Fraser WD, Owens OJ, Dryburgh FJ, Logue FC, Jenkins A, Kennedy J, Boyle IT (1994) Changes in calciotrophic hormones and biochemical markers of bone turnover in normal human pregnancy. Eur J Endocrinol 131:369–374

47. Kent GN, Price RI, Gutteridge DH, Allen JR, Rosman KJ, Smith M, Bhagat CI, Wilson SG, Retallack RW (1993) Effect of pregnancy and lactation on maternal bone mass and calcium metabolism. Osteoporos Int 3(Suppl 1):44–47

48. Gertner JM, Coustan DR, Kliger AS, Mallette LE, Ravin N, Broadus AE (1986) Pregnancy as state of physiologic absorptive hypercalciuria. Am J Med 81:451–456

49. Lopez JM, Gonzalez G, Reyes V, Campino C, Diaz S (1996) Bone turnover and density in healthy women during breastfeeding and after weaning. Osteoporos Int 6:153–159

50. Drinkwater BL, Chesnut CH III (1991) Bone density changes during pregnancy and lactation in active women: a longitudinal study. Bone Miner 14:153–160

51. Karlsson C, Obrant KJ, Karlsson M (2001) Pregnancy and lactation confer reversible bone loss in humans. Osteoporos Int 12:828–834

52. Laskey MA, Prentice A (1999) Bone mineral changes during and

after lactation. Obstet Gynecol 94:608–615

53. Ulrich U, Miller PB, Eyre DR, Chesnut CH III, Schlebusch H, Soules MR (2003) Bone remodeling and bone mineral density during pregnancy. Arch Gynecol Obstet 268:309–316

54. Pearson D, Kaur M, San P, Lawson N, Baker P, Hosking D (2004) Recovery of pregnancy mediated bone loss during lactation. Bone 34:570–578

55. Naylor KE, Iqbal P, Fledelius C, Fraser RB, Eastell R (2000) The effect of pregnancy on bone density and bone turnover. J Bone Miner Res 15:129–137

56. Fiore CE, Pennisi P, DiStefano A, Riccobene S, Caschetto S (2003) Pregnancy-associated changes in bone density and bone turnover in the physiological state: prospective data on sixteen women. Horm Metab Res 35:313–318

57. More C, Bettembuk P, Bhattoa HP, Balogh A (2001) The effects of pregnancy and lactation on bone mineral density. Osteoporos Int 12:732–737

58. Kolthoff N, Eiken P, Kristensen B, Nielsen SP (1998) Bone mineral changes during pregnancy and lactation: a longitudinal cohort study. Clin Sci (Lond) 94:405–412

59. Affinito P, Tommaselli GA, di Carlo C, Guida F, Nappi C (1996) Changes in bone mineral density and calcium metabolism in breastfeeding women: a one year follow-up study. J Clin Endocrinol Metab 81:2314–2318

60. Krebs NF, Reidinger CJ, Robertson AD, Brenner M (1997) Bone mineral density changes during lactation: maternal, dietary, and biochemical correlates. Am J Clin Nutr 65:1738–1746

61. Hopkinson JM, Butte NF, Ellis K, Smith EO (2000) Lactation delays postpartum bone mineral accretion and temporarily alters its regional distribution in women. J Nutr 130:777–783

62. Davies M, Cassar-Pullicino VN, Darby AJ (2004) Subchondral insufficiency fractures of the femoral head. Eur Radiol 14:201–207

63. Sakai T, Sugano N, Nishii T, Haraguchi K, Ochi T, Ohzono K (2000) MR findings of necrotic lesions and the extralesional area of osteonecrosis of the femoral head. Skeletal Radiol 29:133–141

64. Montella BJ, Nunley JA, Urbaniak JR (1999) Osteonecrosis of the femoral head associated with pregnancy: a preliminary report. J Bone Joint Surg Am 81:790–798

65. Lafforgue P, Furno-Steib S (2005) Coxopathies induites par la grossesse. Rev Rhum Ed Fr 72:733–738

66. Arayssi TK, Tawbi HA, Usta IM, Hourani MH (2003) Calcitonin in the treatment of transient osteoporosis of the hip. Semin Arthritis Rheum 32:388–39

67. Brodell JD, Burns JE Jr, Heiple KG (1989) Transient osteoporosis of the hip of pregnancy: two cases complicated by pathological fracture. J Bone Joint Surg Am 71:1252–1257

68. Holzer G, von Skrbensky G, Holzer LA, Pichl W (2009) Hip fractures and the contribution of cortical versus trabecular bone to femoral neck strength. J Bone Miner Res 24:468–474

69. Scapinelli C, Candiotto S, Scapinelli A (1997) Reflex decalcifying algodystrophy of the hip in pregnancy (so-called transient osteoporosis). Review of the literature and four cases report. J Obstet Gynaecol 17:134e8

70. Schapira D (1992) Transient osteoporosis of the hip. Semin Arthiritis Rheum 22:98e105

71. Hauzeur JP, Hanquinet S, Gevenois PA, Appelboom T (1991) Study of magnetic resonance imaging in transient osteoporosis of the hip. J Rheumatol 18:1211e7

72. Vande Berg BE, Malghem JJ, Labaisse MA, Noel HM, Maldague BE (1993) MR imaging of avascular necrosis and transient marrow edema of the femoral head. Radiographics 13:501e20

73. Hayes CH, Conway WF, Daniel WW (1993) MR imaging of bone marrow edema pattern: transient osteoporosis, transient bone marrow edema syndrome, or osteonecrosis. Radiographics 13:1001e11

74. Watson RM, Roach NA, Dalinka MK (2004) Avascular necrosis and bone marrow edema syndrome. Radiol Clin North Am 42:207e19

75. Hasegawa Y, Iwase T, Iwasada S, Kitamura S, Iwata H (1999) Osteonecrosis of the femoral head associated with pregnancy. Arch Orthop Trauma Surg 119:112e4

76. Spencer C, Smith P, Rafla N, Weatherell R (1999) Corticosteroids in pregnancy and osteonecrosis of the femoral head. Obstet Gynecol 94:848

77. Gribble RK, Emanuel Berres L (2001) Idiopathic osteonecrosis of the hip during pregnancy: outcome in a subsequent gestation. Obstet Gynecol 98:911e3

78. Vandenbussche E, Madhar M, Nich C, Zribi W, Abdallah T, Augereau B (2005) Bilateral osteonecrosis of the femoral head after pregnancy. Arch Orthop Trauma Surg 125:201e3

79. Mitchell DG, Joseph PM, Fallon M et al (1987) Chemical-shift MR imaging of the femoral head: an in vitro study of normal hips and hips with avascular necrosis. AJR Am J Roentgenol 148:1159–1164

80. Bassett LW, Mirra JM, Cracchiolo A, Gold RH (1987) Ischemic necrosis of the femoral head: correlation of magnetic resonance imaging and histologic sections. Clin Orthop 223:181–187

81. Jergesen HE, Lang P, Moseley M, Genant HK (1990) Histologic correlation in magnetic resonance imaging of femoral head osteonecrosis. Clin Orthop 253:150–163

82. Lang P, Jergesen HE, Moseley ME, Block JE, Chafetz NI, Genant HK (1988) Avascular necrosis of the femoral head: high-field-strength MR imaging with histologic correlation. Radiology 169:517–524

83. Takatori Y, Kamogawa M, Kokubo T et al (1987) Magnetic resonance imaging and histopathology in femoral head necrosis. Acta Orthop Scand 58:499–503

84. Vande Berg B, Malghem J, Labaisse MA, Noel H, Maldague B (1992) Avascular necrosis of the hip: comparison of contrast-enhanced and nonenhanced MR imaging with histologic correlation. Radiology 182:445–450

85. Wand JS (1990) Carpal tunnel syndrome in pregnancy and lactation. J Hand Surg Br 15:93–95

86. Voitk AJ, Mueller JC, Farlinger DE, Johnston RU (1983) Carpal tunnel syndrome in pregnancy. Can Med Assoc J 128:277–281

87. Shaafi S, Naimian S, Itomlou H, Sayyah Melli M (2006) Prevalence and severity of carpal tunnel syndrome (CTS) during pregnancy based on electrophysiologic studies. Shiraz E-Med J 3:1–6, Available at: http://semj.sums.ac.ir/vol7/jul2006/cts.htm

88. Turgut F, Cetinsahinahim M, Turgut M, Bolukbasi O (2001) The management of carpal tunnel syndrome in pregnancy. J Clin Neurosci 8:332–334

89. Brienza M, Pujia F, Colaiacomo MC, Anastasio MG, Pierelli F, Di Biasi C, Andreoli C, Gualdi G, Valente GO (2014) 3T diffusion tensor imaging and electroneurography of peripheral nerve: a morphofunctional analysis in carpal tunnel syndrome. J Neuroradiol 41(2):124–130

90. Ritchie JR (2003) Orthopedic considerations during pregnancy. Clin Obstet Gynecol 46:456–466

91. Tsen LC (2002) Neurologic complications of labor analgesia and anesthesia. Int Anesthesiol Clin 40:67–88

92. Wong CA, Scavone BM, Dugan S, Smith JC, Prather H, Ganchiff JN et al (2003) Incidence of postpartum lumbosacral spine and lower extremity nerve injuries. Obstet Gynecol 101:279–282

93. Tagliafico A, Serafini G, Lacelli F, Perrone N, Valsania V, Martinoli C (2011) Ultrasound-guided treatment of meralgia paresthetica (lateral femoral cutaneous neuropathy): technical description and results of treatment in 20 consecutive patients. J Ultrasound Med 30:1341–1346

94. Peleg R, Gohar J, Koretz M, Peleg A (1997) Abdominal wall pain in pregnant women caused by thoracic lateral cutaneous nerve entrapment. Eur J Obstet Gynecol Reprod Biol 74:169–171

95. Carter BL, Racz GB (1994) Iliohypogastric nerve entrapment in pregnancy: diagnosis and treatment. Anesth Analg 79:1193–1194

96. Babayev M, Bodack MP, Creatura C (1998) Common peroneal neuropathy secondary to squatting during childbirth. Obstet Gynecol 91:830–832

第 25 章　MRI 在妊娠期创伤中的作用

25.1　对妊娠创伤患者的影像学检查

创伤是非产科产妇死亡的主要原因，其引起的产妇死亡率为 5%~8%[1-4]。虽然跌倒、袭击、烧伤和其他因素也可以导致孕产妇的创伤，但是导致孕产妇创伤的主要因素是车祸伤[4]。胎儿死亡也是妊娠期伴有创伤的一个重要问题，在危及生命的创伤中，胎儿死亡率为 40%~50%。虽然轻微创伤的胎儿死亡率要低得多（1%~5%），然而鉴于轻微创伤的发生率增加，目前大多数胎儿死亡均由于妊娠微小创伤所致[1]。

对妊娠创伤患者管理的首要目标是稳定孕产妇，要铭记孕产妇死亡几乎总会导致胎儿死亡[5]。在疑似损伤的诊断和排除方面，影像学检查在整个孕产妇创伤的诊断过程中起着重要作用。在急性病例中，往往创伤需要被迅速及时地诊断出来，否则孕产妇的休克将导致很差的预后，这种情况下胎儿的死亡率高达 80%[6]。当影像学检查出现阳性结果时，将对临床医生在确定是否需要手术，以及指导其在术中确保尽可能地清除所有的病灶方面起着决定性的作用。当然影像学检查的阴性结果也非常有价值，因为其有助于避免一些不必要的开腹手术，而非产科开腹手术会使早产发生率在妊娠中期达到 26%，在妊娠晚期更是增至 82%[6, 7]。

鉴于需要对妊娠创伤患者进行快速评估，临床中我们往往常规性地使用 X 线摄片和 CT 断层扫描。这些影像学检查可以在创伤区或离创伤区很近的地方快速进行，是评估妊娠创伤患者的首选。在妊娠患者身上使用电离辐射最初往往会有一些犹豫，但重要的是要认识到，其风险并不是必然的，而且在创伤的情况下，益处大于风险。关于辐射对胎儿的影像的详细描述已经超出了本章节的范围，且已在其他章节详细介绍过，因此在此不做过多阐述。只需注意一点，在对

妊娠创伤患者使用有电离辐射的影像学检查时，要使胎儿接受的辐射剂量低于 50 mGy。认识到这一点很重要，因为在这个 50 mGy 辐射剂量的阈值以下，目前还没有发现有流产或胎儿畸形的风险[5]。

25.2　MRI 在妊娠创伤患者影像学检查中的作用

目前还没有文献支持使用 MRI 来对一个严重创伤患者进行初步评估。MRI 在评估创伤患者早期阶段的应用中受到很多因素的限制。MRI 扫描仪通常远离急诊室。将患者从急诊室送到 MRI 扫描室会浪费不少抢救生命的宝贵时间。MRI 检查时间也至少需要 10~15 分钟，这些都会耽搁对患者生命的抢救。从实际操作角度来看，如果不能消除创伤患者的焦虑情绪，就很难进行 MRI 检查，家属往往也不太配合。

然而，在某些情况下，MRI 检查对妊娠创伤患者的病情评估意义重大。MRI 最初主要应用于疑似脊柱外伤的患者。美国放射学院关于疑似脊柱外伤的适宜性标准 [2012 版] 推荐使用 MRI 评估疑似脊髓损伤、脊髓压迫和韧带损伤。在这些病例中，MRI 检查仍然是对 CT 检查的一种补充，而非替代[8]。通常在处理危及生命的损伤之后，MRI 也可以用于评估复杂的肌肉骨骼损伤。

MRI 在妊娠创伤患者中的另一潜在应用价值是涉及腹部损伤时的复查或延迟检查。例如：MRI 可用于损伤的随访，例如最初 CT 为阴性发现但随后出现症状，或者患者最开始被认为无需进行影像检查但随后出现症状。为此，很少有研究评估 MRI 在非妊娠成人腹部创伤患者中的应用。McGehee 等比较了一个小样本量的 7 例患者的非增强 MRI 与增强 CT，结论认为 MRI 对急性腹部外伤评估与 CT

相比无明显优势[9]。已发表的急性腹部外伤病例报告指出 MRI 的应用主要在脾、肾和胰腺损伤方面[10-12]。专业的 MRCP 检查对评估由腹部钝器伤造成的胰管损伤非常有意义[13]。最后，MRI 可被用于腹部钝器伤或疑似膈肌损伤患者中膈肌的检查，见图 25.1 ~ 图 25.4。

25.3　妊娠患者 MRI 检查的安全性

美国放射学院关于 MR 安全操作白皮书（2013版）指出，只要能保证检查的风险 - 获益比，且一些必不可少的信息不能通过其他放射性检查获取，那么不管患者处于妊娠的哪个阶段，都可以对其施行 MRI 检查[15]。虽然尚无证据表明 MRI 检查会对胎儿造成不利影响，但大众担心能量蓄积和由此产生的组织高热及噪声会对胎儿造成潜在的影响[16-18]。为了尽可能减少这些潜在的风险，妊娠 MRI 患者应在场强为 1.5T 或更低场强下进行。MRI 扫描序列应该量身定制，用最少的序列来解决特定的临床问题。静脉对比剂钆，对妊娠患者属于 FDA C 类药物，即在动物实验中有不利影响，但在人体实验中缺乏证据支撑。当对比剂的使用在诊断评估中至关重要时，其应用是被许可的。一般来说，当 MRI 平扫能够获取足够信息时，不推荐使用对比增强 MRI。在少数情况下，钆对比剂对于妊娠创伤患者的诊断必不可少时可以被使用，但应该尽可能与患者沟通其利弊[19]。

25.4　妊娠创伤患者 MRI 扫描方案设计

在对妊娠创伤患者成像时选择合适的 MRI 扫描方案很重要。1.5T MRI 平扫能够解决中枢神经系统及骨肌系统的大部分问题。至于 MRI 在腹部的应用，鉴于缺乏对妊娠创伤患者的相关研究经验，甚至在一般创伤患者的应用也缺乏，因而没有标准方案可供广泛推荐。在设计扫描方案时，应优先选择能够识别与妊娠创伤相关的病理性改变的序列，如：腹腔实性或空腔脏器损伤、腹腔积液及腹腔游离气体等。出于安全方面的考虑，建议尽可能减少扫描序列。

对疑似腹部创伤孕妇的 MRI 扫描方案的选择与妊娠期阑尾炎患者的扫描方案类似，但是需要包括整个腹部和骨盆，这通常需要分两次检查。首先行轴位及冠状位 T2WI 快速自旋回波序列。这些序列对

位移相对不敏感，能够快速评估器官、游离水和肠管。轴位 T2WI 单次激发快速自旋回波抑脂序列也很重要。脂肪抑制序列有助于发现器官周围和肠系膜内部的微小水肿。然后行轴位和冠状位平衡 SSFP 成像，该成像方法无需注射对比剂即可对腹部脏器的血液系统进行评估。最后，我们用轴位 T1WI 脂肪抑制梯度回波序列。这些 T1WI 序列可以识别腹膜间隙、器官内部以及胎盘子宫内的血流信号。T2WI 平衡稳态成像大多是对运动不敏感的，它可以在患者自由呼吸状态下进行，或者作为脂肪抑制成像的导航序列进行。T1 梯度回波成像需要患者屏气以获得最佳图像质量。对妊娠期腹部外伤的 MR 扫描序列，总结起来如表 25.1 所示。

表 25.1　妊娠期腹部创伤的 MRI 扫描序列

MRI 序列
轴位 T2WI SSFSE 序列
冠状位 T2WI SSFSE 序列
轴位脂肪抑制 T2WI SSFSE 序列
轴位 SSFP 序列
冠状位 SSFP 序列
轴位脂肪抑制 T1WI 扰相梯度回波序列

如果存在疑似特定的肌肉骨骼或神经外伤，特定的序列都可适用于目标区域的扫描成像。

25.5　妊娠创伤患者的 MRI 表现

对妊娠创伤患者损伤的 MRI 识别与诊断，依赖于医师对手头上患者资料的认真细致的研读和系统的判断。对于神经和骨骼肌肉损伤，妊娠患者的创伤性损伤与未妊娠的患者没有差异，并且 MR 扫描序列可以稍作优化。骨骼肌肉和神经系统损伤的 MRI 表现，在相关文献和放射学专家的解释中都有非常详细的描述。然而腹部损伤的 MRI 表现却是一个颇具挑战性的问题，无论是在妊娠患者还是非孕患者都缺乏相关的文献报道。因此，外伤性腹部损伤的 MRI 鉴别需要一个系统化的诊断模式，就像已经比较成熟的 CT 检查一样，需要有对这些损伤预期影像表现解释的理论支撑。

腹部损伤的 MRI 诊断，首先应该从对腹腔游离液体、气体以及血管血液的评估开始。盆腹腔的游离液体将会在 T2WI 上被很好地显示出来。妊娠患者正常生理情况下盆腔内、附件周围是存在少量单

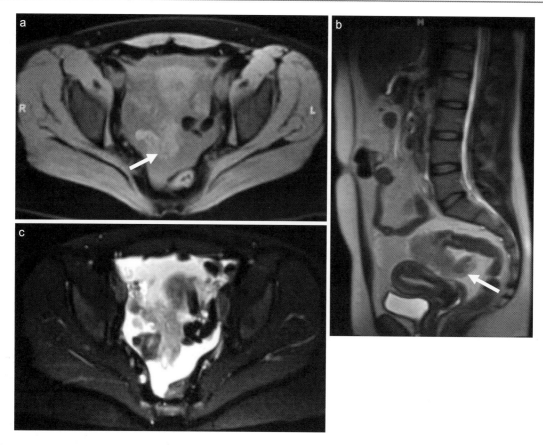

图 25.1 腹腔积血。(a) 轴位 T₁WI 梯度恢复脂肪饱和回波图像,(b) 矢状位 T₂WI SSFSE,和 (c) 轴位 T₂WI 快速自旋回波脂肪饱和图像。盆腔内 T₁WI 和 T₂WI 高信号的游离液体代表中等体积的盆腔积血,这是一位尿检妊娠阳性、由于异位妊娠破裂而急性盆腔疼痛的 33 岁女性患者。直肠阴道隐窝内的巨大血凝块(箭号)

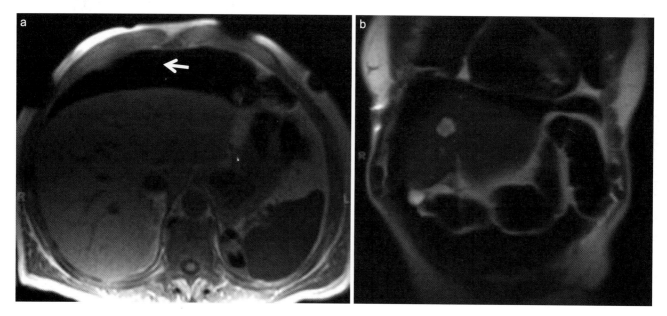

图 25.2 (a) 轴位 T₁WI 梯度回波图像和 (b) 冠状位 T₂WI SSFSE 图像显示一位腹部外科术后患者的气腹征。可以看出在轴位像中积气的轮廓勾画出了镰状韧带的外形(箭号)

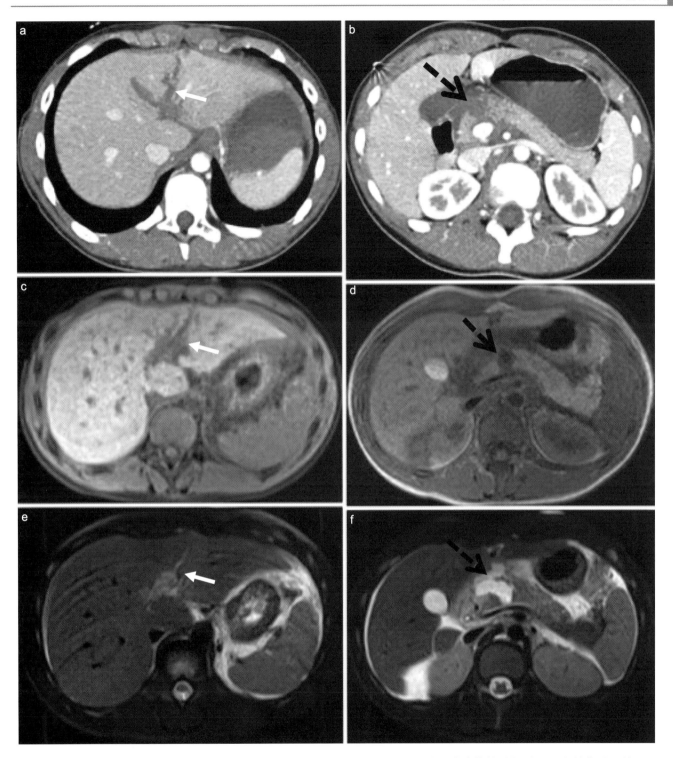

图 25.3 实质脏器损伤的 CT 和 MR 表现。一位年轻女性腹部钝器伤后的肝撕裂伤和胰腺横断裂伤。(a，b) 轴位对比增强 CT 显示复合性肝撕裂伤和胰颈部的横断裂伤。该患者 2 天后的 MRI 也显示了相同的腹部脏器损伤，可以在 (c，d) 轴位 T₁ 加权脂肪饱合和不饱合图像，以及相对应的 (e，f) 轴位 T₂ 加权脂肪饱合图像中发现。肝撕裂伤显示为肝左叶内的不规则线样 T₂WI 高信号、T₁WI 低信号缺损（箭号所示）。胰腺横断裂伤显示为胰颈部完全性断裂，断裂处被 T₂WI 高信号、T₁WI 低信号的液体所填充（箭号）

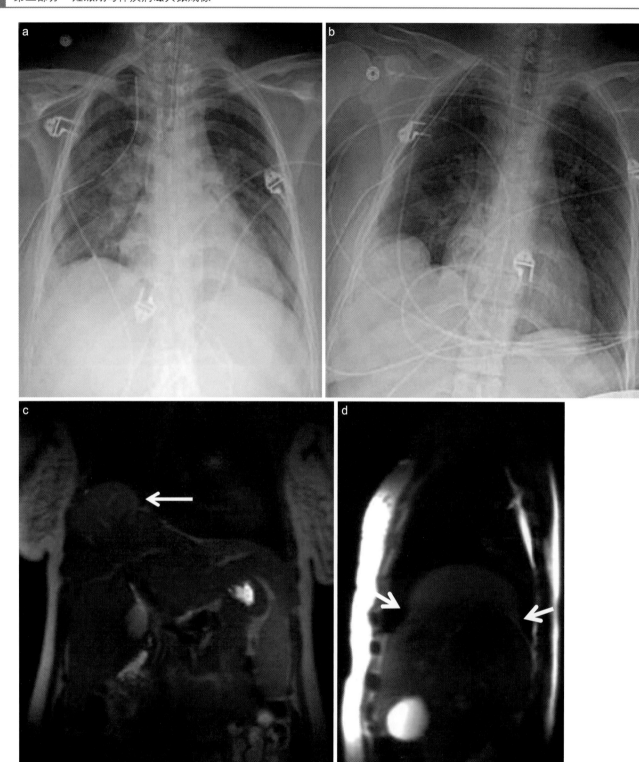

图 25.4　一位 24 岁妊娠患者车祸后的膈肌损伤。(a) 第一时间的胸部 X 线平片和 (b) 伤后 4 天的胸部 X 线平片显示出右半膈肌轮廓的渐进性异常，提示右半膈肌损伤的可能。随后的 (c) 冠状位和 (d) 矢状位 T₂WI 证实了肝右叶通过右半膈肌缺损处疝出至胸腔内（箭号所示），在最初的 CT 检查中没有被发现

纯的液体的。但是盆腹腔内大量的液体积存或液体出现于上述正常腔隙以外的部位，这些征兆将会大大增加腹部潜在肠道损伤的可能性。腹腔积血将会在 T_1WI 上很好地呈现出来，表现为高信号或等同于实质脏器、肌肉的信号。对于外伤患者，腹腔积血将大大增加腹腔实质脏器或血管损伤的可能性。当发现盆腹腔某一部位存在积血时，阅片医生应当认真查找盆腹腔内实质性脏器和肠系膜有无损伤，从而确定积血的来源。腹腔积血或血肿（高信号）通常迅速出现于邻近受损脏器的附近，即所谓的"前哨凝块"，因此仔细检查附近的器官是有帮助的。腹腔内游离气体通常定位于腹部和骨盆的非支撑性部分。腹腔内游离气体在 T_1WI 和 T_2WI 上都是低信号（信号空洞或黑色），在 T_1WI 梯度回波序列成像中由于局部磁敏感性差异为特征性的开花样。在 T_2WI 上对肠道和前腹膜的仔细评估是非常有必要的，因为在梯度回波图像中很小的气腹病灶是能够被包绕的肠道所掩盖的。

对一些特殊的腹部损伤的 MRI 诊断，依赖于对一些较小征象的发现，这些较小征象也将会出现于其 CT 图像中。对于实质脏器损伤，比如脾和肝，实质缺损、受损脏器内外的血肿以及被膜下的积液，这些征象都将有助于做出诊断。胰腺损伤的 MRI 诊断在 T_2WI 上，可以发现胰腺的水肿、胰腺周围的炎性反应以及胰腺导管的破裂，这些都是胰腺损伤典型的、主要的指征。肠道损伤，在 CT 上也难以识别，MRI 上表现出腹腔内游离液体、气体以及受影响的节段肠道肠壁明显增厚或邻近炎症。膈肌损伤也可以在 MRI 上有所发现，特别是在冠状位序列像上，表现出横隔外形不连续，以及腹腔脏器或脂肪发生的膈疝。

在 MRI 检查中，也可以发现孕妇一些妊娠所特有的损伤。胎盘早剥是胎儿死亡最常见的原因，在外伤所引起的胎盘早剥中孕妇存活、胎儿死亡的发生率高达 67%～75%[6, 20]。尽管胎盘早剥的诊断主要是依赖于临床症状，但 MRI 检查中胎盘早剥也会有所发现。T_1WI 可发现剥离胎盘后方或边缘的高信号血肿。T_2WI 序列有助于确定血肿并确定血肿处于哪个时期。外伤所引起的胎盘剥离中可以发现胎盘完全或部分的厚度缺失，以及填充的血肿。积血可在羊水中产生分层改变。虽然 MRI 很少用来诊断胎盘早剥，然而，Masselli 等的研究证实 MRI 对胎盘早剥的诊断比超声检查更有优越性[21]。子宫破裂是另一种妊娠特异性损伤，可在影像学检查中发现，但在 MRI 上不太可能被诊断出，因为这些患者通常不能安静地平躺在 MRI 扫描仪中。子宫破裂的典型影像学表现包括腹腔积血、子宫肌层的断裂缺损、胎儿部分外移出子宫[5]。

要知道一份阴性的 MRI 检查结果也是很重要的，MRI 显示无游离液体、游离气体或实体器官损伤的证据，在妊娠创伤患者的管理中亦具有重要价值。它可以作为一个令人放心的证据，临床医生在管理稳定性腹痛和新发腹痛的患者的时候，将不再会有过多的顾忌。在这种情况下，将会采用保守治疗产生有益的效果，而不是采用非产科开腹手术从而增加早产的风险[7]。

结　论

对于放射科医师来说，妊娠创伤患者将是其面临的一个独特性挑战。虽然妊娠创伤患者影像学评估的常规方式仍然是 CT 和 X 线摄影，但 MRI 有发挥其重要的补充作用的潜力。对于骨骼肌肉和神经系统的损伤，1.5T 的 MRI 检查可以将其与非妊娠患者基本相同的方式运用于妊娠患者。MRI 检查对于妊娠腹部创伤的评估也极为有用，它可应用于一些表现稳定的腹部创伤患者，以及出现迟发症状或需要影像学检查随访的患者。对于这些适应证，一系列简短的扫描序列，能够识别评估盆腹腔内游离液体、气体以及实质脏器、肠道和妊娠特殊损伤的扫描方式是推荐应用的。

（Whitney Manlove, Kathryn J. Fowler, Vincent M. Mellnick, Christine O. Menias, and Constantine A. Raptis　著）

参考文献

1. Mattox K, Goetzl L (2005) Trauma in pregnancy. Crit Care Med 33(10):s385–s389
2. Oxford CM, Ludmir J (2009) Trauma in pregnancy. Clin Obstet Gynecol 52(4):611–629
3. Towery R, English T, Wisner D (1993) Evaluation of pregnant women after blunt injury. J Trauma 35(5):731–735
4. Connolly A, Katz V, Bash K, McMahon M, Hansen W (1997) Trauma and pregnancy. Am J Perinatol 14(6):331–336
5. Raptis CA, Mellnick VM, Raptis DA et al (2014) Imaging of trauma in the pregnant patient. Radiographics 34:748–763
6. Puri A, Khadem P, Ahmed S, Yadav P, Al-Dulaimy K (2012) Imaging of trauma in a pregnant patient. Semin Ultrasound CT MRI 33:37–45

7. Visser B, Glasgow R, Mulvihill K, Mulvihill S (2001) Safety and timing of nonobstetric abdominal surgery in pregnancy. Dig Surg 18(5):409–417

8. ACR Appropriateness Criteria: Suspected Spine Trauma (2012)

9. McGehee M, Kier R, Cohn SM, McCarthy SM (1993) Comparison of MRI with postcontrast CT for the evaluation of acute abdominal trauma. J Comput Assist Tomogr 17(3):410–413

10. Hedrick T, Sawyer RG, Young JS (2005) MRI for the diagnosis of blunt abdominal trauma: a case report. Am Soc Emerg Radiol 11(5):309–311. doi:10.1007/s10140-005-0420-5

11. Marcos HB, Noone TC, Semelka RC (1998) MRI evaluation of acute renal trauma. J Magn Reson Imaging 8(4):989–990

12. Cirillo RLJ, Koniaris LG (2002) Detecting blunt pancreatic injuries. J Gastrointest Surg 6(4):587–598

13. Ragozzino A, Manfredi R, Scaglione M et al (2003) The use of MRCP in the detection of pancreatic injuries in blunt trauma. Emerg Radiol 10:14–18

14. Shanmuganathan K, Mirvis SE, White CS, Pomeranz SM (1996) MR imaging with evaluation of hemidiaphragms in acute blunt trauma: experience with 16 patients. Am J Roentgenol 167(2):397–402

15. Kanal EK, Barkovich AJ, Bell C, Borgstede JP, Bradley WG, Froelich JW et al (2013) ACR guidance document on MR safe practices: 2013. J Magn Reson Imaging 37:501–530

16. Patel S, Reede D, Katz D, Subramaniam R, Amorosa J (2007) Imaging the pregnant patient for nonobstetric conditions: algorithms and radiation dose considerations. Radiographics 27:1705–1722

17. Shellock F, Crues J (2004) MR procedures: biologic effects, safety, and patient care. Radiology 232:635–652

18. DeWilde J, Rivers A, Price D (2005) A review of the current use of magnetic resonance imaging in pregnancy and safety implications for the fetus. Prog Biophys Mol Biol 87:335–353

19. Sundgren P, Leander P (2011) Is administration of gadolinium-based contrast to pregnant women and small children justified? J Magn Reson Imaging 34:750–757

20. Shah K, Simons R, Holbrook T, Fortlage D, Winchell R, Hoyt D (1998) Trauma in pregnancy: maternal and fetal outcomes. J Trauma 45(1):83–86

21. Masselli G, Brunelli R, DiTola M, Anceschi M, Gualdi G (2011) MR imaging in the evaluation of placental abruption: correlation with sonographic findings. Radiology 259(1):222–230

英中专业词汇表

A

Abdominal cysts　腹部囊肿

Abdominal pregnancy　腹腔妊娠

Abnormal invasive placenta (AIP)　异常侵入性胎盘

Abortions　堕胎

Abruptio placentae　胎盘早剥

Abscesses　脓肿

Absent cavum septum　透明隔腔缺如

Acute abdominal pain　急性腹痛

Acute abdominal trauma　急性腹部创伤

Acute aortic syndrome　急性主动脉综合征

Acute appendicitis　急性阑尾炎

Acute cholecystitis　急性胆囊炎

Acute fatty liver of pregnancy (AFLP)　妊娠期急性脂肪肝

Acute fibroid degeneration　急性子宫肌瘤变性

Acute hypoxia　急性缺氧

Acute neurological symptoms　急性神经症状

Acute pancreatitis　急性胰腺炎

Acute pelvic pain　急性盆腔疼痛

Acute renal failure　急性肾衰竭

Acute respiratory distress syndrome (ARDS)　急性呼吸窘迫综合征

Adenocarcinoma　腺癌

Adnexal cyst　附件囊肿

Adnexal masses　附件肿块

Adnexal torsion　附件扭转

Adrenal hemorrhage　肾上腺出血

Acute fatty live of pregnancy (AFLP)　妊娠期急性脂肪肝

Agenesis of the corpus callosum　胼胝体缺如

Agnathia　无颌畸形

Agyria　无脑回畸形

Aicardi syndrome　艾卡迪综合征

Abnormal invasive placenta (AIP)　异常侵入性胎盘

Algodystrophy　骨痛退化症

Alobar holoprosencephaly　无脑叶型前脑无裂畸形

Amniotic band syndrome (ABS)　羊膜带综合征

Anaphylactoid syndrome　妊娠过敏样综合征

Anencephaly　无脑畸形

Anophthalmia　无眼畸形

Anorectal atresia　肛门直肠闭锁

Apert syndrome　阿佩尔氏综合征

Appendiceal endometriosis　阑尾子宫内膜异位

Aqueductal stenosis　中脑导水管狭窄

Arachnoid cysts　蛛网膜囊肿

Arteriovenous fistulas (AVFs)　动静脉瘘

Arteriovenous malformation (AVM)　动静脉畸形

Ascending cholangitis　上行性胆管炎

Ascites　腹水

Astrocytomas　星形细胞瘤

Atresia of the colon　结肠闭锁

Autoimmune hepatitis　自身免疫性肝炎

Avascular necrosis　缺血性坏死

B

Bannayan-Riley-Ruvalcaba syndrome　班纳扬-赖利-卢瓦尔卡巴综合征*

Beckwith-Wiedemann syndrome　贝克威思-威德曼综合征

Bilateral pulmonary agenesis　双侧肺发育不全

Biparietal diameter (BPD)　双顶径

Birth trauma　产伤

Blake pouch cyst　布莱克囊肿

Blue rubber bleb nevus syndrome　蓝色橡皮泡痣综合征

Bone fractures　骨折

Bowel injuries　肠道损伤

Bowel obstructions　肠梗阻

Biparietal diameter (BPD)　双顶径

Bronchopulmonary sequestration (BPS)　支气管肺隔离症

Brachycephaly　短头

Brain tumors　脑肿瘤

Branchial anomalies　腮裂畸形

Bronchogenic cyst　支气管囊肿

Bronchopulmonary sequestration (BPS)　支气管肺隔离症

Budd-Chiari syndrome　布加综合征

461

C

Calcium phosphate stones 磷酸钙结石

Callosal dysgenesis 胼胝体发育不全（良）

Carpal tunnel syndrome 腕管综合征

Cauda equina syndrome 马尾神经综合征

Caudal regression syndrome 尾部退化综合征

Cavum septi pellucidi 第五脑室

Cavum vergae 第六脑室

Congenital diaphragmatic hernia (CDH) 先天性膈疝

Cell-free fetal DNA 游离细胞胎儿脱氧核糖核酸

Cell-free placental mRNA 游离细胞胎盘信使核糖核酸

Cephalic index 头颅指数

Cephaloceles 脑膨出

Cerebellar hemorrhage 小脑出血

Cerebellar hypoplasia 小脑发育不全

Cerebellar vermis height 小脑蚓体高度

Cerebral venous thrombosis 脑静脉血栓形成

Cervical cancer 子宫颈癌

Cervical incompetence 宫颈机能不全

Cervical pregnancy 宫颈妊娠

Cervical teratoma 宫颈畸胎瘤

Cervical thymic cyst 颈部胸腺囊肿

cancer 癌症

Cesarean scar pregnancy 子宫瘢痕妊娠

Congenital heart disease (CHD) 先天性心脏病

Chiari Ⅰ malformation 小脑扁桃体下疝Ⅰ畸形

Chiari Ⅱ malformation 小脑扁桃体下疝Ⅱ畸形

Choledocholithiasis 胆总管结石

Cholelithiasis 胆石症

Choriocarcinoma 绒毛膜癌

Choroid plexus papillomas 脉络丛乳头状瘤

Chronic hypoxia 慢性缺氧

Chronic renal disease 慢性肾疾病

Congenital hemangiomas (CHs) 先天性血管瘤

Cine imaging 电影成像

Circumvallate placenta 轮状胎盘

Cirrhosis 肝硬化

Congenital lobar emphysema (CLE) 先天性叶性肺气肿

Cleft lip and palate 唇裂和腭裂

Congenial lobar overinflation (CLO) 先天性肺叶过度膨胀

Cloacal anomalies 泄殖腔异常

Cloacal malformations 泄殖腔畸形

Clubfoot 马蹄足

Cytomegalovirus (CMV) 巨细胞病毒

Coccygeal instability 尾骨不稳

Coccygodynia 尾骨痛

Colorectal cancer 结直肠癌

Colpocephaly 空洞脑

Combined ventricular output (CVO) 联合心室输出量

Comb sign 木梳征

Complete previa 完全性前置

Congenial lobar overinflation (CLO) 先天性肺叶过度膨胀

Congenital cardiovascular diseases 先天性心血管疾病

Congenital cytomegalovirus (CMV) infection 先天性巨细胞病毒感染

Congenital diaphragmatic hernia (CDH) 先天性膈疝

Congenital duodenal obstruction 先天性十二指肠梗阻

Congenital heart disease (CHD) 先天性心脏病

Congenital hemangiomas (CHs) 先天性血管瘤

Congenital hiatal hernia 先天性食管裂孔疝

Congenital high airway obstruction syndrome (CHAOS) 先天性高位气道阻塞综合征

Congenital hydrothorax 先天性胸腔积液

Congenital lipomatous overgrowth, vascular malformations, epidermal nevi, and skeletal/scoliosis/spinal anomalies syndrome (CLOVES) 先天性脂肪瘤、血管畸形、表皮痣、骨骼异常四联症

Congenital lobar emphysema (CLE) 先天性叶性肺气肿

Congenital pulmonary airway malformation (CPAM) 先天性肺气道畸形

Congenital pulmonary fibrosarcoma 先天性肺纤维肉瘤

Conjoined twins 连体双胞胎

Cornual pregnancy 宫角妊娠

Corpus callosum length 胼胝体长度

Corpus luteal cysts 黄体囊肿

Cortical development 皮质发育

Cortical plate 皮质板

Cowden syndrome 考登综合征（多发性错构瘤综合征）

Congenital pulmonary airway malformation (CPAM) 先天性肺气道畸形

CPAM volume ratio (CVR) 先天性肺气道畸形体积比

Craniosynostoses 颅缝早闭

Crohn's disease 克罗恩病

Curettage 刮除术

Cyclopia 独眼

Cystic fibrosis 囊性纤维化

Cystic kidneys 囊性肾

Cystic pleuropulmonary blastoma (CPPB) 囊性胸膜肺母细胞瘤

Cystinuria 胱氨酸尿

Cystoscopy 膀胱镜检查

Cytomegalovirus (CMV) 巨细胞病毒

D

Dandy-Walker malformation (DWM) 第四脑室孔闭塞综合征

Dark intraplacental bands 胎盘内暗带

Degenerated fibroid 退化肌瘤

Diaphragmatic hernias 膈疝

Diaphragmatic injuries　膈肌损伤

Diamniotic pregnancy　双胎妊娠

Diamniotic pregnancies　双羊膜囊妊娠

Disk herniation　椎间盘突出

Displaced bowel　移位肠管

Distended urinary bladder　膀胱扩张

Diverticulitis　憩室炎

Dizygotic (DZ)　异卵双生

Double kink sign　双扭结征

Duodenal atresia　十二指肠闭锁

Duodenal obstruction　十二指肠梗阻

Dural arteriovenous (AV) fistula　硬脑膜动静脉瘘

E

Ebstein's anomaly　三尖瓣下移畸形

Eclampsia　子痫

Ectopic kidneys　异位肾

Ectopic molar pregnancy　异位葡萄胎妊娠

Ectopic pregnancy　异位妊娠

Eisenmenger syndrome　艾森曼格综合征

Encephalocele　脑膨出

Endometrial ablation　子宫内膜切除

Endometriosis　子宫内膜异位

Endometritis infection　感染性子宫内膜炎

Enteric duplication cyst　肠重复囊肿

Enterococci　肠球菌

Epidermal nevus syndrome　表皮痣综合征

Epidermoid　表皮样瘤

Epidural varices　硬膜外静脉曲张

Epignathus　上颌寄生胎

Epiploic appendagitis　肠脂垂炎

Epispadias　尿道上裂

Epulis　牙龈瘤

Esophageal atresia　食管闭锁

Estradiol　雌二醇

Ex utero intrapartum treatment (EXIT)　子宫外产时处理

Extracorporeal membrane oxygenation (ECMO)　体外膜氧合

Extramural complications　肠壁外并发症

F

Fatigue fractures　疲劳骨折

Fatigue sacral stress　骶骨应力疲劳

Fetal alcohol syndrome　胎儿酒精综合征

Fetal brain maturation　胎儿大脑成熟

Fetal choroid plexus papilloma　胎儿脉络丛乳头状瘤

Fetal demise　胎儿死亡

Fetal myelomeningocele　胎儿脊髓脊膜膨出

Fetal oximetry　胎儿血氧测定

Fetoscopic endoluminal tracheal occlusion (FETO)　经皮胎儿镜

气管腔内封堵术

Fibroid　子宫肌瘤

Focal exophytic masses　局部外生肿块

Focal myometrial contraction　局灶性肌层收缩

Focal nodular hyperplasia (FNH)　局灶性结节性增生

Fractures　骨折

Frontal horns　前额角

Fronto-occipital diameter　额枕径

Fukuyama congenital muscular dystrophy　福山先天性肌营养
不良症

G

Gallstones　胆结石

Gastroschisis　腹裂

Germinal matrix　生发基质

Gestational trophoblastic disease (GTD)　妊娠滋养细胞疾病

Gestational trophoblastic neoplasia (GTN)　妊娠滋养细胞肿瘤

Gibbs artifacts　吉布斯伪影

Gliotic white matter　白质内胶质增生

Glomerular filtration rate　肾小球滤过率

Goldenhar syndrome　眼耳脊椎发育不良综合征

Goodpasture's syndrome　肺出血肾炎综合征

Growth restriction　生长受限

Gynecologic oncologist　妇科肿瘤

Gyrification　脑回形成

H

Haematuria　血尿

Halo sign　晕征

Hamartoma　错构瘤

Head circumference (HC)　头围

Heart failure　心力衰竭

Height of vermis　（小脑）蚓部高度

Hemolysis platelets (HELLP) syndromes　溶血-肝酶升高-低血
小板综合征

Hemangioendothelioma　血管内皮瘤

Hemangioma　血管瘤

Hematomas　血肿

Hemiplegia　偏瘫

Hemolysis　溶血

Hemoperitoneum　腹腔积血

Hemorrhagic necrosis　出血性坏死

Hemorrhaging　出血

Hepatic abscess　肝脓肿

Hepatoblastoma　肝母细胞瘤

Hepatocellular adenoma　肝细胞腺瘤

Hepatocellular carcinoma (HCC)　肝细胞癌

Hepatosplenomegaly　肝脾大

Herpes virus　疱疹病毒

Heterotaxy syndrome　异位综合征

Heterotopic pregnancy　异位妊娠

Hypoplastic left heart syndrome (HLHS)　左心发育不全综合征

Holoprosencephaly　前脑无裂畸形

Hydatidiform mole　葡萄胎

Hydranencephaly　积水性无脑

Hydrocephalus　脑积水

Hydronephrosis　肾盂积水

Hydrops fetalis　胎儿水肿

Hydrosalpinx　输卵管积水

Hydrosyringomyelia　脊髓积水空洞症

Hyperemesis gravidarum　妊娠剧吐症

Hyperreactio luteinalis　高反应性黄素化

Hypertelorism　（双眼）距离过远

Hypoplastic cerebellar vermis　小脑蚓发育不全

Hypoplastic left heart syndrome (HLHS)　左心发育不全综合征

Hypotelorism　（双眼）间距过短

Hypoxic pulmonary vasoconstriction　缺氧性肺血管收缩

Hysterectomy　子宫切除

I

Inflammatory bowel disease (IBD)　炎症性肠病

Incomplete previa　不全性前置

Inferior vermian distance　下蚓部距离

Inflammatory bowel disease (IBD)　炎症性肠病

Infradiaphragmatic extralobar pulmonary sequestration　膈下叶外型肺隔离症

Inguinal hernias　腹股沟疝

Iniencephaly　枕骨裂露脑畸形

Insufficiency fractures　不全骨折

Intermediate zones　过渡带

Intestinal duplication　肠重复畸形

Intestinal malrotation with Ladd's band　肠旋转不良伴拉德带*

Intestinal perforation　肠穿孔

Intracranial calcifications　颅内钙化

Intracranial fetal hemorrhage　胎儿颅内出血

Intracranial hemorrhage　颅内出血

Intrahepatic cholestasis of pregnancy　妊娠期肝内胆汁淤积症

Intraplacental lacunae　胎盘陷窝

Intrauterine growth restriction (IUGR)　胎儿宫内发育迟缓

Intraventricular hemorrhage　脑室内出血

Invasive mole　侵袭性葡萄胎

Ischemic bowel　肠缺血

Isolated septal deficiency　孤立性隔离缺损

Intrauterine growth restriction (IUGR)　胎儿宫内发育迟缓

J

Joint effusion　关节积液

Joubert's syndrome　先天性小脑蚓部发育不全

K

Klebsiella species　克雷伯菌属

Klippel-Feil　颈椎分节不良（又称先天性颈椎融合畸形）

Klippel-Trenaunay-Weber syndrome　先天性外侧静脉畸形

L

Laminar necrosis　层状坏死

Lateral hip rotators overload (axial)　髋关节外侧旋转过载（轴向）

Lymphocytic choriomeningitis (LCM) virus　淋巴细胞性脉络丛脑膜炎病毒

Leiomyomas　平滑肌瘤

Leptomeningeal heterotopia　软脑膜异位

Lung to head circumference ratio (LHR)　肺头比

Ligamentous laxity　韧带松弛

Lip and palate for cleft　唇腭裂

Lipomas　脂肪瘤

Lissencephaly　无脑回畸形

laceration　撕裂

Lobar holoprosencephaly　叶状前脑无裂畸形

Low back pain　腰痛

Low-lying placenta　低置胎盘

Low transverse uterine incision　子宫下段横切口

Lumbar disk herniation　腰椎间盘突出症

Lumbar lordosis　腰椎前凸

Lung cancer　肺癌

Lung to head circumference ratio (LHR)　肺头比

Luteoma　黄体瘤

Lymphangiectasia　淋巴管扩张症

Lymphangiomas　淋巴管瘤

Lymphatic malformations　淋巴管畸形

Lymphocytic adenohypophysitis　淋巴细胞性腺垂体炎

Lymphocytic choriomeningitis (LCM) virus　淋巴细胞性脉络丛脑膜炎病毒

M

Macrocephaly　巨头

Maffucci syndrome　软骨发育异常血管瘤综合征

Marfan syndrome　马方综合征

Mature cystic teratomas　成熟囊性畸胎瘤

Mature teratoma　成熟畸胎瘤

MC. See Monochorionic (MC)　单绒毛膜

Meckel-Gruber syndrome　脑膨出-多指-多囊肾综合征

Meconium　胎粪

Meconium ileus　胎粪性肠梗阻

Meconium peritonitis　胎粪性腹膜炎

Meconium plug syndrome　胎粪堵塞综合征

Meconium pseudocyst　胎粪假性囊肿

Mediastinal lymphoma　纵隔淋巴瘤

Mediastinal teratomas　纵隔畸胎瘤

Megacystis microcolon intestinal hypoperistalsis　巨膀胱-小结肠-肠蠕动迟缓综合征

Megalencephaly　巨脑畸形

Megalencephaly capillary malformation-polymicrogyria syndromes　巨脑毛细血管畸形-多小脑回综合征

Mega-ureters　巨输尿管

Melting brain syndrome　融合脑综合征

Meningoencephalocele　脑膜脑膨出

Meralgia paresthetica　感觉异常性股痛（又称股外侧皮神经病）

Mermaid syndrome　美人鱼综合征

Mesenchymal hamartoma of the chest wall　胸壁间叶性错构瘤

Mesenteric cysts　肠系膜囊肿

Mesoblastic nephroma　中胚层肾瘤

Metastases　转移癌

Metroplasty　子宫成形术

Microcephaly　小头畸形

Microcolon_megacystis_intestinal hypoperistalsis syndrome　小结肠_巨膀胱_肠蠕动迟缓综合征

Micrognathia　小颌畸形

Microlissencephaly　小头无脑回畸形

Microphthalmia　小眼球

Miller-Dieker syndrome　17p13.3缺失综合征

Mimics of appendicitis　类阑尾炎

Myelomeningocele (MMC)　脊髓脊膜膨出

Metric optimized gating (MOG)　度量优化门控

Molar pregnancy　葡萄胎

Molar tooth sign (MTS)　臼齿征

Monochorionic (MC)　单绒毛膜

Monoamniotic twins　单羊膜囊双胎

Monoventricle　单脑室

Monozygotic　同卵双生

Molar tooth sign (MTS)　臼齿征

Mucinous cystadenocarcinoma　黏液性囊腺癌

Mucocele　黏液囊肿

Mucosal ulcerations　黏膜溃疡

Multicystic dysplastic kidneys　多囊性发育不良肾

Multifetal pregnancies　多胎妊娠

Multiple pregnancies　多胎妊娠

Multiple sclerosis　多发性硬化症

Muscle-eye-brain disease　肌-眼-脑病

Myelination　髓鞘化

Myelomeningocele (MMC)　脊髓脊膜膨出

Myelopathy　脊髓疾病

Myomectomy　子宫肌瘤剔除术

N

Neoplasms　肿瘤

Nephrogenic systemic fibrosis (NSF)　肾源性系统性纤维化

Nephrostomy　肾穿刺造瘘术

Neural migration　神经元迁移

Neurenteric/duplication cyst　神经管原肠囊肿/肠重复囊肿

Neuroblastomas　神经母细胞瘤

Neurogenesis　神经发生

Neuropsychiatric disorders　神经精神疾病

Nodular heterotopia　结节状异位

Noonan syndrome　努南综合征

Norrie syndrome　诺里综合征（别名遗传性眼球萎缩综合征）

Nephrogenic systemic fibrosis (NSF)　肾源性系统性纤维化

O

Obstructive hydrocephalus　梗阻性脑积水

Occipital frontal distance (OFD)　枕额径

Oculocerebrocutaneous syndrome　遗传性眼病综合征（主要表现为眼、脑和皮肤畸形）

Oligohydramnios　羊水过少

Omental infarction　网膜梗死

Omphalocele　脐膨出

Optic disc coloboma　视盘缺损

Osteitis condensans ilii　致密性髂骨炎

Osteomyelitis　骨髓炎

Osteonecrosis (ON)　骨坏死

Osteopenia　骨质疏松

Osteoporosis　骨质疏松症

Ovarian cancer　卵巢癌

Ovarian cysts　卵巢囊肿

Ovarian ectopic pregnancy　卵巢异位妊娠

Ovarian hyperstimulation syndrome (OHSS)　卵巢过度刺激综合征

Ovarian metastases　卵巢转移

Ovarian torsion　卵巢扭转

Ovarian vein thrombosis　卵巢静脉血栓形成

P

Pachygyria　巨脑回畸形

Pancreatic mucinous cystic neoplasm　胰腺黏液性囊性肿瘤

Pancreatic neoplasms　胰腺肿瘤

Pancreatic transection　胰腺损伤

Parkes-Weber syndrome　帕克斯-韦伯综合征

Partial hydatidiform moles　部分性葡萄胎

Patau syndrome　13-三体综合征

Patient preparation　患者检查前准备

Pelvic abscess　盆腔脓肿

Reversible cerebral vasoconstriction syndrome (RCVS) 可逆性脑血管收缩综合征

Reversible posterior leukoencephalopathy syndrome (RPLS) 可逆性后部白质脑病综合征

Rhabdomyosarcoma 横纹肌肉瘤

Rhombencephalosynapsis 菱脑融合

Ring-down artefact 振铃伪影

Robert syndrome 罗伯特综合征

Rounded atelectasis 圆形肺不张

Reversible posterior leukoencephalopathy syndrome (RPLS) 可逆性后部白质脑病综合征

Rubella 风疹

Ruptured ectopic pregnancy 异位妊娠破裂

Rupture/scar dehiscence 破裂/瘢痕裂开

S

Sacrococcygeal teratoma 骶尾部畸胎瘤

Sacroiliitis 骶髂关节炎

Subarachnoid hemorrhage (SAH) 蛛网膜下腔出血

Sarcoidosis 结节病

Scalp masses 头皮肿块

Scar dehiscence 瘢痕裂开

Schizencephalic defects 脑裂缺损

Schizencephaly 脑裂畸形

Sciatica 坐骨神经痛

Seizure disorder 癫痫

Semilobar holoprosencephaly 半叶全前脑

Septate vagina 阴道纵隔

Septic arthritis 化脓性关节炎

Serum alpha fetoprotein 血清甲胎蛋白

Severe bladder outflow obstruction 完全性膀胱流出道梗阻

Sheehan syndrome 席汉综合征

Shunts 分流术

Simple cyst 单纯囊肿

Skeletal abnormalities 骨骼畸形

Small bowel atresia 小肠闭锁

Small bowel obstruction 小肠梗阻

Sotos syndrome 儿童巨脑畸形综合征

Specific absorption rate (SAR) 比吸收率

Staphylococcus aureus 金黄色葡萄球菌

Staphylococcus saprophyticus 腐生葡萄球菌

Stenosis 狭窄

Stomach anomalies 胃畸形

Streptococci 链球菌

Stress fractures 应力性骨折

Subarachnoid hemorrhage (SAH) 蛛网膜下腔出血

Subependymal hamartomas 室管膜下错构瘤

Subplate zone 板下带

Subventricular zones 室管膜下区

Succenturiate lobe 副胎盘

Sylvian fissure 外侧裂

Syntelencephaly 端脑融合畸形

T

Twin anemia-polycythemia syndrome (TAPS) 双胎贫血红细胞增多征

Target sign 靶征

Transse cerebellar diameter (TCD) 小脑横径

Teratomas 畸胎瘤

Tetralogy of Fallot (TOF) 法洛四联症

Three-vessel cord 三血管索

Thymoma 胸腺瘤

Thymus hyperplasia 胸腺增生

Thyroglossal duct cyst 甲状舌管囊肿

Thyroid goiter 甲状腺肿大

Toxoplasma gondii 弓形虫

Trachelectomy 宫颈切除术

Transient osteoporosis 一过性骨质疏松

Transverse cerebellar diameter (TCD) 小脑横径

Twin reversed-arterial-perfusion syndrome (TRAPS) 双胎反向动脉灌注综合征

Treacher Collins syndrome 特雷彻-柯林斯综合征（又称鸟面综合征，或下颌骨颜面发育不全）

Twin-to-twin transfusion syndrome (TTTS) 双胎输血综合征

Tubal ectopic pregnancy 输卵管异位妊娠

Tubal ring sign 输卵管环标志

Tuberous sclerosis 结节性硬化症

Turner syndrome 特纳综合征

Twin anemia-polycythemia syndrome (TAPS) 双胎贫血红细胞增多综合征

Twin peak sign 双峰征

Twin reversed-arterial-perfusion syndrome (TRAPS) 双胎反向动脉灌注综合征

Twins 双胞胎

Twin-to-twin transfusion syndrome (TTTS) 双胞胎输血综合症

Two-vessel cord 双血管索

Type 2 lissencephaly 2型无脑回

U

Ulcerative colitis 溃疡性结肠炎

Umbilical flow 脐血流

Undescended testes 隐睾

Ureteropelvic junction (UPJ) anomalies 肾盂输尿管连接部异常

Upper urinary tract dilation 上尿路扩张

Ureteral stent placement 输尿管支架置入术

Ureteric jets 输尿管喷尿（超声征象）

Ureteric stones 输尿管结石

Ureteroceles 输尿管囊肿

Ureteropelvic junction (UPJ) anomalies　肾盂输尿管连接部异常

Ureterovesical junction (UVJ) anomalies　输尿管膀胱连接部异常

Urinary retention　尿潴留

Urinary tract infections　尿路感染

Uterine arteriovenous malformation (AVM)　子宫动静脉畸形

Uterine atony　子宫收缩乏力

Uterine dehiscence　子宫裂开

Uterine incision　子宫切口

Uterine irradiation　宫内放射治疗

Uterine leiomyomas　子宫肌瘤

Uterine rupture　子宫破裂

Ureterovesical junction (UVJ) anomalies　输尿管膀胱连接部异常

V

Vanishing twin syndrome　双胞胎消失综合征

Vasa previa　血管前置

Vein of Galen aneurysmal malformations (VGAMs)　大脑大静脉瘤

Velamentous cord insertion　脐带帆状附着

Venolobar (scimitar) syndrome　肺叶静脉（弯刀）综合征

Venous malformations　静脉畸形

Venous thrombosis　静脉血栓形成

Ventriculomegaly　脑室扩大

Vermian hypoplasia　小脑蚓部发育不全

vertebral anomalies, anal atresia, cardiac defects, tracheoesophageal fistula and/or esophageal atresia, renal and radial anomalies, and limb defects　脊柱畸形、肛门闭锁、心脏缺损、气管瘘管和（或）食管闭锁、肾和桡骨异常和肢体缺陷（联合畸形）

Vertical uterine incision　子宫纵切口

Vesicoureteral reflux　膀胱输尿管反流

Vein of Galen aneurysmal malformations (VGAMs)　大脑大静脉瘤

Viral hepatitis　病毒性肝炎

Volumetry　容积测定

Volvulus　肠扭转

W

Walker-Warburg syndrome　沃克-沃尔伯格综合征

Weaver syndrome　韦弗综合征

Wilms' tumor　肾母细胞瘤

Wilson's disease　威尔逊病

Z

Zellweger syndrome　齐薇格综合征*（脑肝肾综合征）

注：由尹训涛、杜明珊、李志超共同整理。带＊者为编者音译。

彩图

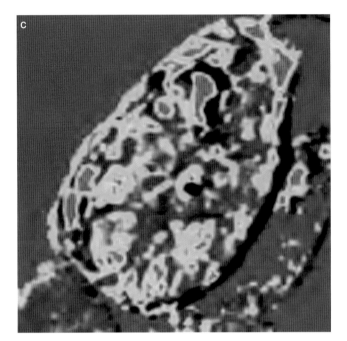

图 1.5 c

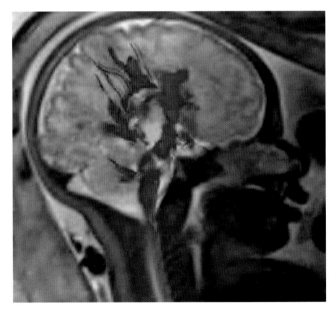

图 2.14

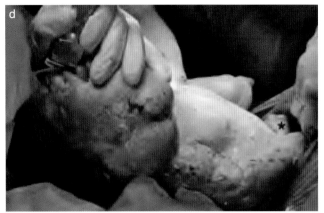

图 5.1 d

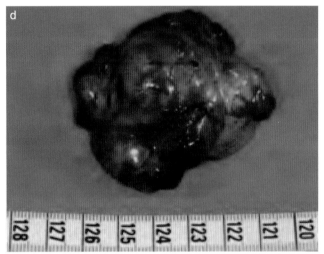

图 5.2 d

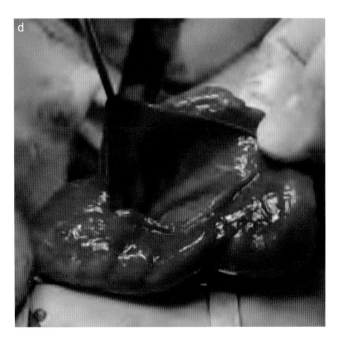

图 5.4 d

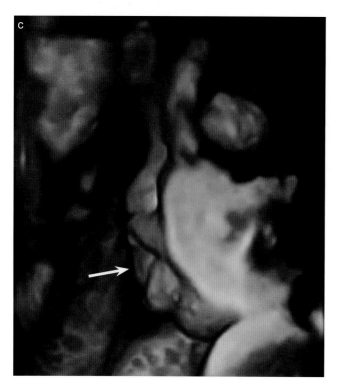

图 7.21 c

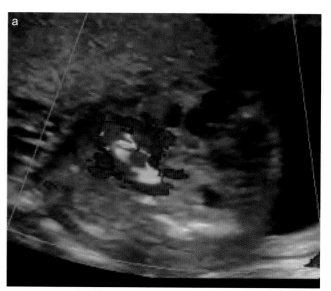

图 9.6 a

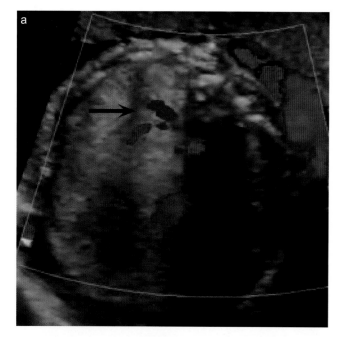

图 9.10 a

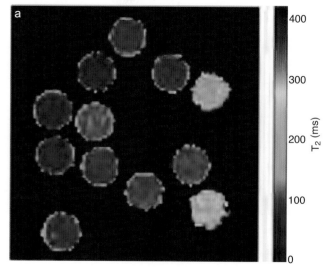

图 10.2 a

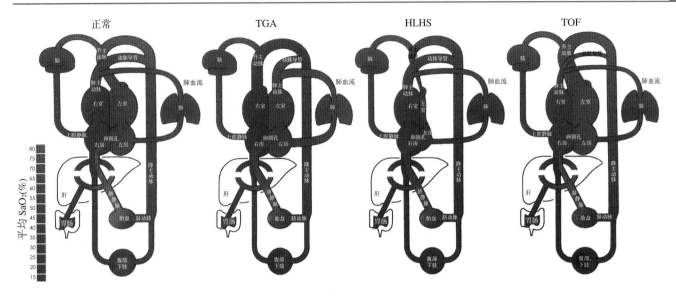

正常　　　TGA　　　HLHS　　　TOF

图 10.16

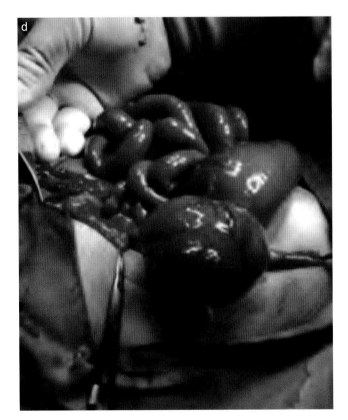

图 11.9　d

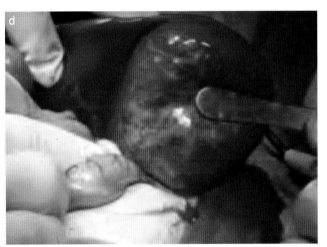

图 11.13　d

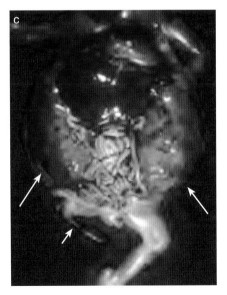

图 11.24　c

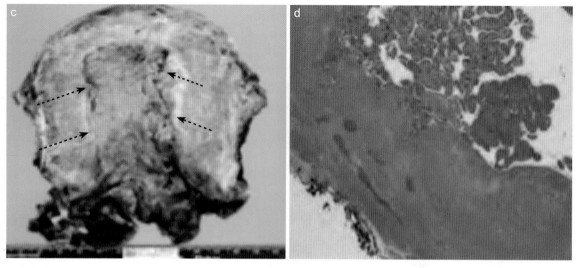

图 19.4 c、d

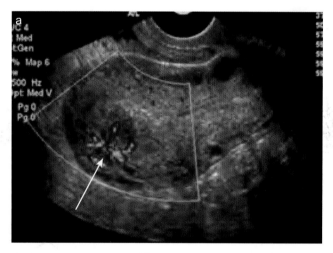

图 19.13 a

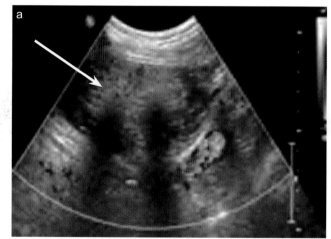

图 19.24 a

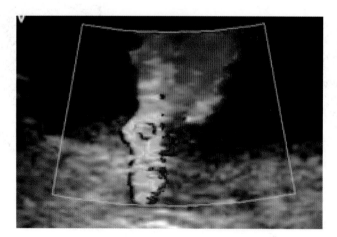

图 22.6 b

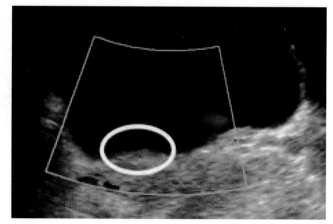

图 22.8